中·医·科·技·人·文·研·究·文·库

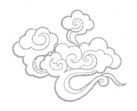

中医传播研究

总主编

严世芸　陈丽云

主　编

张苇航

上海科学技术出版社

内 容 提 要

传播是文化的本质特征。中医药作为我国优秀传统文化的代表,作为科学技术与社会文明结合的典范,正是在继承与传播的过程中,不断发展与提升,成为构筑中华民族健康理念的基石。中医传播虽有悠久的历史,但从学术理论的形成来看,还是一个崭新的领域,亟待我们进行系统回顾与深入分析。基于此,本卷收集了从 20 世纪 80 年代至今,在各类期刊上正式发表的与中医传播相关的学术论文共约 200 篇,结合传播学理论和当前热点问题进行分类整理,通过梳理以往在中医传播领域进行的工作,对中医传播的发展历程和实践经验进行了较为全面而系统的总结,为在新媒体时代推动中医的有效传播助力,为中医药参与打造"健康中国"的战略助力,为中医药服务世界人民的健康助力。

图书在版编目(CIP)数据

中医传播研究 / 严世芸,陈丽云总主编;张苇航主编. -- 上海:上海科学技术出版社,2023.8
(中医科技人文研究文库)
ISBN 978-7-5478-6263-6

Ⅰ. ①中… Ⅱ. ①严… ②陈… ③张… Ⅲ. ①中国医药学—文化传播—研究 Ⅳ. ①R2-05

中国国家版本馆CIP数据核字(2023)第134846号

中医传播研究
总主编 严世芸 陈丽云
主 编 张苇航

上海世纪出版(集团)有限公司
上海科学技术出版社 出版、发行
(上海市闵行区号景路 159 弄 A 座 9F-10F)
邮政编码 201101   www.sstp.cn
上海新华印刷有限公司印刷
开本 787×1092 1/16 印张 48.5
字数 1200 千字
2023 年 8 月第 1 版 2023 年 8 月第 1 次印刷
ISBN 978-7-5478-6263-6/R·2804
定价:268.00 元

丛书编委会名单

总主编
严世芸　陈丽云

编　委
（按姓氏汉语拼音排序）

代玄烨　丁洁韵　李海英　李铁华

裘陈江　沈　成　苏　姗　王尔亮

徐　双　于业礼　张苇航　张雪丹

章　原　周　敏

丛书前言

传统医药是优秀传统文化的重要载体,在促进文明互鉴、维护人民健康等方面发挥着重要作用。习近平总书记一直高度重视中医药的传承、创新与发展,强调"中医药学是中国古代科学的瑰宝,也是打开中华文明宝库的钥匙"。第十三届全国人民代表大会第四次会议表决通过了《关于"十四五"规划和 2035 年远景目标纲要的决议》,明确提出:"坚持中西医并重和优势互补,大力发展中医药事业。健全中医药服务体系,发挥中医药在疾病预防、治疗、康复中的独特优势。加强中西医结合,促进少数民族医药发展。加强古典医籍精华的梳理和挖掘,建设中医药科技支撑平台,改革完善中药审评审批机制,促进中药新药研发保护和产业发展。强化中药质量监管,促进中药质量提升。强化中医药特色人才培养,加强中医药文化传承与创新发展,推动中医药走向世界。"这进一步推动了中医药传承、创新、发展,是新时代中国特色社会主义事业的重要内容。

上海中医药大学的前身是上海中医学院,于 1956 年成立,是新中国诞生后国家首批建立的中医药高等院校之一,教学和科研成绩斐然,是全国重点建设的地方大学,教育部评定的"双一流"建设高校。2016 年,学校整合中医文献研究所、中医药文化研究与传播中心、中医药国际化发展研究中心、中医方证信息研究中心、《中医药文化》杂志、医学史、医古文、各家学说等高水平学术资源,在全国率先成立"科技人文研究院"。在人文社会科学领域,研究院以传承中医药文化、弘扬中医药精神、扩大国际合作、提升全球影响力、不断增强文化意识与自信、发展中医药事业为目标,努力成为全国中医药科技人文传承与发展的灯塔。

从国家中医药发展战略看,推动中医科技人文学科的建设意义深远。中医科技人文以科学精神、人文关怀为宗旨,强调多学科合作,倡导兼容并包,催生出极具生命力的思想。近年来,随着中医药事业的发展,中医药文化的创造性转化和创新性发展也迎来了重要的发展机遇。中医药科技人文研究也日渐成为学界关注的热点领域,中国医学史、医疗文化史、中医科技史、中医文化传播等领域都形成了不少优秀的成果,但也有不少值得进一步拓展和深化的课题。有鉴于此,上海中医药大学科技人文研究院从 2018 年底开始,组建科研学术团队编写《中医科技人文研究文库》(简称《文库》),广泛搜集并分类整理、汇编改革开放 40 年来(1978—2018)中医药科技人文领域代表性、标志性、权威性的学术论文,并对论文进行述评,不仅可以为中医药科技人文学科的研究、教学和人才培养提供重要的文献资料,亦可为中医药的发展提供重要的支撑性理论和方法参考。目前,尚未有对改革开放 40 年来中医药科技人文研究领域重要论文的分类汇编。因此,作为上海中医药大学学科建设的标志性工作之一,《文库》的编撰在学界具有开创性意义。

《文库》收录 1978—2018 年间国内(含港澳台)、国外重要学者公开发表的中医史学、中医文献、中医科技史、中医流派、涉医出土文献、中医文化与传播、民族医药、中医哲学、中医伦理等多方面的代表性论文,总计 2 000 余篇。共列 13 分卷,即《中医科技史研究》《中医传播研究》《涉医出土文献文物研究》《中医医疗史研究(港澳台)》《中医医学史研究》《中医医疗史研究(大陆)》《中医哲学研究》《中医伦理研究》《中医文化研究》《中医流派研究》《中医文献研究》《民族医药文化研究》《海外中医人文研究》,将分批编撰出版。需要说明的是,各分卷并非论文的简单汇集,而是总结升华。比如,每卷开篇的综述,对该领域学术史进行梳理和评述,然后将这些具有代表性、标志性和权威性的学术论文进行分类,并对其进行专题述评,包含了学科体系建构、资料汇编和理论观点阐发等方面的大量创造性工作。

《文库》的汇编与整理,体现了我们在学科建设基础性工作方面所做的努力,可供中医药科技人文领域的研究者和对中国传统医学有兴趣的读者参考。我们希望《文库》的出版能够有助于推进中医药科技人文领域多学科的综合建设,这也是我们编撰的初衷。

因水平有限,书中错漏之处在所难免,诚请同道与方家不吝赐教,以便我们今后进一步完善。

《中医科技人文研究文库》编委会

2023 年 4 月

编写说明

··

本卷是在中医药文化的大范畴下，以中医传播为主题，收录20世纪80年代至2018年底在期刊上正式发表的中医传播领域的代表性研究论文，进行分类汇编，各类下再按文章发表时间为序排列，力求相对客观、系统地反映中医传播在学术研究和实践操作等方面的发展过程，探讨理论，发现问题，总结经验，为中医药传播的未来发展提供参考。

本卷共分五大部分。第一部分为"中医传播概论"，多从文化发展的理论高度对中医传播的整体框架进行构建，对中医传播的现状和未来开展了较为全面的分析与展望。第二部分为"中医传播史"，主要对中医古代与近代传播的历史进行了深入探讨，研究角度涵盖传播地域、传播特点与传播形式等。第三部分为"中医传播途径、技术与方法"，结合现代传播理论与文章论述重点，又分为"传播模式与要素""传播媒介与平台""传播策略与方法"几个方面。其中结合互联网与新媒体平台，以及采用多种文艺形式开展中医传播的内容较为丰富，充分说明中医传播结合现代科技的重要性。第四部分为"中医国内传播"，重点围绕中医的大众传播和科普教育，阐述了当前中医在国内社会传播中的现象、问题与解决办法。第五部分为"中医国际传播"。由于以往对中医传播的认知和实践主要都是围绕跨文化传播而展开的，因此中医国际传播的研究开展最早，内容也最为丰富。具体而言，又分为"概述""中医翻译与国际传播""中医各国传播事例""孔子学院与中医传播""'一带一路'与中医传播"等方面。其中，对中医国际传播的综合性论述占大多数；而翻译作为传播的重要工具，也从目的、策略、方法、途径、文化背景等角度得到了全方位的关注，具体语种以英语占绝对优势。从中医国际传播的具体例证看，在欧美等国家开展的传播实践更受重视。同样，中医传播与国家对文化事业的发展策略密切相关，无论是中医孔子学院，还是依托"一带一路"倡议打造的中医药国际产学研基地等，都为中医药的国际传播提供了良好的平台。即使由于国际局势的变化，在传播中暂时遇到了瓶颈，但可作为现象保留下来，相关的实践和反思也能为未来的发展提供经验、汲取教训，因此，仍按时间顺序做客观收录，以期全面反映这一过程。

传播是文化的本质特征，也是文化得以传承与发展的必要条件。中医药作为中华优秀传统文化的重要组成、理论和实践结合的典范，维护了中华民族数千年的身心健康，并已深深融入我们的思维方式和日常生活,也必将伴随现代社会的发展一起进入信息化时代。当此契机,中医药传播的重要性尤为凸显,对以往研究的回顾和思考更具意义。虽然近两年来有关中医药传播的论文数量呈井喷之势,深度和广度更有进一步加强,但从历史文献角度重溯研究历程,亦能把握先行者的思想和行动,使得我们在前进之路上走得更为顺畅。

　　部分文章发表时间较早,存在个别用字遣词与引用资料的不规范问题。在收入本卷时,以尽量保留原貌为原则,但在格式上做了统一,在正确反映作者意图的基础上亦做了少许修改,以符合当前的出版规范。

编者

目 录

综 述

第一章 中医传播概论

第二章 中医传播史

第三章　中医传播途径、技术与方法

第五章　中医国际传播

中 / 医 / 传 / 播 / 研 / 究

综 述

深化学术内涵，高扬文化双翼

——对中医传播的回顾与总结

传播，是文化的本质特征之一，本身也是一种文化现象。中医药作为中华传统文化的代表，自形成伊始，便开始了传播的历程。中医传播从早期不自觉的、自发的状态，到逐渐形成规模，再至20世纪末，引入现代传播学的理论和方法，并与当前科技发展相结合，逐步进入有计划、有组织、系统化的阶段，传播的深度和广度都得到了进一步拓展。

国内学界对于中医传播的关注，始于20世纪80年代，以探讨中医药向西方国家传播的经验与存在问题为主。如1986年，李灿辉在《广州中医学院学报》上发表《从中医在西方国家的传播看中医发展》的论文，已经注意到中医向西方的传播由零星疗法向理论体系开始转变，强调中医得以传播的特色，同时也强调现代科学研究是中医传播发展之路；而亚历山大·古丽在1997年《南京中医药大学学报》上发表的《弘扬中医学术，促进中医学传播》一文，从西方人的视角，通过回顾自身学习和实践中医的过程，对中医在欧洲的传播方法和途径提出看法，具有一定的代表性。从那时起，中医传播的研究逐渐受到学界重视，特别是进入21世纪以来，相关论文逐年增多，尤其在2014年之后呈大规模增长的态势，至今研究论文的数量仍在稳步提升之中。

通过对已发表成果的梳理，我们将中医传播方面的研究大致分为以下几大类。

一、中医传播概论

以论述中医传播的总体状况和理论探讨为主。多从文化承载的重要意义出发，强调中医传播具有推进中国优秀传统文化传承、创新及国际化，提升国家软实力，宣传社会主义核心价值观等重要作用，通过对中医传播的现状进行分析，对传播过程中存在的问题和矛盾从思想方法、传播机制、大众心理、人员队伍、中医自身及外界环境等方面开展反思，探讨中医文化传播的特点、内容、目标、策略等基础性问题，从而提出中医文化传播的规律和未来发展方向。代表性论文如郑晓红的《回归民间走向世界——中医文化发展传播的当代使命》，明确指出了中医文化传播的方向与路径。湖南中医药大学研究团队所发表的系列论文，从"中医文化传播的现代语境"这一角度出发，从语境与传播、传统与现代、科学与人文、新媒体、跨文化传播与全球化以及海外"本土中医"等方面，对中医传播的社会背景和发展方向进行了全方位的阐述。陈姗姗等采用文献计量学方法，对2016年以前中国知网发表的中医药传播领域的论文进行统计，从而分析了该领域的研究方向与关注的热点问题。亦有学者结合最新颁布的《中华人民共和国中医药法》中有关中医药传承与传播的内容，从法规与制度建设方面强调了中医传播的地位和作用，提出创新中医传播的路径和方法等。

二、中医传播史

主要对古代和近代的中医传播历史进行深入探讨，包括对历史事件的考察和对文化现象的分析。在整体研究方面，李茵等对古代中医药知识的传播途径进行了较为全面的叙述，包括师承、蒙学、学派、社会影响等医学家的传播，以及文人与上层人物的喜好、患病、养生、著述等非医学家的传播；刘国伟等将中医的海外传播分为五个典型历史时期，并对各个阶段与总体发展的传播规律和特点进行了总结；徐永红从传播学的视角出发，总结了中医药对外传播的规律，并以史为鉴，对影响中医药跨文化传播的因素进行了分析。在断代研究方面，以研究明清以来中医在西方的传播为主，如高晞对 15 世纪以来中医西传的过程做了较为详细的论述，揭示了传统的中医西传本质上仍是中医西化的过程，在全球化的大背景下反思了"近代科学为什么没有在中国产生"这一经典问题；王为群等对明清之际来华耶稣会士传播中医的史料进行了介绍，并总结了传播的时代意义。在传播载体方面，主要包括古代文献和近代报刊，如孔卓瑶等论述了中国古代医药典籍的对外传播史及其深远影响；王森林通过对晚清民国时期中医药报刊创办发行情况与内容的研究，分析了报纸杂志在近代中医社会传播中的重要作用。

三、中医传播途径、技术与方法

这部分主要从传播学角度，对构成与影响中医传播过程的重要因素进行分析，包括传播主体与客体、传播途径、传播内容与效果等，并探讨相关媒介与平台建设，以及有效的传播策略与具体方法，是中医传播的重点内容之一。从文章论述的侧重点，可再细分为传播模式与要素、传播媒介与平台、传播策略与方法几个方面。

1. **传播模式与要素**　现代传播学设立了多种模式来描述和解释传播过程与现象，其中以拉斯韦尔的"5W 模式"最具代表性。目前中医传播模式与要素的研究多基于这一理论，分别从传播主体、传播内容、传播路径、传播对象及效果等方面展开论述。如王晓敏基于"5W 模式"，从宏观角度对中医对外传播中存在的文本翻译与传播渠道等主要问题进行分析，试图有针对性地解决现阶段中医传播中的传播语体与传播载体这两大问题。韦健在"互联网＋"的时代背景下，对中医文化国际传播中传播主体、内容、手段、受众及效果这五大要素进行了阐释。申俊龙、吴德珍等均围绕传播内容与路径，提出中医药文化核心价值的创新性传播。魏一苇等进一步强调了中医传播中的文化主体意识。刘新鸥等从社会认知理论的视角，分析公众对中医药文化的认知及中医药文化的传播现状与问题，提出相应策略。

2. **传播媒介与平台**　媒介与平台在信息传播中起着重要的桥梁和载体作用，也是构成传播过程的关键环节。当前，随着互联网和信息技术的突飞猛进，以数字技术、网络技术和移动技术为基础的新媒体已成为中医传播的主要路径和手段，具体形式包括门户网站、博客、微博、微信、新闻客户端、虚拟社区、社交网络等。如张雷平即从传播生态学的角度论述了中医药文化大众传播的状况，提出要通过优化制度生态、经济生态、话语生态、技术生态、文化生态等方面提升中医药文化传播的效果。多数研究者（陈靓、黄晖、何裕民、纪佳文、王克园、毛嘉陵、王磊、张树剑、王露凝等）皆就新媒体对中医传播的影响进行了分析，其中既有机遇与正面作用，如丰富传播形式、拓展受众、增强亲和力、促进互动与交流，从而提高传播效果，也产生了不少传播乱象和负面影响，同时还面临着多元文化交流的挑战，在此基础上提出健全机制、加强监管、规范信息和来源、培养传播队伍、提高民众素质等措施，皆有助于中医传播的正本清源。

同时，报刊、广播、电视等传统媒体与原有中医文化传播平台的建设对中医药传播的作用也不容忽视。如方堃、李文泰等分析了电视节目传播中医的形式与效果；刘洪、张书河等皆强调了博物馆在各级各类中医药文化传播中的作用；李园园提出应充分挖掘和利用中医院校档案以辅助中医文化的传承和传播;李路丹等建议加强中医文化资源的数字出版与传播,实现内容与平台的整合等。

3. **传播策略与方法**　当前,在媒体融合的大背景下,我们应当充分挖掘传统中医的现代价值,借助新兴的文化形式和传播方法来提高中医传播的广度和深度,如赵力提出,中医的宣传策略应借助流行文化进行,展现"时尚化"的形式,但同时也要加强规范化,注重内涵建设。王明强结合历史上中医与文艺结合的事例,指出在"消费社会"时代,中医要积极主动地与大众媒体联姻,整合各方力量,设计好传播方案,尤其是要立足于中医宏大和深厚的传统文化内涵,注重与文艺媒介的合作。孟令涛等从文化创意的视角提出中医药文化创意产业传播的三大路径,包括提升传播者素质、以医学类高校辐射源作为切入点、找准产业链整合传播的方法等。在采取的具体手段上,可利用电影、电视剧、综艺、纪录片、动漫等大众喜闻乐见的文艺形式诠释和传播中医药。例如,何明星通过意大利著名电影大师安东尼奥尼在1972年拍摄的纪录片《中国》对中医在欧洲传播产生的促进作用,分析了电影对拓展中医传播范围的重要性;董娜、胡晓梅等亦通过《功夫熊猫》及华莱坞电影中反映的中医文化,探讨了表现形式、文化认知等因素在中医传播中的意义;卢文玉对国内首档大型中医药文化系列纪录片《本草中国》进行了解读,强调了其时代价值和文化传播使命;同时,刘琬璐对古装剧中的中医文化传播、张承坤等对网络小说中的中医药文化传播也进行了分析,提出存在的问题与对策建议。而受年轻人关注和喜爱的动漫,亦成为近期热门的中医传播形式。如苏传琦等通过比较研究,发现动漫形式在表现中医内涵和原理方面具有生动形象、通俗易懂、视觉识别率高、多媒体相结合等优势,提出中医药藏象系统动漫的多种表现技术、设计思路与研究路线;陈丽等以动漫片《本草药灵》为例,分析了发展中医动漫的现实意义;张成等设计了华佗五禽戏动漫化的传承传播方案;等等。

综上所述,中医传播必须跟上信息时代的脚步。一方面要加强理论研究和传播主体建设,打造科学性与真实性结合的权威媒介;另一方面要多方位、多角度打造中医药传播的综合模式,及时针对传播效果进行反馈,把握中医文化传播的正确方向。

四、中医国内传播

即中医药知识和文化在本社会体系内对行业之外公众人群的传播。温长路对中医国内传播的整体情况进行了论述,分析了中医药文化传播和普及的意义与作用,对如何处理好其中政治与学术、文化与科学、创新与普及、高雅与通俗、中医与西医等若干关系进行了深入探讨。张树剑对中医文化通识教育与大众传播的现状与存在问题进行了阐述,对传播内容、相关研究及传播立场提出思考,指出应避免中医世俗化与中医神秘化两种倾向。在中医科普教育方面,张庆祥提出目前存在认识不深刻、宣传不广泛等问题以及相应对策;马彦敏则通过分析中医理论术语模糊性的产生原因,从而提出中医科普文本传播的改进方法。目前对于传播内容的关注点主要集中在中医健康养生文化方面。如李海英、梁万山、谢世平等均从近年来社会上存在的养生热现象出发,分析了其产生原因,强调中医文化传播的迫切性并提出相应解决方案;严璐等对中医健康养生文化的创造性转化及其新媒体传播研究进展进行了综述,分析了健康养生行业的发展趋势等。有关受众的研究,如刘静妍等通过天津市民众对中医药文化的态度、关注内容、接受渠道与可信度以及发展看法等开展相关问卷调查,为中医药的国内传播提供了数据背景。从传播途径看,社区与学校是开展中医国内传播与教育的重要平台。申俊龙等从诠释学视角出发研究了中医药知识的社区传播,发现存在西医话语权、受众知识结构、现代中医学者知识体系等诸多问题,从而提出优化中医药人才知识结构、运用媒体手段、改进政府机制等建议;成琳等通过上海中医药大学"科学商店"的建设,探索了在社区建设常态化、长效性的中医药文化传播实践载体,具有一定的创新意义;毛国强等以天津市"中医药文化进校园"活动为例,探索了中医药文化"立体传播"的方式。总之,从目前发表的论文来看,中医的国内传播在思想认识、机制建设、教育方式、人员素质及宣传方法等理论研究和实践操作上均有较大的提升空间。

五、中医国际传播

对中医传播的研究,最早是从国际跨文化传播开始的。中医的国际传播,始终是中医传播中最重要与最热点的问题,开展的实践与研究成果也最多。其中又可以分为以下几个方面。

1. 中医国际传播概述　20世纪八九十年代起,李灿辉等就对中医在西方国家传播的状况进行了分析和思考,指出中医作为技术和文化得以传播的条件,也认识到语言、教育、立法与文化背景等对中医传播的制约。进入21世纪后,中医药国际化逐步进入高层次发展阶段,中医的国际传播得到空前重视和大力支持,不少学者从整体角度对此进行了分析和阐述。如李振吉等明确指出运用标准化战略来推进中医药的国际传播;张立平等通过西方国家中医立法和中医高等教育的发展现状,探讨了中医现代化、国际化的发展趋势;王世保、谭雅昕、李和伟、毛和荣、陈光先、杨昌昕、钱敏娟、王小芳、徐爽、张恬恬、龚颖雪、赵娣等诸多研究者均从实践和理论研究出发,提出新时期、新形势下中医文化国际传播的路径和策略。其中,王中越、张立平、张红霞等强调了中医药的海外教育;邓珊珊、张宁、许芷菲、常万新等强调了中医国际传播的现代媒介与方式;冯春在全球化背景下分析了中医药文化产业传播的重要性及现实意义;张丽从国际服务角度出发提出中医文化传播的相应方法;刘水阐述了中医国际出版对中医国际化的重要影响;李芳等从"文化空间"视角,借助"文化适应"理论,提出以构建主客体"融合"关系为目标的"文化整合"策略;吴凯、陈林兴等均借鉴人类学研究方法对中医西传与西方中医的本土化现象进行了探讨等。在研究方法上,刘彦臣通过对中国知网和《中国日报》收录的10余年间中医跨文化传播相关文章进行定量描述与定性分析,揭示了中医药国际传播的研究历程、格局与现状,从而对未来发展提出展望。总之,在中医国际传播的过程中,如何在保存和凸显原创文化特色的同时,通过标准化、规范化和现代研究等手段和共同话语的建设,加强中医药的国际认同,同时对中医在他国的本土化效果进行再认识,是当前较为集中的研究课题。

2. 中医翻译与国际传播　中医翻译是促进中医国际传播的重要手段和基础条件,起着文化交流的桥梁作用。在中医国际传播开展不久,中医翻译就得到重视。《中西医结合学报》自2003年首卷起即开设"中医英译研究"专栏,李照国(笔名牛喘月)发表首篇文章《为什么要研究中医英语翻译》,已明确回答了这一问题,包括中医英语翻译研究具有中华文化对外交流、中医走向世界、中医药现代化、培养外向型中医高级人才、完整准确地对外介绍中医理论与实践、改革中医传统教学模式、挖掘整理中医典籍、中医英语翻译标准化研究、促进海外中医教育的发展以及建立中医英语翻译学等十点需要;继而又从西方第一次"针灸热"现象分析了语言与翻译问题对中医西传的影响;兰凤利、梁杏等亦对《黄帝内经素问》、中医脉学等的译介及在西方的传播进行了考释。自此,有关中医翻译与中医国际传播关系的研究层出不穷,并且集中在中医英译方面,对中医英译的目的和意义、历史与现状、理论和方法等进行了较为深入而系统的探讨,尤其对于东西方文化差异对中医翻译造成的影响和解决办法提出了不少具体案例。对于翻译方法的理论研究内容最为丰富。如庞影平以"汤"的英译为例，从传播学的角度运用德国功能派理论对中医药英译中的"忠实性"进行了探讨；程颜将翻译学纳入传播学理论框架，同时引进"场域观"等视角，并将其应用于中医翻译研究方法论中，探析了中医翻译中意义构建与传播的价值、过程与形式关系；杨星君等引入"丰厚翻译"作为跨文化翻译研究的工具来应对中医翻译中的"文化空缺"与"文化缺省"；王航领等从模因论的角度探讨了中医术语翻译的标准化问题；石少楠等将法国释意理论引入中医翻译，提出接受性、增补性、变通性、对应性和含蓄性等五点翻译原则；徐雪元以中医文化负载词的翻译例证，论述了中医翻译的影响因素等。多数学者亦将中医翻译的目的与文化传播紧密结合。如张璇等从翻译对文化构建的意义出发，说明中医翻译的目的是在英译文中充分体现中医传统文化；李思乐提出中医在跨文化传播中术语翻译应具备统一性、约定性、简洁性、忠实性及综合性等原则；左伟等从非物质文化遗产视角研究了中医药文化在交流与传播中遇到的英译障碍，并提出相应策略；钱敏娟等在分析中医国际出版现状的基础上，从译介主体、内容及策略选择几方面探讨了中医文化"走出去"的有效路径；付明明等就中医英译的历史发展进行梳理，阐述了中医英译过程中文化的重要性及文化传承的有效途径；张丽等从海外中医教育现状出发，分析了中医文化翻译和传播的问题，基于文化的准确表达，提出精选教材、严进严出、提高教育质量等举措；曾凡等从中医翻译文本与译者的选择两个方面探讨了中医文化"走出去"中面临的问题和对策；唐路等以罗希文《伤寒论》的英译本为例，阐述了中医典籍的翻译方法及其在中医文化传播中的重要作用等。最后，在中医英译的整体研究上，周锋等对 2007—2017 年间中医英译方面的研究文献进行整理与分类，归纳主要研究内容，重点阐述了中医名词术语和中医典籍的英译，分析了中国传统文化传播与中医英译的关系，同时展望了中医英译研究发展的空间和方向。

3. 中医各国传播事例　在中医传播近 40 年的实践中，学者们不断对各国的具体情况和传播经验进行回顾和总结，其中研究论文以欧洲各国、美国和澳大利亚居多，也有部分非洲和东南亚国家。由于朝鲜半岛、日本等国共处汉字文化圈，历史上已广泛接受了中医文化并且以此为基础建立了韩医、汉医等本国传统医药学，因此近年来的相关研究主要以专著的形式呈现，而少数文章亦以历史研究为主。现代中医在欧洲的传播受到的关注最早，如亚历山大·古丽在 1997 年便对中医在意大利的传播进行了介绍，并对传播步骤和方法提出了看法；2015 年，高翔又通过回顾历史和访谈调研，分析了意大利民众在对于中华传统医药的认识度和接受度，从认识水平、医疗服务机构与研究执业人员几方面提出中医药传播面临的障碍和解决途径。中医在法国的传播较为广泛，理论研究也较为深入。如何明星回顾了中医在法国传播的 700 多年历史，通过中医在实际应用中发生的变化分析了影响思想传播效果的关键因素，点出没有对西方文化思想某些缺陷的批判，中华文化难以获得更广大范围的接受这一观点；王明利等以跨文化视角，从接受理论的观点入手，分析了针灸在法国的传播和发展过程；张国斌从发展外交的角度提出充分利用知识界和传媒界人脉进行系统策划而有效推广中医的建议。中医在英国的传播亦具有代表性，如刘国伟等根据面临的现实困境，提出针对性地注重中医的文化品位宣传，加强中医教育体系建设并充分利用中国留学生资源等设想；江南等通过阐述中医药在英国的传播历程与现状，分析了优势与劣势，提出弘扬文化、重视教育与交流合作、提高质量与安全保障、正视自身等建议；并对中医在英国本土化之后形成的天干地支针灸进行了评述。另外，范延妮论述了中医在德国的传播阶段与特点；张钰卿以中医相关的机构为例，探讨了中医在德国民间的传播状况；胡以仁等对"中国—卢森堡"中医药中心传播中医药文化的探索和实践进行了介绍；巴拉蜡·佳浓斯等对匈牙利中医针灸组织、教育机构、针灸诊所、立法及著名人物开展了研究；徐晓婷等通过研究匈牙利中医药立法的现状及存在问题，对中医药未来在海外的发展与传播提出了建议。同时，沈燕清、何明星等皆对中医药在美国及北美地区发展的历史、现状、存在问题及未来趋势进行了分析；就具体内容看，陆瑛等运用韦斯特利—麦克莱恩模式分析了近现代在美国出版的英文中医药图书传播的过程、要素及存在基础，指出中医药图书在美国传播的问题。中医在澳大利亚的传播也颇受重视，徐永昌、江南、陈林兴、方磊、陈骥等均对此问题进行了研究，如陈林兴等对中医药在澳大利亚和美国的传播发展现状进行了比较研究；方磊以澳大利亚中医药发展为切入点，剖析了中医药在国际化教育与传播中存在的问题与相应的对策，同时通过"干针"这一技术的历史发展和理论应用，探讨了针灸的海外传播方式与策略；陈骥等将中医药在澳大利亚的整体发展分为传入期、萧条期、复苏期和立法期四个阶段，并进行了述评。总体来看，中医在欧、美、澳等西医学主流地区虽已被社会认知和部分民众接受，但仍处于补充替代地位，被广泛接受的治疗手段以针灸为主，多面临人员缺乏、传播形式单一、文化属性薄弱、缺乏立法支持等共性问题。而中医在非洲的发展与传播既有历史基础，又有援外医疗与政府的大力支持。代金刚等对中医药在非洲的传播发展历史、现状及趋势进行了阐述，并通过典型事件分析，为促进中非中医药合作提供了参考；刘海舟对中医药在非洲以及南非传播的机遇和策略亦进行了较为深入的探讨。与以上中医跨文化传播的社会背景相比而言，中医药在东南亚一带的传播历史悠久，且具有共同文化背景的优势，因此有大量资源可以共享，并且本土化程度较深。如许永璋、王锐等对中医药在东南亚的传播，马达对中医药在越南的传播，杨妍对中医药在新加坡的传入和教学的本土化皆进行了阐释，并分析了其在历史文化方面的深远影响。但从研究文章的数量和范围看还较为有限，亟待进一步拓展和挖掘。

4. **孔子学院与中医传播**　孔子学院作为向海外传播中国文化的重要平台，得到了国家的大力支持。在此基础上，中医孔子学院在全球广泛建立。其以中医药为切入点，通过技术的推广和实际疗效的达成，来推进中医文化的传播和交流，更易被广大民众所接受。早在 2011 年，张洪雷等就从中医孔子学院视角来探讨中医药文化国际传播的内容与方法，强调中医孔子学院是加强文化软实力建设的重要载体。此后，不少学者皆通过阐述海外孔子学院的发展历程、特点与现状，归纳出代表性问题，并从不同角度提出可持续发展建议。如周延松提出发挥区域辐射作用、联合中医"海外兵团"、利用中方合作单位等策略，以及着眼于文化的层次性和受众需求，采取体验—感悟、实证—效果、专业—职业及语言—文化等不同传播模式；邹爽等强调推动中医孔子学院本土化发展，促进合作办学，提高办学质量，加强社会各界的研究与合作等对策；赵丹等提出管理模式统一化、师资培训规范化、传播途径多样化、教育教学模块化、质量控制程序化等建议；陆颖等从优化发展策略、丰富教学资源和创新文化传播三方面提出改进方法；潘淼则从顶层设计、人才队伍、教学资源、传播途径等角度提出建议举措；胡以仁等从传播内容、传播师资、传播方式、质量评估四个方面，指出应当采用开放、多元、系统、创新的"中医＋"思维来进一步发挥孔子学院在中医药文化传播中的作用。从具体案例来看，周延松等以澳大利亚皇家墨尔本理工大学中医孔子学院为例，叙述了其课程教学和文化活动的实践情况，探索了中医文化与当地文化的融合点。

5. **"一带一路"与中医传播**　　"一带一路"倡议由习近平总书记于 2013 年正式提出。2016 年起,在"一带一路"背景下大力开展中医文化传播的研究逐渐兴起。这些研究主要通过分析中医药参与"一带一路"建设的价值和重要意义,总结以往中医对外传播的经验,进一步提出中医药在"一带一路"沿线传播的策略和具体方法。如王长青等提出文化为媒、教育为基、医药为体、生活为伴的中医药国际传播策略;吴镇聪提出构建中医药诊疗服务、中医药文化交流传播、中医药文化贸易"三位一体"的中医药文化对外传播大格局;李红文等提出实施整体化传播、本土化传播、差异化传播的策略,并注重构建传播平台、丰富传播内涵、打造传播品牌、发展创意产业等多种传播路径;姜萌等指出高等中医药院校应发挥自身专业特色和优势,深度参与"一带一路"建设,提高传播中医药文化的针对性与实效性。从具体传播途径看,海外中医药中心已成为"一带一路"新形势下国际中医传播的重要平台。如胡以仁等通过调研海外中医药中心推进中医药全球版图的拓展实践,提出以医疗开道树立国际品牌、开展中医药特色教育、寻求高水平国际科研合作、借力"中医+"思维理念整合资源等发展对策;何艺韵等基于中医药海外中心在战略布局、多边双边合作、建设管理与特色发展中存在的问题,围绕"一带一路"沿线国家提出完善布局版图、重视布局的区域合作机制、科学构建管理体系、激活"六位一体"功能、凸显各中心独特优势、加强外向型人才梯队建设等发展策略。从具体传播内容看,中医健康养生文化由于自身的文化承载和医学科学性,在国际化传播和海外发展中具有独特优势。如魏一苇等从传播学编码解码角度探讨了中医养生国际化传播中的问题,明确传播策略的根本原则是确立相对稳固的长期传播目标,以及细化的、可调整的周期性传播目的,同时应针对沿线不同区域进行相应传播方式和内容的变化;唐红珍等指出中医保健文化的传播是"一带一路"建设的民心工程,可作为中国—东盟命运共同体建设的坚实纽带,并提出加快中医保健文化"走出去"的路径建议等。迄今为止,"一带一路"与中医传播的研究方兴未艾,并正成为中医国际化传播的重要实践方向。

综上所述,中医传播作为新兴的研究方向,目前已成为学术研究的热点。在当前弘扬优秀传统文化的大背景以及新媒体时代来临的情况下,总结中医传播的历史和实践经验,借鉴现代传播学的理论,并利用新的传播途径和方法,多角度、多层次地实现中医药的有效传播,尤其是大力开展中医跨文化传播,对于中医的未来发展具有强烈的现实意义。

(张苇航)

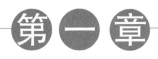

中医传播概论

培育社会主义核心价值观的
大众化国际化路径选择

党的十八大提出,倡导富强、民主、文明、和谐,自由、平等、公正、法治,以及爱国、敬业、诚信、友善的核心价值观,集中反映了当代社会最基本的价值取向和行为准则。这个价值观体现了民族精神和时代精神,又体现社会主义道德的基本要求,是社会主义核心价值体系的高度凝练和集中表达,也是社会主义核心价值体系建设的具体方法路径。要做到这些,必须让国内外民众触摸中华文化脉搏,找准人们思想的共鸣点,群众利益的交汇点,大众接受的兴趣点,走向国际的传播点。中医文化是广大群众乃至全世界华人利益诉求的兴趣所在,以传播中医文化的核心价值为载体,是培育社会主义核心价值观有效、直接、无国界排斥、能够推动中华文化"走出去,走进去"的大众化途径。

一、中医文化是中华民族优秀传统文化的重要组成部分

中医文化基于人文和生命,反映了人身心发展的规律和基本要求。中医文化注重社会、心理、人文因素在疾病诊疗过程中的影响和变化,集中体现了中华传统文化核心价值"和"的思想和天人合一的整体观。中医学坚持以人为本,强调人和社会的整体性以及对社会的适应性,运用阴阳五行的哲学思想来分析探讨机体内部生理和病理变化规律。中医文化注重养生、讲究节制、反对浪费,倡导德艺双馨、诚信友善、爱岗敬业、畅情励志,主张过犹不及、适可而止、慎用医药、反对过度治疗等,具有强烈的人文关怀、人文内涵和人文品格,充分反映了文明、和谐、平等、敬业、诚信、友善的核心价值观。

中医文化是中医的灵魂和根基,她承载着中国价值文化,是在中国传统文化母体中诞生与发展起来,并积淀着中华民族最深沉的精神追求和最根本的精神基因,是中医发展几千年的不竭动力,也是凝聚力和创造力的重要源泉。中医文化是中华民族优秀传统文化的重要组成部分,代表着中华民族独特的精神标识,展示着中华文化独特魅力,是中医学发生发展过程中的精神财富和物质形态,是中华民族几千年来认识生命、维护健康、防治疾病的思想方法体系,也是中医服务的内在精神和思想基础。

中医文化因交流传播、吸收接纳而丰富壮大、精彩纷呈。中医文化蕴含着丰富的哲学思想和人文精神,其吸收了中国的古典哲学和自然科学的观点,融合了儒、道、佛文化的精华,萃取借鉴了西方医学和阿拉伯医学,无论是在基本观念、思维方式、价值取向和审美情趣上都不同程度地打上了中国传统文化和世界文化的烙印,是传统文化的重要组成部分,是我国文化软实力的重要体现,也是中华民族深邃的哲学思想、高尚的道德情操和卓越智慧的集中体现,为中华民族生生不息、发展壮大提供了丰厚滋养。

二、中医文化的核心价值充分反映了社会主义核心价值观的基本内容

中医文化的核心价值有许多,集中的概括有:大医精诚,以人为本,天人合一,推崇孝道,善

待生命;精施救人,仁爱救人;廉洁行医,精勤不倦,深究医术;执中致和,诚信仁爱,厚德敏行,等等。《中医药文化指南》凝练中医文化的核心价值是:以人为本,医乃仁术,天人合一,调和致中,大医精诚,以上表述可集中用"仁""和""精""诚"来概括,这也是中医文化在社会主义核心价值观的更高级形式上的具体表现。

"仁"是中国古代最重要的道德要求,孔子提出的"仁"是他全部思想的核心,是伦理道德观念的基础。孔子的"仁"是孝、悌、忠、恕、礼、宽、信、敏、惠等的结合体,仁的核心是爱人,作为处理施政及人与人之间关系,处理贫穷富贵、生死福禄、荣辱功名、权位爵禄及人、己、家、国关系的原则。中医的"仁"体现了中医仁者爱人、生命至上的伦理思想,以救死扶伤、济世活人为宗旨,表现为文明行医、尊重生命、敬畏生命、爱护生命的人道主义精神,医乃仁术,"仁""善"是中医文化的灵魂。"仁"强调处世必以仁德,亲身必以大义,为人重在大节,穷达见疆,成仁取义。也就是"富贵不能淫,贫贱不能移,威武不能屈"。

"和"即和谐,是指对自然和人类社会变化发展规律的认识,是人们所追求处事的价值观方法论。"和"体现了中医崇尚世间万物和谐的价值追求,表现为天人合一的整体观、阴阳平和的健康观、补偏救弊的治疗观以及医患信和、同道谦和的人生观。中国传统道德强调人、自然、社会的"和谐","和"就是从"仁爱"原则出发,以"和"为贵。"和"的内容极为丰富,有人自身的和谐;人与他人的和谐,如夫妻和睦、邻里团结、尊师重道;人与自然的和谐,如善待生命、保护环境等。传统道德中的"和"包括:宽容宽厚、胸怀豁达、谅解饶恕,强调公正平等"大不攻小,强不侮弱,众不赋寡,诈不欺愚,贵不傲贱,富不骄贫,壮不夺老也"。

"精"即笃学精术,体现了中医文化的医道精微、精力治学、精研医道、追求医学精神。"精"也鲜明而又生动地表明了中国人的敬业态度、立身精神和理想境界。自强不息就是一种锲而不舍的"精",它要求人们自胜自立,勉励穷则思变,改革图强。古人认为谦虚是一个人保持"精"道德品质的关键所在,尤其是高位的人更应谦虚反骄。"满招损,谦受益""敬为大,谦为本"。"精"要志学,"博学之,审问之,慎思之,明辨之,笃行之"。"精"要养"浩然之气",道德情操精神境界不能为物欲所干扰。"精"要克己,去除私念带来的恶,以公克私符合公利公益的道德准则。"精"要力行、践履、躬行、笃行、知行合一。

"诚"强调人与人之间相互的道德责任和义务。恪守"大医精诚论""不失人情论",体现中医文化人格修养的最高境界。"诚"要诚实守信,言行一致,爱岗敬业,表里如一,真实好善,博济于民。在为人处事、治学诊疗、著书立说等方面,要心怀至诚,言行诚谨。中国传统道德的核心及其一贯思想就是强调为社会、为民族、为国家、为人民忠诚的整体主义思想。"诚"要忠于国家,个人利益服从国家民族利益,为了国家,一个有道德的人必须是爱国的人。"诚"要清正廉明持正守节,"吏不廉平,则治道衰""大臣不廉,无以率下,则小臣必污;小臣不廉,无以治民,则风俗必败""礼义廉耻,国之四维""四维不张,国乃灭亡"。

三、中医文化核心价值是培育社会主义核心价值观的重要载体

1. 其魅力在于大众化,是群众注重养生的聚焦点　社会主义核心价值观只有渗透到群众的意识、习惯、生活常规中去,才能转变为意识行为习惯,转变为巨大的现实力量,内化于心外化于行。传统中医文化,尤其是养生、保健、疾病防治方面被广大群众喜闻乐见广泛接受,具有广泛的群众兴趣和价值认同。随着社会政治经济的飞速发展,水污染、大气污染、噪声污染、放射性污

染、土地污染、食品污染等,对人类的生存与发展造成不利影响。世界卫生组织定义的健康人群只有15%,15%属疾病,亚健康人群急剧增长至70%。中国老龄委透露,截至2014年2月,中国60岁以上老年人数量已超过2个亿,占总人口的14.9%。这一比例明显高于10%的联合国传统老龄社会标准。预计未来20年中国将进入老龄化高峰。"未富先老"成为中国越来越突出的问题。中医文化核心价值必将相伴传统中医养生、保健、预防亚健康、治疗未病方面发挥越来越大的价值导向作用而得到传承弘扬。

2. 其传播在于通俗化,是群众实际利益的共鸣点　中医药文化作为群众利益诉求的共鸣点,在于联系实际、联系健康、联系未来,广大群众听起来耐心、细心、专心,入耳、入心、入脑引起共鸣。中医把复杂的医学道理、严谨的科学依据、先进的文化思想,通过个体社会、心理、身体的实际通俗化、大众化的研究和表述,找准了与人们热爱生命关注健康的共鸣点。尤其是中医发展历程、中医文化名人、中医文化历史故事、中医文化治疗典型案例、中医文化发展与中华民族兴衰历史,集中反映了中华民族博大精深传统文化,表达了中华文化的核心理念,承载着当代中国价值观念。中医文化通过文学、美术、音乐、影视等文化样式进行通俗化传播,通过养生、保健、气功、推拿、针灸和中草药,搭建群众利益诉求便于参与的平台,开辟群众喜闻乐见、乐于参与的渠道,讲述群众听得懂、喜欢听和自己利益健康相关的故事,具有一定的吸引力感染力,使中医文化的价值观念文化认知逐步内化为对社会主义核心价值观的认知认同,外化于行。

3. 其视域在于全球化,是华人利益诉求的兴趣点　提升文化软实力是国家发展战略,而软实力中最核心的就是核心价值观。中医文化核心价值内容与社会主义核心价值观的基础内容是一致的。中国文化走向国际化要靠传播媒介和听众,中医文化是民族文化走向世界的重要媒介。5 000万海外华人华侨与我们同根同源,讲好中医文化昔日今朝的故事,用好中医文化交流、中医文化传播、中医药文化贸易的方式,将其作为加强国际传播能力和对外话语体系建设,积极传播中国文化声音的重要载体。据统计,英国有中医诊所3 000个,荷兰1 600个,加拿大3 000个,澳大利亚4 000个。美国仅明尼苏达州就有160个之多,欧洲、东南亚中医药学术活动活跃。很多国家如俄罗斯、马耳他等开始关注中医。泰国、新加坡等国家对中医药立法,中医药开始合法化。世界卫生组织关注中医药,很多国外大型制药企业如辉瑞公司、强生公司都对中医药开发感兴趣,并通过网络追踪中医药项目。

在面临"西化""分化"和国内各种矛盾凸显的今天,我们肩负着培育和践行社会主义核心价值观,促进中华文化走出国门,提高国家文化软实力,实现中华民族伟大复兴中国梦的重任。笔者有理由认为,传承中医文化核心价值是培育和践行社会主义核心价值观的重要载体,是大众化通俗化全球化传播的重要途径,是群众利益诉求的聚焦点共鸣点兴趣点,是民族文化走向世界取得话语权并被认识认同的传播渠道,应当引起高度重视。

(魏银军、何佳洁、田淑卿,《中医教育》,2015年第24卷第2期)

论中医文化传播的困境与突围

党的十七届六中全会提出了促进文化的大发展和大繁荣。党的十八大进一步提出,"文化软实力显著增强。社会主义核心价值体系深入人心,公民文明素质和社会文明程度明显提高"。中医文化属于中国传统文化的瑰宝之一,在今天仍然具有重大的理论意义和现实价值,但就其传播现状而言,仍存在不足,本文拟对此做一探讨。

一、中医文化传播的重要性

第一,当前大力传播中医文化是弘扬中国优秀传统文化的需要。中医文化是中国传统文化的重要组成部分,弘扬中国传统文化,就必须大力传播中医文化。"中医文化是中华民族独特的宇宙观、自然观、生命观、生活观的基因构成部分。"中医文化"历史地凝结和反映了中华民族的传统意识形态,蕴含着丰富的中华传统文化价值观,为中华民族的繁衍昌盛和保健事业做出了巨大贡献,是中国和世界文化史上一颗罕见的明珠"。

第二,这是构建社会主义核心价值观的需要。党的十八大提出了"社会主义核心价值体系是兴国之魂,决定着中国特色社会主义发展方向。要深入开展社会主义核心价值体系学习教育,用社会主义核心价值体系引领社会思潮、凝聚社会共识"。倡导富强、民主、文明、和谐,倡导自由、平等、公正、法治,倡导爱国、敬业、诚信、友善,积极培育和践行社会主义核心价值观,这是以习近平同志为核心的党中央领导集体对于文化建设的新要求。

2009 年 7 月,国家中医药管理局颁布了《中医医院中医药文化建设指南》,其中指出:"中医药文化的核心价值,主要体现为以人为本、医乃仁术、天人合一、调和致中、大医精诚等理念,可以用'仁、和、精、诚'四个字来概括。"中医文化的核心价值观有利于形成社会的主流的核心价值观。两者具有深厚的文化联系。通过中医文化的传播,其中内含的哲学内涵、伦理道德要求等都会深刻地影响着社会文化、意识形态。南朝学者杨泉说:"夫医者,非仁爱之士不可托也,非聪明理达不可任也,非廉洁淳良不可信也,其德能仁恕博爱,其智能宣畅曲解。"推进中医文化的传播,有利于社会构建和谐、仁爱、诚信的文化,有利于社会主义核心价值观的培育,促进社会的进步和全面发展。

第三,这是增强国家文化软实力的需要。当前随着中国经济持续 30 多年的发展,综合国力不断增强,文化软实力建设被提上议事日程。国家开始高度重视中国形象和中国文化的传播。"国家形象中的软实力即是文化的传播。"中医文化日益凸显出其价值。"中医药以其最具中华文化代表性的文化价值和保障民众健康的医疗保健实用价值,最有可能打造中华民族文化品牌,也最有可能通过民族文化品牌输出而推动中华文化走向世界。"《美国物理学杂志》曾言:"当今科学发展的某些方向所显露出来的统一整体的世界观并非同中国传统无关。中国传统文化的中心问题正在世界文化的交流中显出其特异性和无可比拟的一种优势,而所有这些特点在中医学中均有所体现。""中医药养生医疗的思想方法和手段,已成为传播中华传统文化的重要方式和载体。目前,中医药已传播到世界 160 多个国家和地区",中医海外孔子学院相继设立。在中医文化传播方面发挥积极的作用。

第四,这是培养现代人的大健康观念,以及养生保健的需要。随着现代化文明程度的提高,人的寿命在延长,重视生命,健康长寿成为很多人的目标追求。在大健康时代,每个人都重视生命,重视养生,重视生活质量。传统中医文化的内涵极为深奥、博大,其"天人合一"的整体观,"阴阳五行"的朴素辩证法,以及"六经传变"的疾病理论、治未病等种种思想在今天都具有重要的现实意义。

二、当前中医文化传播的困境

第一，养生保健中假中医、伪中医频发和真中医失语的矛盾。当前社会上针对人们养生保健的需求，一些伪中医、假中医打着"中医文化"的旗号到处行骗。例如张悟本之流，他们或者随意曲解中医经典，或者无限夸大部分食药的疗效，欺骗社会公众，造成极其严重的负面影响。而与此同时，"中医领域专业人士、真正的权威大家们却在关键时刻'集体失语'，极少参与中医文化的传播推广，两者形成了鲜明的反差。"当然这一状况，随着中医文化的重要性日益凸显，这两年有了明显的好转。

第二，传播策略的弱化与中医文化重要性的矛盾。当前一方面非常强调中医文化，但是另一方面则是在中医文化的传播上存在误区，传播策略弱化，日渐式微。中医文化无论在传播的策略、传播的手段、传播的机制等方面都存在一定的不足。例如，缺少名人的广告效应，传播手段比较单一，传播机制是单向的政府自上而下的机制，缺少中医传播的品牌意识等。

第三，重视中医的言与行的矛盾。在相关政策上，国家虽然对中医文化越来越重视，但在扶助力度、资金上仍然有限，这使得中医文化在传播一开始就信心不足，也得不到传播媒介的足够青睐。

第四，中医神秘化与大众化的矛盾。中医自身的话语体系比较特殊，加上宣传的不足，造成大众对于中医文化包括中医认同的矛盾。一些调查表明，很多老年人对于中医非常相信，患病时愿意接受中医治疗。而一些年轻人则比较相信西医。认为西医显效快，比较科学。对于中医的阴阳五行学说等话语体系，普遍认为比较神秘，缺少科学论证。

第五，国外热与国内冷的矛盾。中医文化传播在国际和国内也存在一种倾向，即一冷一热的现象。国内信奉中医的人群相对固定，而随着海外中医的传播，其显著的疗效获得越来越多的国家人民的喜爱。

因此，上述矛盾的实质就是强调中医文化的重要性和现实生活中的中医文化传播困境的矛盾。这些矛盾不解决，就会影响中医药的健康发展，特别是削弱中医在社会公众认同的合法性基础。

三、中医文化传播的困境原因分析

第一，思想上忽视和轻视。表现之一是很多人还是轻视甚至忽视中医文化传播的研究。一个有力的证明就是，笔者在中国期刊网上检索，发现近10多年来关于篇名是"中医文化传播"的论文仅有8篇。与其他相关的研究选题相比较，显然存在很大的不足，具有深入的研究空间。表现之二是当前社会公众也存在理念的误区。他们认为，"中医只能调养一些慢性病，治病起效也缓慢，同时中医更多的是应用在中老年疾病的治疗和保健中，很多年轻人对中医不了解，不熟悉，甚至带有偏见"。

第二，传播机制不健全。长期以来，在中医文化的传播机制上，是一种单向的政府主导下的传播，缺少政府、高校、社会组织和公众的双向和多向互动；是一种自我封闭的机制，不是一种相对开放的机制。是一种平面的传播机制，不是立体的全方位的传播机制。

第三，中医的自身因素。表现之一是中医系统的自我封闭，成为一种中医院校内部或者中医药高校之间的自我娱乐。表现之二是中医文化的话语体系原因，在大众化理解层面存在一定的理解难点。例如中医的理念和传统的中国古代哲学思维、中药的药理药性的辨析、养生的行为习惯,这些都是和现代人的思维和文化不完全适应,造成理解的困难。[①] 表现之三是中医文化中难以被人们理解的名词术语一直未能找到合适的途径使之符合现代的通俗语言体系,这是传播学中编码与解码所遇到的困境。例如,中医的经典著作大多是医学古文,如《黄帝内经》《伤寒论》等经典,无论是对中国大学生,还是外国的中医爱好者,都存在阅读和理解的障碍。

第四,大众的社会心理,比较急功近利,浮躁。对于疾病,往往看重的是治疗时间快慢,服药的方便,因此往往更加偏重西医和西药,忽视其副作用。中医和中药,因其制药的相对复杂,煎服的方法相对多样,对于今天快节奏生活的人们而言,往往选择最简洁最便携的西医西药。

第五,社会大环境的因素,社会整体浮躁和轻中医重西医的现状。笔者概括为两句话,"中医很伟大,西医很强大"。中医文化传播的困境除了中医自身的因素外,外部大环境是一个重要外因。中医在中国延续了几千年,具有中国古人的智慧。但是面对社会大环境的影响,中医西医的竞争,就现状而言是西医占主导地位,中医虽然伟大,但是还不强大。一个有力的证明就是全国的西医院校和西医医院远远高于中医院校和中医医院的数量。

四、中医文化传播的创新对策

第一,中医院校应该成为中医文化传播的主体。中医院校作为培育中医药高等教育人才的基地,自身作为大学承担着培养人才、服务社会和传播文化的职能。中医院校具有大量的专家、学者、教授。他们应该在政府和学校的大力支持下,走出象牙塔,走向社会,面对大众开展中医文化的宣讲和传播。他们应该具有中医文化传播的理论自觉和理论自信,担负中医文化传播的历史使命。面对当前社会上各种假中医和伪中医层出不穷,社会公众也非常愿意倾听来自权威的中医院校学者的声音,而不是集体失语。

第二,构建政府主导下的社会协同、公众参与的立体的中医文化传播机制。一是从中医文化传播的过程看。中医文化传播的主体应该是多元的,不仅仅是政府有关部门,而且包括中医的专家学者、社会组织、医院医务人员等等。二是从传播的媒介看,现代社会已经是信息时代,网络时代。新媒体的运用已经越来越普遍。因此中医文化传播不能满足于传统的报纸、期刊、电视,还应该包括各种新媒体。例如微博、微信、互联网的网站、论坛、QQ等。三是努力构建全方位的传播机制。如中医文化传播的双向沟通机制,在传播的主体和客体之间应该互相沟通。正面引导机制,对于中医文化的积极影响和功能,需要大力宣传。对于中医名家的医德和先进事迹需要宣传和弘扬,传递正能量。及时反馈机制,对于中医文化的传播,公众有什么意见和建议,需要相应的问卷调查和数据分析,及时反馈。评估机制,对于中医文化传播的成本和绩效进行全面的分析和评估。四是树立科学的传播理念。应该从封闭到开放,从集体失语到发出自己声音,从政府单一主体到政府主导下的高校、医院、社会组织和广大公众参与。从医院走向社会、走向大众。从国内到走出国门、走向世界。只有树立科学的传播理念才能更好地传播中医文化。那种自我封闭、孤芳自赏的理念已经过时了。五是努力构建健康的传播环境,建设有利于中医文化传播和发

---

① 有学者认为中医存在"理论的缺陷",表现在:一是概念的不确定性,二是思维形式的直觉性,三是理论体系的封闭性,四是结构与功能的不完整性,五是假说的难检验性。在这些缺陷的基础上,整个体系呈现出"僵化"的病态:一是发展模式为经典式延伸,二是惯性思维的产物(惰性),三是重经典和实用、放弃形态研究,四是理论体系自我调适的超常稳态,五是落伍的研究方法。参见刘升明,《理论的欠缺——谈中医发展缓慢的原因》,《医学与哲学》,1991年第12期。

展的和谐社会环境。中医作为中国传统文化的宝贵财富,中国人如果自己都不信,不发扬,就会造成文化的历史断裂和虚无主义。六是在传播的内容上需要创新,内容需要取舍。当前应该选择当前大众关注的热点和兴奋点。如中医养生、中医美容、中医保健、中医食疗,中医的关注群体不能仅仅是老年人,也应该包括年轻人。特别是公务员阶层以及公司企业的职业群体。他们大多具有不同程度的职业病,对于健康保健同样具有知识的渴求,需要中医文化的传播和学习。七是建议成立专门的政府主导下的中医文化传播公司。当前文化的产业化已经成为文化发展的趋势和潮流。目前我国尚无专业的中医药文化传播公司,因而中医文化缺乏专业的推广机构,严重影响了人们对中医文化的了解,也影响中医在国际上的影响。应尝试建立新的中医药文化传播公司,努力打造品牌,必然会推动社会对中医的认知和了解,推动包括养生在内的相关产业以及中医药的本身健康可持续发展。

第三,中医文化传播需要大众化与时代化。正如马克思主义需要中国化、时代化、大众化一样。中医文化传播也需要大众化和时代化。如何将传统中医文化语言与思维用现代人容易听懂、能够掌握的方式来传播,这不仅需要精深的中医药专业知识,同时也需要中医文化工作者掌握现代传播方式与技巧。例如,在文化传播的方式上,应该尝试多样化的方式。包括中医文化的专题讲座、专家的义诊、公益广告、省市级别的电视电台的现场咨询,出版相关的图书和音像制品等。比较好的方式如《万家灯火》《市民大讲堂》,特别是借助于大型电视台的节目等。中医文化的科学普及,除了科学性和知识性,更重要的就是怎样把这些学术领域里专业、严谨的知识,以大众化口语以及易学易懂的方式进行表述,便于大众理解和掌握。可以通过举例、病例研讨、真人示范穴位、比喻等多种方式进行表达,达到科学性、知识性、趣味性的统一。

总之,从中医文化发展的历史脉络来看,每次中医文化理论的创新和突变都与此时的文化思潮、价值理念有着极为密切的联系。"从秦汉之际的黄老学说到《黄帝内经》理论的出现;从汉魏易学卦爻六位模式的出现到《伤寒论》'六经传变'理论的提出;从魏晋时期'文人的自觉'到服食之风的兴盛;从隋唐儒道释三家思想的合流到'普救众生'医学伦理思想的倡导;从宋明理学的勃兴到丹溪'滋阴'思想的提出;从清代乾嘉学术的出现到清季医籍的厘定整理;从清末西学的侵入到'中西医结合'、'废除中医'等变革声浪。"中医文化在面临文化传播的危机时,往往也面临机遇。对于中医文化的历史和当代价值,美国宾州大学研究中国科技史的权威席文指出,"中医并不像某些人所宣称的,代表着现代医学的未来;然而如果我们企图思考医学的未来时,中医史却可以为我们提供无比珍贵的思想资源"。

我们相信中医文化传播的前途是光明的,因为她的养生保健理念、天人合一的思想、防治结合的理念符合现代人的健康观念,具有光明而辉煌的前景,我们应该大力推进中医文化的传播,尽自己的力量做出贡献。

(陶林、张宗明,《理论月刊》,2015 年第 3 期)

中医药文化传播的挑战与对策

中医药文化是中华传统文化的重要组成部分,是以中国人特有的认知方式、价值观念、审美情趣来认知生命、防病治病、养生保健的知识体系与生活实践,是健康教育与促进的主要内容之一。中医药文化深刻影响着中国乃至亚洲人民生活的方方面面,尤其是饮食、起居、健身以及各种文学作品。但是,随着西风东渐,中医的科学性遭受质疑,直至民国年间首度出现"废除中医""废医存药"的论调,中医药文化影响力有所下降。中医药文化的传播长期处于民间自发的状态,甚至在相当长的时间内,其文化影响力往往局限于学术圈内,直到 2003 年,中医药在 SARS 及禽流感疫情防控中发挥了重要作用,引起社会广泛关注。与此同时,中国传统文化被确认为是社会主义建设核心价值的来源,作为中国传统文化的重要组成部分,中医药文化传播迎来了新一轮机遇。

在国际传播方面,已经开展了大量有关中医药翻译及学术探讨,并逐步形成了"基于孔子学院的中医国际化传播模式"。在国内传播方面,则主要通过中医科普来传播中医药文化,国家中医药管理局"十一五""十二五"期间,大力推进中医科普"2235 工程"和"双进"活动。然而,尽管中医药文化传播取得了一系列成果,但在传播中医药文化的过程中,也暴露出系列矛盾,涉及受众、传播者及传播策略等各个环节,将会对中医药文化传播进一步的工作形成挑战。

一、中医药文化传播的挑战

中医药文化传播的挑战,来自整个传播链条各个环节的种种矛盾,既有客观条件,亦有主观认识等因素。

1. 理论玄奥与健康素养水平低下的矛盾　由于时代的变迁,随着经济、社会、科学的快速发展,中医赖以存续与发展的理论(阴阳、五行理论)基本与现代人们的生活脱节,心肝脾肺肾、卫气营血痰瘀等等中医术语的含义与西医学及日常生活中同语词概念迥异,造成中医理论玄奥难懂。与之对应的是,当前我国公民健康素养水平低下,2008 年全国公民平均健康素养具备率仅为6.48%,经过不懈努力,到 2013 年也仅达到 9.48%。全国公民的中医药健康素养水平更低,具备率仅有 2.6%。低下的健康素养(中医健康素养)水平遭遇玄奥的理论,必然会影响居民获取、评价、应用相关中医药健康知识与技能,更影响中医药核心价值、审美情趣等的传播。

2. 重知识与轻文化的矛盾　我国相关规划文件确定:当前国内中医药文化传播的基调是"中医科普"。通过"进家庭、进社区"活动将会提高受众的中医健康素养及健康水平。然而,"中医科普"此类活动仅传播中医药知识、部分适宜技术等表层中医药文化。事实上,到目前为止,中医文化传播渠道已拓展至墙报、宣传栏、折页、报纸、杂志、网络(包括新媒体平台),但组织形式仍单一,仅限于文字(部分文本信息加以配图,但配图往往仅起美化作用,未参加信息传播活动),内容也仅限于部分知识与适宜的技术。而在此之上的中医药文化的核心价值、中医药相关制度、行为与礼仪等方面的文化基本未有效传播。失去"冲气以为和""天人合一""辨证施治"等核心观念和价值,将会在"养生"中单一进补从而加重营养失衡,在医疗实践中过多强调技术,不利用修复人道与科技的边界。

3. 活动多与新闻点少的矛盾　理想的健康传播应该是大众媒体传播、人际传播、组织活动的积极互动。通常的模式是由某项组织活动形成传播热点,传统媒体跟进发布,最后由网络及新媒体(通常是人际传播的拓展)进一步放大。然而,中医药文化传播的现实是传统媒体参与不充分。以《健康报》等专业卫生报纸为例,有关中医药文化、中医药科普的文章比例较少,政府组织了大量的中医药科普活动,但形式单一,大部分为"讲座",缺少"新闻点",传统媒体较少跟进。最终的结果是,在巨大的社会需求下,网络新媒体(相当程度上是人际传播的拓展)活跃,但政府、事业单位和医院的中医文化传播参与极少,乃至缺位。这给部分逐利组织或个人以空间,他们将自身的利益诉求替代整个中医药文化的价值进行传播,造成当前假借中医之名的伪科学言论泛滥,破坏了中医药文化传播的环境,影响了中医药文化传播的质量。实际上,这已反映出中医药文化传播的现实中,根据最新的调查显示:居民接受中医药健康知识最多的途径,往往是电视、图书、报纸、杂志等,各相关网站在转载相关信息时均注明来自某传统媒体。显然,中医科普信息权威与公信力的缺乏,直接促成居民选择媒体时的保守,亦促成网络媒体顺应民众这一心理诉求。

二、对策

综上所述,当前中医药文化传播的特点是组织讲座等活动多,传媒放大效应不足。其中的核心问题是专业人员与专业机构的参与积极性不高,中医药文化传播的主体不明确。在市民群众中医药素养水平相对低下的当前,要做好中医药文化的传播,一方面要继续丰富文化传播形式,增强中医药文化的体验;另一方面要激发中医药专业人员与专业机构的积极性,从而促进中医药文化传播的可持续性。具体地,可从以下几个方面,整合资源,激发动力。

1. 建立协作机制　中医药文化传播是一项系统工程,中医药文化的挖掘和整理是中医药文化传播的前提;好的策划、选题、传播材料制作、各相关传播渠道的互动、传播效果的评估以及传播活动中出现问题的排解是中医药文化持续有效传播的保障。中医药文化传播一系列的活动会牵涉中医药科研与临床、传播与媒体、社区、学校、生产、公共卫生机构等;同时,作为文化活动,它可能突破卫生计生领域,涉及创意、文化、旅游、服务等行业。这需要动员大量资源,协调不同领域、不同部门的多家机构,建立以卫生行政主管部门单位牵头,中医药科研、教学与临床、健康教育、传播、社区等多方分工合作的协作机制显得尤其必要。在此协作机制的引导下,各组织协同努力,共同促进中医药文化传播的可持续发展,即卫生行政主管部门着重行业指导,协调、整合系统内部资源,从而尽可能保障中医药文化内容的生产、传播渠道及受众组织等各个环节的合理衔接与畅通;同时,保持与文化、创意、旅游、民俗等相关部门的横向沟通,拓展中医药文化传播的形式与影响力;中医药专业机构负责提供权威、科学的中医药文化相关素材,媒体及专业传播机构利用其对传媒规律的掌握,充分发挥其传播策划、传播材料制作的优势,最终促使各方通力合作,充分利用多种媒体协同传播,将中医药文化传播效果最大化。

2. 规范传播内容　所谓规范,是要保障传播内容的科学性与接受性。但在当前的中医药文化传播环境下,尚不能借助于法律规章的强制,而是在协作机制下,强化中医药文化传播作品的创作,推出系列的、广受欢迎的中医药文化传播品牌材料,形成事实的标准。

中医药文化的传播,首先要解决“易理解性”的问题,即扫除一系列中医术语的障碍。首先需要中医专业人员以历史唯物主义为指导,用现代语言“翻译”中医药语境中的世界观(阴阳、五行学说)、方法论(类比、隐喻、诠释等)以及所涉及的中医专门术语,形成中医术语与日常用语的对照表。美国在做健康素养传播时,已经形成了这样的对照表,在中医药文化国际传播的过程中,已开展了许多有关术语的翻译研究工作。其次,应当尊重受众心理学、传播学等的规律,与时俱进,针对不同受教育程度的人群,开发与之相适应的传播材料,从文本、图像、视频,甚至开发慕课之类新形式的传播材料与作品。同时,优秀的作品应引入视觉识别系统(如 logo、统一模板等),塑造中医药文化传播权威作品与品牌,引导大众传媒、新媒体等的跟进、放大,最终在当前难于监管的传播环境中形成事实上的中医药文化传播标准,促进整个社会的中医药文化传播提升。

3. 丰富传播形式　可以借助新技术,通过微信、微博等社交平台传播中医药文化知识,可以打破时间、地域的限制,积极拓展"讲座""展版"等形式;利用新技术,尤其是虚拟现实技术,吸引人群,尤其是年轻人体验和传播中医药文化;通过社交平台发布中医药文化活动信息,打通线上线下,引导市民群众参与并体验中医药文化。毕竟文化的生命力不存在于因其古老而价值不变,文化的生命力在于传播,在于广泛参与,并且被不断赋予新的意义与价值。基于文化内涵挖掘整理的文本、图画、视频等中医药文化作品仅能传播中医药健康知识等表层文化,而中医药文化的传承必须依靠传播中医药文化的核心价值、审美情趣、行为礼仪等。这需要遵循联合国教科文组织的相关定义,应突出借助某些形式来传播中医对于生命的认识和对于生活的情趣,吸引更多人自觉地遵守起居行为规则。除了中医科研、中医疗效上的突破之外,应结合中国传统文化、中医传统文化和民俗,在中医特色的时间节点,比如春分、秋分、夏至、冬至等宣传养生、饮食、冬病夏治、膏方、腊八文化等。组织各种活动,通过拳操、舞蹈、曲艺、场景布置等各种形式推广中医药文化,并允许更多的民众参与、体验,使民众通过自身的参与,改变对中医的认知,提升中医药文化亲和力与黏性,提高中医文化的传播效力。

4. 探索合理市场机制　持续、健康地传播中医药文化,还需尊重社会上中医热的内在经济文化动因。在中国崛起的全球性语境下,在全球传播中医药文化是中国软实力与影响力的要求,需要政府的投入与推动。然而,在生活中可持续地传播中医药文化,无论是借助发达的传媒向大众文化进军,还是形成一门服务产业,均必须借助市场。通过市场的调配、整合时尚、传媒、文化、餐饮、保健、体育、旅游等多种资源,经济上形成一门产业,卫生成果方面则促成居民健康生活方式,提高居民的健康素养水平和身体素质,最终形成良性循环,促进中医药文化持续、深入传播。

（单家银、杨建军、胡亚飞、顾沈兵,《健康教育与健康促进》,2015 年第 10 卷第 6 期）

回归民间走向世界

——中医文化发展传播的当代使命

早在 1958 年 9 月,毛泽东主席就明确指出:"中国医药学是一个伟大的宝库,应当努力发掘,加以提高。"中国共产党第十八次全国代表大会报告从提高人民健康水平和促进人的全面发展角度又进一步提出要"扶持中医药和民族医药事业发展"。以上有两个层面的含义需要我们关注:一是中医药学本身所提供的治病救人的科学内容;二是中医药学在几千年长期的理论发展与实践中所体现的文化精神、理念、思维方式等。事实上,中医药学中所蕴含的中医文化在某种程度上承载着中国传统文化的主要核心理念和思想基因,且与人类的生命、生活、思维方式、生活方式密切相关,是中华民族独特的宇宙观、自然观、生命观、生活观的基因构成部分,中医文化世代相传,已成为中国人生活方式的基本物质范畴。在新时期、新阶段要从战略高度上推动社会主义文化大发展、大繁荣,实现中华民族伟大复兴,其中一个重要的方面,就是使中国优秀传统文化中的中医文化在世界历史语境下继续保持、发展,并在回归民间的基础上走向世界,这是当代医学界、学术界义不容辞的使命。

一、中医文化回归民间走向世界的重要意义

1. 中医文化回归民间和走向世界的内涵与联系　中医文化回归民间主要是指让中医学所蕴含的自然观、生命观、疾病观、生态观、发展观以及中医养心摄生防病治病的基本思想、方法和技术成为民众的思维方式、行为方式、生活方式。中医文化走向世界主要是指中医学所蕴含的丰富的思想资源、文化资源、物质资源与国际上可持续发展、绿色发展的潮流相对接，发挥其对于人类的普适价值，倡导健康的理念和生活方式，推动全球经济社会的发展。回归民间究其实质而言，是强化中医文化的民族性、中国特色，当前要着力培植其保持本土生命力的条件，让中医文化存在于民众的生活里，大家认同，大家实践；走向世界是强调中医文化民族性中对世界具有普遍意义和价值的部分。中医文化所倡导的人与自然和谐发展是可持续发展、绿色发展的一种文化样式，中医文化的传承创新是实施生态文明战略的重要任务。美丽中国的重要价值维度，就是中医文化所推崇的基本价值观。回归民间与走向世界之间是辩证联系的，一方面体现在越是民族的就越是世界的，中华文明是世界文明的重要组成部分，中华民族要为世界文明做出更大的贡献；另一方面体现在只有真正做到回归民间才能更好地走向世界，中医文化所崇尚的生命观、人生观、价值观首先要成为国人的基本信仰，成为一种生活、思维方式和社会愿景，才能影响世界，进而走向世界。基于此，我们必须把工作重心放在回归民间上，不是追求简单的国际化，两者关系的主要方面是立足国内。

2. 中医文化回归民间的重要意义　中国传统优秀文化的原创性、包容性、连续性、群众性是其他民族文化难以比拟的，中医文化是其中的典型范例。中医文化除具上述特性外，尚具有深厚的文化底蕴、直接源于实践的理性，如语言的简洁性，思维与表达的意象性，对宇宙自然人体深切体悟的整体性、系统性、非破坏性、望、闻、问、切体现的人文关怀，以及简、便、廉、验的有效性与经济性。以上特性虽在当前得到了前所未有的认可和关注，但由于中医文化所体现的对自然、生命的感知和认识，与现代人对自然和生命所缺少的尊重和敬畏的冲突，使得中医文化还需要通过深刻的阐释与传播才能真正地走进民间、回归民间。事实上，中医文化作为中国传统文化的一部分，已与中华民族的农耕文明一样深入我们的精神和血脉。中医文化必须回归民间，走进民众心里，达到以文化人、以文育人、以文养心、以文养生的目的，使中医学真正成为发挥重要作用的新时期的民生之学。

3. 中医文化走向世界的重要意义　改革开放 30 多年来，中国的经济发展取得了巨大成就，但经济实力并不能反映国际文化话语权。同时，经济的发展必须通过文化来引导，这就使中华文化面临着如何进一步提升和走向世界的问题。也就是说，中华文化只有开明开放才能推陈出新、焕发活力，才能走向世界。中医文化在中华文化走向世界的进程中将发挥重要的作用，因为中医学几乎完整保存了中国传统文化的精髓，这对于中国优秀传统文化的传承、创新及中国文化走向世界具有重要意义。目前中医药已传播到世界 160 多个国家和地区，中医海外孔子学院相继设立。中医文化所倡导的"天人合一""道法自然""整体观念""辨证论治""治未病"的养生保健、防治疾病的思想及生活方式、行为方式，随着中医在海外的传播正显现出东方文化独特的魅力而被世界范围越来越多的人认同。中医学所倡导的健康理念、生活方式，和谐的生命观、生态观、发展观，不仅仅是思想文化资源，而且也是具有重要价值的物质资源，对全球经济社会发展将产生推动作用。

另外，中医文化走向世界对未来医学的发展和科技的进步也具有不可或缺的作用。20 世纪后半叶以来，世界科学技术的发展出现了交叉融合的趋势，科技创新向系统化、整体化方向发展。

中国古代科学方法重视从宏观、整体、系统角度研究问题,其代表是中医的研究方法,这种方法值得进一步研究和学习。现代科学研究者将发现,中医学的思想方法与西医学的思想方法并不冲突,且能使原有思想方法更丰富,能够获得更开阔的视野、思路,更多的方法和成就。未来对生命科学的研究方法应当是西方科学方法与以中医学为代表的中国古代科学方法的结合。

二、中医文化回归民间走向世界的现实基础

第一,中医药学是一种系统先进的生命科学认知体系已逐渐成为初步共识。中医药学是中华民族源于文化与实践的医药科学,拥有完整的理论体系和独特有效的诊疗方法,在我国有着广泛的社会基础和群众基础。以整体观念和辨证论治为核心的科学思想,以及个性化、系统化、动态化的技术方法,是中医药学的鲜明特色;临床疗效确切、用药相对安全、治疗方式灵活、费用相对比较低廉,是中医药学的独特优势。在慢性病及功能性疾患、神经精神疾病、急慢性传染病(特别是病毒性传染病)以及常见病、多发病等防治方面有着确切的疗效。在养生保健,提高生存、生活质量,治未病方面的优势更加突出。钱学森反复指出:"中医要是真正搞清楚了以后,要影响整个现代科学技术。中医的理论和实践,我们真正理解了、总结了以后,要改造现在的科学技术,要引起科学革命。"

第二,中医药在推进中国经济社会建设与文化发展中发挥了重要作用。一是中医药在社会主义和谐社会建设中具有积极的作用,发挥中医药的特色和优势,提高人民健康素质;中医药在中国医疗领域广泛发挥作用,是解决当前"看病难、看病贵"问题的有效途径;农村、社区可以广泛发挥中医多种简便有效易学疗法、保健方法的作用,较之其他国家将成为解决医疗这一重大民生问题、构建中国特色全民医疗保障体系的关键因素。二是中医药产业具有中国原创精神和高度自主知识产权,有可能发展成为我国最大的有自主知识产权的知识经济产业。依据我国国情,优先发展中药已成为我国医药界的共识。中药产业已呈现出经济增长点产业特征,成为我国经济发展新的推动力量,成为事关国计民生的民族产业、经济发展的强势产业。三是中医药特色健康产业的发展将成为新的经济增长点。四是以医带药,推进中国文化走向世界。中医药以其原创性、文化价值、实用价值成为我国最容易树立国际知名品牌、打造民族文化品牌的项目之一。近30年来,通过海外合作办学、医疗、科研、文化交流、开发中医文化创意产业、接收培养外国留学生、创办中医孔子学院等途径,加之中医海外从业人员不断增加,中医药以及中医学的思想方法、中医的人文精神对国际社会产生了重要影响,在中国文化国际化、提升中华文化软实力方面产生了积极的推动作用。

第三,当代中国政府高度重视中医药事业的发展。中国共产党第十七次全国代表大会、第十八次全国代表大会报告均明确指出要"扶持中医药和民族医药事业发展"。《国家中长期科学和技术发展规划纲要(2006—2020年)》将"中医药传承与创新发展"列为重点领域,提出"以中医药理论传承和发展为基础,通过技术创新与多学科融合,丰富和发展中医药理论",并且将"开展中医基础理论创新及中医经验传承与挖掘"列为优先主题。中医药申报世界非物质文化遗产工作取得了初步进展,针灸申遗成功。国务院2009年颁布《关于扶持和促进中医药事业发展的若干意见》,明确提出"繁荣发展中医药文化""推动中医药走向世界"。2010年,习近平主席为南京中医药大学和澳大利亚共建的中医孔子学院揭牌。2014年11月,习近平主席与澳大利亚总理在澳大利亚首都堪培拉共同出席并见证北京中医药大学和西悉尼大学签署在澳大利亚建立中医中

心合作协议的签订仪式,说明中医文化已成为中国文化国际化的重要品牌。

第四,世界范围显现出崇尚自然传统的价值回归。经过人与自然紧张对立的经济发展后,人们开始正视人与自然的和谐统一,开始崇尚自然传统的价值回归,而中医文化中所蕴含的自然价值观正应运而起。一方面,中国文化传统正在实现其面向全球时代的文化自觉,遍布世界各国的孔子学院表明,中国优秀传统文化将随着中国的崛起而成为中国最大的软实力之一。而中医孔子学院的悄然兴起也体现了中医文化的独特魅力,其养生、治未病、治本、整体调理、燮理阴阳的思维方式正为世界范围越来越多的人认同接受。另一方面,中医药的独特优势也愈来愈得到世界各国的重视,国外中医和针灸热持续升温。目前,中医药国际合作与交流初步形成了全方位、多层次、宽领域的格局,对外医疗、教育、科技合作不断扩大,已有70多个国家与我国签订了含有中医药内容的政府协议94个、专门的中医药合作协议45个。随着全球人口的老龄化,以及疾病谱的变化、疑难杂病的增加、化学药的毒副作用等问题的不断突显,中医药因其道法自然、实践理性、治病求本、药取天然的优越性,必将得到更加广泛的应用和发展。

三、中医文化回归民间走向世界的路径选择

首先,要加强中医文化核心价值体系及其现代转型的理论研究。当前探寻中医文化核心价值的框架体系,加强中医文化核心价值体系及其现代转型研究,解决中医文化核心价值体系与建设社会主义核心价值体系、提升中华文化软实力、建设创新型国家等现代思想价值体系的对接、融合问题,是中医学、中医文化传承、创新与传播的关键。以中医文化核心价值体系及其现代转型研究为先导,进行中医理论体系的重新构建,在中医文化核心价值体系研究的基础上,要提炼出中医文化核心价值观。中医文化回归民间走向世界,首先要使中医文化的基本价值观被世界认识、认同。要借鉴西方国家"普世价值观"的传播手段,将中医文化核心价值观作为中国文化或东方文化的价值观推向世界。

其次,要汲取现代科学及西医学的思想方法,取长补短,相互融合。中医学注重强调人与自然、人与社会、人体自身的整体和谐发展,进而形成了治未病、治病求本、综合治理、整体调理的治疗方式;西医学注重强调以解剖为基础的分析还原论,进而形成了个体微观精确治标的治疗方式,两者均源于自己的母体文化和历史。中医整体观念、辨证论治的调、补、治、养,如果能够融合西医微观精确的抗、修、补、摘以及现代科学检查、诊断方法,无疑将产生巨大的整合力、竞争力和效验。这种融合是趋势,是中医文化持续发展走向世界的重要途径。

再次,国家应把扶持和大力发展中医药作为重要发展战略。尽管中医药学所体现的中医文化博大精深,但近代以来中医存废几度成为学术界和社会争议的热点,因此,从文化自觉和进步的角度看,中医文化要回归民间走向世界必须上升为国家行为。中医文化回归民间的主要路径就是国家把扶持和大力发展中医药和中医文化作为重要的国家战略,重点在加强中医基础理论研究、抢救老中医临床知识、改革中医高等教育模式、为农村社区培养新一代中医全科多种疗法医生、普及中医药文化教育、加强中医院建设、建设国家中医自然博物馆等。具体地说,一是国家卫生主管部门、中医药主管部门要有总体设计和规划。如中医药多种保健医疗方法一体化服务驻村、驻社区计划,社会各类中医养生、保健、医疗活动规范计划,中医养生、中医文化、中医特色适宜技术公益普及计划,集医疗保健体验、养生咨询服务、药膳食疗指导、药茶香囊配制、药用植物辨识推介为一体的中医药自然博物馆建设及公益开放计划,运用现代信息技术、现代传媒以及

微博、微信等新媒体开展的常见病多发病中医药防治计划,中医药文物古迹保护和非物质文化遗产保护传承计划,中医药机构文化建设计划等。二是中医药科学文化农村农民普及计划。中医文化要依托中国传统文化繁荣发展、回归民间的平台,回归民间,服务民生,有所作为,同时中医文化要以自身联系生命生活的特点努力成为中国传统文化回归民间的"亲民基"。中医药源于民间,与农民、农村、农历、农耕等有着天然的联系,农民对草药的辨识及药性的了解、对农作物及牲畜习性的熟悉、对刮痧、拔罐等技法的运用,这些自然的习惯风俗的普及将真正意味着中医文化的民间回归。

最后,应加强中医学海外传播跨文化的研究和推广应用。随着针灸在海外的立足、生根,带动推拿、食疗、刮痧、足疗等中医多种非药物疗法的传播,继而推动传统中医药的推广应用,中医药的科学价值得到了越来越多国家和民众的认同。中医文化随着中医药的疗效而传播推广,与之偕行,中医文化中道法自然、绿色发展的思想理念广泛地被认知认同。中医文化走向世界的路径包括:① 通过接受培养中医药留学生,举办中医药短期进修班,推广中医药文化主题中国旅游项目,中医药及多种疗法、保健方法体验等方式,使来华的热衷中国传统文化的人士成为中国传统文化、中医文化的热爱者、传习者。② 促进中医药企业、医疗机构、科研院所和高等院校开展高水平、高效益的对外交流与合作,培养中医药人才,建立中医药诊疗机构,开展中医药医疗及健康服务,推动中医药逐步取得合法地位,开展中医药科学研究等,为中医药的国际市场准入创造条件,带动中医文化在海外扎根、生长。③ 通过孔子学院、中医孔子学院在海外的不断举办,以及中国与各国之间越来越多的广泛的文化交流,举办中医药文化巡展等海外中医药文化宣传推广活动,促进中医药更高水平、更宽领域的国际传播,使得中国优秀传统文化,以道法自然、药取天然、精诚仁和、心身(形神)共养为核心价值的中医文化得到传播弘扬,让中医文化随同中国优秀传统文化一起走向世界。④ 拓展中医药服务贸易,加强中医药知识和文化对外宣传,加强中医药国际交流合作中的知识产权保护,大力发展海外中医药产业、中医药健康产业、文化创意产业,使得中国传统文化的精髓、中医文化的核心价值随之渗透传播。⑤ 我国对外各种贸易活动、经济活动、社会活动、援外工作和外交工作中,要注重中国文化、中医文化的元素、知识保护及价值体现,充分发挥中医药的作用。⑥ 深化政府间中医药交流合作,探索建立政府主导、中医药技术—人才—资本等有效结合的政府合作机制,提高中医药在世界主流医学领域的科学地位,形成具有示范意义的中医药国际发展模式;同时,加强与世界卫生组织、联合国教科文组织等全球性或区域性国际组织的交流与合作,与世界卫生组织在传统医药政策、标准、科研、教育等领域开展项目合作,争取将中医药列入联合国人类非物质文化遗产代表作名录。

(郑晓红,《中医杂志》,2016 年第 57 卷第 1 期)

中医药文化传播现状及传播模式分析

中医药文化的有效传播需要适宜的模式。传播理论家拉斯韦尔提出"5W 传播模型",即传播中的"谁"——传播者、"说了什么"——传播内容、"通过什么渠道传播"——传播途径、"对谁说"——传播对象、"产生什么效果"——传播后公众的反应。该模型可为分析中医药文化传播提供思路,以此揭示中医药文化传播过程的结构和特点。

中医药文化传播的内容结构可借鉴逻辑层次理论进行分析。贝特森认为,逻辑层次是指个体或组织中各种活动所在不同层次之间的等级关系,分为愿景、身份、价值、能力、行为、环境六个层次,每一层次的功能都是综合、组织和指导其下面层次的各种相互关系,高层次上发生的改变将必然向下"辐射",从而在低层次上产生相应的改变。理解传播中医药文化过程中不同层次的作用,有利于精准传播和找出问题的解决办法。运用逻辑层次理论对中医药文化宣教基地的传播模式进行系统分析,将传播的要素模型与中医药文化内容相结合,可以优化中医药文化的传播模式。

一、中医药文化传播研究的现状与问题

1. **中医药文化定义及传播研究现状**　中医药事业的传承需要以中医药文化作为动力和支撑,中医药文化也是建设中国特色医疗卫生制度和提高我国公民整体健康水平必不可少的重要部分。中医药文化是中华民族优秀传统文化的重要组成部分,也是中国优秀传统文化在中医药学领域的具体体现。中医学在形成过程中不断吸收古代哲学、儒家、道家思想文化的知识成就,形成了独特的中医文化。国家中医药管理局指出:"中医药文化是中华民族优秀传统文化的重要组成部分,是中医药学发展过程中的精神财富和物质财富,是中华民族几千年来认识生命、维护健康、防止疾病的思想和方法体系,是中医药服务的内在精神和思想基础。"国医大师孙光荣认为,构成中医药文化的核心理念可概括为"以人为本、效法自然、和谐平衡、济世活人"。可见中医药文化是在感知生命、体悟防治疾病的实践中折射出来的医学人文精神。

众多学者对中医药文化的传播进行了研究。理论研究方面,通过梳理多种中医翻译理论,对中医翻译过程中所出现的问题进行探讨并提出对策建议;还有学者认为,中国传统文化思想和中医"治未病"的理论体系及思维方法存在内在联系,为"未病学"的发展提供了文化基础和理论依据。方法研究方面,以三维技术的形式体现出中医阴阳、五行和经络方面的科学性;通过中医药博物馆的形式针对不同年龄层开展活动能够有效地传播中医药文化。效果评估研究方面,通过对比广播、电视、杂志及网络等多种媒介,就中医药文化的传播效果与传播路径进行比较。

2. **中医药文化传播研究的问题分析**

(1) 受众文化结构与传播文化不匹配:五四新文化运动揭开了反对传统文化的序幕。近代知识分子为了在我国宣扬民主与科学以牺牲中国传统文化为代价,造成传统文化逐渐丧失,传统医学受到西方医学的冲击和挤压。传统中医药是以古籍与文言文为载体的以传统哲学思想为核心的知识体系,而新文化运动提倡新文学和科学,反对旧文学和文言文。文化界对中国传统文化的批评日趋猛烈,医学界也开始抨击传统中医学,主张大力引进西医和改造中医。教育系统开始传播西方近代科学文化,现代人开始接受西方数理化的知识和逻辑思维方式。这些客观上造成中医药文化传播的土壤丧失。中西文化的碰撞与竞争使得现代人群文化结构逐渐改变,中国的近代文化结构也随着经济社会结构的变化而演变,儒学独尊的文化格局被彻底打破,导致受体文化观念上出现差异。然而中医药文化传播中对这些问题研究很不充分。

(2) 对跨文化传播与沟通问题研究不够深入:西方文化源于古希腊、古罗马和希伯来文化,自由、平等、人权的观念深入人心,而中国古代文明是以农耕为主的黄土文化,强调尊卑有序、和谐统一,两种不同的文化导致中医药文化的现代传播成为一种跨文化传播,是医古文—现代汉语—现代科学语言的转换。中西医的哲学思想和观念都不同,中医关注脏腑经络相互联系的整

体的人,运用辨证论治方法进行个性化诊疗,西医则采用统一的普适的规范化、标准化方法诊疗。中国文化的委婉含蓄与西方文化的严密逻辑推理使得现代人群对两种医学知识体系差异难以融会理解。在研究中医药文化跨文化传播中,少有人关注和研究由于中医药语言自身的模糊性会导致现代人们不易理解,甚至被误解和拒绝,也少有人从社会认知和行为理论角度研究中医药文化的跨文化传播。

(3)对新媒体发展与中医药文化传播的相关性研究有待证实:随着新媒体的出现和快速发展,中医药文化内容的多样性和复杂性对于其传播提出了更高的要求。"互联网＋"时代的到来也大力冲击着传播的效果。首先是传播模式的改变,"互联网＋中医药文化"的模式在互联网时代如何得到广泛应用? 其次是日益增多的数字化新途径存在一定弊端,一些中医药虚假不实信息通过网络快速传播,公众往往因不具备中医药学基本知识和概念而轻信,很大程度上损害了中医药的形象。传统中医药文化如何适应新的传媒手段,如何抓住"互联网＋"时代数字化技术高速发展的机遇,在受众感知层面促进交流互动,并建立安全与防范监督体系,以保证中医药文化的科学传播? 目前对这方面的研究较少,还有待证实和发展。

二、中医药文化宣教基地传播模式分析

为了有效传播中医药文化,促进中医药事业发展,国家中医药管理局于 2005 年启动了中医药文化宣传教育基地建设工作,但到目前为止这种传播模式效果鲜有人做政策效应评估。本文运用传播学模型、逻辑结构层次理论分析中医药文化宣教基地,以便更好地发掘其建设的目的和价值。

1. 宣教基地精神文化层分析　社会主义核心价值体系的建设依托于中国优秀的传统文化,是传统文化的创新与升华。弘扬中医药文化有利于传承社会主义核心价值观。中医药文化是传统文化的重要组成部分,与社会主义核心价值观紧密联系。国家中医药管理局颁布的《中医医院中医药文化建设指南》中指出:"中医药文化的核心价值主要体现为以人为本、医乃仁术、天人合一、调和致中、大医精诚等理念,可以用'仁、和、精、诚'四个字来概括,与社会主义核心价值观具有内在统一性。"中医药文化宣教基地是践行社会主义核心价值观的具体体现。中医学把整体观念贯穿于基础理论、临床科学、理法方药与辩证思维中,认为人与自然、人与社会是有机统一、相互联系的。建设宣教基地能够引导人们遵循自身生理活动规律,追求科学合理的生活方式,有利于人的健康发展。

2. 宣教基地价值文化层分析　21 世纪健康领域发展的重要主题是"全民健康覆盖(universal health coverage)"。世界卫生组织(WHO)对全民健康覆盖的界定为:"所有人都应当享有所需要的有质量的卫生服务,并且不因利用这些服务而出现经济困难。"《中共中央国务院关于深化医药卫生体制改革的意见》中明确提出,到 2020 年,要建立国家基本医疗卫生制度,实现人人享有基本医疗卫生保健。由此可见,中医药文化宣教基地的建立旨在教育和促进居民身心健康,构建一个人人享有健康权的社会。

宣教基地有利于提高居民健康文化素养。健康文化观念是居民健康行为的前提,中医药文化本质上是一种健康文化,是我国独具特色的健康服务资源。通过合理利用中医药文化资源,改善居民的健康理念,形成人们利用中医药文化的健康价值观,提升人们健康养生思想的认同感。宣教基地通过多种方式传播中医药文化,能够促进中医药文化传播,也在一定程度上满足了居民的健康需求。

3. 宣教基地行为与环境文化层分析　中医药文化中天人相应的观念有利于促进人的行为与

自然环境的协调统一。人是自然环境的产物,环境则对人有潜移默化的影响。宣教基地的中医药文化资源、文化理念、地域文化环境都是中医药文化传播的载体。针对目前受众文化需求的多样性,传播中医药文化需要与地域文化相结合,应区分不同宣教基地的不同受体人群、不同地方文化特色。如河南作为医圣张仲景的故乡,中医药文化底蕴深厚,中药资源丰富,盛产"四大怀药"(怀地黄、怀山药、怀牛膝、怀菊花)。河南中医药博物馆作为宣教基地,通过介绍张仲景在中医药领域的巨大贡献和河南省的道地药材,让人们认识了河南丰富的中草药资源和中药企业,有效促进了当地中医药文化建设。江苏吴门医派是以创建温病学说为代表的地方中医学流派,"吴医大讲堂"和"苏州中医药博物馆"是传播吴医吴药文化的典型模式,两者形成的"蝴蝶效应"带动了地区的中医药服务业和整个产业链的发展。宣教基地既有较好的文物基础,也具有一定社会影响力的典故、传说、事迹等文化内容,有形和无形文化的结合,既保护中医药文化,又利用文化价值感召力提升当地居民的文化素养,促进中医药文化与中医药知识交互效应的一体化传播,产生文化的极化效应。

三、中医药文化有效传播策略

1. **中医药文化与知识一体化** 根据现有宣教基地情况的分析,今后宣教基地应重视中医药文化与中医药知识的一体化传播。由于中医药文化的特点在传播中需要注意"以术弘道"及以中医药技术防治疾病的效果,从而更好地弘扬中医药文化。中医药文化是中华民族智慧的结晶,其传播应主要面向社区,立足于广大群众,以"简、便、验、廉"的服务特色弘扬中医药文化,同时运用中医药知识和技术为居民服务。

中医药文化在与时代进步、与地域人文特征相结合的过程中,需要不断整合,推陈出新。运用现代文化诠释中医药文化,民众容易在文化上对中医药文化产生认同感。由于中医药历代延续的知识体系凝聚了中华民族的智慧和创造力,在临床上最能体现其价值,因此,中医药文化要与知识相结合,共同促进中医药文化的传播与发展。

2. **中医药文化价值与生活实践相结合** 中医药文化宣教基地往往注重宣传而忽略行为实践,需要将文化渗透到民众的日常生活中,充分发挥中医药文化优势,通过中医药文化改变生活观念。如《黄帝内经》中"不治已病,治未病",《淮南子》中"良医者,常治无病之病,故无病;圣人者,常治无患之患,故无患也",这些观点可以喻示人们提早注意防衰保健,防患于未然。还可通过中医药文化促使人们改善饮食结构。《本草纲目》曰"饮食者,人之命脉也",人体生命活动得以维持的基础是饮食。中医饮食疗法讲究将食物的酸、甘、苦、辛、咸五味搭配适宜,"不知食宜者,不足以生存",人们应根据不同环境、不同体质搭配不同食物,形成健康科学的饮食养生观。中医药文化宣教基地应发挥文化的群众影响力,改善人们的行为方式。中医养生文化讲究顺应四季变换,节饮食、调情志、慎医药,养生行为若符合人体生命规律,那么中医指导下的养生保健生活方式或将成为现代人的"标准健康方式"。

3. **传统媒体与现代新媒体相结合** 国家中医药文化宣教基地的传播媒体比较单一,而现代社会大众传媒对于中医药文化的传承、传播具有普及性的功能,潜移默化地传达着社会的主流文化。媒体是连接传播者与受众的重要桥梁,针对不同对象、不同人群需采用不同媒介进行传播。对于年轻人来说,繁荣的互联网媒体是传播中医药文化的首选途径,年轻人不愿花费过多时间浏览传统媒体上的信息,在科技快速发展的现代社会,利用现代新媒体是中医药文化传播和发扬光大的必由之路。大数据时代的到来促使中医药文化的传播,利用各种现代新媒体,以群众容易接受的方式将传统的单一方式变成可以相互交流的、分享的多种方式,使得中医药文化的传播具有广泛的群众基础。对于老年人及不擅长使用网络的公众来说,中医药图书、报刊、电视、广播作为中医药文化的传播媒介依然是重点。近年来国内养生热的流行,造就了大量中医药文化图书的畅销,说明传统媒体依然有其存在的合理性,传统与现代新媒体交融的传播方式更有利于中医药文化的普及和推广。

4. 政策推动与公众参与相结合　中医药文化宣教基地目前还缺乏与民众互动、引导民众参与中医药文化传播的功能。中医药文化的传播离不开政府的政策扶持,中国共产党第十八届中央委员会第三次全体会议明确提出"完善中医药事业发展政策和机制"。《国务院关于扶持和促进中医药事业发展的若干意见》指出:"开展中医药科学文化普及教育,加强宣传教育基地建设。加强中医药文化资源开发利用,打造中医药文化品牌,加强舆论引导,营造全社会尊重、保护中医药传统知识和关心、支持中医药事业发展的良好氛围。"政策杠杆对民众行为方式有重要的影响,利用政策杠杆激发全社会参与文化建设,建立公众文化需求反馈机制,发挥公众的文化创造活力,促使公众参与到中医药文化的传播中来,增强中医药文化的凝聚力和影响力。

民众的积极性、参与性是中医药文化传播效果的根本所在,宣教基地应积极培养中医药文化和知识相结合的科普宣传人才,在中医药文化科普活动中利用本地中医药资源,深入社区、乡村,开展中医药服务,宣传中医养生食疗知识,开展中医健康素养基本技能培训的公益活动,调动民众积极性,提高主动参与度。

(刘新鸥、申俊龙、沈永健,《中医杂志》,2016 年第 57 卷第 10 期)

基于中国知网的中医药传播研究的计量分析

近年来,在国际传统医药发展战略、政策及标准陆续出台的背景下,全球传统医药得到大力发展和推广,当然也包括中医药在内。很多西方国家开始承认中医药学为独立科学体系,国际社会也开始了对中医药领域前所未有的关注,这是一代代中医药人共同努力的结果,中医药学也面临难得的发展机遇。然而中医药传播过程也面临着一些困难和障碍,比如现代社会尚未普遍理解和接受中医药的科学内涵,西方人的生活习惯不能适应中医药的剂型与使用方式等。鉴于此,有学者提出了如"搭建中医药与西医药之间的沟通桥梁""将传统中医药学与现代基础科学相融合"和"规范中医药名词术语"等一系列应对措施,以促进中医药的传播发展。本研究采用文献计量学定量研究的方法,利用知识可视化软件,梳理国内有关中医药传播发展的文献,呈现出该领域的知识图谱,分析该领域学术发展的趋势,旨在发现近些年来中医药传播相关研究的热点和关注度较高的问题,以期为今后的中医药传播研究提供有价值的参考意见。

一、研究问题与方法

本研究旨在回答以下几个问题:关于中医传播相关研究的总体趋势是怎样的? 中医传播相

关研究的热点主题有哪些？不同时间段对中医传播关注点有何不同？

定量研究采用近年来较受研究者青睐的知识可视化方法。可视化知识图谱迅速成为近些年学科总结与回顾的重要手段和途径。因为它具有方法上的可视化、描绘上的形象化、理论上的综合化等特点，知识图谱的信息可视化方法能够帮助研究者们处理海量的抽象信息，归纳并且分析各种信息之间的复杂关系，从大量杂乱无序的信息集中发现各种变化和结构的潜在机制，以及隐藏在其中的规律与本质特征。华裔科学家陈超美于 2004 年开发的 CiteSpace 软件在知识图谱绘制方面具有强大功能，不仅可以应用在描绘学科发展及动态状况、明确主要研究领域之间的内部联系、追踪学术前沿等方面，而且可以应用在各个研究领域之间的合作网络、知识输入与知识输出的相互关系，被广泛地应用于科学、图书情报学、教育学等领域的研究中。

二、数据筛选和处理

在 CNKI 期刊数据库中检索篇名为"中医"并含"传播"或"走出去"或"传播"或"对外"，共检索出 224 篇论文，手工剔除报告、会议通知等不相关文献后，获得中医传播、中医对外传播相关主题论文 184 篇，时间跨度为 1983—2016 年。检索时间为 2016 年 9 月 20 日。首先进行数据转换并导入 CiteSpace 中。使用软件自带的数据转换功能将 Refwork 格式数据转换成 CiteSpace Ⅲ 可识别的格式。而后设置各项参数：设置 topN＝30，时间跨度＝1983—2016 年，切分年代为 1 年，聚类词来源选择标题、摘要、作者信息和关键词，节点类型选择术语、关键词和类别，阈值分别设置为(4、3、20)、(4、3、20)、(3、3、20)，剪切连线设置为聚类群(pathfinder)。参数设置完后，生成中医药传播文献关键词节点的聚类视图，然后根据结果提取相关信息。

三、结果与讨论

1. 总体特点的计量分析　2000 年后，CNKI 期刊数据库中中医药传播相关主题论文发文量总体呈波动式增长，具体数据如图 1 - 1 所示。

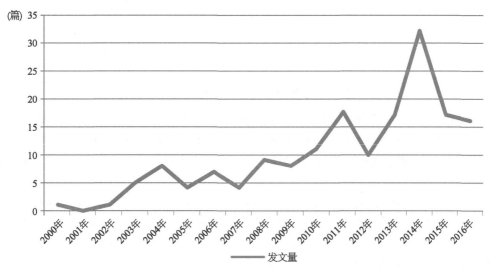

图 1 - 1　2000—2016 年 CNKI 中医传播相关主题论文发文量

由图 1-1 可知中医药传播研究可分为三个阶段:2002 年之前发文量较少,为第一阶段,相关主题研究论文非常罕见;第二阶段 2003—2009 年发文量呈波动式增长,中医对外传播开始受到研究者们的关注,这与世界卫生组织(WHO)制定的第一份全球性传统医学发展战略《传统医学 2002—2005 年战略》有关;第三阶段,世卫组织于 2009 年通过了传统医学决议,从 2010 年至今发文量迅速增长,并在 2014 年达到峰值 32 篇,说明近 5 年中医药传播越来越受到重视。而后,世卫组织在《传统医学战略 2014—2023》中进一步明确了全球范围内的传统医学和补充医学发展战略目标,未来传统医学将受到越来越高的国际关注度。

此外,对刊载这 184 篇论文的期刊进行分类统计并选取发文量≥3 的期刊,结果显示如下(图 1-2)。可知 4 大类期刊关注中医药传播研究,包括:中医院校学报与教育类、中医药信息管理类、中医哲学与文化类和中西医结合类。其中刊文量最多的期刊为《中医教育》《中医药管理杂志》和《中医药文化》,说明中医药传播在教育、政策法规和文化传播研究方面受到较多关注。

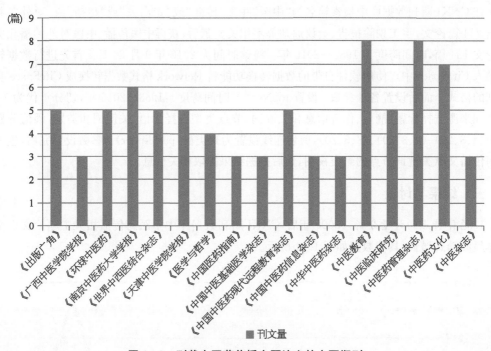

图 1-2　刊载中医药传播主题论文的主要期刊

2. 研究热点的可视化分析　我们运行 CiteSpaceⅢ,并按照上文"数据筛选和处理"中的设置对文献引文共引网络的路径进行分析和处理,采用最小生成树算法,并通过高频主题词,确定研究热点领域。通过提取名词短语、主题词归并,自动生成出中医药传播文献的主题词聚类可视化图谱。

CiteSpace 中的模块值 Q 和平均轮廓值 S 两个指标能够反映网络结构和聚类清晰度。一般 $Q>0.3$ 表示社团结构是显著的;$S>0.5$ 聚类是比较合理的,$S=0.7$ 时聚类是高效率令人信服的。该图谱共生成 393 个节点,992 条连接线,$Q=0.8654$,$S=0.7169$,说明社团结构显著且聚类信度高,图谱效果比较令人满意。

该图谱共生成 49 个共被引聚类,其中最显著的前 10 个聚类以及标签词如表 1-1 所示。

表 1 - 1 中医药传播主题词前 10 个聚类

ClusterID	Size	S	Label(TFIDF)	Label(LLR)	Label(MI)	Mean (Citee Year)
0	50	0.975	(16.55)"中医药教育"	"中医药传播"	"中医传播""中医立法""中医发展战略"	2007
1	37	0.981	(12.71)"中医对外教育"	"市场经济"	……	2007
2	34	0.914	(20.35)"教学效果"	"英语交流"	"中医药传播""外文版""中医知识""国外读者""人民卫生出版社""中医专业""医学出版社""语言专家""中医诊所""中医药文化"	1997
3	30	0.796	(17.73)"中医术语"	"中医现代化"	"中医传播""中医立法""中医发展战略"	2004
4	25	0.902	(15.43)"现代科学"	"中医现代化"	"中医现代化""西医学""现代科学""中医应用""中医证候""证候规范化""应用科学研究""西医疾病""疾病模型""陈小野"	1988
5	24	0.975	(15)"医学专业知识"	"组织胚胎学"	"中医""教学""对外交流"	2006
6	19	0.903	(14.49)"南京中医药大学"	"安东尼奥尼"	"安东尼奥尼""中国外交部""建立外交关系""灸术""尼克松访华""南京中医药大学""面神经痛""医药卫生管理""医药学会""中国国力"	2012
7	18	0.936	(14.35)"方剂学"	"人民卫生出版社"	"中国出版业""美国医疗""替代医学""人民卫生出版社""针刺法""医学刊物""针刺疗法""著名医学专家""美国医学""法文版"	2008
8	18	0.912	(13.6)"跨文化能力"	"中医文化"	"中医""教学""对外交流"	2012
9	15	0.928	(17.73)"医疗体系"	"灸术"	"中国出版业""美国医疗""替代医学""人民卫生出版社""针刺法""医学刊物""针刺疗法""著名医学专家""美国医学""法文版"	2003

聚类标签词来源于施引文献,可以从施引文献的"标题词条"或"索引词条"或"摘要词条"提取。提取方式基于三种排序算法,TF * IDF 加权算法提取出的词语强调的是研究主流;对数似然率(log-likelihood)算法和互信息(mutual information)算法提取出来的词语强调研究特点。两者相结合,从中抽取共同的信息可谓是对聚类最佳的诠释和界定。

结合表 1-1 的聚类大小结果可知,在中医药传播相关研究中,受到重点关注的热点领域为:"中医药(对外)教育教学与外文出版"(聚类 0,1,2,5),"中医术语标准化"(聚类 3),"中西医结合与中医现代化"(聚类 4),"对外关系与跨文化能力"(聚类 6,8),"替代医学针灸、方剂学"(聚类 7,9)。其中最大的聚类为聚类 0"中医药教育"(size=50,silhouette=0.975),说明中医药教育研究在中医传播过程中扮演着重要角色,是"中医发展战略"的重要组成部分,广泛受到研究者的关注;中医药专业"留学生教育",包括汉语教学、对外交流以及中医的"跨文化传播"也是中医药走出去的重要途径。除上述研究热点外,"中医发展战略""中医立法"等政策性研究也占有较大比重。值得注意的是,"针灸"和"方剂学"的外文出版物在中医药传播研究中受到广泛关注。特色研究如"中医美容"也有一定的学术关注度。

3. 研究热点的历年演进 我们对国内中医药传播研究热点的逐年变化特点进行考察,用

CiteSpace 系统生成出共被引历年演进图谱。

这里我们分析排名前十的高被引文献。发现 1997 年以后国内学者对中医对外教育和传播的关注度开始上升,主要关注点在"中医翻译"(1997)共被引 6 次,"对外教育"(1997)共被引 7 次和"中医术语"。2004—2006 年以后研究者开始关注中医文化的传播在中医传播中的作用,如"中医文化"(2004)共被引 24 次,"中医药传播"(2004)共被引 7 次,"中医药文化"(2006)共被引 11 次。2005—2015 年期间研究热点转向中医药的跨文化传播,如"国际传播"(2009)属于聚类♯8,共被引 7 次,"跨文化传播"(2014)属于聚类♯8,共被引 7 次。

以下高被引文献也反映出这些研究主题的重要性,标志着中医国际化研究关注点的历年演进。如宋阳(2006)《中医护理国际化探讨》,张宗明(2011)《中医孔子学院与中医药文化传播研究》,刘国伟(2014)《中医跨文化传播的源文化要素分析》,周延松(2009)《中医院校对外汉语教学课程结构刍议》,沈承玲、刘水(2011)《中医对外出版的现状、问题与对策——兼谈人民卫生出版社的国际化方略》,刘彦臣(2014)《新世纪中医跨文化传播现状分析——基于中国知网 2000—2013》等。

四、结论

本研究得到以下发现:① 中医药传播相关研究在近 15 年来论文总量呈逐年整体上升,并伴随周期性波动的特点,论文集中发表在中医院校学报与教育类、中医药信息管理类、中医哲学与文化类和中西医结合 4 大类期刊上。② 研究热点主要涉及中医药对外教育教学、外文出版、中医术语标准化、中西医结合与中医现代化、对外关系与跨文化能力等,以及中医发展战略、中医立法等政策性研究。近些年研究热点不断变化,跨文化能力受到较多关注。

(陈姗姗、邵英俊,《中国中医药现代远程教育》,2017 年第 15 卷第 3 期)

中医药文化传播基本问题论纲

近年来,国家对中医药文化传播和中医药文化工作十分重视,开展了各种宣传活动,制订了中医药文化发展规划,大大地促进了中医药的社会影响。中医药文化传播迎来了前所未有的生机。但中医药文化传播的过程中也存在一些问题和误区,例如把中医药文化传播理解为:讲中医历史故事,搞医院建筑符号,阐释医古文知识,宣传中医养生知识,寻找中国古代哲学中中医的影子,等等。这些工作虽然在很大程度上扩大了中医药的影响,对中医药文化的传播起到了积极作用,但如果将这些工作当成中医药文化传播的主要工作甚至是核心工作来做,实际上是进入了把"中医药文化基础研究"工作当成了"中医药文化传播"的工作的误区。应从传播学的角度明确中医药文化传播是什么、传什么、怎么传等基本问题。学术研究也必须把这些基本问题搞清、搞透,百家争鸣,充分讨论,才能深入研究,少走弯路,做出实效。

成功的中医药知识传播活动,不仅需要深厚的文化底蕴、扎实的专业基础,还要有灵活的表现形式、生动的表达艺术。本文拟以论纲的形式,就中医药文化传播的特点、内容、目标、策略等基础性问题进行探索,为进一步明晰中医药文化传播的规律和方向提供借鉴和帮助。

一、中医药文化传播的特点

1. **传播历史**　历史上汉文化兴盛期也是中医药文化传播的活跃期,可从汉代对西域的传播,唐代对日本的传播找到佐证。时疫则中医极盛,在战乱、自然灾害、疫病流行之时往往也是中医创新发展大显身手之时。

2. **传播取向**　"大医精诚"是中医药文化传播的价值追求。在中医药文化传播的过程中,中医药技术的渗透性、中医药信息价值的中立性、中医药文化传播的独立性往往很微弱或者不受重视,而医道的教化性被提到了很高的位置。

3. **传播技巧**　"润物细无声"是中医药文化传播的智慧凝结。医乃仁术,中医药文化在传播中,不仅重视"有言之教",更重视"无言之教",讲究"桃李不言,下自成蹊"。

4. **传播语言**　中医药文化传播的深度与汉语言的形象性和审美性密切相关。汉语言是形象语言,西方语言是声音语言。声音语言以形成概念、观念为目的,在描述和表达客观现象、传播信息时,具有分析性、准确性的特点。中国语言以形象为主导,是客观自然现象的模仿。以形象-符号充分发挥,而不像西方追求语法理论建构。中西方语言与思维方式的不同,我们在中医药文化跨文化传播中,要融合而不迎合。

5. **传播体制**　官方是推动中医药文化传播的主力。古代中国是大一统的社会,文化的传播主要是自上而下。虽然中医药学本是民间医学,草根性明显,中医药文化传播对象大众性,沟通平民化,但是中医药发展一直是由官方推动的。传说中的神农、黄帝具有强烈的官方色彩,各朝修医书、修本草、颁布局方,有些医家本身就是官员如长沙太守张仲景、太医令王叔和。当然在人口迁移、商旅活动、游医走动中对中医药文化的传播也具有重要的作用。

二、中医药文化传播内容

1. **传播中医药精神文化**　中医药文化历史悠久,博大精深,传播应该讲究整体性和系统性。中医讲究"治病必求于本",中医药文化传播也要从"本"着手,这个"本"是中医药文化的"道"。中医药文化的"道"就是中医药精神、理念、思维等的总和,如天人合一的整体观、阴阳五行的认识论、辨证论治的方法论等。

(1) 传播中医精神:这是一种济世救人的精神,传统医家深受中国儒家文化影响,有着强烈的济世情怀,有着"不为良相,即为良医"的志气。传统医家要求医者要有仁爱精神,如孙思邈倡导"人命至重,有贵千金"的救死扶伤精神,"无欲无求""志存救济",对任何一个病人都要一视同仁,要有高度的同情心,处处为病人着想。

(2) 传播中医理念:中医治疗讲究整体观念和辨证论治,强调天人合一、五脏一体、阴阳平衡等。中医养生讲究道法自然,防患于未然。

(3) 传播中医思维:中医独特的思维方法创造了中医学特有的理论体系,如精气学说、阴阳学说和五行学说。以思辨的方法认识自然,认识宇宙,是中国传统文化认识世界的根本观点和方法,中医学以这三种学说阐释人与自然的关系、人体的生命运行周期、病理变化以及疾病的防治。具有注重事物之间普遍联系,注重从整体上观察,宏观上把握的特点。

2. **传播中医药行为文化**　中医药文化与日常的饮食起居、生老病死、生活行为息息相关。中医药文化传播不能脱离中医药文化之"道"以及与之相关的中医执业行为、人们的生活方式、交往方式等。

（1）传播中医药文化特质的行为：中医的行医方式，疾病诊断、治法、用药的整个过程中都渗透着执业行为规范等。如家庭与诊所一体化的建构、师徒相传的私密性传承、经验主义的诊疗模式、生态化的药物配制程序、坐堂医的"静候"与江湖郎中"游动"的坚韧、医家道法自然的行事尺度等，都渗透着中医药文化的仪式与符号。中医药文化正是以中国语言为基本要素的符号化形式与仪式化样态为载体来表现并得以传承。因此，中医药文化的传播也应该是一系列独具特色的符号与仪式的展开过程。

（2）传播中医药文化特质的生活：中医药文化渗透到人们的饮食起居、日常交往。如中医药养生观念指导下的饮食药膳，中医运动医学理论指导下的太极拳、五禽戏等。再如有别于现代医院诊疗模式的传统中医居家坐堂行医，在透着家庭感觉的空间里，体现居家生活的温暖感与熟人社会的信任感，融洽了医患关系，减少了纠纷。

（3）传播中医药文化特质的情感：中医药深深植根于中国传统文化，具有厚重的人文内涵，以仁爱的情感浸润人心。《黄帝内经》"天覆地载，万物悉备，莫贵于人"的论述，孙思邈《备急千金要方》中"人命至重，有贵千金"的观点都体现了仁爱的情感。对中国人或海外华人而言，中医是一种"乡愁"，对外国人而言，中医是一位"迁客"。

3. 传播中医药技术文化

（1）传播经典：中医的知识来源于经典，中医的智慧也蕴藏于经典。经典具有跨域时空的认同感，传播经典可得千载之精华、历代之嘉许而为我所用。发展中医一定要组织、引导、推动、帮助中医院校和中医业界学经典，啃经典，悟经典，通经典，用经典。

（2）传播医技：主要是指中医的治疗技术，医案、医话等，包括治疗大法和具体治法。不同的中医流派施治方法不同，不同中医世家则有不同的验方。

（3）传播人物：主要指中医药文化在生成发展中所形成的标志性事件、人物、历史、家谱、流派等，这是中医药的历史传承，也是中医药智慧的显现。要从科技史、文化史的角度讲清中医药的发展与贡献。

三、中医药文化传播的目标

1. 大众的普及　随着社会的发展和科技的进步，中华民族几千年所形成的健康养生理念的大众普及应是当前中医药文化传播的主旋律，也是中医药文化传播最基本的目标。要把中医药文化普及到大众中，让更多的民众了解中医药、相信中医药，需要的时候想得起中医药、用得上中医药，逐渐接受中医药的形式，认同中医药的文化理念，奠定中医药文化传播的群众基础。既要认识到中医药文化是中国优秀传统文化的组成部分，挖掘中医药文化的典籍，讲授中医药文化的故事，让中医文化进入大众生活；还要考虑到中医药文化作为中国优秀传统文化的特殊性，即文化背后所承载的医疗技艺。充分发挥其作用，更好地为大众服务，让广大群众在享受中医药技艺带来的效果的同时认识、接受和相信中医药文化。

2. 意识形态的统一　文化传播和意识形态是一个不可分割的共同体。中医药文化的杰出代表，在思想、理论、观点，甚至具体内容上，都体现了中国传统文化的特点。中医药在中华民族的繁衍生息中做出过不朽的贡献，在西医学较为发达的今天，在为维护人类健康中仍然发挥着不可替代的作用。传播、继承和弘扬中医药文化内核与精神，既是对中国传统道德、文化、哲学的肯定,也是中国文化建设过程和统一文化意识形态中不可或缺的重要环节。

从19世纪后半叶开始的中医的"百年困惑"至今依然羁绊着中医,其中一个重要原因就是民族文化心理失去了支撑,中医药文化的信心受到了挑战。因此,在传播中医药文化的过程中,要不断总结和完善中医药文化的思想体系,把中医药文化的精神内核传播出去、凝聚下来、植入心中,达成对民族医学文化精神的共识。

四、中医药文化传播的战略与策略

1. 宏观上传播中医药文化要审时度势

(1) 明确中医药文化传播的生态环境:在世界文化多样性深度融合中突出中医药文化的独特魅力。在当今信息时代,文化交流、交锋、交融势不可挡,抱残守缺只会错失汲取营养发展自己的机会。只有善于学习其他国家和民族的优点,自身文化才能发扬光大。只有勇于传播自身文化的国家和民族,才能在世界文化多样化中做出应有贡献。我们在利用西医学知识发展中医药的同时,世界各国也在积极借鉴中医药知识,中医药文化在现代医学文化中独特的价值更显得珍贵。

中医药文化生存的生态环境在变化,但中医药文化的生存能力愈显强大。工业文明的发展使得诞生于农耕社会的中医药文化面临新的环境。文化基础、制度环境、社会结构、族群心态等与传统社会大相径庭,全生态、原生态地保留发展中医药已做不到。虽然中医药的发展遭遇"杂音",甚至废除中医之音不绝于耳,但对中医药的需求依然旺盛,中医药发展的步伐更加坚实。

文化传播的手段日新月异,但对中医药文化内容的渴求更加强烈。在互联网已深入日常生活的今天,中医药文化传播的方式更加便捷,传播的手段与载体更加多样,中医药文化的振兴与弘扬机遇千载难逢。中医药文化的传播效果必然伴随中医药的疗效而彰显。

(2) 树立中医药文化传播自觉、自信与自强的格局:① 站位要高。中医药文化的传播要纳入国家战略,将中医药文化作为我们的精神家园去建设。我们传播的目的是救人救世,让人心笃定,人体安泰,人情融洽。提升中医药文化传播能力是为了更广泛参与世界医药文化的对话与交流。② 视野要宽。要培养世界意识和济世情怀。跨文化传播不是文化渗透,而是维护和促进世界文化多样化,为世界提供更好的公共产品。要看到中医药不仅是中国的,也是世界的。随着世界对中医药的关注和研究,未来中医药的强势可能不在中国。③ 立场要坚。要增强中医药文化的自觉、自信与自强,充分肯定中医药文化价值坚定中医药文化生命力的信念。依靠中医药共同体的力量,突出中医药文化的特色,建设具有强大吸引力、影响力、创造力、竞争力的中医药文化,促进中医药事业全面振兴。

(3) 构建中医药文化传播的价值体系与战略格局:① 确立国家战略。制定中医药文化传播促进法。改革中医药管理体制,建立符合中医发展的卫生行政体制,优化中医药文化生存发展的社会生态、文化生态、政治生态。② 建构中医药文化核心价值体系。要深入研究并建立具有传统特色、符合时代特征的中医药文化核心价值体系:上医医国的家国意识,致中尚和的价值取向,医乃仁术的仁爱思想,大医精诚的人格追求,上工治未病的忧患意识,胆大心细、智圆行方的行为心理。③ 改革中医药评价体系。不能用西方医学的标准来审视中医的有效性。中医药文化的价值必须得到应有的重视,从评价体系的改造入手进行价值重构。

2. 把握中医药文化传播的重点

(1) 把握好中医药文化的支撑点与中医药文化传播的关键点:中医药文化的支撑点是中医

药的医术、医技与疗效。中医药文化的传播应以"技"入手,以"道"为根,以"用"为尚。将中医药文化作为一种医学文化、生命科学来研究,以疗效入手,将中医药的理论讲清说透,让中医药文化成为人们生活的一部分,而非文化说教。

(2) 把握中西医文化的交叉点与跨文化传播的切入点:中西医的理念基础存在差异,中医是建立在阴阳学说之上,注重整体性、系统性、有效性、活体性的医学体系,西医是建立在解剖学基础之上的侧重局部性、实证性、机械性的医学体系。但两者都是人类防治疾病、维护健康的医学科学,两者存在交叉点,如平衡理念,中医讲阴阳平衡,西医讲体液平衡、微循环平衡。

(3) 把握中医药文化受众的兴奋点与大众传播的着力点:文化传播的成效在于传播内容的感召力,在新媒体时代,受众的主体地位不断上升,我们在传播中医药文化时,还要考虑中医药文化受众的特点。要让中医药文化走出国门,就必须深入地研究国外受众的生活习俗、历史文化,把中医药的内容与国际需求的表达结合起来,抓住国外受众的兴奋点和具有普遍感召力,找到兴奋点、引导关注点,精心组织活动,认真策划项目,拓展中医药文化传播的广度和深度。

3. 完善中医药文化传播的表达效果

(1) 完善传承与传播的连接线:中医药振兴的关键在于中医理论的继承与创新。传播中医药文化,首先自己要将中医药文化弄清楚、说明白,客观准确地记录和描绘中医药技艺,让传统得到务实的记载并阐发。以教育、科研、项目等串联传承传播。

(2) 完善语言与文化的辅助线:与其他自然科学语言相比,中医语言具有人文性的特点。中医语言隐喻的表达,精巧的结构、丰富的修辞、韵律的美感,既有深刻的理性思考,又有深厚的情感魅力,可以说是文简意博,理奥趣深。要认真做好中医语言研究工作,原生态、全生态地保护中医药语言的纯洁性与整体美感,准确传递经典理论体系。

(3) 完善疗效与情感的主轴线:在纵向传播方面,要将中医药文化作为一种乡愁去呵护;在横向传播方面,要宁缺毋滥,完善中医药的技术服务标准,建立符合中医药自身特点的技术标准体系并严格执行,提升中医药文化的亲和力、感召力。

4. 谋划中医药文化传播的平台建设

(1) 谋划战略平台:在国家层面可建立中医药文化传承传播平台,把组织国内力量与借助国外力量结合起来,统筹"中医孔子学院"、各中医药高校、各中医院等力量,借助国际交流平台如联合国教科文组织、世界卫生组织等更广泛地传播中医药文化。

(2) 谋划基础平台:① 人才培养平台。要加强中医药文化传播专业队伍建设,打造中医药文化系统培养与传播平台,推出大师,培训骨干。② 民间交流平台。应重视民间力量,加快中医药文化产品创作,丰富中医药文化内容,支持海外侨胞积极开展中外人文交流,扩大对外文化交流。③ 金融平台。建立中医药科技银行,设立基金,国家提供贴息贷款,为中医药文化传播提供金融支撑。

(3) 谋划创新平台:将文化交流与文化贸易结合起来,不断拓宽途径和方式,构建多渠道、多形式、多层次的文化格局。建立来华就医与旅游业结合的绿色通道。利用新媒体,创新传承传播的手段。一方面要将名医名人的心法成果利用微信、微博、移动客户端传播出去,造就名医大V,树立中医旗帜;另一方面,要贴近百姓生活需求,制作喜闻乐见的中医节目,包括微电影、卡通片等普及中医知识。

中医药文化传播战略应该从整体性、系统性入手,学界共同努力。弄清楚中医药文化是什么、中医药文化传什么、中医药文化怎么传这些基本问题,不掉本源,不忘初心,久久为功,纲举目张,有序推进,扎实开展,最终创造中医药文化传播的生动局面。

(张雷平、李柔冰,《医学与社会》,2017 年第 30 卷第 7 期)

中医药文化传播现状研究
——兼评《中医药法》相关条款

作为中医药学的本源和魂魄,中医药的传承与文化传播是中医药事业发展的先决条件。2016 年 12 月颁布的《中医药法》是我国中医药领域首部纲领性、基础性的法律。中医药传承与文化传播在《中医药法》中已经独立成章,其中第 45 条、第 46 条专门对中医药文化传播做出了明确的规定,这足以体现传播中医药文化在发展中医药事业中的地位和作用。

一、中医药文化传播面临的困境

1. 西方医学科学文化冲击着中医药文化的传播　当前,西医占主导地位,在临床诊断中很多情况下没有运用到中医药知识,这对其宣传中医药"防病治病"的医学文化产生了阻碍,导致单纯传播中医药文化却忽视了其自身价值的现象。巨大的价值观差异,让快速发展的西方医药对中医药文化的"科学性"产生了质疑,进而阻挠了中医药文化的有效传播。《中医药法》立法要求尊重中医药自身发展规律,不再完全按照西医药的管理模式管理中医药,有助于消除西医的冲击。要树立中医药文化自信,就要正确处理西方医学与中医药之间的关系,进而推进中医药的现代化。

2. 欠缺行之有效的传播中医药文化的途径　目前,传播中医文化的方式大多为授课式的说教,授课内容过于专业,不易于理解,不能紧密联系现代社会,传播效果差。中医药文化在传播架构上主要表现为政府主导下的传播,以大众传媒为主,呈单向性和自我封闭性,不能与学校、社会组织和大众有效交流,实现双向和多向传播,这阻碍了中医药文化的传播。当前主要从人才培养、政府支持、资金投入等方面展开中医药文化传播的研究,对于传播的主体、客体、方式、模式、路径、战略、机制、理论依据等方面的研究却鲜有提及。没有制定长效的传承与传播机制,不仅会阻碍社会对中医药文化价值的认同,也会让中医药文化传承与传播的效果大打折扣。另外,伴随着新媒体的出现以及"互联网+"时代的到来,加之中医药文化自身的复杂多样性,这对传播中医药文化也提出了新要求。

3. 缺乏传播中医药文化具体实施细则和配套文件　中医药传承与传播在《中医药法》中独立成章,这足以体现传播中医药文化在发展中医药事业中的重要性。但我国中医药生存艰难,单靠一部《中医药法》并不能彻底解除问题,况且《中医药法》中对此方面的规定语言笼统,缺乏具体措施。这样的条款仅对传播中医药文化进行了宏观的规定,若不制定出具体的实施细则,容易导致法条形同虚设。所以应针对《中医药法》中的相关规定,制定出具体的实施细则和配套文件,让中医药文化的传播落到实处。

二、创新中医药文化传播路径

1. 中医院校应作为传播中医药文化的首要主体　中医院校是中医药工作人员的诞生地,故传播中医药文化应以中医药教育机构为切入点。《中医药法》的颁布有助于促进中医药行业治理体系和治理能力现代化。依据《中医药法》的规定,中医院校的教育应遵循中医药人才成长的规律,以中医药内容为主,在学习传统中医药课程的同时,适当增加中医药文化经典课程的比重,体现中医药文化特色,争取培养出的中医药从业人员具有深厚的传统文化底蕴。《中医药法》为中医药学子及教师等中医药专业技术人员提供了广阔的舞台。中医药学子及教师在培养自身的中医药传统文化理念的同时,还应走出校园,深入社区群众,用所学知识和技术为社区群众服务,这不仅有益于加速知识向实践转化,还对普及中医药文化价值大有益处。学校是权威的教育机构,其社会信誉度良好,中医药院校可以定期举办其他密切联系人们生活的活动来宣传中医药文化,如讲座、公益活动等,向群众传播中医药"健康养生、预防保健、诊断治疗"的功效,让群众真切体会到中医药的奇特之处,从而选择中医药健康服务。

2. 提升中医药文化的创新力　中医药文化宝库具有中华民族特有的理论体系与独创性思维,这为建设创新型中国提供了坚实的文化基础。依据《中医药法》的规定,发展中医药事业应当遵循中医药发展规律,坚持继承和创新相结合,保持和发挥中医药特色和优势。因此,在坚定中华文化自信的前提下,我们要处理好中医与西医的关系,理解中医的独特价值,破除对西医的迷信,坚持中西医并重,促进中医与西医的融合。作为中医药的根基和魂魄,中医药文化的生命力在于其能够持续促进中医药事业的兴盛发达。故其不单时刻体现中医药的进展和革新之处,还要做到吐故纳新,为发展和创新中医药提供持续的能量。增强中医药文化的创新力,需要正确权衡创新和继承两者之间的内在联系。具体应做到中医药文化创新以中医药文化继承为根基,中医药文化继承以中医药文化创新为支撑,唯此,方可让中医药文化驰名中外。中医药文化要立足于中医药本质特征、坚定其固有特色。中医药本身独具特色,这是其发展的根基,也是传承中医药文化的精髓,维护好中医药的特色方让中医药获得持久、强劲的生命力与凝聚力。

3. 提升中医药文化传播的大众化水准　中医药文化的传播不仅要紧追时代的发展,还要依靠人民群众的积极参与。普及中医药文化,除了注重专业性和知识性,更为重要的是用通俗易懂的方式将专业、严谨的学术领域知识表述出来,这有助于大众对中医药文化知识的理解和掌握。依据《中医药法》第45条规定,县级以上人民政府要加强中医药知识的普及,向人民群众推广中医治病的理念,提供简便有效的养生保健、治病防病的方法。中医养生、中医美容、中医保健、中医食疗是当今大众较为关注的热点和兴奋点,以此为切入点宣传中医药文化不仅可以紧扣现代人的追求,也有益于增强大众的接受度。中医文化的受传群体不能仅限于老年人,类似公务员阶层和企事业单位职员等年轻群体,通常会患有不同程度的职业病,他们更渴求类似中医药这样具有预防保健功能的医学为其健康保驾护航,所以学习中医药文化的群体应扩展到年轻人。因此,要不断增加法治思维,在健康中国建设的过程中充分利用中医药独特优势,构建具有中国特色的健康与卫生道路。

4. 加强应用中医药文化传播新路径　现代社会已进入"互联网＋"时代。"互联网＋"为有效传播中医药文化提供了新的契机。互联网通信技术的应用是中医药文化传播突破困境局面的终南捷径。借助互联网开展中医药相关的卫生保健服务和中医药文化知识宣传活动等,可以提升人们认知中医药文化知识的效率。尤其是微信、QQ、微博、论坛等网络平台具有即时、便捷、互动等特点,应将其作为传播中医药文化的新型载体。依据《中医药法》第45条规定,县级以上人民政府应动员各类组织和专家创作一批具有创意的中医药文化精品。具体可以开发与中医药相关的移动 App、制作中医药产品二维码、将中医类传统图书电子化、研制中医药文化产品,进而利用微信、微博等推广中医药文化。在中医药管理、中医药院校、国医大师等群体中应广泛推广新媒体的应用。将新兴媒体技术推广和应用到中医药文化传播中,将提高中医药文化在国内以及国际上的传播效率。传播中医药文化应与互联网娱乐项目结合。具体可将中医药文化制作成文字、图像、声像、动画等,并借助电视、电影、广播等媒介推广介绍到国内外,寓传播传统文化知识于娱乐之中。

5. 实现中医药文化跨文化传播 当今社会,有效传播中医药文化不能仅局限在中国这一传统文化领域范围内。中医药文化在国际范围内的传播不能忽视如下几点战略和策略:首先,加强"一带一路"倡议背景下中医药文化国际传播。国家正在施行"一带一路"倡议,这为在国际范围内传播中医药文化提供良好发展时机的同时也为其带来了巨大的困难和严峻的挑战。其次,充分利用高层出访、接访和学术交流活动传播中医药文化。中国专家和官员在参加世界性、全球性卫生组织相关会议时要乐于谈中医,敢于谈中医,这将有助于外国官员和专家正确了解和认识中医药文化,从而让中医药文化在相应的国度和业界传播。再者,发挥中医药外语专业优势,加强中医药外语图书的编纂和出版。对外传播中医药文化首要任务为消除语言障碍。当前,中医药院校已经培养出复合型的中医药外语专业人才,应动员这批专家的力量,确立包括中医药英语等语言在内的翻译标准,精准翻译中医经典著作,从而实现中医经典著作的国际传播。最后,办好中医孔子学院。中医孔子学院在开展中医药技术的学习活动中,应当宣传中医药文化知识,增强中医药文化在国际上的吸引力和竞争力。

6. 加快制定中医药法具体实施细则 《中医药法》第 45 条是有关县级以上人民政府加强中医药法宣传的规定。然而,目前社会整体上传统文化意识淡薄,基础教育阶段忽视国学教育,成人后国学功底不扎实,难以读懂并领悟中医药经典著作。所以《中医药法》第 45 条的规定视野局限,从源头上传播中医药文化知识应从教育机制上抓起,明确基础教育阶段国学教育的制度设计,自幼培育国人国学素质,将中医药基础知识纳入中小学课程,在此基础上宣传、普及中医药文化和知识,发挥中医药文化在传道授业中的独特机制。《中医药法》第 46 条是有关社会各界中医药知识宣传普及的规定。《中医药法》第 46 条虽然对合法传播中医药文化做了明确规定,但是违法传播中医药文化该承担什么样的责任,如何衡量惩罚力度,才不会抑制群众对中医药文化的传播,具有什么样职称的中医药工作人员,才有资格被聘请到广播、电视、报刊、互联网中宣传中医药文化知识,《中医药法》却未明确指出。若不制定出明确的配套文件和具体的实施细则,很难正确指引群众合法传播中医药文化。

(岳远雷、赵敏、司婷,《学校党建与思想教育》,2017 年第 20 期)

中医文化传播的现代语境(一):语境与传播

中医文化,在其 2 000 多年发展过程中,通过不断借鉴、吸收、融合中国文化精华,形成了具有鲜明传统文化特征的理论体系。文化在发展过程中只有不断传播才能焕发生命力。近现代的中医文化传播受诸多环境因素影响,机遇和挑战并存,遭遇的问题错综复杂。中医文化传播是在什么样的社会结构(social fabric)(语境)里发生的? 中医文化传播如何在特定的环境中(语境)发生? 这些语境对中医文化传播造成什么样的影响? ——中医文化传播的现代语境研究亟待深入展开。本系列文章基于经典传播语境理论,针对中医文化传播的现代语境和重要问题进行分析,继而提出中医文化传播的建议。作为系列文章之首篇,本文主要负责理论梳理和整体概述。

一、语境

1. 语境研究的兴起　国外学界对语境的研究始于英国,最初应用于语言学界,代表人物是功能主义人类学家和语言学家马林诺夫斯基。他认为,文化的社会功能离不开社会环境,而语言是文化的一部分,语言研究也必须在环境之中探讨语言的功能。之后,西方语言学界从不同角度对语境进行了研究,包括语境是客观场景还是心理产物,是既定的还是动态形成的,是唯一的还是不确定的,是交际主体共享的还是各自独有的,是具体的还是抽象的,如何给语境下定义,怎样建立语境模式等。

国内语境研究始于北宋,从 20 世纪 80 年代以来开始迅速发展。研究视角主要为语言学和语言哲学。研究内容主要包括语境研究的意义、语境的本质、语境的定义、语境的构成、语境的作用、语境的特点等。

在语言学界,语境为“语言环境”或者“言语环境”的简略形式,指的是对应于语言现象并对言语现象的发生与存在产生作用的环境。环境不仅包括客观存在的外界环境,而且包括交际主体的内在认知环境。故而语言学家们对语境的阐释常见两种:一是从具体的情景中抽象出来的对语言活动参与者产生影响的一些因素,这些因素系统地决定了话语的形式、合适性及意义;二是语言活动参与者所共有的背景知识,这种背景知识使听话人得以理解说话人通过某一话语所表达的意义。作为影响言语交际的环境因素,语境对言语交际发挥着引导与制约的作用,直接影响话语意义的表达和理解,直接关系到言语交际目的能否实现。

2. 语境概念的泛化　语境具有普遍性,语境理论从语言学领域扩展开来,成为当今哲学、人文社会科学等领域的一个普遍性的理论问题,“提倡将具体研究对象放置在语境中来解释它的意义”。“语境论”在各学科实践中结构性地引入了历史的、社会的、文化的和心理的要素,是可以融合各种趋向而集大成的倾向。

目前,学界将语境问题与各门具体学科甚至各门具体学科的分支学科的研究对象相联系,分别地、分割地放置于各门具体学科的理论视野中来认识,对语境的理解与各门学科的具体问题交织在一起。而在这些研究中,语境的定义不再局限为“语言环境”或者“言语环境”,而是泛指所有社会活动发生的大环境,既包括客观环境,也包含认知环境。

二、语境与传播

1. 传播学中的语境概念　语境理论在传播学领域应用广泛。传播即为信息的流动,这个过程是在一定环境(传播语境)下进行的,不仅受客观的外界环境影响,同时也受传播主体的认知因素影响,即传播者和受传者双方的认知因素,这两方面也是构成传播学中语境的两大要素。语境的外界环境层面对传播的制约功能可由传播媒介、宏观政策影响(控制研究)、地区社会文化环境等多方面体现,比如传播媒介的更新、传播渠道的扩大等提高了受众的参与程度、拓宽了传播的时空范围。语境的认知层面对传播的制约功能则主要体现在传播者与受众的关系上。其中,传播者与受众所共有的背景知识多少,决定了传播内容所表达的意义。受众对选择信息和记忆信息往往是有选择性的,他们根据本身的背景来理解信息的内涵意义,以往的经验、文化素养、需要、心境与态度等都会成为影响选择接受信息的因素,从而影响信息的传播效果。

2. 传播学中的语境理论　　传播界的学者对于传播在具体语境下是如何进行的这个议题十分重视。可以说,传播学的大多数理论都从不同角度揭示了传播语境的某个(些)因素或某种机制。根据传播过程中参与人数的多少,传播语境理论可分为组织传播理论、小群体传播理论、媒介使用效果理论、媒介与社会理论和文化与传播理论等。

组织传播理论讨论具有组织性传播群体的传播活动规律,组织本身成为语境的一部分,并且是关键要素。比如,结构理论[1]认为结构是传播语境中的关键;文本和对话的组织理论认为如何运用文本和对话来促进组织个体的互动是关键,这种互动本身构成传播语境,并影响传播的有效性;协同控制理论[2]所提出的组织内部协调过程提示着语境的动态变化。

与组织传播相比,小群体传播的结构严密性、部门分工的专业性、组织目标的明确性等相对弱化。群体传播理论中往往涉及传播语境的某些特定因素,如功能理论提出,群体成员间的交流频率越高,则决策统一度越高,反之相反;符号聚合理论[3]则认为,群体行为的出现是由于人们有关现实生活的形象受到一些自己比较认同的故事引导;结构主义理论强调群体现象交错复杂,其相互作用对小群体内未来的互动亦有约束。

媒介使用效果理论突出了媒介在语境中的重要作用。比如,社会认知理论着力于媒体语境下社会学习的(心理)过程是如何发生的;使用与满足理论通过分析受众对媒介的使用动机和获得需求满足来考察传播带来的心理和行为上的效果,着重强调语境中的受众内在心理因素;媒介系统依赖理论[4]突出了媒介作为语境中重要因素的控制作用。

媒介社会理论以一定模式(公式)解释了语境对传播的作用机制。比如,议程设置理论[5]认为大众传播可能无法决定人们怎么想,却可以影响人们去想什么;沉默的螺旋理论认为人们如果遇见和自己相同或者相似的观点,就会积极参与进来,这类观点因而得到广泛的扩散,而遇见某观点无人或很少有人理会,即使赞同也会出于社会压力而保持沉默,一方沉默造成另一方增势,如此循环往复,便形成一方声音越来越强大,另一方越来越沉默下去的发展过程;培养理论认为大众媒介为社会提供了一种具有特定倾向的语境,通过语境的效果在潜移默化中培养受众的世界观。

文化与传播理论着重于语境中的文化因素。比如,言语代码理论[6]认为言语代码是语境的

---

[1] 结构理论提出,结构只是使行动结构化,行动展现了结构并再生了结构。因而,社会结构规定着人们的社会活动。同样,人们的社会活动也产生和再生新的社会结构。

[2] 协同控制理论,也称为无干扰协调控制理论,认为组织从无序的不稳定状态向有序的稳定状态变化,实际上是组织内部进行的协同过程,而组织成员内部要实现协同,必须具备一定的条件。

[3] 符号聚合理论则认为,群体行为的出现是由于人们有关现实生活的形象受到一些故事的引导,这些故事反映了人们对事物的看法,是在小规模群体的符号互动中创造出来的,并在人与人之间、群体与群体间形成了一个个"故事链"。

[4] 媒介系统依赖理论认为,一种新的媒介在社会中站稳脚跟后,人与媒介便形成了依赖关系,这种关系是相互作用的,起主导权的媒介主要从传播内容控制受众,受众越是指望接受有用信息,只要没有完全失望,依赖性便越强。

[5] 议程设置理论认为大众传播往往不能决定人们对某一事件或意见的具体看法,但可以通过提供信息和安排相关的议题来有效地左右人们关注哪些事实和意见及他们谈论的先后顺序。

[6] 言语代码理论认为来自文化群体的成员共享一套独有的言语代码和交际方式。这些代码对同一文化群体是沟通的桥梁,对不同文化群体则是沟通障碍。

核心因素,了解言语代码是传播的前提条件;面子理论①指出了语境中的一个特殊文化因素——面子;多元文化群体理论②则揭示了传播语境的文化多元性和复杂性。

3. **语境对传播的作用**　语境研究如此受重视说明语境对传播的作用深远。漠视语境,传播无异于"自说自话";语境不匹配,传播相当于"鸡同鸭讲"。这个匹配关系,霍尔曾提出了著名的"高低语境"理论。其理论主要针对东西方文化差异。其实这种语境的差异性和不匹配,不仅存在于跨文化传播中,也存在于同一民族文化中,或者说,存在于同一文化的亚文化群体之间,"高""低"无处不在。传播信息的形式、易读性、合适性和传播最终取得的效果亦取决于传播者与受众的语境匹配度。

对于语境对传播的具体功能,不同学者有不同看法。最为经典的是日本学者西真光正提出的七种语境功能:绝对功能、制约功能、解释功能、设计功能、滤补功能、转化功能、习得功能。以后的学者只是对其功能理论的修补。陈治安、文旭认为上述功能中最基本的是制约功能和解释功能。制约功能指语境限制言语的生成和理解:既定语境里,人们说话和理解对方言语必须与语境所要求的语码、言语行为、话语特征和方式、文体风格、礼貌程度等进行匹配。而解释功能指语境帮助人们在接受信息之后排除歧义、确定所指义、帮助人们推断弦外之音。

三、语境与中医文化传播

从语境理论的角度出发进行分析,中医文化传播语境的外部环境层面主要是指社会的现代化、新媒体的兴起和广泛运用以及全球化的革命性变化,而认知环境层面主要指近现代以来传统与现代、科学与人文、东方与西方思潮的相互冲击。外部客观环境和内在认知环境互相影响,互为因果,并没有严格的界限,两者共同形成了中医文化传播的现代语境。

1. **现代中医文化传播面临多元文化语境**　传统与现代并存、科学与人文争锋、东方文化与西方文化冲突,这些元素的纷杂现状构成现代中医文化传播的多元文化语境。中医文化,以中国古代传统哲学和语言为基础,其基本的哲学基础、认知模式、价值理念、防治观念、表述方式等与当今主流医学和现代文化大有不同,故而中医文化在现代的传播面临语境问题。国内现代社会里传统文化语境的衰退,使得中医文化传播过程中因语境的不匹配,常出现"舍高就低"的传播趋势,造成传播内容的肤浅"现代化""唯科学论"和狭隘的"文化中心论"。近现代,随着西方科学思想和西医的特定话语体系及价值说辞的强势介入,基于中国传统文化的中医文化在国内"中医西化"和"去中国化"过程中话语权受到严重威胁,这种中医文化的边缘化倾向在一段时期内仍会是现代中医文化传播的主要困境。

2. **中医文化传播迈入新媒体时代**　现代传媒已进入新媒体时代,新媒介的出现使得中医文化的传播更加便利、快捷和广泛,拓宽了中医文化的传播渠道,扩大了传播受众面,提升了传播效果,给中医药理论传播带来新的机遇,应大力推广。但同时,新媒介本身成为现代语境的一部分,且新媒体这种媒介因其自身特点也给中医文化传播带来巨大挑战。比如,微传播具有内容碎片

---

① 面子理论探讨不同文化背景下的语言和行为中体现出的面子文化的差异,有助于消除东西方文化的传播障碍,有效促进跨文化传播。

② 多元文化群体理论则强调人类社会日趋复杂,信息流通日渐发达,文化转型更新日益加快,不再以一种文化作为绝对的正确的需要相仿的文化,各种文化的发展机遇和挑战并存。

化特点,这削弱了中医文化在传播中内容的整体性、复杂性;微传播中内容的随意化、缺乏规范化、泛娱乐化,削弱了中医文化传播内容的准确性,脱离了传播目的的初衷,对于中医文化传播产生了不利的影响。

3. 全球化背景下的中医文化对外传播　随着全球化大潮,中医药已经传播到世界183个国家和地区,其防病治病的显著效果和蕴含的价值观,受到了世界各国人民的广泛认同。但是,中国以及中医的文化体系,与世界其他文化体之间,特别是与欧美文化体之间,始终存在着较大的差异。在异文化语境中,基于中国传统文化独特的思维模式和语言特征的中医药理论,在凸显其民族文化优势的同时,其跨文化传播势必遭遇文化语境不匹配的困难,东西方文化差异易造成文化空缺和文化误读。值得一提的是,中医文化走向世界,其传播语境因各个国家和民族的文化差异而不同。因此显而易见,同一化的传播策略不能达到理想的传播效果,而差异化的传播路线向中医文化传播的总体部署和具体实施提出了更高的挑战。此外,由于经济全球化、科技一体化、信息网络化的发展,中医在走向世界的同时,面临着把握知识产权和话语权、文化适应等问题。

四、把握语境,促进中医文化传播

中医文化传播与现代语境是不可分割的关系,现代语境构成了中医文化传播的外部特征,直接或间接的影响和制约并且反作用于中医文化的传播,倒逼传播理念、框架、模式以及战略的系统性变革。

能否把握语境直接影响传播效果和传播效率。语境功能的实现条件包括两个方面:一是语境本身的显隐程度和关联程度,外显程度高的语境因素功能得到优先实现;二是语用主体的运用能力,语境功能发挥的程度与语用能力是呈正相关的。由此提示,我们中医文化传播的语境研究,一方面需要研究语境本身的各因素;另一方面需要通过语境分析为传播实践提供策略,如通过语境现状来预测和管控传播行为,通过合理运用和改变语境"高低"达到更好的传播效果。毋庸置疑,中医文化传播的语境研究具有重要的理论和实践意义。

(丁颖、魏一苇、严暄暄、何清湖,《世界科学技术——中医药现代化》,2018年第20卷第1期)

中医文化传播的现代语境(二):
传统与现代,科学与人文

语境是指对语言现象与传播活动的发生与存在产生作用的环境。从微观层面看,它包括交际发生的特定场合和言语双方对语言的上下文的了解;从宏观层面看,小至交际双方个人的情况,如文化教养、知识水平、生活经验、语言知识等,大至一个时代、社会的性质和特征,均属于语境的范畴。近现代以来,西方现代文化与科学理性主义逐渐主导中国社会,形成了以现代化和科学实证为特征的传播语境。在这样的语境中,中医文化传播面临着传统与现代冲突、科学与人文争锋的问题。在此情况下,我们应正视中医文化现代传播的语境问题,合理调整传播策略与方式,以适应中医文化传播的现代语境。

一、中医文化传播的现代语境

1. 传统医学与现代语境

（1）中医语言特点与现代语境的差异性：语境最基本的组成部分即是交际双方所具备的语言知识。在现代语境中，人们工作、学习、生活所使用的主要是现代科学语言体系，与中医特有的语言体系存在差异。首先，中医发展历程悠久，其语言形式主要为古汉语，保留着大量鲜明的古代人文特色，与现代白话文相比，中医用语往往深奥晦涩，抽象模糊。此外，更重要的是，中医采用的是直觉性的意象思维和哲学式的数术思维，因此，中医语言大量使用隐喻的修辞方式，很多信息寓于比兴、意象、数术之中。比如，"上火""金破不鸣""开鬼门""肺为水之上源""风性开泻"等，其真正含义实则隐于字面之下。美国著名文化人类学家爱德华·霍尔曾在其著作《超越文化》中提出高语境文化和低语境文化。在高语境文化的言语交际过程中，意义的产生对语境的依赖程度比较高，而对所使用言语的依赖程度比较低，低语境文化则相反。中医语言这种典型的"意在言外"的语言习惯，使中医文化成为高语境文化，与现代文化语境有所不同。

（2）传统语境的弱化和现代医学语境的冲击：语境的另一个重要内容是交际双方共有的背景知识。在西学东渐之前，中国传统文化主导中国社会，国人传统文化背景知识深厚。中医文化大量吸收融合了中国传统文化的精髓，因此"天人合一""阴阳五行""五运六气""扶正祛邪"等中医理念的传播深植于彼时传统文化语境的土壤。然而西学东渐之后，尤其是自五四运动以来，中国社会抵制传统文化的思潮经久不衰，西方文化借势上位，人们背景知识发生变化，原先主导的传统文化语境逐渐弱化。与此同时，现代医学日渐强势，其技术先进，能够通过客观手段明确病因，并进行精准的靶向治疗，符合现代人精确、实证的认知方式和客观的数理化背景知识，故而现代医学语境成为主流。

2. 中医文化与科学语境

（1）近现代中国的科学语境：一个时代的历史背景、社会人文特征和意识形态特征同样也构成了语境的一部分。鸦片战争以来，在与西方列强交手的过程中，中国人逐渐意识到，西方强大的工业以及现代化的科学与技术体系是其制胜法宝。随后，"师夷长技"的洋务运动和戊戌变法在晚清的封建政治语境中进行了思想启蒙，之后新文化运动高举"赛先生"旗帜，科学主义的文化意识形态伴随着近现代中国的历史、政治、社会变革取得话语权。自此，中国人对西方现代科技体系的深信和推崇延续至今，"科学"观念在现代深入人心。"科学"作为一种强大的意识形态影响了20世纪的中国社会进程，直到今天仍深刻影响着我们；要想学习西方科学，就必须拥有西方的科学方法和思维方式，而后者必然会挑战中国传统的思维方式和文化传统。在现代中国社会，"科学"俨然已经成为任何领域里正面价值评判的标准。近现代中国的科学语境取代传统文化语境成为强势的主流。

（2）科学语境中中医文化现代传播的两种现象：在现代科学语境的作用下，顺应科学价值观和凸显传统文化属性不可避免地被置于天平的两端，成为中医文化传播中的两种现象。

第一，在中医传播中对科学性的追求。在现代社会，人人都讲科学、用科学、信科学，这一语境的认知因素即决定了传播受众在接受中医信息时，会根据自身的科学背景理解中医的内涵，而科学性也成了中医传播的重点。一方面，传播者往往注重偏向科学性的表述方式，如用西医术语和理论解释中医，用现代理论解释传统文化概念；另一方面，受众对所接收到的中医信息，主要以科学性作为评价标准。此外,在科研领域,受现代科学语境影响,追求的仍然是对物态分析的量化,以及在数理模型下的逻辑求证,中医药科研也受此范式牵引,导致中医药理论研究仍偏向实验室研究和临床统计研究,追求所谓的科学实证,形成学术传播的主流。

第二,在中医传播中突出中医的文化属性。与追求中医科学性相对的是,中医的传播往往打"文化牌",强调中医的历史底蕴、哲学高度和文化内涵。中医药相关的医院诊所、经营场所、养生节目等都突出了中医的文化特性,并作为场所文化、节目文化、集体文化予以突出,对传播中医的人文内涵发挥着正面积极的社会影响。在科研方面,对中医的研究则以文献研究取代实验研究,将落脚点放在文字上,从文献到文献,用文献学及历代经学的办法以经解经。这种突出中医文化属性的传播策略,在"科学"占绝对优势的现代语境下逐渐占据一席之地。

二、现代语境下中医文化传播的重点问题

语境是传播活动的背景,对传播的影响巨大。只有当交际主体同在一个熟悉的语境中,即彼此拥有共同的环境、认知、经验和观念时,传播才能顺利进行,反之则传播效果会大打折扣。在当下以现代化和科学实证为特点的传播语境下,中医文化的传播势必会面临一些问题。

1. 传统与现代的冲突

(1)古今语境差异导致的传播隔阂:如前文所述,中医语言是一种基于隐喻认知的语言,中医文化属于高语境文化。在这种高语境文化中,信息往往存在于语境中,而不在话语本身的编码中,需要从其所属文化的思维和表述特点去全面理解。而现代语境以科学话语体系为主,其交际模式的特点为规范、明确、直接、客观量化,相较而言,属于低语境。在低语境传播中,必须将大量的信息置于清晰的编码中,以弥补语境中缺失的信息。因此,在传播活动中,现代低语境容易与中医的高语境文化产生落差,从而导致传播问题。比如,张功耀等反对中医的人认为,中医概念模糊,没有明确的指称,缺乏实体性和客观的定性定量指标,据此否定中医。事实上,这都是由当下所处的传播低语境与中医高语境文化之间的错位所导致的。他们从现代的具体精确的低语境出发来理解中医,难免会对中医提出质疑。此外,中医语言主要使用古汉语体系,对于习惯使用现代白话文的受众来说,显得深奥晦涩,难以理解。

(2)当代的传统文化语境退化导致的传播隔阂:语境决定着交际内容。在交际过程中,人们总是根据双方所共有的背景知识而省略一些信息,从而提高传播效率,其根本原因在于语境提供了交流所需的潜在信息。但倘若交际双方的认知和经验差异变大,能够提供共有信息的语境弱化,传播则会变得困难。在西方科技文明的冲击下,现代人群文化结构逐渐改变,中国传统文化语境日渐退化,无法正常在中医文化的传播过程中提供潜在信息,且常见现代受众的文化观念已不再与传统的中医文化相适应,中医文化传播隔阂由此产生。具体表现为:其一,人们认为以"实证"为特征的西方近现代医学比以"思辨"为特征的中国传统医学在理论上更有说服力;其二,中医在现代中国遭遇到了文化认同的困境,其中,代表未来主流力量的青年群体的中医文化认同更是不及老年群体。

2. 科学与人文的争锋　语境能够影响传播行为和传播效果。在现代科学语境下,传播带有浓厚传统民族人文色彩的中医理论和文化,难免会产生两种极端语境和传播行为,从而制约中医文化的最终传播实效。

(1)唯科学主义语境对中医文化传播的桎梏:在"科学主义"主导的现代语境中,科学成为事

物正面价值评价的标准,容易出现传播中对科学性的极端追求,成为唯科学主义。这种唯科学主义的意识形态大有绑架中医的态势。一方面常使得中医理论和文化在传播过程中遭到曲解和排斥,被认为是"伪科学""糟粕"等应该被淘汰。比如,方舟子曾从数理化实验科学角度提出,阿胶的主要成分是胶原蛋白,几乎不含铁,因此吃阿胶补血是"谬论"。随后,人民日报官方微博也以《关于"补血"的真相,你该知道!》为题发出此类信息,导致中医再次被推向"伪科学"争论的风口浪尖。而通过质疑中药某些成分具有毒性来否定中医的事件更是层出不穷。另一方面,主张按照现代医学和西医的标准对中医进行改造,直接抹去中医的传统文化痕迹,不利于中医理论和文化的长远传播。此外,在学术研究中,科学主义的研究因立项和获得经费的便利,成为中医药科研的主流,不利于发展多学科、多元化的中医药理论研究,尤其是中医药文化的研究。

(2)狭隘的文化中心主义语境对中医文化传播的制约:与唯科学主义相对的是另一个极端——文化中心主义。在中医的传播处处受科学牵制的时候,一部分人却受狭隘文化中心主义影响,中医理论和文化传播过程中出现了"反对中医就是反对中国传统文化""中医是中国传统文化的瑰宝,科学性不容置疑"等论调,这种空喊口号、以意识形态绑架学术传播的方式对中医的发展和传播并无实际价值,反而会故步自封,缺乏辩证的眼光看待其优缺点,最终适得其反,影响中医理论和文化的长远传播。

三、积极适应中医文化传播的现代语境

针对中医文化在现代语境中遇到的传播问题,我们应在保持中医理论的传统文化内核和主体性的前提下,从根本入手,对中医文化表述进行调整,以适应当下现代的、科学的语境。

1. 与语境适应的中医文化现代化表述

(1)重点任务:现代化诠释中医,普及传统文化,缩小语境落差。一方面,显化中医文化高语境中的内在隐含信息,适应现代语言,降低中医文化传播所需的语境高度。中医文化传播者应秉承"中医＋"思维,多学科交叉,如中医学人员需与文化学、传播学等多领域人员集体创作,对中医经典进行白话文的大众化改编;对中医理论和文化进行现代诠释,以简单易懂的语言和民众喜闻乐见的形式来解释中医文化;另一方面,加强中国传统文化的普及传播,重建国人共同的传统文化背景知识,缩小认知差异,填补现代低语境的信息空白,从而提升传播语境高度。

(2)保障条件

1)政策制度和经费:在教育上,支持和推进传统文化和中医药文化纳入义务教育;在科研上,鼓励和支持中医药传播相关项目和课题;传统媒体与现代新媒体相结合,对大力宣传中医药的权威媒体予以政策倾斜。由地方政府主导,以社区为单位创建中医药宣教基地,监管保障其正常运行,让群众体验中医药服务的同时,落实和加强宣传普及中医药理论和文化。在经费方面,对中医药宣教基地给予经费支持;投资影视和出版业,拍摄制作精良的中医药纪录片,出版发行高水平中医药科普读物。

2)人才和管理:在人才方面,培训提高中医药人员的自身素质、中医文化自信和科普能力;大力发掘和培养中医药科普创作人才,提高待遇,充分调动创作积极性;吸收优秀影视创作人才从事中医文化影视化作品制作,丰富传播形式;招募大数据挖掘和分析人才,致力于运用大数据的数据挖掘技术查找中医文化传播受众的关注点,从而进行有针对性、个性化的传播,并且根据数据进行预测,精准追踪中医文化传播的潜在受众。在管理方面,规范中医健康服务行业,设立

行业标准,改善中医服务质量,以老百姓对中医疗效的肯定,带动中医文化的传播;对中医药市场和中医药宣传平台加大监管力度,严厉打击伪专家、虚假广告和不实信息的出现,净化中医理论和文化传播环境;利用各种传播平台,建立中医文化传播的信息反馈机制,及时、全面地了解中医文化的传播实效,并据此做出针对性调整。

2. 与科学语境适应的中医文化表述

(1)重点任务:纠正极端语境,科学与人文并重,创新中医表述。不能视科学为评价中医的唯一标准,应建立合理的科学语境;同时也应该以辩证的眼光正视中医文化自身的优缺点,取其精粕,去其糟粕,倡导公正包容的舆论环境。多形式、多途径加强中医科学性和人文性的挖掘,保持中医的科学性和人文性并重,理清中医的科学性和人文性内容,在中医文化的普及中努力探索中医科学性和人文性的最佳结合方式,对中医进行科学性和人文性兼备的表述。

(2)保障条件

1)政策制度和经费:从政府层面出发,自上而下对传播媒介进行调整,引导舆论风向,减弱唯科学主义对中医文化传播的影响;加强政策导向,给予立项和资金支持,建立平台,形成以中医药理论科学性和人文性为核心研究问题的研究团队,并建立相应的传播团队,进行专项工作。

2)人才和管理:中医院校应加强中医文化教育,培养中医药学生的文化自觉和自信;鼓励多学科交叉,以平台、项目吸引人才,整合中医临床及人文专家,形成团队,同时创新相关的人才机制、人才评价方式和人才管理方式。

(盛洁、丁颖、严暄暄、何清湖,《世界科学技术—中医药现代化》,2018 年第 20 卷第 1 期)

中医文化传播的现代语境(三):新媒体

国家中医药管理局在《关于加强中医药文化建设的指导意见》中指出:"中医药文化是中医药学的根基和灵魂,是中医药事业持续发展的内在动力。"新媒体因其普及性、便捷性以及强大的个人信息采集和自动感知的能力,为中医文化传播提供了理想的平台。但不可忽视的是,传统的中医文化在新媒体这一全新的媒介语境中必然面临新的机遇与挑战。本文对现代语境下新媒体在中医文化传播普及中的传播渠道、传播内容和营运等现状进行梳理,分析现代语境下新媒体的兴起与发展为中医文化传播创造的诸多机遇和利好,同时也揭示新媒体给中医文化传播带来的诸如信息污染、营销及版权等问题。

一、中医文化现代传播的语境——新媒体时代

1. 新媒体简介

(1)新媒体的内涵:近年来,随着手机互联网、微博、移动 App 等的普及和推广,"新媒体"被人们所熟知。新媒体是指在新技术基础上,依托移动互联、大数据等延伸出来的各种媒体形式。区别于传统媒体,新媒体有其特有的传播特征:① 信息共享的主动化,受众在共享信息效率暴增的同时成本大幅降低,且在接收信息与传播信息中选择更为自主。② 传播信息的快速化,信息传播突破了时间和空间的限制,做到了即时即刻的信息共享。③ 传播信息的多元化,即时信息

共享不再局限于声音、文字等,而变为文本、音频、图片、影像等多媒体信息。④ 高度互动化,几乎所有的新媒体传播平台上,信息传播者和受众之间都能做到信息互享及沟通交流。⑤ 信息共享的全球化,信息的发布与流传不再局限于某个国家、某个地区,信息共享将全球链接成地球村。

（2）新媒体的兴起：互联网链接多种多媒体形式,成为信息交互的重要平台,也为中医文化的跨越式发展提供了良机。根据《中国互联网络发展状况统计报告》,截至 2017 年 6 月,我国手机网民规模达 7.24 亿。如此庞大的使用人口基数使得互联网,尤其是手机互联网成为中医文化传播的重要途径。中医文化的产品也不再局限于纸质文字或广播电视等传统媒体,而是以更加丰富的视听节目、图文资料等新媒体平台为依托,通过手机 App、微信、微博、QQ、Facebook、Twitter 等社交媒体,以及公交电视、多媒体广告屏、电台广播、电子刊物等不同渠道进行快速推进和传播。这种低成本高自由度传播模式更加符合现代人的信息接收和阅读习惯。

2. 新媒体时代下中医文化传播应用现状

（1）中医文化在新媒体平台的传播渠道现状：目前,以新媒体为手段的中医文化传播已经进入新的发展阶段。此外,国家促进广播电视网、电信网以及互联网三大网络的融合措施,使传播手段不再单一。博客和微博（简称"两博"）因其草根性、即时通信及裂变式传播等特点成了中医文化的重要传播手段,罗大伦、董洪涛、冯界之、肖相如等著名中医专家迅速吸引一批"粉丝",获得极大的信息关注量。以智能手机、平板电脑等为下载终端的即时通信工具如微信已经完全渗透到人们的日常生活当中,实现了传播者与接收者之间的一对一、一对多或点对点以碎片的形式串联中医文化知识点进行传播。各类实用性强且有特色的中医文化传播类的手机客户端如"小儿推拿""中医思维＋"也深得百姓喜爱,成为传播中医文化的重要渠道之一。

（2）中医文化在新媒体平台的传播内容现状：新媒体在传播中医文化的过程中,不但介绍了中医理论知识、传统中医治疗养生方法,还经常引用中医学专家对中医理论的详细讲解及分析。为了配合市场需求,很多中医药移动应用（App）均囊括了 2 点及以上中医文化内容,如冬日中医 App、大家中医 App、妙手中医 App 等均通过提供海量的中医药理论知识以及养生保健服务,以优质的服务与质量吸引民众。

（3）相关中医文化新媒体平台营运现状：伴随着微信的日益成熟,各公立三甲中医院更加重视微信公众号的开通,阅读量和点赞数也逐年攀升,说明医院逐步增加对新媒体的认识,丰富了宣传推广的手段。研究发现,很多中医文化的公众号如"厚朴中医"超过几十万的用户,这超越了传统媒体几年的发行量。"中医书友会、经方、徐文兵"等微信公众号每日更新阅读量多至 2 万余人,这些公众号更新快、阅读量大、运营良好,使得中医药理论得以持续的传播,培养了大批中医"粉丝"。

3. 新媒体时代为中医文化传播带来的机遇

（1）新媒体拓宽了中医文化的传播渠道：新媒体传播渠道的多样化,极大地丰富了中医文化传播的媒介形式和手段,冲破和改善了以往传统媒体在传播时互动性和时空上的局限性。不再像传统媒体一样固定在某个时间、某个地点进行传播,尤其对报纸等纸质类传播手段而言,此类传统媒体在传播信息时,它们的发行量、影响力等都无法突破地域以及时间的限制。而新媒体时代的到来,则从根本上解决了这一问题,人们可根据自身需求在各类网页、视频客户端、微博、微信公众号等随时关注所需要的中医文化知识。

（2）新媒体扩大了中医文化传播的受众面：新媒体时代不仅为中医文化开辟了新的传播路

径与传播渠道,同时也为其扩大受众覆盖面寻得了新的突破口。目前,国内大多数中医文化类报纸、杂志等纷纷开设了自己的门户网站、微博、微信等传播平台,此举措使受众有了重新选择的机会,相较于传统媒体,新媒体带来的便利性使得这一部分人转变为受众。中医文化借助于新媒体扩大受众面的另一个有效途径是由于它的互动性,新媒体双向交流的传播模式弥补了传统媒体单向传播而导致互动性不足的缺陷。同时,频繁的互动交流作用有助于增强受众对该媒体的忠诚度。

(3)新媒体提升了中医药理论的传播效果:媒介的传播效果指的是媒介所传播的信息对受众的思想、态度和行为所产生的实际影响。新媒体把音频、动画、文字等效果与中医文化传播相结合,揭开了中医文化神秘面纱的一面,还增强了中医文化对广大互联网受众的吸引力和感染力,尤其是"80""90"后新青年会更青睐这种数字化传播。

二、新媒体语境下中医文化传播的重点问题

1. 新媒体语境下中医文化传播的适应性问题

(1)中医文化理论对新媒体语境的适应:中医药理论知识大都以文言文和繁体字形式记载,传统文化色彩浓厚,造成了现代公众理解和传承中医药理论的隔阂。因此,当前形势下需转换一种"语言"来传播中医药理论。如何将中医药理论转化为适当碎片化的知识点且不失整体性,如何创新转化为现代白话表述且保持准确性,使之更加符合现代人的信息接收和阅读习惯,这是亟须摸索解决的问题。

(2)业界人士对新媒体语境的适应:新媒体时代是一个媒体融合的时代,它不仅对中医文化的传统传播媒体提出了挑战和重新定位,更使传播者自身面临着对传播能力的重新调适。新媒体的崛起给信息传播带来的挑战对当下的中医药理论传播者自身素养提出了更高的要求,传播者不仅要在中医文化上下功夫,更要掌握多样化、跨媒体化的传播技巧。

2. 新媒体语境下中医药文化信息污染问题 在新媒体的技术支持下,中医文化信息实现了高速流通,但随之而来,也出现了中医文化信息虚假化、污秽化、污垢化等问题,表现为中医文化信息良莠不齐、泛娱乐化、偏方泛滥、造神行销,出现虚假中医药理论信息等。因新媒体传播者和监管者专业知识不足或监管不严,易导致中医文化信息泛滥,从而混淆了受众对中医文化信息真假伪劣的判断力。受众身处中医文化信息海洋,但是其信息吸收利用率不升反降,导致中医文化在传播过程中不断受质疑。从这方面来讲,新媒体主导下的中医文化信息生产和传播过程中的不确定性风险远比传统媒体大的多。

3. 新媒体语境下中医文化营销及版权问题 新媒体语境下传播中医文化的出发点有两种,一种是非营利性的,仅宣传、科普中医理论文化,从而获得影响力;另一种是营利性的,通过点击量或推广出售某养生保健品,提供中医针灸推拿等服务来赚取利润。无论出于什么目的,新媒体传播中版权问题应得到重视。一方面,大部分历史性中医药理论著作的中医药专利和知识产权处于空白保护地带;另一方面,在新媒体和数字技术快速发展的今天,任何具备一定技术条件的人均能通过网络将流传中的中医文化信息进行剽窃、抄袭、拼凑,为己谋利,甚至将未经授权刚刚问世的作品数字化流通。目前,为数不少涉及中医药图书的软件或新媒体内容,取材往往是网络搜索的电子版图书,难以保证其质量。这些做法既造成了中医文化信息污染,也侵犯了原作者的版权。因此,解决好中医文化信息的相关版权问题是中医文化传播过程中的

当务之急。

三、充分适应和利用新媒体语境,促进中医文化传播

1. 新媒体语境下中医文化传播的重点任务

(1) 整合资源:目前中医文化的传播仍局限于碎片化传播,使"互联网＋中医药"并没有很好的深度结合。因此,一是需要专门研究在现代语境下中医药学传承传播的规律,这样才有一个行而上的体系指导;二是中医文化的传播必须有中华传统文化背景作支撑,才能保持中医药整个理论体系的稳定性、完整性和延续性。

(2) 内容创新:在新媒体语境下中医文化的传播过程中,传播内容是最主要、最核心的传播因素,传播者应保持"发皇古义、融会新知"的心态将中医文化、现代人生活习性和新媒体数字技术结合起来进行传播,做到深入浅出,精准通俗。

2. 新媒体语境下中医文化传播的保障条件

(1) 政策规范:第一,政府应发挥领导作用,以卫生行政机构牵头中医药科研与临床、传播与媒体、公共卫生机构、产业、学校等不同机构,分工协作,共同促进中医药文化在新媒体语境传播的可持续发展;第二,政府应执行立法者角色,完善中医行政法规建设,契合需求制定具体条例,例如修订《中医药文化传播条例》;第三,政府机构应加大执法监管力度,明确中医药文化运营当中的执法主体、权威机构,制定规范,明确责任,加大处罚力度,努力整顿流通信息的准确性。

(2) 经费支持:建议采取政府支持、多方共建的模式。可由政府搭台,加大对中医科学传播经费的投入;与中医药企业取得合作,获得资金赞助,发挥传播功能;鼓励民间组织自发融资,灵活快捷地在监管下进入传播系统。

(3) 人才培养:建议多学科融合,培养"中医＋传媒传播"复合型人才。号召各层次中医院校设立和完善中医文化和信息技术等交叉专业,同时对中医药相关专业学生、中医执业人员普及互联网知识和技术,提高新媒体技能。

(4) 管理:第一,加强"自律"和"他律"。一方面,号召中医药理论新媒体要有法制观念和社会责任感,传播科学、实用、有益的内容,保持严肃客观的态度;另一方面,设立"把关人"机构,监管"伪中医",加大立法和惩罚力度,肃清信息污染。第二,保护中医药知识产权和版权。鼓励原创,不擅自抄袭甚至窃取他人成果,引用和转载遵循通行学术规范。第三,鼓励塑造品牌。运营主体需要转变传播意识和服务意识,在充分调查需求的前提下,传播对象精准化,提高传播信息供给质量,鼓励建立权威化和特色化的新媒体平台。

四、结语

2016 年 9 月,全国中医药学术新媒体联盟在北京成立,联盟旨在进一步整合互联网新媒体平台资源和学术界优秀资源,形成中医药新媒体传播矩阵,更好地推动中医药文化的传播传承和中医药事业的发展。在全民健康和新媒体火速发展的浪潮中,希望中医文化能够以全民健康为目标,依托新媒体平台,科学、规范、合理的传播与发展,从而造福国家与人民。

(严璐、冯雅婷、严暄暄、何清湖,《世界科学技术—中医药现代化》,2018 年第 20 卷第 1 期)

中医文化传播的现代语境(四)：
跨文化传播与全球化

近半个世纪以来,随着全球化进程加快,中医药已遍布世界各地。尽管中医防病治病的独特效果和蕴含的价值观得到了世界各国人民的广泛认同,但中医文化在海外现代语境里传播,尤其是在西方语境下,仍不可避免地遭遇排斥、阻拒,这正是人类语言学家马林诺夫斯基提出的"文化语境"困难问题。在当前"一带一路"国家大力发展海外中医药事业的大好形势下,开展中医跨文化传播的语境研究,消减中医跨文化传播隔阂,促进中医跨文化传播迫在眉睫。

一、中医跨文化传播的现代语境

1. 全球化背景　在全球化的背景下,国与国之间的联系日益密切,文化交往不断增多。基于中医的独特疗效和普世价值,目前中医药已传播到 183 个国家和地区,受到越来越多海外民众的喜爱与推崇。中医跨文化传播跨越式的发展态势不仅适应我国经济社会快速发展和国际地位大幅提升的需要,也顺应了全球多元文化交流交融的时代大势。

(1)医药全球化:疾病无国界,世界各国经常会面对一些新发疾病,医源性和药源性疾病问题很多情况下都是全球问题。因为西医治疗的局限性,许多国家的人们越来越热衷于采用自然疗法和传统医药治疗。据不完全统计,在世界上从事中医医疗服务的人员已达 30 多万人,每年约有 30% 的当地人和超过 70% 的华人接受中医医疗保健服务。在海外的主流医学服务体系中,中医开始在国外一些正规医院,甚至一些顶尖级的医院,为民众提供中医或针灸治疗,一些国家和地区的医疗保险系统开始涵盖中医针灸治疗。国外使用中医的人数也在增加。据世界卫生组织统计,全世界已有 40 亿人用中草药治病,随着社会上对中医药需求的迅速增长,中药市场在全球经济贸易中日益升温,我国年出口额从 1996 年的 6 亿美元增加到 2016 年的 19.76 亿美元。

(2)法制全球化:全球化时代也是法制同步化时代。在全球化背景下,中医跨文化传播能否在互动、互构的交流传播过程中找到"最好的存在方式",关键一环是与他国医疗体系和立法监管的关系。目前,在西方语境中,虽然中医往往被划入"补充和替代医学"(complementary and alternative medicine, CAM)范畴,但近年来,多国纷纷对中医药进行立法,这对于中医在全球的广泛传播是相当令人振奋的局面。

目前,海外对中医的立法主要有如下三种情况:① 中医和针灸全面立法,中医与西医享有同样的法律地位。② 针灸立法,中医中药列在了针灸执照的行医范围内。这与当年西方国家对中医认识的局限有关,认为"针灸"即是中医,或者"中医"在针灸的范畴之内。③ 中医和针灸均未立法,未立法国家及地区实际上是中医跨文化传播的灰色地带,中医针灸业者基本上是行业自我管理。

(3)教育全球化:教育全球化指的是教育资源的全球性流动、国际性教育组织的出现、全球教育共享技术发展、全球教育相互依赖性的加强、教育本土化和教育相似性并存的趋势等。

目前国内面向海外的中医药教育呈现出规模不断扩大化,分布范围日趋扩张化,专业设置、培养层次、办学模式日趋多样化，教育内容逐步标准化与规范化的趋势。有数据显示，我国每年接受来自世界各地学习中医药的留学生人数有上万余人，居我国自然科学界招收留学生人数之首。国内各中医药高校利用其优质师资培养了一大批中医药学海外本土人才，成为实现中医持续跨文化传播的最有效途径。除此之外，各中医药高校在政府及相关部门的支持下，也利用其丰富的国内教育资源，在办学方式上也推出了与海外当地著名医科大学、综合性大学开展合作办学、境外办学的模式，在海外医带教研，逐步通过国外科研机构影响西方主流医学，通过多元模式和渠道进行中医跨文化传播。

在海外，近年来随着"一带一路"倡议的逐步实施，中国政府主导的海外中医药中心应运而生。海外中医药中心整合了中国国内中医院校和海外相关医疗机构的优质资源，在海外积极开展中医基础及临床科学研究。目前中医药教育也纳入了中国国家汉办的孔子学院计划，全球78个国家已有240多所孔子学院在2016年开设了中医药健康养生文化课程，受到各国师生和民众热烈欢迎。

教育全球化的重要体现是教育本土化。在已具有一定传播基础的国家和地区，逐渐形成了当地人为主办学的中医教育，为中医全球化培养了本地人才。

2. 东方与西方　全球化是全球同质化、一体化的趋势和过程，然而，社会文化差异是始终存在的，且在现阶段的跨文化传播中仍然是主要的语境问题。尤其是在西方主导世界话语权的现实下，东西方社会文化差异也成为中医药跨文化传播语境的核心要素和问题。中医跨文化传播的语境，既包括当地医疗法制、社会经济等外部客观环境，也包括东西文化差异背景下的内在认知环境。

在异文化语境中，基于中国传统文化独特的思维模式和语言特征的中医药理论，在凸显其民族文化的优势的同时，其跨文化传播势必遭遇文化语境不匹配的困难，东西方文化差异易造成文化空缺和文化误读。思维方式是人类在认识过程中形成的带有一定普遍性和稳定性的思维结构模式和思维程式，它是思维规律和思维方法的统一结合形式。由于历史和文化发展的关系，东西方思维方式有着巨大的差异。西方民族思维方式以理性、逻辑和实证为主要特征，而以中国为代表的东方民族思维方式偏重悟性、直觉和意象。虽然中医与西医研究是的同一对象——人的健康与疾病，但由于思维差异，造成中西医学术差异，一定程度上影响了西方受众对中医的文化认同。

中医在中国古代哲学基础上，凭借"取象比类"思维和长期大量医疗实践总结出"元气论"体系，而西医建立在还原论方法模式上，强调量化指标，注重循证和实验。对于习惯于后者的西方民众来说，中医许多概念一开始都难以接受。比如，中医的五脏与西医解剖视角下的心、肝、脾、肺、肾差异巨大，而"气""经络""六淫""正气""邪气"等更是无法在实验室里找到实体和量化指标。因此，一些西方民众自然对中医产生误会和偏见，无法对中医产生文化认同。而相对于西医术语简明、规范、逻辑严密，中医术语抽象、模糊，甚至一词多义，翻译混乱，也一定程度上加重了以上困境。

3. 高语境文化与低语境文化　美国人类学家霍尔（Hall）把语境分为高语境与低语境，不同的语境下，信息意义的编码解码存在着显著的差异，这可以说是当前中医跨文化交流中一系列误解、隔阂的根本原因。西方思维重理性和逻辑，其语言表达也是直接、精确，属于低语境文化；而东方思维重直觉意象，其语言表达较为模糊含蓄，在交际时有较多的信息量或者蕴含在社会文化环境和情景中,或者内化于交际者的心中,属于高语境文化。中医具有丰富的文化内涵,需要依赖中国传统文化语境对其进行理解。西方受众缺乏中国传统文化背景和语境,中医跨文化传播必然会受到影响,对中国古代科学和哲学、中医文化的各种概念的理解常出现误读。

二、中医跨文化传播语境的重点问题

1. 中国中医药的全球化问题　要实现"中国中医药的全球化",不仅仅是医药治病这样的医学领域问题,也不仅仅是中医、西医两种医学文化差异的问题,它是一个宏大的系统工程,是世界全球化大潮中的一部分,涉及社会、文化、国际政治、国际经贸诸多方面。这些方方面面都是中医跨文化传播语境的重要因素。

(1) 中医行业标准和规范的全球化:中医贯彻的是中华文化和中医的规范,不但与西医不同,许多地方甚至截然相反,因此,虽然在某些具体的技术细节上可以参照或遵守各国的现行标准,但从根本上来说,中医必须制定自己的标准,让世界各国接受中医的标准。然而,要在现有语境中,把中医直接纳入西医主导的世界各国的现行规范标准体系,是很有难度的。传播学协同控制理论认为,组织从无序的不稳定状态向有序的稳定状态变化,实际上是组织内部进行的协同过程,这提示着语境动态变化的可能性。中医标准和规范的全球化,需要长时期与当地的沟通磨合。

(2) 中医立法的全球化:在当今世界的法治语境下,如果没有合法地位,中医不能行医,中药不能上市,中医药无法进入医疗和保险体系,就不可能真正得到当地社会的"文化认同"。就中药而言,在海外许多国家的身份是"保健食品"。中医药在海外如果能获得法律认可,进入主流的医药体系,便是在海外语境中获得了最高认可。

(3) 中医教育的全球化:教育水平的高低决定着整个行业从业人员的素质和行业可持续发展的能力。在全球视角下开展中医药教育是推动中医跨文化传播质量的重要保障。目前的全球中医药教育发展存在的问题主要有:国内的中医教育虽然体系完整、规范,但对外输出的复合型人才不足;国外的中医教育虽然发展迅速,但又缺乏整体规划和统一标准,高水平师资不多;国内外交流与合作的中医教育平台,如中医孔子学院和海外中医药中心,其教育的深度和广度都有待提高。

2. 东西方文化冲突导致中医药跨传播隔阂明显　中医和西医是在不同的文化土壤和社会环境中形成和发展起来的两种完全不同的医学模式。西医理论大多基于大量的实验室研究结果,强调精密的数据,而中医更注重宏观整体的把握,集中表现为直观观察、司外揣内、取象比类、直觉体悟。由于语境的不匹配,中医在跨文化传播的过程中,自然而然携带有中华传统文化基因,而传播对象也在信息解码过程中受到自身文化社会系统(西医和当地文化)的强烈影响。这种差异决定了异文化之间相互对立,相互排斥,无法完全理解。所以,中医跨文化传播注定是一场对异文化的冲击,必将导致明显的传播隔阂。例如在西方国家,这种隔阂致使中医学多以补充替代医学的地位出现,在许多国家尚未取得合法地位、缺乏规范管理。

3. 高低语境的沟通问题　由于中医的文化语境属于高语境文化,多数西方国家文化模式为低语境文化,因而在中医跨文化传播过程中的信息流动尤其是对外翻译上就遇到了重重困难。高语境语言翻译为低语境语言常出现语境信息丢失或不对等的情况,因为西方文化中没有可与中医直接对应的语境信息,许多翻译常常非驴非马、似是而非。主要表现在一名多译(令受众无以适从)、多义单译(只得皮毛)、简单对译(语义无从传递)和盲目音译(虽然简洁,但过重增加了译语受众的理解难度)以及文化乱译(脱离了对外传播活动中的文化传播实质)等。这些都在很大程度上阻碍了中医跨文化传播进程。例如,"风邪"的概念内涵存在于中国传统文化的语境中,在英语中"风"只指空气流动这种自然现象。要读懂"风"相关的语句(例如"我有点伤风"I got cold),需要积累中医文化知识和语境——外感风邪致病,否则仅按字面直译(I got a bit hurt wind),中医跨文化虽似传播却并未真正传播。

三、把握语境推动中医跨文化传播

在全球文化多元化的背景下,"不同的文化存在与平等互动,以及通过对话和相互尊重,产生共同文化表现形式的可能性"。中医作为一种民族医学文化,在西医为主导的全球医学文化语境中,中医的跨文化传播就是要使这个体现中国文化特征的医药载体,在保持本质的前提下,去适应他国的文化语境。

1. 以加强文化适应,提高文化认同为长期战略任务 分析受众,把握语境,加强文化适应,提高文化认同。加强跨文化的互动和对话,尊重"他者",完善"自我",努力构建一种"和而不同"的"间文化"局面,这是中医跨文化传播所应努力的方向。同时,注重在全球化过程中保持知识产权和话语权的主导地位。

2. 保障条件

(1) 完善政策制度:要发挥政府的引领工作,建立多部门协调机制,推动中医跨文化传播事业融入国家外交、卫生、科技、文化、贸易等发展战略中;鼓励非官方渠道参与(如组织和企业),制定扶持政策,实施优惠措施;从中医药服务贸易、教育、学术、产业、旅游等方面,整合海内、外各方面资源,形成跨学科、跨领域、跨行业的中医药国际传播战略新格局。设立研究专项,研究世界各国国情(语境),有重点地分别选择中医医疗、保健、教育、科研等作为合作领域,制定出中医跨文化差异性传播的路径模型。要密切加强同国际组织的交流与合作,在国际标准化建设中把握话语权,营造有利于中医跨传播与发展的国外语境。

(2) 加大经费支持:国家相关部门设立专项研究经费,增加传播学、人类学、语言学等多学科交叉研究经费的投入。充分发挥"一带一路"基金作用,对有利于中医跨文化传播相关的建设项目给予支持。鼓励多元渠道资金进入,建设以各类中医药机构为主体、以项目为基础、各类基金为引导、社会各界广泛参与的公益和商业的合作伙伴模式,即 PPP 模式。

(3) 加强人才培养:运用"中医+"思维,开拓创新,多元整合传播传媒、国际化发展、商业经营、文化创意产业、现代企业管理、现代化教育等领域,充分利用已有的专业工具和专业人员,合力运转,以实现中医跨文化传播突破发展。通过多元途径和渠道,培养一批中医跨文化传播的复合应用型人才,做好中医药对外交流合作专家智库的建设工作。

(4) 完善管理体系:管理上坚持"依托优势,服务大局;政府引领,市场运作;因地制宜,分类施策;上下联动,内外统筹"的基本原则,借力"中医+"思维理念,跨界融入更多资源,定期召开国家中医药工作部际联席会议,定期制定任务分工方案,及时协调解决重大问题,将中医跨文化行为落到实处。

四、结语

借力现代语境,推进中医跨文化传播正是响应了当前十九大报告关于"坚持和平发展道路,推动构建人类命运共同体"精神,为打造"人类健康命运共同体"贡献力量。中医文化走向世界,各个国家和民族的文化各异,传播语境因而不同,因此,同一化的传播策略显然不能达到理想的传播效果,而差异化的传播路线显然向中医文化传播的总体部署和具体实施同样提出了更高的挑战。中医跨文化传播的语境研究是其基础性工作,意义凸显,本文虽做了初步尝试,但仍有待专业理论的介入和深发,发挥理论指导实践的作用。抛砖引玉,期待更多同行关注和思考。

(胡以仁、易法银、盛洁、朱民、丁颖、严暄暄、何清湖,

《世界科学技术—中医药现代化》,2018 年第 20 卷第 1 期)

中医文化传播的现代语境(五):
"他者"之音——海外"本土中医"

　　中医文化是一个具有悠久历史、内涵极为丰富的传播主体,尤其在海外的跨文化传播语境中,中医文化的概念和外延受语境影响仍在不断地拓展。中医文化的形态在跨文化传播过程中通过与受众互动,不断地动态演变,逐渐形成了一类新的文化传播形态——海外"本土中医"。在文化人类学的研究中,常见两种文明进行比较时,研究者一方是"自我";而研究对象一方即为"他者",或可称为异文化者。在传统的西方学术语境中,中国文化常常被海外的人类学家们作为"他者",而在中医跨文化传播领域里,"他者"的位置则正好颠倒过来,海外语境中的当地"本土中医"成为国内中医人类学研究的"他者"。

一、"他者"之音——海外特殊语境中的"本土中医"

　　"语境"或可将其称为"语言环境""传播环境",是语言学、传播学和人类学等社会科学领域中普遍使用的概念和理论,指对语言和传播活动的发生与变化产生作用的环境(context)。环境一般包括客观存在的外界环境因素和传播双方的内在心理因素两方面。尤其,在中医药的海外跨文化传播过程中,复杂的外界和内在环境无时无刻不深远地影响着传播形态。在海外的特殊语境中,当地"本土中医"得以应运而生。

　　海外"本土中医",专指中国传统医药在长期的海外传播及在当地的本土化进程中,逐渐形成的与中国中医本体不同的、独特的"中医"形态。历史上,中医在东亚的传播所形成的后世的韩医、日本汉方,其实都可纳入"本土中医"的范畴。而在近现代,海外"本土中医"的传播主要包括两大基本发展方向。

　　一是基于现代医学和科学的海外"本土中医"的创新和传播,其典型代表包括美国"干针"、英国"医学针灸"等。这一类型的海外"本土中医"多以解剖、生理、病理等西医文化为主导,常与现代理疗技术相结合,有的试图否认和脱离传统中医针灸经络文化。以美国"干针"为例,中医传统针灸在美国的跨文化传播中,逐渐出现了"本土化"的变异倾向。美国的一群"本土中医"逐渐不再遵循传统的中医经络理论,而改为在肌肉、筋膜等现代解剖结构的西方医学文化框架中进行演绎,并且将重点放在针灸局部的肌肉与肌腱进行物理性治疗等方面,对于中医基本理论的涉及却并不多。在这样的情况下,中国传统中医与海外"本土中医"出现了较大程度的分歧,甚至出现了

立法权益之争。

二是基于"东方主义"的海外"本土中医"的创新和传播,典型代表包括英国"五行针灸"、法国腊味爱学派("甲骨文针灸"等)等。这一类型的海外"本土中医",发挥自身对"东方"世界的想象和需求,多以甲骨文、阴阳、五行、太极等中国传统文化为原型,突出对(中医的)"神"的理解和运用,在针灸基础理论、取穴、刺法等诸方面进行海外"本土式"发挥创造,并往往被西方的后现代主义民众所认可和流传。以英国"五行针灸"文化为例,其又被称为"五行体质针灸",20世纪60年代由沃斯利创建,此学派将中医经典《黄帝内经》和《黄帝八十一难经》中有关"五行"的理论文化与哲学思想特别挑选出来,同时结合西方的现代心理学方法进行全新的中医针灸概念的建构,成为自20世纪80年代起英国影响最为广泛的本土针灸流派之一。

二、海外语境中中医跨文化传播的变异问题

海外"本土中医"是海外特殊语境中产生的"他者"之音。这个海外特殊语境,是指相对于孕育、成长中医文化的我国传统文化语境而言的,海外的异文化环境因素及异文化受众的不同认知环境。海外语境与中国文化语境差异极大。中医文化深深植根于中国传统文化与哲学思想,尤其受到儒释道以及周易等文化因素的影响,提倡阴阳平衡与天人合一,其体现出明显的东方语境色彩。这种东方式语境又被美国文化人类学家霍尔称作"高语境文化"(high context),即多用间接、含蓄、模糊的语言传播信息。例如中医将一些动摇不定的病症归为"风邪"的影响,这与西方语境中的"风"显然不是同一个概念。相对于中医所采用的"高语境文化",在盎格鲁-欧洲文化(Anglo - European)影响下的英语国家和地区,则多采用"低语境文化",即常用更为直接、明晰的语言以传情达意。

海外"本土中医"是一个非常特殊的文化传播群体。这些海外"本土中医"多是土生土长的外籍人士,多数没有直接接触过中国的传统中医教育,而往往是通过自己翻阅汉学著作、中医翻译图书和本土师承等"二手"方式来习读中医,并在西方语境的影响下来理解和认识中医文化和中国传统文化。这些老外在面对中医和中国文化的高语境时,采取了两种截然相反的态度和应对策略,表现出海外"本土中医"传播和发展的两种趋势。

1. 海外"本土中医"的"去中国化"趋势　一些老外试图绕过"高语境"的中医理论文化,直接运用"低语境"的西医和科学作为理论来承接针灸技术,即产生基于现代医学和科学的海外"本土中医",表现出"去中国化"的趋势。"去中国化"主要表现在这一类型海外"本土中医"摒弃了中国传统医药基本理论和文化内涵,并不断加入西医生理、病理、解剖学以及现代技术和心理学等文化的内容,其最终形成的海外中医形态已经脱离了传统中医形态,而更多体现的是以"西医为体,中医为用"的中西结合医学文化模式。

深受西方"低语境文化"影响的海外"本土中医"人士,通常采用清晰直接的方式理解传播内容,因此从心理接受层面较难完全认可"只可意会不可言传"和"需要极高悟性"的中医"高语境文化";此外,西方的整个大环境又多以建构在解剖理论基础上的西方医学思维为主,这使得海外"本土中医"为了稳固地立足于本土,而选择有意地淡化中国传统医药文化色彩,同时着重强化本土文化特质。例如美国"干针"事件就有明显的"去中国化"的文化变异问题。中国传统中医认为,美国"干针"理论的实质是来源于中国的针灸,因为其采用了中国的针灸针和针灸腧穴以治疗疾病,应属中医针灸在现代发展出的一个分支。但在美国"干针"的发展过程中,研究中医针灸的

美国医师们无法理解并认同中医经络理论和传统针灸穴位,而是根据西方语境将中医"穴位"改称为本土受众更容易理解的"激痛点",并出于抢占医疗市场的利益之争力图使美国"干针"和中国传统针灸脱离,独立立法,实现"去中国化"的切割,最终使其成为符合美国本土语境的医学形式。

值得注意的是,正如同中医药跨文化传播的多维复杂性,海外"本土中医"的"去中国化"趋势其实已远远超出了单纯的文化变异讨论范畴,而是中医药乃至中国在全球的文化、科学、政治、经济、贸易以及国际话语权等领域的突出体现。作为中医药跨文化传播过程中本应该成为传播主体的"我"(中国中医药)而言,海外"本土中医"这个"他者"显然在一定程度上反客为主,占据了传播的某些优势地位,这对于未来的全球中医药市场将存在较大的冲击作用。

2. 海外"本土中医"的"过中国化"趋势　如果说"去中国化"是对中国传统中医文化的剔除,那么,"过中国化"则主要体现在部分海外"本土中医"将一些具有浓厚中国传统哲学文化色彩的中医药基础理论,如阴阳、五行、太极等进行夸张化的浓缩和重塑,最终形成了独特的中医药文化"西方版本",即典型的基于"东方主义"的海外"本土中医"。

这一部分海外"本土中医"基于"东方主义",出于自身的想象和需求,热爱中国传统的"高语境文化",认可中医传统文化魅力,但自身的西方语境文化背景又限制了他们真正理解并运用东方语境,这种复杂而特殊的冲突使得他们产生了过于夸张和神化中医药文化的行为。例如英国的"五行针灸"十分推崇中医五行哲学文化思想,强调通过判断患者的五行属性、精神状况、十四经脉的阻滞等,应用针灸方法达到祛邪、调神的目的。该针灸流派认为其是在《黄帝内经》阴阳二十五人的基础上对中医五行文化的进一步发挥,但许多国内中医界人士却持保留态度,认为这只是一种基于西方兴趣的对中医药文化和中国文化的"过中国化"解读和"自行创造"。

同样值得注意的是,海外本土中医的"过中国化"趋势相较于"去中国化",虽然在某种意义上看似有利于中国文化的国际传播,但是,过度夸张的渲染与对原意的扭曲也会给中医药带来一定程度的负面影响,削弱中医的科学形象而染上玄幻的色彩。

透视以上两种趋势,从传播学意义上来说,有其共同点,即海外"本土中医"是中医药文化形态在其他地域的本土化进程中,经由高、低语境的碰撞、抗争、融合与再创造,由海外特殊语境作用而形成的典型性变异性产物,实属"他者"之音。

三、把握语境,合理发掘和利用海外"本土中医"的文化传播价值

海外"本土中医"文化作为中国传统医药文化在长期跨文化传播及本土化整合进程中所形成的独特的中医药文化,具有特殊却复杂的文化传播价值。从有利的一方面来看,首先,海外"本土中医"文化是东、西方语境融合下的特殊产物,可以视作能够有效缓和中医药跨文化传播过程中所造成的不同文化之间冲突,能够在一定程度上维持不同语境系统内部平衡的调和形态;第二,海外"本土中医"所具有的"西医为体"的文化价值思想从实践上来说,更易符合并满足本土受传者的价值需求,扩大了中医药文化在海外的影响,有其独特而有意义的跨文化传播价值;第三,海外"本土中医"文化的存在和发展使得在对传统中医药文化的解读和重塑过程中,原来被我国本民族文化禁锢的想象力、创造力得到解放("身在庐山中"),它们在一定程度上启发了对传统中医药文化的创新研究思路,有"他山之石"的借鉴作用。但另一方面,这种变异了的海外中医药文化形态在当代语境中却大多并未被传统中医药学所认可,因为其实际上在某些方面确实没有遵循

传统的中医药文化或是"失真"。因此,其发展和传播过程中一直伴随着巨大争议,对我国传统中医药文化的知识产权、文化传播以及行业经济利益等方面也会造成相当的消极影响。

基于此,把握海外的复杂语境,合理发掘和利用海外"本土中医"的文化传播价值将是未来工作的重要方向之一。通过积极开展海外"本土中医"的相关研究,能够深入东西方语境内涵,发掘其创新价值和跨文化传播价值;通过合理利用海外"本土中医"资源,能够在一定程度上有利于高、低语境文化互相理解与融合,促进中医药文化的国际跨文化传播。

1. 重点任务　知己知彼,合作共赢。海外"本土中医"作为研究的"他者",是一支特殊的文化传播群体,应该积极开展海外"本土中医"的相关研究,深入发掘其创新价值和跨文化价值。在总的任务上,要认识到不同语境文化对传播的影响,秉持知己知彼、合作共赢的态度和原则,加强文化交流互鉴,广泛探索新途径,合理利用海外"本土中医"资源,促进中医药文化的跨文化传播。

2. 保障条件　在政策制度上,要设立研究专项,鼓励社会科学和中医学人员积极进入该领域,研究海外"本土中医"文化的传播谱系及现状,研究其文化创新点和创新价值,探索可能的路径对这个特殊的中医药文化传播群体加以整合和利用。在经费组成上,应主要由政府出资规划,同时鼓励院校出资进行学术交流,鼓励民间资本介入进行访问交流。在人才培养上,应建立相关学科点,培养人类学、传播学等多学科与中医交叉的复合型人才。在管理理念上,学术研究和交流访问应按一般惯例监管,对特殊情况则以"具体情况具体分析"为原则进行处理。

作为一个与中国传统中医药本体不同的、形态特殊的文化传播现象,海外"本土中医"在现代语境中受到东西方"高语境文化"与"低语境文化"的碰撞、抗争、融合与再创造,正表现出走向两极、矛盾重重的"去中国化"与"过中国化"趋势。在这样的趋势下,深刻地把握语境,加强高、低语境文化的交融,同时从不同角度合理发掘和利用海外"本土中医"的文化传播价值,既是对海外"本土中医"这个"他者"的尊重、理解和规范,更是对当代中医药传播主体"自我"的反思、发现与创新。

(魏一苇、严暄暄、何清湖,《世界科学技术—中医药现代化》,2018 年第 20 卷第 1 期)

中医药文化传播的现实困境与对策选择

中医药学是中华民族的原创科学,是中国人生存发展的文化符号,是中华优秀文化的杰出代表,是中国贡献给世界人民的宝贵财富。习近平总书记曾多次指出,中医药学是"祖先留给我们的宝贵财富",是"中华民族的瑰宝",是"打开中华文明宝库的钥匙","要切实把中医药这一祖先留给我们的宝贵财富继承好、发展好、利用好"。近年来,在党和政府高度重视和关怀下,中医药文化传承发展取得了瞩目成就,但面对改革发展新形势,中医药文化如何担起中华文化振兴和建设文化强国的重任,新形势、新要求、新期盼呼唤我们要有新举措、新行动、新作为。

一、中医药文化传播的历史价值

1. 中医药文化被广泛认同,已上升为国家战略　党和政府高度重视中医药传承发展,把中医药文化作为中华文化核心和代表给予高度关注,并提升为国家战略。近年来,连续出台了《国务院关于印发中医药发展战略规划纲要（2016—2030年）》《"健康中国2030"规划纲要》《中国的中医药》等事关全局的战略性文件。《中医药法》经过几代人努力也正式颁布实施。在国家大力倡导和推动下，中医药文化被广泛认同，全社会初步形成了爱中医、信中医和用中医的良好氛围，中医药发展迎来了难得的大好时机。

2. 随着"一带一路"顺利推进，海外掀起了中医药文化热潮　随着"一带一路"顺利推进，在与沿线国家经济合作的同时，文化交流也日益活跃。中医药作为自然科学与人文科学完美统一的中华文化原创的知识与技术体系日益受到世界各国的关注与喜爱。截至目前，中医药已经传播到183个国家和地区，国际上至少建立了1000多个中医药机构和民间学术组织，学术交流非常活跃。据2018年中国外文局发布的《中国国家形象全球调查报告2016—2017》显示，47%海外受访者认为"中医药"是中华文化的代表元素，占比位居第二。随着中华崛起，中医药文化的海外传播，使中医成了认识和了解古老与现代中国的国家名片。

3. 以中医药文化教育为突破口，中医教育内涵式发展步入快车道　随着中医药文化在引领中医发展中的战略地位日益凸显，以优化结构和提高质量为核心的中医高等教育内涵式发展已成为中医院校的办学与发展共识。改革教学思想，坚持"中医为先"，现代教育与师承相结合，优化中医药人才培养体系；改革课程设置，探索改变现有中西医模块化课程模式，凸显中医教育主线，培养中医思维和感受中医对生命和健康的独特认知方式，引领中医自信；改革教学方法，引进大数据、云平台和人工智能技术，开展网络教学、微课教学、手机直播课堂、线上和线下"双师课堂"、慕课与慕秀等，创建智慧校园。

4. 与现代科技紧密结合，加快中医药现代化步伐　中医自产生以来，不论是基础理论，还是临床技术都随着社会发展和实际需求与时俱进，发展的脚步一刻也没有停歇。当前，现代科学支撑下的人工智能的开发与应用为古老中医与现代科学搭起了桥梁。在大健康和大中医理念指导下，运用大数据、云计算和成熟的科学技术，中医诊断设备和治疗仪器，如脉象仪、舌象仪、经穴探测仪、腹诊仪、呼吸动度检测仪、面诊仪、闻诊仪、耳诊仪、电针仪、灸疗仪和经络导平仪等已较为成熟。中医诊疗设备正向着信息化、数字化、网络化、虚拟化和智能化方向发展。

5. 伴随"三进"活动深入，中医药文化逐渐成为人们的生活方式　伴随着"中医药中国行"，中医药与广播影视、新闻出版、动漫游戏、旅游餐饮、体育健身等有效融合，中医药文化开始进乡村、进社区、进家庭。随着中华文化的伟大复兴，中医药文化以其自洽的理论、成熟的技术、通俗的形式和可靠的疗效已深深扎根于人民群众之中，特别是我国本土科学家屠呦呦以中医学为背景获得诺贝尔医学奖后，中医在广大人民群众中的地位更加巩固，运用中医知识和中医养生保健智慧，养成良好的生活习惯，提高生命质量和健康水平，已经成为广大人民群众的精神追求和幸福生活的一部分。

二、中医药文化传播的困境与挑战

1. 中医药文化理论研究不充分，核心价值体系认识不到位　中医药文化在数千年的传承和发展过程中，不断汲取中华传统文化精华，形成独具特色的中华民族的生命观、思想观、科学观和伦理观等。中医药文化的核心价值主要体现为以人为本、医乃仁术、天人合一、调和致中、大医精诚等理念。当前，中医药因其确切的疗效受到广大人民群众广泛关注和重视，但中医药文化的传播仅仅停留在养生保健和治疗疾病上，忽略了中医药文化的人文精神和中医是中国人生活方式的本源探究,缺乏对以人为本的价值观、大医精诚的职业观、医乃仁术的道德观和天人合一的生命理念等中医智慧和中国人精神的求索。对中医药学的核心内涵缺乏警醒和准确把握,对其外延,如中医精神文化、中医生命文化和中医比较文化亦缺乏宽视野和历史认知,致使中医药文化传播目标不明确,内涵不清晰,措施不具体,效果自然不尽如人意。

2. 东西方文化存在差异,中医药文化海外认同有待提高   东西方文化存在明显差异,西方文化形态是结构式的、逻辑的、科学和实证的,中国传统文化的特征是宏观、思辨、抽象和模糊的。传统中医药学是以古籍与文言文为载体、以传统哲学思想为核心的知识体系,强调尊卑有序、和谐统一,是医古文—现代汉语—现代科学语言的转换。中医关注脏腑经络相联系的整体的人,运用辨证论治,进行个性化诊疗,西医则采用统一的普适的规范化、标准化的方法诊疗。中医药文化的委婉含蓄与西方文化的严密逻辑推理使得现代人群对两种医学知识体系差异难以辩证认知。对中国传统文化中的思辨、宏观、抽象、模糊和感知等文化形态不理解,中华文化的哲学思维与西方文化的科学思维错位对接,受众文化结构与传播文化不匹配,在西方科学思维主导下,对中医理论困惑,产生不信任,使中医药跨文化传播受到掣肘和制约,阻碍了中医药文化的海外传播。

3. 中医药文化传播机制不健全,媒体监管与保障服务不到位   随着"三进"活动展开,中医药等管理部门积极组织和开展了多种形式的中医药文化科普宣传和巡讲等活动,但在机制上还只是一种单向的以政府为主导的传播,突出专业与规范性,忽视民众对中医药信息的接受程度、理解能力和实际情况,重"过程",轻"结果",社会组织和公众主动参与的热情和积极性并未真正调动起来,缺乏政府、高校、社会组织和公众的互动,使得传播效果大打折扣。随着中医养生保健热潮兴起,人们对健康和美好生活的渴望日增,电视、报刊等传统媒体与网络、智能手机等新兴媒体广泛参与中医药文化宣传活动,促进了中医药文化传播。但是,一些打着中医幌子,虚假的甚至违法信息充斥着各种媒体,使普通民众难辨真伪,伤害了中医在人民群众中的形象。

4. 中医药文化宣传不到位,队伍建设有待提高   中医药文化宣传是认识中医药价值的基础,是中医药传承发展的生命,是中医药走向世界,实现文化强国的战略抉择。截至2017年3月,国家中医药管理局正式批准北京中医药大学、黑龙江中医药大学等17家单位为全国中医药文化宣传教育基地,为中医药更好地惠及百姓健康等发挥了积极作用。但从总体上讲,对中医药宣传的重要性、宗旨和方法规律等认识还不够,未能满足广大人民群众对中医药的迫切需求和掌握中医药文化知识的真诚渴望。目前,中医药文化宣传以兼职人员居多,且学术背景繁杂,数量有限,宣传视野、专业知识有待提高,还不能满足中医药文化发展的大势和广大人民群众的迫切需求。中医药文化宣传教育工作还任重道远。

5. 中医药术语未能找到现代语言的对应表达,中医教育有待加强   传统中医药是以古籍与文言文为载体、以中华传统哲学思想为核心的知识体系。其传统理论和基本知识全部建立在中国古代语言结构之上,其医用名词和专有术语都以中华传统文化为源泉,含蓄、模糊、虚化,这与当今的汉语言结构及世界通用的欧美语言差别较大。随着中华传统文化弱化,人们对传统文化中的思辨的、宏观的、抽象的、模糊的、感知的文化形态产生不信任,阻碍了中医药文化传播。当前,中医教育是以现代学校制度为背景,以现代科学、逻辑和知识体系为基础,以现代教与学为传授方式。在中医院校教育中表现为中西医兼修,医药分离,各成体系,这与中医传统的师承方式有很大不同。在现代教育语境下,学生带着科学思维和对传统文化的迷惑进入中医课堂,科学思维与传统中医强行对接,其结果必然使学生思维倒错、术理弥乱、定位模糊,使中医教育丧失应有的活力。

6. 与《中医药法》配套的法律法规不完善,法治环境有待优化　《中医药法》作为中医药母法已经颁布实施了,这是中医药发展里程碑式的事件。长期以来,我国未能制定层次分明、体系完整、主体明确的中医药法律法规体系。一些民间秘方、名老中医的经方等处于游离状态,没有被真正利用和保护,对于道地药材的使用和挖掘也没有规范程序和保护措施,致使宝贵药材大量流失。对于《中医药法》的宣传还要加大力度,要使每个中医人自觉掌握和主动运用法律武器保护中医药健康发展,同时要在全社会努力创建中医药发展的法制环境,使人人明法、懂法、守法。要学会运用技术、文化、法律等三大武器改变目前一些国家把中医药作为"替代和补充"、视为食品补充剂或保健品等偏见,展示中医药作为中华民族贡献给世界的原创科学的魅力与价值,保护中医药知识产权。

三、中医药文化传播的新时代抉择

1. 从民族复兴高度,认识中医药文化的战略价值　中医药学是我国传统科学技术中唯一完整地保留至今并以其独特的体系仍在继续发展的原创科学。当前,中医药振兴发展迎来天时地利人和大好时机,每一个中医药文化传播者都要紧扣时代主题,要从中华民族伟大复兴,建设文化强国高度,认识中医药文化传承的重要性,将中医药文化研究成果融入中医科研、中医教育和中医医疗中,使中医药文化深入人心,构建中医药诊疗服务、中医药文化交流、中医药文化贸易"三位一体"传播大格局,发挥中医药在健康养生、治未病中的主导作用,在疾病治疗、康复中的独特作用,结合时代特征,讲好中医故事,宣传中医正能量。

2. 以"双一流"建设为契机,加快中医药人才培养　十九大报告指出,"加快一流大学和一流学科建设,实现高等教育内涵式发展",这表明中国特色高等教育已进入新时代。坚持中医药高等教育内涵式发展,就是要坚持以学生为中心,建立符合中医药人才成长规律,具有中国特色的人才培养体系。要在中医院校办学思想、课程设置、培养目标等方面进行"中医化"改革,遵循中医药教育规律、寻找现代科学思维和中华传统文化相结合的契合点、师承教育与院校教育相结合的结合点、加强中医药传统文化教育、增加中医药文化经典课程和传统课程比重、培养中医思维。要加强中医学科建设和人才成长规律研究、加速具有新型知识结构的研究型人才培养、加强中医研究和成果转化所急需的复合型管理人才和国际化人才培养,解决中医药高素质人才匮乏、中医药教育资源分布不平衡、发展不充分等问题。

3. 加强中医药文化理论研究,传承原汁原味的中医药文化　当前,中医文化学作为一门新兴学科,其理论研究刚刚起步,对中医文化体系发生、发展、传承、演化、结构和特质等本体研究范式还有待梳理。对于中医药文化的核心价值体系及在中医药发展中的作用和中医思维的核心内涵及现代表达等,学术界和临床工作者还有不同认识。要以中国哲学、文学和史学为基础,以中医典籍、中医名家、中医文物、中医史记为对象,以中医思维为逻辑起点,研究中医理论与临证发展规律、中医名家学术思想、中医道德观、价值取向、行为规范及名家风范等。在现代语境下,古老的中医理论如何与现代科学及技术对接,传递原汁原味的中医药文化,实现中医现代化,仍是中医界要突破的重点。

4. 加强普及和渗透教育,夯实中医药文化的校园教育基础　中医药学实践经验告诉我们,中医"童子功"必须从基础教育抓起,必须从儿时诵读"经典"起步,培养医者的思维、态度和心性。国务院印发的《中医药发展战略规划纲要(2016—2030)》中提出要"推动中医药进校园、进社区、进乡村、进家庭,将中医药基础知识纳入中小学传统文化、生理卫生课程"。中医药文化进校园,可以帮助中小学生了解中医药知识并养成良好的健康意识和习惯,从小培养民族文化自信心与自豪感。中医药文化进校园要做到因时、因地、因人等"三因制宜",要与基础教育相结合,宣传中华文明核心理念,传播中医药原生思想,使学生从小建立爱中医、信中医、学中医和用中医理念,打通中医人才培养的文化通道,培养优秀的中医传承接班人。

5. 开展中西医文化对话交流,创新中医药跨文化传播　中西医之间的对话交流其本质是跨文化传播。中西医文化对话,不应限定在西方中心主义立场上解释中医科学化与现代化问题,应从美、和谐、生态和仁爱等中华传统文化价值视角来向世界宣传中医,打破西方话语垄断和单项传递。面对中医跨文化传播中的语言、地域、宗教信仰等差异和本土中医发展阻力等困境,我们要深刻反思中医药文化的民族性与世界性,有针对性地进行跨文化传播策略调整,要通过中医体验园、颁布中医药标准、建设合作交流示范基地、注册中医药产品等创新传播路径,站在异质文化圈中,以共情为基础,建立异域文化对本土文化的认同感,从异域文化这面镜像中寻找到自我认同并予以强化。要用外国人听得到、听得懂、听得进的话语方式,讲好中国故事,传播中华文化。

6. 完善《中医药法》相关配套,加强中医药标准化建设　中医药立法与中医药标准化建设是长期困扰中医药发展的瓶颈,随着《中医药法》的颁布实施,这个问题得到了基本解决。但由于长期积弊,一些问题还困扰着中医药,如当前中医医生处方权和手术范围受到限制,"丸、散、膏、丹"等自制中药品上市难,中医药药品和技能在国际市场得不到承认等问题还比较突出,因此,要根据国家需求和中医发展实际,加快出台《中医药法》相关配套法律法规,制定并细化中医药行业国际化标准,要在中医药专利、著作权、商标、商业秘密保护等方面加强立法,尽快完善中医药法制体系建设,优化中医药发展内外环境,从法律保障和行业发展角度保证中医药文化传播顺利进行。

7. 借助中医药品牌效应,推动中医药文化走向世界　突出中医药的特色与优势,形成独特的中医药文化品牌是持续提升中医药文化竞争力的重要手段。如北京"同仁堂"自 1669 年创办,至今已有 300 多年历史,享誉海内外。发挥中医药品牌效应要以市场需求为导向,从"消费社会"的基本特征出发,提高人们对中医的认同感和消费度,建立中医药文化产业链,提高消费者的接受面和消费量,使中医文化渗透到人们的内心和日常生活。"医科协同""医工协同"促进形成多层次多样化中医药健康服务格局,构建继承传统、富有创意、竞争力强的中医药文化服务贸易体系,发展个性化、精准化和智能化的中医药健康服务。

8. 发挥新媒体优势,宣传中医药正能量　互联网时代是大众传媒的一场革命。运用智能手机直播等方式,进行微视频和微信群交流,已成为公众特别是青少年社交的主渠道和获取信息的重要来源。随着"互联网＋"时代的开启,"互联网＋"行动计划已成为国家战略。中医药宣传工作者必须正视互联网智能化给人们学习和生活带来的巨变,抓住"新轴心时代"为中医学发展带来的契机,主动抢占互联网信息传递制高点,通过语言、文字、图像、视屏、音频等多种形式传递中医药文化信息和中医药科学知识和养生保健技能,弘扬中医药正能量,让中医药文化成为中华文化软实力的代表和文化强国的推动者。

四、小结

中医药文化是中国人经过几千年与疾病作斗争和在生产生活中的经验总结和智慧提炼,是中国人的生存方式,是中华文明的杰出代表,是中国人贡献给世界的宝贵财富。传承发展中医药文化就是要以中华文化为本,继承祖先留下的宝贵财富,向世界讲授中国故事,传播中国声音,造福世界人民。要看到中医药文化在现代医学背景下的优势和民族医学的独特魅力,坚守治病救人的中医初心,坚持与时俱进的发展理念,坚定文化自信和中医自觉。传承发展中医药文化要站在世界发展的潮头,既要保持学习"经典",体会原汁原味,又要吸收外来,不忘本来,与时俱进。纵观中医药学发展的千年历史,其发展与进步从来不拒绝人类文明成果。在现代科学与技术飞速发展的今天,传承古代中医药学不能脱离时空现实,必须主动吸收现代科技成果为中医药发展服务,实现中医药创造性发展和创新性转化,让中医药为人类做出新贡献。

（傅文第,《中国医药导报》,2018 年第 15 卷第 31 期）

第二章

中医传播史

中国古代中医药知识的传播途径浅析

中国古代有很多人在自己热爱医学的同时,也致力于医学科学知识的传播。他们之中既有医生,也有非医生,他们对于中医药知识的保留和传播做出了杰出的贡献。

一、医学家对中医药知识传播所做的贡献

1. 师承制传播　中国历史上有很多著名医家都是经过师承制教育培训而扬名的。根据有关文献记载,汉代以前就已经有了师承授受的关系,《史记·扁鹊仓公略传》载"长桑君亦知扁鹊非常人也,出入十余年……乃悉取其禁方书尽与扁鹊",又说"扁鹊乃使弟子子阳厉针砭石……乃使子豹为五分之熨"。说明扁鹊学医于长桑君,其弟子有子阳、子豹等人。又据《说苑》说,其弟子还有子容、子越、子游、阳仪等人。

淳于意即太仓公,也是当时的名医。《史记·扁鹊仓公列传》中记载"太仓公者……姓淳于,名意……更受师同郡元里公乘阳庆",追随淳于意的学生有宋邑、高期、王禹、冯信、杜信、唐安等人。在战国时期,不仅名医辈出,而且已经有了师承授受关系。东汉张仲景"学医术于同郡张伯祖";名医华佗,有"广凌吴普、彭城樊阿皆从佗学"。从汉代以后,师承制度教育逐渐得到发展,到了明代末期,资本主义萌芽在中国江南兴起,经济繁荣带来了文化教育的普及,为人才的成长创造了条件。明代江南中医的勤奋努力,使江南成为名医集聚在人口众多之地,使求医者接踵而至,他们的学识、技术和声望成为人们学医兴趣的激励力量,名医需要接班人;名医出高徒,有利于经验的专门化,并在医学界日益扩大影响,构成推动医学发展的主观条件。以上所述,在某种程度上也为普及中医药知识扩大了影响。

2. 蒙学制传播　蒙学是古代的启蒙式教育,可以是私塾,也可以是家传。利用启蒙教育的方式是古代中医药知识传播的重要途径,其手段主要是中医的前辈将中医药的基础知识编辑成歌谣,从幼儿起就进行中医药知识的启蒙,这使很多人对中医药发生兴趣的一个重要因素。在中国历史上有几位著名的医家利用启蒙教育的方式进行中医药知识传播,很值得我们学习,其中以陈修园最为出色。

陈修园是清代著名的医学家,先后在直隶保阳(今河北省保定市)行医,其间遇华北地区暴雨成灾,陈修园奉命"勘灾恒山",当时恒山温疫流行,他一面组织救灾,一面为百姓治病,活人甚多。陈修园先后任职于河北省磁县、枣强县、威县知县,在此期间他还曾经代理知府。他在宦海沉浮中度过了30余载的漫长岁月,但从没有忘记研修岐黄之术,他一面从政,一面习医,并在工作之余,开始撰写医学科普著作。

陈修园在长期医疗实践中,深刻地认识到中医学著作浩如烟海,尤其是一些经典著作,文字古奥,义理很深,初学者很难弄懂,对后学理解中医药学造成了很大的困难。于是,陈修园就决定将自己所学到的医学理论和临床经验写成普及中医知识的著作,故有"生前活人无算,身后济世有书"的美誉。初学中医,怎样才能入门,从古至今,都是一个难题,中医学经典著作的深奥,很难说清楚,而登堂入室,以不致入门错,而始终皆错。陈修园借助民间蒙学的方法,将深奥的中医理

论与临床知识编写成简单易懂的三字经,其所撰写的《医学三字经》,成为脍炙人口的医学普及读物,如"医之始,本岐黄。《灵枢》作,《素问》详。越汉季,有南阳。六经辨,圣道彰。《伤寒》著,《金匮》藏。垂方法,立津梁。李唐后,有《千金》。《外台》继,重医林……"他用简单的语言叙述了中医学的历史和经典著作及人物,并突出了他们的历史地位。书中在描述咳嗽的病因和病机时,他编写到:"气上呛,咳嗽生。肺最重,胃非轻。肺如钟,撞则鸣。风寒入,外撞鸣。痨损积,内撞鸣……"这样一来,既说明了咳嗽病可由风寒痨积等原因形成外,又形象地描述肺像钟一样,有邪犯则鸣(咳嗽),初学者可以一目了然。在初学完《医学三字经》后,有了一定的中医基础理论知识,进而可以由浅入深,以致能穷源溯流,故有《时方妙用》《时方歌括》《女科要旨》等作为进一步研究中医理论和临床的教材。他的这种方法对后来人们传播中医药知识起到了抛砖引玉的作用。

陈修园为了引导医家学习中医经典著作,积数十年学习心得体会,融会贯通,著成既不离开中医经典的本意,又浅而易懂的普及性注释读本。其特点是在正文之注以小字,原文与注文协调一致,既可以连续读,也可以分读,文字流畅,语言通俗,确实起到阅读与理解互动的情景。其中著名的就是《伤寒论浅注》《金匮要略浅注》,这两部"浅注"阐述了张仲景的学术思想的本质,将理法方药俱全的经典著作变成由深变浅的入门著作。

陈修园一生中著作甚多,且以普及性的医学著作为见长,其文字质朴精炼,畅达优美,歌诀音韵,脍炙人口。也从一个侧面反映了他的儒学功底,他的撰写体例、描写方式,对门人的教育方法,对今天帮助我们了解中医也有一定的启发作用。他所撰写的医学著作《医学三字经》医文并茂,深入浅出,既是入门之学,也是深入研究的良师益友,深得人们的喜爱。他的医学著作《医学实在易》《医学从众录》《时方妙用》等著作也是普及中医的通俗读本,这些著作可读、可学、可用,为医林中人所共知,被今人誉为大家,为中医药学的传播做出了贡献。

清代是编著启蒙医书和方书最多的时期,在这一时期,如罗美选编的《古今名医方论》4卷对前人的方书加以评述,指出方论中的重点所在,是一部很好的入门书。此外,王子接的《绛雪园古方选注》选录了汉代至清代名医方剂300余首,对于发扬历代诸家名医精义,启迪后学起了很大的作用。程国彭《医学心悟》,集程氏研究历代名家医著心得及其30年来临床经验。全书条理清晰,论述简明扼要,深入浅出,选方切合实际,在临床入门书中影响较大。江笔花的《笔花医镜》,采集历代诸家学说,参以己见,文字浅显,流传很广。中国古代很多医学家是通过家庭传授的,因此,家庭中从小就学习和背诵中医的经典著作,在周围的人群中产生了很大的影响。

3. 学派的继承　学派是同一学科中由于学说、见解不同而形成派别。中医学在历史发展过程中形成了很多学派,这些医学家在对某一种学术理论的发展和传播过程中起着重要的作用。

如宋金时代以刘完素为代表的医学流派,其学术思想的中心内容是从运气学说角度出发,探讨火热病机,以治疗火热病最为擅长,善用寒凉药物,被后世称为寒凉派。其追随者包括刘完素的门人与私淑者葛雍、镏洪、马宗素、穆大黄、荆山浮屠、罗知悌等,张从正的门人与私淑者麻九畴、常德、李子范等。中医易水学派的开山始祖张元素,虽然对于"五运六气"很有研究,但与刘完素学术观点有不同之处。刘河间以"亢害承制"为研究运气的中心内容,并依据"六气从火化"之说阐述病机;而张元素则侧重于从脏腑寒热虚实的论点,来分析疾病的发生和演变,并且形成了以脏腑议病为中心而较为完整的学术理论体系,从而形成新的一派。这一学说的发展得益于其弟子李杲、王好古和张氏的再传弟子罗天益等。又以养阴为宗旨的朱丹溪,其学传于赵道震、赵以德、戴原礼、王履等人,明代其学渐渐盛行,如虞抟、王纶、汪机、徐彦纯等无不景从丹溪,使丹溪学派的影响日益扩大,甚至远传海外,为日本医学家所推崇。朱丹溪学术以养阴为特色,但临床上擅长治疗气、血、痰、郁、火等杂病,故后人有"杂病用丹溪"。此后,还有温病学派,它在发展过程中,又分为温疫派和温热派。温疫派以探讨温疫病为见长,代表医家有吴有性、戴天章、余霖,他们分别对性质不同的两种温疫病进行了系统的搀发,为温疫病的治疗,为温疫学说的完善做出了重要的贡献;温热派以研究普通温热病(包括湿热病)为主,代表医家有叶天士、薛雪、吴塘、王世雄,他相继继承了卫气营血及三焦辨证纲领,以指导热性病的治疗,同时还就温热病的病因病位、感受途径、发病特点、传变方式、诊断方法、临床表现、治疗原则、具体方药等进行了广泛和深入的论述,形成了更为完整、更为深刻的理论体系。

4. 临床疗效所造成的社会影响　汉代董奉,在行医过程中不收百姓的钱财,凡是经过董奉治愈的病人都要在诊病的地方种植一棵杏树,随着治愈病人的增加,院内的杏树成林,故被后人传为佳话,于是有了"杏林春暖"。老百姓为医术高明的医生传播了声名,同时医生也借老百姓的行为传播了药物的知识。从古到今,有无数的中医名家用他们精湛的医术使无数病人起死回生,也使人们知道了他的作用,在某种程度上对传播中医学知识起到了不可替代的作用。

汉代苏耽,早年丧父,孝敬母亲,仁爱乡邻,为世人所称道。由于苏耽有预见疫病的本领,加之兼之仁术医道,而名留千古,有一次他离家对母亲说:明年天下疾疫,庭中井水橘树,患疫者,与井水一升,橘叶一枚,饮之立愈。后来,果然发生疫病流行,他的母亲依照他的话治疗病人,前来求橘井水者远至千里,皆应手而愈,留下"橘井泉香"的美名。

清末民国时期的名医张锡纯在中医药学术期刊上发表了许多学术论文,把自己的临床经验所得公布于世,在医界流下美名。

5. 医家的传播作用　很多医学家在进行临床实践的同时,积极推广和传播中医药知识,唐代名医孙思邈就是其中之一。孙思邈"幼遭风冷,履造医门,汤药之资,磬尽家产",周围贫困的百姓,也和他一样饱受贫穷和疾病的痛苦折磨,有很多人因病痛的折磨而悲惨死去。作为医学大师,孙思邈深感普及中医药知识的重要,他说:"凡不明药饵者,拱手待毙,深可痛哉!"他有志于编写一部方便群众的医书,"欲使家家自学,人人自晓",或遇仓卒,便可按病索方,依方觅药,救危亡于顷刻。他希望人民群众能够掌握医药卫生知识,"甘草解百药毒,实如汤沃雪,有同神妙;有人中乌头、巴豆毒,甘草入腹即定;中野葛毒,土浆饮讫即止,如此之事,其验如反掌,要使人皆知"。孙思邈特别重视妇女和儿童的保健,他说:产育者,妇之性命之长务,若不通明如此,则何以免于夭枉者哉! 故传母之徒,亦不可不学,常宜缮写一本,怀挟随身,以防不虞也。他特别指出,对于家境贫寒的病人,可用廉价药代替贵重的药,或用针灸治疗,以免"比行求之,转以失时"。他反对当时的医生把方药知识秘而不传的做法,极力主张普及医药知识,"欲使家家悉解,人人自知"。孙思邈在对张仲景《伤寒杂病论》研究之后,"深感旧法方证,意义幽微,乃令近智所迷,览之者造次难悟",为了便于检查,推广应用,他重新整理编次,"今以方证同条,比类相附,须有检讨,仓卒易知"。对于其他各类疾病,孙思邈也采取了方证同条的编次方法。《备急千金方》还"广设备拟",特别重视对民间多发病、常见病的治疗,其他书未载的许多疾病,在《备急千金方》中差不多都可以找到。同时,大量的简、便、廉、验的单方、验方在书中占有很大的比例,衣食住行各方面的保健知识在书中均有详细的记载,急救、解毒等应急措施,针灸、按摩等方便治疗,应有尽有,充分体现孙氏主张医学普及、志在推广应用的学术指导思想。

明代李时珍是一位医药实践者,他亲自到田野去观察药用植物,采集标本,向群众学习和传播医药知识,用了27年的时间写成了一部巨大的科学著作《本草纲目》,记录了1 892种中药,搜集了100多个药方,推动了中医药知识的传播。他的《濒湖脉学》和《奇经八脉考》对专业医生也有很大的帮助。明代药性歌赋非常流行,由于书商托名改编,既多且滥。罗必炜的《太医院增补青囊药性赋》、蒋仪的《药镜》、龚廷贤的《本草炮制药性定衡》等较为著名。《药性赋》最流行的刊本为《医药集览》本,不著撰人,含寒、热、温、凉四赋,叙述药物240种。明末题为《珍珠囊药性赋》与《雷公炮制药性解》的合刊本,有50余种版本,这类著作在普及药物知识上有一定贡献。

清代很多医生乐于医学知识的传播,撰写了很多医学普及性的读物,这些著作至今也有重要的科学价值。

二、非医学家对中医药知识传播所做的贡献

1. **文人嗜好** 魏晋南北朝时期的文人,在朝的吏部尚书和徐、兖二州刺史范汪,著有《范东阳方》(又称为《范汪方》)170卷;官任荆州太守的殷仲堪,著有《殷荆州方》1卷;祖为宰相,自为侍中书令的王珉,著有《伤寒身验方》1卷,《本草经》3卷,《药方》1卷,并影响他人。

唐代有很多通晓医学的诗人,在杜甫的诗歌中有很多关于草药的描述,如"葳蕤秋叶少,隐映夜云多,隔沼连香芰,通林带女萝,甚为霜雪白,重惠意如何?"(《左还山后记》其三),写出了药物在秋季生长的情况。刘禹锡自学成医,其治病用药,讲究实效,不固守古法,提出了"弭病于将然之先,而以攻治为后"的预防思想;治疗疾病善于使用单方,并重视收集民间医方。他针对当时社会的不良风气,深刻指出,企求鬼神保佑是荒唐的。白居易对养生也有研究,白居易在《病中诗十五首》序言中说:"余早栖心释梵,浪迹老庄,因病观身,累有所得。"可见,他的修身养性思想与自身患病有关。宋代苏轼精通医理,辛弃疾通晓本草,文天祥注重心理,陆游晚年热衷养生,还有其他的诗词也有许多描述。

文人的嗜好,对传播中医药知识有着重要的影响,它推动了整个社会对中医药的关注。

2. **文人患病** 皇甫谧是东汉时期著名的针灸学专家,早年侧重研究文史,之后,他身体孱弱,因受风寒而得寒痹,由于病情折磨和时风的影响,也卷入士大夫的"服石"的行列,以求挽救"躯半不仁"的身体,不料因服用寒食散又患上一场大病。此后,便勤求古训,习览经方,精心钻研医学,并在自己身上实践,根据《素问》《明堂孔穴针灸治要》,参考《难经》《针经》等有关文献,撰写了《针灸甲乙经》。又如,明代医家缪希雍家境贫寒,幼年体弱多病,17岁患疟疾久治不愈,遂翻阅医书,在《外台秘要》中找到一方,服用后果然痊愈,自此有志于医。初拜无锡名医司马铭鞠为师,不久尽得其学。

历史上,曾经因病而嗜好医学的人有很多,如唐代的杜甫、白居易等,他们的文学作品中时常可以见到他们对医学知识的渴望和传播。

3. **文人养生** 在《苏东坡全集》中,我们可以寻找到养生的专篇《问养生》和《续养生篇》,篇中把精神调摄、道德修养与养生结合起来,对其他文人和民众的养生颇具影响。

陆游是南宋著名的诗人,由于原本身体虚弱多病,"禀赋本不强,四十已遽衰"(《养生》)。由于他注重养生,以85岁高龄而终。他勤奋健身,赋诗健脑;志高心宽,淡泊名利;适当用药,顺其自然;蔬食香茶,充足睡眠,主张使用气功、按摩、洗脚、梳发等,影响着很多人。如陆游晚年很重视睡眠,有关部门昼睡、午睡的诗歌很多,如"闲身喜午睡,睡起日犹早"(《睡起》),"得睡甘饮蜜房"(《倦眼》),认为老年人应当多睡,"健忘闲何害,贪眠老正宜"(《自治》),"唯有一高枕,可以钱

余年"(《昼睡》),觉得"美睡宜人胜按摩(《书市明暧·其二》)",睡觉时"枕带秋风九月香"(《昼睡》),注解说"方睡菊花枕",菊花枕能平肝阳,可防头晕目眩。午睡起,常喝茶醒脑,"午窗初睡起,幽兴付茶瓯(《睡起书触目》)"。

4. **上层人物的喜好**　宋代皇帝赵匡胤平素喜好医学,广泛收集各类民间验方、秘方,某些儒臣对医药的偏好和重视,促成了官修本草的繁荣。宋代立国之初,就颁布了《访求医书诏》,这样征集医书之举在宋代不止一次,这些举动对于民间搜集、整理、传播医药卫生知识起到了很大的作用,也形成了民间编撰本草和医书的风尚。同时,还举办社会慈善机构和医院,改革和普及医学教育,提高医生的社会地位,改革旧的习俗和禁止巫术,开办卖药所,实行进口药专卖,修订和颁布国家本草,用道士医生和民间医生,都对推动医学的发展和普及医药知识起了推动作用。

5. **文人记录**　宋代的帝王重视医药的行为,也引起了文人学士对医药的兴趣,这些宦官从各地来京时,也注意携带本草进奉献有关部门的上级官员,或者留心考证医药。如北宋年间,宰相丁谓被贬崖州,他利用在海南的有利条件,编撰成了《天香传》,这是一部关于沉香的专著。杨天惠在四川彰县做知县时,写成了著名的《彰明附子记》,系统科学地论述了附子的生产知识。沈括是宋代著名的科学家,著有《梦溪笔谈》;作为官员他通晓医学,后人将苏轼医药杂说,名曰《苏沈良方》。两书均大量记述了他所搜集的民间医药良方,由于社会地位很高,所以他的著作得到了广泛的传播,先后有 30 次版本印刷,印刷数之广,令后人赞叹!洪刍也是在谪居海南沙门岛时,对当地的香药生产和贸易加以了解,撰写了《香谱》,汇集了数十种香药的生产和医药知识。

宋代文人的著作中,有一些是专门论述某一种药物的,一些著作既可以作为药物图书使用,也可以成为商品交换的重要参考书。如郑樵《通志·昆虫草木略》、赵汝适《诸番志》(其中记载了很多关于香药的知识)、韩彦直《橘谱》、陈翥《桐谱》、吴僧赞宁《笋谱》、陈仁玉《菌谱》、蔡襄《荔枝谱》、傅肱《蟹谱》、王观《扬州芍药谱》、王灼《糖霜谱》等,这些著作从不同角度记载了动物、植物知识,为此后的本草学积累了大量的资料。

蒲松龄(1604—1715),字留仙,号柳泉居士。是清代著名的小说家,其所著的《聊斋志异》闻名遐迩。但人们很少知道他热衷于医药,根据文献记载,他一生还撰有《药崇书》《伤寒药性赋》《草木传》3 种中医药科普作品,在《聊斋杂记》中还记载了许多有关中药材真伪鉴别和栽培方法的内容,他对普及中医药知识做出了贡献。

三、古代传播医学知识方法给我们的启示

1. **公众的需要促进了中医药知识的传播**　从历史上,中医药知识的传播途径看出,人们对于中医临床实践的疗效神奇而对中医药产生了浓厚兴趣,因此需要从各种途径了解中医药知识。而中国古代儒医正是利用了中国文化传播的共同方式采用歌谣、诗赋、言传身教等形式,在继承传统中医经验的基础上,不断把医家在临床实践中积累的经验,通过方便、可行的传播方式传达给公众,同时也传播了医生自己。印刷技术的发展为中医药在民间的传播起到了推进作用。由清政府为民间考取中医而编写的教材《医宗金鉴》,反映了当时医学发展的水平,并成为平民百姓阅读中医著作的蓝本。

2. **疫病流行时需要中医学知识传播**　在中国历史上有很多次疾病流行,特别是传染病(疫病)的流行,需要中医给予及时地回答应对的办法,勇于创新的医家们在治疗疫病的过程中也传播了医学知识,不仅显示了自身卓越的治病能力,同时也宣传了中医治病的思想,尤其是治未病

和预防疾病的思想在战胜疾病的过程中得到广泛的传播和共识。

清代王士雄重视饮水卫生,对于疫病流行的季节,特别是霍乱等胃肠道传染病,他通过长期的临床观察,认识到其发病原因主要由于水源不洁,孳生臭毒秽气之故。于是,他强调指出:人烟稠密之区,疫疠时行,以地气既热,秽气亦盛也也。必湖池广而水清,井泉多而甘冽,可借以消弥几分,否则必成燎原之势。还进一步提倡:平日即宜留意,或疏通河道,毋使积污,或广凿井泉,毋使饮浊。他提出获得洁净水的方法包括贮水、凿井、净化水质和饮水消毒。注意室内和环境卫生,提出:住房不论大小,必要开爽通气,扫除洁净;设不得已,而居市厘湫隘之区,亦可以人工斡旋几分,稍留余地,以为活路等居住环境的主张,同时还介绍了天时潮湿,室中宜焚大黄、茵陈之类,或以艾搓为绳燃之,以解秽气,实为空气消毒之法。在个人卫生方面,他提出了慎起居,节饮食,使用药物预防疾病。

3. 经济流通带动中医药知识的传播　经济的发展可以促进文化的传播。在元代,随着国家疆域的扩大,中、西亚地区阿拉伯地区的医药传入中国,中国的传统医药也在元代的西亚、西南亚主要伊斯兰国家伊利汗国(今伊朗)广为传播。旭列兀西征时,曾经征调汉人匠师上千人随征,其中包括许多中国医生,并带去了中国的医学、历算等方面的图书,这些医生不少人留在伊利汗国任职。伊利汗国成立后,伊利汗十分注意吸收来自中国的科学、医学、艺术和史学成就,并对中国文化的西传起了重要的作用。

从 14 世纪下半叶开始,政府积极开展寻找食用植物以救济灾民的工作,其中最具有代表性的就是明代朱橚的《救荒本草》,书中记载了可以供人们食用的 400 多种植物;还有《野菜谱》集野菜市 60 余种。后来随着自然灾害的消退,经济得到恢复,人们也学会利用药物和食物的搭配,出现了许多食疗方面的著作,这些著作中记载的茶、汤、酒、醋、酱油、蔬菜等,已经成为今天人们饮食的佐料。

明、清时期的印书业发达,一些是官办的印书馆,也有一些私人印书作坊。个人的医学著作要想成为流传之品,可以通过官印也可以通过私印,当然需要付费印刷。所有普及类的图书比较好卖,因此,印数相对较多。

四、结束语

通过上述对古代中医药知识传播途径及人物的初步研究,我们对古代中医药知识的传播途径有了进一步的认识,这些传播途径对于我们学习、借鉴古人传播中医药知识的经验,推进中医药知识的传播与发展具有积极的意义。我们应当珍惜今天的经济发展形势,利用我国经济发展的有利时机,加快中医药知识的传播,促进中医学术的发展,促进中医药产业的发展,更好地为人民健康服务。

(李茵、刘艳骄,《中华医史杂志》,2008 年第 38 卷第 3 期)

从民国中医期刊看普及中医药知识的途径

医药期刊是传播医药科学知识、传递医药科技信息的主要载体,20 世纪 20 年代后期,我国中医药刊物大量创办,据统计有 800 种之多。纵览这些刊物,发现大多刊物创刊初衷在于进行中医药科学知识普及,这与当时西医的涌进、国民政府废止中医的企图的特定历史有关,为捍卫中医的中国医师们力图通过期刊作为载体,向中国大众宣传中医,以维护中医在民众中的地位。由此,中医刊物如雨后春笋般在全国各地创办开来,其读者面向民众,其内容讲解中医知识,其语言通俗易懂。民国中医期刊在此时的出现,为中医的弘扬起到了意想不到的积极作用。由此,这为当今普及中医药提供了借鉴。面对浩如烟海的中医文献,面对深邃繁富的中医理论,如何让它成为大众接受并热爱的医疗保健观,如何成为大众健身医病的最佳方式,取决于大众对中医药的认知程度。而民国时期中医期刊的顺时产生,民国中医期刊中对普及中医知识的重视,恰恰成为让中医药知识人人皆知,让中医药在国民中充分发挥作用的重要途径。

民国中医期刊可为当今深入普及中医药知识的途径提供借鉴,从中医期刊的占有比例上、从文章数量上、从涉及的角度上,让人感到民国时期的中医界、出版界在宣传讲解普及中医药理论和知识上投入的精力和所作的努力。探讨民国中医刊的科普作用,可认知一个道理,中医是大众的,中医知识是为民众健康的,中医科普是弘扬中医、发展中医的手段之一,中医理论研究与中医知识普及是相辅相成的。

一、著名中医创办科普刊物为中医生存发展中的宝贵财富

翻开民国中医史,一批著名中医家创办中医刊,宣传中医科普知识,不禁让人肃然起敬。

1928 年 6 月,著名中医杨志一、朱振生、沈仲圭、时逸人、张寿甫等,在上海创办了《幸福周刊》,宗旨为"介绍卫生方法,指导健康途径",聘请当年上海十大名医轮流撰文,这是中国现代较早的医药科普刊物,旨在传播医药保健知识,启迪民众的医药卫生意识。杨志一在刊物中表达了弘扬中医的意愿:发扬祖国医药,沟通中西医学,大力宣传中医药的知识和价值,抨击当时攻击歧视中医的论调,匡扶中医药的社会地位。1930 年他继而主编《大众医学月刊》,刊物面向城乡大众,以中医保健诊疗知识普及为主,兼顾西医治疗保健方法,是 30 年代在华东地区有较大影响的由中医界人士主办的科普期刊。

秦伯未作为民国时期著名中医学家,参与主持了《中医世界》《家庭医学杂志》《中医指导录》《中医疗养专刊》4 种中医药期刊的编辑出版工作,并在期刊上发表了 400 多篇文章。他用时评、诗歌、书信等形式讲述中医,传播医学知识。

"四大名医"之首施今墨主办的《文医半月刊》创刊于民国二十五年一月一日,其目的是弘扬中国文化,发展中医。顾问有陈立夫、焦易堂、彭承祖等名流。中医内科专家杨医亚在校学习期间受聘名医施今墨主办的《文医半月刊》任主编,并于 1937 年主办了《国医砥柱》月刊,刊物即设有专著栏,又设有卫生常识、医林文艺栏,旨在救医救国,壮大中医队伍,成为北平宣传普及中医较有影响的中医刊物。

许多著名中医名家不仅在中医临床实践中有很深的造诣,还担当了中医刊物的撰稿人,无论是中医理论研究,还是中医知识讲解,他们都不遗余力。字里行间依稀感到他们为捍卫发展中医的激情。章次公以汉学家治学方法施之于中医,精于药物,又为中医刊物积极撰稿者。宋大仁常在中医刊上撰文普及中国化学制药法。名医萧龙友、陆渊雷亦是撰稿大家。

同以上例者还很多,可以看出,历史上的中医名家以传播中医为己任,以中医刊物为平台,不遗余力地做着宣传、讲解中医的工作,他们并不以名家自居而放弃宣传普及中医知识,体现出他

们热爱中医,忠诚于中医,为中医发展奋斗的责任与激情。如今试想,请更多的中医专家拿出一定的时间做些普及宣讲中医知识的文字工作,将会保留下中医生存发展中一笔不可多得的财富。

二、通俗性和趣味性结合让科学知识深入人心

科普工作实际上就是让全民懂科学,把同一种知识传播给不同知识层面的民众,让大家都懂,都接受,都能应用。这是一项十分难做的事,太简单了,达不到宣传科学的目的;太晦涩了,让人无法理解应用。据调查,目前我国中医科普刊物为数较少。即便有,对科普刊物办刊宗旨仍有误区。科普不是知识幼化,而是用通俗性趣味性的语言化解科学理论,让科学理论更人性、更知性,成为人们主动应用的知识,成为人们积极健身的意识。建议中医理论工作者读读民国时期的中医期刊,理解让中医深入人心的宗旨,探讨普及中医的思路,学习宣传中医知识的方法。

1930年《大众医学月刊》第十一、十二合刊征订广告曾这样阐明办刊宗旨:"宣传医药常识,促进民众健康,是学医之良师,是家庭之顾问。"《大众医学月刊》的内容定位明确:以社会大众关心的医疗保健问题为主,满足家庭保健的需求来设置版块。《大众医学月刊》所刊登的文章,多由当时在国内有一定影响的中医界名流撰写,一方面他们可以通过自己的特殊地位,把当时中医临床和理论研究最前沿的成果通过深入浅出的文字传达给民众;另一方面,他们又注重结合当时令疫病和家庭常见病,直接针对大众需求,把中医治疗保健的知识及时传达给他们。特别是《大众医学月刊》设有"通函问病"的业务,凡本刊订户,均有免费问病之权利。刊物还设有急百姓之所急的"卫生常识""目疾须知""胃病指南""秋季时症""青年宝筏""妇女之病""育儿问题""小药囊""大众医药顾问"等栏目。这些栏目针对当时家庭常见病来设置,也根据疾病流行的热点和不同季节的保健特点加以调整,使期刊的针对性更强。

在内容上,文章大多贴近生活又不失科学道理,例如:"胃病指南"栏目刊登了《关于消化不良之研究》《预防反胃》《健胃之良法》;"吐血概论"栏目刊登了《血之生理与吐血之原因》等文章,充分体现了科学理论与知识普及的结合。普及医学知识就是要与大众的需要紧密结合。

《寿世医报》是民国时期由苏州中医师陈焕云创办,面向全国发行的中医学期刊,《寿世医报》的办刊宗旨是:"小补民众,而保存国粹。将医药卫生常识,酌古斟今,推陈出新。运用夫切近之学,出之以浅显之笔,期使民众了解我国固有医学,非不足以保卫身体,臻于康健耳。"该刊栏目设置除突出分科外,特设有卫生常识栏目,介绍公共卫生知识和求医问药常识为主。刊物把学术交流探讨与日常诊疗防病的实用性知识结合,语言活泼有趣,吸引大众读者。

由上可知,通俗性和趣味性结合解读中医,是向民众传播医学科学的手段,这一点清代名医唐大烈就曾运用,他编撰的曾被后世称为类似中医杂志的《吴医汇讲》不仅刊登有一定学术水平的理论文章,而且也有一些短小精悍的小文,包括一些方便文化水平较低的读者阅读的《拟张令韶伤寒直解辨症歌》《周身经络总诀》等普及性小文章。这些小科普文章与专著相辅相成,使《吴医汇讲》这本不定期出版的"中医杂志"办得生动活泼,引人入胜。又如北京名医董德懋主编的《中国医药月刊》,版面及内容均较生动,除刊载中医药理论探讨类文章外,还刊有《人身诸气解》《萝卜治疗之功效》等大众易懂的医学科普文章,用"萝卜菜上街,药店收招牌"的俗语讲解养生知识,很能吸引广大民众阅读。上海赵公尚编辑的《卫生报月刊》,理论专著与科普知识结合,相得益彰,如刊载《眼病自疗法》《声音怎样听到的》《近视眼与戴眼镜的问题》等文章,普及了卫生知识。

读民国中医期刊的内容让笔者感到传播中医、普及中医不是走形式,细品每部刊物,字里行间让人感到责任二字,对国负责、对民负责,就会不拘一格,就会推陈出新,就会百花齐放。目前中医期刊存在的形式主义,限定刊物栏目,理论著作与科普文章的截然分离,站在理论上谈理论,追求形式上的尖端,蔑视实用通俗的普及……这难道不是自己给自己设置的拦路虎?

面对中医事业的发展与前景,现代化的中医科研与宣传机构应从民国中医科普宣传中得到启迪,发掘运用好的传统,将中医理论与卫生知识结合起来,通过各种学习宣传渠道,让广大民众能够用科学的眼光看中医,用正确的理论学中医,用科普的方法用中医。同时从事中医科普也不要人为与中医理论脱节,要去探讨如何通过科普手段去弘扬中医,如何阻止中医宣传中的八股,让中医理论在实践中得到不断的创新与发展。

(王森林,《中国中医药现代远程教育》,2010 年第 8 卷第 11 期)

明清之际中医海外传播概述

中医学是中国传统文化的瑰宝,经历几千年的发展形成了较为完整的理论体系,已为实践验证为一门有效的临床医学。随着世界科技、文化交流日益繁荣,中医学也越来越为世界各国人民所认识和接受。追溯中医海外传播历史我们发现,明清之际来华的耶稣会士发挥了重要的作用。他们在传播西方科学技术的同时,也在中国开展科学考察活动,主要包括对天文、地理、气象及动植物、药物、中医和矿业的研究,通过文献资料向欧洲介绍了中国的古代文明和科学技术,其中对中医的海外传播起到了非常重要的作用。

一、传播的主要途径

1. 翻译中医典籍 西方传教士在研究中国科技文化的同时,对中医学产生了很大兴趣,并对一些医籍进行了较为深入的研究,将这些医学典籍翻译后介绍到西方,在西方社会产生了一定的影响。波兰耶稣会士卜弥格(Michel Boym,1612—1659)根据魏晋时期著名医学家王叔和的《脉经》翻译而成的《中医脉诀》被称为"中国医书被翻译成西文之始"。法国耶稣会士赫苍壁(Julien-Placide Herieu,1671—1746)译有《脉诀》,又称《中国医法举例》或《中国医术简要》,译自宋代《图注脉诀辨真》。法国耶稣会士韩国英把中国宋代法医学家宋慈(1186—1249)的法医学著作《洗冤录》译成了欧洲文字。

2. 通过书信介绍 耶稣会士们以书信形式向国外介绍中医,甚至对西方人士的错误认识进行纠偏。法国耶稣会士巴多明康熙年间来到中国,针对当时法国科学院院长德梅朗对中国科学水平的偏见乃至轻视,在 1730 年 8 月 11 日于北京写给德梅朗的信中介绍说:"中国人的古代大师们都懂得,血液是通过全身而流动的,这种流动是通过'经络'的血管而完成的,'经络'即那些动脉和静脉网络。"

3. 撰写中医著作 传教士根据自己在中国的实地考察、学习和体验,撰写了有关中医论著,详细介绍了有关中医知识,典型代表是卜弥格。在 1652 年 9 月卜弥格撰写的《中国概述》一书中介绍了通过把脉来诊断疾病的艺术,谈到脉诊不仅能使人决定疾病的类型,还能预测疾病的未来发展和结果。他还撰写了《中国药物标本》，收录中药若干种，并附木版、铜版插图，1682年出版后曾引起欧洲文化界的注意，此书现藏法国巴黎国立图书馆。另外据《在华耶稣会士列传及书目》介绍，卜弥格还著有许多未刊著作，其中包括中医独有的诊脉术。

二、传播的主要内容

1. 中医诊断学的介绍　中医诊断学是中医学基础内容之一，是诊察病情、判断病种、辨别证候的基础理论、知识和技能。传教士们将中医诊断学的脉诊、舌诊等作为重要内容进行了介绍。

法国耶稣会士赫苍壁的译著《脉诀》，内容就有"论脉搏""按脉要诀""看舌苔色泽诊断疾病法"附图像，以及"学习上述医术的纲要"。根据《在华耶稣会士列传及书目》介绍，卜弥格的《中医脉诀》内容包括从汉文图书翻译的脉诊四卷，舌色苔特征及金木五行论病症。法国杜赫德神父根据传教士寄回欧洲的各种材料编写成四大卷《中国及鞑靼中国地理、历史、王朝、政治情况全志》，其中第三卷翻译了《本草纲目》等古典医籍，卷首为中医诊脉图。

2. 中药学的介绍　中药的运用是中医治疗疾病的主要手段及理论精髓之一，传教士们对之非常感兴趣，在许多译著中介绍了植物药和动物药，其中包括中草药的产地、药性、功效和加工炮制。从文献资料看，一是参考当时的古典医著为基础，二是根据自己在中国的实地考察和研究进行整理介绍。

如杜赫德《中国及鞑靼中国地理、历史、王朝、政治情况全志》第三卷翻译了《神农本草经》《本草经集注》《本草纲目》《陶弘景本草》等部分内容，书中介绍了阿胶、五倍子的用途，记述了人参、茶、海马、麝香、冬虫夏草以及云贵川的大黄、当归、白蜡虫、乌桕树等中药。此书1735年在巴黎出版，不久便被译成英文和德文，在西欧颇有影响。

又如冬虫夏草是整个中国医学药典中最有价值的药用真菌。清代医药学家汪昂的《本草备要》和赵学敏的《本草纲目拾遗》都对冬虫夏草的药用价值进行了详细记载。冬虫夏草的神奇药效让来华的耶稣会士大为惊叹，巴多明神父就曾研究过此药草。他在1723年致法兰西科学院诸位先生的第二封信中，首先把冬虫夏草的药用功效和人参做了比较，指出冬虫夏草"具有大致与人参相似的功效，不同的是经常服用不会像人参那样引起出血，它能增强和恢复因劳累过度或久病而失去的体力"，同时讲述了其亲身体验。在这封信中还详细介绍了中药材大黄加工纯大黄饮片的过程，记载了大黄的取材、米酒泡软切成薄片、隔水蒸8小时后晒干且重复2次，"至此才算把大黄加工完毕，这时它变成了黑色，磨碎后即可制作催泻丸药"。另外，在书信中巴多明介绍了中药的功效，对于阿胶他说道："中国人认为这种药物有多种疗效，声称它能润肺化痰，促进肺叶活动，化解气闷并使上气不接下气的人呼吸自如，它还能补血、健全肠道的功能、保胎、通气驱热、止血、利尿等。""阿胶是慢性药，需长期服用，它可与其他草药一起煎服，有时也可以用其粉末——不过这种情况较少。"

3. 中医临床学的介绍　耶稣会士们对中医的认知、认同更多是来源于中医对疾病的认识和临床治疗，尤其是中医在西方医学面临的难题方面所具有的独特治疗手段、方法和疗效。

巴多明给法兰西科学院诸位先生的信中，介绍了中国医生用加工过的双倍剂量大黄煎剂加蜂蜜治疗一位因严重便秘而生命垂危的传教士，最终解除了病人痛苦的经历。

18世纪，欧洲对性病的治疗仍然是一个难题，因此他们一直想通过来华耶稣会士打听中医治疗性病的方法。巴多明在给圣彼得堡科学家的一封信中，答复了关于中医治疗性病的问题，并寄去了两种配方的药物,详细介绍了所用的药物和煎制方法。法国国王御医、法兰西皇家学院医学院教授阿斯特吕克是欧洲第一位把中国性病知识写进医书的医学家。1740年,他的9卷本《性病论》出版,其中有30页(共分6节)的篇幅谈到了中医的性病知识,主要讨论了性病(梅毒)的起源、名称、性质、治疗、中西医的比较等。阿斯特吕克的结论中包括了巴多明提供的信息:中国在15世纪已认识梅毒、性病的症状及控制方法、性病的预防方法,包括含汞治疗法,最后阿斯特吕克对中国的治疗方法做了评价。阿斯特吕克的书在当时影响很大,经多次修订,除拉丁文版之外还有法文版。阿斯特吕克对中国的性病知识非常重视,他认为"这是欧洲唯一有关中国性病的材料,因此我把它刊布出来,以供好奇者"。法国耶稣会士殷弘绪在书信中详细介绍了中国的人痘接种法,而当时欧洲人对此尚一无所知,伏尔泰1726年在《哲学通信》中专门谈到中国人种痘的方法就是受到了耶稣会士寄回欧洲书信和科学考察报告的影响。

三、传播的时代意义

1. 揭示疾病治疗的新前景　中医学是中国传统文化的组成部分,其独特的基础理论体系在长期的临证实践中日趋完整和成熟。通过耶稣会士们对中医独特理论、手段和方法的传播,进一步向世界介绍了中医在治疗疾病中所发挥的积极作用,引起了当时西方国家的重视,在战胜疾病、保证人们身心健康方面向西方人士提供了一条有效的途径。巴多明曾向中国医生请教,并参考《本草纲目》等本草著作,在1723年5月1日致法兰西科学院的报告中,向西方介绍中草药冬虫夏草、三七、大黄、当归以及中国特有的药草和植物等,其中还详细介绍了这些中草药的形态、制作方法和医学功效,并把样品寄往法国,在法国科学界引起很大反响。法国科学院于1726年为讨论这几种中药材,专门举行了一次报告会。

2. 展示中医发展的成就　明清之际来华的耶稣会士不仅具有渊博的科学知识,而且学贯中西,学习和掌握了中国语言文字,体验了中医的奇妙,将所了解的古典医著进行翻译,其中不乏在中医发展史上占有一定地位且具有较高医学价值的古典医籍。这些著作有的是医家长期临证实践中积累的丰富治疗经验和独特方法的临床著作,有的是在继承和总结前人本草学基础上,经过长期学习、实践和钻研编著而成的药学类著作。如《洗冤录》是宋代法医学家宋慈写的中国最早的法医学著作;《脉诀》是宋代崔嘉彦撰写的脉学著作,以四言歌诀的形式阐述脉学义理,对后世脉学有相当影响;《本草纲目》是明代李时珍编撰,载有药物1 892种,收集医方11 096个,绘制精美插图1 160幅,分为16部60类,书中提出了较科学的药物分类方法。通过对这些医著的翻译,向世人介绍了中医发展的思想和成果结晶,彰显了中医在人类社会发展中发挥的巨大作用。

3. 加快中医走向世界的步伐　从对明清之际耶稣会士的中医文献整理来看,由于受到个人条件和当时中国社会环境的影响,以及中医学自身发展和完善的制约,所传播的中医理论不甚系统和完整,如所介绍的中药数量不多,也没有出现理法方药的系统介绍等,但是这个时期的中医海外传播,无论数量还是质量都在中国科技文化海外传播中占有重要的地位。正是明清之际耶稣会士对中医的传播,改变了17—18世纪欧洲人对中国传统文化和医学的看法,让世人了解中医学在临床治疗上的时代先进性,加快了中医走向世界的步伐。中医学不仅是中国的文化瑰宝,也是世界医学宝库的财富,随着中医海外传播和交流的日益加强,必将在为人类服务上发挥更大的作用。

(王为群、周俊兵、王银泉,《中国中医基础医学杂志》,2014年第20卷第7期)

中医海外传播史特点分析

以史为鉴可以知兴替,中医海外传播的历史悠久,在不同的历史时期也有各自不同的特点,但回顾中医海外传播的整个历史过程,还是能够发现其中的一些重要特点,总结出一些规律性的认识,这对于我们推动中医的跨文化传播有重要的借鉴作用。中医海外传播的特点包括:

一、中医传播内容逐渐体系化

从简单到复杂、从个别到普遍,这是人们认识事物的一般规律,海外民众认识、接受中医也遵循了这一规律。中医从单纯医术、药物传播逐步发展为文化体系的传播。隋唐以前,中国没有人系统地向外介绍中医,海外也没有人系统地到中国学习中医。因此,严格说来,这一时期还不能称作中医的海外传播,而是中医技术、中药疗效的对外传播,海外民众对中医的认识还是零碎的,仅仅停留在某种方法或者某种药材能治疗某种疾病,依靠的是个别人在特定区域的作用。如三国时,中医董奉游交趾(今越南北部),曾为交趾太守士燮治病。南齐时,中国"苍梧道士"林胜也曾到交州(越南北部)采药治病。这种传播方式带有比较大的偶然性和不确定性,当地人记住的、佩服的更多是这些医者本人及其医术,而对中医的认识和理解停留在表面上,很难举一反三,而且在这些医者离开后这种影响力还能否延续、能延续多久都是无法保证的。在中医海外传播的早期,传播不可避免地带有个人英雄主义的色彩,而随着中外交流的深入,中医的对外传播表现出了明显的体系化、规范化特点,尤其是在隋唐时期,日本、朝鲜等国的遣唐使就是典型的代表。同时,各国政府也主动介入传播过程。这种国家层面上的交流已不局限于一针一石的作用,而是真正上升到了文化传播的高度。到了宋金元时期,中药、针灸等作为完整的系统向海外传播,明清时,各种医学著作也在国外受到欢迎。同时许多输入中医的国家都在学习之外发展出了本土的特点和风格传统,这也是中医在外生根发芽的表现,是中医对外传播的理想效果。

二、中医传播进程逐渐必然化

中国传统文化的对外传播,是柔和的、包容性的,而不是像欧洲中世纪的基督教文化那样,以一种野蛮的、征服的、强迫的方式进行传播。中医更是如此,作为一种更先进、更科学的医学体系,中医被自然接受是必然的。虽然中医本身是带有浓厚意识形态色彩的,但它首先是作为一种治病救人的科学出现在世人面前。当开启对外传播之路的时候,中医早就经过了长时间的发展,已经形成了成熟完整的理论体系,既有《黄帝内经》《伤寒论》等震烁古今的经典著作,又有扁鹊、华佗等名医。同时,中医的体系完整,理法方药浑然一体:中医在实践的基础上形成并完善了阴阳五行、脏腑经络、气血津液、病因病机等学说,构成了独具中医特色的理论体系;中医又强调辨证论治,有独具特色诊断方法,即四诊法,以望、闻、问、切为诊察疾病的基本方法,通过四诊合参,诊察疾病外在的症状与体征,进而揭示疾病的病因、病机,从而为辨证论治提供依据,同时,法指治病法则,包括治未病、治本与治标、扶正与祛邪、正治与反治,因时、因地、因人制宜等治疗法则以及汗、吐、下、和、温、清、消、补八种基本方法,就治疗手段而言,中医也不乏独到之处,如针灸、推拿、按摩、药石等;中医方剂学是众多医者在数千年的医学实践中经验的总结,中药处方讲究君、臣、佐、使,注重配伍与剂量;中药种类繁多,中医理论通过对不同药物进行四气、五味的属性划分并依据其功能总结其归经等。在有中医特色的理论体系的指导下,中医理法方药四个方面互相配合、共同为治病活人保驾护航。此外,当时的中国,不但社会制度、经济实力领先于周边国家,在科技文化领域的成就也是周边国家难以企及的。因此,在对外传播的过程中,中医很容易以显著的疗效和深厚的文化底蕴赢得周边国家民众的信服。

三、中医传播空间逐渐扩大化

受到科技水平特别是交通工具和知识载体的限制,古代中医的对外传播受到时间和空间的制约比较大,在传播过程中,中医的影响力由近及远依次递减。与中国的距离越近,沟通交流就越频繁、越方便,受到中原文明的影响就越深远。最近的比如西夏、辽、金等,先是仿照中原文明创建了政治、经济、文化等一系列制度,然后在长期地交流融合中逐渐成了中华文明的一部分,中医在这些地方早已深入骨髓;稍远一点的比如日本、朝鲜等国,也早已经是中华文化圈的组成部分,中医在这些国家的认同度非常高,老百姓早已不再把中医作为"外来文化"看待,而是自然而然地将其视为本土文化的一部分;再远一点的比如中东的阿拉伯国家,古代中医的传播和影响力就更弱,并没有成为占主导地位的医疗和文化体系,总体上处于个别医术、药物被接受、被认知的阶段,属于技术传播的层面,还没有达到作为一种理论或者文化体系被接纳的程度;在古代欧洲,由于与中国的直接交流比较困难,人们对中医很难有直观的感受和印象,虽然也有药材的贸易,虽然也出现过《马可波罗游记》这样的文字材料,但更多的信息只能是来自口口相传,不夸张地说,古代欧洲人对中医药的认识和应用,处在一个非常初级的阶段,最为他们所熟知的,应该是茶,但也仅仅局限于上流社会。可见,中医的海外传播也是由近及远,逐渐扩大的。

四、中医传播过程呈现交互性

中医是一个科学的、开放的文化体系,虽然在海外传播的历史上,中医往往是以一种更先进的、更科学的姿态出现,但中医并不因自己的先进性而妄自尊大,更多表现出来的是包容、务实的特性,中医传播是一个交互的过程,既有输出,也有输入。包容性是中国传统文化一个重要的特征,而务实则在中医中体现得尤为突出。例如冬虫夏草、藏红花、雪莲、犀牛角、辽参、高丽参等药材,都不是中原地区出产的物种,他们必然是随着中医的向外传播而逐渐被中医所了解、应用,中医没有因其来自"蛮荒"之地便嗤之以鼻,而是实事求是地承认他们的疗效,老老实实地拿来为我所用。广义的中医,就涵盖了蒙医、藏医等少数民族医学,而据《本草经》的记载,胡麻、葡萄很可能是张骞从西域带回来的,薏苡仁是马援从交趾带回来的。其实,随着人们活动范围的扩大和认识能力的增强,越来越多的药物进入我们的视野,越来越多的方法被我们所采用,本来就是一件再合理不过的事情,对外传播对于中医自身的发展也是很有助益的,历史上中医的发展能够很好地印证这一点。

然而,在科技发达、通讯快捷、交通便利的今天,我们的文化输出却停滞不前,难有建树,许多人认为我们应该保持中医的原汁原味,而拒绝接受外来文化中的有益因素。我们在反思中医海外传播面临困境的同时,也要面对现实,每年有多少种新药材被用入我们的方剂,有多少种新的治疗方法进入到我们中医的临床治疗?这些问题都是值得我们思考的。

五、中医传播系统呈现代表性

古代中国与周边国家的比较优势是全方位的,包括社会形态、政治经济制度、文化成就,因此,各国对中国的学习往往是全面移植式的。在这个过程中,中国传统文化与中医之间的关系是：要想全面深入地学习中国传统文化,中医是不可或缺的重要组成部分;而中医既是一个文化体系,又是一门实践性非常强的科学,对中医的学习往往更容易取得实效,从而有助于对中国传统文化其他方面的学习。中医始终作为中国传统文化的一部分参与传播,不孤立存在,中国传统文化是中医产生和不断发展的肥沃土壤,中医始终是作为中国传统文化的重要组成部分和杰出代表而存在的。各国都是在全面接受、学习中国传统文化的基础上学习中医的。而很多国家学习的结果,就是不同程度地被纳入了中华文化圈,这样,一方面使得中医的传播与交流更加便利,另一方面,中医在这些国家的传播在很大程度上由"跨文化"传播转变成了"文化内"的交流。

受到中国古代自给自足小农经济以及中医自身特点的影响,不要说走出国门去传播中医,医生都极少会主动走出自己习惯的行医地区。因此,中医最初的传播是因为军队离不开军医,商队、使团也离不开必要的医药知识而随着一个个团队走出国门的,到了后来,中医也常常随着其他的思想、理论进行传播,特别是佛教,精通医理的高僧成了向外传播中医的重要力量,中医也往往随着佛教的生根发芽而获得一片天空。

通过总结对中医海外传播历史的特点不难发现,中医的海外传播有一定的规律性,总体上呈现出波浪式前进、螺旋式上升形态。这对于我们推动中医的跨文化传播有重要的借鉴作用。今天的中华民族已经在复兴的道路上取得了一系列成就,中国成了世界第二大经济体,独立自主的和平外交政策也使我国的政治影响力空前强大,中国文化也日益受到世界的关注。可以肯定,中医不但在自身的发展方面进入了一个难得的历史时期,也在对外传播方面迎来了一个难得的历史机遇。

（刘国伟、左宁,《中医临床研究》,2014 年第 6 卷第 15 期）

中医在五个典型历史时期的海外传播概述

中国曾经长时间地走在世界的前列,中国的政治、经济以及文化等各个方面都创造出了辉煌的成就并对世界产生过深远的影响。作为中国传统文化重要组成部分和杰出代表之一的中医,参与并见证了中华文明曾经的辉煌,在对外传播的过程中,中医不但造福了更多的人,也使自身得以不断丰富、完善、发展。本文选取了中国历史上五个典型的时期对中医的海外传播进行分析。

一、两汉

中医海外传播的历史最早可以追溯到两汉。随着国家大一统带来的政治日趋稳定和经济逐渐复苏,中国与周边国家的交流沟通也进一步加深了,无论刀兵相见或者边境互市,都在客观上强化了各民族、各国家之间的交流与融合,与汉朝冲突最多的匈奴,恰恰也是周边民族政权中最了解中原文化、最熟悉中华文明的一个,对中原富庶的羡慕和对中华文化的向往,是促使匈奴不断企图南下的重要原动力。医药的互换与医术的切磋自然是涵盖在汉族与匈奴的交流之中的。这一时期中国对外交流的最重要历史事件,当然是张骞通西域。虽然张骞通西域的初衷是为了政治和军事目的,但这一壮举开启了中原与西域各国交流的序幕,建立了交流的渠道,其所产生的经济和文化影响力更加深远。就是从那时起,中医开始了由近及远向周边地区传播的过程。到了后来,班超、甘英等人相继西行,使中原文化对外传播的范围越来越大。据记载,随着各种交流陆续传播出去的中原药物和医疗方法,一直深受少数民族和外域人们的欢迎。

二、隋唐

在公元 5 世纪至 6 世纪,也就是我国的魏晋南北朝至隋唐时期,我国的封建制度日趋完善并且在唐开元年间达到全盛,中华文化圈在这一时期形成,中医的海外传播也开始兴盛起来。据史料记载,中医药在这一时期相继传播到日本、朝鲜、印度、越南等国,如公元 562 年,吴人智聪携《明堂图》及其他医书前往日本,这是针灸传入日本的开始。而通过唐代义净法师的《内法传·卷三》里的记载,可知当时中国医药已开始为印度人民的健康服务。义净在印度经历 20 余年,其间他不但用掌握的医疗技术治愈自己的疾病,还介绍和传播中国医学的知识。义净根据自己的经历撰写了《南海寄归内法传》一书,除描述自身经历外,此书还记述了诸多有关印度医药卫生的情况,对比了中印两国的药物和饮食习惯,因此,《南海寄归内法传》成为研究中外医药交流的珍贵文献。尤其是在唐代前期,我国政治稳定,经济繁荣,文化昌盛,中医的海外传播也出现了空前的盛况。首先是中医在日本传播兴盛:在我国的唐代以前,日本的医学尚未建立自己的理论系统,也缺乏相应的学术研究,隋唐时期,日本派了许多留学生到中国学习,中国的医学是"遣唐使"们学习的重要内容之一,同时,日本注重把中国专家请过去,曾经六次东渡的鉴真和尚就是其中的代表,他在日本讲授佛学的同时亦传授中医药知识,为中医在日本的传播做出了贡献;其次,中朝两国的医药交流到隋唐时也颇为频繁,当时已有留学生来中国,同时政府也派遣使节来到中国,朝鲜国内有很多医学制度是模仿中国制定的,如公元 769 年,唐政府颁行《广利方》,令各州、府、县抄写流传,以备流行病的防治。朝鲜政府派遣使节向唐政府请求得到此书;此外,据阿拉伯人苏莱曼《东游笔记》记载:药物的交流大都是由海路上来往,而有些宗教人士则采用西域的陆路来往,在其交流过程中,他们把中医知识带到国外去,同时又把国外的医学传播进来,当时佛教徒必须精通五明学方能算是高僧大德,才能有到中国请学的资格。五明学里有一种是医方明,就是使用药物治病的学问,因此东方与西方之间的医学便更进一步广泛交流。

三、宋金元

高丽的医学也是源自中国的。根据《宋史》记载:宋神宗元年,高丽王徽患病,派遣使者到宋朝请医生,宋朝派翰林医官去高丽,并且带去医药百余种。宋徽宗崇宁二年,宋朝按照高丽的请求,派人到高丽设教,教育高丽人学习医术。公元 1118 年,宋朝又派遣大批的翰林医官到高丽传播医学,分科教授医术。可见当时的宋王朝曾鼎力相助,将中国医学传授给高丽。宋徽宗政和年间,吐蕃因部落疫病流行,遣使向宋朝求药,宋朝赐予其白龙脑、犀角、牛黄、安息香、白紫石英等药品,共计 70 余种。

号称中东医圣的阿维森纳(Avicenna,公元 980—1037),通过摄取东西方各国医学的精粹,其中包括希腊、罗马、埃及、印度、中国等国的医学、医术，在 11 世纪初写成了不朽的名著《医典》。根据阿氏《医典》的记载，可以看出许多内容是从中国医学里获得的，如脉象名称、诊断方法与治疗方法等。阿维森纳的《医典》里，记载的药物约有 800 种，其中有很多是产自中国。

此外，宋代自开宝元年开始设置舶市，开宝四年置市舶司于广州，其中就包括药物的互市。根据《宋会要》的记载，当时参加互市的药品，品种繁多，其中有 300 余种经过市舶司，由阿拉伯人运往西方亚、欧、非的很多国家。

到了元代，中国的药物出口同样兴旺。据元人周处的《真腊风土记》记载，中国与柬埔寨之间商品货物、医药学术来往频繁。同时，这一时期中医海外传播的诸多史实，还可以从马可波罗的《马可波罗游记》中得到印证。马可波罗是意大利人，他在元代时来到中国，游历遍及全中国。《马可波罗游记》记载了不少中医药的情况，间接地把中国医药向欧洲做了一次介绍，影响巨大，欧洲人通过阅读他的游记，了解中国医药的种种功效，并进一步广为应用。《马可波罗游记》不仅记载了中药及其神奇功效，还记述了其在苏杭亲历的名医、医术等。

四、明清

明代最有代表性的中医文化海外传播，当属郑和下西洋。郑和曾先后七次下南洋和西洋，足迹到达欧、亚、非三洲，把大量的中国药物带出去，并将海外的奇花异草等带回中国。郑和不但把中国药物带出去，起到了传播作用，而且又带回许多新的动、植物品种，丰富了中国本草的内容。同时，这一时期，中国医药文化继续对我们的邻国发挥巨大影响，被称为日本医学界"中兴之祖"的曲直濑道三是在研究朱震亨等中国名医的学术思想的基础上有所建树的，而当时的竹田昌庆等日本医学界名医，也曾到中国留学。朝鲜在这一历史时期也经常派医生到中国学习，现存的《医学疑问》一书，就是朝鲜医生崔顺立和中国医生交流经验的记录。金礼荣等编著的《医方类聚》以及许浚所编著的《东医宝鉴》等都是中国医药学在海外传播、发展的重要成果。

清代康熙三十三年，俄国派留学生到北京，清政府安排留学生住宿在国子监，并设置翻译，便利其学习。当时天花大流行，京师特设了查痘章京的官职，从事检疫。俄国曾派人学习种痘、防痘的方法，也曾派人学习接骨术。当时中国药品输入俄国的主要是大黄，由俄国输入的主要是羚羊角。两国曾在恰克图设立互市机构。

17 世纪，我国针灸已传入法国。据法国人戴莫让的《中国针灸医学研究》记载，天主教士在 17 世纪时，曾将高超的中国针灸医学对法国人做了介绍。1825 年法国人白尔尼欧博士讲述他本人和巴黎大学教授克鲁杰博士用针灸治病的经过。这些都是中医海外传播的佐证。同时，这一时期李时珍的巨著《本草纲目》也被欧洲国家竞相翻译。而且还有许多中国医药学图书，被西方人相继翻译、出版发行，如《中国植物志》《中国医学和脉理》《本草和脉学》《中国的脉学》等。中国医学图书被西方人翻译成英语、法语等，在欧洲刊行，这对于世界医学的进步是有一定帮助和促进的。

五、近代

1840 年以后，西洋医学的输入直接影响到了中医学的生存。也正是从那时起，否定中医、主张全盘西化的民族虚无主义者与主张中医疗效显著的古籍整理学派、临床学家之间展开了激烈的论争。受当时"洋务派"和"改良主义"思想的影响，中医产生了"中西汇通派"。中西汇通派的工作在于力图用西说印证中医,证明中西原理相通,都是科学。同时深入研究比较中西医学的理论形态、诊治方式、研究方法上的异同,"通其可通,存其互异",在临床治疗上还采用中药为主加少量西药的方式,代表人物有朱沛文、恽铁樵、张锡纯等。中西汇通派的工作目的,主要在于缓冲两种医学体系的冲突,站稳中医的脚跟,企图走"损益乎古今""参酌乎中外"的发展之路,其成效虽不大,但中西汇通派开启了两种医学的交流之端,功不可没。

然而,这只是表象。那个时代,觉醒的进步人士深切地感受到了中国的落后和西方的先进,而宣传西方先进的制度和理念,传播西方先进的科技,当然要伴随着否定腐朽的封建制度、否定已走向僵化刻板的封建文化,于是兼容了儒释道等各家之精华的中医不可避免地被与腐朽落后的封建制度捆绑在了一起,一度被推向风口浪尖,这也是绵延数千年的中医在其发展的历史上首次如此大规模地、激烈地被质疑、被否定。实践是检验真理的唯一标准,中医虽然在这股浪潮中遭受了沉重的打击,发展受到严重的影响,但并没有因此而消亡,随着社会的发展和人们观念的进步,包括中医在内的中国传统文化日益为国人所重视,并且在世界范围内也逐步掀起传播的热潮,抓住机遇、乘势而上,将中医发扬光大,使其更好地造福全人类,是我们必须承担起来的历史责任。

综上所述,中医海外传播的历史最早可以追溯到两汉,兴盛于隋唐时期,并在宋金元时期长足发展,取得繁荣局面,在明清时期,中期的海外传播持续发展但开始走下坡路,到了近代,中医的海外传播则进一步趋于沉寂。总结中医在上述五个典型历史时期的海外传播,可以为中医的跨文化传播提供历史经验与教训,进而有利于我们在新的时代背景下更好地推动中医跨文化传播。

(刘国伟、李琳,《中医临床研究》,2015 年第 7 卷第 3 期)

中国古代医药文献对外传播及其影响

自古以来中医广受海外尤其是周边国家的青睐、崇尚,学习者从未间断。随着中外文化、科技的交流,许多中医古籍漂洋过海,为异域他国病人祛除痛苦,并入乡生根,历代流传。医药文献输出成为古代中医药对外交流的重要方式。

一、古代中医药文献对外传播历史悠久

中医药对外传播早在秦代就已经开始,但其交流尚处于萌芽状态,多限于某些药物的赠送。直到汉晋,中医理论与技术水平进一步提高,出现了《伤寒论》等一批医学典籍,才正式拉开古代中医药文献对外传播的序幕。

朝鲜医学渊源于中医。早在公元 2 世纪末,就有《内经》《伤寒论》等中医书传入。南北朝时期大量著名的中医药图书,如《本草经集注》《肘后方》等随僧侣、使臣传入新罗国。公元 692 年,新罗效仿唐朝医事制度,设置医学博士 2 人,并引进《素问》《针经》《难经》《神农本草经》《脉经》《甲乙经》《明堂经》等教授医学生。随后又引进当时中国政府刚颁布的《新修本草》为药学教材。公元 8 世纪初,朝鲜进一步扩大引进中国医书的规模,《伤寒论》《千金方》《外台秘要》《广利方》等

诸多大型理论、方书以及医疗急救手册传入朝鲜。至宋代,两国间的医学交流达到新的高峰,大量中医著作入朝。11世纪中期,朝鲜民间翻刻了许多中医书:《黄帝八十一难经》《川玉集》《小儿巢氏病源》《张仲景五脏论》《本草括要》《小儿药证病源》等。朝鲜官方也大量收藏中医书,如忠州库藏有《小儿曹氏病源候论》《保童秘要》《脉诀口义辨误》《五脏六腑图》《广济方》《陈郎中药名诗》《神农本草图》等。李氏王朝时期,君王十分重视对中国医籍的收藏,在积极获取中医书的同时,还大量地翻刻、刊行中医书。据《朝鲜王朝实录》记载:1415年太宗命令刊印《针灸铜人图》;1431年世宗命刻印《新刊仁斋直指方论》《伤寒类书活人总括》《医方集成》各50部;1454年端宗命刊印《拯急遗方》《太平惠民和剂局方》各5部;1456年世祖命翻刻《铜人腧穴针灸图经》《本草衍义》《世医得效方》等图书;1494年成宗亲自抄写《加减十三方》,并令刻印30余部。

中医典籍进入日本的时间,目前较为公认的是6世纪。据汪企张《中医东渐论略》(1957)一文认为,公元500年日本人得到葛洪《肘后百一方》,这是中医书传入日本之始。公元552年梁元帝赠给日本钦明天皇一套《针经》。公元562年吴人知聪携带《明堂图》及其他医书164卷东渡日本。后知聪之子善那使主又向日本方面献方书130卷。公元608年日本派遣小野妹子出使隋朝,返回时带走300卷《四海类聚方》。同年推古天皇又遣药师惠日、倭汉直福因来中国学医,并于公元623年携带《诸病源候论》等中医药学著作回国。此后,中医药著作源源不断地传入日本,成为日本医学的主流。公元806—808年日本官方编撰的《大同类聚方》100卷,主要参考的就是唐代《新修本草》等中医药古籍。日本官方制定最早的医药职令——《大宝律令·疾医令》中明确规定,日本医学生必须以《素问》《脉经》《集验方》《小品方》《流注经》《黄帝针经》《明堂经》《脉诀》《偃侧图》《甲乙经》《新修本草》《赤乌神针经》等中国医书为教科书。日本官方9世纪末编纂的《本朝见在书目录》和10世纪初成书的《本草和名》,两书合计著录引用了194种中国医书,由此不难确定10世纪之前传入日本的中医书应有200种以上。公元1492—1500年,日本坡净运到中国学习中医,并将《伤寒杂病论》带回,向日本医界介绍传播仲景学说,受其影响,"古方派"逐步形成。17世纪初《本草纲目》的多种版本陆续从中国传到日本,17世纪末《救荒本草》流传到日本,均产生了很大的影响。

中医书传到越南也很早。据古越史记载,公元前257年,秦代医生崔伟所撰写的医书《公余集记》曾在越南流传。后通过两国间僧侣和商贸往来,大量医书传入越南。如《内经》《脉经》等在隋唐时期传入越南;明清时期《医学入门》《景岳全书》《本草纲目》等先后传入越南。《明史·安南传》记载,1450年越南曾"乞以土物易书籍、药材"。《明实录》中也有类似记载,1457年越南使臣黎文老上表:"本国自古以来,每资中国书籍药材以明道义,以跻寿域。"当时的越南医生深受中国医书的影响,其中最有名的是被誉为越南"医圣"的黎有卓。他对我国中医名著《黄帝内经》推崇备至,在临床诊断方面则吸收冯兆张的《冯氏锦囊秘录》,终著成《懒翁心领》28集、66卷(又称《海上医宗心领全帙》)流传于世。

由于文化差异较大,中国同南亚和西亚等国家的医学交流主要集中在药材贸易上。尽管如此,少量中医药文献的输出还是对这些国家医药科学的发展产生了积极的影响。以阿拉伯国家为例,11世纪被尊称为中东"最杰出医生"的阿维森纳,摄取许多中医典籍的内容,写成不朽名著《医典》。在《医典》记载的48种脉象中,有35种脉象与王叔和《脉经》所载相似,由此可见当时《脉经》一书已传入阿拉伯地区,并为阿拉伯医学所吸收。《医典》在重病的预后诊断上提出"病人手动状若由自身拾物抛弃者,是死兆",这正是中医典籍《中藏经》《伤寒论》所说的"循衣摸床""撮空理线"的烦热凶症。此外,如鉴别麻疹红润者吉、黑陷者凶等,都与中国医书记述相近。13—14世纪,著名政治家、医生拉施德主持译编的《伊利汗的中国科学宝藏》,就是一部包括了《王叔和脉诀》等4本中国医书译本的波斯文中医学丛书。

张骞通西域之后,中国同欧洲的通商关系开始发展起来,随之中医药文献传入欧洲各国。其中针灸学、本草学和脉学领域的大批经典,被西方人翻译印行。如波兰传教士卜弥格在华期间,将部分中医理论、脉学与中药学图书上的知识编撰成书,在欧洲陆续出版:1656年其出版的《中国植物志》是目前所知欧洲介绍中国本草最早的文献。法国人哈尔文1671年出版的《中国秘典》,就是翻译中医脉学著作。荷兰医生克莱尔将关于中国脉学、舌诊、经络脏腑的论文稿汇集,1682年出版了《中国医法举例》一书。欧洲大量翻译中医药文献集中在18世纪。根据马堪温教授的统计,欧洲在18世纪初到鸦片战争期间出版、研究中医药的图书约60种,其中法国最多,达到22种。如1779年宋慈的《洗冤录》被节译刊载于巴黎《中国历史艺术科学杂志》,随后又被译述为荷、英、法、德等多国文字。18世纪荷兰人罗姆把一部金陵版《本草纲目》带到德国,后收藏于柏林国家图书馆,引发了欧洲人对中医药的兴趣。

二、古代中医药文献对外传播具备良好的条件

1. 丰富的医药典籍是古代中医药文献对外传播的基础　文献是人类文明的基本载体。中国历史上刊行了大量影响深远的中医药学著作:奠定中医学理论基础的《黄帝内经》《黄帝八十一难经》《伤寒杂病论》《神农本草经》,博采众长的《千金方》,将传染病防治提高到新高度的《温疫论》,解剖学图著《欧希范五脏图》《存真图》,脉学专著《脉诀》《诊家枢要》,本草学图书《新修本草》《证类本草》《本草纲目》,分科专著《内科摘要》《刘涓子鬼遗方》《妇人大全良方》《小儿药证直诀》《七十二证眼科》,专注《伤寒论》注释研究的著作《伤寒总病论》《注解伤寒论》《伤寒类证活人书》,针灸类著作《针灸甲乙经》,法医类著作《洗冤录》等至今仍活力不减。这些经典的医药文献,推动中医学的发展实现了一个又一个飞跃;反过来,中医学的繁荣又必然促进医药文献的大量输出。

2. 造纸术、印刷术为古代中医药文献对外传播提供了技术支持　宋代专门设立"校正医书局",校正医学名著刊行全国。随着造纸术、印刷术的发明和普及应用,中医学获得前所未有的良好发展环境。据统计,《唐史·艺文志》收载唐代医书120部,医学文献30种698卷。而《宋史·艺文志》则收载医书509部,医学文献114种3 327卷。

由于印刷图书具有远距离运输便利等优点,因此成为地区间文化交流的重要载体。以建本图书为例:宋元时期,中国对外文化交流频繁,建本图书不仅在中国国内流传,而且远销朝鲜、日本及东南亚。建本图书《铜人腧穴针灸图经》流传到朝鲜后,两次被翻印。宋慈的《洗冤录》除了向朝鲜、日本输送外,甚至传入了波斯、阿拉伯一带。

据朝鲜《考事撮要》记载,仅1430—1585年,就有《素问》《灵枢》《难经》《直指方》《圣惠方》《世医得效方》《伤寒类书》《脉经》《医学正传》《衍义本草》等70余种中医药图书被朝鲜翻刻刊行。医学图书的大量刊印和广泛传播,使世人以知中医为荣。

3. 开放的对外政策,发达的海陆交通,为古代中医药文献对外传播提供了便利条件　自汉至明,我国一直实行对外开放的政策,对外交往活跃,曾与100多个国家和地区建立过官方或民间关系。特别是自唐始,中国对外航运突飞猛进,海上运输在世界名列前茅,这对中外医学交流起了一定的推动作用。宋元明时期,在南中国海和印度洋上的中国船队是最活跃的船队。其间出

现了一批富有远航经验的国际大游历家。如明成祖时期,郑和先后七次下西洋,最远到达非洲东海岸和红海沿岸,船队不仅带去了人参、麝香等中药,还把药苑珍书送给西洋人民。从阿拉伯、波斯和欧洲等地来的大批商人中,也涌现一批世界闻名的旅行家,如元代时来华的意大利人马可·波罗、摩洛哥人伊本白图泰。明清时西方传教士航海来华人数渐多,其中最著名的要数意大利传教士利玛窦。这些人归国时都携走了大批中医书,其中波兰传教士卜弥格是最早介绍中医本草的人,荷兰人布绍夫是最早介绍中医灸术的人。

三、古代中医药文献对外传播的方式多样

文明而富庶的古代中国是当时世界经济文化交流的中心,周边甚至远在欧洲的许多国家和民族渴望学习中国先进的文化、科技、医药卫生,他们派遣使节、学者到中国考察访问,对华贸易十分活跃。中医药典籍也借机不断传至世界各地。按传播主体的不同,古代中医药文献对外传播的方式可分为官方传播和民间传播。

1. **以外国使节、留学人员等官派人员为主体的官方传播**　古代中国政府常通过官方人员向邻国赠送医书。如公元 1016 年与 1021 年,宋真宗两次召见高丽使节郭元与韩祚,各赠《太平圣惠方》100 卷;公元 1101 年,宋徽宗将《太平御览》1 000 卷、《神医普救方》1 010 卷等赠送给即将回国的高丽使节任懿、白可信。

其中最为知名的便是遣隋使和遣唐使。据木宫泰彦《日中文化交流史》统计,在隋代短短的38 年间,日本先后派遣"遣隋使"4 次;公元 7—9 世纪,日本派遣遣唐使 19 次,约有 5 000 人次入唐。每次遣隋使、遣唐使都集中了日本外交、儒学、科技、医药卫生等方面的优秀人才。中医著作经由使节、留学生以及中国应邀访日人员等携带至日本者,其数量之大令人吃惊。据公元 891 年编纂的日本图书目录《日本国见在书目》之中医书目所载,其间中国传至日本的中医学典籍共计166 种、1 107 卷。

2. **以商人和僧侣为主体的民间传播**　随着海陆交通的发展,中外民间商贸也日渐密切。在关于宋代对外商贸活动的史记中,就有用建本图书换取新罗人参、布匹、医书的记载。据《朝鲜王朝实录》记载,朝鲜多次使人来中国购买医书,如 1475 年买入《新增本草》《东垣十书》,1722 年黄夏成走私买入《赤水玄珠》。僧人往来对中医药文献海外传播也有着重要意义。历史上僧人行医者甚多,两汉以来最负盛名者如玄奘、义净、鉴真等,既是高僧又是大医。他们在外进行佛教活动的同时,还肩负着传播中医药的重任。公元 8 世纪,高僧鉴真东渡日本,带去药材千余斤和许多医书,他还亲撰《鉴上人秘方》,传授中医学知识,被日本医僧尊为"医祖"。

民间传播一度超越官方传播成为中医药典籍对外传播的主要方式。以日本为例,随着公元894 年官方遣唐使停止后,双方几乎无官方往来,但日本民间商船来往中国更趋频繁,其间大量僧侣随船往来。日本继续通过民间贸易和僧侣,不断引进中国的医学新著。正如日本著名医史学家富士川游在《日本医学史》中指出:"平安朝中叶以后……此时吾邦废遣唐留学生制,几乎未闻医人直接赴唐传习医方,然镰仓幕府致力于佛教,尤其是禅宗弘通,僧侣不断往来于中国,中国医书及其他学艺即由僧侣传来。"

四、中医药文献的输出对输入国的医药科学产生深远的影响

对输入国而言,借由中医药典籍,中医理论和临床技艺被逐渐消化吸收,最终完成中医本土

化过程,内化形成自己的传统医学。以日本的汉方医学和朝鲜的东医学为例。

6 世纪以后,日本通过广泛频繁的学术、人员交流,不断引进中医药图书,这为日本汉方医学的独立发展与体系形成奠定了坚实的基础。日本医家在传抄中国医书的过程中,有意识地或完全或部分地吸收中国医书内容,编撰出新的医书,发展日本汉方医学。明代时传日的中医图书最多,以《医学入门》《南北经验医方大成》《医书大全》《医学正传》《万病回春》《玉机微义》等综合性医书为代表,传播迅速,影响广泛。以《医书大全》为例,是日本翻刻最早的中国医籍之一。1528年阿佐井野宗瑞取熊氏种德堂 1467 年刊本进行翻刻,其中包括吴高尚志序、熊宗立自序、目录 1册、医学源流 1 册、正文 8 册。后世有日本医史家指出,阿佐井野宗瑞、吉田宗恂、曲直濑玄朔等日本医家从事医书出版活动正是深受熊宗立影响。16 世纪以后日本开始大量翻刻刊行中国医典,这不仅为当时日本的医师培养提供了便捷教材,而且丰富了日本医学的理论与实践,促进了日本汉方医学流派的形成与发展。如 16 世纪,田代三喜与弟子曲直濑道三以中国的金元医学为基础,博采李东垣《脾胃论》《兰室秘藏》,朱丹溪《格致余论》《丹溪心法》之长,建立了日本汉方医学第一支派"后世方派"。随后,古屋玄医、香川修庵、吉益东洞等以《伤寒论》为基,建立了"古方派",成为汉方医学的主流,至今不衰。以"后世方派"和"古方派"为支柱,汉方医学得到迅速发展,最终实现中医日本化过程,成为名副其实的日本传统医学。

朝鲜国统治者历来比较重视医药学发展,在"书册须赖中国而备"的思想指导下,广收中国医籍,当时其医学生的教材与科举考试科目有:《神农本草经》《素问》《甲乙经》《针经》《明堂图》《难经》《刘涓子鬼遗方》《痈疽论》《图经本草》《和剂局方》等。大量中医典籍的传入有利于提高朝鲜医学生培养质量,为朝鲜完善医学教育创造了条件,奠定了良好的基础。以朝鲜四大医学巨著《乡药集成方》《医方类聚》《东医宝鉴》《东医寿世保元》为例,观其内容均主要是以中医学文献为基础,所引朝鲜医学家著作者,只是相当小的部门。这足以证明中医书传入朝鲜,为朝鲜所用,对朝鲜医学的发展产生重要作用。公元 1226 年,朝鲜医家崔宗峻以明代以前的中医基础理论与临证方药类典籍《素问》《千金方》《本草经》《太平圣惠方》《圣济总录》等为基础,通过对中国医学整体地吸收运用,创造性地撰写了《御医撮要方》一书,促进了朝鲜医学理论体系的形成。李氏朝鲜时代,中医书《万病回春》与《医学入门》传入朝鲜,与当地医学融合,形成了"宝鉴派""回春派""入门派"等,医派间的相互争鸣使得富有民族特色的东医学逐步发展成熟。

五、古代中医药文献对外传播的现代启示

古老的中医药文献通过官方和民间两种途径传至世界各地,开阔了世人的视野,丰富了人民的健康知识。然而随着近代中国实行闭关锁国政策,这股席卷世界的"中国热"慢慢消退。回顾这段时期的交流历程,对我国当代中医药对外传播仍有许多有价值的启示。

1. 消除"自我中心主义",减少文化失真 作为一种文化产品和文化传播媒介,中医药文献中蕴含着中华文化特有的价值观、思维方式、信仰理念等文化软资源。因此,加强中医药文献的对外传播,有助于提升中国文化软实力。然而,由于文化差异性的存在,中医药文献对外传播的过程中,并不会轻而易举地就被外国读者接受和认同。因此在中医药跨文化传播过程中,应主动消除"自我中心主义"这个障碍,尊重和理解异质文化,"辨证施治",认真研究传播规律,根据中医药在不同国家的现实情况,顺应其他民族的心理需求、文化需求和精神需求,有针对性地进行提出传播中医药文化的具体方案,以最小的失真效应赢得最大的传播人群。

2. 增强群体传播意识，实现借力传播　在中国古代中医药文献传播历程中，不难发现外国留学生以及海外华人在其中的重要作用。因此，加强群体传播意识，中医药对外传播的效果会更好。具体而言，扩大国际学生的招收规模，完善他们的专业课程结构，突出中医药文化和中国传统文化方面的学习内容；借助我国在海外的 300 多家"孔子学院"，将中医元素逐步融入其教学过程中。另外，充分发挥海外华人的力量，针对不同国家和民族的政治、经济、文化、社会形态，因势利导，加强中医药文化的国际传播。

3. 拓宽传播渠道，丰富媒介形式，让世界听到中医的声音　由于传播手段的迅猛发展，大大缩短了国家间的空间距离。在这个网罗天下的地球村里，文献传播已成为一项重要的跨文化传播战略。中医药的国际推广不能忽视这一点。重视中医药著作的外文翻译；增加中医药文化相关信息的播报，增开相应的信息频道或信息版面，长期多角度解读中医药文化；利用现代技术强化中医，出版发行中医药类多媒体光盘、电子书等。拓宽传播渠道，丰富媒介形式，拓宽受众面，加大传播力度，让世界听到中医药的声音。

（孔卓瑶、张宗明，《医学与哲学》，2015 年第 36 卷第 1A 期）

十五世纪以来中医在西方的传播与研究

在全球史的视野下，15—17 世纪的地理大发现，不再是欧洲旧世界跨越大西洋在北美创建殖民的新世界，亦不是欧洲人绕过好望角发现传说已久的亚洲国家和神秘的东方文化，而是一场意义深远的涉及生态、农业和历史文化的全球交流迁徙活动，其结果被称为哥伦布交流（Columbian Exchange）：发生在东西半球间的植物、动物、食物、人群（包括奴隶）、流行病和文化的广泛交流互动。

一、前往东方的西方药剂师们

1498 年，达·迦马的船队抵达印度之后欧洲与东方的新航路打通了，葡萄牙人开始收集大量而系统的亚洲地理学和人类学的情报，为进入中国作准备。1517 年，葡萄牙国王曼努埃尔一世委派在马六甲从事香料与药品生意的葡萄牙人多默·皮列士（Tomé Pires）为领队，率葡萄牙使团抵达广州，这是西方来华的第一个外交使团。之所以选择皮列士，是因为他刚完成了《东方志：从红海到中国》的编写，这是第一部由欧洲人撰写的描述东方包括中国地区的历史、地理、博物学、人种志学、经济和商业等人文信息的专著。因皮列士的航线与郑和下西洋的航线大致相近，中国学者认为他"弥补了郑和叙述的不足，其细致入微的记述，生动地再现了 16 世纪时期这一地区的地理历史和人文风貌"。该书在当时的欧洲影响颇大，皮列士因此成为出使东方的最佳人选。然而，一般研究者很少注意到皮列士原本是药剂师（apothecary）的身份与他出任大使和研究方法之间的关系。

15—16 世纪欧洲的药剂师称呼和地位与现代药剂师（pharmacist）略有所不同。那时欧洲医学与"药用植物"研究有着密切的关系，大部分药都来自植物，药剂师地位相当于专业医生，除了配制草药提供给医生和病人，销售烟草和秘方，他们还充当外科医生甚至产科医生，能在药房为病人做手术。技术高超的药剂师服务于王室,皮列士曾是葡萄牙王子艾费尼松的药剂师,这可能是他得到主室的信任的原因之一。采撷本草、探访草药的不同疗效,分析药物的化学成分是药剂师的本分,职业造就皮列士之类的药剂师们拥有对事物精细观察、记录准确而详尽描绘的能力,谙熟信息收集、分类和分析的科学方法,这套方法属于欧洲传统知识体系——博物学。皮列士的专业技能在编辑《东方志》时充分展示出来,该书是根据商人、航海家及相关人员提供的信息,经细致考察、分析挑选编辑而成的。西方学者以为皮列士是一位"有辨识力的考察者"。

地理大发现的商业目的之一是去东方寻找香料,对草本植物拥有专业辨识技能的药剂师往往会获得航海家和殖民者的青睐,邀请他们陪同前往。1575 年西班牙人奥古斯丁修会士马丁·德·拉达(Mardin de Rada)进入福建地区探访,收集大量学术图书,其中涉及占星术、天文学、手相术、算学、律法、医学、剑术和经学等多个领域,他唯一肯定的中国学术是医学,指出"他们像草本学家一样从经验知道草药的本性,并像我们在迪斯科里德(Droscorides)书里那样对草药加以描述",而"所有别的方面都不值一顾"。他收藏的医药和本草图书中有古代和当代的作品,涉及中医辨证论治理论和预防等内容。直至 18 世纪,世界著名博物学家林奈(Carl von Linne)还鼓励学生彼得·奥斯贝克带着科学眼光去中国考察自然世界,为其编写《植物种志》在世界范围收集植物的信息。奥斯贝克自瑞典哥德堡启程时说:"我非常渴望了解中国药草的知识,以及各种草药所对应的疾病信息……我希望征询那些能在这方面给予我指导的人,并获得一定答案。"

正如传说中神农尝百草之后编写《神农本草经》,西方药剂师和博物学家也习惯性地收集采撷异域的新奇花果与药草寄回国内。1658 年,波兰籍耶稣会传教士卜弥格(Michal Boym)在写给意大利托斯卡纳大公爵的信中说:"给您寄去两种在寒冷气候中也能结果的树的种子,信中还有关于这两种树的说明。"16 世纪地理大发现之后,西方探险家在东方和中国的博物学"发现之旅",可视为是东西方学者对话与交流的学术互动,在这场知识交流的过程中,中国本草学或博物学成就及医疗体系,通过传教士、医生、药剂师和外交官的书信、日记和游记以及他们邮包中捎带上的花种或树种,传向西方世界,开花结果。

二、中草药的采撷识别和《本草纲目》的西传

麝香,在 17 世纪欧洲知名度和市场的需求量,可借莎士比亚的戏剧一斑略知,《李尔王》说"好药剂师,给我一盎司麝香,让我除去想象中的臭味道",它主要由东方进口。另一种从东方大量进口的药材是大黄。第一位进入中国传教的意大利传教士利玛窦(Matteo Ricci)发现麝香和大黄最初由西方引进,现在由中国高价返销至欧洲,获取巨额利润,"在这里买一镑大黄只要一角钱,而在欧洲却要花六七倍之多的金块"。其实在中国药材市场上,欧洲人比较容易辨识的是大黄、胡椒、肉豆蔻和麝香。他们不仅了解到麝香的制作过程,还惊奇地发现麝香有真假之分。

大多数植物、水果和本草他们并不认识,更不明晰药草用法与疗效。比如,利玛窦说:"这里还可以找到葡萄牙人叫作中国木,而别人则唤作圣木的那种能治多种疾病的著名药。它不用栽种,野生在荒地上,只要花点采撷它所必需的人工钱就能买到,但却以高价出口。"1535 年葡萄牙人将此树根介绍至欧洲。关于"中国木"的记录还出现在 1585 年罗马出版的西班牙人门多萨(J.G. de Mendoza)编著的《中华大帝史》中。17 世纪欧洲人都将这种树根称为"中国",当作治疗梅毒的良药。"中国木"究竟是何种草药? 卜弥格在《中国植物志》(*Flora Sinensis*)给出了答案:茯苓(Fo Lim),作者解说:"葡萄牙人称中国根为 Pao de Cina,欧洲人称它为 China。它大量生长

在云南、广西和广东省……中国人将它和肉放在一起，用来做汤。它也做药用，能治病。如它能治梅毒，消除血栓，防治中风，也可以治其他各种各样的病，消除骨头和全身的疼痛……这种根中国人叫白茯苓。"此外，《中国植物志》中还记录了另一种被唤着是"中国"的香料，欧洲商人将桂皮树译作"Cina"和""momun"——"又香又甜的中国的树"。

卜弥格是中医西渐历史上的一位重要人物，亦是中医经典西译的始作俑者。他父亲是波兰国王的御医，然而，子未承父业从医，而是以神职人员的身份，于 1642 年来华传教，并卷入南明朝廷试图复辟的政治事件中。出身医学世家的卜弥格不仅熟悉欧洲医学经典，对中国医学和本草学也保持着浓厚的兴趣。在华期间他编写翻译了多部中医著作，1652 年至 1653 年间编写《中华帝国简录》和《中国事物概述》，其中涉及大量的中医药信息。卜弥格说中国有许多欧洲人不知道的草药，《中华帝国简录》记录治疗眼疾的黄连、能延年益寿的不死草和人参。《中国事物概述》介绍了麝香的制作过程，并指导读者如何辨别麝香的真伪，此外还有大黄、"中国根"茯苓、肉桂、生姜和沉香。1652—1653 年，他用拉丁文编写图文并茂的《中国植物志》，1656 年在维也纳出版。这是欧洲出版的第一部中国植物学专著，其中收录 29 种生长在东南亚和中国的动植物，每种植物卜弥格都仔细标注其葡萄牙文或拉丁文和中文名称，生长区域、形质特征、药物制作方法、治疗的疾病和销售情况。动物中有凤凰、野鸡和像鹿又像虎的麝。1663 年法国作者、科学家、地图绘制者和东方学者 Melchisé dech Thévenot，在他编辑的法文版《旅行导论》（*Relations de Divers Voyages Curieux*）一书中收入法文版的《中国植物志》。

当时来华的欧洲人普遍热衷于收集东方植物的种子或药材标本寄回，其中以传教士为多，如李明、杜德美、冯秉正、殷弘绪、巴多明、宋君荣、汤执中和韩国英等人。1723 年，法国传教士巴多明（Domonique Parrenin）在与巴黎科学院的通信中介绍了三七、当归、人参、冬虫夏草、大黄，并寄回了制作阿胶的原料，以供医生和博物学家研究，法国博物学家安托尼·杰西（Antoine de Jussieu）和本纳德·杰西（Bernard de Jussieu）通过实验方法检测巴多明的药物。耶稣传教士白晋说他的同僚刘应心无旁骛地翻译、解释了数百种中国草药的特性，其至有传教士将制作的麝香寄回欧洲。这些来自东方的信息和知识大大地丰富了欧洲的博物学研究。但卜弥格认为向欧洲人介绍中国的药物学知识用处不大。"因为大部分称作成药的草，不为欧洲人所知，也没有在那里生长，也无法运到欧洲；对欧洲医生来说，这些经过干燥处理的根和草在欧洲难以找到相似的对应原材料；而药商还要对草和树根进行醋泡酒浸的处理，加热烤晒等处理，再作成糕状。"这样就更难辨别了。

事实上，中医本草西传，是在东、西方博物学家对中草药的辨识、正名和论证的研究过程中展开的。欧洲的学者转述或摘选传教士的信件报告时，亦会依据欧洲的知识传统或语言特征作进一步修正或调整。1661 年奥地利传教士匡卫国（Martino Martini）编写的《中国新地图志》（*Atlas sinensis*）明确指出"中国根"就是"土茯苓"而不是"白茯苓"，第一次对这两种药草做出了甄别。

"人参"的观察与命名是另一个典型的案例，最早提到"人参"（Ginseng）的是葡萄牙传教士曾德昭（Alvaro Semedo）的《大中国志》，1653 年卜弥格在《中华帝国简录》介绍"人参"的功能是"能使病人恢复元气"，并强调它的价格是"相同等重量的白银数倍"。匡卫国的《中国新地图志》中特别提到中药中"最出名的是人参，它是中国药物中最显贵的根"。Thé venotxh 在介绍"人参"时特意引用匡卫国的关于该名称由来的解释：人参是因为像人，有手臂、腿和身体，一种似于曼陀罗的根。李明将此称作为"灵丹妙药"。1687 年德国汉学家门采尔（Christian Menzel）撰写《论人参根》时，介绍 10 余在欧洲可见的人参的植物并绘制图形，其中有两种是中国人参。介绍人参生长地在东北，能恢复阳气、明目，治神经病。1711 年，耶稣会传教士杜德美（Petrus Jartoux）在其致中国和印度传教区巡阅使神父的信中详细描述了人参的产地、形状、生长、采撷和疗效，并纠正了匡卫国书中关于人参产地的谬误。18 世纪的欧洲人已能辨别高丽参、西洋参和人参的不同特性，商人更清楚出口西洋参到中国是赚不到钱的。

　　1682 年，荷兰东印度公司药剂师克莱耶尔（Andreas Cleyer）在法国出版《中国指南》（*Specimen Medicine Sinicae*）（图 2-1），此书很快被证实是剽窃卜弥格的手稿。其中有两部分与中药相关的文章：《对作者王叔和脉诊医病的说明》和《单味药——中国人用于医疗的单味药》。《单味药》是一部中医本草学作品，全书收有 289 味草药的用法，49 幅彩色插图。关于此书的中文原本国内学者有不同的解释，有学者以为是《本草纲目》的节译本，亦有学者不认可此种说法。波兰卜弥格研究者爱德华·卡伊丹斯基认为《中国植物志》可能是《本草纲目》的选译本。

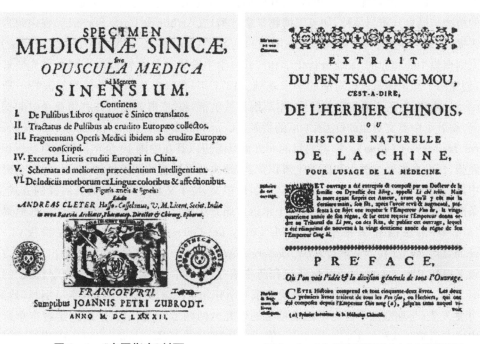

图 2-1　《中国指南》封面　　　　　　　　图 2-2　《中华帝国通志》之《本草纲目》

　　1578 年李时珍著成《本草纲目》，1596 年在金陵刊行。《本草纲目》在药物分类上改变传统本草的上、中、下三品分类法，采取了"析族区类，振纲分目"的分类法。当耶稣会士和药剂师在中华大地采撷药草，收集本草文献时，正是李时珍在全国寻访各种药草，修定《本草》之际。《本草纲目》出版不久便引起传教士甚至是西方知识界的注意，完全在情理之中。西文中最早有记录的本草作品是李明的书信中《救荒本草》，该书类似西方的《植物志》，介绍地方性植物及其食用知识。1735 年，杜赫德（Jean Baptiste Du Halde）根据耶稣会士写回法国的通信编辑《中华帝国通志》在巴黎出版，其中收有法文版的《本草纲目》（节录《本草纲目》即中国本草学或中国医用博物学）（*Extrait du Pen Tsao Cang Mouc'est-a-dire de l' Herbier Chinois，ou histoire naturelle de la Chine，pour l'usage de medecine*）（图 2-2），杜赫德特别提到李时珍本草分类法，是与传统中国博物学的"格物致知"的思想有所不同的。

18世纪前半叶,《本草纲目》引起法国学者的注意,法国医生旺德蒙德(Jacques-Fran¸ois Vandermonde)在澳门行医时得到《本草纲目》,按书所载收集80种无机矿物药标本,并在当地中国人的帮助下,按书中所述对每种药做了说明,一一做标签,最后用法文编写了一份材料,题为《〈本草纲目〉中水、火、土、金石诸部药物》。他寄回法国的24种矿物标本,亦是由本纳德·杰西检测的。1738年,东印度公司工作的瑞典博物学家莱格斯特伦(M. von Laerstron),在中国南方采集植物标本,并得到《本草纲目》原著。他是著名生物学家、植物分类体系奠基人林奈的朋友,他返国后将这批标本送给林奈。林奈在《植物种志》中用他的名字命名了一种植物的属性:午屈莱科(Lythraceae)紫薇属(Lagerstroemia)。林奈在为植物厘定名称时,常用sinensis,因为他有许多特产于中国的植物。

进入19世纪,随着传统药剂师角色由药物学家和现代药剂师所取代,对中国本草的研究兴趣亦发生了转向,走出发现新事物的猎奇探索阶段,博物家与药物学家分道扬镳,前者继续考察中国的植物与昆虫分布与品种,如英国博物学家苏柯仁(Arthur de Carle Sowerby)在内蒙古一带狩猎采撷,1925年完成《一个博物学家在中国的笔记》(A Naturalist's Note—Book in China)。药物学家则聚焦中药和方剂,采取分析化学和实验科学手段研究中国本草学。当然,首先要解决的问题,创建两个知识体系可以对话的学术基础。1871年,在汉口从事医学传教的波特·斯密史(Porter Smith)医生花了两年时间研究《本草纲目》《尔雅》和《广群芳谱》,并利用业余时间探访民间草药,编著了中英文对照的《中国本草的贡献》(Contributions Towards the Materia Medica and Natural History of China)。作者的目的一方面是希望以其在中国10余年积累的草药辨识与使用的经验,帮助在华外国医生和医学生辨识草药,解决行医缺药的困境;另一方面,针对当时西医中译中出现的医学术语难题,尝试由本草切入,以中文、拉丁文和英文三种语言对译的方式,开辟出一条医学翻译的新路径。他创建的这个术语对照方法奠定中国医学术语编写的标准框架。

1874年,由法国驻华领事铁桑(M. Dabry de Thiersant)与巴黎药学院教授(J. Léon Souberain)合作研究的《本草纲目》(La Matiére Médicale chez les Chinois)在巴黎出版,西方学者以为该书提升了欧洲人对中国医学思想和药物治疗的认知。被誉为"远东植物学权威"的贝勒(Emile Vasilî evitch Bretschneider),是晚清俄罗斯驻北京使馆医生,著名的《本草纲目》研究者。1881年他发表《早期欧洲学者对中国本草学的研究》,回顾了16世纪以来欧洲学者本草研究史以及中国本草学对欧洲的影响。1892年,他的《中国植物志》(Batanicum Sinicum)出版,对《本草纲目》有较高的评价:"《本草纲目》为中国本草学名著,有此一书,足以代表……李时珍不愧为中国自然科学界卓越古今的代表人物,后本草学著作盖无能出其右者。"

1887年,在华医学传教士成立学术共同体——博医会,首先确定的重点研究项目就是中国的本草学,博医会历任主席都会重申该主题的研究意义。1911年博医会主席师图尔(G. A. Stuart)与斯密史合作研究李时珍的专著出版,名为《中国本草学——一部按现代分类法编辑的药物手册》。1939年协和医学院药学系系主任伊博恩(B. H. Read)用分析化学的方法研究中药本草,翻译《本草纲目》中金石、兽、禽、鳞、介、虫和鱼等七个部分,并对《救荒本草》中414种植物进行考证。他开创的以分析化学和现代实验科学方法研究中药的范式,至今还应用于中药研究领域。

自16世纪开始,《本草纲目》的原著进入欧洲,至19世纪该书分布在世界各大图书馆,伦敦不列颠博物馆藏有1603年的江西本、1655年吴氏太和堂本和1826年张云中版英德堂本。法国巴黎国家图书馆有 1655 年太和堂刊本、1694 年的刊本、1717 年本立堂本、1735 年三乐斋本。德国柏林皇家图书馆珍藏有 1596 年金陵本和 1603 年江西本。圣彼得堡大学图书馆、罗马、哥本哈根、斯德哥尔摩、马德里和比利时的鲁汶大学也都收藏《本草纲目》。美国国家图书馆收有金陵刊本和江西本，耶鲁、哈佛、哥伦比亚、芝加哥大学、普林斯顿大学都有收藏本。20 世纪 30 年代，日本目录学家长泽规矩在中国人眼皮底买走了金陵小字版的《本草纲目》。

三、中医学经典著作的翻译与研究

卜弥格说："我们谈的不是中国人如何了解我们的药，和我们从中国人那里得到了什么，而是在世界的另一个地方，人们间接地通过脉诊，对病情有了解，通过创新的技能和智慧，长时期的经验积累和临床运用，就对疾病有了深入了解。只要时间允许，我们要尽最大的努力，把他们运用的脉诊的方法说清楚。"

为何是脉诊？因为西方也有切脉术，那是延续了千年的传统诊断方法，由罗马时代的盖伦医生发明。利玛窦说："中国的医疗技术的方法与我们所习惯的大为不同，他们按脉的方法和我们的一样，治病也相当成功。"欧洲学者从传教士的报告中得出结论：中国医生具有"高度的脉搏测量技术，非精通其术者无法想象"。狄德罗在其《百科全书》中有"脉搏"一节，其中记录到所有旅行者的记载都显示，这个国度（指中国）的医生具有神奇的脉搏测量技术。

卜弥格发现了东西方在切脉法之间的差异，"中国最早的医生黄帝的著作和希波克拉底的著作是完全不同的，中国的脉诊和盖伦的理论也是完全不同的"。卜弥格选译《黄帝内经》中的脉学理论、王叔和的《脉经》，试图探究脉诊是不是盖伦发明的。因为"中国人的确用了一种万能的手段，通过脉诊能治每一种病，首先了解病情，然后进行诊治。据我所知，除了他们谁都做不到这点"。就技术而言，东西脉学的差别在于西方只切左手脉的一个位置，而中国脉学不仅要切左右双手，而且在手上有三个位置点，脉象还有深浅和重轻差异（图 2-3）。卜弥格对中国医生切脉时的敏锐触感和精确论断，佩服不已，认为中国高超的脉学技术几近不可思议。比如脉搏与时间的关系，盖伦研究了很久都不懂如何测定脉搏的时间，而中国人却找到了用时间计算的好方法。因此卜弥格想知道："中国人是怎样看脉的不同的质量，它们的不同又表现在什么地方？他们又怎样通过发现脉与脉之间的联系，并利用这种奇怪的

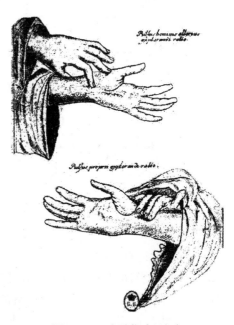

图 2-3 《中医指南》诊脉

方法去预测病情的发展？产生不同脉象的原因是什么？"带着诸如此类的问题去中医文献中寻找答案，并以问答方式将脉学理论和诊脉方法译介给欧洲。附图所示的脉象并非出自晋王叔和《脉经》，脉象图自宋之后开始出现，卜弥格未说明其所译的脉象图出自何处，目前可考的是《三才图会》中有类似图案。卜弥格的译稿在其去世前未曾面世，其中王叔和《脉经》的手稿，先由法国人哈尔文（R.P. Harvieu）译成法文，于 1671 年在法国出版，名为《中医秘密》（*Les secrets de la médecine des Chinois consistant en la parfaite connaissance du pouls*)（图 2 - 4）。1686 年门采尔将这部脉学手稿发表在纽伦堡科学年鉴，取名为《中医钥匙》。《中华帝国通志》第三卷收有传教士赫苍壁(Julien-Placide Herrieu)提供的高阳生《脉诀》，当时被误认为是王叔和的译本。杜赫德以为中国人的医学，就是脉学知识和使用据中国人看来具有特殊疗效的中草药。《中医钥匙》初版之后，在英国、法国、意大利、德国和荷兰再次出版。英国医生约翰费洛耶(John Floyer)受此影响，潜心研究脉搏学，于 1707 年出版《医生的诊脉表》(*The Physician's Pulse Watch*)，比较研究了希腊脉学和中国脉学，第三卷为"推荐中国的脉诊艺术，仿效他们观察脉搏的医疗实践"。《医生的诊脉表》被译成意大利文在威尼斯出版。

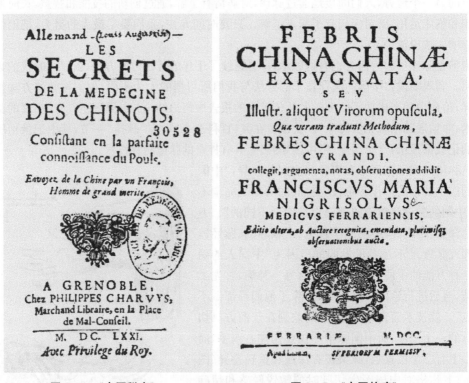

图 2 - 4 《中医秘密》   图 2 - 5 《中医热病》

16、17 世纪的世界医学，无论是中国还是欧洲都处在古典或传统的医学阶段，拥有同样悠久的历史和以整体观为主的关于身体和疾病的认知理论，以及草药为根本的治疗手段。只是欧洲医学内部的变革已经开始，以人体解剖和测量的方法探究生命的起源和身体结构的科学活动在欧洲医科大学方兴未艾。当东西方两大医学体系相遇时，都是以"他者"的视野互视对方，他们只可能站在各自的立场上，依本体系的思维方式和逻辑结构考量和评判对方的学术价值，无论是中国医生看待西方医学，还是传教士向西方译介中国医学，比较研究和问答式对话可能是两大学术界跨文化交流互动中最可取的方法。除了卜弥格习惯性遵循希波克拉底、盖伦和亚里士多德的理论考察《黄帝内经》的学说，1700 年出版的拉丁文的《中国热病》(*Francesco Maria Nigrisoli*，*Febris china chinae expugnata*)，就直接地比较研究希波克拉底热病理论与中医热病学说（图 2 - 5）。笔者不懂拉丁文，因而无从知晓作者是如何进行比较研究的。

在华耶稣会传教士和医生考察中医的视角、对中医文献选择性的介绍和翻译术语,从另一个侧面显映了正处于变革时期的欧洲医学思想和研究方法的特征,比如传教士关心中医"脉搏与时间"的测量关系、脉学中"气血循环"是如何运行的,经络所链接的器官是空心器官(脏)和实心器官(腑)等。测量的概念、血液循环理论和人体器官学研究,正是16、17世纪欧洲医学界研究的几大热点。卜弥格以为中国人没有解剖学,所以无法说明中国人的身体观,于是借鉴中医的内景图和脏腑图解释中医理论与经络的关系,图2-6身体侧面图疑似从明《医学纲目》中"脏腑明堂图"的复制图,图2-7的图解说明是:实心器官肺与肺的太阳经的循环,"请看实心和空心器官相应的经,经的循环运动"。

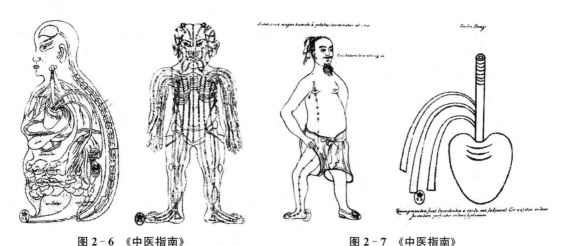

图2-6　《中医指南》　　　　　　图2-7　《中医指南》

西方世界对中医的认知随着欧洲医学摆脱盖伦经典医学统治步入科学化发展阶段后,逐步发生转变,但在同时代的中国没有发生与欧洲相类似的学术变化。译解《黄帝内经》的卜弥格深信中医阴阳五行,并试图将其讲解清楚,在欧洲学者看来,毫不精通解剖学的中国医学,尽管有宇宙论和生理学的理论,但他们的医学"仅仅是以人体结构的一种不大可靠的理论体系为基础。所以毫不奇怪,他们在这种科学中未取得我们欧洲医生所取得的进步"。欧洲科学界按照以人体解剖学为基础和实验医学为手段的科学标准评判中医,视野所及便是阴阳五行、精气神和经络等不可触摸、不能进入实验室体系的模糊知识,傲慢与偏见便会抑制不住地流露出来。认为中医是不科学的论调,在19世纪来华的新教传教士和医生来华之后,通过他们对"中国医疗艺术"的研究得到进一步强化。

1813年法国《箴言报》发表莱柏赫(M. Lepage)的《中医历史研究》(*Recherches historiques sur la médecine des Chinois, etc*)一文,介绍了中国的医药起源和中国医生体制,治疗学和本草,中国人的卫生、日常生活、行为举止和疾病。尽管作者不认同中医理论,但他建议欧洲人要理解其他民族的医学科学。然后提出,为什么在欧洲尽人皆知的"科学",没有在中国得到发展?

"近代科学为什么没有在中国产生"的第一个发问者,显然不是因为爱上中国药剂师女儿而热情投身中国科学史研究的李约瑟,而非莱柏赫莫属。

莱柏赫以为:"中国人有高超的医疗技术,中国人热爱科学,他们的皇帝就乐意向传教士学习西方科学。"但中医没有发展为科学的原因是因为:① 雍正禁教终止了西方科学的传入。② 中国不擅长与邻国交流。③ 中文书写的语言是一种阻碍。1825 年法兰西科学院首席汉学教席雷慕沙(Jean Pierre Abel Rémusat)发表《论中国人的医学》为题的演讲,作为对《中医历史研究》的评论,他承认中医正在衰退,但认为西方社会对中医的误解是由语言不通造成的,他告诫朋友们对中医学不要有偏见。雷慕沙是近代著名的汉学家,法国汉学研究体系的创始人,当初是因为读了卜弥格的《中国植物志》,而引发其对学习中文研究文化的巨大热情。1813 年他以《论中国人的舌苔诊病》论文获得博士学位,灵感便来自卜弥格的"舌诊"译文。但雷慕沙认为卜弥格的译文不准确,说他不熟悉中国医疗技术,仅凭对文字的感觉翻译中医图书,因而"其中大部分译文并没有弄清楚中医的原义"。雷慕沙特别强调语言在研究东方学的工具作用,他本人精通中文、蒙文和满文,早期法国汉学体系强调语言学训练便是受到他的影响。关于科学的含义和科学文献的翻译,雷慕沙以为首先要弄清楚"科学"的术语,他解释说:"无论是在欧洲还是在中国,'科学'都有双重含义,单纯从语言学角度来说,它是技术术语的表述,同时它又是一个不能用常用语言来解读的知识体系。"

16 世纪至 20 世纪初期,不少著名传教士汉学家或著文讲解探讨中医阴阳五行和脉学理论,亦有部分中医图书或篇章被译成西文。雷慕沙的批评费人思量,由传教士或医生翻译或介绍到西方的中医知识的准确率究竟有多少?如果译者中文不精、中医不懂,甚至没有受过西医教育,不要说读通中医经典,就是读懂中医可能性都不大。那么,建筑在诸如此类错误百出的译文基础上对中医的评判,又如何以科学标准来衡量?

晚清同文馆医学教席英国医生德贞(John Dudgeon)在讨论西医中译的标准时提出三个条件:懂中文,懂西医,懂中医。然而 19 世纪的中国和欧洲,能够达到同样标准,从事中医西译的作者微乎其微,德贞可以算是例外。1869—1872 年,德贞在《教务杂志》连载数期《中国医疗艺术》,介绍了中国十大名医和各时期的中医经典。为驳斥西方世界对中医没有解剖知识和外科不如西医的偏见,1893—1895 年,德贞翻译《医林改错》和《医宗金鉴》的外科章节,以此证明传统中医中有精彩的外科技术和现代解剖学家,但他的作品在西方世界影响不大。

雷慕沙之后,欧洲汉学界对中医研究回归到典籍的翻译。以使不懂中文的西方学者能够阅读到大部分中国医学典籍,自行评价古代中国医学的内容和性质,摆脱对那些经过滤和满载不准确的资料的西方文献的依赖。德国医生许宝德(Franz Hübotter)是欧洲中医学研究领域中举足轻重的人物,自 1913 年起,他翻译撰写《古代中国名医医师》《寿世编:中国古代的接生术》和《针灸甲乙经》。许宝德认为中国医学典籍累积了非常丰富的医学史知识,当务之急是重整史实,他选取《古今图书集成》有关的脉学图书译成德文,其中有《濒湖脉学》《难经》和《脉诀》,1929 年结集成《中华医学》(*Die chinesische Medizinzu Beginn des XX. Jahrhunderts und ihr historischer Entwicklungsgang*)在德国出版。20 世纪 70 年代起,公元前 3 世纪至 3 世纪写成或辑要的重要中国医学文献逐渐被译成英文,包括马王堆医学、《伤寒论》《史记·扁鹊仓公列传》。德国慕尼黑大学医学史教授文树德(Paul U. Unschuld)与中国医学史家郑金生近 20 年的合作完成英译《黄帝内经素问》。文树德相信他们的工作:第一,为其他不懂中文的文科学者提供准确的资料,使他们能进行比较研究。其次,给予有志于应用中国医学于临床实验的人士各种材料,使他们公平地比较东亚与西方医学传统。

中医西传中第三个内容是针灸西传,针灸是目前唯一被西方社会接受和采纳的中医疗法,其在中医西传中具有特殊意义,因篇幅关系,将另著专文讨论。

从时间上考察,西医东渐和中医西传几乎是在地理大发现之后同时发生的,这场中西医交互会通的文化活动的结果,使东西方医学有了比较的可能,通过文化比较梳理了两种医学文化的特征。从某种意义上,近代以来对中医特性的认知是在中西医比较的视野中建构的,或者说是依据西方"科学"范式确认的。值得令人深思的是在这场跨文化传通的医学活动中,无论是东渐还是西传,担当主角的都是西方人,西方的医生、药剂师和传教士,而中国的学者和中医师甚至连配角都算不上。尽管如今有众多中国针灸师活跃在欧美世界,甚至在一些国家获得合法地位,但针灸西传、改造针灸理论与技法的依然是西方医生。由此揭示的一个事实是:中医西传本质上是中医西化的过程,以近代科学术语解读传统思维,以现代医学概念去理解古代中国的医学用语,将医学用语抽离原有背景,硬行翻译,甚至扭曲传统中医所包含的内涵。这种忽略中国医学的历史和文化特征的错误,在20世纪70年代有所改观,源自西方学者意识到中国医药卫生科学的历史及其社会文化条件是极有研究价值的课题,一方面是中医经典的重新翻译,另一方面是越来越多的学者参与到中国医学史研究行列。这股思潮自21世纪初由台湾影响到大陆,如今,中国医学史俨然成为历史学领域热门话题,从中引发新视角、新问题和新方法,这无疑是中医西传后获得的意外,也是最大效果。

(高晞,《中医药文化》,2015年第6期)

中医药对外传播的历史启示

中医药对外传播历史展示了一幅横跨五大洲、绵延数千年的历史画卷,也描述了中西医学文化之间的适应过程。对浩如烟海的中医药对外传播进行历史性考察,有助于梳理规律,总结经验,寻求启迪,逐步打破异质医学文化间的壁垒,促进中医药文化的对外传播,扩大中西医学文化宽容和共同发展的空间。

一、中医药对外传播史显示其特有的传播规律

1. 中医药对外传播具有阶段性　中医药对外传播在两个时期(隋唐时期和宋元时期)发展较快,成果显著。

隋唐时期,经济繁荣,国内形势安定,促进了国内外商业贸易的发展和科学文化的交流,长安成了中外文化经济交流的中心。英国著名科技史研究专家李约瑟在其主编的《中国科学技术史》中曾描述说:"在以迎外和仇外两种态度反复交替为特色的中国历史中,唐代的长安是国际著名人物荟萃之地,阿拉伯人和波斯人,从西方来到长安,同朝鲜人、日本人、中国人和印度支那的东京人相会。"唐代文化氛围宽松,学术活跃,中外医学文化交流频繁,东学西渐,影响巨大,如日本以我国唐代医药行政制度作为蓝本,制定《大宝律令·疾医令》,效仿唐代医药教育体制,可以说是全盘移植中国的医学构架。

宋元时期,封建统治阶级加强中央集权制,并在意识形态领域大兴融合儒、道、佛于一炉的"理学",理论研究之风日盛,逐渐影响到中医学界。加之金元时期,各民族医药学交流融合,以及战争频繁导致疾疫流行,向医药学提出了许许多多新课题,促进了医学家们从不间侧面,探索人

体奥秘和疾病防治问题。同时,在"不为良相,愿为良医"思潮影响下,更多知识分子或自觉改儒学医,或因仕途不通而从事医学研究者。由于观察问题的角度不同;由于地域、气候、岁时、民族之差异和因疾病疫病等因素,他们对前人的医学理论提出评论,倡导各自的学术思想,形成学术争鸣。

2. 中医药对外传播具有多样性

(1) 原因上的多样性:传染病的流行需要中医给予应对方法,医家们在治疗疫病过程中传播了医学知识,宣传了中医治病思想。经贸流通带动中医药传播,如明日贸易时代,中日两国政府文化交往处于低潮阶段,但民间交流活动频繁,药材是贸易品中的重要部分。战争乱局推动中医药传播,如元代大统一之前,政权基本上分立,战争掳掠残酷而频繁,客观上促进了医药文化的交流与传播。宗教扩张过程推动了中医药文化传播,如鉴真东去日本传播中医、唐僧西域之行传播中医药文化。如大量传教士到中国传播西方宗教的同时,学习中医药知识并带回西方国家。造纸、印刷与造船技术的进步,为中医学著作的传播提供了方便和普及的可能。

(2) 方式上的多样性:在中医药文化对外传播方式上,有直接传播(人扩散),如郑和下西洋,开启了中医、针灸对非洲交流和传播的先河,也有间接传播(物扩散),如通过图书、药物等媒介传播。有走出去传播也有请进来传播,如张骞出使西域等主动进行域外传播,也有外国人主动到中国学习中医药知识和文化,如日本的遣唐使、西方来华的传教士,他们为中医药在本国的传播和发展做出重大的贡献。此外,中医药交流仍然以医生通过民间方式进行为主,官方形式开展的医药交流,大部分仍然是在药品交流的"进贡"与"赐赠"这种传统官方贸易上。

二、影响中医药跨文化传播的因素

1. 政治与经济因素的推动　在古代,特别是在唐代、宋代和明代时期,中国政治、经济的强盛、文化的繁荣,科技的进步,对外贸易的频繁,交通渠道的畅达,促进医药文化绚丽纷呈,医药学思维活跃,是东学西渐、中医药文化虽强势输出趋向的坚实基础。

2. 中医药的开放体系　"泰山不弃寸土而能成其大"。中医药是一个开放包容的体系,具有海纳百川、有容乃大的胸襟。历史上,印度医学、阿拉伯医学、佛教文化等都在中医典籍中留下印迹。中医对外来医学是择其可用,为我所用,在交流的过程中,逐步发展完善自身体系,因此在历史发展的长河中,生生不息、经久不衰。异质医学互通有无、融会贯通,有助于丰富自身文化,促进世界医药的发展。

3. 中医药文化的自信　中国历来有"桃李不言,下自成蹊"的文化自信,采取的是"请君入瓮,以文化之"的传播策略。中医是一个被动的开放体系,一方面,历史上医学文化交流很多都是异质医学文化自己送上门的结果;另一方面,在清朝以前,中医之所以能传至日本、越南、朝鲜等国,主要是这些国家的人士主动到中国来学习,之所以能传播到欧美,很大程度上归功于西方传教士的努力。

4. 中医药对外传播的不均衡　中医药对外传播虽然横跨五大洲,但在亚洲(尤其东北亚)传播历史悠久,文化影响力最大,这是因为文化适应的范围和速度受两种文化共性大小的影响,文化相似程度越大,吸收借鉴速度越快。同在亚洲国家,中医药文化在朝鲜、日本、越南等国的影响和在泰国、印度、印尼、菲律宾、缅甸等亚洲其他国家的影响就不可同日而语。信息量的多少不是文化传播的唯一决定因素,关键在于信息的结构和体系。一种医学文化传播到另外一个文化圈中,能落地生根具有稳固性,不仅与该文化圈的是否需要有关,而且与有无整体性的医学文化形式(制式医学文化,包括观念和体制)的输入与接收有关。比如在日本,当时人们尊重汉唐文化,对中国的医学著作、医学制度、医学教育、医药管理等进行借鉴;在医事制度上,效仿中国医药分工等,这大大推动和促进中医药在日本的传播,日本的汉医因此盛行上千年。

5. 中医药对外传播中的信息漏损　长期以来,中医借助人扩散,通过贸易扩散、宗教扩散、战争扩散等途径传到西方的信息,多为见闻性或概述性的经验内容,缺乏中医理论指导,缺乏准确度。在 20 世纪以前,从事中医药对外翻译和交流工作多为西方人士,鲜有中国人参与的记载。传教士是中医药文化向欧美传播的桥梁,他们有的是医药外行,有的是西医师。当传播媒介转换成图书时,翻译视角存在各种局限,体现在西方出版的关于中医药的图书中,存在对中医药节译、错译或漏译,造成信息失真。如法国驻中国领事达布理于 1863 年出版的《中国医学大全》,是当时法国针灸师、学习针灸者的必备手册。达布理在书中节译了杨继洲的《针灸大成》,部分材料因偏重理论,缺乏实际操作,且有错误介绍的情况,没有起到正面的影响作用。

三、启示

中医药学的振兴,中医药文化对外传播,是推动当代中华民族文化精神复兴的一个引擎,是打造国家"软实力"的一个必不可少的组成部分。新时期,在国家政治稳定,经济繁荣,对外交流日趋频繁的大好形势下,中医药对外传播,应坚持以下基本原则。

1. 中医药对外传播要坚持文化导向　中医药对外传播的历史显示,在过往交流中,中医药更多以工具性的形态,而不是以文化的形态输出,相关的理论和文化内涵,犹如深藏在海平面下的"冰山",没有得到有效的交流和传播。中医、中药的实物交易、交流是较低层次的,文化的传播、接受才是更高层次的,更能让对象国人民认同,并形成文化依赖,才会根深蒂固、生根发芽。走向世界的中医药必须科学化、现代化、标准化。文化是灵魂,如果没有文化的支撑,中医药注定被科学化、被现代化、被标准化,最终导致中医药文化、理论的异化、衰退甚至是消亡。

2. 中医药对外传播要高度重视语言的转换和文化的对接　清代中期以前,"东学西渐"过程中出现的中医药译作,虽然多为见闻性的、概述性的内容,缺乏中医理论的阐述,尚未直接涉及中医典籍,但正是这些译作,引发西方学术界对中医学的关注,促进中西医学文化的交流。但由于翻译视角存在局限,这些图书中存在对中医药的节译、错译、漏译或中转式的翻译,造成中医药原质信息的大量失落和失真,给中医药的国际交流造成困难。中医拥有千余部古典医籍,但仅有20 部左右的典籍有完整的翻译,且翻译质量参差不齐,根本无法代表中国 2 000 年来所累积的医学经验。要以最小的失真效应赢得最大的传播人群,一方面必须通过"语内编码""二度编码",做好语言的转换和文化对接工作,确保原质信息系统化输出,深入挖掘中医文化的宝贵知识和经验;另一方面要注重语言和思维方式的差异,通过有效的编码策略,缓冲不同医学文化的差异,促进文化适应,传播中医药知识、技术与文化,推动医学文化在互动和共存中发展。

3. 中医药文化对外传播要坚持循序渐进原则　要增强中医药文化的自觉、自信、自强。中医药文化对外传播的历史显示,医学文化主体的互动有其过程性,会经历一个层次上由表及里,从物质文化到制度文化再到精神文化的发展过程,整合的难易度由小到大的过程,不同文化层次的整合不同步。中医药文化传播不是单纯的"物理嫁接",而是有机的"化学反应",孕育产生的应该是打上"中国烙印"的全球医学文化。中医药文化在心理上,从历史的自负到近现代的自卑,以及新的历史时期下自觉、自信、自强的构筑,也是一个渐进的发展过程。中医药要继续走向世界,就必须树立中医药文化主体意识,坚持中医药文化的自觉、自信和自强,坚持主体发展与开放兼容相结合,把具有中华民族特色的中医药学发展、推广成为全世界人类文明共享医学的有机组成部分,那将是中医药跨文化传播的瑰丽结晶。

(徐永红,《中医药管理杂志》,2016 年第 24 卷第 1 期)

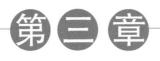

中医传播途径、技术与方法

第一节 传播模式与要素

试论中医文化传播的困境与出路

中医学是融合了人文、自然、生命的医学科学。作为世界上唯一传承至今并仍在的古老医学体系，其中的中医文化及其所代表的中国传统文化是使之历久弥新的重要原因之一。

中医学深深植根于中国传统文化，烙印着中国古典哲学思想并兼蓄儒道两家精华。以元气阴阳五行说为基础的中国古代自然哲学是构成中国传统科学范式的基本思想内核，它形成了中国传统科学中共同的自然观、认识论与方法论。中医学正是以元气阴阳五行学说为其自然哲学基础的典型学科。正是由于此，中医文化的渊源可一直上溯至诸子百家风起云涌的战国时期，并在其后2 000多年的历史浮沉中伴随着"天人合一"的整体观、"阴阳五行"的朴素辩证法、"辨证论治"的诊疗原则以及"六经传变"的疾病理论不断发展完善。同时，中医学中所蕴含的哲学、文学、科学、地理、天文、自然气象等也对中国其他传统文化产生着深远的影响。除此之外，中医文化更是现代中国向世界弘扬传统文化、传播民族文化精神的重要载体和符号。中医作为中国的原创医学，是当前最有可能带动我国科技创新并领先世界、引领全人类健康事业方向的医学，特别是目前西医学正在由微观走向宏观、由生物医学模式到更加关注社会、心理等的转变趋势，中医的生命观、疾病观和诊疗理念与方法，一定会对未来的医学模式产生影响。

一、中医文化传播的意义

中医文化相伴着中国传统文化在漫长的历史长河中涨落盛衰，尤其到了近代，面对西方医学的"坚船利炮"以及整个中国传统文化的式微，中医文化的薪火相传关系着一门医学领域甚至文化体系的兴亡，中医文化的传播显得尤为重要和迫切。从另一个方面来说，中医的命运是中华传统文化命运的一个缩影，中医的危机从根本上说是中国传统文化的危机。因此，中医在中华文化的传承与复兴中起着非常重要的作用。

首先，对于中医学及其文化的自身来说，一个学科或文化体系的继承和发展必然离不开传播。这里的传播是广义的概念：既包括学科内的师徒传承与发展，更包括整个中医科学文化在社会中的发扬与传播。我们在这里着重讨论的是后者的重要性。自从现代医学成为主流医学之后，中医对年轻的一代来说越来越陌生，中医语言环境和现代生活脱节势必将导致中医越来越萎缩、受众越来越少。正如判断一个物种是否灭亡的关键性依据之一即是物种繁衍的欲望及可能性，那么一种文化或科学的生存同样需要广泛的有效传播以获得更多的文化认可、文化继承以及吸纳创新。对于民众而言，通过中医文化的传播能够了解中医治病的优势，获得中医养生的相关知识，从而受益于中医。中医作为一种医学科学，最终的目标与存在的价值都是防病治病，这与西医实际上是殊途同归的。而且面对一些西医束手无策的疾病，中医常能成效显著。因此，中医文化的传播能最终造福于人类、社会，这既是实现传播有效性的因，也是果。

再者，传统中医文化的价值观，除医家"道术"的功能性外，其社会功能还承载着实践和弘扬伦理道德的元素。通过中医文化的传播，其中内含的哲学思辨、伦理道德、文化意图等都会深刻地影响着社会文化、意识形态。例如，南朝学者杨泉《物理论》中："夫医者，非仁爱之士不可托也，非聪明理达不可任也，非廉洁淳良不可信也，其德能仁恕博爱，其智能宣畅曲解。"通过此类的中医文化传播，能为社会建立和谐、仁爱、道德的意识文化，促进社会的发展。

最后，中医文化作为中国传统文化宝库中的瑰宝，是中国传统文化走向世界的重要文化标志之一。中国传统文化与中医文化的传播息息相关，因此中医文化的传播不仅关系到中医的文化输出问题，更关系到中国文化的跨文化传播。中国文化的跨文化传播领域里已经有了不少的研究，随着中国的经济日益强大，中国国际地位不断提升，国家与社会日益重视国家形象，而国家形象中的软实力即是文化的传播。文化软实力的研究已经使越来越多的人认识到文化话语权的重要性，因而需要传播学来协助树立一个科学、专业，同时又含有浓厚中国文化色彩的中医文化形象。

二、中医文化传播的困境

实际上，浩浩荡荡的人类文明进程中，"文化"与"传播"从来未曾分离过，传播是文化得以保存与发展的首要条件，同时传播的过程中也必有文化要素的交流，一个丧失了传播意图、传播手段、传播受传者的"文化"，等待它的只有消亡。中华文明绵延几千年，中医文化走向世界，都离不开传播。不同的是，随着人类文明的进步，传播也在日新月异，不仅包括我们都能够感知到的传播媒介的变迁，也包括传播者、受众自身的变化。

但中医文化甚至中国传统文化也面临传播困境，笔者将其大致分为两类：一类是传播环境的严峻；另一类则是传播者自身的窘迫。

谈到传播环境的严酷，这几乎是现代每一个待传播的个体或群体都必须面对的问题。当今我们所处的时代与漫长的自给自足的自然经济时代早已发生了翻天覆地的变化。今天我们的生活更加富足、更加方便，但也离自然更加遥远。我们所营造的一个个看似可以脱离自然，实际上最终要受到大自然制约的小环境，让我们对自然的感应能力大大减弱了。中医正是建立在这一套自然唯物观基础上、对人体内脏经络的病理演变的认识。中医的产生、内涵、核心都离不开对自然的感知，这与现代传播环境的内在不可调和的冲突性使得中医文化的传播相较于西医越发困难和难以理解。现代人无法像古人一样感知、尊重、敬畏、理解自然，中医文化中的"天人合一""阴阳五行""藏象经络"愈益不能得到人们的认可。同时，现代传播话语权被牢牢地掌握在西方国家的手中，他们建造的传播环境也必然更利于他们逻辑的、科学的、实证的、结构式的文化形态，这种文化传播霸权可以令社会中的受传者对中国传统文化中的思辨的、宏观的、抽象的、模糊的、感知的文化形态产生不信任，阻碍中医文化、中国传统文化的传播。

另一类困境则是现代中医文化传播自身的囹圄导致的传播不畅：① 中医学界普遍缺乏一种文化主体意识，面对西方文化马上缴械投降，在传播中屈服迎合导致直接丧失了中医文化的话语权。② 中医文化中难以被人们理解的名词术语一直未能找到合适的途径使之符合现代的通俗语言体系，这是传播学中编码与解码所遇到的困境。面对有着相同文化氛围的中国受传者，中医文化尚且未能有效编码解码,那么在走向国际社会的过程中,编码与解码将面临更加难以解决的文化、历史、意识形态的困境。③ 很多人在观念上,总认为中医只能调养一些慢性病,治病起效也缓慢,同时中医更多的是应用在中老年疾病的治疗和保健中,很多年轻人对中医不了解,不熟悉,甚至带有偏见,丧失了年轻群体的传播话语权,使得中医文化一直不能与"创新、现代、变化发展"等传播印象联系到一起,又怎样与象征未来的西方医学、科技相抗衡呢。④ 政策上,国家虽然对中医文化越来越重视,但在扶助力度、资金上仍然有限,这使得中医文化在传播一开始就信心不足,也得不到传播媒介的足够青睐。

诚然,如上所述,传播者自身的困境还有许多,传播大环境中也有不少小环境给传播带来阻碍。然而,日新月异的大众传播技术手段虽然凭借政治经济军事力量、绝对数量等不断构建着强势话语权,可传播的魅力毕竟在于:只要实现信息的充分交换、流通,就有可能瓦解话语权,体现出一种超强的解构作用,因此我们有理由对中医文化的振兴充满信心。

三、中医文化传播的方法和途径

中医文化传播的具体方法多不胜数,譬如具体到不同的传播媒介就有不同的传播方式、传播形态。笔者在此只欲点出中医文化传播过程中需要注意的几个问题以抛砖引玉,具体的传播方法有待更细致微观的研究。

谈到传播,首先中医文化自身作为传播者必须树立一种文化主体的意识,现代的传播方法可以为我所用却不能反过来成为控制传播的武器。同时,在有效传播中,应尽置以受传者(民众)为中心。虽然传播学大家拉扎斯菲尔德《人民的选择》中提出的"政治既有倾向假说"以及"选择性接触"等观点,常会引领我们在具体的传播中面对不同的受众,可能需要采取不同的传播方法,但总的来说,传播者的观点应该建立在客观、历史的角度来看待中医,既要回避一种文化的自卑和偏见,也要克制历史的优越和傲慢等负面心理。这种不偏不倚的态度等于将选择权交给了受众,受众要做出合理的判断必须要获取更多的信息,这种传播态度既能树立公正、专业的形象,又能延续传播内容,受众的自我觉醒意识还能使他们对传播者产生好感而非情绪上的抵制。其次,国家政府应为中医文化的传播提供更好的国内传播环境,加大对中医文化研究的政策倾斜和经济投入。第三,鉴于单个的中医院校无法肩负起中医文化价值传播特别是跨文化传播的使命,笔者建议中医高等教育和研究机构等能够成立相关的联合组织,凝聚全国中医学科的力量,给中医文化构建宏观的传播方向与可以预想的未来道路。第四,中医院校的学生与从事中医的工作者都应建立传播的主体意识,在中医越来越被"边缘化"的今天提高对中国传统文化的认知和理解,加强对中医文化的研究,做到热爱中医,使用中医,发展中医,因为有效的传播不是靠几个电视节目、电视剧、养生图书就能够得到认可的,人际传播与群体传播也有非常重要的作用。

在以上几点的前提下再来谈中医文化的传播就会更加有的放矢。从传播者的角度看,中医文化的传播除了树立正确的意识,还应具有灵活的传播技巧和明确的传播目的。不同的传播目的应采取不同的传播方法,例如短期传播某个知识或观点,可以把晦涩难懂的中医专业语言解码成通俗易懂的现代用语,而长时期的传播则应更加注重文化性、专业性、趣味性的有效融合。中医文化厚养于儒、释、道,诸子百家在发扬光大他们的学说过程中都采取了非常灵活的传播技巧,比如儒家先"述"后"作"、聚徒讲学的传承传播;孟子"善于揣摩受者心理"的传播技巧和"晓之以理、动之以情"的传播艺术;老子对传播策略灵活变幻的启示与无为而至的传播效果等,中医文化的传播也大可向其借鉴。从传播媒介来说,一般分为传统媒介和新媒介。其中传统媒介又分为纸质媒介与电子媒介,新媒介则更加注重交互性、移动性、海量性的方面。因此面对不同的媒介,我们应事先考虑好传播的对策。譬如说,现在人们特别是年轻人普遍不再喜欢阅读线性的文本,那么在使用电视、网络等媒体进行中医文化传播时就更应该把知识浅显化,同时注重多种感官的利用,因为电子媒体的突出特色就是一瞬即逝以及多感官同时运作。而对于网络、手机等新媒体,传播更应注重受众的反馈,建立精准的分众式传播,例如可以为手机用户发送一些四季养生的小知识,为网络用户解疑答难等。而报纸、杂志的用户体验到的是历时性的传播,更容易追溯事物的起源并且以此对事物的本质做出最终的理解,这类传播大可撰写、传播一些更加专业化的文章来加深受传者的理解。此外,受传者的分类极其重要,年龄、地域、知识层次、收入水平等都可能造成受传者认知上的差异,传播时虽难以面面俱到但也应尽量考量。

中医文化的传播议题众多,仁者见仁,智者见智。但笔者呼吁人们注意的是,无论如何,代表着中国传统文化的中医文化在传播中不能动摇自己的文化本根,失去了文化本根的传播将不再是源远流长的中医学的形态。特别是在跨国传播与跨文化传播中,我们更应注意,全球化不仅是一个统一的过程,更是一个多样化的过程,传播的目标是中医文化的全球化传播,而非文化融合、文化的全球化同化。面对复杂多变的传播困境,中医文化的传播需要我们积极地面对挑战、把握机遇,充分地运用各种传播方法以突破重围,继承创新。

(魏一苇、何清湖、陈小平,《湖南中医药大学学报》,2013 年第 33 卷第 3 期)

中医药文化核心价值传承与传播的语境及路径分析

中医药文化的核心价值在科学主义话语下长期受到质疑、排斥。世界卫生组织提出的健康概念和新的医学模式,为中医药发展提供了新的语境。中医药文化需要在反思中回顾总结,在反思中创新,以期在新的历史条件下取其精华,去其糟粕,适应社会对公共服务的新要求,与现代科学文化互补共生、健康发展。

一、中医文化价值传承与传播困境的话语权分析

1. 中医药文化核心价值的界定　　人类文化是人类在社会历史实践过程中所创造的物质财富和精神财富的总和,是在对象化和非对象化矛盾的不断解决中得以形成、存在、积累、传递、发展和发挥的永不停息的活动过程及其成果。文化是人类独有的生活方式,不仅满足人精神上、物质上的需要,而且启蒙人、发展人。文化在传承和传播的过程中形成群体、地域、民族乃至国家的认知方式、思维形态、审美情趣等,指导具体学科,体现文化价值。

中医药文化是中国传统文化的典型和范例,其在数千年发展传承和传播过程中,不断汲取中国传统文化的优秀成分,融合各学科的思维理念,形成中华民族独特的宇宙观、自然观、生命观,生命观中关于生命、健康、防病、治病等的构成部分,是中医科学自身和外围的生存土壤。

时至今日,中医药文化仍能发挥巨大价值。国家中医药管理局颁发的《中医医院中医药文化

建设指南》指出：中医药文化的核心价值，大家普遍认为，主要体现为以人为本、医乃仁术、天人合一、调和致中、大医精诚等理念，可以用仁、和、精、诚四个字来概括。本文依托国家社会科学基金重大项目开展中医药文化核心价值体系及其现代转型研究，认为中医药文化核心价值应该包括四个方面：① 生命价值方面，道法自然的宇宙观和自然观，重视正气、中和平衡的生命观、生活观，燮理阴阳、身心共养、形神兼具、动静相宜、重预防的顺势适时养生观、"治未病"思想等，这些观念的普及与传播，对现代社会公众健康素养的提升有极大的促进作用。② 思想价值方面，中医药学的价值判断、思维方式、认知方式等，仍是对现代人类思维和实现的重要补充，其蕴含的仁、和等思想，不仅可以促进人的和谐发展，而且促进社会的和谐发展，优化社会发展模式。③ 科学价值方面，中医是多学科知识的整合，体现了生命整体观、有机观、动态观，这是对现代医学的补充和丰实，有利于转化医学和整合医学的发展。④ 伦理价值方面，以人为本、济世活人的价值理念，"大医精诚"、淡泊名利的精神，是医务工作者永恒的道德追求。

2. 中医药文化核心价值传承与传播的困境分析

（1）西方科学主义崛起的冲击：17 世纪牛顿经典力学体系的建立、19 世纪三大发现以及 20 世纪相对论和量子力学的提出，科学观念逐渐深入人心，人们开始用科学观念来审视人自身及宇宙。机械的、分析的、还原的、逻辑实证的科学主义方法广泛应用，带来了整个社会面貌的变革。这些方法被认为是最为可靠的，运用这些方法得到的知识是真正的知识，怀疑、批判的精神是真正理性的精神。人们不仅完全用逻辑的、实证的观点来审视科学，而且也完全用逻辑的、实证的观点来审视整个文化，带来人与自然的关系上及人生观、世界观上的根本性变革。人们可以利用自然科学的方法来认识、改造自然界。人本身无非是一个机器，也是可以认识的，两者都没有什么神秘性可言。在西方科学主义占主导地位的情况下，中医药文化的价值显然并不符合西方近现代的科学思维、效率思维、还原思维，实验医学成为主流医学，相对于中医药其占据了话语霸权地位。中医药文化在传统文化日衰的背景下逐渐失去其依存的土壤，在社会中也失去了话语地位，一切以科学为标准，科学主义思潮排挤一切非科学的东西。

（2）中国的五四运动、新文化运动思潮对传统文化产生了巨大冲击：由于明清以来封建专制严重阻碍了中国科学文化的产生和发展，闭关锁国政策导致中国近代的落后落伍，一批文化精英中的有识之士掀起了"五四"新文化运动。这对专制主义背景下传播民主自由思想、科学理性精神，促使民众的文化觉醒起了巨大的历史作用，但也毋庸置疑产生了矫枉过正的效应。在当时激进主义思潮的冲刷下，欧化思潮、反传统主义思潮对传统中医的命运产生了不可估量的负面影响。深受西方科学文化影响的知识分子，习惯于采用"以西医中"的方式，对中医理论大加批判和否定，几乎达到登峰造极的程度。陈独秀、胡适、鲁迅、傅斯年、郭沫若、丁文江等，他们的话语和著作里，无不透露着批判传统中医的辛辣文字。中医更是被海归派置于弱势文化的行列，备受打压，享有几千年历史荣光的中医学，被推上了文化批判的公堂。新文化运动以来的中西医之争，同样是话语权之争，是不同话语之间的冲突。在不同的话语系统的对话或冲突中，西化知识分子以"科学"的话语霸权批判中医，以西医的分类及西医的术语系统作为有效对话的唯一选择。在传统文化土壤被不断批驳的过程中，中医同样失去自己独特的符号系统，失去自己的话语权，走向"失语"状态。

（3）中医药文化自身的不足：中医药理论产生于春秋战国时期，这种多学科式的理论体系，格言式的表述方式，在数千年中不断被后学者注疏、诠释，在"六经注我"和"我注六经"的传承创新范式下,不断随着历史的发展而发展,其理论和实践为中华民族的繁衍昌盛发挥了不可磨灭的作用。但由于历史的局限,加之中医药文化自身同样存在许多保守的、落后的甚至糟粕的内容,阻碍了中医药文化在现代的传承、传播和创新发展。一是中医药理论中渗进了若干玄学和易学,现代人难以理解和接受,造成对中医药文化的负面形象。二是中医学自身的封闭性,缺乏与外界进行信息交往的主动性、积极性,习惯于从已有的认识中寻找现成的"答案",不愿怀疑已经被普遍接受的观点,特别是古贤或权威的学说,这些思维特征严重阻遏了中医药的突破与发展。同时中医药文化传承与传播的机制及路径仍未突破自身固有的枷锁。在信息传播快速创新发展、西医占主导话语权地位的今天,中医药文化价值的实现仍然更多依赖传统文化之遗存。一是依靠政府更多运用行政手段进行推动,二是中医自身缺少有意识的文化创新建设,缺乏运用现代科学文化手段进行创新式传承,即缺乏主动向社会公众积极推介及社会多元化主体的共同协作进行中医药文化传播。当前中医药文化传播形式过于单一,内容过于专业化,多为科普知识宣传手册、中医养生知识等,质量良莠不齐,缺乏长效机制,严重妨碍了中医药文化价值的社会认同和传承、传播效果。

3. 对中医药文化核心价值传承与传播研究的不足　当前中医药文化传承与传播的研究仍然处于较为初级的水平,不仅研究的成果较少,而且研究范围相对较窄、内容不够细致深入。蔡慧贤从社会制度、利益关系和文化观念三个角度分析了中医药文化出现传承危机的原因,并提出了若干中医药文化传承发展的建议。张建中等基于文化的力量和作用,提出了加快中医药文化传承与发展研究基地建设的措施与构想,并设计了实现建设目标的保障措施。孙光荣从战略视角,论述了中医药文化核心价值传承,提出了其传承和发展的战略措施。靳琦、王键、杨丙红等对中医药院校中医药文化核心价值传承的作用、思路、方法、内容等进行了分析。徐桢等分析了我国中医药文化传播的现状,并针对性地提出了对策建议。魏一苇等从传播环境的严峻性和传播者自身的窘迫性两个方面论述了中医药文化传播的困境。

目前研究仍多是从中医药文化的人才培养、政府支持、加大资金投入等老生常谈的角度进行分析,对中医药文化传承与传播的主体和客体分析、普遍功能、方式、模式、路径、策略、机制、理论依据等方面的创新挖掘少之又少。中医药文化价值的实现,需要依赖新的传承与传播的理论机理和路径创新,设计合理的制度安排及利益共享机制,充分发挥社会各主体的积极性。

二、中医药文化价值传承与传播的新理论依据

1. 中医药文化传承与传播的时代机遇

(1) 西方科学思潮下西医面临的困境:不可否认,西方科学在诸多方面对现代医学发展提供了强大的客观的基础理论和方法论帮助,但其片面、静止、孤立的思维方式越来越暴露出局限性和不足。在科学思维下成长起来的西方医学,亦不可避免地存在自身的局限。一是还原论的局限性,忽视了局部与整体的关系,机械地把人体当作一部机器来看待,力求在最微细的水平上研究机体的结构与功能,却从根本上忽视了人是一个统一的整体,最终没有办法解释整个机体的各种情况。还原论对于很多复杂性疾病的研究,比如高血压病发生原因的研究及各种自发性免疫系统疾病的研究等,凸显出它的局限性。二是单纯的医疗"治病"模式,忽视了人体健康的整体性及健康与自然、社会的联系。在西医机械的生命观下,通过各种仪器观察和检测生理、生化指标,按统一标准判断病症,对症下药,重视病的普遍性,不注意人的特殊性,不注重人的精神、心理因

素对疾病所产生的影响,不符合现代医学模式的发展。三是治疗上多采用对抗、攻击性疗法,少有调动机制、自身平衡、修复作用、养生保健疗法。西医在对疾病治疗中少有充分运用人体自身的免疫功能来对抗疾病,这在现代疾病谱的变化下凸显出越来越多的不足。

(2) 中医药的整体性、人文性、合理性重新被世界认识:随着世界科学知识的发展,在多元文化、多种知识的深度交流中,中医药文化中的合理成分、特色技术被世界重新认识,慢慢为世界所接受,中医药文化价值也渐渐走向世界。如在中医学中处于"圣度"地位的"和"的理念,不仅仅是人体内部及人与自然的和谐,更重要的是人的精、神、气的和谐,要求人的心身与自然社会环境的统一。再如"仁"的价值内涵,是中医文化价值中内涵极其丰富的关于个人道德情操修养的部分,"医乃仁术"和"医者仁心"有利于突破纯技术主义的框架。同时"仁"不只是蕴含医道和医德方面,普通人同样需要在道和德方面具备"仁"的思想高度,在处理情志及人际方面要有宽容的心怀。对中医药文化中这类价值观念、认知方式、审美情趣的传播,从实际意义上讲,有利于促进当代民众的身心健康,让人们在嘈杂的现代社会中在心理上寻找到归属,促进个人的和谐和社会的和谐。这些优秀的价值观念逐渐传播,让世人更深刻地领悟中医药文化所蕴含的价值内涵,对促进社会的发展都会起到重要的推动作用。随着公众对中医药文化认识的不断加深,中医药核心文化价值得到了公众的重新认识,不断积累着更加深厚的传承与传播的土壤。

(3) 西方转化医学、健康概念的提出给中医药发展提供机遇:由于西方科学主义及西医科学面临的困境,西医服务与社会需求之间的裂痕越来越大。基础研究与临床问题解决之间脱节、疾病谱的转变使医疗成本大大增加、基础研究和药物开发及医学实践三者需要整合,诸如此类问题的出现,促使人类寻求新的医学转向。在此背景下,转化医学应运而生,其核心是打破基础医学、药物研究、临床医学之间的屏障,加强研究与应用之间的结合,在它们之间建立起一个双向转化的桥梁。转化医学遵循的是循证医学的原理,实质是理论与实际相结合,是基础研究与临床研究的整合,聚焦于具体疾病,以疾病诊疗为研究出发点,以促进科学发现转化为医疗实践并最终服务于患者为目标。转化医学倡导"以患者为中心",要求从临床工作中发现问题、提出问题,由基础研究人员进行深入研究、分析问题,然后再将基础科研成果快速转向临床应用、解决问题。显然这体现和吻合了中医药学的特征:实践性、经验性及中医药以患者为中心、针对疾病个体实施辨证论治,是中医药发挥自身优势的契机。

与此同时,人类健康观念的转变也充分体现中医药"治未病"理念的时代价值。世界卫生组织将健康定义为:不仅是没有疾病和虚弱,而且是身体、心理和社会上完好状态。并且规定了有充沛的精力;处事乐观、态度积极、勇敢承担责任等十项健康标志。人类健康观念从只关注生理健康到生理与心理健康并重,且关注人与社会、自然环境的和谐,与中医药文化中诸多生命观、生活观、治疗观、养生观,尤其是"治未病"理念相吻合。这些都为中医药核心文化价值的传承与传播创造了新的机遇。

2. 新公共管理理论与新公共服务理论提供了政府和市场分工协作的理论依据　新公共管理理论起源于 20 世纪 70 年代发达国家的社会再造浪潮,是"管理主义"或"新管理主义"运用于公共管理部门的结晶。其本质是重新发现公共品的价值,试图通过企业方法实现社会公益目标和公共品异化。大卫·奥斯本和泰德·盖布勒的《重塑政府》一书提炼了新公共管理理论精髓的十个方面:起催化作用的政府,掌舵而不是划桨;社区拥有的政府,授权而不是服务;竞争性的政府,把竞争机制注入提供服务中去;有使命感的政府,改变照章办事的组织;讲究效果的政府,按效果而不是按投入拨款;受顾客驱使的政府,满足顾客的需要而不是官僚政治的需要;有事业心的政府,有收益而不浪费;有预见的政府,预防而不是治疗;分权的政府,从等级制到参与和协作;以市场为导向的政府,通过市场力量进行变革。

较之传统的公共管理理论,新公共管理理论体现了不同的特征。首先是重新定位了政府与社会的关系,政府不再是高高在上,而是要增强对"顾客"需要的响应力。其次,更重视政府活动的结果和产出及公共服务的效率和质量;充分放权,以适应不断变化的外部环境和公共需求。三是强调竞争机制,取消公共服务的垄断性,即并非所有公共服务都要由政府提供,而是应根据公共品的内容及性质,灵活采取供给方式以满足需求。

新公共服务理论是对新公共管理理论的反思,是在理论基础、价值取向、制度价值等方面进行丰富和创新的基础上,美国著名行政学家登哈特夫妇提出的一个新的公共行政模式。该理论的主要内容有:政府的职能是服务,而不是"掌舵",公务员要帮助公民表达并满足他们共同的利益需求,不是试图通过控制使社会朝新方向发展;公共利益是目标而非副产品;在思想上具有战略性,在行动上具有民主性;满足公共需要的政策和方案可以通过集体努力和协作过程得以最有效并且最负责地实现;为公民服务而不是为顾客服务。公务员不仅仅要对"顾客"的要求做出回应,而且要集中精力与公民以及在公民之间建立信任与合作的关系;责任并不简单。除市场外,公务员还应该关注法律、社区价值观、政治规范、职业标准以及公民利益;重视人,不只是重视生产率;公民权和公共服务比企业家精神更重要。

新公共服务理论把效率和生产力置于民主、社区、公共利益等更广泛的框架体系中,更加关注民主价值和公共利益。

3. 多中心治理理论提供了公共服务有效实现的路径　关于政府完全提供公共产品的"政府失灵",一直都是一个难以有效解决的问题,特别是 20 世纪 70 年代西方一些福利国家"福利危机"的出现,政府提供公共产品的无效、低效受到很大诟病。面对公共产品领域存在的"市场失灵"与"政府失灵",传统的资源配置模式要么"市场"、要么"政府"的二分法模式已不能满足公共事务治理的需求。基于此,制度学派的代表人物埃莉诺·奥斯特罗姆和文森特·奥斯特罗姆夫妇提出了"多中心治理"理论。该理论的核心思想是,在市场和政府这两个极端之间,公共事务存在着其他多种可能的治理方式,由于各类主体在功能、结构、外部运行环境等方面的互补性,可以有效解决采用某种单一的公共产品供给方式而无法解决的问题,从而实现供给的优化配置。显然该理论强调公共物品供给结构的多元化,主张公共部门、私人部门、社区组织均可提供公共物品,把多元竞争机制引入到公共物品供给过程中来。治理主体的多元化和治理结构的网络化,即超越了企业治理的局限,单纯政府的范围。以公民为主体,私人部门、公共部门与公民之间的良性互动与精诚合作,可以提高治理效率、增加效益,缓解政府治理的压力。

三、中医药文化核心价值传承与传播的新探索

1. 中医药文化核心价值的公共品凝集界定　新公共管理理论、新公共服务理论及多中心治理理论都对公共产品和服务提供提出了各自的观点,但无不重视提供主体和提供方式的多元化、市场配置的重要弥补作用。中医药文化价值的具体存在和表现形式,如中医院、中医药社区卫生服务机构提供的中医药文化传播及中医适宜技术等,都具有准公共物品的性质,尤其是中医药文化核心价值的普及,是一种共同资源。依据准公共品的"拥挤性"的特点,难以实现其效用的最大

化。针对广大群众中医药文化传播的巨大需求,充分发挥市场优化配置中医药公共资源的功能,提高中医药文化价值提供的质量和效率,避免逆向选择和道德风险的发生。

2. 中医药文化在现代公共服务中的特色与优势　依据多中心治理理论,公共服务的多元主体性为中医药文化价值的传承及传播的路径提供多元性思维。中医药文化价值的传承和传播不仅仅是学术研究,为满足群众最基本、最迫切的需求,政府、医疗机构、高校、社会团体、企业、民众共同参与治理,既需要政府推动,又需要市场的补充;既需学术建设的发展,又需要经济建设激励,以建立健全合理的、长效的运行机制。政府及其主管部门负责主导中医药文化传承与传播的方向、政策,制定与组织传承、传播发展的计划,负责监督、考核,引导资金的投入。非政府社会团体可进行资源调研,推出公益服务。高校或中医药科研院所充分发挥知识技术优势,可进行学校和政府合作、校企合作,让知识真正服务公众,加快知识向实践转化。营利性组织在允许范围内,充分发挥自身活力,以市场机制配置资源。多方协作,调动社会各方力量,承担各自的责任,分享应得的利益,满足群众需要。

3. 中医药文化核心价值实现的路径　随着医学模式的转变、循证医学的发展以及人们对健康需求的增加,健康管理已经成为发达国家卫生事业的重要组成,同时以社区卫生服务机构为基础,开展健康管理已成为趋势。虽然我国也逐渐重视社区卫生服务的作用,但由于资源的不足,仍普遍"重医轻防",忽视各种健康风险因素的危害。要充分调动各个社会主体的积极性,有效地利用有限的资源来达到最大的健康效果。中医药文化价值在社区健康管理中能够发挥重大作用,尤其是内容丰富的中医"治未病"思想及具体措施,在饮食、起居、劳作、心理、中医锻炼方法、中医药知识、医疗药膳、顺应自然和避邪护身等养生保健和预防疾病方面的诸多内容,在健康管理的实践中,应通过多元主体及多种路径,推广到各类人群中去。再者,从中医药文化价值自身角度,操作简单、安全,设备、场地的要求较低,诸多具体适宜技术简、便、廉、验,极适合在社区开展。因此,应提高居民自我管理能力,努力探索具有中医药特色的社区健康管理。

四、中医药文化核心价值传承与传播的创新方法

1. 政府领航掌舵建中医药特色健康社区　中医药文化价值对社区健康管理具有极大的促进作用,社区是中医药文化价值实现的前沿阵地,是传承和传播的基础,是中医药特色技术充分发挥作用的场所,是最能为民众提供可及性服务的地方。建设中国特色的健康社区,中医药必然能发挥关键作用。在这个过程中,依据新公共管理理论、新公共服务理论及多中心治理理论,政府应发挥领航掌舵的作用,协同各方主体,以群众需求为导向,做好基础性服务工作。一是政府发挥战略导向作用,进行长期及短期发展的政策规则制定,为各主体的参与提供良好的制度环境,调动各方的积极性,有利于社会管理的实现。二是充分发挥资源投入的主导作用,弥补民间资本投入的不足。对体现中医药文化的健康社区建设,政府应主导优先配置资源,保障资金投入、人力资源培养与投入等,有利于健康社区的可持续发展。三是政府发挥最重要的管理与监督作用,完善管理与监督体系,监督各方主体提供服务的质量,以群众满意度为指挥棒,及时调整政策,激励与规范各方行为,有利于社会稳定、健康发展。

2. 中医药文化健康社区模式:权力分散、管理交叠,政府、市场、社会多元共治　依据多中心治理理论及上述论述,中医药文化价值在社区的传承与传播中,政府不再是唯一的决策中心,以

公民健康为中心,政府、企业、非政府组织、公民应形成既竞争又合作的社区健康自主治理新体制,实现管理主体和权力中心的多元化,实现"权力分散、管理交叠和政府、市场、社会多元共治"。这为其他非政府机构参与社区健康管理提供了广阔空间,实现了公共服务社会化,最大的优势是各方都能发挥自身最优势力量,相互整合、相互弥补、资源互补、协同增效,提高了供给效率,最大限度地满足消费者需求。

3. 中医药健康社区的协调效应:中医药文化价值增值,实现各方效益最大化　中国特色健康社区治理模式,公共品的利用可通过价格歧视增值。对具有一定竞争优势的中医药文化服务及产品,企业可依据消费者的偏好、品味、收入、阶层等因素对不同消费者设置不同的价格,根据消费者的不同情况收取不同费用,使消费者都能以合适的价格获得产品或服务。产品和服务的提供者区别定价,尽可能利润最大化,增进收益;公众又可最大程度上使个人福利最大化;中医药文化价值以这种市场制度获得社会认可,加快传承与传播,同时取得较大经济效益和社会效益。

4. 非政府部门主动参与功能的扩大　以中国特色健康社区为平台传承、传播中医药文化价值,除政府部门发挥领航掌舵作用,高校、医院、各社会团体等非政府组织应当充分发挥各自优势,相互协作,同时实现自身的价值。高校尤其是中医药类高等院校,是中医药文化继承和发展的重要力量,是中医药知识和智慧的源泉之地。其不仅仅是教书育人之地,不能局限于自身范围内搞实验和学术研究,师生应当走出校园,深入社区群众,采取各种方式,给社区提供知识和技术,将中医药文化价值普及并应用,用中医药知识惠及群众。这不仅造福民众,同时能够更好地让中医药文化价值获得民众认同,促进中医药文化价值的传承和传播,促进高校的自身建设发展。医院同样是知识密集的地方,公立性医院应该采取短期或长期的多种措施,如开设社区中医服务门诊、举行各类义诊活动等,将中医药文化及技术传播到基层。各类社会团体亦应在健康社区建设中充分发挥公益性作用,以各种形式补充资源。

5. 市场发挥基础性的资源配置竞争机制、效率机制　政府主导、非政府组织积极发挥自身优势建设具有中医药特色的健康社区,充分发挥中医药在预防保健中的作用,可为群众提供基本的健康需求。为充分满足不同层次、不同偏好人群的需求,市场应当发挥资源配置的优势,将一些资源配置到有偏好的人群手中,提高资源配置的效率。企业俱乐部的"选择性进入"是使中医药文化价值资源更体现价值和效率的有效方式。企业组织依据市场对中医药技术与价值的不同需求,以企业力量提供设施、人力等资源,组建俱乐部,充分满足和尊重特定主体的选择性,以人为本设定具体内容。设定合造的准入制度,既提升企业的发展,又促进中医药文化价值的传承与传播、满足特定人群的需求,同时增进社会福利价值。

6. 组建自主治理的健康俱乐部,民主程序化　多元主体治理下实现中医药文化价值在社区的传承与传播,采取多种形式组建自主治理健康俱乐部,以人的健康为本,让公民自主化参与,实现供给与需求的配对吻合。在俱乐部的开展主体上,可以以政府为主导,让有相同爱好和相同健康需求的群众自发组建俱乐部,主权在民,民众自治,自主管理,充分调动成员个体的积极性。政府履行监督职责,提供一定的人力、财力、物力支持,高校、医院、社会团体等提供技术指导等,实现俱乐部效用的最大化。

(申俊龙、马洪瑶,《中医杂志》,2013 年第 54 卷第 24 期)

中医药文化核心价值传播路径创新

中医药文化核心价值在科学主义话语权下长期遭到质疑、排斥，处于存废两难的尴尬生存状态。世界卫生组织健康概念的提出和医学模式的转变，为中医药的发展提供了新的语境。目前中医药发展得到了重视，但对于中医药文化核心价值传播的研究相对较少。笔者搜索了知网、万方等网站，发现对中医药文化从历史、哲学、自然科学和人文角度进行研究的比较多。这些研究对中医药文化的内涵、外延及形态表征、中医哲学和方法论等做了较为深入的探讨，但偏离了中医学背景，脱离了中医学与社会经济发展、人类健康事业的关系来谈中医药文化，难免流于泛文化研究。笔者试图从中医药传播主体、传播受众和传播路径等几方面来探寻分析中医药文化核心价值传播机制中的问题，并提出一些创新的解决思路。

一、中医药文化核心价值的界定及其传播研究现状

1. 中医药文化核心价值的界定　中医药文化是中国传统文化的重要组成部分，是中国传统文化的优秀代表，在数千年的传承和发展中，不断汲取中国传统文化的精华，融合哲学、史学、天文、地理、自然和人文等科学，形成独具特色的中华民族的宇宙观、自然观、生命观、生活观等中医药核心价值观。

中医药文化核心价值体现在四个方面。① 生命价值观。人命贵如天，遵循自然界的四时更替规律顺时养生、扶正祛邪、燮理阴阳、身心供养的治未病健康生活观。② 思想价值观。中医药文化对从医者"仁、和、精、诚"高贵品德的推崇为现代医者和国人树立了良好的楷模，对构建和谐社会有着重要的现实意义。③ 科学价值观。中医药学是多种医学的整合，是融自然科学和人文科学、传统文化与现代医学于一体的东方科学。④ 伦理价值观。以人为本、济世活人的仁者品质，大医精诚、淡泊名利的崇高精神，是现代医者永恒的道德追求。

2. 对中医药文化核心价值传播研究的文献述评　当前对中医药文化核心价值传播的研究还处在初级阶段，研究范围较窄，缺乏深入研究。陈少宗、王旭东从中医药文化属性与科学属性的概念和内容的角度分析指出，中医药文化研究应当梳理出其核心价值体系，中医药学的现代化研究应当与这一核心价值体系相统一，探索研究方法，制定评定标准，寻求中医药文化价值的认知认同；简福爱、肖建喜等从中医药文化核心价值观有利于构建社会和谐医患关系角度，提出应践行中医药文化核心价值观；宋欣阳、徐强从传播学视角对当代中医药传播困境进行解读，分析了传播主体与传播客体的困境、传播内容和传播载体的困境。目前的研究主要还是从中医药文化的人才培养、政策支持等角度进行，虽然也有从传播学的视角进行分析，但传播主客体定位还不明确，传播方式和传播路径缺乏创新，中医药文化价值的实现需要依赖新的传播机制。

二、中医药文化核心价值传播的困境

1. 传播主体与途径狭窄　在传统的中医药文化传播模式中，如《黄帝内经》等经典，是以中医学界的精英为核心的单一传播主体来进行文化传播的，这是一种"精英—大众""表达—接受"的

传播模式。随着商品经济的市场化,大众传播媒介技术的革新,文化传播的主体方式也由原来单一传播维度演变为多维度全方位的传播。传统中医药文化中以中医药学界精英传播为核心的单一传播模式正在被颠覆。

2. 中医药文化传播缺乏有效的转化表达途径　中医药文化的传播主要是在国家的政策推动下,以大众传媒为主,内容以文本为表现形式,晦涩难懂,覆盖面窄,传播效果差。依靠政府运用行政手段来促进中医药文化传承与传播,内容多为科普知识宣传手册、中医养生知识等,传播内容过于专业化,形式单调缺乏新意,缺乏长效机制,严重妨碍了中医药文化价值的社会认同和传承、传播效果。中医药文化中难以被人们理解的名词术语一直未找到合适的途径使之符合现代通俗语言体系,这种文化本身的编码与受众对文化的解码间的障碍导致了中医药文化的传播障碍。

3. 对传播中医药文化的核心价值观把握不准　目前中医药因其确切的疗效受到了社会的广泛关注,大众传媒大肆宣传中医药的疗效,很多电视台推出中医药养生节目,且收视率高居不下。有关中医药题材的电视剧也竞相推出,如《大长今》《大国医》等。但中医药文化传播内容集中在养生保健这一块,仅仅是中医药的疗效受到了重视,忽略了中医药文化核心价值之本,如以人为本的价值观、大医精诚的职业观、医乃仁术的道德观等中医药文化核心价值。

4. 受众缺乏理解中医药文化的背景环境　中医是以探索自然界物质运动的动态平衡的中国古代哲学思想为基础、以自然的整体观为指导思想、以人的脏腑经络为研究核心、以辨证论治为诊疗特色的一门学科。中医的产生、形成、发展都离不开对自然的感知,然而现代人无法像古人一样感知、敬畏、理解自然,中医文化中的"天人合一""阴阳五行""藏象经络"不能得到认可。

现代医学借助于先进的设备和高科技检查手段,对病原病理的精确分析和诊疗效果的快速,让患者更加相信现代医学;而中医治愈过程漫长,病因病理诊疗表述模糊,其传承与发展受到阻碍。中医语言环境和现代生活脱节势必导致中医越来越萎缩,受众越来越少。物质生活极大丰富的同时,现代人营造的一个个看似可以脱离自然、实际上最终要受到大自然制约的小环境,使其对自然的感应能力大大减弱了。

三、中医药文化核心价值传播的多元主体共治与路径创新

1. 政府与市场协同,提高传播效率　南京市某中医药大学申俊龙、马洪瑶用反向格义法引入新公共管理理论、新公共服务理论、多中心治理理论来诠释中医药传统文化,引入市场竞争机制来优化资源配置,创新了传播模式,为传播中医药文化核心价值体系打开了新的思维方式。

(1) 政府发挥组织者的主体效应:依据新公共管理理论、新公共服务理论、多中心治理理论,可以重新界定中医药文化的性质。如中医院、中医药社区卫生服务机构提供的中医药文化传播及中医药适宜技术服务等,都具有准公共物品的性质,尤其是中医药文化核心价值的普及,是一种共同资源。准公共品的拥挤性特点使其难以实现效用的最大化,需要引入市场竞争机制,让多方利益主体参与进来,充分发挥市场优化中医药文化公共资源的配置功能,促进中医药文化的有效传播。在这个过程中,政府应充当领航掌舵的角色,从宏观上制定好中长期的战略导向规划,为各利益主体的参与提供良好的政策环境,调动各方力量,使中医药文化的有效传播更加和谐有序。

(2) 非政府部门发挥传递效应:以社区卫生服务为传承平台,传播中医药文化价值,除政府

部门发挥领航掌舵作用外,高校、医院、各社会团体等非政府部门也应充分发挥技术优势,优势互补,共同促进知识向社会价值转化。中医药类高等院校应努力扩大知识技术辐射力量,鼓励师生走出校园,深入社区群众,用中医药的知识和技术服务于社区,普及中医药文化价值,加速知识向实践转化,让知识真正服务于公众,促进中医药文化价值传播。针对知识密集型的医院,应制定中医药文化传承与传播的长效机制,如开展中医门诊社区卫生服务,定期举办名老中医讲座、义诊活动等,通过多种形式和渠道将中医药文化传播到基层。各类社会团体也应在社区卫生服务中充分发挥公益性作用,实现多主体、全方位地传播中医药文化核心价值。

(3)营利性组织发挥激活市场效应:营利性组织在允许范围内,充分发挥自身活力,以市场机制配置资源,激活市场效应,充分发挥中医药在预防保健中的作用,不同层次、不同偏好群众基本的保健需求。自主经营,自负盈亏,满足市场需要的同时,也获得自己应有的利益。

2. 中医药文化传播的路径创新

(1)中医药健康大讲堂:目前中医受到了关注,但对中医药文化到底传播什么还定位不清,大量雷同的电视养生类节目、养生类图书,让国人觉得中医药文化就是养生保健文化,传播中医药文化就是传播养生保健文化。这种只见树木不见森林的形而下的思维对中医药文化发展极其有害。中医药文化博大精深,包含自然文化和人文文化,体现科学精神和人文精神,养生文化只是其中的一个部分。

南京市某中医药大学与南京市某区政府"校府"联动在该区开展中医药文化进社区健康大讲堂、中医适宜技术讲座,普及中医药文化核心价值:"人命贵如天"的生命价值观;"辨证施治"的思想价值观;大医精诚的职业观;"以人为本、济世活人"的伦理观。通过宣传中医药治未病的养生保健理论,指导社区居民改变膳食结构,增加科学锻炼,调适人际关系与疏导心理,改善生活环境,建立一个和谐、健康的社区。

用中医药文化核心价值观引领中医药文化的传播,是中医药文化传播的必然和有效途径,可以收到事半功倍的效果。2010年,中医申报世界非物质文化遗产受挫,主要原因是在申遗材料中重疗效和技能的介绍,轻文化的核心价值观引领,而文化恰恰是中医药发展的根本之所在。因此,对于中医药文化的传播者来说,中医药文化的有效传播就是充分发挥中医药文化核心价值体系的强大感染力与说服力,使其在理论上充分被认同,在实践中被自觉信服。营造适宜中医药文化传播的语境环境、加强传播主体的文化素养培训、改变传播媒介的呈现方式尤其重要,应创建群众喜闻乐见的中医药文化作品,寓传播于日常生活之中。

(2)中医药文化传播媒体协同化:传统媒介和新型传播媒介相结合。国医大师邓铁涛说过中医传播需要借助现代媒介,网络和电视可以为中医文化传播插上腾飞的翅膀。在网络传媒技术不发达的时代,中医药文化的传播媒介主要借助于传统的广播、电视、报纸等大众传媒。大众传媒的传播模式单一,传递效果滞后,主体与受众之间缺乏及时有效的互动。随着网络信息技术的革新,涌现出了新的传播媒介,QQ、微博、微信、博客等新型网络平台为中医药文化的传播提供了及时互动的无限交流空间。借助现代新型传播媒介,中医药文化正以一种通俗易懂的方式呈现给受众,得到了大众的认同。

(3)中医药文化传播示范工程:中医药文化是中医药事业发展的土壤,中医药文化要转变成服务项目,才能有效实现中医药资源的价值。为了弘扬中医药文化,传播中医药知识,使广大人民群众广泛了解我国传统医药的起源和发展历程,南京某中医药大学和南京市某区政府"校府"

合力,将南京市某医院作为中医药文化传播示范工程,在该医院成立中医药文化传播基地。成立中医适宜技术推广中心,培训适宜技术,提供针灸与推拿服务;成立运动培训中心,进行五禽戏、八锦缎等传统中医运动治疗方法的推广;推广中药材家庭栽培技术,并做好技术的跟踪指导服务。中医药文化传播示范工程大大提高了中医药文化的传播效率。

(4)中医药健康俱乐部:依据广大居民对中医药卫生服务的迫切需求,以市场机制配置资源为主、政府政策为指导、人的健康为本,本着居民自愿参加的原则,成立中医药健康俱乐部,让具有相同喜好和健康需求的居民可以在中医药健康俱乐部得到自己想要的健康指导和健康服务。中医药健康俱乐部通过价格政策鼓励和提升具有竞争优势的中医药文化服务及产品。中医药文化和产品的区别定价,一方面使中医药文化和产品的拥有者获得了经济利益的最大化,另一方面也能够让中医药文化和产品的消费者享受到满意的服务。中医药卫生服务健康俱乐部优化市场资源配置,获得了满意的经济效益和社会效益。

(吴德珍、申俊龙、徐爱军、王旭东,《医学与社会》,2015 年第 28 卷第 5 期)

"互联网＋"的中医文化国际传播要素分析

一、引言

中华民族的中医文化博大精深,源远流长,凝聚着中华民族世代传承的哲学智慧、养生理念以及提壶经验,是中国古代科学的瑰宝、中华民族文化的精粹,亦是国家软实力的重要组成。然而,因为种种原因,中医文化的国际传播一直举步维艰,中医文化的国际接受度亦一直停滞不前。随着互联网的日渐普及,一个以现代化信息技术为核心媒介的全新时代已然到来。互联网等现代信息化技术及传播手段为中医药文化的国际传播提供了一个方便快捷且覆盖面极广的传播途径,是面向国际传播中医药文化的极佳宣传推广平台。鉴于此,《国务院关于扶持和促进中医药事业发展的若干意见》(国务院,2009)、《中医药对外交流与合作中长期规划纲要(2011—2020)》(卫生部、国家中药管理局,2011),以及《中医药文化建设"十二五"规划》(国中医药办,2012)等纲领性文件皆做出指示,要充分利用现代化信息技术以及现代化传播手段,全力推动我国中医药科普知识以及中医药文化的国际传播,进而推动中医药走向全世界。同时,国务院总理李克强在2015 年召开的全国两会上所提出的"'互联网＋'行动计划",使互联网这一现代传播手段成为国家战略。在中医文化国际传播上,如何根据这些国家性的纲领性文件或指导方针,利用互联网这一现代、高效、便捷的平台,大力推动中医药文化的国际传播,开创"互联网＋中医文化"的国际传播新局面,通过国际传播手段大力推广中华传统文化,提升国家的软实力,将是我们面临的一项重大攻坚课题。

二、从国际传播学角度分析"互联网＋"的中医文化国际传播

国际传播学专家罗伯特·福特纳在其所著的《国际传播——全球都市的历史、冲突及控制》一书中指出,"国际传播"可以简单定义为超越国与国边界的传播,即指在不同民族、不同国家间

进行的传播(罗伯特·福特纳,2000)。在全球进入信息化时代之后,国际传播学(international communication)作为传播学学科体系之中的一门新兴学科,主要研究的是一种由各个国家或各种不同文化的政府以及人民所进行的传播,其具体体现的是一种跨国的政治、社会、经济、文化的关系以及互动行为(关世杰,2004)。根据国际传播学的理论,各国家或各文化的政府及人民可以通过多种多样的文化国际传播途径及方式来促进相互之间的理解与认同。通过国际传播弘扬中医药文化,可实现堪称中华传统文化精髓的中医药跨越国界,走出国门,在全世界范围内,在不同的国家、不同的民族间进行跨文化的沟通、交流、传播甚至是推广(马平,2013)。由于现代社会步入信息化时代,处于文化大爆炸时期,互联网大大缩小了国家与民族之间的距离。各国各民族之间的文化出现了一种高度繁荣以及高度融合的强烈趋势,可谓势不可挡。尤其随着中国经济发展的日益强大,对外开放的不断深化,以及综合国力的持续增强,中医文化的国际传播与推广业已成为弘扬中华优秀传统文化、促进中医药事业科学发展的重要渠道。

三、"互联网+"的中医文化国际传播的要素分析

美国著名的政治学家拉斯韦尔在其所著《传播在社会中的结构与功能》一文中提出了传播的5W模式,具体包括who(传播者)、what(信息)、which(媒介)、whom(受众)、with what effect(效果)(李彬,1998)。拉斯韦尔的5W模式最终发展为传播的五要素,即传播主体、传播内容、传播手段、传播对受众以及传播效果。

随着中国国际地位的不断提升,中医文化作为我国文化软实力的一个重要组成部分,其国际传播变得尤其重要。以国家推出的相关文件纲领为依托,乘着"互联网+"的这股强劲东风,充分利用互联网这一信息化时代的国际传播手段,传播中医文化,可以说顺应了时代以及社会发展的现实与需求。然而,在进行"互联网+中医文化国际传播"的行动计划之前,必须先了解中医文化国际传播中的基本要素,即中医文化国际传播的传播主体、传播内容、传播手段、传播受众以及传播效果。

1. 传播主体 在国际传播学中,传播主体是指国际传播过程中信息的发出者。传播主体不是恒定的,而是随着时代的发展而不断变化着的。在现今信息及互联网高度发达的时代,国际传播的主体可大致分为四大类,即政府、企业、社会组织,以及个人(程曼丽,2007)。

(1) 政府:在信息化的时代背景下,中医文化国际传播的传播主体亦可大致分为此四大类。其中,政府作为国家行政职能部门,因其特殊的职能及地位,在中医文化国际传播中发挥着传播、引导、管理以及监督作用,一直以来都是国际传播的"强势主体",是中医文化国际传播中的决定性传播主体。国家有关部门发布的相关纲要或意见等,是整个国家中医药文化传播的纲领性文件,为中医文化传播的指向标。例如,涉及中医文化国际传播的相关文件。如由商务部、国家中医药管理局联合发布、由14个部门联合制定的《关于促进中医药服务贸易的若干意见》作为推进中医药国际服务贸易的重要文件,极大地促进了中医药的国际交流与合作,是中医文化国际传播的一个强大推动力。除了纲领性文件政策之外,国家行政职能部门的各种举措也将极大影响中医文化国际传播的进程与方向。例如,2014年4月底,国家中医药管理局正式开通官方微信公众号——"中国中医"。"中国中医"推送的信息包括中医药相关国家政策、新闻内容、社情民意、中医药相关就医信息以及中医药科普知识等。这可谓是国家中医药管理局顺应信息化时代的发展,推行中医文化科普以及国际传播的一大举措。而此举措也起了巨大的指导带头作用,大大刺

激了从国家政府职能部门到民间组织等在互联网进行中医文化宣传与互动的积极性。

（2）企业：企业或公司等盈利性社会组织在中医文化国际传播中发挥着重要作用。虽然这部分传播主体进行中医文化国际传播的很大程度上是以盈利为终极目的，但不可否认其在广告、公关等方面的努力也推动了中医文化的国际传播。例如互联网上关于各中医药企业建设或发展甚至是产品推销的各类新闻及广告，从一个侧面说就是中医药国际传播的一种形式及途径；而互联网中随处可见的由各种企业组织的如"国际养生保健文化产业交易博览会""中医药文化展""向世界高清晰地传播中医文化大型拍摄活动""文化养生国际度假旅游""中医药保健养生国际旅游"等，以及互联网上的各种中医药宣传的网站，如"中医园""中医药商务""寻医问药"等，虽以盈利与企业宣传为目的，亦是各种不同角度及形式的中医文化国际传播。再如，北京同仁堂专门为了扩大其在海外的市场，有针对性地推出了一系列与中医养生知识以及中医药发展历程相关的各种中医文化节目，在电视、互联网等媒体中进行国际传播。这一举动也为中医文化国际传播贡献了一份力量。

（3）社会组织：中医文化国际传播中的传播主体之一为社会组织。此处的社会组织指的是非营利性社会组织，包括各中医药院校、各中医院、新闻媒体、国内外相关组织以及国际性相关组织等（程曼丽，2007）。各国内中医药院校也是进行中医文化国际传播的社会组织主要力量。各中医药院校以及各国孔子学院在互联网上发布的与本院校中医药教学及科研有关的评论或动态，权威性较强，故影响力及传播效果也相应较大。如北京中医药大学官方网站中专门设立的"合作交流"网页，就有众多关于该校进行国际交流的相关报道。这些新闻报道也是中医文化在互联网中进行国际传播的一种形式。各新闻媒体在信息化时代的中医文化国际传播中亦发挥积极作用。例如《中国日报》网络版、《中国新闻网》等具有较大公信力的互联网新闻媒体推送的与中医药相关新闻报道等。各种国际性组织也是中医文化国际传播的主体。例如世界中医药学会联合会是中医药领域唯一一个获得联合国教科文组织认证的非物质文化遗产保护咨询机构。中医文化可借助这一国际组织平台进行国际传播，尤其是互联网上的国际传播，能够极大地提高其国际公认度及影响力。关于各国际性组织所开展的各种中医药主题的国际性会议的互联网宣传与报道在互联网中也会产生一定的影响力，如《国际中医药与亚健康国际学术会议》《国际中医药学术交流大会》《世界中医药大会》等。还有其他非营利的社会组织在网上开设的如中医养生大讲堂、中医药文化宣传教育基地等中医文化宣传教育平台，也在中医文化国际传播中发挥着作用。

（4）个人：信息化技术及传播手段的不断普及与发展，使个人成了国际传播的一个不可忽视的传播主体。在互联网环境下，每个个体都是独立媒体发言人，通过多种多样的形式及渠道参与中医文化国际传播。作为传播主体的个人可以是权威人士，例如，2014年的"两会"上就有不少专家代表提出了中医药海外发展战略；中医文化国际传播的主体也可以是具有较大影响力的影视明星，如著名武打影星李连杰就曾坦言，中医药是中国传统文化的一个重要载体。中医药文化的传播，要着眼于现代社会的发展与需求，大胆创新传播方式及途径。无论是权威人士还是影视明星，其作为公众人物，在信息化时代的中医文化国际传播中都将起着不可替代的作用。当然，在互联网时代，作为传播主体的个人，在很大情况下是那些千千万万的普通人在起着中医文化的国际性宣传与推广的作用。互联网的出现，首次使普通民众成为传播手段的拥有者及使用者。普通民众可通过各种更容易被大众所接受及认可的互联网传播平台进行中医文化的国际传播，例如 QQ、论坛、微博、微信、Facebook、Twitter、Instagram 等。在信息技术及传播手段高度发展的时代背景下，普通民众走出了幕后，从传统意义上的传播受众转变成为现代传播手段的拥有者及使用者，成为国际传播不可忽视且日渐强大的力量。

2. 传播内容　在信息化时代，"互联网＋"中医文化国际传播的内容多种多样，丰富多彩，具体包括政策性信息、新闻性信息、知识性信息、服务性信息，以及具有很强互联网烙印的个人所涉及的相关传播内容，包括通信性信息以及评论性信息等。

政策性信息为国家官方相关指导性文件纲领的发布与传播。如《中医药对外交流与合作中长期规划纲要(2011—2020)》《国务院关于扶持和促进中医药事业发展的若干意见》以及《中医药文化建设"十二五"规划》等。这些相关政策及纲领是由国务院、卫生部及国家中医药管理局等国家政府权威部门发布，具有极大的指导意义及极强的执行力度，大大加速了中医文化国际传播的步伐。

新闻性信息主要指与中医文化相关的动态的新闻推送，如相关中医药研究机构设立的新闻、相关中医药文化研究与传播会议或其他活动的新闻等。例如新华网、人民日报网等具有较大权威性及国内外影响力的网络新闻媒体都有英文版网页。其发布的关于成都地奥制药集团有限公司自主研发生产的"地奥心血康胶囊"成为中国首个通过荷兰药品评价委员会注册的植物药的相关新闻，不仅宣传了国内企业，也扩大了中医药的国际影响力，是信息化时代中医文化国际传播的一次有效尝试。

知识性新闻包括与中医药文化相关学术内容，以及中医药相关知识的宣传，具体包括中医历史、中医知识、中草药知识、中医药相关典故、中医药古籍、养生文化、药膳文化等与中医药文化相关的内延及外延知识。例如中国医药网、中华中医网、凤凰中医、新浪中医等大型网站设立的中医知识、中医药知识以及中医基础知识等专栏。有不少网络中医文化的宣传为中英文对照版本。这非常有助于中医文化的国际传播。再如中国知网以及万方数据服务平台上提供了各种中英文版中医杂志及论文等相关数据库，如期刊《中医杂志(英文版)》等，此类网络平台具有学术性强、专业性强等特点，具有一定权威性，在中医文化国际传播中发挥重要作用。

服务性信息主要涉及相关中医药企业广告信息及公关信息等，例如互联网中随处可见的中医文化主体旅游产品、专题会展等。例如孔医堂在其企业网页中就大力宣传该企业所进行的各种形式的中医文化的国际传播，包括留学生的学习交流，各种养生知识、中医知识等的宣传。再如东直门医院国际部推出的北京中医养生文化旅游项目，其宣传网页上包括了大医讲道、中医养生、文化传播以及国际交流等各项宣传内容，从企业的角度推动了中医文化国际传播的发展。

在中医文化国际传播内容中的娱乐性信息可指与知识性信息有一定重叠却又具有较强趣味性及娱乐性信息内容。如中医药文化故事、中医文化术语典故、中医文化宣传图片或绘画作品、中医讲坛等，如在互联网中广为传播的百家讲坛系列之一——《千古中医故事》，即是以中医文化中的人物来解读中医文化。通俗易懂，趣味性强，是娱乐性与知识性兼顾的中医文化国际传播典范。

以个人为传播主体的通信性信息以及评论性信息，则可通过多种传播形式实现，包括 BBS、微博、博客、论坛、E-mail 等的相关讨论与交流等。例如天涯社区就专门设有中医文化论坛、养生论坛等。在网易、新浪、搜狐等具有较大影响力的网络平台的博客中都能看到关于中医文化的相关内容。世界各地的人们都可以通过互联网浏览到此类信息，并参与评论，发表自己的观点及看法。这样的传播方式更平民化,辐射范围更广,互动性更强,影响力不容忽视。

3. 传播手段　"互联网＋"的中医文化国际传播的传播手段主要是互联网。信息的传输可通过语音、文字、图像、视屏、音频等多种形式实现。然而,信息化时代,国际传播不仅涉及传播,还涉及传播源语向目的语的转换,以及在信息传递过程中对目的语文化的解读与考量。在"互联网＋"的中医文化国际传播中,中医英译也是一个非常重要、不可或缺的传播手段。中医英译一直以来都是翻译界的一个难点。究其原因,中医文化具有深厚的中华传统文化底蕴,富含古语,常用借代及曲说两种修辞手法,以典故及成语等具有丰富文化内涵的特色内容解释相关中医药理论及知识,使得中医药文化具有浓郁的古典文学色彩以及深厚的哲学底蕴,具有极强的自身特色。在中医英译远未规范化、标准化的今天,如何以受众可以接受且不造成过多信息缺损的方式进行信息解码及转码,是中医文化国际传播中的一大难题。尤其是在互联网环境下,信息的传播显得更为容易及轻易,信息的质量也就成为决定中医文化国际传播效果的一个决定性因素。

4. 传播受众　国际传播的受众可覆盖全球,涉及不同国家、民族、种族的人们。受众的宗教信仰、风俗习惯、语言、社会地位、价值观等都会各有不同。根据传播受众对信息的关注程度及关注的内容、范围,可将受众分为一般受众及专业受众。当然,也可以根据受众的内在需求或接收动机等进行细分。例如根据接收动机来分,有些受众在互联网上浏览中医文化相关内容的目的是为了获取信息,如了解某种中药的疗效;有些是为了娱乐消遣,如阅读中医文化故事;另一些是为了获得知识,如学习中医典籍。根据不同受众提供不同中医文化信息,是提高中医文化国际传播质量以及有效性的关键。

5. 传播效果　中医文化国际传播的效果是决定中医文化国际传播走向及重点的指向标。效果的检测并非易事。大体上可从对象国官方、媒体以及大众的态度及反应来判断传播的效果(程曼丽,2006)。中医文化国际传播并非一蹴而就之事。是否能够在全球范围内被广为接受,是一个涉及政治、经济、科技、文化等方方面面的错综复杂的问题。因此,提高中医文化国际传播效果,提高中医在国际上的公认度,进而提高我国文化软实力,是一项任重而道远的事业。

四、结语

在信息化时代,尤其是在国家一再强调中医文化国际传播的重要性及必要性之时,在"互联网＋"掀起国家经济新增长点的热潮之中,中医文化国际传播迎来了一个全新的发展及壮大的契机。我们应该紧紧抓住这一契机,理清中医文化在互联网中进行国际传播的重要性、必要性,同时把握国际传播中的各要素,有针对性地找到有效传播策略,设计有效传播方案,提高传播效率,以加速中医药事业的发展,以文化促进国家软实力的提高,扩大国家影响力,增强国家话语权。

［韦健,《赤峰学院学报(自然科学版)》,2015 年第 31 卷第 8 期(上)］

国际传播学 5W 模式对中医
文化传播的指导意义

中西医分属两种截然不同的医学体系,其产生与发展有着本质的差别,西医以解剖学、生理学、病理学为基础,属于现代自然科学范畴;而中医则以阴阳学说、五行学说、藏象学说、经络学说为基础,强调整体观、辨证论治、天人合一的概念。西医在行医治病过程中更注重微观、局部观,而中医则更倾向于从整体、宏观出发,强调人与自然的关系。借助于现代科学仪器,西医在确诊病症方面有着天然优势;而对于病理不清,西医治疗效果不佳的疾病,中医则有着天然的治疗优势。因此,中西医孰优孰劣,很难说清。但自西医传入中国以来,得到国人极大认可,在中国医学领域占据绝对主导地位。反观中医,不但对外传播停滞不前,在国内医疗界也已尴尬地退至辅助地位。因此,在新时期,为弘扬中国传统中医文化,推动中医对外传播刻不容缓,只有中医文化得到有效传播,中医才能更好地被国外医生与患者接受。这样不但有助于让对中医知之甚少的国外患者更深入地了解中医魅力,从而在心理上消除对中医治疗方法的陌生感;从专业角度来看,推动中医对外传播还有助于中外医生有效沟通,并在此基础上找到中西医最佳结合点,造福于更多患者。

但是目前中医对外传播举步维艰,其困境主要体现在传播语体与传播载体两方面。转播语体是指由于历史原因,中医文本多以文言文为主,历经多年未有改观,在传播过程中,如果文本译者不加变通、照搬原文术语与文本形式,会让异质文化读者感觉太过深奥,从心理上不愿花时间深入了解。因此,在传播过程中,译者应注意中医语体形式的变化,尽量以通俗易懂的现代科学语言对中医知识进行阐述,以沟通为首要目标,毕竟语体形式仅是躯壳,更重要的是中医思想的传播。而中医对外传播在传播载体方面的困境则是指作为中国传统文化的重要组成部分,中医文化与现代传播媒介交集太少,没有重视利用现代传媒手段进行宣传,更不要说在宣传过程中针对不同媒体特点制定合适的宣传策略,导致中医文化传播进展缓慢,在国际社会迟迟无法获得应有的认同。

基于上文所述,从文化传播视角出发,对中医传播进行宏观上的重审尤为重要。出于这种考虑,本文拟以国际传播学之 5W 模式为立足点,从宏观上来探讨、解决中医对外传播过程中的主要问题,即文本翻译及传播渠道方面的问题。传播学开创者之一,美国学者哈罗德·拉斯韦尔在《社会传播的结构与功能》一书中阐述了社会传播的过程及其五个主要构成要素,即:谁(who)、说什么(what)、通过什么渠道(in which channel)、对谁(to whom)说、取得什么效果(with what effect),即"5W 模式"。该模式后来发展成为传播学的几大主要内容:即"控制分析""内容分析""媒介分析""受众分析"以及"效果分析"。这几大内容不仅构架了国际传播学的基本研究范围,而且使得传播学的结构及其特点更易被人们所理解。5W 模式对文化传播影响巨大,因此,对以文化传播为目的的中医传播也有实际指导意义。下文将从 5W 模式出发,围绕影响中医文化传播的主要因素,如中医文本翻译和传播渠道方面所遇到的问题,并提出针对性解决方法。

一、Who—控制分析

5W 模式中的 who,即"谁",指传播者,在传播中,传播者不仅开启了整个传播过程,也在传播活动中起着非常关键的控制作用,信息获取、加工与传递皆为传播者之职责。当然,虽被称为传播者,但个人仅为其部分组成形式,集体或机构也是其重要组成部分,而对传播者的分析即为传播活动中的控制分析。目前我国的中医文化传播者主要包括国内某些特定医院的医生,国外的中医师、从事中医教学的教师、中医资料翻译者及媒体传播工作者。由于中医传播不仅是简单技术层面的医疗方法传播,还包括蕴含于其中的中国传统伦理学、哲学、天文学及地理学、心理学等方面知识的传播。因此不同传播者应结合其职业特点,针对性地对传播信息进行选择。国内特定医院的医生,国外的中医师及从事中医教学的教师由于其职业专业性特点,其接触对象主要为患者及学生,以独特的中医治疗方式治病救人或将中医疗法系统地介绍给学生们,让患者及学生们更多受益于中医学是其职责所在,因此他们的信息传递重点应放在中医专业知识方面。而中医资料翻译者及媒体传播工作者的工作性质则有所不同,其面对的群体更为广泛,不仅包括病患,还有众多对中医有着极大热情与兴趣的读者,后者对中医的疗效及运作理念的热衷度要远远大于中医知识本身,因此中医资料翻译者及我国媒体,如行业内、外的中、外文报纸、刊物以及广播电视、互联网应将信息传播重点放在中医理念及文化传播上,达到普及中医知识的目的。由于这一类传播者的工作重心在于对中医文化内涵的传播,其目的在于使译入语读者理解并接受中医文化。但是由于文化差异的存在,某些中医术语,作为文化负载词,在译入语中必然缺乏对应表达形式,若译者忽略文化传播的需要,强行直译,必将导致译入语读者理解上的困扰,如将"龙骨"译为"dragon bone",因为事实上,"龙骨"只是一种入药的化石,而不是龙的骨头;又如将"齿痕舌"译为"teeth printed tongue"——其实"齿痕舌"只是一种植物的名称,并非"牙齿咬过的舌头";将"失笑散"译为"powder for lost smiles",根据《医方发挥》的解释,失笑散具有行血止痛祛瘀、推陈出新的作用,前人用此方,每于不觉中病悉除,不禁欣然失声而笑,故名"失笑散",实为得此药方而笑,将其译为"powder for lost smiles"显然是在误解基础上的误译。

二、What—内容分析

5W模式中的what指"说什么","说什么"是指传播的讯息内容,它是由一组有意义的符号组成的信息组合。就中医学而言,中医理论与文化构成中医信息传播的主要内容。中医文化的传播在控制分析部分已简要述及,因此内容分析部分,中医理论传播将作为主要讨论内容。与西医的科学性不同,中医更强调基于中国传统哲学的"辨证"原则、整体观、五行论、阴阳平衡论等理念。这些理论,基于中国古代医生们的经验医学,虽自成体系,但其本质与精髓,与现代实验医学所认识的形态物质结构大相径庭,因此,很难被掌握现代科学知识的西方医生所接受、认同。这是其学科限制与阻碍其自身发展的关键,也是目前中医文化传播所面临的最大问题。而作为文化传播中介的译者,如果能意识到这一点,在翻译过程中从中斡旋,将生涩、难懂的中医术语与文言文文本形式转换为易于理解的现代白话语体与通俗易懂的通用医学语言,无疑会对中医传播起到正面、积极的推动作用。例如,中医将绦虫病称为"寸白虫",如硬译为"inch white insect",虽与原文达成照应,但显然无法被不具备相应文化背景知识的西医医生所理解。但若将其直接译为"taeniasis",其中文化干扰因素立刻消减。再者,有译者认为中医中的"心""肝"虽被译为"heart""liver",但中医医学理论系统中的"心""肝"远远不止于西医"heart""liver"所代表的概念,因此不主张将其对应直译。这种说法不无道理,但是这种做法显然意欲生生切断文化差异极大的中西医之间的相似性,于中医文化传播是极为不利的。

笔者以为中医传播尚处于初期阶段,在翻译的过程中,借助语言这一工具,尽量消除文化差异带来的理解障碍,应成为基本翻译立足点。该阶段的中医翻译,相对于中医的独特性和民族性,译者更应该强调中医的自然科学性,以促成中、西医两种体系的有效沟通。虽然中、西医的起源及进程大相径庭,但是其工作对象和研究内容从根本上来说是一致的,即都是对人体及疾病进行研究,因此,这两种差异巨大的医学体系间必有其相通性,即对大部分疾病、人体器官、系统的定义在本质上是一致的。虽然中、西医在理念与治疗方法上的不同,会使得两种体系对某些医学名词的界定有所不同,但是本着推动中医文化传播,使得中西医学可以互相取长补短、融会贯通的目的出发,参照西医术语对中医名词进行翻译,不失为帮助异质文化读者了解中医、进而接受中医的好方法。

三、In Which Channel—媒体分析

In which channel 主要是对中医文化的传播渠道进行解析。随着经济发展,公众需求越来越多元化、专业化,同时社会阶层化趋势也日益明显,造成了传播分众的事实。而分众传播,反过来,又对媒体细划有着更进一步的要求,以满足不同受众的个性化需求。媒体形式同时也发生了极大改变,由大而全模式向个性化服务转变。目前主要的媒体传播形式主要包括电视、报纸、广播、杂志、网络等,分别以视觉、听觉、或视听觉结合的方式满足不同群体的需求。为更好地传播中国传统中医文化,我们无疑需要对各个媒体形式的特点进行分析,考虑在具体环境下,受众的最佳媒体接触方式,使中医知识更有效地传递给西方读者。

报纸是最为重要的纸质媒体之一,读者群大,重复购买率高,出版频繁高,市场占有率也很高。因此,报纸较为适合刊登关于中医较为浅显、概论性、普及型的文章,耳濡目染,使西方读者在无意识中不自觉接受中医的概念。相较于报纸,作为纸媒另一形式的杂志,虽不及报纸的覆盖面广,但其读者群体较为固定,功能性、专业性强,所以更适合刊登针对性较强的中医专业知识类文章,以供相关专业人士进一步研究。

近些年来发展迅速的电子媒体,如电视、网络等,则具有声画结合、动态演示,涵盖面广、重复能力强的诸多优点,可以以更动态、直观的方式对中医文化内涵加以诠释。中医文化源远流长,包罗万象,涉及医学、哲学、心理学、伦理学、天文学、地理学等多方面的内容,中国人自己理解起来都不容易,对于异质文化背景的西方读者来说更是难上加难。在这种情况下,发挥电媒的优势,将声、光、影结合,通过视觉与听觉的双重刺激,无疑在推广中医文化方面会取得很好的效果。

四、To Whom—受众分析

To whom 是指对谁进行传播,对中医文化传播而言,具体是指对传播对象进行分析,即在对中医文本进行翻译的过程中要将读者反应纳为考虑因素。自 20 世纪 60 年代起,在阅读过程中,如何界定读者的作用,这一问题就已经开始凸显,在翻译过程中译者应从读者反应的角度出发,考虑译入语读者对译文的反应和接受能力。20 世纪 80 年代初,奈达的"读者反应论"一经传入中国,便很快引起翻译界的高度重视与及时反馈。与传统理论不同,奈达认为翻译过程不应仅仅局限于源语文本与译者之间,还应将读者反应纳入考虑范畴,认为只有译入语读者反应与源语读者反应相类似的译本方为质量上乘之译本,再次强调了读者在翻译过程中的重要性。

过去,一些译者在对中医文本进行翻译的过程中,没有考虑到文化传播的阶段性问题,出于介绍、推广传统中医文化的迫切之情,主观地采取了完全异化的翻译策略,忽略了作为专业性较强的医学文本、文化背景差异巨大的译入语读者的接受能力,结果使得译文晦涩、难解。从《黄帝内经》这一医学经典的书名翻译便可看出是否将读者反应纳入考虑范围而导致的译文差别。其音译本为 Huangdi Neijing,而意译本为 Huangdi's Canon on Medicine。抛开读者因素,我们很难判断哪一译本更好,但是考虑到读者的接受与反应,两种翻译的差别显而易见。众所周知,《黄帝内经》是中国现存最早、最伟大的经典,被视为中医界的"圣经",大部分的中医文献都源于《黄帝

内经》,其之于中医正如《四书》之于儒家,虽成书于数千年前,至今仍被奉为中医理论的权威。鉴于此,笔者认为在对该书名进行翻译时,应在译文中突出其地位的重要性,这样才能让有志于中医研究的西方专业读者在众多的中医典籍中很快找到极为关键的一本。而 Canon 一词在 Huangdi's Canon on Medicine 这一译本中,意为"标准或正典圣经"则很好地强调了其在中医典籍中的地位,而 's 的用法也能使译入语读者理解 Huangdi 乃为该医学"圣经"的创作者。因此,与使得译入语读者不知所云的 Huangdi Neijing 相比较,Huangdi's Canon on Medicine 无疑为更好的翻译处理方式。从某种意义上来说,只有真正让读者参与到文本释义过程中,译本对读者的理解有促进作用,才算是达到了翻译的初衷。如果翻译的目的脱离了服务读者的本质,又何谈文化的传播呢?因此,笔者认为,欲真正达到中医文化传播的目的,在现阶段,中医文本的翻译应采取归化与异化相结合的策略。一方面,归化译法不会让译入语读者由于过于强烈的文化不适性而排斥对异质文化中中医的接受程度,另一方面,适度的异化译法也能让译入语读者对中医传统文化有循序渐进的认识。

五、With What Effect—效果分析

With what effect 指传播取得何种效果,传播效果研究指对传播所要达到的目的进行检验,通常其包含两方面内容:微观过程分析与宏观过程分析。对传播的个体影响效果进行检验是微观过程分析,而宏观过程分析主要是对传媒所取得的社会效果进行分析。换句话来说,传播效果从小的方面来看,指信息经媒体发出后,对个体受众思维方式及行为方式等所造成的实际影响,而从大的方面来看,则指整个社会受个人思维、行为方式影响所产生的巨大变化。具体就中医传播而言,指在媒体影响下,特定个人或社会对中医文化的认识是否产生了观念、态度上的变化,即是否经历由陌生、排斥到逐渐了解,最后乐于接受中医疗法的过程,这一过程的实现意味着传播者最终意图的达成。中医不同于西医,有着内在独特的理论体系和语言特点,如何跨越文化与语言形式的障碍,以通俗易懂的语言将中医文本进行准确诠释,使得中医疗法更好地为国外患者所理解、接受,进而成为其治疗时的自然选择,是有志于中医学翻译的译者们共同面对的问题。中医用语的一个显著特征是其表达的简洁性,简单几个字就可以概括一个重要的治疗方法或某一理论,但由于文化的差异,在翻译过程中无法在译入语中找到对等词汇,因此翻译往往变成解释,如"奔豚"这一古病名被译为"a syndrome characterized by a feeling of gas rushing up through the thorax to the throat from the lower abdomen";"虚胀"被译为"flatulence due to yang‐deficiency of the spleen kidney",冗长的解释性翻译不仅丧失了中医用语自身的表达特性,更重要的是,阻碍了译文在具体语言环境中的正常交际功能,无法让译入语受众在心理上易于接受。如果对"奔豚"这种特殊病名采取音译法,但在其首次出现时加以注释,以便于译入语读者理解;而将"虚胀"这一常见病症简化译为"asthenia‐flatulence"或"deficiency‐flatulence",则更能实现其交际功能。这样经过一段时间的交流,在中医疗效的保证下,中医用语及隐藏于其中的中医文化必然会慢慢被国外患者所接受。而随着信服中医疗法患者人数的增加,必然会产生相应的社会影响,从而最终实现传播中医文化的意图。

综上所述,不难看出 5W 模式的五个主要构成要素——谁、说什么、通过什么渠道、对谁说、取得什么效果——可以有针对性地解决现阶段中医传播中的传播语体与传播载体这两大问题。其中,"谁"即控制分析,在传播过程中居于主导地位,其可以根据传播者身份,传播目的对传播内

容进行选择,可以根据传播内容的性质选择合适的传播渠道,可以根据受众特点、接受能力和对文本的反应选择合适的翻译策略。控制分析从微观到宏观对受众施以影响,达到最佳传播效果,从而克服强烈民族归约性对中医文化对外传播所造成的巨大困扰,让中医学不仅可以从一个时代传承到另一个时代,也可以由一个地域传播到另一个地域,造福于全人类。因此,可以说以国际传播学 5W 模式来探讨新形势下的中医文化传播,不再把中医传播局限于文字层面的双语转换,而是站在更广阔的视角,将中医文化传播的主体、内容、媒介、对象、效果等因素纳入传播分析,对中医文化的有效传播意义重大。

(王晓敏,《黔南民族师范学院学报》,2015 年第 35 卷第 5 期)

从社会认知角度浅析中医药文化传播

一、社会认知理论和中医药文化

1. 社会认知理论　社会认知理论来源于 20 世纪的格式塔心理学。在 20 世纪 70 至 80 年代兴起,并在 90 年代得到迅猛发展。态度、社会知觉和情绪构成了社会认知领域的三大主题。简单来说,社会认知就是从社会心理学的角度,研究个体认知在不同社会环境下会受哪些方面因素的影响,以及这些因素如何影响人们的认知过程。

2. 中医药文化　文化能够展现一个国家和民族的社会历史、风土人情、生活习惯等方面,是一种社会现象,具有广泛性、整体性、多重性、创新性、稳定性等特点。中医文化是指有关中医的思维方式、传统习俗、行为规范、生活方式、文学艺术,甚至一些影响深远的事件等。中医药文化是中国传统文化的重要组成部分,是中医传播的动力和支撑,是提高中国文化软实力必不可少的一部分,同时也是中华文明的瑰宝。马伯英说:"中医与中国的一般文化始终紧密结合,混沌一团,难解难分。"中医药文化在其形成过程中,不断吸收借鉴融合了中国传统文化中的哲学思想、儒家思想、道学等精华,形成了"阴阳五行说""经络学说"等学说,是中医文化的宝贵财富。

3. 社会认知在传播中医药文化中的体现　随着经济社会的快速发展,"互联网＋"时代加快了信息数字化传播。现代性成为时尚的社会背景,其赋予人们的价值判断是源于工具的理性主义,传统医学受到冲击和挑战,公众逐渐忽视了中医传统的"天人合一""致中和"的人文观念。但近年来,随着生活水平的提高,公众对卫生健康的需求全面提升,现代养生休闲方式的全景需求形成了日益庞大的市场需求。中国人口结构趋向老龄化,慢病对老年人的生命健康构成很大威胁,公众对"治未病"的健康理念开始提升,对中医的健康观念认可度增加,对中医药文化的认知需求增强。这为中医发展创新开辟了新的天地,中医以其系统观和辩证观形成的以人为本的根本理念和特长加上科技创新的推动正焕发出新的生机。中医综合调理、辨证论治、标本兼治的思想符合人们养生保健、追求幸福的精神要求,也符合人们对于中医药文化的认知观。

根据弗洛姆的期望理论,目标设置可以使激发力量达到最佳效果。心理学认为一旦人们心里出现恰当的目标,便容易产生心理动力,从而激发起达成目标的热情。随着社会的发展和科技的进步,人们的健康意识也逐渐增强,对养生保健知识的需求不断增加,围绕以养生防病为中心的知识也越来越受关注。中医药文化在漫长的发展过程中形成了养生保健文化、经络文化、气一元论文化、藏象思维文化。普通群众对中医的社会期望则是希望可以通过中医的途径，治愈疾病以及进行身体健康保健。中医学者针对这一目的，合理利用各种形式，向大众普及群众听得懂和能用得上的科学知识，激发群众对中医和中医药文化的肯定，不仅能够提高国民健康素质，也为提高中医药文化在国内的普及程度起到了催化和指导作用，这是当前中医药文化传播和普及的主旋律。

二、中医药文化传播现状

1. 中医药文化在国内的传播　首先，政府开始重视中医药文化的作用。国家已将中医药文化建设纳入国家文化发展规划，并将每年 10 月 11 日定为"中医药日"。中医作为中国特有的医学，其特殊的地位引起政府重视，并采取措施弘扬和发展中医药、不断促进中医药文化的传播。为此，国家颁布了《国务院关于扶持和促进中医药事业发展的若干意见》，明确要求完善中医药事业发展政策和机制，充分认识加强中医药工作的重要性和紧迫性，采取有效措施来推进中医药持续健康发展。

其次，各类学术机构和团体通过丰富的讲座、论坛等形式宣传中医药文化。随着人们生活条件的改善，公众对健康素养、医学文化的需求日益加大。中医药文化与地域文化相结合，更能激发公众了解本地中医药文化的热情。例如，以苏州中医院为主举办的"吴医大讲堂"，通过开展不同主题的中医科普宣传讲座，向公众解答常见病、多发病以及慢性病的防治，突出了吴医以温病学说为代表的诊疗特色。又如在中医文化发源地、"医圣"张仲景的故乡河南，通过成立张仲景博物馆，让公众了解到张仲景的中医思想，打造张仲景医药文化产业，能够更好地满足人们对中医药文化产品及服务的需要。再者，上海中医药大学通过成立"科学商店"，依托高校向社会提供中医药知识科普服务。通过志愿者把中医知识和健身方法带入社区，致力于普及中医药常识，提高社区居民的科普需求和健康素养，使更多的人了解中医，守住健康。

2. 中医药文化在海外的传播　中医药文化在海外的传播历史久远，最早可追溯到西周初期的五行学说、阴阳概念等传入朝鲜。中国国家中医药管理局为推动中医药走向世界，也提出了"先内后外、以外促内，先文后理、以文带理，先药后医、医药互动，先易后难、循序渐进，先点后面、点面结合，先民后官、以民促官"的指导原则。

自 2004 年全球第一所"孔子学院"在韩国开办以来，中医药文化也成功走出国门，走向世界。如今，孔子学院创办已有 10 余年，先后与 122 个国家合作开办了 457 所孔子学院和 707 个孔子课堂。国家主席习近平曾在 2010 年出席澳大利亚——中医孔子学院授牌仪式时评价"中医是打开中华文明宝库的钥匙"。由此可见，中医药文化作为传播纽带，越来越受到重视。2010 年 11 月 16 日，中医针灸成功入选人类非物质文化遗产代表作目录，为中医药文化的海外传播铺平了道路。近年来，中医专业来华留学的学生数量持续增长，一些国家与国内的中医药院校合作，培养了大批的海外本土中医师和针灸师。目前中医药已在 162 个国家或地区得到不同程度的应用，8 个国家给予中医药合法地位，9 个国家把其纳入了医疗保健体系。随着时代的演进，中医药日益在世界上展现出它的魅力。

3. 中医药文化传播面临的挑战

(1) 中西方价值观的差异：社会认知理论中的印象形成过程是指个体所获得的信息总是认

知对象的各种具体特征,但个体最终形成的印象却是对认知对象的总体印象,是综合各种具体信息,保持逻辑一致性和情感一致性的体现。在部分中国公众的印象里,中医疗法的短板在于治疗效果不能立竿见影,这对于追求快速治愈的患者来说,往往不能接受。目前仍有人盲目否定中医文化,进而导致他们否定中医药的科学性。中医药往往被人们作为保健手段而非医疗手段。另外,西方社会对中医药文化认同不够,提及中医,第一印象往往被认为是缺乏科学依据的医学,因此许多国家不信任中医,对中医持怀疑和歧视态度,甚至发生抵制中医的事件。中西文化背景本身就存在差异,中医药理论的抽象化也很难让西方人接受。中医讲究"阴阳对立统一,阳中有阴,阴中有阳",这些理论概念十分抽象,西方医学思想在国外根深蒂固,想要短时间扭转这种局面面临许多困难。

(2) 竞争形式的严峻:中医药文化作为具有中国特色的医学文化,是世界传统医学的榜样,但其他传统医学同样具有其自身独特的历史和文化根源,如印度的吠陀医学体系,印度也致力于该医学文化的推广。由于中医药海外跨文化传播的困难,世界对于中医药的认识不全面,对中医药文化也不能完全认同。部分国家对于中医的认识也仅仅局限于针灸领域,对中医学如方剂学方面的认识存在大片空白。而中药、针灸由于受不同国家法律法规的限制,并没有纳入多数国家的医疗保险体系,因而很难进入主流社会。另外,在实践过程中,未能从全方面的角度认识中医药,中医药文化对外传播面临重重困难和挑战。中医药科学内涵、地位和作用还没有得到国际社会的广泛理解和认可。各国投入了大量财力物力来研究中医药,国外先进的医学研究技术和临床试验方法在中医药创新方面占有优势,全球贸易壁垒重重,中医药"去中国化"风险加大,竞争形式更加严峻。

三、传播中医药文化策略

1. 扶持中医药事业,完善中医教育体制　提升人们对中医药文化的认同感,是推动中医药文化传播的当务之急。因此,国家应该从政策上制定措施促进中医药文化的传播。人们对中医药文化的认知往往停留在治病层面。中医药文化要想在国际上得到更加广泛的传播,政府必须进一步加大对中医药国际组织的扶持力度。如加大对世界针灸学会联合会、世界中医药学会联合会的扶持,增加开办国际性中医药讲座次数来增强中医药文化的吸引力和影响力。

其次,完善的中医药相关法律也是中医药事业顺利发展的保障。国家法制办于 2014 年就《中华人民共和国中医药法(征求意见稿)》向社会公开征求意见,大力推广中医药文化。随着首部中医药法的落地,更多人可以参与到中医人才的培育及新产品的研发过程中。但是中国目前未有规范、统一、系统的中医药立法,缺乏中医药知识产权保护方面的立法,对于名老中医的中医经方及民间秘方未有合适的保护体系。

完善中医教育体制,构建对外传播的管理体制。全球掀起的汉语潮,也促使更多留学生来华学习中医药学。通过规范中医药高等院校留学生的教育工作,实行系统、科学、连贯的教育体系,并积极与境外的高等院校合力办学,培养留学生。通过师承教育等方式,提倡尊师重教、大医精诚的医德,提高学生的文化素养和培养正确的中医药文化核心价值观。

2. 丰富中医药文化传播的内容与形式　建立辐射全球的中医药文化宣传渠道,在海外华人聚集地如"唐人街"举办中医药文化展览,中医药文化主题讲座、研讨会或者进行免费的中医体验活动。

中医走向世界必须具有系统策略和主动精神,应加强学术学理层面的研究。针对人们在接受中医药文化过程中的不同年龄层、不同社会层、不同心理寻求突破口。传播中医经典理论,中医里的专业术语往往晦涩难懂,在传播过程中可利用漫画、图片等形式转换成通俗易懂又富有生趣的现代用语以提升其趣味性。

非政府部门,如高校、中医医院、社会团体在政府部门的榜样作用下,可以利用各自在相关领域中的技术优势,深入农村和社区等基层组织,用中医药的知识技术辐射中医药文化,传播中医药核心价值。除此以外,要满足人们了解中医药文化的需求,可以通过开办免费讲座的方式吸引公众。

3. 借助中医药品牌效应   中医药除治病作用以外,最大的特点和优势是其在养生保健方面可以发挥一定的疗效。现代社会人们对养生的需求日益加大。品牌在一定程度上意味着标准和信任。品牌效应是一种无形资产,国内一些知名的中医药品牌,如北京的"同仁堂",自 1669 年创办至今已有 300 多年历史,始终秉持养生济世的经营宗旨,在海内外信誉卓著,不但通过经营中医药物提高人们的生命和生活质量,同时也弘扬了中医药文化。再如天士力集团,其核心产品复方丹参滴丸获得 FDA IND(美国 FDA 临床用药申请)批准,成为中国第一例通过该项审批的复方中药制剂,又从分子水平说清楚了复方中药成分,从而成功打开了海外市场。一些海外消费者甚至是通过接触天士力才开始了解中医文化、接触中医药。因此,发挥这些中医药老字号的品牌效应,可以加快中医药服务贸易发展,推动中医药文化在国际上的传播。

4. 借助互联网+的时代优势   中医药文化传播与现代科学技术手段相结合。随着互联网+时代的到来,中医药文化也借着互联网的东风,将中医药观念传播到世界各地。越来越多的中医药网站建立起来,有官方的中医医疗机构,也有传播中医药知识、中医药文化、中医药价值观的民间网站。借助互联网,中医药文化的内容更加贴近时代、贴近社会、贴近民生,群众可以通过网络了解到最新的国家层面的政府工作计划,也可以自由互动参与中医药文化教育、讨论。互联网借助了政府、高校、科研机构、中医药企业等众多资源优势,在运行过程中传播中医药文化价值,加强中医药非物质文化遗产的保护与利用,丰富了中医药文化的建设内容。

四、结语

中医药文化是中医药学的根基和灵魂,是中华民族文化的闪亮名片,是中医药事业持续发展的内在动力。中医药文化的传播是一项综合性工程,需要多方力量共同推进。中医药文化的对外传播,能提升中医药在世界医学体系中的影响力和话语权,提高群众的认知水平。随着公众对中医药文化认知的不断提高和深入,中医药文化的传播和普及道路也必将越来越平坦。

(刘新鸥、申俊龙、沈永健,《环球中医药》,2016 年第 9 卷第 2 期)

浅析文化社会学视角下中医药文化传播

中医药文化是传统文化的重要组成部分,是中医药学的灵魂,是中医药事业的重要推动力,而中医药文化的传播对复兴传统文化、实现中医药学价值、促进中医药事业的发展、满足社会民众的健康需求、提升国家软实力具有重要的意义。当前,我国有关中医药文化传承与传播的研究仍然处于较为初级的水平，不仅研究的成果较少，而且研究范围相对较窄，内容不够细致深入。文化社会学是一门从社会学角度对各种社会文化现象进行整体研究的一门学科，而整个中医药体系一直是具有相对独立性的社会文化的一部分。本文从文化社会学理论视角出发，探讨中医药文化传播的内涵，从文化传播实现的 4 个条件入手，分析中医药文化传播过程存在的问题，并就相关问题提出建议，旨在更好地推动中医药文化传播。

一、文化社会学的理论基础

文化社会学认为，社会是人的各种关系的总和，而人则是社会活动的主体。因此，我们要研究文化传播，就不能不研究人的社会活动，不能不研究人与人的关系及其所属的集团、组织和社会。文化传播是人的一种社会活动，是人在社会活动中对文化的分配和享受。任何文化传播都是社会传播，是人的社会活动的过程，离开了社会关系，离开了人与人的交往，文化传播既不存在，也不能实现。

文化社会学将文化传播定义为人们社会交往活动过程中产生于社区、群体及所有人与人之间共存关系之内的一种文化互动现象。文化实现传播是有一定条件的，否则就无法实现传播，文化传播的条件是多方面的，但从整个传播过程中看，可以概括为 4 个方面：① 文化的共享性：是文化传播的首要条件，指人们对文化的认同和理解。② 传播关系：所谓传播关系，即社会关系，它是在文化传播中发生的关系。③ 传播媒介：是文化传播的中介。④ 传播方式：分为横向传播和竖向传播。

二、中医药文化传播内涵及其意义

1. 中医药文化传播内涵　从文化社会学视角理解中医药文化传播，可以概括 3 点内涵，第一，中医药文化传播离不开人，同时也离不开社会，换句话说，中医药文化传播离不开社会关系；第二，中医药文化传播是一种社会活动，是人们在自己的社会活动中对中医药文化的分配和享受；第三，中医药文化传播过程是依靠文化共享、传播关系、传播媒介、传播方式 4 个条件得以实现的，缺少其中任意一个条件，其传播过程都将无法实现。综上所述，中医药文化传播是人们在社会交往活动过程中产生在社区、群体及人与人之间共存关系之内的一种有关中医药文化的互动现象。实质上，中医药文化传播是人与人之间有关中医药知识、信息、生活方式、思维方式、行为规范、价值理念等中医药文化内容的一种互动的社会活动。

2. 中医药文化传播的意义　从中医药文化传播与"人""社会"两个方面总结中医药文化传播的意义主要有以下两点：其一，中医药文化传播有利于人们构筑健康的生活方式。中医药文化传播是一种健康文化的传播，特别是中医养生防病知识的普及，是获得健康的积极手段，中医药文化传播对人们构筑健康的生活方式有重要意义。其二，中医药文化传播有助于构建和谐社会。中医药文化传播的核心价值观与社会主义核心价值观两者具有深厚的文化联系，通过中医药文化的传播，其中内含的哲学内涵、伦理道德要求等都会深刻地影响着社会文化、意识形态，推进中医药文化的传播，有助于构建和谐社会。

三、中医药文化传播存在的问题分析

从文化传播实现的 4 个条件即文化共享、传播关系、传播媒介、传播方式入手，分析当前中医

药文化传播在其过程中存在的问题。

1. 中医药文化认同危机仍然存在　近 10 年来，随着全球"中医热"的持续升温，中医药文化传播呈现出良好的发展势头，但社会民众对中医药文化不认同的现象仍然存在。2014 年某西医学者发起的"脉诊验孕约战"再一次将中医是否科学这一命题推到了社会舆论的面前，同时也把中医与西医的较量推向了高潮，一时间有关中医药学"不科学""没疗效""不靠谱"的质疑和反对言论四起。这些不认同现象的本质是对中医药文化内涵缺少理解，而这种中医药文化的认同危机出现又主要由以下原因造成：一是传统文化土壤的流失，中医药文化与传统文化一脉相承，汲取了很多传统文化知识，而传统文化的沦陷使得整个社会群体缺少传统文化的知识素养，给社会民众与中医药文化在理解和互动造成了障碍；二是在西方科学主义占主导地位的情况下，中医药学显然并不符合西方近现代的科学思维、效率思维、还原思维，实验医学成为主流医学，相对于中医药学其占据了话语霸权地位；三是中医药学发展的自身原因，由于中医长久以来的劣势地位，也使得中医失去了临床阵地进行的系统实践，脱离了实践经验，中医药从业者的水平无法进步，甚至出现了严重的退化。有些疾病相比西医疗效相对较弱，有些民众没有从中医中受益，自然不会对中医产生信任。

2. 中医药文化传播机制不健全　近些年来，中医文化的传播机制上是一种单向的政府主导下的传播，缺少政府、高校、社会组织和公众的双向和多向互动。2010 年国家中医药管理局下发了《国家中医药管理局办公室关于开展中医药文化科普巡讲活动的通知》，随后又印发了《国家中医药管理局关于印发 2011 年"中医中药中国行——进乡村·进社区·进家庭"活动方案的通知》，国家中医药主管部门对中医药知识的科普及文化宣传的力度不可谓不大，但国家政府部门对中医药文化的宣传活动仍是以"传播者"为中心的传播关系，是一种自我封闭的传播机制，政府部门往往根据自己的宣传意图，进行中医药文化传播活动并且传播内容过于专业化，忽视民众对中医药信息的接受度和理解程度，只将重点放在了活动的"过程"，而不是活动的"结果和产出"，使得传播效果大打折扣。同时，社会其他组织和公众主动参与中医药文化传播的热情并未被调动起来，只靠"传播者"政府的呐喊，不去关注"接受者"社会民众的需求，这样的传播机制不可能获得很好的传播效果。

3. 中医药文化传播媒介监管不完善　近些年来，中医类养生节目、中医药类报纸、中医养生图书等大众传播媒介成了中医药文化面向社会传播的主要途径；同时，借助微博、微信、手机 App、网络论坛等新媒体技术传播的中医药文化传播活动也正在兴起，很多中医学者、医药企业、医院、药店都开通了自己的官方微博或微信，在向社会民众宣传自己产品的同时，也会发布一些中医药养生小常识，间接地促进了中医药文化的传播。但在这些大众媒介和新媒体传播中医药文化的过程中，出现了很多令人担忧的现象。2013 年国家中医药管理局第一季度监测到的虚假违法中医医疗信息中，99% 以上为变相广告，打着中医药幌子的违法虚假广告；2014 年度，国家新闻出版广电总局就中医养生电视节目下发了《关于立即停止播出"健康 365"和"杏林好养生"等养生类节目的通知》规范性文件，这说明目前中医传播媒介中仍存在虚假宣传、误导观众的现象。中医药文化传播的内容，大部分是关于中医药学对治疗疾病、维护健康方面的信息，其关乎人的生命及健康安危，所以中医药文化传播内容及信息必须是准确的、科学的。虚假、错误的中医养生信息如若被观众采信或应用，将会对观众的身体造成伤害，进一步降低中医药学在社会群众中的信任度，对中医药文化传播产生阻力。所以，加强这些传播媒介的监管和传播内容的审查,对社会民众的身体健康,对中医药文化传播具有重要的意义。

四、加强中医药文化传播的建议

1. 增强中医药文化认同　只有得到社会民众对中医药文化的认同,中医药文化传播才能实现。增强中医药文化的认同应该从 3 个方面入手:第一,重视传统文化教育,让人们学习传统文化知识,对于理解中医药学语言及理论具有基础性作用。传统文化教育需要全社会的共同努力,需要政府、媒体、学校、社会组织、社区、职场等各类社会主体广泛参与,积极互动、采取各自擅长的方式方法,传播和宣传传统文化。社会传统文化氛围的形成,能够给中医药文化传播提供一个更好的语言环境。第二,建立中医与西医之间的文化共识。让社会民众了解到中医和西医都是医学体系,它们两者的智慧通过不同的思维方式呈现出来,两者并不是对立的,而是可以相互补充共同造福人类的,通过建立这种文化共识,避免出现用中医打击西医或用西医批判中医的现象。第三,切实提高中医药学的疗效。只有当人们运用中医药治疗和防止疾病产生预期或良好效果时,才会从心理上产生对中医药学的信任和认同,从而对中医药文化传播产生正能量,进而促进中医药文化的传播。提高中医药学临床疗效任重而道远,需要从继承和创新中医药理论和技术、保护中药资源、加强人才培养、提高科研水平等方面努力。

2. 完善中医药文化传播机制　完善的中医药文化传播机制应是政府主导下的社会协同、公众参与的立体化的中医文化传播机制。在中医药文化传播的过程中需要注意以下问题:第一,制定针对性的传播策略。中医药文化宣传活动的目的是让受众了解中医药文化,受众是传播活动的核心,所以应建立以"接受者"为中心的传播关系,要根据不同知识层次的人群,不同的地域、年龄、收入制定各自侧重、全面可持续的有针对性的文化普及策略,减小认知差异。第二,努力构建全方位的传播机制。如中医药文化传播的双向沟通机制,在传播的主体和客体之间应该互相沟通;正面引导机制,对于中医药文化的积极影响和功能,需要大力宣传;及时反馈机制,对于中医药文化的传播公众有什么意见和建议,需要相应的问卷调查和数据分析做及时反馈;评估机制,对于中医药文化传播的成本和绩效进行全面的分析和评估。中医药文化传播以社会民众了解到中医药文化的本质及学习到中医药学知识为根本目的,要获得良好的传播效益,必须同时关注传播关系的两个主体,及时解决好在传播过程出现的问题,以确保中医药文化传播信息渠道的畅通。

3. 加强中医药文化传播媒介监管和审查　加强中医药文化传播媒介的监管和审查,是为中医药文化的传播提供保障。第一,完善相关法律、政策、规定。通过这种强制力手段对中医药文化传播活动进行规范,国家应继续制定相关政策文件,让中医药文化传播活动有法可依、有章可循;第二,政府部门应建立专门的中医药文化传播媒介的外部监督机制,加大对违反规定媒体的惩罚力度,坚决取缔一些打着中医药幌子为牟取暴利的传播活动,净化传播环境;第三,利用和研发先进的网络技术,过滤和监测网络存在的虚假中医药广告和信息,确定社会民众接收到的中医药知识和信息是科学的、真实的、实用的、权威的及对民众的身体健康有利的;第四,加强对媒体行业的职业道德教育,提高自律意识,社会媒体具有很强的社会公信力和影响力,所以必须对所传播的信息尽到审查义务,避免误导观众和不良的社会影响。

五、结语

从文化社会学角度探讨中医药文化传播,可以得出中医药文化传播是一种社会活动,中医药文化的认同是其传播的首要条件,中医药文化传播机制是其重要的内容,中医药文化传播媒介的监管是根本保障,同时中医药文化传播需要全社会的共同努力,社会民众、政府部门、媒体行业、高等院校、医药企业等多方面协调一致,多管齐下,才能促进中医药文化的传播。

(张潍漪、孙春玲、杜易洲,《中国社会医学杂志》,2016 年第 33 卷第 2 期)

第二节　传播媒介与平台

利用新媒体，传播中医药

——中医博客的创作与传播

"博客"一词是从英文单词 Blog 音译而来，它是一种方便快捷地发表自己观点、拥有庞大的网络受众群体、具有较强互动性的多媒体网络传播平台，主要以网页日志的形式发表文章，受众可对其进行评论。博客为中医药文化传播提供了一个新的媒介平台，给中医药文化传播活动增添了新的活力。

什么是中医博客呢？中医博客是利用博客媒体平台，传播中医药文化，宣传中医药健康理念，普及中医药养生和治病知识的一种健康科技类博客。

近年来，不少中医药专家虽然陆续开设了自己的博客，但中医药界对博客的传播价值还没有真正的认识，普遍存在着未能用好、用活博客语言表现方式，因此难以引起网友关注，也就达不到有效传播的目的。本文通过对中医博客的价值、传播规律进行深入的研究，总结出中医博客的创作方法和操作技巧，使中医药专家能够更加得心应手地利用博客传播中医药文化，一方面促进中医学术的创新发展，另一方面使大众从中医药科学文化知识中获得健康实惠。

一、中医博客的传播价值与传播方式

中医药是中国人发明创造的一种医药科学健康知识体系，在上千年的发展历史中为中华民族的繁衍昌盛做出过巨大贡献，至今仍然发挥着不可替代的作用，是具有中国特色的医药卫生事业的重要组成部分。大力弘扬中医药文化，促进中医药科学技术发展，广泛普及中医药养生防病治病知识，不仅有助于提高民众的健康生活素质，而且也有助于提升国家文化软实力，为中华民族复兴和建设和谐社会贡献力量。因此，在人类进入信息时代的今天，不能再有酒好不怕巷子深的陈旧观念，要主动积极地学习和充分地运用现代最先进的、影响最广泛的一切传播方式来传播中医药文化。

1. 中医博客的传播价值　2009 年 2 月《自然》杂志发表社论《写博客是个好事情》。该文认为博客将有利于调动起科学家的研究参与热情，通过同行对博客的讨论和评议，可以发现问题，纠正文章错误。Yahoo 搜索资深副总裁谢韦纳（Jeff Weiner）指出："现在是创造和出版个人媒体的时代。"美国著名科学作家米切尔·沃尔德罗普（Mitchell Waldrop）科学博客可以大幅提高科研效率，他认为："第一代万维网技术曾使零售业和信息搜索方式发生了巨大变革。被称为Web2.0 的第二代网络技术则以博客、标签功能和互联网社交等新特征为基础，它的飞速发展使互联网的应用更加广泛——人们不仅可以浏览在线信息，还可以发布、编辑在线信息，并围绕这

些信息开展合作，推动新闻报道、商品促销乃至政治活动的发展，在这些传统事业中催生出全新理念和运作方式。"

中医博客承担着传播中医药科学文化的重任，主要传播中医药学术、科普、文化等方面的信息，属于科学博客和文化博客的范畴。中医药专业人员利用博客这种新兴传播媒介，既可以将自己掌握的中医药信息向同行和网友传播，也可以通过博客进行自我宣传，向中医药同行表达自己的学术主张，向广大患者展示自己的临床能力和介绍自己的诊疗技术。

从传播学角度来看，中医博客在传播中医药科学文化方面具有三大方面的传播价值。

（1）传播主体的自我激励价值：将博客媒体形式应用到中医药信息的传播上，使中医药知识创造者能够独立自主地创作与发布信息，带来传播方式的深刻变革，也使中医药科学文化的自主性传播进入到数字化信息时代。

（2）传播速度的实时价值：以前主要以速度相对缓慢的图书报刊、电视、广播等方式传递信息，现在通过网络的数字化高速实时化传输和对编审环节的省略，大大加快了传播的速度。

（3）传播模式的互动价值：创造了开放的、实时的和互动的信息反馈模式，加速了信息的即时交流，更能碰撞出思想的火花，与以前的读者来信反馈方式具有本质上的提升。

2. 中医博客的传播方式　中医博客的传播方式与传统的新闻信息传播相比，减少了编辑、校对、审稿等环节，主要由以下几个环节组成：博主（信息传播者）、文稿（内容创作）、发表（传播）、推介（网站）、留言（受众的信息反馈）、修改（博主根据评论修正观点或适当解释）。由此，构成了一个开放的、动态的、互动的、循环的信息传播过程。

（1）博主：主要由中医药专业人员、中医药爱好者组成。博主可用真实姓名，也可选择一个有个性，或响亮，或新奇，或温馨的名称，以利于吸引网友的眼球。认真写好个人简述，要用精练的语言表达博主的个人追求、性格和主要发表的文稿内容。

（2）文稿：中医博客文稿必须是与中医药有关的知识或信息，否则就不能称之为中医博客。从稿源上可分为原创、改编整理和转载等三类；从字数和图文上可分为短篇、长篇、纯文字、图文并茂以及结合音频视频多媒体等；从体裁上可分为学术性论文、科普、心得体会、时事评论等。不管什么形式和长短，都应是一篇相对完整、论述清晰的文稿。

（3）发表：在新浪、搜狐等知名博客网址上注册开博，即可方便地发表自己的博客文稿。

（4）推介：由于在一个网站上具有浩瀚的博客内容资源，很有可能发表后没有几个人能看到，因此需要得到网站在显要位置进行推介。

（5）留言：受众根据博客内容发表自己的看法或观点，以此与博主进行互动。

（6）修改：博主根据受众留言中的不同看法，修改或调整自己的博客内容。

3. 中医博客的特征　中医博客主要具有以下特征。

（1）易用性：博客在技术上没有任何门槛，网页上的功能已经由网站开发完成。博主仅需花费少量时间在自己喜欢的博客网站上注册和设置，即刻就拥有自己的博客，然后学会如何使用即可。博主利用网络浏览器页面就可以随意创作，随时发表，可以说博客是一种非常自我的个人媒体。也有人称博客为"傻瓜式的信息发布方式"。

（2）快捷性：由于博客的发表减少了编辑加工和审稿的程序，因此在完成写作后经过简单排版就可以即时发表。

（3）广泛性：中医博客创作的内容可以非常广泛，既可以创作中医药学术性文稿和科普作品,也可以记录临床诊疗心得体会,还可以分析临床病案。

(4)个人性:中医博客具有鲜明的个人特征,博主个人的中医专业人员和业余爱好者身份明确,它代表着个人的文化形象。

(5)责任心:中医博客虽然可以自由创作,内容也不会受到限制,但博主必须要有责任心,发表文章的内容必须观点正确、积极向上向善、真实可靠、有可操作性。

(6)开放性:中医博客一旦发表后,它就处于完全对外开放的状态,任何人都可以去浏览。博客页面还可以留下其他相关博客或网页的网址链接,与其他信息资源形成互动。

(7)点击率:博客点击率是衡量其受关注度的一个重要的指标,点击数越高说明被关注度越大。中医博客仍然需要点击率,但还需要看评论的数量与质量。

(8)互动性:博主发表中医博客后,网友在博客后面留言评论,然后博主根据网友的留言提出的问题进行回答、解释,或重新进行思考而修改正文。这样不仅使博主发布的观点或信息获得了网友的积极接收,而且经过信息反馈又可促进博主进行更深更广的思考,从而形成了一个交互沟通的信息流通环。

二、中医博客的创作方法与技巧

中医博客文稿创作的基本要求是:内容要客观真实、观点要新颖独特、标题要精简醒目。

1. 内容　内容题材和切入点的选择是中医博客最重要的基础,内容不仅要有价值,而且最好是当前行业、社会的关注点或有可能引起关注的话题。如果选择一些不具有关注价值的内容,即使写作技巧和文稿质量都很高,也很难以引起关注。引不起关注,没有多少点击率,也就不能很好地达到有影响的传播,否则就只是自娱自乐。

中医博客内容的题材可以十分广泛,既可以从古老的《黄帝内经》《伤寒论》的解读写起,也可以介绍最新的中医药科研成果和临床心得体会,还可以针对中医药行业热点新闻和焦点问题发表个人看法和评论。不能选择一个陈旧的、没人关注的话题,而是要选择具有相当关注度的,或具有前瞻性的内容。

但不论什么题材,其内容最基本的要求是论点明确、论据准确、言之有理、以理服人、事实真实、知识可靠,所介绍的方法和技术必须能够重复而且有效。

中医博客可以采取丰富的写作形式,而不像传统媒体发表文稿那样有严格的写作要求。即使博客文稿发表后,还可以根据自己的最新认识或网友的留言,重新进行修改调整。中医博客从总体上来说,虽然属于科学类博客,但其语言风格仍然以具有鲜明的、生动的特色为最佳。对博客的写作语言最好能够让人一看就能知道这是谁的博客,这就达到了最佳的博客写作水平。

发表博客虽然没有编审关卡,但这并不意味着就可以随便发表文稿,仍然要受到网站管理员的监管。因此,必须认真对待自己的博客文稿创作,认真反思自己所发表文稿观点的正确与否,仔细推敲自己的遣词造句,同时还必须对所发表的博客文稿内容和观点负责。如果发表违法的或受限制的内容仍然会被网站管理员删帖。

2. 字数　虽然博客没有字数限制,但仍然不宜将博客文稿的字数写得太长。如果某一篇中医博客讲述的学术性问题,更不宜太长,控制在两三千字即可。如果正文按 14 号字大小计算,则页面大概两三个页面长度即可,尽量使字数控制在多数网友能够容忍的范围内。

3. 题材

（1）学术性文稿：可选择一些有争议、前沿性、前瞻性的题材进行创作，这样容易引起学术界的兴趣。

（2）科普类文稿：传播科普知识的文稿必须通俗易懂、简单实用、可操作性强。对一些避不开的学术术语和学术概念，要尽量仔细解释清楚。对一些具有操作性的实用知识，可以将其详细操作步骤展示出来，让网友一看就懂、一学就会、一用就灵。

（3）评论类文稿：博主的观点很多是通过评论文章表达出来的。评论包括对现实的批评、肯定，也包括对未来的预测展望。

4. 结构   有了好的题材还不够，还必须要有一个较好的文稿结构，层次清楚，环环相扣，引人入胜，能够吸引人从头往后一口气阅读下去。有不少内容题材好的中医药博客文稿，但是没有注重写作技巧和文章的谋篇布局，让人阅读起来很累，以至网友读一两段后就会放弃阅读，也就达不到传播的目的。因此，必须讲究博客文稿的谋篇布局，可选择一个吸引力强的由头或故事开头，然后引入中心议题，最后得到一个结论或留下一个供思考的空间。

5. 标题   在完成了上面的一切基础创作后，还必须取一个精彩的博客标题，否则仍然不能吸引人点击。网友的鼠标每天都在网页上"游荡"，只有精彩的标题才能立即吸引网友的手指点击进去。通常情况下，阅读者只看标题，并据此判断是否阅读该篇文章，这也是中医博客传播的一个必须注意掌握好的创意技巧。因此，必须根据博客内容创作一个简洁明了、新奇独特的标题，使其能够起到画龙点睛、夺人眼球的作用。中医博客的标题可以在写作之前就确定了，也可以先大致有一个标题，待完稿后再修改和最后确定。还可以先只有一个大致的写作方向，最后根据文章完成后的阅读感受，再来策划一个标题。

强调标题的重要性，不能忽视内容的创作，不能写一些内容不真实客观的中医博客文章去误导受众，更不能为了追求点击数而制作新奇怪异的标题去哗众取宠。

6. 设计   博客页面标题的设计，一般都简单地使用大字号的文字标题。如果能够选择新闻图片或恰当的图片设计成题图，或在文中适当配上一些插图或视频音频，都能增加博客页面的生动性，大大提升浏览阅读效果。

7. 宣传   网站上具有浩瀚的博客内容资源，任何人发表博客后，都有可能像石沉大海一样，没有人或没有几个人能关注和阅读。因此，在网上开了博、发表了文稿之后，还必须在进行适当的宣传。在发表有独特见解的博文后，要主动与网络管理员联系，将新发表的博客链接发给他们，以争取他们在网站的显要页面和相关栏目中推介。还有尽量与一些有影响的博主合作，或在这些博客文稿后面留言或进行评论，以获得网上的横行联系和互动。

8. 更新   博客的更新速度要快。如果久不更新，就会使很不容易聚集起来的人气散失，丢掉博客粉丝。

三、中医博客的有效传播与案例

利用博客传播中医药科学文化的终极目的是促进中医药事业的发展和为广大民众带来健康实惠。那么，应当如何来评价中医博客的传播效果呢？

任何一种传播活动都有其明确的意图或目的，传播效果的产生与传播也与其意图或目的紧密相关。例如不同的媒体必定站在不同的立场上有选择地向受众传递新闻，不可能单纯地告之发生了什么事情,而是希望通过新闻来传达媒体的主张或理念。任何传播活动也都有明确的传播意图,例如,广告传播寻求的是消费者对其产品或服务的消费行动;选举传播寻求的是公众的选票;旅游传播寻求的是旅游者的来访;文艺传播寻求的是情感的共鸣;中医药文化传播寻求的是为患者提供生命的关爱和多样化的健康和医疗选择等。

传播效果指传播行为发生后,引起受传者在思想、观念和行为方式等方面,实际发生的变化或呈现出的新状态。但由于中医博客不具有后期效果的跟踪手段,只能从点击率和网友在博客后面的留言评论中来了解其初步反响。以下举例说明:

1. **毛嘉陵新浪博客:让现代人认识理解中医**　2007 年 10 月 19 日本文作者毛嘉陵在新浪博客发表了一篇呼吁社会关注名老中医现状的博客,该篇博客在标题创意上就借用了国宝大熊猫的概念,通过用全国熊猫普查的熊猫总数与业内公认的名老中医人数进行统计数据的对比,从而形象地说明名老中医资源的珍贵和稀少。熊猫已经够珍稀了,可是有真才实学、临床疗效好的名老中医比熊猫还紧缺,最后制作了这样的标题:"国宝中医大师比'熊猫'还少"。该博客被新浪网首页推介,并在博客首页顶端制作一个中医问题专题,引起了很大的社会反响。在网站推介两小时后,网站因故让博主将博客内容进行了重新调整和补充,形成了 4 篇博客,然后继续推介。虽然这样使点击数有些分散,但总的点击数还是达到了 30 多万,其中最高的一篇点击数为 25 万多。

2008 年 1 月至 2 月,新浪网在首页连续推出"毛嘉陵撞击中医尖锐问题系列博客",在社会上产生了巨大的反响。2008 年 3 月,作为特邀主持人,主持了两次由新浪网和《科学时报》社联合主办的"国宝中医集体做客新浪"的大型网络直播对话活动,第一次主题为"有疗效就是硬道理——如何发挥中医的临床优势",第二次主题为"中医科学文化对话"。这两次活动通过强势网络,向社会发出了中医药专家振兴中医药的呼声,产生了深远的影响。

到 2008 年上半年毛嘉陵新浪博客的访问量超过 300 万,一度成为新浪中医博客的领先者,在新浪健康博客的总排名中曾经高居第 6 名,并两次应邀主持由新浪网主办的大型网络视频节目"国宝中医做客新浪网"。

2. **郑伟达新浪博客:广泛传播中医抗肿瘤知识**　北京伟达中医肿瘤医院注重利用博客来宣传传播中医药防治肿瘤的知识。该院院长、中华中医药学会肿瘤分会副主任委员郑伟达的新浪中医博客上系统地发表了"肿瘤不是绝症,切勿谈癌色变""过度医疗是潜在的恶性肿瘤""带癌生存的条件有哪些?""拯救癌症患者家属受伤的心灵"等很多中医抗肿瘤的博客,经常被新浪网在新浪博客首页和健康博客版推介,在为广大民众普及中医药知识和为癌症患者提供专业咨询服务中发挥了积极的影响。到目前为止,"医者郑伟达"的博客已有 200 多万点击数。

3. **张其成新浪博客:大力弘扬国学思想**　全国政协委员、北京中医药大学管理学院院长张其成长期专注于国学、易经、黄帝内经、养生学研究,他的新浪博客也主要致力于国学、中医养生方面的知识传授和推广。他发表的博客"要用国学来建构中国人的道德信仰""和台湾相比,我们的国学教育缺在哪?""学国学应该成为一种时尚"都被新浪网推介。张其成在博客中解读古老的中医学术思想时,常常能够恰当地运用生动的语言和事例,而在讲故事中又不忘贯穿古代医籍的学术内涵。

4. **王敬新浪博客:结合电视讲座传授中医刮痧术**　中医刮痧专家王敬擅长于中医刮痧和拔罐疗法,主编出版的著作有《中国刮痧健康法》《家庭刮痧保健》《中国拔罐健康法》等 20 多部。近年来,王敬在新浪博客发表"刮痧一样可以增强免疫力""女性问题刮痧排毒方案""刮痧应注意的那点事"等刮痧疗法和养生方面的博客,得到了新浪网的推介。

5. 罗大伦新浪博客:妙趣横生讲中医故事　罗大伦博士(原名罗大中)在北京中医药大学博士毕业以后,获得机会参与电视中医节目的策划和组织工作,曾任北京电视台《养生堂》栏目的主编,而后在多家电视台讲中医故事。他是一个会讲故事的人,将中医故事讲得妙趣横生,将中国古代名医复原得活灵活现。自从他从电视节目的幕后走到幕前后,他在新浪的博客也人气飙升,不管是否获得新浪网的推介,他的很多博客文章都有较高的点击率,目前访问量已高达一千万次。

通过以上对中医博客的传播价值和规律的分析,使我们认识到在现代信息时代要快速、灵活地传播中医药科学文化,必须充分利用博客等现代传播手段和方式。同时,根据几位知名中医药专家、中医药文化学者近年来的博客创作实践,总结了中医博客的创作方法和技巧,以及实现有效传播的途径。

(毛嘉陵、张立军、郑东海,《中医药通报》,2013 年第 12 卷第 3 期)

中医养生电视节目的传播模式研究

——从湖南卫视《百科全说》谈中医传播

《百科全说》是湖南卫视于 2009 年底推出的一档生活智慧脱口秀节目。节目后期主打的中医养生主题,在受众中掀起了一股前所未有的"养生"热潮,然而一度在国内传得沸沸扬扬的张悟本"养生门"事件,在国内造成了很大的负面影响,给媒体本身带来了诸多质疑的声音,同时媒体从业人员也遭受了严厉的批评和责难,最后播出单位不得不暂时停播节目来息事宁人。2011 年《百科全说》改版后再度播出,虽然节目依然好评如潮,但收视率却大不如前,不得不在播出不久后草草收场。本文以《百科全说》为例,探究该节目的得失成败,总结中医养生电视节目的传播规律,提高中医类电视节目的质量。

一、栏目概况

《百科全说》是湖南卫视一档针对普通观众的生活智慧服务类节目,每期节目邀请相关专家,采用访谈与互动相结合的脱口秀方式,并运用娱乐化的包装,为各个年龄段的受众创造轻松、愉悦的收视氛围,以其内容的广泛性、形式的娱乐性和传播的互动性,做到了通俗易懂、方便实用,成功打造出一种在娱乐的同时又能获取医学保健知识的全新脱口秀节目形态。因此该节目传播速度快,影响日益扩大,迅速成为传播中医文化的一面旗帜。

二、《百科全说》的成功之道

1. 中医文化与娱乐文化的融合　《百科全说》锁定为大众健康服务,号召全民励志、学以致用,最初也走过一些弯路,做过一些诸如生活家居、装饰装修之类的选题,但收视都不太理想。后来将选题全部锁定在健康服务,邀请国内著名中医保健养生方面的专家参加节目,得到了电视观众的认可和强烈关注,于是栏目组顺势而为,将"百科全说"基本改为"健康全说"。

该节目定位精准,给观众一个准确而又快乐的选择,填补了中国健康科普电视节目的空白区域。科普与娱乐的结合,传统中医与现代传媒的融合,迈出了大胆而又创新的一步。

2. 节目内容简便实用　从《百科全说》的名字也可以看出,它将百科以"说"的方式表达出来。节目涉及范围广,内容大多具有"简、便、廉、验"的特点,有很强的实用性和操作性,真正做到了"贴近实际、贴近生活、贴近群众"。

与一般的健康节目不同,强调给观众确定的实用健康信息,然后交给观众来选择。本人对《百科全说》2009 年 11 月 30 日至 2010 年 6 月 3 日二季共 95 期节目做了大致统计。可以看出,节目内容绝大部分为中医养生类知识,例如《有"中医教母"曲黎敏教你如何养生》《杨奕医生向你解答足部养生之道》等,中医养生方面的选题接近 1/2;第二季《百科全说》几乎有 2/3 的选题都与中医有关,比如《红墙保健医生的保养秘笈》《全天然自制家庭小药方》《保养全身的面部抻筋》《日常穴位按摩法》《常见病的点穴按摩法》《冬季养生正当时》《强身健体八段锦》《易筋经养生法》等;从收视数据来看,《百科全说》在节目内容的选择上,越是中医保健养生类,越受到观众的青睐。

3. 主持人风趣活泼、掌控有度　主持人是娱乐脱口秀节目的灵魂与核心。好的主持人可以提高节目的表现力和吸引力,从而奠定节目在观众心目中的地位。一般认为,脱口秀节目的主要魅力来自"现场的、即兴的、广泛参与的、不可预测的谈话"。《百科全说》作为一档要走娱乐化路线的科普节目,就必然下力气打造其主持人班子。第一季节目的主持人谢娜走活泼搞笑路线,与他搭档的男主持畦潞平稳重平实且知识面广,助理主持分别是 2006 年"超女"唐笑,有男版"奥普拉"之称的朱梓骁以及外籍主持麦小龙。这五位主持人共同组成一个妙趣横生的"百科同学会"。第二季百科全说是"快乐家族"的李维嘉,女主持是作家张杨果而,嘉宾观察团有主持人张剑、熊晓雯、社会名人肥妈等,由此可见,《百科全说》在主持人的选择上趋向年轻化,并且分工合作,主持人之间各显所长,优势互补,使节目能够顺畅地进行。最重要的是主持人本身以一种学习的姿态,主动放低身段,与观众一起学习、模仿并参与其中,其产生的示范效果无疑带给观众无尽的愉悦。

4. 节目运作立体互动　湖南卫视在百度上开辟了《百科全说》的贴吧,观众有问题可以在贴吧上留言;栏目组还开通了热线和短信通道,提供观众沟通和互动的渠道;栏目组还注重对外宣传,通过新闻报道、网络专题等加强节目的宣传和嘉宾的推广,使得节目"未播先火""播后更火"。栏目创新的关键在于以观众为核心,让专家现身说法,主持人现场示范,在轻松活泼的氛围中实现中医保健养生信息的高效传达。

三、经验教训

1. 缺乏科学伦理观,忽视职业操守　《百科全说》尽管首次将科学与娱乐融为一炉推向观众,但是在节目后期却落入过于娱乐化的怪圈。该节目为了片面追求收视效果,对某些主题和嘉宾的处理极为不当,造成社会公众盲目的崇拜,特别是对于某些嘉宾的背景和身份缺乏深入了解,有的嘉宾连起码的资质也未经过核实,只要名气大就允许其上节目,全然不顾其观点是否正确,说法是否科学,最后造成观众质疑,专家唾弃,有关政府职能部门出面查处,节目不得不宣布停止播出,反过来对节目声誉是一种极大的伤害,有损媒体形象。

曾经的"张悟本事件"不应只停留在就事论事,纯粹纠正其错误言论上,而应该回归到如何引导老百姓的轨道,对老百姓的健康负责,提高国民健康素质上。亦可为今后政府制订养生保健政策、媒体宣传导向以及专家推荐保健品应遵循的核心。要规范这个市场,使其走上"正途",保健养生的节目也需要加强监管,设立准入门槛,替老百姓把关。在性命攸关的信息传播中,创建一个养生内容与完美的艺术形式有机结合体。

2. 健康故事缺乏编导意图,人文关怀有所欠缺　《百科全说》不会通过一个健康故事来引出健康话题,更没有将故事融入节目的各个环节中。本人认为,应该跳出健康谈健康,通过讲述典型人物的健康故事来引出选题,通过设问来推进谈话和互动。一个人被健康问题困扰甚至生了重大疾病,渴望正常生活而不成,这个冲突本身就带来了悬念。一个完整的故事可以将一些健康的生活信息和习惯巧妙地传播给大家。

3. 专业术语不能通俗化,观众似懂非懂　很多中医养生选题涉及一些专有名词和专业术语,在节目中,编导却一笔带过,顶多让嘉宾简单解释一下,一般观众很难真正弄明白。如何把艰涩的专有名词呈现得深入浅出、形象生动,《百科全说》没有狠下功夫。做健康节目,很多时候要求编导要有很强的翻译能力,就是要把抽象艰涩的健康知识通过电视镜头翻译成直观、形象的内容,吸引观众并让观众产生亲近感,迫切需要了解,这个问题在讲到一些中医原理和理论上显得尤为突出。这就需要编导把中医养生理论理解得非常透彻,弄得十分明白。本人认为可以通过电视短片或者是动画的方式将关键名词讲得更加明白和透彻。某些节目在字幕上也存在很多错误,可能是编导缺乏专业知识,只好根据嘉宾讲述的口音大意标注字幕,有时候简直是贻笑大方,该类问题完全可以通过聘请有关专家作为节目顾问进行专业内容把关。

4. 制作模式属于自产自销,不敢引入市场机制　《百科全说》产生于湖南卫视打造娱乐台的背景之下,在其制作模式完全是为"快乐中国"这个大前提服务的,将娱乐节目的带状结构简单地拼凑在一起。这样"批量化生产""统一标准",自然很快失去了节目本身的特色,无法体现出作为一档大众科普电视节目的优势。如果湖南卫视加快内部管理体制改革,进一步规范独立"制片人"制,或者成立专门的生活服务节目制作公司和科普娱乐节目制作公司,允许制片人和编导在公司持股,让制片人和相关节目本身到市场上去接受优胜劣汰的考验。只有这样,才能优化节目资源配置,提高电视节目的质量,降低成本,提高效率,使更多的科普服务节目精品不断涌现。

四、结语

《百科全说》作为国内第一个生活智慧娱乐节目,曾经风行一时,但是其在提高全民中医保健养生素养,推动社会文明进步方面发挥了重要的作用,并且开创了国内科普电视节目创新的先河。更重要的是,透过这档节目,我们可以总结并吸取其成功经验,摈弃其失误和教训,为今后电视科普类节目的生存发展探索出更加切实可行的创新模式。

（李文泰、何清湖,《湖南中医药大学学报》,2013 年第 33 卷第 9 期）

微博时代中医文化传播存在的问题及对策

微博（Micro Blog）作为新媒体中的新锐,以其便捷、原创、互动和平民色彩,正在对当今社会诸多领域产生深刻影响。中医与大众健康息息相关,具有天然的"亲和力",一直倍受关注。在新媒体时代,有一批中医爱好者、中医专业人士率先进入微博平台,开始在网络社区上交流中医心得、求医问药或为网友答题解惑。然而,网络上一些机构或个人利用微博这一公共平台,推销其医药产品,谋取商业利益,影响了微博的平等交流的健康生态,同时由于网络信息的碎片化,中医爱好者专业程度与个人修养的参差不齐造成了网络中医传播一定程度的乱象。

一、微博中医传播存在的主要问题

1. 与中医传播捆绑的营销行为　微博具有一定的媒体性质,有些机构通过微博宣传医疗产品,而涉及医疗产品是需要经过政府药品监督部门的审查和批准。这些机构或个人在微博上发布一些道听途说的中医故事与养生方法,表面上是在传播中医文化,而真实目的是借助微博销售中医医疗器具与中药保健品,中医文化知识逐渐"被绑架"成为营销的工具。在这一目的下的微博中医传播,其内容的真实性与科学性就难以保证。加上如果其营销的产品又没有受到相关部门与专家的认证,一旦侵害了用户利益,正常的中医文化传播行为就有可能受到牵连与误解。

部分认证用户与机构虽然没有明显的产品营销行为,但是为了增加粉丝(即关注者)量,提高影响力,也在微博中宣传养生知识、养生偏方及验方。然而,由于目前我国尚缺乏对网络健康信息质量的评价体系,公众对健康信息的甄别力也有限,所以认证用户与机构微博在发布健康信息时更需要慎重。

2. 中医信息传播不够严谨　中医爱好者是中医行为与文化的实践者与传播者,也是微博中医文化传播的重要群体。但是,部分中医爱好者由于知识结构的缺陷,对中医缺乏全面客观的认识。他们面对别人的质疑时,都会不加分析地反对,不但无益于中医文化的良性传播,还影响了中医群体的社会形象。

对待中医爱好者的群体性倾向,经过认证的中医专业人士或者专业机构在微博发布或转发信息时需十分慎重。网络上中医爱好者存在一种群体性倾向,即对现代医学检查方式有自发的排斥。抽血化验、脑脊液检查、X线摄片等都曾受到网友的排斥与诟病,如2012年8月有网友发微博对脑脊液检查这一临床诊断方式表现出误解和恐慌。微博发出后引发了广泛关注,大量网友相互转发,其中还不乏有经过认证的中医专业人士和中医机构参与转发并对腰椎穿刺这一诊断手段持批评态度。事实上,任何医学专家或者机构不可能在医学的每一个领域都是权威,因此应当秉持专业理性的态度对待医学检查行为,听取专科医生的建议,如果不加分析地批评和排斥,是对相关医学专业的不尊重。由于中医专业人士的意见不同,不仅会加深普通网友的误解,还增加了人群恐慌。

3. 媒体导向与质疑欠审慎　一般认为,传统媒体如电视、报纸(包括图书)等相对网络新媒体更可靠,但是当前部分传统媒体的导向不够审慎。例如,有些所谓的养生专家凭借出位的言辞或者夸大某种食品的功效以博取关注度,媒体也在追求收视率与发行量的利益驱动下,前期给予这些专家包装和宣传,而一旦当遭遇公众或专业机构的有力质疑后,立马就倒戈相向。由于此类事件在微博上关注度很高,在一定程度上可能损及中医的声誉。

另外,网络上有一部分习惯性对中医持质疑态度的人群,他们会抓住一切机会来诟病与批评中医,严重阻碍了中医文化的正面传播。例如,2012年7月,有网友在微博上发布关于"眼保健操残害中国青少年49年""做眼保健操不仅无法改善视力,还会导致红眼病、眼部感染"等的言论。

这条引发较大关注,成为当时的一个新闻热点。针对这一明显偏颇的观点,不少医生博主纷纷撰写微博或者评论予以澄清。许多媒体也适时采访了相关领域的专家,将采访报道通过微博发布。如《武汉新闻播报》发布了题为"网传眼保健操残害青少年——武汉专家称此说法欠妥"的微博,并链接了大楚网的报道。

二、微博时代中医文化传播的途径及对策

理性中医的传播一方面应质疑部分对中医了解不够人士的观点,纠正中医爱好者偏执的观点,另一方面还要澄清一些营销微博发布不科学的健康信息。针对以上若干问题,笔者认为,应加强网络信息的监管与甄别,持正面态度客观传播中医,敢于批评不良风气,适时厘清大众认识误区,同时参与中医公益事业的传播,这些既是中医文化网络传播的渠道,也是解决相应问题的对策。

1. 甄别不良信息,批评不良风气　部分营销微博发布的中医信息往往是东拼西凑而来,对公众造成了误导。因此,作为中医专业人士,需要及时甄别信息,传播科学的健康观念与保健方法,对于传播范围较广的错误信息,应向微博管理机构投诉并提出有理有据的批评意见。对于有些涉嫌违规销售产品的机构或个人微博,更要及时举报,以防流弊。

对待中医的养生问题,更需要厘清误区。笔者在临床中发现,部分民众受社会上保健风潮的影响,过度迷信养生,追求贵重药材,对虫草、人参等药材的适用范围认识不足。

中药的副作用问题经常被提及,但是一部分热爱中医的民众却不愿意接受这一事实。笔者认为,科学坦诚地对待中药副作用,养成审慎用药的态度,是中医文化工作者的责任。《金陵晚报》由此做了深度的追踪报道,2012 年 8 月 28 日在"今日关注"版面上做了头条报道,题为《吃中药也要定期查肝肾——南京中医教授一条微博引发争议》报道中采访了相关领域的专家,对南京教授的观点明确表示支持。

2. 直陈中医观点,正面传播中医　在微博上直陈中医观点,是传播中医理念与文化的重要手段。笔者陆续写了上百条题为"我的中医观"及"我的针灸观"的微博,直言不讳地表明自己的观点,对中医文化坚持信心传播,欢迎理性质疑。

微博作为网络发展的新生事物,得到了大学生群体高度关注和参与。中医类微博的"粉丝群"中年轻学生占很大一部分,尤其是医学生。网络传媒的飞速发展和普及,医校大学生的价值取向和生活方式随之发生改变。这一人群不同于普通中医爱好者,他们相对而言知识结构较为全面,接受过系统的院校教育,能较为客观评价中医。对待青年学生,专业人士尤其是高校教师学者可以结合专业内容发布微博,其作用相当于课外辅导,对中医相关知识进一步深化并扩展。如陕西师范大学历史文化学院教授于赓哲,他的"每日医疗社会史"系列微博,内容广博,涉及了医疗社会史的各个方面。

3. 坚持公益宣传　微博中"正能量"表示良好的信息。中医公益活动是典型的正能量,不仅可以实实在在地对一定群体提供帮助,而且可以通过网络传播,吸引更多的人关注中医、关注公益。例如,笔者作为主要发起人之一,参与发起了中医主题公益项目"妈妈 A＋计划",项目由爱德基金会管理。计划通过中医培训以帮助家中有病患的家庭。相关机构微博如"中医萝卜会""爱德基金会""标点健康"等相互转发,均对该计划做了适时宣传,起到了良好的中医传播效果。

在微博上发表中医观点,传播中医思想,须本着客观理性的观点,措辞平正中和,不宜有过激

的言辞；传播中医文化与观念，应当把握好自己的专业领域，在自己研究的领域内提出观点，不在无关领域置喙；对于热点事件，在敢于亮明观点、引导理性分析的同时，勿卷入纷争；鼓励专家学者相互关注微博，有利于将中医学科向深度拓展。

（张树剑，《医学与社会》，2014 年第 27 卷第 1 期）

中医慕课传播的优势与挑战

　　慕课，是 MOOC（Massive Open Online Courses）的中文译名，即"大规模、开放式在线课程"。在慕课模式下，大学的课程、课堂教学、学生学习进程、学习体验、互动过程等被完整地、系统地在线实现。借助世界一流师资、丰富前沿的内容、灵活的学习模式和极低的费用，以前所未有的开放性和透明性，慕课注册用户在近年出现了井喷式的增长，引发了"MOOCs 风暴"。国际上越来越多的知名高校加入 MOOC 平台，并在 Udacity、Coursera 和 edX 三大 MOOC 平台上推出了上百门课程。国内清华大学、北京大学、上海交通大学等一流高校也在 2013 年纷纷加盟，推出了自己的特色课程。

　　在中国向全球推出的首批慕课课程中，中医因其鲜明的中国特色得到了关注。在 2013 年 12 月上海交通大学最早亮相 Coursera 平台两门课程中就有一门是《中医药与中华传统文化》；而在 2014 年 2 月清华大学在 edX 慕课平台上推出的课程《文物精品与文化中国》中，也专门设计了章节来介绍正统针灸铜人、中国古代的经络学说，探讨针灸对当今世界的影响。

一、中医慕课传播的优势

　　1. 发挥技术优势，适应时代要求　　伴随着互联网、手机等新媒体的发展与应用，人们获取信息的广度与深度有了变化，交往习惯和社会参与方式也发生了改变。慕课集成了大量成熟的互联网工具，利用更符合互联网用户的界面和交互模式，通过与使用率极高的社交网络平台的紧密耦合，实现了一种新的学习体验。它充分发挥了新媒体技术的优势，让用户在任何地方、任何时间都可以学习名校名师讲授的精品课程，并进行网上讨论与分享。讲座内容被分割为十分钟左右的短视频，有助于学习者利用零碎时间完成。此外有的慕课平台还根据不同的操作系统开发了应用，如 Coursera 就推出了针对 iphone、ipad 的应用，帮助用户更充分地利用平台课程。

　　中医药学源远流长，其历史之悠久，生命力之旺盛，在世界各种传统医学中首屈一指。在全球化时代，我们要改变"用传统的方式传播传统文化"的陈旧模式，采用适应时代发展变化的传播形式，使中医药文化产生更大的吸引力和感召力。上海交通大学在 Coursera 平台发布的《中医药与中华传统文化》就及时把握了信息技术革命所带来的有利机遇，仅一期课程选课人数就高达 15 399 人，其中活跃学习者 11 000 人，视频下载及浏览超过 14 万人次，有效地发挥了慕课的影响力。

　　2. 充分发挥人际传播与群体传播的作用　　和电视讲座、网上公开课相比，慕课更注重师生互动和生生互动。如对于课程学习中讨论较多的问题，课程组老师会积极给予回应。如哈佛大学公共卫生学院的慕课课程《健康与社会》，课程组每周对于论坛讨论中最为关注的五个问题进行梳理,并以专门邮件、平台发布等方式给每位注册的学员进行反馈。阿姆斯特丹大学的《传播学导论》课程则专门在八个星期的教学时间里安排一个周回答学生对讲座内容反馈最多的问题。在慕课学习中,鼓励成员间信息的交流与分享,比如借助论坛、社交网络、维基创作等 Web2.0 技术构建网络学习共同体,组织线下聚会,进一步拓展互动的深度,促进社会协作学习。

传播的根本目的不是为了单向的宣传诉求,而是人与人之间的信息传递、接受或反馈活动。采取这样一种建立在双向互惠基础上的传播策略,无疑比那种单向度的宣传模式更容易使对方接受,进而也会更为有效。在中医的慕课传播中,借助多向共享的文化传播理念,更容易了解大家对中医学理论与实践的所思、所感;中医专家学者可以更针对性地亮明观点,并在互动中引导理性分析,适时厘清大众认识误区。此外,根据慕课学习者的信息反馈,也有利于中医后续课程调整教学内容、改革教学方法,推出更有针对性的课程。

二、中医慕课传播面临的挑战

1. 语言的障碍　慕课传播是一个全球化的平台,强调全球化的知识共享。在全球化的大背景下,中医的慕课课程除了满足国内学习者的诉求,也需要用国际化的语言向世界说明中国,而这一目标就要借助中医翻译来实现。中医学语言的模糊性、抽象性、文学性与多义性给中医的翻译和传播带来了极大的挑战;而慕课课程因为其课程的时效性,给翻译工作又提出了更高要求。在上海交通大学慕课推出的与中医药相关的一期课程中就遭遇了语言的瓶颈。英文字幕迟迟上线,使得课程考评时间一再延后,而译文中一些术语也因为前后不一致引起学习者的不解与困惑。

语言障碍所带来的挑战一方面要求我们进一步加强中医翻译基础研究,认识语言所造成的概念或实践在意义上的改变;另一方面也需要我们以机器辅助翻译的方式来适应大数据时代对信息交流的新要求。

2. 文化的差异　中医学在西方长期以来被划定为补充替代医学(CAM),被视为常规西医治疗以外的补充疗法。中西医学有不同的自然观和生命观:西医学强调诊疗技术的微量化、准确化,把疾病的成因分解、还原,找到疾病产生的终极原因并采用对抗性治疗将其消灭。2014 年澳大利亚弗林德斯大学(The Flinders University)在慕课平台 open2study 开讲的一门课程《人体机器》(The Human Body as a Machine),充分反映了西方医学被还原论所主宰的认知方式。中医不强调以实验和计量来把握解剖形态,而借助望、闻、问、切来把握生命整体之象,注重整体分析和功能性病变:“中医的证,即是中医临床的诊断模型;中医的脏象是关于脏腑的理想模型;辨证施治中的八纲、六经、六气、营卫气血、三焦以及痰饮、瘀血等,是关于人体病理状态的模型。”这些模型,并不是人体内的真实物理化学过程,难以用直观化、量化的方式进行呈现。

面对西方不同意识形态、文化背景、接受习惯的受众,中医的慕课课程不能是中文慕课的简单翻译与处理,需要根据受众特点选择中医的传播内容,帮助受众从文化差异视角来理解中西医学在疾病诊断、治疗上的差异,从而建立中医学的客观定位,减少传播中的误解,提高传播效果。此外在慕课传播中,还需要注意国际学术规范。如清楚说明参考文献、引文出处等。这样可以更好地帮助中医在国际的学术领域确立自己的话语权。

3. 诊疗过程再现的困难　中医药是一门实践性很强的学科,在课程学习中一定需要进入临床实践,才能真正把握中医的学术思想。首批上线的中医慕课课程或囿于主讲人的专业,或由于制作院校的背景，都没有涉及中医的临床实践，而多是从文化切入，来讲诉中医药基本知识与中医养生方法与理论，或对针灸、经络的起源进行探讨和考证。选择恰当的方式来呈现中医的诊疗过程，展示中医实效性，使中医慕课的学习者能以直观形象的方式深化对中医理论知识的认识，增强体验性，是大数据时代对中医在线教学提出的新要求。

中医慕课应时代而生，借助大规模在线课程的传播可以帮助更多的人走近中医、关注中医，进而推动学科的进一步发展。面对语言障碍、文化差异和诊疗过程再现的困难，我们应该积极筹措，与时俱进，创新中医的教育方式，在慕课平台上创造文化双向融合的机会，避免强势西方医学文化对弱势中医文化的单向灌输，帮助中医进入慕课所引导的全球高等教育的主流。

（钱敏娟，《中国中医药现代远程教育》，2014 年第 12 卷第 19 期）

中医文化资源数字出版与传播略论

在数字化传播时代业已来临的背景下，谋求中医文化资源与现代出版和传播技术的结合，实现中医文化的现代化发展，已是刻不容缓。中医文化资源有可能，亦有必要借助数字化传播技术，依托数字出版，以文化自信为依据，充分展示自身的技术和文化优势，使其历久而弥新。

一、问题的提出

中医文化资源是弘扬中医文化、传承医技的重要宝藏。业界对中医文化的关注，由来已久。在中国期刊网以"篇名"为检索项，输入"中医文化"作为关键词，将检索时间设定为 1980—2013 年，共可以检索到 243 条文献记录。既有的研究，主要集中于以下几个方面：中医文化基本内涵和中医文化学的研究、中医文化与传统文化关联及其时代意义的研究、关于中医文化的传播和推广的研究等。显然，既有的研究，对中医文化与传统文化的关联，以及对中医作为医学技术所体现出来的文化内涵的探究等方面，颇有建树。但是，也不可否认，与此相关的其实有两个根本性的问题尚未深入研究和解决：一是对作为中医文化生成和发展源头的中医文化资源的保护和开发；二是现代媒介语境对中医文化发展的影响及其发展策略。当今社会，中医文化面临中西文化的交融碰撞，中医文化有必要寻求自我的发展策略，以解决西方文化和西医技术冲击下所遭受的不平等地位。在此背景下，发掘中医文化资源，并在大众面前呈现自身的本质特征，使中医药在技术层面和文化层面获得社会大众的认可，是不可回避的问题。显然，这有赖于现代出版、传播技术的参与。而从中医和中医文化自身发展的逻辑脉络来看，其自身发展离不开出版传播技术和传播媒介的参与。因此，实现中医文化资源与数字技术的联姻，积极与网络、手机出版以及各种全媒体的出版形式结合，实现出版产业和现代新媒体的最大程度融合，进而最大限度地扩大读者的覆盖面，便势在必行。

二、中医文化资源数字出版与传播途径

中医由技术即器物层面的文化以及制度和精神伦理层面的文化所构成，在数字化传播时代

来临的背景下，中医文化资源有必要确认其自身规定性，尽可能地与时代发展需求、与先进的出版传播技术相结合，实现中医的文化层面和技术层面的协同发展。

1. 获取政策支持　数字化时代中医药文化资源的出版和传播，需要政府从宏观的层面加以引导，通过相关法律、法规的完善，政策制定的倾斜和资金的适度投入等手段，完善中医文化数字出版、传播和发展的制度性、法律性和长效性保障，使中医发展及其文化内容的数字出版和文化产业发展整合为一种全新的产业形态或文化形态。从宏观层面来说，这是政府主导的学科、产业之间的整合及相关的政策支持；从微观层面来说，则是中医文化传播的可操作性的强化，可以通过策略调整、明确主体、调整产业布局等进行具体引导，改善中医文化的出版和传播仅仅依赖于中医药管理部门、中医药文化的研究者以及相关从业者各自为政、摇旗呐喊但收效甚微的尴尬现状，为中医文化的传承和可持续发展奠定基础。

2. 建立出版数据库　中医文化的典籍，浩如烟海，博大精深，其整理、记录、获取、保存、检索和管理，是一项艰巨的文化工程。作为一种历史文化资源，如与数字传播紧密结合，则必将超越行业、区域的局限而发挥巨大的文化影响力。一方面，可根据其科学性特征对中医文化典籍进行分类处理，为数字化检索提供便捷途径，使受众获取信息的渠道更加多元、便捷；另一方面，传承其文化性，进一步建立数字中医典籍库、中医药方数据库以及中医药科普学习平台等，使之以电子图书、数字报纸、数字期刊等多种方式进行出版传播，以实现了中医文化资源数字出版的聚散功能：聚，则以数据库为集成；散，则通过各种数字出版形式，实现其广泛、立体的传播。以数字化的形式聚合典籍，既可以作为一种知识的载体，也可以实现中医及其技术和文化内涵的交互立体传播，将中医文化的传播向深度推进。

3. 构建立体出版传播模式　第一层面，建立中医文化资源数字出版的标准。明确各项内容的标准、格式的规范以及技术的要求，使其在数字化或移动化出版过程中，有明确依据，从而使其生产、流通和服务以及版权保护等，都有标准可循，也使其公益性和市场属性都能得到有效保障。第二层面，利用传统互联网的优势，实现中医文化资源传统出版方式与数字出版的改造、对接、转换、整合。可以使已出版的纸质出版物得到推广，或者改进印刷生产方式和流程；也可以通过建立中医药知识和文化的网站、论坛，推广、介绍中医文化和技术，引导人们对中医及其技术和文化内涵的关注。最大程度实现内容和平台的整合，解决数字出版过程中内容和平台分离的现状。第三层面，主动介入移动出版领域。当前，受众对移动互联网的使用，逐渐由娱乐目的转向实用目的。在此背景下，一方面可以以中医的文化资源为依托，适当开发具有愉悦和休闲功用、适合移动阅读的数字资源，培养人们兴趣；另一方面，将相关数字化资源或已建好的数据库资源作适当的技术变革，使其适合于手机浏览，拓展其实用功能。这样，既实现了娱乐休闲性与实用性特征，又使中医的技术和文化内涵通过通俗易懂、喜闻乐见的方式走入了寻常百姓家，大大拓展了中医文化的传播面，便捷地渗透到社会的各个阶层。尤其是从中西医药文化的交流碰撞来看，以优秀的传统中医文化作为精髓，使其跨文化传播提供了可能，传播媒介和渠道的拓展，使传播效果得以大大提高。

4. 开发相关产业链　一方面，尝试将中医文化作为新的文化产业形态融入当前的文化产业的规划、开发和推广之中。将中医文化作为新的创意产业发展，利用网络、手机、电视、电影等，开发出版科普性、娱乐性结合的文化产品，将中医文化的要素巧妙融合于其中。通过设立中医药文化传播公司，改变推广乏力的问题。主动与大众媒介联姻，整合力量，设计文化传播方案，注重与文艺媒介合作。另一方面,在发展过程中,争取获得社会各个方面的支持,将其延伸到中医医疗水平提升、中医药的研发等领域,争取中医文化的传播与社会医疗、区域经济发展相结合。有条件的情况下,可以依托中医院、中医药为特色的高校,以中医药文化为特征,打造颇具特色的区域文化集群中心,使数字出版与中医药发展的特色结合起来,从而形成一个全新的数字出版聚集与科技文化产业协同的产业链。

三、中医文化资源数字化出版和传播的意义

可见,中医文化资源的数字化出版、传播,是以中医的技术和文化内涵为载体,利用先进的出版、传播技术所进行的自我革新和自我发展。这一过程既推动着中医文化的发展和新的文化产品的生产,也结合着受众的接受体验,使中医文化由遥不可及的理论转换成具体可感的文化产品,将知识与消费结合。

1. 主体变革,实现了深度参与　数字出版时代的来临,交互、立体、即时的传播方式,使受众与传播主体之间的界限变得模糊:信息制作和发布的垄断权力被打破,使权力由集权走向分权,知识和话语权的分布开始呈现为一种日渐开放的民主模式。传统出版模式下的信息传播权力结构被打破,受众同样成为信息的生产制作者和发布者。随着全媒体的传播终端成为人们日常生活的一部分,数字出版影响着人们的知识生产、获取和创新已现端倪。中医文化资源数字出版的变革,亦不例外。当中医文化典籍数据库建成和出版之后,它便成为一种知识和传播话语的平台,专业的中医工作者和研究者可以依此发布话语,生产言论,传递相关的信息,而作为普通参与者的大众,亦完全可能借助数字传播方式,发出自己的声音。这样,中医文化的传播便如同现代社会信息一样,完全融入开放、可以不断生成、组合和创新的实践活动之中,受众与传播主体界限的模糊,使其的知识、内容和产品不断拓展,真正成为一种可以不断完善自我、发展自我,可以高度参与的民主的医药文化形态。

2. 技术整合,实现了整体传播　中医文化资源与数字出版的联姻,是中医的整体化思维方式的一次具体运用。中医文化的传统传播方式,是一种单向渠道的信息传递,其积极性和效果都受到明显制约。中医文化资源的数字出版,通过互动程序的开发而实施传播行为,使中医文化的接受者通过数字媒介实现与传播者的互动,从而重新组合了人与人、人与信息、人与媒介之间的关系,极大地拓展了信息传受的范围,将传播行为引向了更为深远的境界。将中医的技术要领、中药的推介、中医文化的内涵,以生动的数字呈现方式,在交互的媒介中得到整合,在信息接受和意义构建的过程中,中医文化被重新阐释,不同的思想相互交融碰撞。如此,中医文化不仅仅有可能成为社会文化的热点,也有可能在新的历史条件下,释放出新的内涵和价值。因此,中医文化的数字出版,在由机械到智能的传播过程中,实现了对各种有效资源的整合,实现了多元、多义的新的中医知识、文化的增长和传播模式,也是其整体发展的必然。

3. 效应强化,明确了自我定位　通过中医文化资源的数字化处理,如文字图像处理、动画展示、数据集成、虚拟实验等,受众可以通过视、听来体验中医的魅力,既实现了中医文化传播的规范性,也使其受众面的广度和深度大为增强,突破时间和空间,传播效应大大增强;同时使中医和中医文化的发展,通过自我革新,以及对社会文化和技术进步的主动介入,能在现代传媒技术的进步、西方医学技术和文化的冲击下,保持其本质规定,强化自我的民族定位,高扬民族特色。一方面,可以树立中医文化的自信,使中医独特的临床经验、医技医德及其中独特的文化基因得到

传承和保护，使世界医学史上的活物种能够得以存活并焕发新的生命力；另一方面，可以凸显特质，以现代人更习惯的语言方式和手段表达传统精粹，使其更容易成为全社会的一种普遍认同的信息，更易达成共识；此外，在全球化的背景下，中医文化资源也面临与外来文化的交融碰撞问题，通过数字化变革，可以在与外来医学文化的交融之中，不断确证自我，提升自我，发掘自身文化基因中更具普遍价值的东西。

四、结语

丰富的中医文化资源需要在新的历史条件下焕发新的生命力，与现代数字出版的联姻，是其不二选择。在此基础上，强化中医文化资源的数字化过程，加强对相关资源的整理、分类、出版，并强化其传播效应，定能为其医技发展和文化特色彰显新的时代意义而寻求新的契机、奠定新的基础。至于其具体途径，则也会视具体情况的不同而有多样选择，本文权当抛砖引玉，以期引起更多关注和探讨，使中医文化资源的开发、传承成为既具理论规划又具明确实践途径的文化和医学方略。

（李路丹、禹纯顺，《广西师范学院学报：自然科学版》，2015 年第 32 卷第 2 期）

三级架构视角下中医药文化传播策略分析

中医药文化是中医药学的根基和灵魂。正如 2010 年 6 月 20 日习近平主席出席澳大利亚皇家墨尔本理工大学中医孔子学院授牌仪式时所指出的："中医药学凝聚着深邃的哲学智慧和中华民族几千年的健康养生理念及其实践经验，是中国古代科学的瑰宝，也是打开中华文明宝库的钥匙。"中医药以人为本，崇尚和谐，体现了中华民族的认知方式和价值取向，体现了我国文化软实力。2009 年，国务院《关于扶持和促进中医药事业发展的若干意见》提出，将中医药文化建设纳入国家文化发展规划。繁荣和发展中医药文化，有助于我国优秀文化传承体系的建设，有助于增强中华文化的国际影响力。

一、凝炼中医药文化精髓，加强中医药文化建设

1. 加强中医文化学重点学科建设，发挥其示范带动作用　"十二五"期间，国家中医药管理局共确定了 13 个中医药文化学学科作为重点学科，建设周期为 5 年，分布于东部、中部、西部地区，涵盖高等中医药院校、研究院（所）、中医医院等单位。通过中医文化学重点学科的建设，一方面形成了一批具有较强辐射、带动作用的中医药文化学科，发掘、整理了不同地区、不同民族、不同时期的中医药文化，形成了具有中华民族特色的中医药文化核心价值体系；另一方面构建了具有较深厚中医文化底蕴的科普宣传队伍、具备较强科研能力的学术队伍和拥有较高水平教育教学能力的师资队伍；再者，中医文化学重点学科建设在推进中医文化理论和实践的不断进步，促进学科的学术研究以及基础与临床、学科内外的深入交流与协作，充分发挥中医文化学重点学科的"龙头"作用方面，起到了以点带面共建的整合效应。

2. 加强中医药科普宣传基地建设，普及中医药文化知识　国家中医药管理局及各省积极组

建中医药文化科普巡讲专家队伍,至 2013 年 9 月,巡讲专家达到 1 000 余人,每年举办讲座 2 500 余场,受益群众达 180 万;在全国共建成中医药文化宣教基地 16 个、建设单位 5 个,均对外免费开放,年参观人数达到 100 万以上;设立了 12 个中医药文化建设研究课题,联合原新闻出版总署共向社会推荐了中医药文化科普读物 15 种。中医药科普宣教基地的建立有助于构筑中医药文化科普宣传教育的长效机制,增强人们的健康意识,引导正确的消费,对传播中医药文化和知识起到了积极作用。在下阶段工作中,国家中医药管理局将加强与电视台以及广播电台等媒体的广泛合作,因地因时制宜,丰富内容形式,推动中医药进乡村、进社区、进家庭,不断提高中医药文化的社会认知度。

3. 加强社会中医药文化元素建设,营造中医药文化氛围

(1) 加强中医药院校中医药文化元素建设:校园文化建设是发展中医药事业、彰显中医药特色、培养高素质人才的需要,主要包括精神文化建设、制度文化建设、物质文化建设和行为文化建设 4 个方面。精神文化建设是灵魂,制度文化建设是保障,物质文化建设是载体,行为文化建设是体现。针对中医药学术会议、中医药名医名师讲坛、中医药经典考试等开展中医药精神文化建设;针对办学理念、规划理念、文化理念开展中医药制度文化建设;针对中医药博物馆、百草园、实验区开展中医药物质文化建设;针对特色学生社团、社会实践活动开展中医药行为文化建设。

(2) 加强博物馆(医史馆)中医药文化元素建设:近些年来,以中医药文化元素为主题的博物馆建设取得了显著进展,主要有以下 4 类:① 建于中医药高校的中医药博物馆。② 具有较强实力和规模的中药企业建立的中药博物馆。③ 中医院建立的中医博物馆。④ 地方民间组织建设的具有地方特色的中医药博物馆。截至目前,我国的中医药博物馆(医史馆)有近 50 家,这些博物馆(医史馆)将中医药文化元素融入进来,不但具有知识性和趣味性,还有较强的科学性和艺术性,以及教育资源和文化资源的双重属性,成为展示中医药文化的一个重要窗口。

(3) 加强医院中医药文化建设:医院文化是医院的软实力,在推动医院发展、提高医院的综合竞争实力方面起着重要作用,是广大医务工作者精神意识、行为规范的基础,是医院多年发展过程中的积淀,是一种群体文化。医院文化建设主要有核心价值体系、行为规范体系、环境形象体系和学术文化领域 4 个方面,要充分发挥中医药文化在医院文化建设中的带动作用,加强医院文化建设与创新,树立医院中医药文化品牌和学术旗帜,提升医院核心竞争力。

(4) 加强中医药文化旅游示范基地建设:发展中医药文化旅游是《国务院关于促进健康服务业发展的若干意见》中的重要内容,中医药文化旅游是一种健康、生态的旅游方式,将中医药文化与旅游资源有机结合,符合人们"返璞归真、回归自然"的生态理念,是打造中医药文化品牌、提升中医药文化旅游竞争力的新途径。中医药文化旅游示范基地建设有助于加强中医药资源和旅游企事业单位的交流与合作,有助于提高中医药文化传播水平、提升中医药文化旅游服务质量,有助于推动中医药文化传播和健康服务业的发展。

二、拓宽中医药文化宣传渠道,注重中医药文化传播

1. 发挥高等中医药院校的引领作用 首先,高等中医药院校作为中医药人才培养的主渠道,人才队伍建设是中医药文化传播的基础和关键,是向广大消费者传播博大精深的中医药文化、普及有效实用中医药知识的主要群体,是做好中医预防保健、开展中医医疗服务的骨干力量;其次,高等中医药院校的工作者和学生接受过正规学习和训练,具有扎实的理论文化知识、较强的社会

实践能力和较高的素质,在中医药文化传播过程便于被消费者认可和接受,有助于广大消费者更好地了解和掌握中医药文化知识;再次,中医药院校可以定期举办一些与人们生活关系密切的中医药文化宣传活动,向他们传播健康养生、预防保健、诊断治疗的知识,让他们体会到中医药带来的好处,让消费者更好地享受中医药健康服务,从而主动参与到中医药文化宣传中来。

2. 注重中医药文化创意产业传播　中医药文化是一种多元特色文化,其经济价值、社会价值和心理价值已被全球多数国家所认可并接受,尤其在以生态为生活主题的今天,人们更注重用它来进行健康养生、预防疾病,这就为中医药文化创意产品乃至产业链提供了巨大的需求空间,通过整合中医药创意产业价值链,提高中医药创意产品的竞争力,能够创造出更大的经济效益、社会效益和心理效益。

3. 开发大众化中医药文化传播载体　中医药文化的对外传播,应充分利用先进的信息技术与科学技术,将中医药文化打造成以文字、声像、图像、动画等形式为主的传播体系,借助电影、电视、广播等媒介,寓知识传播于娱乐之中。如河南中医学院拍摄了《苍生大医》《精诚大医》《河南中医1958》3部影片,其中《精诚大医》从来自世界26个国家的826部参赛影片中脱颖而出,一举夺得第16届美国洛杉矶国际家庭电影节最佳故事片奖,影片以厚重的中医文化底蕴和精彩的艺术形式,为中医药走向世界、让世人更多地了解中医药传统文化做出了贡献。

4. 利用好中医药文化师承教育途径　中医药文化师承教育是通过师承的方式将博大的中医药文化在传承中医药学知识的同时一起传播下去,它不但注重专业知识的传授,而且注重素质技能的培养,强调医风和医德建设。要充分利用师承教育在中医药文化传播过程中的积极作用,借助师承教育的优势加强中医药文化传播。

5. 加强中医药文化传播新路径的应用　信息技术的发展与普及为中医药文化传播开辟了新途径。较其他传播途径而言,通过网络搜索、博客等方式进行中医药网络传播,可以实现随时随地查阅中医药书刊、报纸、杂志、视频等信息的目的,一些群众喜爱、有广泛社会影响的中医药文化科普宣传教育片和中医养生视频等进一步提高了中医药文化知识的普及率。更容易被大众接受和认可,具有原创、即时、便捷、互动等特点的微博、微信等新兴媒体技术平台的出现,成为中医药文化传播的重要平台。因此应加强推广和应用新兴媒体,加速中医药文化的传播。

三、提升中医药文化竞争优势,加快中医药文化品牌构建

突出中医药的特色与优势,促进中医药文化的研究与发展,形成独特的中医药文化品牌是持续提升中医药文化竞争力的重要手段。

1. 打造中医药文化国家品牌　中医药文化不仅是中华民族优秀传统文化的杰出代表,更是我国文化软实力的重要体现。《中华人民共和国中医药法(征求意见稿)》明确指出要将中医药文化建设纳入国家文化发展规划。因此,必须要充分利用这个平台和机会,积极打造中医药文化国家品牌,力争形成国家对外交流与宣传的名片。

2. 打造中医药文化行业品牌　中医药文化建设应与医疗、保健、教育、科研、产业等共同推进,充分发挥中医药文化在中医药事业发展中的引领作用,立足中医药资源优势与特色,将繁荣中医药文化作为一项重要任务,全力打造行业品牌。

3. 打造中医药文化社会品牌　加大中医药文化科普教育基地建设,深入开展中医药文化科普宣传活动,加强中医药文化科普宣传教育,研发一批中医药文化创意产品,拍摄蕴含浓厚中医

药文化底蕴的影视产品,提升中医药文化的知名度和美誉度,为消费者提供科学、健康、适宜、实用的中医药文化服务,把中医药文化传播到千家万户。

总之,我们应该通过凝炼中医药文化精髓、拓宽中医药文化宣传渠道进而提升中医药文化竞争优势;通过加强中医药文化建设、注重中医药文化传播进而加快中医药文化品牌构建;通过品牌的构建宣传一种生态、健康、积极的生活理念和生活态度,促进中医药健康服务深入发展。

(司建平,《中医学报》,2015 年第 30 卷第 3 期)

媒介革命中中医学传播窘境及其对策

笔者深感传播窘境是中医学(也包括传统文化)生存所面临的巨大障碍,能否跨越或"引渡",确实决定着中医学等传统文化的生死存亡。

一、危机前的漠然：才是最大的危机

强烈的危机意识并非偶然形成,却因一场偶遇而强化。2014 年初秋,笔者应邀赴丽江参加一场小型研讨会。晚间主人盛情邀请听一场纳西古乐,这是盛名在外的享受,欣然而行。偌大的演奏厅可坐 300~400 人,但只有 20 来人,除笔者一行近 10 人,另外也就 10 余名听众。古乐感觉不错,可"受众"太稀疏了。听者没有演奏者多。舞台上方挂满了已逝演奏者的遗像。欹歔之间,来到旁边紧邻的歌厅一条街,顿感喧嚣异常,临小河两边林林总总排列着成百家歌厅,家家人声鼎沸,热闹非凡,与先前古乐厅全然不属同一世界。年轻人趋之若鹜,完全是他们的天下。相信这些人中间有不少音乐喜好者,都知晓纳西古乐。论社会声誉,这些嘈杂的歌舞,自是无法与古乐相提并论;论演出场地,大都局促可怜,没有一家可望其之项背;论歌乐文化底蕴,与纳西古乐更不在同一层次。且古乐的演奏者个个敬业可尊,结果却是如此残酷!像沙丁鱼一样跻身于喧嚣歌厅、弃优雅环境美妙音乐于不顾的音乐喜好者们,正是在新媒介革命中成长起来的新生代。联想到一些令人酸楚的事件,如享誉天下的北京人艺演出经典话剧《雷雨》,原本是极受成年人追捧,在北京大学生专场演出时居然遭哄笑,在上海大学生专场演出依然嬉笑不止;某德高望重的九旬老院士、国家科技最高奖得主给研究生新生讲课,偌大的会场,后面竟有成片昏睡者;被人们牵记要积极抢救的不仅仅是京剧,几乎是所有传统剧种……这些,都绝非偶尔现象,背后提示着深层次共性:折射出传统文化(不仅是中医学,也包括部分价值观、审美观)都正遭遇着类似纳西古乐的命运,处于生存危机之中。因为新生代的审美观、价值观已大为不同了。

危机已近,没意识到巨大危险的存在,才是最大的危机!

二、呼啸已临的世界新趋势

近来有几个十分热门的词:一是互联网时代;二是"二次元审美"——指"90 后""00 后"让其他年代人看不懂的审美观;还有就是加拿大学者麦克卢汉的名字(后者曾在世界范围内火红过三次:20 世纪 60 年代,90 年代,以及新近几年)。其实,这些都透视出一个新趋势——世界目前正面临着媒介革命。有学者认为,新的媒介革命将"摧枯拉朽势如破竹"地改写"人类文明整体发展的大局"，导致新旧"两种文明的更迭"。

互联网对我们生活的改变无须赘述，生活的方方面面已经（或正在）发生巨大跃迁，摧枯拉朽，并非虚语！互联网氛围中成长的新生代，常让人难以理解。他们看重虚拟的网络世界，常沉溺于斯，并认为那是"真实"的；网络里没有权威，每个人都是独自的；他们个性张扬，大胆出位；只在乎自身感受，讨厌盛气凌人的说教者，漠视传统的一切。分析这些现象，有学者提出"二次元审美"概念。"审美"实质就是世界观（只是充满着情绪色彩）。"二次元"源自日语，原意是二维或平面，现专指 ACG 文化（ACG 为动画：animation，漫画：comic，游戏：game 的英文缩写，故指其所构筑的虚拟世界），它与现实世界（被称为"三次元"，指三维立体）是对立。有专家定义，"二次元审美的核心是互联网虚拟属性和青春的特质共谋的一种世界观"。这种世界观误认为网络中存在和现实世界完全不同的一个"异世界"，且这个"异世界"和现实一样，是真实存在的。"二次元审美"概念流行，是试图解开新生代世界观谜底的努力。前面种种现象（包括对话剧《雷雨》的茫然与哄笑），都只是不同代际之间审美观或世界观冲突的浅层典型表现而已。

三、麦克卢汉与"媒介革命"

麦克卢汉（M. Mcluhan，1911—1980 年）是创立媒介学说的加拿大著名学者。他 1964 年推出代表作《理解媒介》后，迅即引起强烈震撼。当时《纽约先驱论坛报》宣称他是"继牛顿、达尔文、弗洛伊德、爱因斯坦和巴甫洛夫之后最重要的思想家"。互联网兴起的 20 世纪 90 年代，出现第二波的麦克卢汉热。近几年，因"新媒介"崛起，且恰逢麦克卢汉的百年诞辰，第三波热的势头更猛。信息高速公路普及，知识经济降临，虚拟现实涌现，人们恍然大悟：原来，他在 20 世纪 60 年代的预测是对的！那时多数人看不懂他的书，如今看来太明白不过了。有人以亚马逊网上书店的热销书为证，有关他的著作达 28 种。与此相反，托夫勒、奈斯比特、亨廷顿、福柯、赛义德等在中国大红大紫的同类人物之书，不是寥寥几种，就是缺如。这一切，皆因为他预测的虚拟（网络）世界已然降临。包括令人费解的"二次元审美"，有分析认为，其背后实际上是"一场呼啸而来的媒介革命"，并预言"整个世界即将进入一个新媒介革命后的时代"。

四、传统：是断裂缺损，还是获得重生

作为世界传播学巨匠，麦克卢汉全新地阐释了媒介的性质及其真实意义。他广受重视的核心观点是"媒介即讯息"。

众所周知，人与动物的根本差异，在于人具有超越自然的文化。人不但生活在现实世界中，也生存于符号世界中。亚里士多德的名言"人是逻各斯的动物"，也可说成"人是符号和文化的动物"。本质上，文化创造就是符号的创造。其基本功能在于表征（representation），向人们传达某种意义。表征既涉及符号本身与其意图及符号与被表征物之间的关系等；也关涉特定语境问题，是在特定语境中进行着交流、传播、理解和解释的。后者就是传播（媒介）问题。

从媒介角度，文化史学家习惯于把人类文化粗略分为三个阶段：口传阶段、印刷阶段和电子阶段。口传阶段，主要形式是"在场"交流，双向互动的交流，就像儒家讲学、中医的师徒授受等，不经意中"在场"交流也维护着传统的权威。印刷（也称古登堡）时代，信息贮存在可移动的媒介（印刷物）中，交流不再依赖"在场"。这样，既跨越了时空限制，也动摇了传统权威。由于授受者常不在同一时空，较诸面对面"在场"交流，接受者经常更容易持批判、怀疑等倾向。电子媒介则

是人类文化传播史上空前的革命,根本性地改变了传播方式,也改变了文化的自身形态,包括颠覆了其赖以生存的人类生活。如电子媒介重新使人的眼、耳、口、鼻等心身机能均衡使用,且在更高层次上进行系统整合,人们也较印刷时代更多使用形象思维,表现出彻底的媒介大革命,并将深刻影响整个社会。

麦克卢汉认为,印刷时代是两大文明间的插曲,他称为"文明陷落时代"。因为印刷术导致了早先部落(在场或口传)文化的失落,且保证了视觉的核心地位(只需倚重视觉),加剧了感官使用的失衡(在场交流需要各种感官并重,除视听外,还有现场感受等)。麦克卢汉进一步举例:16世纪印刷技术的兴起,注重口授的经院哲学家们就因为没能很快适应新媒介,被扫出了历史舞台,并令其后的一些传统文化陷于断裂或贫乏。故他认为媒介变革会带来文明的中断。

邵燕君是从事大学中文教育的,她分析指出:每次媒介革命都会遇到一个悖论:深谙传统文明,对传统媒介文化最有传承职责者,常因陌生而排斥新媒介(如老中医);而伴随新媒介成长的新生代,则因为不了解"旧文明",又对传承缺乏兴趣(如中医新生代),遂可导致文明的断裂和损失。鉴于此,邵燕君针对文学教育者强调:他们是社会挑选出来研习或传承文化传统的,传统成了他们安身立命之本。媒介革命自然也成了对他们的最大冒犯,他们往往习惯于传统文化捍卫者角色。而新生代却根本不在乎能不能得到传统的吸纳——年轻人为什么一定要进入你的视野?为什么一定得到你的认同?你说他浅薄也好,不懂也好,他不在乎,也不会再听了!新媒介的无穷魅力,令他们漠视传统!也来不及接受旧有的东西。因此,很可能出现传统文化的严重断裂或缺损。就像上述的各种传统文化项目面临后继乏人一样。故邵燕君吁请:媒介革命来临之际,要使人类文明得到良性承启,促使传统文化或文明"重生",需要从事传统文化的精英主动去了解新媒介"新语法",获得引渡文明的能力。这是时代的迫切挑战和要求。

如果说一般大众文学或文化尚且需要如此,那传统中医学又该如何应对呢?

五、茫然于现代传播:中医学困境的一大根源

其实,传播困境在近百年中医学遭遇欧风美雨中,从来没有被真正意识到,更没有被很好解决,哪怕是试图解决!对于媒介革命,整个学界充满茫然!

1999年9月,笔者受教育部委托,在法国巴黎的联合国教科文组织总部参加"中国文化周",向世界展示和传播中医文化。笔者意识到,阴阳五行、气论等思想必须涉及,但传统术语太深奥,他们不可能听懂,也不会驻足细听!需要用受众能接受的语境,以他们喜闻乐见的形式来传播。故诸如阴阳关系,笔者用两种势力(two forces)的共生/共荣(symbiosis/co-prosperity)解释阴阳的互根/互用关系;把五行比喻为"模拟"的"控制系统",用正反馈(positive feedback)/负反馈(negative feedback)来解释五行之间的生克关系(这些词不见得十分贴切,因为任何对译都有偏失,但却是西方科学语境中常用熟识之词)。并配合针灸小铜人等一些实物。结果非常成功,一下子拉近了与授受者之间距离。传统医学是整个展览中第一个大展厅,进门就见。每天门庭若市,驻足者甚众;最后一天无法闭馆,只能延时4个多小时。很多参观者当即表示有兴趣深入了解。为此,回国后中医展台受到国务院新闻办的通报嘉奖。2000年,笔者有感写下了《知识社会中的中医学》一文,认为中医学当下窘境,一半是客观存在的(新旧之间隔阂及对现代社会适应不良),一半是自身不擅长传播导致的。

其实,近一波的反对中医药之浊浪何以兴起?中医学界本身不无责任!新媒体时代还恪守

之乎者也,阴阳五行,多少人能够理解? 愿意倾听? 不理解地抽身便去,或简单否定! 你能怪他吗? 中西医论战中,太多的捍卫者振振有词地指责对方: 你根本不懂中医? 你胡说八道……对! 他承认是不懂中医,他为什么要懂中医? 你凭什么让他懂中医? 或听从你的建议喜欢中医? 现代人的选项太多了。这还不是你自己不擅长传播之故! 当时最激烈的反对者,曾与笔者在电视节目《陈蓉博客》中辩论,交锋一段时间后他当即公开表示:"何老师,我和你的观点是一致的!"笔者立即反驳说:"No! 根本点上截然不同,你是立足于否定;我是致力于传承及发展……"但这至少表明他听懂了笔者的辩词,有所触动!

近几年,在笔者主持的两次全国科协香山中医会议上,笔者与北京中医药大学图雅教授、《北京晨报》佟彤主任记者等一再提出: 亟须加强对中医学现代传播问题的重视。要知道,"酒香不怕巷子深"已成历史。这关乎中医学生死存亡。可惜未引起应有的关注!

我们熟识的旧岁月的确一去不复返了。只是人们如同温水中煮的青蛙,麻木了,感觉它还在延续中。新生代已不再醉心于传统氛围及语境。新媒介革命夹带而来的,是摧枯拉朽的全新一切。文化界已在呼吁"如何引渡传统精华到现代文明中",是"引渡传统到现代",而不是强求受众接受或回归传统。作为传统科学的中医学,形势更严峻! 面对今天中医院校莘莘学子对传统语境及内容的茫然和蔑视,批评、指责、教化(如加强专业思想教育)等都无济于事! 为了不使中医学真的沦为博物馆展品、历史遗产,需要根本性变革。整个学界必须积极应对,做出全方位努力,以适应新媒介革命时代。

六、对策: 从学术精英放下身段开始

既然处在传统与现代文明的过渡时代,中医学又应该如何接招,或者说如何"接着讲下去"(指生存下去并得到发展)呢?

笔者认为,首先要从主动适应新媒介开始! 或者套用文学专家的话: 要使人类文明得到良性承启,促使传统文化和文明"重生",需要从事传统文化的精英主动去了解新媒介"新语法",获得引渡文明的能力。具体而言,可以从改变传统中医"旧文体"、充分学会运用媒介新"载体"两大环节做起。这涉及现代中医学传播窘境的两大核心难题: 传播文体陈旧、传播载体和方法落伍。前者是历史与时空差异造成的,后者则是忽视快速发展的新媒介革命带来的。

而要卓效地做好"引渡"工作,笔者很赞同下述观点: 象牙塔里学院派的研究精英要放低身段,调整好自己的位置;最好能以学者型"粉丝"身份"入场",并将一些约定俗成的网络概念和话语引入到专业传播的行文中;同时逐渐建立适合网络传播的专业话语及评价体系;这套专业话语体系应该是既能在专业范围内与前沿学者"对接"的,也能在互联网里与受众及粉丝互动对话的。

七、更善于运用白话文新文体

法国著名学者帕斯卡曾说: 与他人交流时,一定要让他们自己找到相信你的缘由,而非滔滔不绝强行灌输"应该相信"的证据或借助自我道德高地居高临下地训示强求信服。这体现了传播学"受众原则"。学习理论强调: 兴趣培养是第一位的,兴趣是学习之母。因此,适应新媒介革命,有效传播中医学(含传统文化)精华,关键也是先让人们(特别是年轻人)对其产生兴趣。

笔者一直从事中医基础教学,30 多年来面对过很多学生,有深切体会,初次接触,最难接受中医的是那些外国人(含长期居于海外的"海归");其次是刚出校门的中学生;最容易接受的是本

土生长、有点文化的中年以上者。为什么？因为后者在同一语境中生活日久,受熏陶多了,相对习惯了。笔者接受中医的曲折过程,也颇能说明问题。20世纪70年代开始听中医课时,真像听"天书"一样! 曾两次试图"逃离"中医,只是后来亲身经历多了,悟出其中奥妙,才选择了坚守。而有同样感受的绝不是笔者一人。中国协和医科大学的袁钟教授就描述说他当时愤然离开了教室。与那时相比,今天的落差更大。千万不要认为是否爱听只是学生个人的事! 如果不尽快加以改善,今后还有多少人会主动地痴迷上中医药,愿意为其倾注毕生? 对你没有兴趣,就不会有了解及深究你的可能。或者一如笔者,至少要走过许多弯路。

清华大学彭凯平教授是知名的美国"海归"。他回忆说,当他在美国加州大学伯克利分校讲授《文化心理学》时,曾问过美国学生"想起中国文化的第一反应是什么?"学生给出了四个形容词:玄妙——"道可道,非常道!"到底可道不可道? 说不清! 不时尚——诸如跪拜一类仪式,伤害了中国文化形象。不民主——中国政府好灌输,自上而下。没用——翻来覆去都是些毫无新意的东西。这确实是对中国文化的误解。但你问问今天国内中医院校的大学生们,相信有类似成见的绝非少数。千万别小视这些问题! 它是非常现实的"拦路虎"。

这些,都涉及语境问题。而新旧语境差异的核心,首先是文体问题。中医是土生的本土知识,其用语与现代国人常用的科学语(基本译自舶来语)既存在着语系上的截然不同,也有着语境的古今变迁。因此,中医的现代授受(传播)总存在着语域转化问题。众所周知,百年前的白话文运动对近代中国文化发展推动巨大。但可以说,中医传播文体问题基本没涉及——我们一直被要求花大量时间在医古文上。所有习业者,必须先过这一关。很多人就此被挡在学科门外。进入者又都要花费大量精力。再试想一下,如果中国今天还是文言文当道,大众文化将会是怎么样? 扫除社会文盲还会这么顺利吗? 公民文化素质提升还会这么快么? 当然,这个问题也许见仁见智。但试问中医院校毕业、临床工作多年后,有多少人还在工作中必须借助医古文? 相信答案是明确的,结论也是清晰的!

特别是"科学好声音"运动的世界范围广为流行,更是鲜明的对照!

恪守之乎者也、阴阳五行旧文体也是人为障碍。笔者25年前主编《差异·困惑与选择——中西医比较研究》时,叫好声一片,评价颇高。但也有人对其中提出要保留阴阳五行等思想精髓,改变其表达方式,大为不满,强烈反对。认为没了阴阳五行,就没了中医灵魂! 如果我们仍说"阴平阳秘",旁人能听懂吗? 文体只是表达的载体,思想才是实质。不考虑时代变迁,受众变化,恪守旧文体,正严重自我限制着中医学传播,更阻碍了它的发展。

近十年来,笔者在各地有过上百场健康或中医讲座。有人听了多场,发现一个秘密:说笔者面向普通大众讲课时从来不提阴阳五行,很少讲气血脏腑,故不是中医! 但往往听众爆场,却是事实! 没听众说笔者讲课的中医思想内容不丰富! 一些陈旧而拗口的具体术语真的这么重要吗? 笔者提出"癌症只是慢性病"的观点,这已成为关于癌症的新共识,且获得科技进步奖。同名书既是畅销书,又是长销书,销量已经几十万册。因为是慢性病,故中医药调理很有意义,并总结出调理为先,零毒(针对化疗毒杀)为佳,护胃为要的治则。其中,没有一句拗口的中医传统术语,却充分体现了中医原则及精髓,传播颇广,被认为代表着中医治癌思想。

八、学会"新语法",充分利用新媒介

前已述及,就传播媒介(载体)而言,正面临着巨大革命。笔者对此思考尚不成熟。但他山之

石,可以借鉴。

2007年起,国际科学界盛行一种比赛:让青年科学家3分钟内用最通俗易懂的语言,向观众讲解自己的研究,且特别强调要用"零专业术语描述",涉及几乎所有学科,主旨是"科学好声音"——让科学流行起来。因为他们同样面临"二次元"等新媒介对年轻受众的冲击。如今已有20多个国家、几百所大学举办或参与了这类比赛,热衷者甚众,影响巨大。

中国古籍里有太多的"为什么"。国内图书馆业已开始有所动作,如通过"二维码"等新媒介技术,为读者一一解答。有报道:国家图书馆的典籍博物馆已正式开馆,虚拟碑文、甲骨写字、保卫善本、舆图拼图等数字化体验模式成为亮点。这一新的展示方式让观众充满好奇,激起了兴趣。

《大数据时代》作者、被誉为"大数据时代预言家"、牛津大学的维克托·舍恩伯格教授不久前在上海讲了一堂公开课,强调大数据将在多方面彻底改变我们的传统学习方式,包括重塑我们的学习流程,改变教学之间的反馈通路等。他同时语重心长地强调:MOOC(慕课)、网上公开课等的盛行,只是变革的预兆,且并非其中最重要的,呼吁中国学术界应尽快行动起来。

鉴于此,笔者进行了尝试。8年前,笔者开办了个人博客,传递专业内容,发博文已近900篇,总点击近千万,粉丝过万,影响非一般论文可比。两年前,在有关部门支持下,借助MOOC传授中医专业知识,效果不错。助手们还开发了中医应用程序,将专业理论、概念、知识等形象地呈现出来,以便与学生建立轻松有趣的互动交流,让古板的中医更亲民。此外,还试用了微信、微博、QQ群、微信订阅号等进行学术(含肿瘤知识普及等)的及时互动式传播。其有趣内容及方式,既吸引注意,又利于传播,获得学识,且可激发灵感;故效用巨大,非一般传统的传播模式可以想象。当然,这些都只是尝试,因为时代变化太快了。

九、结语

媒介革命夹带的现代网络技术蜂拥而至,为传统文化的传播和发展提供了丰富手段。文学家们已有所醒悟,强调不能再像过去那样,扮演"超然"的裁决者和教授者角色,而是要"深深卷入",从"象牙塔"转入"控制塔",通过"入场"而发挥影响。这些,是否也会让沉睡的中医界有所触动,行动起来,迎接挑战,突破自我封闭的"象牙塔",适应新媒介革命,切实做好中医学传播;让更多莘莘学子(含普通大众)欣然接受,乐于钻研,津津乐道,主动传颂。这,既有助于学术后备军的建设,也为若干年后乐于接受中医治疗奠定了人群基础。

(何裕民,《医学与哲学》,2015年第36卷第5A期)

试论互联网时代的中医文化传播

中医文化源远流长,其传播对我国的发展影响深远。文化的传播可以借助很多手段,在互联网时代,中医文化通过网络有了新的发展,不仅可以更有效地保护中医文化,而且可以向国外展示中医的魅力,让更多的年轻人了解中医文化,让中医文化在继承中创新与发展。

一、中医文化传播的意义及困境

1. 中医文化传播的现实意义　中医文化是我国传统文化的重要组成部分,没有中医文化,传统文化就会黯然失色。以前很多人不了解中医文化,抵触中医文化。由于各方面原因,我国中医文化并没有得到高效的保护和利用。我国已经意识到传播中医文化的重要性并积极采取各项举措促进中医文化的传播。

文化和传播在人类文明的进程中紧密联系在一起。如果一种文化没有传播,就如一潭死水毫无生气,只会逐渐走向消亡,所以文化需要不断传播,在传播的过程中继承并创新。中医文化通过多种渠道传播,才能走向大众,走向世界。

高效传播,文化的认可、继承和创新是中医文化能否继续发展的重要因素。文化输出问题、跨文化传播问题和中医文化的传播息息相关。随着我国国际地位不断提升,国家的形象越来越受到重视。文化的传播即国家的软实力,所以我们应该树立良好的中医文化形象。

2. 中医文化传播的困境

(1) 中医文化传播自身导致的问题:① 缺乏文化主体意识。面对西方文化,不论优劣,盲目学习,没有批判继承,这种屈服和迎合丧失了中医文化的话语权。② 现代的通俗语言体系不能帮助人们了解中医中的术语。比如,中药里有"走油""蚯蚓头"等名词,大众对中医中药里的术语一知半解。③ 老观念根深蒂固。很多年轻人不了解中医文化,甚至对它产生偏见,使中医很难深入这一群体。国家虽然出台政策改善中医和中医文化的处境,但力度相较西医来讲还不够,中医文化的传播进展缓慢。

(2) 传播环境严峻:中医建立在自然唯物观的基础上,不断认识人体内病理的演变。中医的产生、内涵、核心都建立在对自然的感知基础上,与现代传播环境的内在不可调和的冲突性使中医文化的传播变得困难。西方国家的文化传播渠道比我国有效,西方的文化形态是结构式的、逻辑的、科学的和实证的,所以能够适应传播环境。中国传统文化的特征是宏观、思辨、抽象和模糊。这种文化传播霸权令社会中的受传者对中国传统文化产生不信任,阻碍中医文化的传播。西方国家的文化通过很多渠道潜移默化地影响着大众,文化又反作用于经济和政治,是软实力。在这样一个竞争激烈的社会,我国要弘扬自己的中医文化,就需要借助互联网等平台。

二、互联网影响中医文化传播的作用和方式

1. 互联网对中医文化传播的作用　互联网能改善中医文化传播中自身存在的问题。互联网的信息更加全面、丰富和新潮,通过浏览互联网的信息,可以快速把握新事物的实质,形成主体意识。通过互联网的直观形式,可以顺利理解中医文化中难懂的专业术语。年轻人不断接触和了解中医,可以有效减少他们对中医的排斥。

互联网可以有效改善中医文化的传播环境。信息时代之前,人们接触信息的方式有限,不能及时接触新事物。进入互联网时代后,人们能够及时、准确地了解外界的新事物,在这样一个稳定的传播环境中,更有利于人们接触中国传统文化,尤其是中医文化。

2. 互联网时代中医文化的传播方式　近年,互联网发展迅速,2012 年我国网民人数达 5.38 亿,普及率 39.9%,在网民中占大多数的是青少年。人们从互联网这一平台中获益匪浅,以往很多生活方式发生了巨大的变化,例如在家网上购物,在办公室网络讨论问题,在公交车上网上阅

读等,这些方式让信息可以快速传递给网民。合理高效地利用互联网这一平台,可以使中医文化得到快速传播。

互联网时代常见的传播方式有视频、图片、文字和动画等多种媒体形式。很多青少年喜欢刷微博、写博客,通过微博和博客来了解新闻和趣事,2012 年底中国互联网微博活跃注册账户数突破 1.68 亿人。在微博和博客上可以分享和了解很多信息,中医文化也可以通过这个平台进行传播。很多中医师把保健养身的经验写成博客供大家阅读。微博上可以分享养身信息,如四季该进补哪些食物,该如何规范作息等;发布一些中药材烹饪的方法和功效,这对于爱好煲汤、药膳和美食的人来说是不可缺少的。另外,还可以发布一些中医药美容方面的知识。

可以建立中医药专题网站介绍中医知识,让人们对中医的起源、发展和特色等有一个全面的认识。如详细介绍中药产地、功效、鉴别方式等,介绍相关中医古籍和中医方剂,介绍著名老中医和历年经典医案。另外,也可以通过网站进行预约挂号,缓解看病难的问题。通过网络按处方销售中药也是值得思考的。

网上制作科普动画视频也是重要的传播方式,可以帮助非中医专业的人们更有效地学习中医知识,理解抽象的中医理论。卡通画的形式更通俗易懂,容易被大众接受。可以通过比较夸张、轻松的表现方式展现中医的理论,采用三维动画的方式制作视频,使中医理论不再枯燥乏味,让大众更容易理解其中的精髓。

三、互联网时代中医文化传播存在的问题

在互联网这一平台,中医文化得以快速传播和发展,但也带来了很多负面影响。

网上中医信息的真实性有待验证。很多中医爱好者热爱中医文化,但由于缺乏专业知识和实践操作,对中医中药一知半解。很多人会根据自己的见解写成养生保健的文章,利用微博和博客等渠道传播,这些个人见解是否具有普遍适用性很难确定,这样发布在微博上,很容易让更多的人转载而且尝试,就很可能产生不良影响。

与中医传播捆绑的营销行为。有的机构发现网络传播渠道可以盈利,这些渠道为非法机构宣传产品提供了便利。而这些机构为了销售自己的产品,不断通过发布相关信息吸引更多的粉丝关注动态。其产品的有效性往往未得到验证,一旦侵害了用户利益,正常的中医文化传播行为就有可能受到牵连与误解。由于目前我国没有评价网络信息质量的法律制度,所以公众不应该跟风转发和尝试,应该提高对信息真伪的鉴别能力,如果遇到难以判断的问题,可以请教专业人员或中医师。

我国应该借鉴国外文化传播的经验,为本土文化提供更好的传播环境,并制定相关政策,加大经济投入。我国中医文化的传播要依靠联合组织的力量,集合中医药学科的力量。同时不可忽视的是医学院的学生和医学工作者。专业工作者可以通过视频等有效途径帮助大众理解中医名词和术语。在西医被大众广泛认可,中医发展缓慢的前提下,我们需要深入研究中医文化,本着热爱和发展中医文化的理念,丰富自身知识并帮助他人认识和理解中医文化。为了有效促进中医文化的传播,我国有必要出台监管网络信息质量的体系或制度,这对未来的文化传播有较大帮助。中医文化走出国门,走向世界需要依靠多方面的力量,如政府、企事业单位、民间团体和个人。针对不同的人群和对象,采用不同的传播方式,让更多的人了解中医文化。互联网这一平台逐渐成为有效的文化传播方式,不仅改变了原来的传播方式,也有效推动了中

医文化走向世界。

（王磊,《医学与社会》,2015 年第 28 卷第 6 期）

新媒体背景下中医理论传播的
问题与对策分析

新媒体,是报刊、广播、电视等传统媒体之后发展起来的新的媒体形态,是利用数字技术、网络技术、移动技术,通过互联网、无线通信网、有线网络等渠道以及电脑、手机、数字电视机等终端,向用户提供信息和娱乐的传播形态和媒体形态。新媒体因其具有的交互性与即时性、海量性与共享性、多媒体与超文本、个性化与社群化的特点,使得人们随时随地的进行信息的传播、接收和互动。在新媒体时代,人们不再满足于被动的接纳信息,而倾向于主动地去追求个性化、独特性的信息;并且,在一些自媒体领域,任何人都可以是传播者。

新媒体也为医疗保健信息传播带来了新的空间。较之于从前生病之后再去医院治疗,人们越来越倾向于主动寻求健康方面的知识,去追求健康的生活方式,防患于未然。许多在线就医咨询平台,手机医药应用软件也应运而生,帮助人们更快更方便地解决寻医问药的需求。在中医热、养生热的形势下,阴阳五行、藏象、经络、情志致病、治未病等中医理论走进了大众的视线,成为新媒体关注的热点。博客、微博、微信朋友圈中充满着中医信息,有学术水平较高、对中医理论进行深入阐述与理性弘扬者,也有打着中医的幌子,绕开理论与文化背景使用浅白、缺乏逻辑的语言宣传养生,吸引眼球者。

笔者认为,对于中医理论的发展,新媒体是一把双刃剑。借助新媒体既可以帮助中医研究弘扬中医理论,扩大中医在人民群众生活当中的影响,同时也会由于信息的准确性不足、媒体法制法规不健全而影响中医的权威,造成不良影响。

一、新媒体背景下中医理论传播的现状分析

因为新媒体交互性与即时性、海量性与共享性、多媒体与超文本、个性化与社群化的特点,中医药以更为快捷、更为平易近人的方式传播着。"旧时王谢堂前燕,飞入寻常百姓家",原本限于从业人员范围内的中医理论以图文长微博、经络循行动图、微信视频授课等方式面向了大众。除了《中国中医药报》《健康报》等专业报刊,《健康之路》《养生堂》等养生节目外,有关中医理论传播的网站、博客、微博、微信公众平台、App 也日益引起人们的关注,如"活法儿"(根据体质推送节气养生的网站)、张其成博客(以国学与中医文化传播为主)、《养生堂》节目官方微博、张宝旬妙招App、中医书友会(微信公众平台)等。微博认证为前中国健康教育协会副主任的微博"老中医健康养生堂"目前已经拥有 197 万粉丝,发声活跃,互动频繁,仅 2014 年 11 月 29 日的一条微博的转发量已达到 4 367。

新媒体背景下,被广泛传播的中医药信息的发布者身份复杂,既有卫计委和妇幼系统公职人员、医学界专家、医护人员等,也有新闻记者、中医药专业在读学生、患者及一些身份不明者。以微博为例,可分为卫生机构官方微博(如北京卫生局官方微博"健康北京")、健康类网站期刊、健

康节目官方微博（如《健康时报》官方微博），有运营商认证的医生、专家的微博（如北京中医药大学教授王庆国微博）及普通网民所开的微博四类。新媒体各发布者的发布内容一般包括中医药对疾病的治疗、科研新进展、新假说、会议新闻、健康自测、体质辨识、网络调查、养生偏方及就医指南等，其中中医养生、中医美容美体、中医偏方等信息关注度最高。对于中医药的立场态度，分正面宣传、中立保守、负面抵触、夸张虚化、讳莫如深五种。

新媒体形式的传播既有利于扩大中医理论的影响，同时也存在着诸多问题。

二、新媒体背景下中医理论传播的问题

经过对各类中医传播平台的长期关注及在北京中医药大学国医堂门诊部一年跟诊过程中与患者的互动沟通，笔者总结出新媒体背景下中医理论传播七个方面的问题。

第一，中医药传播信息质量良莠不齐。虽然微博上、朋友圈里存在大量中医知识、养生信息，但高质量的并不多见。整体鱼龙混杂，有名无实，可信度低。

第二，中医理论的传播呈现泛娱乐化趋势，有失规范。笔者认为，医学应当是严谨且严肃的，不该成为老百姓茶余饭后的谈资。医学的基本任务是在自然、社会环境背景下研究人体的生理功能、病理变化以及疾病的诊断防治。老百姓关注中医知识、学习中医理论的出发点是好的，但由于文化背景的不同和中医理论在形成发展过程中所形成的特色，人们对中医理论往往难以准确理解。此时，信息的发布者为迎合受众趣味、便于受众接受，一味将中医理论娱乐化、简单化，这种做法往往适得其反，有待商榷。

第三，偏方泛滥，盲目照搬。患者看到某医家某药治好某病的信息，往往不经辨识便照猫画虎，而不知中医治病讲究辨证论治，并非千人一方。患者以为此类信息具有普适性，只看表面，未能领会精神，只能扬汤止沸，甚或适得其反。

第四，造神运动至今层出不穷。从胡万林、林光常、李一到张悟本，这些所谓的"专家"大都披着中医的外衣，借助新媒体的便利，名噪一时，最终幻灭。此类"神医"言行往往依托于中医某一理论，进行概念偷换，以达到宣传自己所谓的养生理论的目的。某种程度上，他们是中医的宣传者，更是中医的掘墓人。所谓"神医"的倒下往往成为方舟子等公知"中医是伪科学"的论据。"神医"的频现付出的是以公众健康、中医形象为代价的高额社会成本，而正如黑格尔所言，历史就是从来不接受历史的教训。

第五，中医理论的传播存在着认知偏差，一定程度上将中医神化、巫化。中医学具有独特的哲学基础与形成背景，而信息的发布者或是因为缺乏对中医的系统认识，或是出于吸引眼球的目的，常常有意无意地曲解医、易的关系，将中医神化、巫化。

第六，个别牟求利润的商业行为披上了中医的外衣。很多信息以中医知识为幌子，实为宣传医疗器械、保健产品。

第七，反中医、黑中医者层出不穷。20世纪50年代初有人认为中医乃封建医学，在患者面前"只起到精神安慰作用"的错误讲话发至全国，自此之后中医即将被改造为西医的医佐。这样消灭中医的手段，比余云岫更胜一筹。虽然现如今国家对中医学有了科学的认识和有力的扶持，但反中医代表了一种思潮，想要扭转反中医群体对中医的非理性认识，并不容易。这些反中医、黑中医者借助新媒体之便大肆诋毁中医，在舆论上也造成了一定的影响。

三、新媒体背景下中医理论传播问题的原因及对策研究

首先,中医理论传播中的问题与新媒体这个大背景息息相关。新媒体舆论场中,发布信息的准入门槛极低,每个人都是信息的发布者,信息发布操作简便快捷,流传迅速,互动方便。新媒体对于中医理论的传播的影响是巨大且难以避开的,这对中医理论传播而言,既是机遇,也是挑战。

笔者认为,中医传播需要利用新媒体传播受众广的优势,适时普及中医基本常识,提高大众对中医的理解程度,建立权威信息,夺取话语权。例如,由国医堂建立公共微博、微信账号,定期传播中医理论、中医养生保健的相关信息,通过权威渠道让虚假信息无处可藏。

其次,大量中医信息的传播说明受众有着对中医理论、中医养生等知识的需求,而劣质信息的泛滥则在一定程度上说明大众无法有效的鉴别劣质、虚假的中医信息。大众消费者急功近利,需求偏方的心理可以理解,但是需要由专业的中医从业者进行合理引导和教育。若是一味强调高深的中医理论,而不体谅消费者的知识水平和切身利益,只会把广大群众越推越远,让中医骗子有机可乘。国医大师邓铁涛认为"中医传播需要借助现代媒介,网络和电视可以为中医插上腾飞的翅膀"。中医从业者、从业机构应当注重基础中医知识的普及。

政府和中医从业人员在中医的科学传播上还可进一步作为。政府应加强中医行政法规的建设与完善;加大对中医科学传播经费的投入;注重对既具备中医药知识,又掌握传播学知识的复合型人才的培养。同时,政府应当明确中医当中的执法主体、权威机构,明确责任。例如,建立专业审核流程,对中医保健器械进行严格审核,由多个执法主体对保健器械进行评估,杜绝器械提供商与专业机构的利益交换导致的违规与无效中医保健产品流入市场等现象。同时,需加大处罚力度,努力整顿市场。

中医从业人员在做好本职工作的同时,也有义务、有责任对中医药知识进行适当的普及与合理的宣传。进行中医理论的宣传时应客观中肯,避免倾向性意见;用词用语在不失真的前提下,尽量避开晦涩深奥的词语,做到深入浅出、精准通俗。同时利用多种渠道进行中医宣传,例如,在病患就医结束时发放宣传手册,普及中医基本常识,教育患者不要轻信网络信息等。有效利用新渠道,例如,微博微信与患者进行沟通,便于降低患者就医成本,同时为医院建立更多的更好的医患关系。

再次,传媒界与中医界不同的话语体系往往会造成对中医认识的偏差。信息发布者中医理论知识的欠缺降低了报道的深度,为追求轰动效果,用词夸张、举例片面不实等影响了报道的可信度与科学严谨性,为迎合受众口味过度娱乐化降低了报道的公信力。媒体作为主要传播者与把关人,应当规范传播机制,提高文化素养,增强社会责任感,保持严肃客观的态度。中医医疗结构也应当主动与传媒渠道进行沟通,核实报道的准确性、专业性,合作共赢,最终为观众、患者带来福利,但也不能忽视对中医理论的主动宣传,在大众娱乐消费的新时代"酒香也怕巷子深"。

此外,国家中医组织应该联合媒体,联合非营利组织对中医进行宣传。《舌尖上的中国》就是很好的例子,通过一部纪录片将中国的美食文化带入每个中国人的家庭,印象深刻又通俗易懂。柴静的雾霾调查也是很好的例子,且不论其本身好坏,让亿万大众参与公共事件的讨论,已然达到其目的。中医文化博大精深,疗效神奇,是一个极佳的创作题材,若能加以利用必然为中医界带来一缕生机,让古老的中医焕发新的光彩。

最后,在新媒体时代,受众应当提升医学素养,增强甄别能力,有选择地吸收中医知识。在网

络上浏览中医信息时,选择官方、专业、权威的渠道而非随意听信、盲目跟风。当身体出现不适时,患者应及时去医院求治,不可轻信、滥用偏方、急功近利,仅仅选择便宜的手段和治疗方法,最终受害的还是病患本身。受众在众多自媒体平台享受公共话语权时,应规范言行,转发中医知识时要写清作者来源,这样既能尊重作者著作权,同时也保证了信息的真实可靠。

(陈靓、张保春,《环球中医药》,2015 年第 8 卷第 8 期)

中医药博物馆跨文化传播研究

近年来各地中医药博物馆相继建成开放,有的已建成为国家二级博物馆,有的已评为星级景区,游客数量逐年递增,其中就包括了众多的外国游客。如何针对外国游客开展中医药文化的宣传工作,大部分的中医药博物馆还处在勉强应对的层面,宣传很难达到预期的效果。针对外国游客的宣教工作,我们需要从跨文化传播的理论层面进行研究,以指导我们的对外宣教工作。

一、当前中医药博物馆开展跨文化传播存在的问题

中医药博物馆的建馆宗旨就是要进行中医药科普与中医药文化宣传,对于国人而言虽有民族之异,但只要是接受过义务教育的民众理解、接受起来存在的问题不是太大,最主要的问题还是在于对外国游客的宣教工作。由于种种原因,中医药博物馆对外宣教工作仍处于起步阶段,还存在诸多需要我们高度注意的问题。

1. 自我认知不足,缺乏自信　中医药博物馆现在的从业人员大多是从中医药相关专业转入博物馆工作,他们感兴趣的多是临床或者基础理论的专业知识,对于中医药文化知识自身了解不够,认知不足,加之社会上的民族自卑心理影响,对于中医药的优势缺乏信心,主体意识不强,没有理直气壮的勇气去进行中医药文化的宣传。由于长期占据不了主流阵地,也就逐步丧失了话语权。

2. 对外宣传主动性不够　目前大部分中医药博物馆的对外宣教工作还停留在比较粗浅的阶段,如设置中英文说明牌、临时找翻译,甚至连主页的英文版也不健全,更不用说主动去策划相关的宣教方案。来中医药博物馆参观的外国人士是主动找上门的,他们对中医药有了解的欲望,忽视此类受众无异于"闭门谢客",封闭自我。究其原因,可能由于从业者对中国文化包括中医药文化的危机感认识不足。当前,在西方文化占据优势地位的情况下,中国文化包括中医药文化面临着被冲击,甚至被打垮的危险。"当异质文化间发生碰撞时,强势的一方总会迅速侵蚀和影响弱势的一方。"在西方文化已经深入我们后方的情况下,如果我们不加强对外文化宣传,一味固守是守不住的。

3. 关键内容宣传不到位　目前,中医药博物馆所开展的中医药文化宣传内容中,还是以中国医学史为主线开展宣教工作,目标受众以国人为主。但是对于外籍人士而言,对于中医学的关键内容还涉猎甚少,这样就会导致宣教效果非常有限。这些关键内容包括:中医药文化的根源——易家、道家、儒家、佛家等;中医学的哲学基础——气的一元论、阴阳、五行等学说;中医学的思维特征——整体思维与辨证思维等;此外,中医药学家对世界的贡献、中医对重大疾病的突出疗效等。

4. 体验少,说教多　由于文化背景的不同,语言沟通的障碍,很多中医药文化很难为外籍人

士所理解,如果一味地进行口头的说教,不能让其有切身的体验是很难让其信服的。现在的中医药博物馆体验、互动的项目比较少,如中医舌诊、目诊、色诊、脉诊、刮痧、针灸、拔罐等均比较少见。中医药博物馆与中医的养生保健场所或中医院的分离也可以说是一个先天的缺陷,使得外籍人士不能亲身体验中医药的诊疗过程与切实疗效。

5. 宣传媒介手段传统　目前,大部分中医药博物馆还是采用传统的实物媒介进行中医药文化的宣教工作,现代媒介应用较少,这就给宣教效果带来了一定的制约,一来导致受众获取中医药文化教育的途径、机会大大减少,二来也导致宣传的效果不够理想,对一些抽象的理论、复杂的概念是难以用语言文字来宣教的,更不要说对有沟通障碍的外籍人士,其宣教效果可想而知。

6. 翻译水平阻碍跨文化沟通　翻译水平是摆在中医药跨文化沟通前面的一条巨大鸿沟,目前的中医药博物馆外语人才储备较少。众所周知,中医药涉及很多哲学基础概念,还有中医自身的很多比较抽象的名词概念,要理解这些概念,别说外籍人士,就是生活在本土的中医本身对有的概念理解都比较困难,甚至还存在不同见解,要想将此类名词术语翻译出来谈何容易。此外,中医药文化属于高语境文化,语言比较含蓄,而包括英语在内的多数语言都属于低语境文化,比较直接,两者之间的沟通很容易产生误读、误解,造成一些沟通的障碍。

二、中医药博物馆开展跨文化传播的策略

1. 加强主体意识,增强文化自信　中医药文化融合了易家、道家、儒家、佛家等各家文化的精华,内容涵盖了哲学、天文、地理、数学、军事等多学科知识,其哲学基础为气的一元论、阴阳、五行等学说,其思维特征为整体思维与辨证思维,其所构建的理论体系与医学模式逐步为现代医学所认可,而现代医学模式是众所周知的不断改错、不断修正,有理由相信现代医学模式最终将融入中医学的整体医学模式中来。中医学是经过数千年实践的成熟医学体系,独自护佑了中华民族的健康发展,不只是平常的治病救人,还有治未病、抗击瘟疫等,均已载入史册。我们没有理由不自信,需要的是我们要加强对自身的认知以增强自信。此外,民族的自卑感源于中国近现代的落后挨打,民众经不起西方强势文化的影响,将落后的根源归咎于中华文化,其中也包括中医药文化。然而我们回顾历史,在我国兴盛的近 2 000 年中,随着中华文化圈的扩大,周边哪个不来主动学习中华文化、主动学习中医。现今我国已逐步发展,成为世界第二大经济体,随着经济的崛起,学习中华文化的热潮、学习中医的热潮一浪胜过一浪,我们没有时间再去自卑,需要我们考虑的是如何准备迎接这一浪潮。

2. 加强对外宣传的主动性　中医药博物馆应该对中国文化、中医药文化的现状有一个清晰的认识,在西方文化占据主流地位的情况,应该思索如何从"文化休克"到"文化适应",通过文化适应开展主动宣传,不仅馆内要有精心策划的方案,包括培养专业的翻译,而不是临时借调的且中医药知识不够专业的翻译人员,详细的多语种的翻译说明等,还要思考、策划如何针对外国人士的宣教工作,将宣教工作拓展到海外,将宣教对象扩大到外国人士。只有提高认识、精心策划对外宣传,才能变被动为主动,变守为攻,扩大中医药文化的影响范围,提高中国文化的影响力。

3. 抓住主干,突出重点　在中医药文化对外宣教中,应抓住中医药文化的主干,突出重点,提纲挈领地对中医药文化主体、中医药突出的历史贡献、中医药突出的疗效进行宣传。只有抓住重点,有的放矢,才能起到事半功倍的效果,才不至于本末倒置,忽略根本。应该对中医与易家、中医与道家、中医与儒家等重点根源问题进行宣教,对中医学的气、阴阳、五行等哲学基础概念进行

阐发，以及中医学的整体思维、辨证思维特征进行宣教。此外，突出医家，如葛洪、张仲景、华佗、李时珍等均对中医学乃至世界科学做出了重要贡献，应对他们的贡献重点宣教。中医学对鼠疫、天花、流行性出血热等历史上的重大疫病均有突出贡献，现代中医对流脑、乙脑、非典等也有着突出贡献，还有很多疾病的中医疗效均非常显著，应当有重点地进行宣教，让外籍人士看得到真实的案例、切实的效果。

4. 增加互动体验项目　在中医药博物馆的互动体验项目中，应该适当增加诸如舌诊体验项目，设置典型舌象模型，让参观者通过镜子来与模型相比较；设置目诊体验项目，将五轮学说形象化，也可通过设置典型目象模型，让参观者通过镜子来与模型相比较；面色体验项目也需要设置模型、镜子来让参观者进行体验；脉诊除了通过脉诊仪让参观者体验之外，还可由专业人士进行把脉问诊，让参观者体验中医脉学之奥妙；刮痧、针灸、拔罐等也应成为体验项目。此外，尚可让外籍人士体验特色中医药膳，可惜的是大多数的中医药博物馆并不具备药膳制作条件；中医养生太极拳、八段锦等也可现场教学，建议中医药博物馆与养生馆、药膳馆等联合经营，增加中医药文化的体验内容。中医药博物馆还应与中医诊疗机构联合，可以利用博物馆的闲置空间引进中医医疗保健机构，如果受条件限制，也应当通过实时视频将中医医疗机构的几个代表性门诊进行馆内直播。

5. 充分利用现代媒介开展宣传工作　当今社会，已进入信息化时代，我们需要充分利用互联网、论坛、微博、微信等开展中医药文化的跨空间宣教。各个博物馆可以根据自身力量开展上述工作，至少也应将自身主页设置多个语种，尽量详尽，有条件还可开展虚拟博物馆建设。此外，应该对中医中一些比较抽象的理论通过制作光学模型、二维动画或三维模型等进行展示。

6. 合众聚力，突破语言障碍　为了突破语言翻译障碍，有识之士早已献计献谋，有的建议直接由自己培养既懂中医又懂外语的学生，如广州中医药大学就与广州外语外贸大学联合培养七年制本硕连读学生；还有的主张将中医送出国外进修外语；也有的主张充分利用海外留学生，在其学成后利用其精通外语的基础，由这部分人开展中医的翻译工作，如曾在广州中医药大学就读毕业的胡碧丽同学，她作为外籍人士，在中国学习多年后，对汉语、中医的掌握水平已远超出一般的研究生水平，还在广东省中医院出过门诊，可见其水平，如能由这样的人才进行中医的翻译工作，将使中医药对外传播具有跨越性意义。

三、结语

中医药博物馆开展中医药文化的跨文化传播是一项综合工程，仅仅依靠博物馆自身的力量是难以胜任的，还需要全体中医同仁联合起来，借助政府、大学、中医医院、养生机构、医药企业、外国留学生，甚至海外中医药机构等进行合力传播。

（张书河、蓝韶清、郭爱银，《中医药导报》，2015 年第 21 卷第 1 期）

依托中医药博物馆的中医药文化的教育与传播

中医药文化作为中国传统文化最典型的知识体系，其认知度、影响力和显示度，不仅仅关系到中医学的发展,而且关系到国家文化的传承、发扬,甚至涉及国家文化安全和文化保护,因此,弘扬、振兴、宣传、推广中医文化,是维护国家影响力、提高国家软实力的重要环节。

博物馆具有收藏、研究和教育三大职能,而且随着博物馆事业的发展,教育成为其首要任务。中医药博物馆不仅承载着传播中医文化的重要责任,更有其无法替代的优势:一方面,博物馆以最直观的实物形式展示中医药学的丰富内涵,有着极强的说服力和感染力。人们在丰富生动的文物、标本、图片、模型的观摩中学习掌握中医药知识,理解体会中医药学的博大精深。另一方面,博物馆的教育形式是大容量低时耗的有力传播方式。人们在游览博物馆的过程中犹如置身于巨大的知识容器,多手段的展示使人快速清晰地掌握知识细节,比其他如书本、课堂形式更节省时间,留下更深刻的印象。此外,中医药数字博物馆也是文化传播的有效途径之一,其形式更为灵活、互动、海量、有趣,是实体博物馆的重要补充。

一、国内中医药博物馆发展概况

20 世纪 60 年代起,为弘扬中医药传统文化,保护中医药历史文物,全国各省、市陆续开始建立医史博物馆和医史陈列室。进入 21 世纪以来,各中医药高校博物馆的建设日益完善,规模和影响也不断扩大。如上海中医药博物馆、广东中医药博物馆、北京中医药大学中医药博物馆、成都中医药大学中医药传统文化博物馆、浙江中医药博物馆、陕西医史博物馆等。迄今为止,中医药高校博物馆仍居于主体地位,其数量、藏品、人才和影响举足轻重。

中药企业出于企业文化建设和品牌宣传的需要,继 1989 年杭州胡庆余堂中药博物馆建成之后,2001 年成都迪康药业的成都中药博物馆、2002 年山东东阿集团的阿胶博物馆、2006 年广州陈李济中药博物馆先后建成开馆。此后,白云山和记黄埔中药的神农草堂博物馆、天津中新药业的自然人文陈列馆、北京同仁堂博物馆、宁波明贝堂中医药博物馆等陆续开放。目前,以中药企业为主设立的中药博物馆已 20 余家,并成为中医药博物馆的又一主要门类。此外,各地方政府、中医院以及民间中医药爱好者也相继建立了中医药博物馆。粗略统计,加上名医遗址和纪念馆、少数民族医学博物馆,我国的中医药博物馆已逾 100 家,有的一地就有多家,如广州、杭州、天津等。这些博物馆在中医药文化传播方面发挥了重要作用。

江苏省是国内率先启动省级中医药文化宣传教育基地建设的省份之一,已建有多个教育展示机构,如江苏省中医院的中医学术传承与发展中心,挖掘和梳理医院文化的源流与传承脉络。南京市中医院组建的金陵中医药博物馆开辟了中医药百草园。苏州中医药博物馆集中展示"吴医"历史与特色。淮安市吴鞠通中医馆已成为山阳医派的重要宣教场所。泰州市在清末名医赵海仙诊所旧址上修建了中医药博物馆。常熟市中医药博物馆载录当地中医名家 100 余位,存有中医藏品 500 多件。江苏省中医药博物馆依托南京中医药大学建设,充分展示了中医药学发展成就和江苏地域学术特色。

二、中医药博物馆布展原则

现代博物馆的定位以教育为首、传播为辅、收藏为终。中医药博物馆在选择和设计展陈内容时就应以中医文化的教育和传播为宗旨,遵循科学与人文结合、传承与创新结合、传统与现代结合的原则,着力建设成为内涵丰富、形式活泼、雅俗共赏的中医药科学文化传播实体。

1. 科学与人文结合　中医药具有科学与人文的双重属性,布展时应合理兼顾。一方面借助文物、标本、古籍、图片、文字等揭示其科学内涵,同时通过各种场景、雕塑、建筑以及色彩、音乐、气味等烘托出浓厚的中医药氛围,使观众充分感受和了解中医药的人文底蕴,激发人们对生命健康的思考和对文化精神的诉求。

2. 传承与创新结合　中医的传承与创新一直是推动中医事业发展的动力。传统中医药理论、经验和方法是选择与设计展陈内容的基础,但体现其发展创新的思路、技术与成就也应该加以重视。这对于推动中医药可持续发展,继承其精髓,发挥其在现代社会中的价值至关重要。

3. 传统与现代结合　中医药博物馆在传统实物展示的基础上,应该更加注重以现代的视角和手段为主导,来阐释中医药精髓。如采用声、光、电配套,增强展品和内容的动感,逼真地再现历史;适当增加文化体验项目,使教育性与趣味性完美结合;建立中医药数字博物馆,搭建网络信息交流平台,增强其传播影响力。

三、教育传播形式

中医药博物馆的观众来自海内外各界,其年龄、地域、知识层次、收入水平等千差万别,都可能造成其对中医药认知上的差异,传播时虽难以面面俱到但也应尽量考虑。如按年龄划分主要包括青少年、高校学生、中年人和老年人。对于青少年群体,应以丰富多彩的场地活动为主,寓教于乐,如设置惟妙惟肖的场景、开发有趣的中医药游戏等。由于博物馆本身建设于校园内,大学生们无论直接到馆观摩学习,还是参与科普互动或是通过网络平台掌握中医药知识都十分便捷。对于中年人群,大部分时间用于工作和照顾家庭,因此更适合网络多媒体的传播方式,特别是通过手机客户端平台获取中医药知识具有很好的效果。而对于老年人群,因为考虑到时间充裕和身体状况等综合因素,比较适合讲座、书刊阅览以及流动性巡展等方式。总体框架如图 3-1。

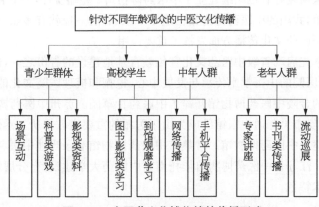

图 3-1　中医药文化博物馆的传播形式

四、实例探索

青少年是中医药文化教育的主要对象。根据其年龄心理特点,将中医药的理念、技法与器物深入浅出地表现在青少年衣、食、住、行、运动中,让中医药的生命美育以各种鲜活的形式潜移默化地影响中小学生。使他们在体验中感受生命的美，在体验中启蒙中医药的健康观，培养他们的仁爱之情，从而关爱生命，远离不健康的生活方式，健康成长。具体通过以下几种方式展开。

1. 对中医的认识

（1）经络交通站：将展馆中有关中医经络理论的内容进行梳理，结合实物如砭石针灸以及展板图文系统讲解经络的起源、发展及应用，引导青少年由经络腧穴过渡到时间养生，使其了解每一天中的健康行为分配。

（2）扁鹊奇遇记：通过对扁鹊见蔡桓公、虢国太子、诊治随俗为变的故事，塑造扁鹊为代表的名医，将中医药的整体观、辨证观、恒动观展现给青少年。

（3）五行展演：将五行理论指导下的五脏、五味、五色、五音、五声、五气等一体观表现给青少年，特别是"东方青色，入通于肝，开窍于目"的联系，将养肝护眼与目前的青少年视力下降联系起来，介绍八段锦中"攒拳怒目增气力"与养肝明目的联系，现场互动。

（4）模拟小中医：青少年将模拟中医望、闻、问、切的诊断流程，了解中医"十问歌"的意义，从而激发他们学习了解中医的兴趣。在模拟中医诊断的过程中了解中医舌诊与脉诊的模型，体验中医养生保健的趣闻与趣法。

2. 对中药的认识

（1）小神农找中药：青少年经过对"神农尝百草"这一典故的了解，自发地加入"小神农找中药"这一互动体验项目中，了解中药的产地来源、药用部位、性味归经、功效主治等，选择具有代表性的中药标本，如五味子、麦冬、枸杞子等。

（2）认识药食同源：青少年通过对《食疗本草》与《救荒本草》的了解，学习药食同源中药的产地、生长、采摘、形态、炮制等，选择《食疗本草》与《食性本草》中特定中药标本，了解其对养生保健的功效。

3. 健康的生活方式

（1）衣、食、住、行：将中医的养生理论、技法与青少年日常衣食住行的关系呈现出来，将四季养生中饮食、穿衣、起居等内容以互动的形式体现，使青少年在浅显的活动体验中，逐步树立良好的作息、饮食、穿衣标准，指导健康，茁壮成长。

（2）坐、立、走、动：将中医的理论技法适宜地融入青少年日常举止、坐立行走与运动中，使他们在轻松愉快的现场体验中，逐步建立良好的行为习惯，在游戏中明白健康的重要性，特别针对当前青少年中"小眼镜""小胖墩"与"脊柱不正"的现状。

五、结语

中医药学，无论作为一门学科体系的继承和发展，还是作为中国传统文化的瑰宝走向世界都离不开传播。实际上，她已成为一种使命贯穿于中医学几千年的历史进程中，其中既有机遇和发展，又存在困境和挑战。中医药博物馆作为中医文化的教育基地，责无旁贷，任重道远。在实践中，博物馆应牢固树立文化主体意识，特别是在跨国和跨文化传播中，更应以中医文化的全球化为目标，而不是文化融合、文化的全球性同化。

（刘洪，《中医药管理杂志》，2015 年第 23 卷第 8 期）

基于中医院校档案视角的
中医文化传播策略研究

作为中医文化展示和传播的重要场所,中医院校在学科建设、人才培养、教学研究、对外交流等活动中产生大量具有中医特色的资料,其中重要的部分以档案的形式留存。

中医院校的档案蕴含着丰富的中医文化价值,在继承和发扬中医文化方面发挥着重要作用,但在传播中医文化方面任重而道远。鉴于此,我们应深入挖掘档案的中医文化价值,加强对中医文化传播策略的研究,促进中医文化的繁荣与发展。

一、中医院校档案与中医文化

1. 档案是记录、传播中医文化的载体   档案是"传承历史、积淀文化"的重要载体。中医院校的档案准确、完整地记录了中医院校管理、学科建设、人才培养、科学研究、临床基地、对外交流、精神文明和校友英才的成就,是弘扬中医文化的重要财富。它既是文化产物,又是文化载体,对于中医文化的传承与积淀起着重要作用。

2. 中医文化的建设丰富了档案内容   在中医文化建设过程中,会产生大量的档案资料,如名老中医的学术思想、中医学术论坛中产生的资料,档案部门将其整理汇编,既丰富了档案内容,又促进档案工作的发展。

同时,中医文化的建设需要档案部门参与其中,同时推动档案工作的创新发展,两者相互促进,相辅相成。例如,《黄帝内经》成功申报"世界记忆",与档案部门的积极配合是分不开的;中医"三字经流派推拿"特色诊疗技术的申遗成功也是档案发挥作用的典型案例。

二、档案在中医文化传播中发挥的作用

档案的文化传承、记载作用,对于中医文化的继承和传播,起着重要作用。

1. 档案的本质属性   档案真实记录了中医院校的管理、教学、科研、校园文化建设等内容,是各种文化的载体。它的原始记录性、真实度、凭证作用远高于其他媒介,在中医文化传播方面的准确度可信度是其他传播介质所无法比拟的。

2. 档案的内容   档案记录了中医院校的发展轨迹,是中医文化积累和沉淀的途径。

行政档案记载了学校管理制度、校风校貌、基础建设、师生活动等管理工作,为中医文化建设提供史料借鉴。

教学、科研档案具有学术性与科研价值,记载了教师的学术思想,是中医文化的宝库。教师的科研项目、论文、专著等内容,对于中医学术与文化传承起着重要作用。

名人档案蕴含着中医人"医乃仁术""大医精诚"的价值理念,具有以文育人、以文化人的功能。例如,安徽中医学院将利用档案文献编撰的《新安医家医德医风名言集锦》发给毕业生,希望他们将医德医风铭记于心。

奖状(牌)、印章、校牌、匾额、医籍、器具等实物档案蕴含中医文化的内容和成果,老照

片、光盘等声像档案生动直观地展现中医文化的内涵与发展,使中医文化的呈现不再枯燥乏味。

3. 档案的载体形式　中医档案的载体众多,除纸质外,还有电子文件、照片、音像、视频、实物档案等形式。常见的有老照片、匾额、碑石(文)拓片、奖杯奖牌、印章、照片、光盘、磁盘,它们从多角度展示中医文化的发展与成果,丰富了中医文化的传播介质。

4. 档案的编研产品　档案的编研产品,如校史、年鉴等体现着中医文化的历史和思想。中医院校的编史、修志、撰写年鉴、举办校史展览等活动,可以提高师生对中医文化的认同度,使中医文化内化于心、外化于行。

三、中医院校利用档案传播中医文化的举措

美国政治学家拉斯韦尔的5W模式最终发展为传播的五要素,即传播主体、传播内容、传播手段、传播受众以及传播效果。本文以此为立足点,剖析中医院校利用档案传播中医文化的举措。

1. 传播主体　中医文化的传播首先要构建优秀的人才队伍。档案部门作为学校的文献信息中心,担负着为教学、科研提供档案信息资源保障与服务的职能。

档案工作者既是中医文化的加工、保存者,也是中医文化的传播者。目前,档案部门中仅有少量甚至没有人员具备相应的中医知识背景,缺乏专业知识素养,无法有效的挖掘档案中的中医文化价值,不利于中医文化的传播。

2. 传播内容　传播的内容应为档案所蕴含的中医学术内容、中医历史、中医药古籍、养生文化、名医(师)风采等与中医文化相关的内容。

目前,档案部门仍沿用高校档案的管理模式,部分提供校史、名人档案、老照片等内容,大多数并未主动挖掘档案里的中医文化资源,建立中医特色的档案工作。

此外,档案工作历来不受重视。档案分散在各个部门,存在着应归未归的现象,导致档案内容单一匮乏,无法很好地体现中医档案的特色。

3. 传播手段　传播载体除提供纸质复印件外,还有视频、电视、网络等载体。新媒体环境下,档案部门可利用网站、QQ、微博、微信等方式,通过文字、图像、视频、音频等多种形式进行中医文化传播。

目前,中医院校的传播方式仍停留在纸质阶段,只有少数有专门的网站,大部分依托党委、校长办公室网站,也未提供微博、微信等微服务。网站上除名人(医)档案、校史馆、老照片等内容外,并未过多体现中医文化特色。

4. 传播受众　受众主要为在校师生及毕业的校友,他们具备中医专业知识,能主动挖掘档案里的中医文化资源,肩负着传播中医文化的重任;对于没有中医常识的大众,档案的中医文化传播作用并未发挥出来,需要档案部门的正确引导。

5. 传播效果　传播效果体现在利用效果是否满意,是否达到中医文化传播的目的。目前,利用效果低下。大公众利用率较高的仍然是教学、行政、科研、会计等档案,对中医文化涉及较少,档案利用者尚未有这种挖掘意识和需求,档案部门也很少主动提供此项服务。

此外,中医文化的传播是单向的,并未形成传播者与传播受众的双向沟通机制。受众的内容需求和喜欢的利用方式,档案部门并未与之沟通,有时候传播并未达到预期效果。我们可通过问

卷调查和数据分析手段来掌握并反馈受众的信息需求。

四、中医院校利用档案传播中医文化的思考

为实现档案助力中医文化传播的功能,中医院校除要加强人员组织、制度保障以外,还要从以下几个方面努力。

1. 辅助中医文化教育工作,提升大众对中医文化的认同感　中医文化的传播与发展,需要中医院校高度重视中医文化教育,并将中医文化的传播纳入学校教育体系中。

档案部门要积极配合其他部门,为学校教学、科研、管理及广大师生提供档案服务。在教学档案、科研档案方面,做好档案的利用和编研工作;在学科建设方面,提供档案材料,协助申报重点学科;在校庆宣传、科学研究、人才培养等方面发挥档案的凭证价值。将中医的科学理论和思想传播出去,加深大众对中医的信任和热爱,使中医文化思想与中医教育融为一体,促进中医文化的传承。

2. 扩大档案收集范围,丰富中医文化传播内容　档案的征集、挖掘、整理和开发工作,可以抢救并保存中医文化遗产。除做好常规性收集工作外,还要加强名人(医)、口述档案的征集工作。

名人(医)档案主要收集名人(医)的医案、医籍、临床经验总结、研究成果、著作、发明、手稿、历史照片等资料,这对开展名老中医学术思想研究、推动名老中医经验传承具有重要意义。

口述档案可通过口述者的中医理论、中医学术思想、中医治疗方案、临床经验等内容来传播中医文化。口述档案需要将有重大医学贡献的专家、国医大师及学术经验继承人列入采访对象范围,深入了解中医的研究思路和经验教训。

3. 深化档案编研力度,深层次挖掘中医文化资源　档案珍藏着中医院校兴建、发展、壮大的历史以及学校各方面工作的成就,沉淀着中医理论和中医文化知识。对其编研开发,可以充分发挥档案在中医文化传播中的作用。

因此,我们要利用馆藏资源,加强校史、年鉴、大事记、老照片、名人档案、学术论文、科研成果、学校重大活动及重大事件的编研工作,用档案内容辐射中医文化,传播中医核心价值。

4. 扩大传播受众,有区别的进行传播　鉴于传播受众比较局限的现状,鼓励档案部门走出去,拓展档案服务领域,积极参与到中医文化建设和传播中,扩大传播受众。例如,参与"中医中药中国行"中医文化科普宣传活动、影视资料与中医文化产品制作等活动,积极提供档案利用服务,宣传中医文化知识,扩大传播受众。

在传播过程中,要对受众区别性对待。针对中老年人,通过展览、电视栏目、专题讲座等形式进行中医养生文化、中医保健、中医食疗等内容的传播;而对年轻人,科普中医知识,讲述中医历史、中医流派,树立名医(师)典范,为他们搭建学习、交流中医文化的平台。

5. 利用新媒体平台,创新传播途径,满足大众不同层次需求　如今,微博、微信等新媒体平台方兴未艾,已逐渐成为中医文化传播的新生力量,推动着中医文化的传播。档案部门可借助网站、校园网、校内专栏、移动客户端等平台,建立校史展览馆、名人(医)特色专题库等内容,主动推送、提供中医特色档案服务。

(李园园,《四川档案》,2016 年第 4 期)

电视纪录为载体的中医文化传播新范式

电视纪录片《本草中国》是在"中医困局"背景下予以拍摄，由 SMG 旗下的云集将来传媒有限公司担任拍摄单位，历时一年之久，并获得了国家卫生计生委、国家中医药管理局、中国人口文化促进协会等多部门的支持与合作。它是首部以中医文化为主题的电视纪录片，该创作团队在整体策划、内容设置、拍摄技术以及后期制作等方面都恪守严谨的态度，坚持精益求精。故而，江苏卫视在真人秀等综艺节目火爆的周五黄金档播出这部看似冷门的纪录片竟然取得了高达 0.83% 的收视率，这一收视率甚至超过了《天天向上》等王牌综艺节目。而在网络中，该纪录片也赢得了一大批年轻观众的热议。尤其是片中对于中医药材、工艺制作以及其中工匠精神的表达等内容，为普通大众提供了一个认识中华中医药的新渠道。

一、视觉影像呈现，中医文化传播新选择

2016 年 5 月 20 日，电视纪录片《本草中国》率先在江苏卫视播出。在中国本土范围内，《本草中国》是首部以中医文化为主旨，以视觉阐述为手段的电视纪录片，这部电视纪录片的拍摄与播出具有相当的历史意义。一方面，它打破了中国本土没有一部大型中医文化系列纪录片的尴尬处境；另一方面，它通过视觉呈现的手法，首次生动、具体、全方位地表达了中医文化的传统与精神，具有极高的影像欣赏价值与中医学习价值。

将"视觉化呈现中医文化"作为拍摄核心，这成力《本草中国》剧组对当前媒介生态环境特点所采取的重要举措。纪录片的重要意义在于"纪录事实"，但是，在陈述表达过程中则有着多重陈述选择与多种表达理念。审视《本草中国》电视纪录片，可以发现，剧组侧重于凸显视觉符号在纪录片文本呈现中的重要意义。在《本草中国》第一集《时间》中，虽然拍摄者的重点是为大家讲述时间对中药的形成、药性有着重要的作用，剧组在拍摄过程中却摆脱了既有的说教方式，转而以慢镜头的方式，通过红花、藏红花、红曲、霜桑叶、天麻、陈皮六味中药为介质，将时间的变化、作用、机制呈现出来，用时间的视觉化呈现来让观众感受其中所蕴含的深刻道理。

对于中医文化的视觉化呈现方式，《本草中国》拍摄组更显用心。视觉化呈现方式多种多样，呈现技巧更是五花八门。不同的视觉呈现方式、不同的视觉呈现技巧，均会为受众带来不同的视觉感观，并最终直接影响到纪录片所产生的媒介效果。对纪录片《本草中国》的视觉化呈现方式予以透视，拍摄组虽然采用了多种呈现方式与呈现技巧，但拍摄组的视觉化呈现方式并非简单地"橱窗式""列表式"呈现，而是选择在视觉化呈现的每个细节中包含大量的信息，用视觉表达的方式将情感、记录、构图有机的进行融合，从而为受众带来一场关于中医药文化的盛宴。

二、选题聚焦本草，中医文化传播新表达

如此宏大、复杂的中医文化选题，对《本草中国》剧组既是机遇也是挑战。机遇在于中医文化的独特属性，若拍摄组对中医文化进行记录，可供选择的题材实在太多，选择的范围实在太广，无

论是对中药、中医、针灸、推拿、按摩等,均可拍出体现中医文化且具有记录意义与文化价值的纪录片。这对拍摄组而言同样也是挑战,正因为可拍摄题材的宏大与选择的多样性,如何选择出真正具有代表性的拍摄题材,既可以描述中医文化,又在一定程度上贴近受众、赢得受众的观看兴趣与观影热潮,又成为《本草中国》拍摄组需要深思熟虑的问题。

从《本草中国》的命名方面可以看出拍摄组对此问题的思考与解答。在拍摄过程中,将拍摄主题予以细致化演绎,通过"本草"一词更为概括性地表达了拍摄者将要记录的主题,以及对中国医药文化传统的细腻表达。作为中医文化的集大成者及发扬人,国医大师金世元也在《本草中国》项目创作研讨会上对"本草中国"一词予以高度肯定。追根溯源,《汉书·平帝纪》中最早出现了"本草"一词,作为中医文化四大经典著作之一的《神农本草经》使用了"本草"一词,而人们对中医文化的理解与想象大多与李时珍的《本草纲目》相关,可见"本草"一词不仅是对中医文化传播的细致化表达,更是一张对外传播中医文化的有效名片。

《本草中国》将拍摄焦点聚焦于"本草",重点挖掘"本草"本身所蕴含的价值理念与文化传统,并将其与拍摄团队选择拍摄的内容和表达层面实现了有机结合,以小见大,通过"本草"的记录与描写,从而表达了中医文化的博大精深。一些实景性的抓拍与跟拍更是将题材予以升华表达。以《本草中国》纪录片中的第二集《年华》为例,分别讲述了飞崖采集石斛与赶海采集珍珠的采药人。虽然石斛与珍珠在药物性质、生长环境、采集环境全然不同,但是,它们由于生长环境的特殊性,采集条件更为恶劣,中药采药在疾病治疗方面却疗效显著,在中药方剂中占据着重要地位。在此集中,拍摄组以石斛、珍珠为"本草"的典型代表,通过"以危险说本草,以危险说人情"的表达手法,阐述着中医药文化在不断演变的过程中自身所蕴含的宏大与博远。

三、内容凸显人情,中医文化传播新阐述

拍摄组在进行《本草中国》拍摄前,曾多次召开会议,试图探寻通过《本草中国》如何控制意义的产生与形成,即纪录片将为受众展现什么样式的中医文化,以及让受众解读到什么样的意义内涵等问题。最终,剧组将着眼点落脚在通过纪录片阐述中药文化的专业知识上,同时,探寻中华文化中生命的奥妙也成了影片所要阐述的重点,尤其是在影片中突出"人"的价值与意义,即着重于对"人"的选择与呈现。在纪录片内容陈述方面,虽然以中国非物质遗产重要炮制技术及中药传统方法制剂等为线索展开,但实则其表述视角更加宽广。因为纪录片中除了中医传统方法制剂人之外,还有中药种植者、中药抓药人、中医、病人,看似以"中药"展开,实则体现了中国人从古到今的历史积淀与文化传统。

不仅如此,为了使《本草中国》纪录片更能符合拍摄组的预想,使得其意义的产生与形成更能切合主题并具有代表性,在开拍之前,拍摄组便对拍摄内容进行了规划与强调,并将重点体现在三个方面,分别是"将医理、药理以及背后所蕴含的文化娓娓道来";"将个体记录与群体描述相结合,交错推进,以事实证明";"将轻快的节奏与浓郁的中国风相契合,让中医文化'渗透',成为全民流行"。

最终的成品《本草中国》不论内容还是形式都时刻体现着这三点要求。在《本草中国》第一集《时间》中,开篇首先是对一首歌诀的描写:"三月茵陈四月蒿,五月砍来当柴烧;春秋挖根夏采草,浆果初熟花含苞。"从一首中国古老歌谣的内容开始讲述,时间对世界万物的多样性、复杂性有着极其重要的因果关系,人们的生命状态,药物的采摘收成,无不与时间有着重要的关联。《本草中

国》剧组仅通过一首简单的歌谣即将药物、药理及背后所蕴含的中医文化娓娓道来,而且《本草中国》剧组也通过选择具有代表性的人物,并以个体人物反观整个中医文化行业的变迁和发展。在大机器、大生产面前,手工制曲师傅的最后一次制曲过程,以及将手工制曲工具捐献给中医药博物馆的艰辛与无奈,也选取了陈体全公第 11 代后人陈永涓在陈李济的制药经历。她在陈皮制作中对原材料的执着,对制作过程的考究,无不展现着中国人精益求精的工匠精神。

《本草中国》所呈现的画面,早已脱离了对中药的简单描述,实际上《本草中国》纪录片更是通过"人情"的凸显,塑造了以药说情的中医文化传播新阐述。

四、传播方式多样,中医文化传播新取向

《本草中国》纪录片通过一帧帧美丽的图片、一句句动人的台词,勾勒、描绘出了中医文化的弘大、精深、博远,将中药、中医以及与中医紧密相连的中国人予以凸显,以视觉传播的方式呈现在了全世界面前。视觉传播方式有其独有的传播特点,如传播过程中,由于受众只需要观看即可以了解其全貌、特点。相比文字传播而言,视觉传播更突显出其世界通用性,也在跨区域传播、跨文化传播中更为适用。《本草中国》纪录片通过以视觉符号为主的传播方式,配以优质的解说词,将国际通用的影像符号、视觉符号不断呈现在人们面前,使神秘的中医文化变得可视化、可理解。对于受众来说,这种叙述表达不仅使他们能够理解中华医药文化,也增加了他们了解中医药文化时的趣味性,而且还使得他们了解到中医药文化与人们之间的距离竟然是如此接近。这些可读性与趣味性进而使得观看纪录片的受众喜爱上中医药文化,逐渐发现中医药文化中的中国精神。

《本草中国》制作团队在策划之初的理念不只是将该片制作为一部优秀纪录片,更是要将其制作成一张能够较为全面代表中华医药文明,能够传播中华医药文化的闪亮名片。进一步来说,这一理念不仅是《本草中国》制作团队精益求精的设计内容、记录拍摄的目标和动力,也是响应中国文化"走出去"号召,主动承担在国际传播中传播中医文化,完成中医"正本清源"的崇高使命的表现。

据此,《本草中国》充分利用视觉符号在跨地域、跨文化中的显著优势,联合了 Discovery 探索频道、美国 INC 电视网络网等多个海外知名平台,在海外进行推广、播放,而它的播出与传播方式也是一次对外传播的范例。《本草中国》纪录片的播放成了中国纪录片播放历史上首个多平台、跨媒体播出的纪录片,为自身赢得了更多的受众,引起了人们对中医文化的好奇心与求知欲。《本草中国》纪录片被安排在周五的黄金档时间播出,也体现了业内人士试图用这部优秀纪录片挑战现有娱乐节目的电视台惯有播放传统,唤醒人们对自然、生命本真认识与追求的用心。

要使得中医文化在中国本土乃至于全球的传播中更具影响力,无疑还有很长的路要走。电视纪录片《本草中国》将中医文化以视觉传播的方式予以表达,多维度、多方式的内容展现,主动与全球进行连接,表达出中医文化积极融入世界话语体系的积极性。《本草中国》在推动中医文化发展中的积极表现,无论是在推动中医文化发展方面,还是中华文明展现方面均有着重要意义。

(方堃、陈卓,《声屏世界》,2016 年第 10 期)

中医文化的体验式传播

——论全国首个岐黄国医外国政要体验中心

一、已有研究与相关问题

1. **体验传播** 体验一词，最初用来描述经济领域的变革和进步，随着消费者基本物质需求得到满足，更多的经济力量用于满足人们对美、感官愉悦等多方面的需要，体验经济将会成为一支不可忽视的力量（美，托夫勒，1981）。有人认为体验经济是经济发展阶段即产品经济、服务经济之外另一种经济阶段（潘恩、吉尔莫尔），是由个体对某些刺激回应所形成的个别事件，体验通常在事件的直接参与或观察中所产生（苏联，Φ.E.瓦西留克，1989）。在企业营销中，企业积极提供一种让客户身在其中的体验，强调个性化和深刻记忆（美，派恩二世、吉尔摩，2002），这充分强调了体验经济带来的商业意义。

国内在体验传播方面起步比较晚。如学者张宇丹、曾真并将体验营销传播诉求点归纳为体验、象征和感性（张宇丹、曾真，2005），学者马钧、梅朝荣则认为品牌的落地就是顾客购买了产品之后，获得了良好的体验，并将这种体验传播给周围人（梅朝荣、马钧，2009）。

综上看出，关于体验传播方面的研究主要是在继承西方学者的理论研究基础上以营销学研究为主的延伸研究，文化体验领域较少，尤其中医文化体验领域几乎没有。

2. **中医文化对外传播** 中医文化是我国文化的精髓部分，要实现中医文化的国际影响力，最重要的一个途径就是将其对外输送和传播。比如，可以利用海外文化传播机构——孔子学院来进行中医文化传播，它是将中医文化作为文化软实力的实践载体（张洪磊、张宗明，2001）；可以加快中医药文化教育，加强人才建设，完善中医立法等方式让中医药文化广泛且有效的传播开来（徐械，2012）。当然，中医文化传播并非一帆风顺，面临着许多困境，有传播主体困境、客体困境等（宋欣阳、徐强，2010）。

此外，学者马伯英（1993）著有《中外医学文化交流史》，薛公忱（2007）研究了中医药的文化定位相关问题，尹萍（2008）研究了大众媒体对中医的影响等问题。

二、外国政要体验中医模式——以全国首个岐黄国医外国政要体验中心为例

岐黄国医外国政要体验中心是由太湖世界文化论坛主办、江西省人民政府支持，江西中医药大学、江中集团承办的全国首个岐黄国医外国政要体验中心（以下简称体验中心），中心接待过柬埔寨国王西哈莫尼，爱尔兰前总理柏蒂·埃亨等领导人及俄罗斯彼尔姆代表团等各国访问团。体验期间，大家进行中医诊脉，体验望闻问切的神奇；品尝药膳，参观中医炮制场所，一起学习气功等，这些形式多样的中医体验活动，目的是以中医药为载体，推动中医药文化对外交流，促进国际社会认知和应用，推动中华文化的有效传播。

外国政要们体验中医的活动，就是体验传播。体验和传播两者相互依存，体验是传播的形式模式，传播是体验的目的目标，美国社会学家弗格森在《感官经济》一书中提出人们在这样的过程

中参与的感觉器官包括口、鼻等及内部心理活动。可见,体验过程中,人的主观能动性起着巨大的作用。同样的,传播也是一项具有主观能动性的活动,指人们在活动中积极进行意义的交换和信息分享。相比起电视传播、口头传播、网络传播等形式,增加了一种身临其境的美妙感觉。

在《体验经济》一书中,作者根据人的参与程度不同以及参与者与环境相关性的大小,将体验分成了娱乐、教育、逃避和审美四种体验类型,简称 4E。体验中心的体验活动,可以说是一种教育、娱乐的体验,体验中医,传播文化。中心的体验活动的成功是多种体验要素构成的:① 鲜明的体验主题。中医是我国传统文化精髓,目前其传播主要依靠大众媒介、海外孔子学院、海外中医诊所等机构,这种以外国政要来访身临其境体验中医的形式尚属首例。习近平总书记曾提到,中医药学凝聚着深邃的哲学智慧和中华民族几千年的健康养生理念及其实践经验,是中国古代科学的瑰宝,也是打开中华文明宝库的钥匙。② 特色的体验场所:中心具体设立在江中集团,它是江西省国资委下属国有大型中药制药企业,前身是江西中医学院校办工厂。江中猴菇饼干、健胃消食片、草珊瑚牙膏已是家喻户晓的产品,历经数十年的发展,现已成长为一家集医药制造、保健品、功能食品于一体的现代化企业集团,在中医药研发生产领域的地位举足轻重。将体验中心设置在江中集团厂区内部,可以更加贴近中医药生产研发的第一线,更有一种身临其境之感。

全国首个岐黄国医外国政要体验中心在中医文化传播中发挥的作用是巨大的,在迎接一批又一批的政要活动中,体验中心与时俱进,不断创新,牢牢把握机遇,充分利用体验传播的优势来弘扬传统中医文化,这份体验式传播将给中医药文化的对外传播提供良好的参加价值。

(刘婷,《农村经济与科技》,2016 年第 27 卷第 24 期)

"两微一端"下中医药文化传播研究

一、中医药文化传播的意义与必要性

拥有 3 500 年发展历史的中医药也叫汉族医药,是吸收了我国汉族及藏族、苗族等少数民族优秀医药学理论,在结合中医预防治疗经验基础上形成的东方医学体系。它拥有世界传统医学上最系统的理论体系、最丰富的内涵以及最广泛的应用,曾为中华民族的繁衍昌盛做出过重大贡献。在现代医学和生命科学高度发展的今天,中医药运用阴阳互动的平衡观、脏腑经络的整体观、三因治宜的辩证观领悟出了现代生命科学的真谛,不仅在疾病的预防控制上,而且在提高人类健康指数上都做出了巨大贡献。中医药从未停止其探索的步伐,对于糖尿病、冠心病等现代生活疾病,中医运用其独特的治疗手段,都取得了可喜的进展。

二、"两微一端"下中医药文化传播现状

1. "两微一端"环境下中医药发展现状 "两微一端"下中医药文化的宣传主要有三大载体——微博、微信、新闻头条客户端,在科学技术的支持下三种媒介发展迅猛,并形成了一定的规模。根据官方发布的数据,截至 2016 年一季度末,微博月活跃用户达到 2.61 亿,而微信的活跃用户达到 5.49 亿,附带面超过 200 多个国家,同时使用语言超过了 20 多种。而新闻客户端的发展

也不错,其中今日头条客户端,目前用户已超过 5 亿,同时单用户使用时长超过 65 分钟。三大新媒体技术的发展为中医药文化传播提供了广阔的平台和有力的技术支持。"两微一端"独特的发展优势为中医药产业的发展与转型带来了希望与生机。

借助新媒体这个"两微一端"平台,我国的中医药产业也得到了新的发展。一方面企业发展了新的产业模式,形成了新的产业结构。如康美药业近年率先结合"互联网+",以中药饮片生产为核心,全面打造"大健康+大平台+大数据+大服务"体系的"互联网+中医药全产业链",成功地在全国多个省份推行网络医院等多形式的网络销售平台,走出了一条新型企业发展之路。另一方面,在对外宣传方面也有了更广阔的平台,提高了企业的知名度。作为我国最大的民营医药企业的九州通医药集团在我国医药行业排名第四,同时也是湖北省最大的民营企业。从 2016 年开设电商平台,并且开设了"药急送"业务的微信平台轻资产模式,优秀的产品搭载"两微一端"技术,企业不但扩大了知名度,而且迎来市场的再次发展。但是最需要也是最适合中医药文化产业的传播,没有搭上这个快速的列车。

2. "两微一端"下中医药文化传播存在的问题　"两微一端"同时兼备了文字、声音、视频等多种传播功能,打破了传统媒体技术物理上的障碍,以其强大的交互性、广阔的传播性和及时的互动性,起到了拓宽中医文化的传播渠道、扩大中医文化传播的受众面和提升中医文化传播效果的作用。然而,中医药文化"两微一端"环境下的传播还存在许多不容忽视的现实问题。以微信公众号为例,这次调查了 10 家知名中医药企业的中医药文化推广公众号,它们存在的问题如下。

(1) 受众人群定位不准确,传播过于盲目:在微博、微信和新闻客户端上尤其是在微博与新闻客户端上,确实存在一些关于中医药文化的信息,但是其消息的推送过于盲目,未能根据人群的年龄、受教育程度等做出有意义的消息推送,结果就是对中医药文化感兴趣的人群看不到,而不感兴趣的人整日被推送的中医药文化知识所烦扰,消息的推送没意义也没价值。除了千金药业这个专注做女性健康产品的企业外,访问其他企业官方公众号并未发现什么针对不同人群需求的消息的分类。

(2) 中医药信息良莠不齐:"两微一端"上出现的中医药信息来源千差万别,有的来源于专业的医师,中医药产品销售人员,但是有不少来自病患,这种现象在新闻客户端上尤为凸显,这些消息鱼龙混杂,权威性不足,可信度较低,不能满足人群对专业的中医文化需要。如在微博和新闻客户端上的"每天八杯水"的问题,同一平台出现的不同文章对这个八杯水的定义就不尽相同。

(3) 传播力度不够,未能形成完整的传播体系:新媒体下的中医药文化的传播往往体现了分散性、偶然性的特点,大多数是消息发布者心血来潮的产物,在传播形式内容上不固定,更别提完整的传播体系。这种"打一枪换一个地方"或者成为"三天打鱼两天晒网"的传播方式,很难有长远的发展。

(4) 传播形式过于局限,未能充分利用新媒体的优势:新媒体结合了音频、视频,是多元化的传播媒介。但在中医文化的传播上,未能充分利用新媒体的多元化,绝大多数都还是利用"两微一端"平台,依然采用传统媒体的传播手段,采用文字的传播方式,如在调查中的 10 家企业的官方公众号,只有华润三九一家公司引入视频元素介绍中医药知识,占总数的 1/10,新媒体下延续传统媒体的宣传模式这是相当落后的,也是对"两微一端"的极大浪费。

(5) 互动性不足:新媒体以其强大的互动性著称,然而"两微一端"下中医药文化的传播过程中,真正体现到互动性的也仅仅是对文章的转发、点赞以及极少数的评论,关注有余,互动不足。

而在这10家中医药公司中，在微信公众号的模块上体现"互动"两字或是体现出互动意味的有7家公司，但是他们所谓的互动要么是像修正制药的企业宣传，要么是像同仁堂健康频道的产品或门店介绍，真正做到开设中医药治疗及中医药功效探讨区域，实现人群线上讨论的一个也没有，结果不尽人意。

三、"两微一端"为中医药文化传播带来的机遇挑战及建议

1. "两微一端"为中医药文化传播带来的机遇　"两微一端"技术给中医药文化的传播带来了巨大的发展机遇。一方面，"两微一端"技术为中医药文化的传播提供了广阔的平台。微博微信，以及各种各样的新闻客户端占据了人们娱乐生活的大部分，其中今日头条客户端的单用户每日平均浏览时间就达到了65分钟，这为中医药文化的传播提供了一个极其广阔的传播环境及极其庞大的受众范围。其二，"两微一端"多元化的传播是高效的，共享的。这些特点大大加速了信息的传播速度。相比之下，同等时间内信息传播的范围会更广，覆盖面机会更大，那么传播效果就会越好。其三，"两微一端"在中医药文化传播中带来了更多的互动性。传统媒体的传播方式下，大众获得信息都是被动的，而在"两微一端"下信息的流向是双向的，大众具有选择权和主动权，这大大加强了公民的参与感。

2. "两微一端"为中医药文化传播带来的挑战　"两微一端"在带来巨大的传播优势的同时，也存在一些亟待解决的问题。"两微一端"虽然不能遍布全球各个角落，但他的传播范围相对传统媒介来说，根本不是问题。其传播中的最大缺陷就是信息传播的严密问题。主要体现在三方面：一传播的来源——新媒体下的信息传播者科学素养参差不齐。二传播内容中伪科学现象，如虚假的科技报道与夸大的产品疗效。三传播信息的监管体系不健全。三个方面层层递进，环环相扣，这必然导致中医药文化传播过程中的科学性、权威性得不到保证，连中医药文化的正确性都得不到保证，那何谈弘扬。

3. "两微一端"在中医药文化传播中的建议　以微信公众号为例，基于对白云山潘高寿药业股份有限公司等10家知名中医药公司的以中医药知识传播为目的的官方公众号，对"两微一端"下中医药文化传播提出如下的一些建议与意见。

（1）信息来源准确性：中医药文化产业要想在"两微一端"环境下得到长远发展，就必须完善其传播体系，建立一个全方位多层次的中医药文化传播体系。源头信息的把握是中医药文化能否弘扬，中医药产业能否发展的基础。针对新媒体下中医药文化知识鱼龙混杂的情况，我们必须做好信息来源这第一步。新媒体信息工作人员经验不足这是事实，但我们不乏高中医药文化素养的人员、各大经方验方研究机构的工作人员、各个中医院的医疗卫生工作人员，以及各大中医药高校的中医学教师与学生，他们都具有专业的中医学文化素养，发动起他们，建立像传统媒体的报纸书刊的网上征文体系，征集中医药话题的视频、文字等，这就自然而然地保证了信息来源的科学性、权威性。这一点，中国中药杂志和千金药业的官方公众平台做得就不错，它们开展了微信投稿功能，一旦征用就有相等的回报，这大大激发了大家写作的积极性，同时也保障了中医药素材信息的来源。

（2）信息传播渠道多样化：发掘"两微一端"文化传播特点与中医药文化传播需求的相通点，寻求中医药文化"两微一端"环境下的传播渠道。新媒体下信息传播为碎片化，注重舆论炒作，这与中医药文化的严谨性相悖，用哲学思想考虑事物之间的联系，寻求两者相适应的部分，走一条

可持续发展的"两微一端"中医药文化发展之路。例如,白云山潘高寿公司就在其官方微信平台上推出了一款战霾小游戏,以跑酷的游戏方式引入最新的雾霾话题,在游戏跑道中加入口罩、梨、咽喉糖、枇杷膏等防霾必需品,达到了让人眼前一亮的效果,同时达到了寓教于乐的宣传效果。

（3）信息展示模块化:打破常规,走创新型文化传播之路。纵观当下,不管是"两微一端"平台下还是在各大中医药网站上,体现出创新的极少,很多都未能建有体现中医的特色板块,即便是做得比较好的"养生堂"公众号也是按照媒体传播模式仅仅分为视频、文字板块,而不是按照中医特色诊断方式开设模块,如开设针灸模块、刮痧模块、日常中医妙用模块等。用新媒体的思想发展中医药文化事业,融入新媒体元素,如可以在一个中药公司的官方公众号上开发中医药小游戏,寓教于乐,在欢乐中潜移默化的传播中医药文化知识。如中医与"开心消消乐"的结合。

（4）信息精准投放人群:准确定位文化消费人群,针对性的加强互动性。利用数据分析技术,根据网络搜索数据按需求向搜索人群推送不同中医药信息,而不是采用无差别的信息推送方式。针对互动性不足的情况,可以根据年龄、中医药文化素养的高低开设不同的讨论交流平台,允许大家讨论,增加中医药的话题性。千金药业一直致力于保护女性健康,这点在其微信平台上也得到了充分的证明,在其"闺蜜课堂"的小模块中,引入了"情感说说""健康咨询""职场技能""生活知识"四个子模块,从情感、职场、健康等方面全面呵护女性健康,精准的定位,很能讨得女性欢心。千金药业在人群定位上为行业树立起一块模板。

四、总结

中医药的发展,对我国以及全世界人民的健康事业都具有举足轻重的影响。新时代,中医药文化的传播要搭上新媒体这趟顺风车,利用好"两微一端"这个平台,从而谋求自身的更高层次的发展。

（王克园、梁祯、王林景,《海峡科技与产业》,2016 年第 12 期）

论新媒体背景下中医药文化
大众传播生态研究

中医药文化是中华民族的文化瑰宝,这一瑰宝大放异彩离不开媒体的支撑,也离不开生态的烘托。新媒体是新技术基础上,依托移动互联、大数据等延伸出来的各种媒体形式。新媒体在创造新手段、新途径的同时,也塑造着新的媒体生态甚至新的社会文化生态。中医药文化能否传承延续,一方面取决于本身的内在张力,另一方面取决于如何被传播、被接受。如何在新的媒体生态中,推进中医药文化的传播,是我们必须思考的问题。

一、传播生态学与中医药文化大众传播

传播生态学是传播学和生态学的交叉产物。传播生态是美国传播学者大卫·阿什德提出的一个概念。在最宽泛的意义上,传播生态指的是信息技术的机构、组织和易接受性,各种论坛、媒介和信息渠道。在阿什德看来,信息技术、传播范式和社会行为形成了传播生态。阿什德试图提

供一种能够把信息技术、传播范式与社会行为结合起来的社会权力，以便明白社会情景是如何被界定的，这些界定所援用的资源是什么，以及他们所产生的影响如何。

中国学者邵培仁在研究传播生态方面，深入分析传播过程中个人、群体、媒介以及其他社会系统之间的冲突、协作的诸多生态关系，总结出传播生态的五种规律——"传播生态位规律""传播食物链规律""传播生物钟规律""传播最小量规律""传播适度性规律"；提出媒介生态的五种观念——媒介生态整体观、媒介生态互动观、媒介生态平衡观、媒介生态循环观及媒介生态资源观。

中国学者支庭荣将传播生态分为三个层次（中间层——传播原生态，内层——传播内生态，外层——传播外生态）进行分析，传播原生态讨论的是传播媒介的管理、技术、专业性等内容；传播内生态讨论的是事件、信息、文化供给和受众需求层面；传播外生态讨论的是经济、社会和政治压力等，体现出了很好的包容性。

传播生态学将传播行为和传播现象置于媒介生态的大背景、大环境、大链条之中。这些背景、环境或者说链条包括政治生态、经济生态、人文生态、媒介内生态等。传播要取得成效必须保持生态平衡、环境协调、链条完整。传播生态环境是大众传播和个人都必须面对的一个问题，中医药文化作为一种生命科学与信息科学交叉的生态医学，作为一种独特的技术文化现象，同样需要面对。在中医药文化的大众传播中引入传播生态学理论有助于我们理解中医药活动如何与信息技术耦合，提供了一种崭新的视角，启示我们重新审视中医药文化大众传播的目标与战略，也启示我们重新审查医学的目的与方式方法。

中医药文化传播需要树立生态系统观念。环境是人类生存活动的现实场所，环境也是人类传播活动与传播现象的场所和容器。所有的媒介活动在环境中表演，也在环境中安放和发展。环境是传播的保障。环境是各种生态元素组成的，传播环境是一生态圈层，具有开放性、无限性、差异性、相关性、影响性的特点。这启示我们要用更加宽广的视野去审视中医药文化的大众传播工作，走出工具论的视角，从建立人——媒介——社会——自然和谐关系角度去介入，从中医药文化生存的整体生态去思考问题，实现中医药文化传播生态系统良性循环。

二、新媒体时代中医药文化大众传播的生态环境

1. 生态场景　"新媒体是指在计算机信息处理技术基础上产生的媒体形态，是相对于传统媒体（报刊、广播、电视）而言的以互联网、手机为代表的传播媒体，是所有人向大众实时交互地传递个性化数字复合信息的传播媒介。新媒体强调的是影音文字信息的整合，使人们获得视、听、触、动等多方位的体验。"

我们认为，新媒体是一个相对的概念，也是一个宽泛的概念，更是一个发展的概念，就其形态而言，新媒体应该包括数字化的传统媒体、网络媒体、移动端媒体、数字电视、数字报纸杂志等媒体形式。我们要强调的是，并非"新出现的媒体"就是新媒体，如车载移动视频，并不是我们所指的新媒体。现行公认的新媒体主要是互联网和手机，以手机为典型代表。

新媒体新技术广泛而深刻地改变了中医药文化大众传播的机制，不断塑造着中医药文化外在形式，影响中医药文化生存状态和生态。"技术成了一种难以察觉的社会意识形态，开始深度地干预并塑造着人类的文化生活。"新媒体使得中医药文化传播正在从过去的小范围传播向大众化传播过度，中医药文化传播呈现出的大众传播特点日益凸显："大众传播中的传播者是从事信息生产和传播的专业化媒介组织；是运用现今的传播技术和产业化手段大量生产、复制和传播信

息的活动；大众传播的对象是社会上的一般大众；传播的信息既有商品属性，又有文化属性等。"不仅如此，中医药文化从小众传播向大众传播的新趋势表现出前所未有的文化生态图景，主要有以下几个方面。

（1）单向传播向双向互动传播转变：以数字化技术为基础的新媒体清楚地表达出文化传播结构的进步和变化。新媒体囊括了人类文化传播的基本形式，集多种功能于一身，突破了传统媒体单向度传播，实现了"所有人对所有人"的快捷传播。"传播是一种具有明确目的的社会行为，传播交流早已从单向的信息流动进入双向的循环互动时代。"中医药文化的一些网站除提供内容外，还设置互动问题区。如古方网设有"古方咨询"栏目；新浪中医频道设有"互动"专区，包括中医问答、健康之家、百科知识等内容；中医药门户网站设有综合交流区，包括话说中医、思考中医、中医教育等内容，并且设有中医药论坛栏目倡导为中医药文化发展建言。在中医药文化的博客、微博、微信传播中，传播者不再是生产中医药文化信息唯一主体，用户在接受信息同时，也可以通过评论、点赞等方式创造性地传播信息，这样用户具备了信息的生产者、传播者、接受者三种角色，使生产、传播和接受信息的方式产生了巨大的变化。

（2）乡土传播向全球传播转变：中医药文化是在自给自足、熟人遍地、宗法森严的乡土中国产生发展传承传播的。大众传播以前，中医药文化传播主要是父子相袭、兄弟相授、祖孙相承、师徒相传、邻里相助。大众传播使得中医药文化走出相对封闭的体系，走向了社会，走近了百姓。新媒体把世界各地的人们紧密相连，世界越来越小，朋友圈、"粉丝"团使陌生人社会迅速成为熟人社会，世界成为所谓"地球村"，全球仿佛成为一个超级的"乡土社会"。中医药文化作为一种民族传统文化，逐渐成为世界共享的知识。

（3）儒学意识向市场意识转变：中医药文化深深植根中国传统文化，"大医即大儒"。中医强调救国救民救命，主张医乃仁术，喻于义而不喻于利。传统中医药文化的传播在公益性的同时也衍生出中医药文化产品与产业。新媒体的运用者通过整合中医药文化、饮食文化、养生文化、名人文化可以开发出极富经济价值与文化价值的资源，使得中医药文化在多层次、多角度上开发利用。中医药文化的创意愈来愈受到社会的追捧，成为创业创新的源泉。

（4）前喻文化向后喻文化转变：玛格丽特·米德《未来与文化》一书中区分三种文化：前喻文化、后喻文化、同喻文化。前喻文化是晚辈向长辈学习，后喻文化指长辈向晚辈学习，同喻文化指晚辈和长辈相互学习。中医药文化传统的传播是长辈向晚辈传播，靠知识的积累和领悟，是典型的前喻文化。在新媒体条件下，中医药文化的信息交流、观点分享、创新创意等，年轻人是主力军，他们主要通过网络获取自己需要的知识，愈来愈少依赖长辈的经验和建议，相反，长辈要向他们获取信息知识。中医药文化更倾向于后喻文化或同喻文化，文化传播者和接受者更加平等。

（5）工具理性向价值理性转变：新媒体不仅仅是纯技术的进步，不仅仅是手段和效益价值，它也大大地改变人的生活方式、集聚方式、交往方式、学习方式等方面，这进而影响传播的政治生态、经济生态等。新媒体具有通信工具和社交工具的双重属性，正在成为人生活的重要组成部分。人在虚拟世界集聚表达意见和言论，比在现实世界中更加便利和隐蔽。这对政治治理方式、经济交往方式等都产生深刻持久的影响。"同以往人类的重大发明相比，网络、手机等新媒体的发明已经远远超过了工具的意义。它广泛且深刻改变了人类的生存环境与生存方式，并不排除的是，在不知不觉的世代更迭中也在改变着人类的自身精神气质与基因。"新媒体对传播生态的影响从媒体技术手段转到媒体生态，最终成功塑造新的媒体格局、传播观念。

2. 生态机遇

（1）功能拓展：新媒体为中医药文化大众传播带来前所未有的传播体验性、沟通性、便利性、创造性。以中医药技术文化传播为例，新媒体传播技术使得病人能够与医生以更广泛的方式沟通，如视频、在线、移动及社交媒体，医疗服务模式向更加应答式转变，医疗出现私人化、家庭化、即时性、便捷性的模式。再如一些地方建立的"村医中医微信群"，邀请全国近百名中医专家上网指导，教育与培训的功能被极大拓展。对用户而言，通过大数据用户分类，中医药文化精准投放可以规避信息过量。而且，新媒体能够设置议题影响舆论，为弱势群体提供了发声传播的绝佳机会和平台。新媒体时代是平的，平的含义是平等，人人都是麦克风，这就更需要传播正确的声音，无疑是中医药文化正本清源的好机会。

（2）范围扩大：作为现代文化重要载体和组成部分，新媒体对于文化传播具有强大的推动力。调查发现，很多中医药文化的公众号超过几十万的用户，这超越了传统媒体几年的发行量。新媒体技术改变了中医药文化传播中信息流通的路径，重构了信息传播的结构，使得大众传播与人际传播界限逐渐消解。新媒体技术作为文化的载体正以无与伦比的力量将中医药文化推向一个新高度，在此高度上，中医药文化与其他医学文化交流与融合极大加快，产生的碰撞更加激烈。

（3）产业创新：新媒体传播的个体化与中医技艺靠个人顿悟、中医药治疗辨证施治的特征高度契合。基于数字化、数据化健康信息存储的监测与分析，个性化医疗服务文化可以大力普及。在新媒体中，社会中的主流文化和边缘文化能够得到有效的碰撞，可以激起思想的火花，这样，社会大众便能体会新的文化、内容和情感。

（4）素质改造：中医药文化是一种需要长时间体验领悟的文化，传播技术的翻新在带来传播便利性快速的过程中也正在抹杀中医药文化体验的热情与细腻，中医药文化的品质有被忽视的危险。一方面，对中医药文化的传播者而言，两微一端对原创的转载，对中医药知识产权的保护造成一定的冲击。自媒体时代吸粉，持续优质内容吸引订阅户，传播力越强用户越多，影响越大，价值越大；这时正确的声音发出需要高超的传播技巧。这对中医药文化从业者的学科素养带来很大挑战，必须具备大数据思维、全媒体知识，同时兼具深厚的中医药知识。另一方面，对中医药文化接受者而言，新媒体环境下，在虚拟、隐匿的网络中，相互连接的"二级自由传播方式"会在传播过程中使受众不受控制地开放性、多义性解读和解构中医药文化的知识科学性，情绪化非理性化的发泄，不可避免地影响传统文化传播效果。这就需要受众群体提高鉴别力，具备理性思维能力，审慎选择对自己有用的信息。当然，政府与社会也要依法监管和正确引导。

三、新媒体时代中医药文化大众传播的生态策略

如美国亚利桑那大学法学院教授大卫·阿尔赛义德（David L. Altheide）所言，传播生态除了传播链所处的由媒介渠道、对象等组成的完整动态环境外，还包括其与外部生态圈（如政治经济、自然等）的互动及相互影响。作为研究符号互动理论的专家，在对传播生态的概念进行界定时准确地诠释了传播生态的互动性与整体性。恰与中医五行——金、木、水、火、土之间相互滋生、相互制约的整体循环运动规律不谋而合。因此，在选择与制定中医药文化大众传播的生态策略时，要在驾驭整体的同时充分考虑局部之间的相互影响与制约，金、木、水、火、土，缺一不可。

1. 掘"金"——改善制度生态，促进中医药理论传播传承　传播中医药文化，最根本的是要把精华挖掘出来，我们将这种行动称为掘"金"，即挖掘好中医药文化的理论精髓，坚持中医理论的

系统性、整体性。

制度重于技术，中医药文化传播传承离不开法律的基石。制度环境是保证中医药理论良好继承传播的重要生态。而我国现行的医疗制度是建立在西医学基础上的，医保政策、公费医疗政策、药品管理政策、知识产权保护政策、医师资格政策等方面还不符合中医药文化传播传承的规律。而事关传统文化的立法更多的是保护、规制、管理方面的规定，缺少传统文化促进和授权性质的法律规定。因此我们建议，完善法律体系，改善制度生态，保障中医药理论精华完整持久继承，补上中医药文化发展的历史欠账，促进中医药文化广泛深入传播。

（1）完善中医药的基本法律：目前，《中华人民共和国中医药法》已由中华人民共和国第十二届全国人民代表大会常务委员会第二十五次会议于2016年12月25日通过，并将于2017年7月1日起施行。我们认为未来《中医药法》中应该确定中医药理论的地位作用，在其第六章关于"中医药传承与文化传播"中增加"加强对中医药文化的开发，深入发掘中医药文化内涵，使之融入时代与人民群众的现实生活"的内容，从而避免中医药文化理论内核萎缩、传统迷失和特性残缺，实现中医药文化资源的可持续发掘、传承和创新。

（2）制定《中医药文化传播促进条例》的单行法规：确定中医药文化普查机制、重点保护机制、传承机制、文化生态保护机制、科普机制、知识产权保护机制、传播利益导向机制、违法处罚机制等。促使中医药文化在被发掘、被传播、被接受的过程中得到进一步传承延续，并焕发新的生机与活力。

（3）修正相关法律，形成促进传播的合力：在未来出台《公共文化服务保障法》中，保护公民享受中医药文化普及的权利。针对新媒体条件下，文化产品的虚拟性、文化创意产权化的新特征，对《知识产权保护法》《非物质文化遗产保护法》进行修正，保护新媒体相关知识产权。

2. 树"木"——变革经济生态，促使中医药文化成果不断涌现　无论是传统媒体还是新媒体时代，中医药文化的繁荣振兴需要拿出经得起历史考验的作品与成果，我们将此称为树"木"，即树立一个个具有标杆意义的精神产品。中医药文化是建立在自然经济基础上的农耕文明、乡土文化，它对民族的影响、对人的滋养，无法用量化数据、用经济指标来衡量。然而，如果没有利益导向，在现代医学的冲击下，中医药文化生存空间不断缩小。因此，需要坚持利益导向，变革经济生态，扩大中医药文化传播的受众群体。

（1）建立产业体系：通过新媒体技术的整合力量，建立从中医知识、中药生产、保健产品、生活常识等全产业链的文化产品。通过市场导向、金融支撑，利用分享经济、移动互联、移动支付等推动传统产业升级和商业模式创新。

（2）保障公民福利：在一定范围内，符合"需要"比符合"真理"更重要。应该深入了解民众需要，将中医养生保健、中医药文化科普纳入了我国国民的福利待遇中去规划，通过财政支撑来落实到民生工程中去统筹。

（3）保护人才权利：业以才兴，树立文化创新离不开优秀人才的理念，完善利益导向措施，建立人才资金和国家荣誉制度，吸引更多的人才从事中医药文化传播。

3. 灌"水"——优化话语生态，坚定群众中医药文化信仰　中医药文化传播需要民众广泛深入持久的支持信任并自觉融入自身生活与行为，我们将此称为灌"水"。接受源于了解，了解源于懂得。中医药文化拥有自身独特的理论规范、独特的指标体系以及理论话语体系。但西学东渐，特别是全球进入大众传播时代以来，西方势力对信息大面积垄断，现代医学对中医药文化强势席卷,在西医学的视野中,中医长期处于被验证、被改造之列,中医药文化有"失语"的危机。在新媒体条件下,中医语言还受到庸俗化、西化的影响,在一些正式文本中生硬地使用英文,使用所谓的网络语言,导致语言所承载的文化遭受污染和损害,破坏了语言的整体美感,影响了中医药文化传播。"因其不能说明自己,即说,人家也不能了解,也不能信服。所以说中医是有其学术上的价值与地位,惜其莫能自明。"

因此有必要优化话语生态,还原中医药本真面貌,加深对中医药文化理解,坚定中医药文化信仰。

(1)优化中医语言生态:中医药文化有着独特的话语系统和表达方式,比如中国语言微言大义的特征,还有阴阳五行学说的符号阐释等。在新媒体条件下,应将技术语言与中医语言隐喻的表达、精巧的结构、丰富的修辞、韵律的美感深度耦合,来传达中医药文化深刻的理性思考、深厚的情感魅力。

(2)优化中医药文化符号传播:在精神符号方面,中医药文化独特的哲学基础、思维方法、伦理规范,如"天人合一"的整体观、"阴阳结合"的动静观、"上医医国"的家国意识,"致中尚和"的价值取向,"医乃仁术"的仁爱思想,等等。在形象符号方面,中医药文化有着独特的器物陈设、独特的行为规范,如药葫芦、药碾、药铡、药钵、厘秤、银针等;如望闻问切的操作规程循序渐进,针法、灸法动作的轻重有度,中医在炮制中的规范流程等作为人文符号和医学形象增添了中医药文化的厚重感、历史感。这些符号在新媒体条件下,可以通过碎片化的设置,娱乐化的设计,渗透到中医药文化传播中,提供感知的平台和窗口。

(3)建立完善的学术体系:对中医药的发展,国家很重视,业界很投入,社会很关注,为何还是让人感到振兴乏力呢?我们认为除了中医药制度体系、科研体系、教学体系、投入机制之外,还需要一种中医药文化学的软科学研究,专门研究中医药学传承传播的规律,这样才能有一个形而上指导,让中医药学对待西医药学像当年儒学对待佛教一样,融入自身,而不是被对方融化。

4.簇"火"——完善技术生态,提升中医药文化传播能力 中医药文化借助新媒体技术,在传播手段途径方式内容革新等方面,发生革命性变化,我们将此称为簇"火",即在关键环节提升传播的效益效果。

(1)利用大数据信息化平台:在中医药传播中,古代中医文献和名医诊疗资料是重要的信息资源。充分利用信息技术,以数据库建设为载体,全面采集和保存医疗文献、名老中医学术经验,实现数字化、系统化,推广便捷化。还可以通过大数据分析,精准投放文化产品、精准挂号分诊、精准分析医患舆情等。

(2)利用新媒体技术平台:通过类似如微博、微信、QQ等新媒体渠道传播中医药文化,将传统媒介的权威性与移动媒体的便捷性有效结合,利用游戏、音乐、动漫等形式对中医药文化资源进行深度开发,形成喜闻乐见又接地气的成果。

(3)规范传播行为:既要对传统文化进行合理开发和创新,又要防止对传统文化的开发过度和传承缺失。因此,文化立法应注重处理好促进文化传承与规范文化开发的关系。特别要坚持中医药文化传播"内容至上""内容为王"的导向,宁缺毋滥,突出神圣性,讲求贴近性,增强趣味性,讲好中医故事,传达中医意蕴。

5.培"土"——保护文化生态,厚植中医药文化生存土壤 中医药文化传播中,应坚持对中国传统文化资源的深度开发,铺就中医药文化传播的深厚沃土,我们将此称为培"土"工程。"求木之长者,必固其根本",中医药文化深深植根于中华优秀传统文化。中医药文化的传播必须有中华传统文化背景作支撑,才能保持中医药整个体系的稳定性、完整性和延续性。"中医如果脱离了它的文化背景与基础理论,丢掉的将是那种文化环境所蕴含的思维方式和研究方法。丢掉了中医的思维方式和研究方法,中医学术就失去了生存发展基础。"

(1)改善中医教育:中医教育要培养更多的真中医、纯中医。把握中医药学自身规律,使教学体系、课程体系、教材体系、实践体系上贴近中医药传统属性。从其道德观念、行为规范、价值取向等文化层面厚置中医药文化根基,通过评价体系,引导学生熟读儒、道、医的经典,博览群书,吸纳百家。

(2)钩沉乡土文化:中医药文化生长于乡土中国,也必然在乡土中国中得到滋润和养育。在城市化深入推进的今天,我国乡村图景、族群结构、社会构成、国情人心都发生了巨大变化,中医药文化赖以生存的乡土土壤日益贫瘠。有必要通过城市规划、文化措施等在城市社区中有目的地保存、设置乡土文化符号,保留乡土文脉、地域物候和人文风情,为中医药文化传播预设心灵的土壤。

(3)培育理性文化:传播中医药文化不应惧怕科学精神和理性思维,也不应拒绝思想启蒙和逻辑教育。在新媒体背景下,面对信息泛滥更需要理性选择。时下,微信上的心灵"鸡汤"和养生"煲粥"让人目不暇接,不知如何分辨选择,这就需要在传播中医药文化知识的同时,也要传播科学常识、理性思维,避免新媒体背景下"张悟本"事件的发生。

总之,新媒体深刻改变了中医药文化传播的结构与方式,也深刻塑造着全新的媒体理念、社会观念,为中医药文化带来前所未有的机遇,也蕴含纷繁复杂的挑战。传统传播工具论已不足以说明中医药文化面临的传播环境与传播态势,所以,引入传播生态理论来分析中医药文化传播的生态图景、生态策略,以期打开一扇新的窗口,构建引导中医药文化传播发展的新航标。

(张雷平,《中医药文化》,2017年第2期)

公众理解中医:中医药新媒体传播
伦理失范之研究

新媒体时代的到来是人类社会传播媒介发展史上的重大变革,其社会影响力和文化互动性是任何人都不可忽视的。随着新媒体时代数字化传播技术的迅猛发展和社交媒体的爆炸式增长,主流的信息传播途径逐渐向社会化的个人传播活动延伸,并呈现"去中心化""去专业化"的发展态势。在此影响下,中医药信息传播的路径、方式和模式发生了不同程度的改变,越来越多的社交媒体用户加入中医药信息传播活动中来,中医药以更广泛、更通俗、更"接地气"的传播姿态开启了其在新媒体时代的传播与传承。新媒体传播技术的发展一方面极大地拓展了中医药信息在当代的传播路径,另一方面也不可避免地引发了一些伦理问题。

一、中医药新媒体传播中的伦理失范现象

西方健康传播理论的经典范式"知—信—行模式"(knowledge-attitude-belief-practice model, KABP Model)将人类的健康活动阐释为知识改变—态度传递—行为达成三个阶段,该理论模式

认为："健康知识和信息是人们形成积极、正确的健康信念和态度的基础,而正确的健康信念和态度则是行为改变的动力。"新媒体传播极大地影响或干预了大众在中医药领域的认知、信念和行为,其传播过程的每一个环节都担负着巨大的伦理责任。然而,在新媒体特别是社交媒体的兴起中,"知—信—行模式"这一经典范式的局限性凸显,特别是该模式的中间环节"信"在当前的媒介生态中被严重消解:一方面,受众难以在海量信息中筛选出真正有用的医学知识;另一方面,由于新媒体时代的信息发布不再依赖于渠道、技术和专业的赋权,也对高度倚重专业权威的医学类传播造成巨大冲击。

1. 信息污染与"把关人"缺失 传播学中有一个著名的"把关人"理论,在传统的信息发布活动中,采集、加工、处理信息的每一道程序都有"把关人"负责。进入"人人都有麦克风"的新媒体时代以来,大容量、即时性、交互性的传播特点使得对信息发布和传播的过程"层层把关"几无可能。以往贯穿传统信息发布活动全程的"把关人"的缺失,使得大量鱼龙混杂、真伪难辨的中医药信息元素被呈现在公众面前,引发了严峻的信息污染现象。这一问题在社会公众广泛关注的中医养生保健领域尤为严峻,该领域几乎已成"伪中医""伪大师"们最活跃的舞台。由于缺乏有效的监管,中医养生类公众号已成为公认的微信朋友圈头号谣言重灾区,"人体排毒周期""糖醋蒜汁'治绝症'""十大刮油食物"等科学性极不严谨甚至反复被辟谣过的文章动辄阅读量超 10 万人次。无论是"大师"还是"大 V",无论是"绿豆养生"还是"排毒养生","伪中医传播"屡屡得逞的原因不外如是:一是利用大众基本中医素养和媒介素养不足,假借甚至虚构专家、专业机构的名义,任意曲解经典、杜撰内容、夸大疗效;二是利用大众"死亡焦虑"心理,用"致癌/抗癌"等严肃话题引起读者恐慌,"恐惧说服"是即时谣言传播的温床;三是利用"病从口入""药补不如食补"等传统观念,从人们常见的食物和生活习惯入手,辅以简单易行的操作方式,便于老年人和注重家庭健康的中年女性等人群付诸健康实践。这些未经官方或专业组织审核把关的"伪中医"信息借助新媒体技术核裂变式的传播,一方面造成了恶劣的社会影响,另一方面也严重阻碍了人们对真实、有效的中医药资讯的获取。事实上,谣言的背后往往是商业利益的驱使,此类公众号多为营销公司的推广工具,以博取阅读量来争取商业广告,或直接推销产品。在大众对医学的态度由笃信走向怀疑的当下,这些层出不穷的打着中医旗号的"伪中医"恐成当代中医"掘墓人"。

2. 行业自身"失语危机" 新媒体技术带来的"去中心化"映射到中医药传播领域,似乎并没有走向人们理想中的"多中心"状态,反倒直接陷入了"无中心"的风险,这无疑是对高度倚重专业权威的中医药传播的巨大冲击。相比基于巨大市场利益的传播者的干劲十足,中医界自身的主动传播明显缺乏动力。"新媒体"之"新"似乎永无止境,日新月异的技术革命、层出不穷的新媒体产品带来的巨大冲击和变革,让许多"半路出家"的中医传播者遭遇了"本领恐慌"。中医药传播在新媒体时代无奈陷入了一种中医界"半缺位",一知半解甚至是别有用心者搭台唱戏的尴尬境地。以专业微信公众号评估网站新榜发布的 2016 年 12 月公众号 500 强月榜为例,生活健康类公众号有 16 个进入 500 强榜单,这其中半数的公众号明确以"养生""中医""国医"等为关键词,但这当中无一是由中医药行业媒体、行业主管机构、医疗机构、教育机构或其他专业组织认证并运营。大量不靠谱的营销号,凭借惊人的流量,大幅挤占了中医药行业自身的发声空间。究其原因,一方面是因为中医药行业内部尚缺乏专业的新媒体运营团队,多由兼职人员负责新媒体平台的运营维护,由于对中医药知识、新媒体技术和运营策略的掌握水平的差距造成传播效果不尽人意;另一方面,一篇优秀的新媒体作品的诞生虽要耗费大量精力,但即使产生较大社会影响也并不会纳入个人或该组织机构的业绩考核体系，加之当前对网络作品的知识产权保护力度的不尽人意等因素也导致许多业内人士对新媒体中医药传播作品的创作动力不足。在这样的情况下，信息源正常、可靠的中医药传播信息元素"产能不足"，有着迫切需求的受众退而选择其他渠道似乎也不足为奇。

3. 人文文化遮蔽科学文化　为什么新媒体传播中的"谣言"常常特别"青睐"中医？这恐怕不能不谈到中医人文文化与科学文化的双重属性问题。文化的基因自诞生之日起就渗透在中医独特的自然观、社会观和人体观中，并形成了人文与科学相融合的中医学理论体系的独特范式。中医学无疑是一门自然科学，与西方医学一样，它研究的对象是人类的疾病及其防治；然而，中医学也"确实是科学文化与人文文化的混合体，是以人文形式表达科学内容"，人文文化的因素渗透到了中医的理论建构和疾病防治的全过程。中医学的人文属性与科学属性的交融有其历史必然性，但在中医药新媒体传播过程中，部分中医药信息的传递存在着人文文化属性过度遮蔽其科学属性的现象。"科学、真理是知识也是文化，但是文化和知识却不都是科学，更不都是真理。"仅仅把中医狭隘地当作一种特殊的文化来表达，很容易走入庸俗化、娱乐化、玄幻化的错误传播路径，极大削弱了中医药信息的科学性、严肃性和权威性。此外，纵观李一等一度走上神坛的"伪大师"们及其"养生大法"，无不是借着中医在科学与人文问题上表达的含混不清，找到了兜售其"歪理玄说"的话语空间，刻意制造了一个个"超自然"也是"超简单"的养生迷信，医学在他们手中倒退为巫术。正如国医大师干祖望在《还中医本来面目》一文所说，骗子行医尤其青睐中医而不是西医的原因就在于，西医的真面目"一览无遗，人所共见"，而中医"谁都认识不到"，利用这一点就可以"天马行空、为所欲为"。因而，面向大众的中医药新媒体传播作为严肃的健康传播、科学传播活动，倘若离开科学思想、科学方法和科学精神的指引去谈中医，这样的科普作品也就失去了存在的价值，不仅会误导科学素养不足的受众对中医药的正确认知，也易招致对中医药科学性的攻讦，造成恶劣的社会影响。

4. 传播分化与数字鸿沟　由于社会经济地位较高的人往往比社会经济地位较低者能更方便快捷地获得信息，因而，大众媒介提供的信息越多，两者间的知识鸿沟就会愈加扩大。随着新媒体技术的发展，"知识鸿沟"在当代已逐渐演进为"数字鸿沟"。由于数字化传播技术的持续革新和不同人群对传播资源不同的占有程度，从而导致了不同传播主体之间的异质化，并由此产生了不断扩大的"传播分化"现象。不同人群在数字化技术的掌握、网络设备的拥有及使用程度上的差异，加剧了不同群体间所能接受的中医药信息的不平等。同时，人们也有可能因个人的兴趣选择长期滞留于固定的信息领域，为自己制造出一个"信息茧房"，呈现片面化、极端化的信息获取和思维认知状态。如何缩小"数字鸿沟"，打破"信息茧房"，实现社会公众普遍的"信息富有"也成为中医药新媒体传播过程中无法回避的课题。

二、中医药新媒体传播应当遵循的伦理原则

中医药传播是严肃的科学传播，同时也是一种公众医疗保健活动，直接关系到人类的生命健康。在新媒体平台开展的中医药传播实践既要符合传播伦理的规范，更应严格遵循医学伦理原则。基于上述中医药新媒体传播中的伦理失范乱象，笔者认为，现阶段的中医药新媒体传播实践中应着重厘清以下基本的伦理原则。

1. 可信性原则　生命健康权是公民最基本的人身权利，生命健康的价值远高于信息传播等

其他社会活动的价值,不伤害健康无疑是一切行为的道德起点,在传播过程中确保传播内容的科学可信性,不因内容的不当或失实使受众受到不应有的伤害应当是中医药新媒体传播的伦理起点和首要原则。中国人常言"文以载道",此处也可以用来考察中医药新媒体传播活动——中医药信息借助的新媒体传播形式,其所承载的"道"必然是中医药的科学性和有效性。因而,在中医药的新媒体传播过程中必须强调其科学性、严肃性和权威性,确保受众接收到的是真实可信、科学权威的中医药信息。

2. 适用性原则　基于医学伦理的"有利"原则和"公正"原则,笔者认为,中医药新媒体传播还应突出"适用性"原则,一方面要遵循有利于公众中医药素养和健康水平提升的根本传播目的;另一方面,也要保证社会公众合理享有中医药信息资源的权力。具体到新媒体传播实践中,由于当今的受传者不再是消极地接受信息,而是可以主动选择自己所需要的信息,因而公众对中医药知识的需求和认识理解程度在一定程度上影响了传播的方向和效果。中医药新媒体传播应当不断强化受众意识、内容意识和服务意识,充分发挥中医"辨证施治"的特色,根据不同目标群体的年龄、职业、文化程度、健康需求等有针对性地选择适合传播对象特点的信息发布内容和传播方式,要在普惠民众的基础上实现"精准传播"。

3. 适度性原则　客观公正是一切传播活动中必须坚持的重要伦理原则。世间万物皆有度,中医药传播也应遵循适度性原则,要真实客观、恰如其分地反映中医的发展与变迁,疗效与特色。超出一定尺度,所传播的信息内容的性质就可能发生转变。中医药传播,传播的不是虚拟的文学作品,而是具有一定文化特性的医学科学知识,因而可以"讲故事",但不能一味追求猎奇,更不能过度玄幻化;传播的不是某些起死回生的"灵丹妙药",而是切实有效的健康资讯,因而可以"讲方法""讲疗效",但不能过度夸大,还要注重对民众予以科学的使用指导和客观公正的疗效评价。

三、中医药新媒体传播的伦理重构

2016 年 12 月,全国人大常委会正式审议通过了《中华人民共和国中医药法》(以下简称《中医药法》),该法第六章第四十六条明确规定:"开展中医药文化宣传和知识普及活动,应当遵守国家有关规定。任何组织或者个人不得对中医药作虚假、夸大宣传,不得冒用中医药名义牟取不正当利益。广播、电视、报刊、互联网等媒体开展中医药知识宣传,应当聘请中医药专业技术人员进行。"在此框架下,笔者认为,当代中医药新媒体传播的伦理重构当重点从以下四方面着手。

1. 政府为主导:建立健全中医药新媒体传播规范发布及监管制度　政府主管部门要主动占领新媒体阵地,充分发挥舆论引导职能,构建完善的中医药信息新媒体发布、监管制度和舆情研判处理机制,引导中医药信息新媒体传播走向科学化、制度化和规范化。要在《中医药法》的指导下,加快制定出台相应的法律法规,规范中医药新媒体传播秩序和发展方向,加强对不实、虚假信息的严格监管和惩处,不断加强对中医药新媒体产品知识产权的保护和执法力度,并建立适当的激励机制鼓励优秀中医药新媒体传播作品的产出。此外,政府主管部门也要积极转变观念,提高舆论引导能力,主动设置议程,增强与社会公众的互动,将"权威式"发布和"社交式"传播相结合,促进中医药信息传递过程中民间舆论场和官方舆论场的交流汇接。

2. 行业是主体:加强行业自律,不断优化传播生态　新媒体行业应着重提升社会责任意识,在加强行业自律的同时建立起积极有效的行业规范,主动净化中医药新媒体传播生态,重塑新媒体公信力。新媒体发布或转载的医学健康资讯,特别是中医药知识的传播,务必做到权威、真实、准确、可信。从事中医药传播的新媒体平台,应主动建立健全账户、内容的审核机制,建立中医专家咨询委员会制度,加强对中医药相关信息科学性、真实性的层层把关。媒介从业者在中医药知识的传播上应始终遵循社会效益重于经济效益,提高职业道德水平,做好大众健康资讯传播的把关人,在致力于增加作品可读性的同时,应避免过度商业化、煽情化、低俗化的运营炒作方式,自觉维护医学事业的科学性、严肃性和有效性。

3. 专家应主动:加速中医药传播从业者专业化进程　行业专家是中医药信息资源的主要占有者和权威发布者,应当主动承担起传播实施者的角色。要建立起一支既懂中医又懂媒介的中医药新媒体传播队伍,进一步整合新媒体平台资源和行业优秀学术资源,打造中医药新媒体传播矩阵,帮助优质的中医药信息垂直到达目标人群。要培育出一批有影响力、有话语权的中医药界"意见领袖",充分发挥其舆论引导作用。"意见领袖"可重点从名医名家和优秀行业记者中挖掘,要通过行业规范明确其话语权的权力与义务,建立激励机制,鼓励其主动参与到中医药新媒体传播的进程中。行业专家在开展中医药新媒体传播时,要真正进入新媒体传播语境,学会放下身段,用亲切、理性的方式讲述中医药知识,要将"学术方言"转化为"中医普通话",变生硬为柔软,让"有意义"变得更"有意思";杜绝狭隘地以人文文化替代科学文化的传播倾向,寻找适应新媒体语境的中医科学内核的现代表达形式;要重塑传播定位,跳出当前新媒体传播中"养生保健"实用知识的小框框,科学阐释中医药的核心理论、思想和方法,从提升公众中医药素养的长远角度出发,进入"科学传播"与"健康传播"的大视野。

4. 受众有主见:提升公众媒介素养和科学素养刻不容缓　媒介素养是公众获取、解读和使用媒介信息的能力,而科学素养则是公众对科学知识、科学方法及科学精神的掌握程度。只有受众的媒介素养、科学素养提高了,才能通过理性的思考和科学的态度来提升对信息的真伪和传播媒介公信力的鉴别力。真正有效的中医药传播是建立在公众具有一定中医药基础知识素养之上的,因而要充分发挥中医药传播的社会教育功能,从提升公众基本中医药素养的角度出发,帮助受众形成对中医药理论、思想和方法的正确认识;在此基础上帮助受众提高对所获取的中医药信息的认知和分析能力,既要高效接收、批判地解读,更要防范信息控制与依赖。此外,新媒体时代的受众兼具"传""受"双方的特性,应帮助受众提高在新媒体环境中的道德修养与社会责任感,加强自身责任意识,规范言行,不信谣、不造谣、不传谣。

四、结语

国医大师邓铁涛曾说,中医传播需要借助现代媒介,网络和电视可以为中医插上腾飞的翅膀。中医界应自觉且勇于接受新媒体时代的检验,在中医药新媒体传播的过程中充分借鉴相对成熟的健康传播和科学传播的理论和实践经验,积极重构中医药新媒体传播的伦理价值和原则,更加注重传播的真实性、科学性和规范性,引导社会正确认识中医药的科学属性和文化属性。归根结底,社会认可中医与否不在于中医深厚的文化积淀,而主要在于中医的效绩,在于中医切实有效的实用价值和科学价值。从事中医药新媒体传播的最终目的在于"公众理解中医",借助新媒体技术和平台向公众普及中医药知识、传播中医药思想、弘扬中医药文化,以此提高社会公众对中医药的认可程度,让中医药事业的发展成果惠及百姓,最终促进社会公众整体中医药素养和健康水平的提升。

(刘丹青、张宗明,《医学与哲学》,2017 年第 38 卷第 5A 期)

新媒体环境下中医视频资源的建设研究

传统的中医教育从师徒制发展到了学校教育,随着高等教育大众化,高等中医教育的教育教学理念及方法也发生了变革。互联网＋背景下的高等中医教育,教师不断探索新技术给传统中医教学带来的变革,例如翻转课堂、SPOC 教学等,其中视频资源的发展和建设给中医教育带来的发展尤为突出。一方面,技术的发展使得视频资源的制作形式和传播途径都表现出了丰富的发展趋势,也成为当今学习者容易接受的学习载体;另一方面,中医的知识表现为一系列的动作程序或心智程序,知识类型以程序性知识为主,视频资源的运用能够帮助学习者建立丰富立体的中医知识结构;除此之外,随着技术的发展和教学模式的转变,珍贵的传统中医教育视频资源又能够得以推广,振兴传统中医的发展。

一、中医视频资源的新发展

1. 中医视频资源的发展进程　中医视频教学资源的发展伴随着媒体技术的进步,在胶片电影盛行的时期,中医教学人员和视频制作人员耗费了大量的精力和成本进行中医教学视频资源的制作,视频资源的推广使用主要采用集中时间、集中地点的大规模放映,通常情况下几个内容一次看完,教学内容容量大,不易掌握。

伴随计算机的发展,开始出现了电子教学课件,通过计算机技术进行制作,电子课件用于多媒体辅助教学,教师通常有选择地在课堂上播放,从而配合讲课内容,丰富学习者感官体验。

2. 新媒体环境下的中医视频资源　新媒体技术的发展,为中医视频资源提供了全新的传播推广方式,它以流媒体的形式存储,存储介质为网络设备服务器的硬盘阵列,学习者可以通过网络资源平台、移动多媒体设备等,即时进行点播学习。

中医教学内容涉及护理、诊断、操作手法等,视频资源能够全方位、细节化地呈现知识内容。通过视频资源的拍摄和编辑,上传至网络学习平台,通过微信、微博等新媒体途径推送给学习者,学习者首先学习视频资源,进而完成学习任务和问题,并上传学习作品,进行互相评价。在面对面的课堂教学中,教师对学习者的掌握情况进行反馈和指导,通过学生操作、展示等多种学习方式进行学习成果的交流,从而促进知识结构的立体化构建。

二、中医视频资源的来源

1. 传统的系列医学视听教材　传统的中医视频资源包括早期建设的系列医学视听教材、名老中医视频学术资源等,都需要进行二次开发。一方面可以通过知识模块的整理剪辑,使之能够适应 SPOC 等新型教学模式的教学内容;另一方面,可以通过成体系的中医视频资源作为中医课程的补充材料,通过学生的学习,拓展学生相关知识体系的建构。

2. 中医视频资源的现场摄录　中医视频资源的摄录发生在教学活动的各个环节,包括教学内容的准备、教学过程的记录、学术交流活动的拍摄、名医名家讲座访谈的拍摄、临床诊疗过程的记录等。

　　实验教学需要视听教材的支撑。通过摄录教师进行实验教学的整个过程，尤其要突出关键操作环节，制作一系列实验教学视频资源，方便学生对照学习。

　　教学硬件资源，包括具有丰富积累的医学模型，医学标本等，通过图片拍摄、动画制作、解说录制、字幕设计等，制作成直观形象的中医视频资源。

　　名医名家中医诊疗经验，通过访谈、诊疗过程等，进行名医名家学术资源的建设。通过视频资源的建设积累，逐步建立名医名家视频资源库，对于名老中医学术思想的传承具有重要意义。

　　3. 现代诊疗资源的二次开发　现代诊疗资源存储下来的视频、图像等也可以制作形象具体的中医视频资源，例如舌诊仪、脉象诊断仪等现代化中医诊疗仪器。由于生命体的医学复杂性很难直观地呈现出身体内部的一些状况，但是作为一个系统，功能状态确实在时时刻刻发生变化。在临床进行诊疗应用过程中，通过现代诊疗设备将数字化、可视化的动态效果通过视频、图像等呈现出来。随着技术的发展，这一部分视频资源将越来越丰富直观，而且具有临床价值，通过视频传输和存储系统将现代化诊疗视频资源收集起来，进行加工整理，为教学提供一线的教学案例。

三、中医视频资源建设原则

　　1. 体现教学内容　中医教学视频其根本初衷是为教学服务，在视频主题的选择上要体现其教学性。中医视频资源的摄录主要呈现教学的重点和难点，尤其是不易用语言描述清楚的知识事实，珍贵的临床学习观察机会等，将摄录的原始视频资源经过剪辑制作，使其符合学习知识点的要求，辅助优化教学效果。

　　2. 丰富教学形式　中医视频资源作为听觉、视觉等全方位感官的载体，对知识的呈现更加丰富立体，在吸引学习者注意力的同时，能够将难以理解的知识进行形象化设计，使其更加直观具体。例如微观世界的三维动画，压缩时空的实验过程，虚拟仿真技术解析内部结构，数字特技增加知识趣味性等。

　　3. 保证视听效果　中医视频资源的建设要保证拍摄稳定的画面，呈现清晰的图像，正确还原现场色彩和声音，尽量采用专业的摄录装备和拍摄环境，防止视频录制泛化，造成画面模糊、抖动、讲解声音伴随着强烈的现场噪声等情况，分散学生注意力，影响教学效果。

四、中医视频资源的制作过程

　　中医视频资源的制作是一个将摄录技术、视觉艺术融合于中医知识的复杂过程，需要团队成员的紧密合作。一个主题清晰教学性强的中医视频离不开学科骨干教师对学科内容的精准把握，恰如其分地进行解析和示范，经过专业的摄录装备形象化呈现教师讲解过程，并将其制作成适合流媒体传播的格式应用于学习者的中医知识学习。

　　1. 选择主题组建团队　中医视频资源的来源非常广泛，中医学科体系庞大，选择哪些主题进行视频资源的制作，需要学科骨干教师和摄录专业人员进行计划协商。一方面主题的选择要根据教学内容的需要，无论是传统中医视频资源的二次开发还是现场摄录，制作成品能够应用于教学过程，改善和提高学生学习体验。另一方面，主题的选择可以根据知识体系，例如《中医特色疗法》系列视频的拍摄，将中医具有特色的针灸、推拿等手法进行分解拍摄，形成一系列的中医视频资源,能够形成较大影响,也便于学习者进行系统的学习。

人力团队的组建,学科骨干教师和教育技术专业人员配合主要负责教学设计、视频拍摄需求分析、视频拍摄脚本的撰写,摄制技术人员主要配合学科教师的介绍,结合脚本内容进行视频素材的拍摄和采集,完成后期剪辑、配音、调色和包装等。

2. 环境和设备准备　环境准备包括声学环境和光学环境等。专业的视频拍摄对隔音装置和灯光设备等都有严格要求,尤其是教学类视频资源,声音是知识传达的主要媒介,要保证清晰准确的音质,除了环境因素之外还需要无线话筒等专业的声音采集设备。

设备准备,由于数字技术的迅猛发展,高清视频资源已经成为主流,高清摄像机成为中医视频资源拍摄的主力设备。伴随数字技术发展的还有后期制作和存储系统,计算机硬件速度的提升给非线性编辑系统带来了提高,数字素材的传输弥补了模拟转数字的信号损失。

3. 前期拍摄和采集　摄像工作人员需要根据设备的更新升级加强学习和操练,熟练掌握高清摄像技术,采用合适的拍摄方式,满足中医知识内容的呈现需要。在技术人员进行素材的前期拍摄和采集之前,一定要与学科教师进行充分的沟通,加强对将要拍摄知识内容的了解,尤其注意脚本的沟通协商,在严格遵循知识内容的情况下沟通镜头画面的呈现方式。

4. 后期制作和开发　后期主要进行音视频剪辑、调色、包装等。前期拍摄的视频素材导入到非编系统之后,技术人员首先根据脚本内容进行粗剪,并联系该视频资源的相关学科教师看样片,根据学科教师的要求进行精剪,色彩还原,并选择制作片头、片尾、字幕等。

5. 资源存储和查询　中医视频资源的存储要遵循统一性原则,前期拍摄的素材文件统一存放,后期制作完成的成片输出统一格式。在资源存放记录表上,记录包括编号、主题、主讲人、摄像、编辑、片长、关键字等在内的特征性字段,方便查看。

对于越来越庞大的视频资源体系,可以采用媒体资源管理平台进行管理,将每一部中医视频资源按照原来的记录表字段进行整理,录入到媒体资源管理系统,便于存储和查询。学科教师想借用某个中医视频资源,不再需要从文件夹里手动查找视频资源,只需打开浏览器进入媒体资源管理平台,输入关键字,就可以检索并调用该视频资料。

五、媒体环境下中医视频资源的传播与应用

中医视频资源经过了集中放映、多媒体辅助教学等阶段的传播发展,新媒体环境下,中医视频资源的传播介质不再局限于某种媒体,而是通过流媒体方式,不同格式的视频可以在网络平台、手机 App 等多种途径传播,学习者可以通过各种数字化终端观看点播或直播,并且能够针对视频内容进行评价,添加学习总结,分享自己的观点,展开讨论。随着新媒体技术的发展,中医视频资源的传播和推广方式越来越多,更高效地为中医高等教育教学服务。

1. 从学校层面　加强政策引导　一方面注重校园门户信息的发布,例如,中医视频资源库更新预告、名老中医讲座视频预告、网络公开课预告等。通过门户信息的发布,不断更新中医视频资源的动态,推动学生对中医视频资源的关注,提高中医视频资源的影响和广大教师、学生的参与度。另一方面,向相关教研室一线教师发送资源更新电子邮件,促进中医视频资源进入教学课堂。

2. 从教师层面　提升视频品质　鼓励有条件的教师参与到中医视频资源的制作中来,一线教师无论是对学科知识的理解还是对学生学习方式的了解都更加深刻具体,更能够把握中医视

频资源的拍摄主题,呈现深度,视频内容的专业性和前瞻性,如何运用于课堂教学等。

3. 从学生层面　创新学习模式　一方面通过网络学习平台,将中医视频资源与互联网＋的新型教学模式相结合,通过网络课程可以点击播放视频资源,记录学习过程,形成学习评价,结合课堂教学促进知识结构的立体化构建。另一方面,通过微博、微信等新媒体方式推送给相关课程的学生,能够实现随时随地地进行相关知识的碎片化学习。

4. 从社会层面　加强合作推广　在经过授权协商的情况下,将中医视频资源与社会文化建设的结合为契机,例如科普性质的项目合作等,形成系列专题,进而扩大中医视频资源的推广范围,实现更大的教育教学价值。

（焦金金、祁建松,《中国中医药现代远程教育》,2017 年第 15 卷第 14 期）

新媒体对中医文化传播的影响

中医文化是我国的传统文化之一,承载着中华民族五千年的历史文化和与疾病相斗争的智慧。中医不仅是一种治疗疾病的手段,更是具有中华民族思维方法、方法论和价值观的传统文化优秀代表。正如习近平主席所言:"中医药学凝聚着深邃的哲学智慧和中华民族几千年的健康养生理念及其实践经验,是中国古代科学的瑰宝,也是打开中华文明宝库的钥匙。"中医文化源远流长,历经了几千年的传承。在这过程中文化传播必不可少,而媒介作为文化传播的基本要素之一,是传播的内容所依赖的介质。随着现代科技的发展、电子产品和互联网的广泛应用,媒介的形式也从早期的原始媒介、印刷媒介向现在的电子媒介、数字媒介形式发展。相对于传统媒体而言,新媒体是运用了网络技术、数字技术、多媒体技术等先进技术的新型媒介形态。在新媒体的传播环境下,中医文化传播遇到了新的局面,其中有利亦有弊,需要综合看待,合理调整传播策略。

一、新媒体带来的机遇

1. 创造了多样化的传播方式,扩宽了接受群众,提高了传播效果　新媒体极大地丰富了中医文化的传播方式。传统的传播媒介多是口授或报纸、图书等,有着各种各样的局限性。如口授的方式受主讲人、时间、空间等多方面的限制,且受众较少,无法进行大面积传播。图书的方式亦是如此,图书的运送、保存、经济投入、互动性等各个方面的问题制约着传播的效果。而新媒体的传播方式则突破了以往的客观条件限制,以网络、电视广播、手机等媒体为主要方式,并创造了大量的新型媒体,如养生电视节目、公众号、微博、网站等。在中国互联网信息中心的第 39 次《中国互联网络发展状况统计报告》中写到:"截至 2016 年 12 月,我国网民规模达 7.31 亿。"随着电子科技和网络技术的蓬勃发展,互联网已成为人民群众生活的一部分,无论是电脑、电视、手机,都离不开互联网。互联网使用群体迅速增加,将不同年龄、职业、地域的人群都联系在同一张网中。与以往的方式相比,以互联网为核心的新媒体具有简便性、即时性、超时空性、交互性等优点,简化了传播步骤,降低了传播所需要的条件,突破了传统传播方式的地域限制、时间限制、内容限制、形式限制等,并且面向更多的人群,扩宽了文化传播的受众,为中医文化的发展提供了机遇。传统的传播形式以文字、图片和声音为主。而新媒体通过不断发展的电子技术、多媒体技术，丰富了传播内容的形式，如视频、多媒体图片、电子数据等。具体应用形式包括电视广播中的养生节目、微博的公开文章、网站上的微课堂，这些新的传播形式丰富了中医文化传播的手段，针对不同的人群提供了不同的内容，有效提高了中医文化传播效果。

2. 促进了中医文化的传承和交流　中医起源于古代，有五千多年的发展历史，在其发展过程中，因古代的科学技术限制，有许多内容未能保留下来。如《伤寒论》序言中说到："感往昔之沦丧，伤横夭之莫救，乃勤求古训，博采众方，撰用《素问》《九卷》《八十一难》《阴阳大论》《胎胪药录》，并平脉辨证，为《伤寒杂病论》合十六卷，虽未能尽愈诸病，庶可以见病知源，若能寻余所集，思过半矣。"现在留下的只有《素问》《灵枢》《八十一难》，而《阴阳大论》和《胎胪药录》已经亡佚。而在现代新媒体环境下，科学技术支持大容量的内容存储，任何人都可以在互联网上上传个人信息，很少会发生图书亡佚的情况，不会再发生这样的问题。

新媒体特有的即时性和交互性有力地促进了现代的文化交流。中医因其特有的传承模式，往往传播范围较窄，在不同的地域之间很难形成有效互动，中医文化圈子的内部交流受到了很大阻碍。而在新媒体环境下，互联网提供了一个巨大的交互平台，可以使不同地域的学者进行即时的交流，取长补短，求同存异，为中医文化的发展提供了平台和机会。

3. 促进了中医文化和其他文化之间的交流　新媒体为各种文化的深度交流提供了可能。新媒体技术的广泛运用不仅加强了中医文化圈内部的交流，也加强了其与外部文化的交流。如西医和中医是风格迥异的文化形式，但是在新媒体环境下，得益于其超时空和即时交互的特性，无数人可以一同参与讨论，促进了多元化的文化交流。各式各样的峰会、文化论坛皆是依托互联网技术的交流平台，而公开的交流又使更多人参与讨论，中医文化在与不同文化的碰撞中，可以更加明确自身的优势和劣势以及独有的特点，找到自身的社会文化身份。

二、新媒体环境下的挑战

1. 媒体的传播乱象　唐小霞在《中医文化的新媒体传播研究》中提到："传统媒体主导下的信息生产过程，一直以来是由从事传播事业的传播者……此种把关人以及议程设置功能虽然一定程度上使受众被动地接受信息、认知世界，但它的绝对优势却在于确保了信息在传播中的可靠性。"传统媒体的信息生产局限性，一方面缩窄了中医文化的传播渠道，但同时也保证了所生产信息的可靠性。但新媒体环境下的文化传播内容和传播方式发生了巨大改变。便利的信息操作使每个人都可以成为信息传播人，从客观上降低了信息传播的门槛，但是大多数人缺乏过硬的中医专业知识，造成了信息污染，加之媒体对信息的把关不严格、相关法律还未健全等原因，使微博、微信公众号等平台上充斥了真假难辨的劣质信息。中医文化本身具有的科学—文化双重属性因错误的信息未能如实体现，对信息的受传者造成了传播干扰。

更加严重的是，有些商家利用公众对中医文化的需求和好奇心态，肆意传播不实内容，夸张某些药物的效果，获取不当利益，这造成了公众对中医文化的误解和不信任，文化被当成了消费品。出现这些现象的原因有以下几个方面：① 关于新媒体传播的法律法规不健全，违法成本过低。② 媒体自身的信息把关不严。③ 公众对中医文化的需求未能得到有效引导，有盲从心态。④ 中医文化缺乏权威的传播平台。中医文化传播者需要适应新媒体带来的变化，正确地发展和弘扬中医文化。

2. 多元化交流的挑战　中医在古代是主流文化,但随着鸦片战争的爆发,西学东渐,传统文化受到了西方文化强有力的挑战,由于当时国力衰微,传统文化亦受到了本国人民的质疑。中医作为传统文化的一员也无法回避这个问题,自近代以来,废中医的言论便一直不绝。如近代北洋政府时期的"废医论"、国民政府时期的余云岫之流,更有现代的李笠农、何柞麻、张功耀和方舟子等人对中医文化进行抨击。从客观上来讲,交流才能引起文化之间的碰撞,鸦片战争既是一场战争也是打开国门进行文化交流的开始,随着技术的发展,现代的文化交流变得更加频繁,国与国之间、人与人之间的距离通过网络变得越来越近,文化之间的交流和碰撞便在所难免。现代信息的透明使每个人都可以获取需要的信息,在互联网的大平台上各抒己见,文化的交流变得空前频繁。与古代不同的是,中医文化在现代并不是主流文化,会受到无数人的质疑和其他文化的挑战。

三、结语

新媒体对中医文化传播有着深刻的影响,是对传播内容、传播渠道的变革。新的传播环境既有利,亦有弊,文化传播者需立足于现实,深刻挖掘中医文化的核心内容,把握好难得的机遇,大力弘扬和发展中医文化。

(黄晖、何姗、唐小云,《亚太传统医药》,2018 年第 14 卷第 1 期)

"两微一端"上中医文化传播的问题与建议

中医文化,即由中医医学的理论和实践延伸出来的文化。以阴阳五行为代表的哲学思想、以道教及道教理论为基础的养生学、以易学为旗帜的天文学和地理学、以儒学思想为指导的医学伦理学,以及各种传统学术相互融会而构成的其他理论,构成了中医学的文化背景和知识基础。中医文化发展至今已有两千多年的历史,其中医理论思想、养生方法、临床经验有深远的历史渊源。在当下社交网络革命、互联网革命和移动革命的背景下,中医文化的传播也开始适应媒介的进步,注重在新媒体平台上的传播。

"两微一端"——微信、微博、新闻客户端成为中医文化在新媒体平台上传播的主要阵地。传统的中医文化传播途径多为人际交往和中医知识学习,即通过语言、文字、图像、行为等符号来进行传播。新媒介环境下,微博、微信、新闻客户端等平台为中医文化的传播提供了更自由快捷的途径,任何人只要拥有一定的信息资源和发布的意愿,借助这种传播媒介,都可以与其他媒体用户形成信息互动。传播主体日益多元化,过去中医文化只由中医学界专业人士传播的局面一去不复返。然而,一方面,"两微一端"作为信息传播的重要渠道,有利于扩大中医文化传播的范围;另一方面,中医文化传播现状不容乐观,存在中医知识真伪难辨、养生知识相互矛盾等问题,甚至还引发了"中医是否是伪科学"的大讨论,这些问题阻碍了中医文化的进一步传播。为了探究中医文化在"两微一端"上传播中的问题,我们采用内容分析法、文本分析法、访谈法,对"两微一端"上的中医文化传播情况作研究。

一、中医文化在"两微一端"上的传播现状

1. 研究设计

(1) 样本的选取:以"两微一端"为观察对象,以微信、微博、今日头条客户端为对象。微信作为拥有庞大受众群体的通信平台,截至 2016 年 12 月微信的月活跃用户数已达 8.89 亿,是亚洲地区最大用户群体的移动即时通信软件。微博 2017 年 6 月的月活跃用户数(MAUs)为 3.61 亿,日均活跃用户数(DAUs)为 1.59 亿。今日头条截至 2016 年 10 月底,激活用户数已经超过 6 亿,月活跃用户数超过 1.4 亿,日活跃用户数超过 6 600 万,单用户日均使用时长超过 76 分钟,日均启动次数约 9 次。这三个平台作为影响力最大的新媒体平台的一部分,具有较高的研究价值。

分别选取微信、微博、今日头条上各 4 个账号作为样本框,这 12 个账号主体分别涉及专业个人、专业机构、专业学会、非专业个人。不同的传播主体在传播的内容和倾向上有所不同,所以选择四类不同传播主体的账号,基本上能代表"两微一端"上的中医文化传播者类型。样本框的内容过多,全部进行数据统计显然不太实际,因此选取 2016 年 3 月到 2017 年 2 月一年间每个月的第一周发布的内容为研究范围进行统计。

(2) 研究方法:本文以内容分析法为基础,从传播主体、发布内容、发布形式、传播效果等方面进行研究,考查中医文化在"两微一端"平台上的传播现状,发现中医文化在"两微一端"上传播中的问题;结合两个个案——"甘肃省利用新媒体发展中医事业""女子被中医误诊致流产",分别通过访谈法和文本分析法对前期得出的结论进行验证。对"中医杂谈"团队创始人彭小芳女士进行了访谈,了解"中医杂谈"微信群和公众号运营的一些情况;并采用文本分析法,对"女子被中医误诊致流产"这一案例的微博报道情况做了研究。通过两个个案,进一步分析在"两微一端"平台上,中医文化传播中出现的问题。

2. 传播现状

(1) 发布内容多为原创:如表 3 - 1,样本共发布内容 2 471 条,其中原创内容数量达到 1 859 条,占到样本总数的 75%。三个平台相比,今日头条的内容原创度最高,其次是微博,微信的原创度最低。

表 3 - 1 样本内容原创情况

平　　台	条　　数	原 创 条 数
微　　博	1 136	985
今日头条	360	349
微　　信	975	525
总　　计	2 471	1 859

(2) 传播主体类型多样:只要拥有一定的信息资源和发布的意愿,任何人都可以借助新媒介与其他媒体用户形成信息互动。传播主体日益多元化,过去中医文化只由中医学界专业人士传播的局面一去不复返。在微信、微博、新闻客户端这三个平台上,传播中医文化的主体多样,包括一些专业的中医从业者、中医文化爱好者、养生爱好者等,还有一些专业机构和专业学会,比如许多中医院都有自己的账号,也有像"中医杂谈"这类非官方的团体账号。

(3) 传播形式以图文为主,内容养生居多:从表 3 - 2 中可以看出,"两微一端"平台上的专业

个人、专业学会、专业个人发布的内容以图文为主，很少通过视频、音频、可视化图片来进行信息的传达，而在选择的样本中，没有一家公众号利用 H5 技术来传播信息。

表 3－2　样本中的内容传播形式

发布主体	发 布 形 式		
	纯文字	文字＋配图	文字＋视频
专业个人	0	277	11
专业学会	0	478	1
专业组织	0	199	0
非专业个人	31	57	8
总　　计	31	1 011	20

我们研究的样本中，中医文化传播的内容主要包括四个方面：日常养生、中医理论、历史故事、业内消息。样本中内容涉及中医文化的信息共 1 847 条。如图 3－2 所示，日常养生的内容占 71.74％，中医理论和历史故事分别占 26％和 2％，而业内消息所占比重仅占 0.04％。养生内容占大多数，其实也是中医文化的传播者受众意识强的表现，日常的养生知识与人们的生活息息相关，且较之专业的中医理论知识，日常养生的内容通俗易懂。所以，以养生的内容形式传播中医文化成为大多数中医文化传播者的选择。

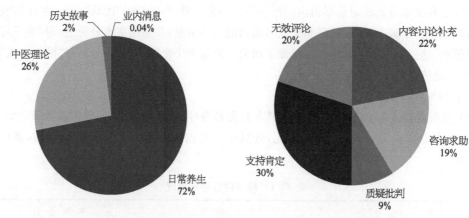

图 3－2　样本传播内容分类　　　　图 3－3　评论内容分类

（4）"两微一端"为信息发布提供便利：新媒介环境背景下，微信、微博和新闻客户端凭借着即时的信息发布，通畅的信息交流和碎片化的阅读形式在信息流动过程中起着非常重要的作用。微信是一个为智能终端提供即时通信服务的免费应用程序，支持语音短信、视频、图片和文字多种形式。微博作为一种分享和交流平台，更注重时效性和随意性。而今日头条作为一款基于数据挖掘的推荐引擎产品，它为用户推荐有价值的、个性化的信息，提供连接人与信息的新型服务。

（5）受众评论以支持肯定居多：本文对样本内容的受众评论作了分析，选取发布的每篇文章评论的前二十条进行统计，评论包括支持肯定、批评质疑、咨询求助、内容讨论补充、无效评论五个方面，其中对内容的支持肯定占 30％，批评质疑的达 9％，如图 3－3。且在受众的评论中，依然存在一些非理性的内容,包括恶意谩骂、故意抹黑中医等。

(6) 传播效果概况:在利用新媒体传播中医文化时,微信、微博、新闻客户端等不同的平台,以及不同的传播主体,获得的传播效果也不同。在研究传播效果时,我们主要以阅读量、点赞量、评论数作为衡量传播效果的标准。

1) 不同平台上的传播效果差异较大:通过图3-4可以看出,在传播的效果方面,今日头条在阅读量上远高于微博和微信;但微博的受众反馈(包括点赞量和评论数)要多于今日头条和微信,受众的活跃度较高;微信评论量最少(受到留言显示限制)。不同平台上的中医文化传播效果依然存在着较大差异。

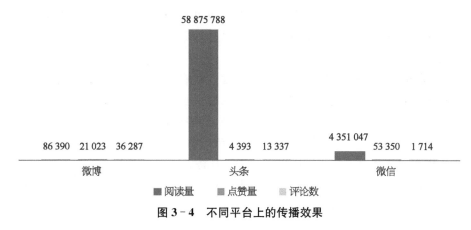

图3-4　不同平台上的传播效果

2) 专业个人传播效果最好:如表3-3,在不同主体的传播过程中,专业个人的传播效果是最好的,在阅读量、点赞量和评论数方面都高于其他三个主体。而专业组织的传播效果则不理想,点赞量和评论数都较低,说明一些中医机构在中医文化推广方面做得不够到位。

表3-3　不同主体的传播效果

平　　　台	阅 读 量	点 赞 量	评 论 数
专业学会	21 377 985	22 426	6 597
专业机构	377 238	573	556
专业个人	36 862 330	50 162	42 762
非专业个人	3 779 013	5 686	1 423

二、中医文化在"两微一端"上传播的问题

1. 传播形式单一　多媒体使用程度越高,则公众号在WCI指数、平均阅读数和平均点赞数等衡量传播效果的指标上的表现越好。可无论是公众号还是微博,中医专业人员都没有充分利用新媒体的多元化,传播形式过于单一。

大多数专业的中医文化传播者都是中医专业人士,而视频的制作周期长,技术要求高,这对于中医专业人士而言有一定的难度,再者,相较于传播形式,他们更注重内容的传递。譬如"中医杂谈"团队在运营微信公众号时,更加注重的是内容的准确。而一些非专业个人号如老中医,他

们往往是以发布条数多来抓住用户,相比技术要求更高、制作周期更长的传播形式,他们更倾向于简单易掌握的图文形式,以便于快速传播。

2. 传播主体鱼龙混杂,内容质量良莠不齐　在新媒介环境下中医文化的传播主体日益多元化,微博、微信平台使得中医文化的传播整合了社会各个层面的力量,改变了过去中医文化只由中医学界专业人士传播的局面。我们研究的两微平台的中医文化传播者,有专业机构、专业学会、专业个人、非专业个人以及媒体传播工作者,他们都参与到中医文化的传播中,这些中医文化传播者中医专业素养参差不齐,传播的中医文化内容也良莠不齐。例如我们研究的一个微博账号发布了一条性温性凉食物的分类,但是这样的分类与专业学者普遍认同分类并不一致,这条微博也受到了大众质疑,可见有些平台发布内容的准确性和严谨性有待商榷。一些伪中医打着养生的幌子推销产品的现象也有发生,因而,传播者做好信息把关十分必要。

此外,传播者发布内容的情感态度,很大程度上影响着受众的情绪。作为信息的发布者和内容的把关者,客观、全面地报道事实是基本要求,但是有的传播者为了博取眼球,没有全面传递事实真相,甚至抹黑中医,在这样媒介环境下,中医被更多人接受的可能性大大降低。在一女子怀孕误诊为月经不调,服药后致大出血流产的案例中,名为"长春西门大官人"的微博将此事件的报道中多加了"被老中医"四个字,有将女子流产的责任全部归结到老中医身上的倾向,而此报道的评论中出现了大量非理性的、反对中医文化的评论,实则在此事件中,女子也是有一定责任的。传播主体的专业水平参差不齐,也是新媒介环境下中医文化传播的一大问题。

3. 中医文化传播者对外界变动反应迟钝　"两微一端"上传播的中医文化内容整体上以养生为主,而有关中医行业的时事热点几乎没有提及。但不与时事热点相结合,不利于提高中医文化的影响力。一方面,与时事热点结合能够提高受众的阅读兴趣;另一方面,也有利于反驳那些"中医无用、过时"的观点。如屠呦呦获诺贝尔奖等事件中,中医文化的传播者可以借此宣传中医文化,增加公众对于中医文化的认知。而大部分中医文化传播者没有结合时事热点宣传的意识,只单纯宣传中医文化,不仅限制了中医文化传播的影响力,也不利于负面事件发生时及时发声维护中医文化的名誉。

4. 与受众互动不充分　传统的传播方式是一种单向传播,受众处于被动的接受地位,传播者也很难及时获取受众的反馈。新媒体使受众不再以单纯的受者身份被动地接受信息,只要愿意,他们也可以以接受、评论、分享、转发、吐槽等形式最大限度地参与信息互动过程中,这些方式成为中医文化有效传播的有力保障。观察发现,"两微一端"平台上,传播者与受众互动的主要方式是通过评论与回复进行的。

表 3 - 4　"两微一端"评论与回复情况

平　台	评论数	作者回复	平均回复概率
微　博	36 287	127	0.35%
头　条	13 337	12	0.09%
微　信	1 714	235	13.71%
总　计	51 338	374	0.73%

表 3-5 不同传播主体的评论与回复情况

主体性质	评 论 数	作者回复	平均回复率
专业学会	6 597	216	3.27%
专业组织	556	8	1.44%
专业个人	42 762	133	0.31%
非专业个人	1 423	17	1.19%
总　　计	51 338	374	0.73%

从表 3-4、表 3-5 可以看出,在"两微一端"上,内容的传播过程中,受众参与的积极性是很高的,而与之形成对比的是作者的回复却很少。三个平台上针对所研究内容的 51 338 条受众评论中,只有 374 条得到了作者的回复,总平均回复率仅为 0.73%,其中微信平台的平均回复率最高,今日头条的平均回复率最低。不同性质的传播主体与受众互动的情况也有一定差距,研究样本中专业学会的平均回复率最高,为 3.27%(小数点后保留两位小数);专业个人的内容评论数量是最多的,而作者的回复率也是最低的,是传播主体中唯一一个平均回复率低于 1% 的。传者与受者之间的信息交流不对称,未能形成及时有效的沟通。

受众的反馈是传播者获取建议、改进传播内容的一个重要渠道。通过与受众的互动交流,可以及时了解到受众的认知与接受中医文化的水平、受众偏向于何种类型的内容,提高传播内容的质量。微信公众号、微信群、微博、客户端等平台上,受众评论的数量及内容是传播主体生产和改进内容的重要参考。

三、新媒体平台上中医文化传播的几点建议

促进中医文化在"两微一端"平台上的传播,需要传播者本身以及社会各方的努力。政府应重视中医文化在新媒体平台上的传播,支持中医文化的传承发展;在传播者做好把关的基础上,"两微一端"平台要提高中医文化传播者准入门槛,加强内容的审核,提供一个安全的传播环境。

1. 提高传播者的媒介素养

(1) 运用多种传播形式:在新媒体时代,传统媒体以图文为主的传播形式已不能满足受众更高的需求,传播者在传播中医文化时要充分利用新媒体的多元化,除利用文字以及图片传递信息之外,还可以利用语音、视频、H5 等多种传播形式,迎合受众的视听等感官体验。

(2) 做好内容把关:由于新媒体是全互动式传播,所有用户都能够成为传播者,因此在新媒体时代下,中医文化的传播者不仅仅是中医专业人员,这样就容易导致一些虚假信息在新媒体平台上传播。譬如,"西门大官人"在发布女子大出血流产事件相关报道时,因为报道内容言辞模糊,发布内容不严谨导致了受众对中医的更大误解。因此,传者在发布信息时一定要核实信息来源,向专业人士核对内容的准确性,做好内容把关。此外,传者亦可加强自身的中医专业素养,提高辨识能力。除却内容要求准确性之外,传者在传播信息时要注重自己的情感态度。"西门大官人"在报道中隐晦地表达了黑中医的意味,其非理性引导影响了受众的评论情绪,这违背了报道事实的客观性。中医文化作为科学文化和人文文化的有机统一体,传者在传递其相关信息时,不能情绪化,要客观、求实。

(3) 传播内容结合时事热点:在中医文化的传播过程中,除了受众接受程度较高的养生

知识,传播者可以将传播内容与相关中医文化的热点事件结合起来,比如媒体报道屠呦呦发明青蒿素获得诺贝尔医学奖时,可以紧跟这一热点宣传中医文化的价值。较之单纯地传播中医理论知识,将中医文化与热点结合的传播方式更能引起受众阅读兴趣,扩大中医文化的影响力。

(4)提高主体意识,积极承担传播责任:中医文化传播者要走出学术圈子,走向大众视野,主动承担中医文化的传播责任,提高传播主体意识,让更多人了解中医文化的理论意义和现实价值。当出现有关中医文化的负面性事件致使中医文化遭到误解或诋毁时,中医文化传播者需要及时发声,用自己的专业知识对事件做出客观严谨的解释,将负面性影响降到最低。同时,中医文化的传播者应注重与主流媒体的沟通,借助主流媒体的权威性和传播方面的优势,助力中医文化的传播。

(5)注重与受众的交流:在做好内容的基础上,中医文化传播者应重视与受众的沟通交流,主要可以通过评论区的互动实现双向交流。以此提高受众的话题参与积极性,使受众从被动接受传播内容变为积极主动地参与中医文化的传播。同时,通过观察记录评论的数量和质量,充分了解受众喜好和需求,调整平台的内容。

2.政府层面的制度和资金支持

(1)提供政策支持:当下的政府更加重视中医药医疗技术的"硬实力",而对中医文化"软实力"却缺乏足够的认识。政府可以在政策方面向中医相关文化产业倾斜,为中医文化在网络平台上的传播提供支持。比如2016年中国政府网发布的《中医药发展战略规划纲要》明确提出要将中医药文化纳入文化产业发展规划,发展中医药文化产业。培育一批知名品牌和企业,提升中医药与广播影视、新闻出版等文化产业融合发展的水平,这种政策支持有助于中医文化的传播。

(2)提供资金支持:政府设立专项资金,用于奖励新媒体上中医文化传播的优秀人员或团体;也可以直接投资于中医文化在新媒介环境下的传播事业及中医文化传播院校,使资金起到招揽相关传播人才、提升中医从业者对新媒介环境传播的重视程度的作用。同时,也可以激励中医文化传播者不断地改进在新媒介环境下的传播内容、形式,提升传播的质量。

(3)加大宣传力度:政府可凭借其权威性和号召力,组织传统媒体以及官方的新媒体账号来帮助中医文化进行相关宣传,引导受众关注中医文化,提高中医文化影响力,使中医文化在新媒介环境下的传播道路更为顺畅。此外,政府宣传部也可利用其窗口多发布中医文化相关内容以起到带头宣传作用。

(4)引导和帮助中医行业培养自己的传播人才:新媒介环境下的中医文化传播中,部分专业的中医人才传播技巧不足,要做好中医文化的宣传工作,必须做好中医学和传播学跨领域的整合,这需要政府的号召和牵头。政府应当支持相关部门开展讲座等活动提高中医业内传播人员的传播素养;支持有条件的高校开设并发展中医文化传播专业,培养既了解中医药学又精通传播学的中医药文化传播复合型人才。

3.平台提高中医文化传播者准入门槛及对传播者加强监管

(1)提高准入门槛:中医文化作为科学文化和人文文化的有机统一体,其对传播者也是有一定要求的。因此,平台应提高运营者的准入门槛。微博认证虽然需要上传证明,要求看似比较严格,但是现在有许多微博认证代理商,只要支付一定的资金就能够拿到认证,由此可见,微博认证审核方面还是有一定漏洞的。因此，建议微博平台方面在中医专业人士申请微博认证时应要求其提供医师资格证，审核人员在审核过程中要仔细核对证书编码和签发人，并且要录入信息，谨防信息的多次使用。

而在微信公众平台和客户端上，个人号的开通相对而言是很方便的，准入门槛也较低。微信公众号和头条号的开通只需提供身份证信息，但这不能证明运营者是否具有专业资质，因此有许多非专业的运营者打着宣传中医文化的幌子发布虚假消息以谋取利益，建议微信平台将公众号运营者进行标签分类，像中医文化这类对专业知识要求高的领域，对运营者开通公众号应该要有更严格的标准，譬如运营者须提供相关资料进行审核，审核成功后方可开通。

（2）平台应加强对传播者的监管：新媒体平台应充分运用举报机制，一旦传播者发布的内容遭受多方举报，并且在核实有误之后，中医文化传播者应该受到更严厉的处罚，除删除文章外，还可进行停更处理，若造成严重后果还应进行封号处理，并录入信息，而且有前科的传播者在再次申请认证时应该进行更严格、更复杂的审核标准。

（3）与中医专业院校合作，提高内容审核的严谨性：因中医文化本身的特性，审核人员需具备一定的专业知识。因此，建议各新媒体平台可以与中医专业院校合作，为中医专业的大学生提供实践的机会以及一定的酬劳，让他们成为平台上中医文化方面的内容审核人员，这样有利于整体提高中医文化传播内容的质量，营造一个良好的中医文化传播环境。

四、结语

中医文化作为中华传统文化的重要组成部分，其传播发展有利于我们树立高度的文化自信；作为人文文化和科学文化的有机统一体，其传播与发展对人们的健康理念起着指导作用。倘若中医文化的传播能够充分利用好新媒体平台的优势，政府、其他平台能够为中医文化的传播提供帮助，那么作为中华文化瑰宝的中医文化将能步入一个新的发展阶段，得到更好的传承。

（纪佳文、周璐、常榕莎、曹阳阳，《传播与版权》，2018 年第 4 期）

以 App 为载体的中医药文化传播模式分析

中医药文化的传承和传播，经历了远古时期的口耳相传或结绳记事，到汉字发明之后的硬质载体（甲骨、青铜器、陶瓷、石刻、竹简、木牍），再发展到软质载体（丝帛、羊皮、纸张），以及后来的缩微载体（胶片、碟片、硬盘等）。而今，我们又迎来了新媒体时代。新媒体依托计算机信息处理技术，以互联网、手机为主要工具，整合影音文字等多角度信息，使人们获得视听触动等多方位体验。新媒体广泛而深刻地影响了中医药文化的传播方式。目前，相比大众化的"两微"——微信、微博，还有一种相对小众的中医药文化传播载体——智能手机应用（App），在传播中医药文化的同时，也在潜移默化地影响着中医药文化。本文拟对新媒体视域下以 App 为载体的中医药文化传播模式进行分析，以期更好地改进和利用 App，更好地传承和传播中医药文化。

一、App 在中医药领域的应用概况

App 是英语"应用程序，application"的缩写，现特指智能手机的第三方应用，中文可简称为"智能应用"软件，一般在手机的应用商店中购买或免费下载。比较著名的应用商店有苹果公司的 App Store、谷歌的 Google Play Store、安卓的安智市场、腾讯的应用宝以及微软公司的 Marketplace 等。随着移动互联网的兴起，App 手机带来的流量远远超过了传统互联网（PC 端）的流量，越来越多的互联网企业、电商平台选择 App 为销售的主战场，中医药领域也不例外。

目前，App 应用于中医药领域有两种形式：① 依托知名 App 搭建中医药文化的传播平台。② 为传播中医药文化、推广中医药应用而开发专用的 App。

依托知名 App 搭建中医药文化传播平台的典型例子是喜马拉雅 FM。这是国内最大的音频分享平台，同时支持 IPhone、IPad、Android、Windows Phone、车载终端、台式电脑、笔记本等各类智能手机和智能终端。电台上的中医频道，有"用耳朵学中医经典""健康中国（徐文兵系列中医讲座）""罗博士讲中医（罗大伦博士的中医小课堂）"等 2 060 个专辑。热门专辑的收听次数高达千万，普通专辑的也有十万至百万。其听众不仅仅有中医学子和中医药从业人员，还有更多的中医爱好者。

专为中医药领域开发的 App 有数百家之多，知名者如大家中医、中医家、甘草医生、小鹿医生、药匣子、一路健康、灵兰中医、中医识方、中医通、中医智库、大象中医、冬日中医、智能中医、金华佗中医、中医名著、健康管家中医堂、中医宝典、中医方剂、灸大夫等。这些应用软件由开发者直接在 App 端设置了各项信息资源库供用户选择使用，其针对性更强，使用更便捷，也更容易积累大量的客户。尤其是一些用户体验不错的 App，能使得用户的忠诚度、活跃度大大提升。

此类 App 可粗略分为中医应用和中医学习两大类。中医应用类 App 还可以分为求医就诊类、养生保健类两种；中医学习类 App 也可以分为辅助学习类、医考辅导类两种。

二、App 传播中医药文化的模式分析

1. 求医就诊类   尽管我国的医疗改革已进行多年，偏远地区缺医少药的现象有所缓解，但在大部分城市和地区，医疗资源的缺乏仍然是一个难题。医患关系紧张，医疗纠纷频出，患者"看病难、看病贵"和医生"收入低、待遇差"之间的矛盾亟待解决。

针对这类问题，市场中涌现出了一批诸如甘草医生、君和云诊所、小鹿医馆、冬日中医、大家中医、药匣子等求医就诊类 App。这类 App 一般联合线下中医馆和中药店铺作为保障，提供云端诊室、云端课堂、线上咨询等功能，主要是为患者提供在线就医服务。但是通过这种在线就医服务，实际上完成了独特的中医药文化的传播。这种传播模式具有三个优势。一是便捷性。在线就医使任何个人都可以通过移动网络随时随地与中医师沟通交流，即便医师临时不在线，也可以通过查看信息，在空余时间与患者联系，打破了时间地域双重障碍。二是交互性。交互性可以分为实时的同步交互和非实时的异步交互活动。而借助移动互联网和中医就诊 App 平台，可实现同步异步同时或交替进行。比如在远程会诊时，医患之间发布即时信息，这是同步交互活动；而当诊断结束后，医生开了药方发给药房，药房安排快递发药，这是异步交互活动。三是平等性。网络具有虚拟性、隐身性和匿名性等特点，决定了网络信息的传播者和接受者之间具备了相对平等的地位。这种平等性缩短了中医师与患者之间的心理距离，使彼此之间的交流更加轻松开放，

其中包括一些隐私话题的讨论。这种氛围的营造让中医药文化的传播更加和谐。

中医就诊 App 与中医馆绑定之后，还有两大突出优势：① 为患者提供了实体的申诉平台，满足服务保障的需求。② 对于一些年纪较大的患者，App 操作需要子女帮助，而在帮助父母亲人操作的过程中，年轻一代也会渐渐接纳中医的看诊模式，在了解之后产生信任感，有兴趣的还会发展成为中医爱好者。与此同时，一些中医馆联合中医名医、中医爱好者，开展的中医药科学文化普及教育，举办的丰富多彩的中医药文化活动就能得到更广泛的响应，使中医药文化拥有更普遍的群众基础，从而形成良性循环。

2. 养生保健类　近年来，全民养生的热潮一直经久不衰。从《求医不如求己》等中医养生图书的热卖，到《万家灯火》《养生堂》等电视讲座的热播，无不反映了我国人民对中医养生的渴求。

针对这一需求，老中医、灸大夫、中医养生、中医偏方秘方、中医按摩宝典、智能中医等养生保健类 App 相继问世。其语言浅显易懂，配图丰富多彩，附加视频讲解，更容易使人理解和应用。应用起来也十分方便，不受时间和场地限制。比如一位因受寒而腹痛的患者，可以通过灸大夫 App 学习艾灸法自我治疗。首先，他通过点击"治疗腹痛的穴位"，而看到"中脘、足三里、三阴交"等穴位；再点击"足三里"，根据配图标注的位置取穴，如果依然无法定位，可以观看附加的视频自行取穴；然后按照提示进行艾灸操作。不过，这类 App 中的中医养生知识混杂有错误或虚假成分，如果不经核实，在广泛传播后容易引发人们对中医的质疑和不信任。所以必须严格 App 设计人员的资质要求，并邀请中医药专家共同参与，加强专业视角的文化建设，净化中医药文化传播的环境。

3. 辅助学习类　中医药文化的魅力引起了大众的关注，政府也加大了对中医药文化的扶持，因此吸引了许多优秀学子进入中医类高等院校学习，同时社会上也不断涌现出大批对中医药感兴趣的爱好者。

为了给中医学子和爱好者提供良好的学习平台，高校和其他信息技术开发人员，专门设计了诸如中医古籍、中医名著、中医宝典、中医读经典、中医通、中医识方、中医方剂等中医学习专用App。这类 App 充分利用信息技术，以数据库建设为载体，全面采集和保存了大量古代中医文献和名老中医学术经验，能够实现数字化、系统化的中医药文化传播。这类 App 知识范围广，专业性强，服务面窄，有助于中医学子利用生活中的"碎片时间"进行学习，特别适合新一代中医学子和中医爱好者。因为对他们而言，繁荣的互联网媒体是学习中医的首选途径。由此可见，新媒体也是中医药文化传播和传承的必由之路。

当然，这类传播模式也有其局限性。例如对新媒体和大数据库的过度依赖，不利于对中医知识的主动记忆，不利于中医思维方式的形成；电脑数据分析处理的局限性和刻板性，也无法真正模拟中医的辨证思维。

4. 医考辅导类　从大学期间各门基础课、专业课的期末考试，到大学毕业后的考研、考博；从行业准入的执业医师资格考试，到晋升职称的专业技术人员资格考试……考试是中医学子和中医医生难以回避的生活主题。针对中医考生辅导复习的需求，各类医考辅导类 App 应运而生。如中医综合真题、中医执业医师、中医执业医师星题库、中医内科百科等。这类 App 专为辅导各类考试而设，题容量大，针对性强，可作为移动的模拟考场，随身携带的智能题库。其传播模式有利于专业技能的短期强化和深入学习。其传播的知识特点是客观规范，集中速效，但也显得刻板局限。

三、以 App 为载体传播中医药文化的思考

与历史上任何一种传统媒体相比，以 App 为载体的新媒体，对于中医药文化的传播，具有显著的优势。其便捷性、交互性、平等性、多元性等显而易见；其信息容量大、传播速度快，综合性更强。尤其在结合大数据库的储备和分析能力之后，利用不同的 App 平台，针对不同的中医药文化学习人群，以各自容易接受的方式，实现互相交流分享，使得中医药文化的传播具有更广泛的群众基础。

但是，以 App 为载体的中医药文化传播模式并非尽善尽美。如何发现和改进新媒体的不足，如何与传统媒体相结合，更好地传播和传承中医药文化，也是值得深思的问题。为此，笔者提出如下初步看法。

1. 加强中医药文化相关的手机游戏的开发　文化传播与艺术作品结合，是中医药文化渗透的有效传播路径之一。作为文化艺术中新兴的特殊一员，手机游戏能够在中医药文化的传播中发挥独特作用。手机游戏能够使中医知识的传播更具趣味性。如基于橙光游戏平台开发的中医药手机游戏"百草大师"，集中医药文化的知识性、健康性、趣味性、娱乐性等特色于一体，寓教于乐，使人们在放松休闲之余受到中医药文化的熏陶。这样的传播模式更容易被当代的年轻人接受，甚至"上瘾"。然而，市面上与中医药文化相关的手机游戏 App 非常短缺，值得关注。

2. 从专业角度规范中医药文化相关 App 的开发与改进　在 App 传播中医药文化的同时，一些虚假不实的信息也在通过网络快速传播，公众往往因不具备中医药学基本知识和概念而轻信。为此，必须从专业角度规范 App 市场，对于发布的 App 进行严格审核，避免当年养生热时"张悟本""李一"等骗局的出现。加强技术设计人员的选择与培养，增进与中医药专家的合作，加强专业视角的文化建设、传承与创新，并对各个平台实行动态监管。要知道，中医药文化传播 App 的设计，仅仅靠计算机技术人员是远远不够的，还必须有中医学、中药学、医史文献、国学文化等方面的专家学者共同参与。在这一方面，中医药院校可以充分发挥优势，与技术人员跨领域合作，打造中医药文化 App 品牌，促进中医药文化在新媒体领域的传播。

3. 联合开发　形成合力　中医药文化相关 App 的数量虽然多，但是非常散，没有杰出代表，未能形成合力。对此，星级评分高的 App 开发公司可以联合评分低的开发组，互相之间取长补短，打造综合性更强的、用户体验更佳的 App。

4. 正视以 App 为载体的中医药文化传播模式的局限性　作为中医药文化相关 App 应用的主体，中医学子、中医医生和中医爱好者必须明白，App 提供给我们的只是数据庞大的知识库，甚至掺杂有虚假、错误的信息，我们必须善于选择与甄别。同时要知道，拥有了某一个 App，并不意味着拥有了这个 App 所包含的知识，这些知识必须经过内化，才能为自己所有，而内化的过程离不开深入的理解与牢固的记忆。再者，中医药是一门养生保健、诊病治病的技能，而技能的习练与掌握，单靠拥有 App 提供的知识是远远不够的，还必须重视与同学、同道、前辈的讨论与交流，在探讨中长见识，长能力，更不能缺少跟师与临证这一重要环节。

对于中医药文化的传播，新媒体也不能完全替代传统媒体。以书刊为代表的纸质媒体为例，阅读书刊更能使人潜下心来，静心思考，领悟古圣先贤的智慧，克服新媒体阅读带来的浮躁情绪。

（王露凝，《中国中医药现代远程教育》，2018 年第 16 卷第 8 期）

新媒体与中医药传播

——以 Instagram 中医热点为例

一、引言

中医药作为我国的瑰宝,已存在数千年,但在这漫长的历史中其传播及影响范围却未能与其他我国传统知识宝库中的成员,如四大发明等同齐。中医药最初的传播由于地理及文化的限制,只在日本、韩国及朝鲜等东北亚;新加坡、马来西亚等东南亚地区发展。从 20 世纪 70 年代,随着我国对外开放的实施,中医药作为我国的传统特色文化开始在以美国为重点的北美、欧盟为核心的欧洲各国传播。21 世纪初,中国又与多国建交并有了频繁的各项交流。2002 年颁布的《中药现代化发展纲要》的核心内容是:在让中药造福国人的同时,得到国际社会的广泛接受、认同及应用,以此实现中药国际化的战略目标。

2015 国家发展改革委、外交部、商务部联合发布了"一带一路"倡议,旨在积极发展与多国的经济合作伙伴关系,共同打造政治互信、经济融合、文化包容的利益共同体、命运共同体和责任共同体。在这些近代活动中,无论是文化渗透和文化包容,都给了中医传播很大的契机。近年来西方群众也对西药产生了不断的质疑,逐渐将注意力转移到天然药物方面。但中西方文化仍存在较多差异,而且中国传统医学和西方医学也有很多学理上的差异,国外民众的认知习惯难以同中医学说的表达对接。为此,在中医文化海外传播中,如何突破语言障碍,实现中医药文化海外传播效果的最大化,助力中华文化的传播,是我们进行中医传播时必须思考的中药问题。

二、研究对象

社交网络作为新媒体的重要组成是一种整合了博客、邮箱、即时通信、公告栏、个人空间等功能的社会性网站。2016 年全球约 23.4 亿人经常访问社交网络,年增幅 9.2%,占全球总人口的 32.0%,占网民的 68.3%。Instagram 是以图片为主要载体,文字为附属描述的社交网络。近年来视觉表达逐渐成为人们日常生活的主要社交方式。中医文化传播一直以来都是以文字传播为主,但因其以中国传统文化为基底,对西方群众而言颇为深奥,以 2016 年广东中医药大学李翙菲博士在英国做的问卷调查结论为例,从调查的情况来看,英国人对中国的悠久历史文化和中医的悠久历史有一定的了解,但对中医的基本理论缺乏理解,大部分人认为中医理论很神秘。比如有关"天人合一""阴阳和谐"等仅有 25% 的英国人认为这些理论符合一定的科学道理,一半以上的人认为这些理论"很神秘,说不清楚",同时有接近 25% 的人对此不了解。

三、研究方法及过程

本文通过数据采集端 Instagram(App)、www.twelveskip.com/hashtags/instagram-tags/1094/top-trending-instagram-hashtags 和 top-hashtags.com/hashtag,对所得数据进行多元统计,得出相关结果。

1. 统计 Instagram 英语用户对中医药的兴趣范围　笔者通过在 Instagram 搜索话题 ♯traditionalChinesemedicine 和 ♯Chinesemedicine，得到关联话题为 ♯acupuncture（针刺疗法）、♯bigpharma（大型制药）、♯brainhealth（脑健康）♯acupressure（指压穴位按摩法）、♯moxibustion（灸法）、♯cupping（拔罐）。通过 top-hashtags.com/hashtag 网站搜索以上话题，得出热门内容。其中，热门的小视频内容为教授其他用户简单的穴位定位，用以治疗无开放性伤口的轻度疼痛，如头痛或胃痛。热门图片按数量递减排列分别为针刺疗法、拔罐、指压穴位按摩法、灸法、脑健康。在这些图片下的用户文字描述分别与以下关键词有关：针刺疗法（主要是妇科疾病，如痛经和不孕、儿童脑部疾病）、整脊疗法（按摩）、拔罐、灸法、健康、健康饮食、关节疾病、替代医学、整体疗法、刮痧、推拿、草药。以上关键词同样为按数量递减排列。最热图片前三名分别为 2016 年里约奥运会期间美国游泳运动员身上的拔罐印记，枸杞出现在热门的"早餐碗"中，一张满是针灸针的脸部特写。

2. 统计 Instagram 网站的热门话题　笔者认为在推广文化时了解推广作用对象的喜好是非常有必要的，故笔者通过 www.twelveskip.com/hashtags/instagram-tags/1094/top-trending-instagram-hashtags 网站，查阅得出 2016 全年 Instagram 网站的热门话题，其内容及各占百分比为：健康 10%、自拍 9%、时尚 8%、爱情 8%、聚会 8%、食物 8%、励志名言 8%、箴言 7%、友谊 7%、歌词引用 7%、科技 6%、庆祝新年 6%、苹果用户 3%、商业 3%、互关 2%。

3. 将 Instagram 英语用户对中医药的兴趣范围和 Instagram 网站的热门话题做出交叉　将 Instagram 英语用户对中医药的兴趣范围与用户的热门关注做出交叉，其中有三项属于交叉范围，分别为健康、食物和科技。

四、研究结果及建议

根据以上研究，我们可以发现 Instagram 上的用户对于中医的了解颇为片面，对于中医文化的了解更是少而又少。其中医流行趋势目前主要为针灸、按摩和拔罐，并且以上疗法的流行也是得于对某类特定疾病，如肌肉疲劳、头痛、痛经、小儿脑瘫等西方医学无法治疗或治疗效果较差的疾病。

笔者对此提出了几点建议：

（1）要借鉴其他文化成功传播的原因。同属亚洲国家的日本和韩国，他们的文化与中国相比更为西方所了解及感兴趣。在传统部分中他们保留了本国的传统服饰，对传统文化持正面态度并积极申遗。反观目前我国中青年，很大部分认为传统文化是糟粕，要矫正国内的这种态度是十分必要的。在日本和韩国文化传播中，都找到了各自的定位。日本动漫、原宿文化、韩国电视剧、KPOP，都用有趣的艺术形式，在吸引眼球博得关注的同时将自身的文化逐渐深入传播。

（2）要总结其他医学成功传播的原因，与自身所处环境相对比，找出适合自身的特色道路。西方列强的文化及武力的双重入侵，加之当时东方底层人民在动乱中得不到有效的医疗救治，都是西医的崛起的基石。我们能够借鉴的是西医东传成功的另一大要素，就是有效性。无论是向外推行中医还是中医文化，首先都要引起用户的兴趣，主动来了解、关注。笔者认为有必要在国外各新型社交网络上建立官方账号，根据用户兴趣，结合自身特色，推广相关信息及资讯，来得到关注。

（3）食物是图片社交网络中的热门话题，而中医药膳学在此方面又有着得天独厚的优势。

我们可以集合药膳学家,热门美食博主共同合作。用富有中国特色的瓷器,从营养学、制作简易性、摆盘美观性吸引关注。其中还要注意食材在国外的普及型和避开国外用户的口味黑洞,如银耳和海参等胶质食物。

（4）在健身方面,在宣传太极、八段锦、五禽戏的健身效果时,拍摄模特可以选用各年龄阶段人群,来表现不仅这是老年人的养生活动,更是适用于各阶段人群的运动。还可以对运动所用服装进行改进,舒适、具有中国特色同时还能日常穿着。

（5）在科技方面,笔者对中药现代化持保留态度,但在传播手段方面可以和科技结合。如对于中医有效性的展示,可以通过对国内中医院各类疾病治疗率的统计及发表,还可以通过纪录片的形式跟踪记录,符合西方国家"眼见为实的要求"。

（6）基于 2016 年美国运动员的拔罐后带来的影响,笔者认为可以给效力于国内的外籍运动员和来华活动的明星提供中医体验,利用名人效应扩大影响范围。

五、研究局限

本研究通过文献研究、个案研究和数据统计,对新型社交网络上英语国家中医热点进行了研究,并依据实证结果提出了发展建议。但由于时间与研究能力上的限制,本研究主要存在以下研究局限:

1. 研究深度的局限　本研究主要采用了单一的数据统计的研究方法,相对而言,研究方法比较单一,未能建立假设模型及问卷调查等多方面的数据分析方法。

2. 研究视角的局限　本文仅从笔者中医翻译学的角度探究了中医文化新媒介传播的可能性,从广义上讲,中医文化传播与临床研究、中医海外政策等有着多重联系,其复杂性在一定程度上影响了本文的研究。今后的研究可以从以上几方面考虑对传播的整体过程的影响,进一步完善研究结论。

3. 研究样本的局限　由于自身资源有限和技术上的限制,本研究的样本总量还有不足。此外,通过单方面筛选获得的数据,未能做到完全客观分析用户在此图片社交网络中的行为数据,这可能会影响结论的可信度。

中医文化是自成一派的,即使在现代化传播中也不应为了贴近目标用户而失去自身原创的传统精华。在推广中,无论以何种形式,有效性都应站在首位。中医是一门医学,一种文化,笔者希望中医不仅是成为国家软实力的文化输出,也要成为硬实力的经济输入。

（许芷菲、钟敏,《才智》,2018 年第 20 期）

第三节　传播策略与方法

消费社会与中医的文艺传播策略

不论我们承认与否和价值评判的高低,目前的世界业已踏入"消费社会"却是毋庸置疑的。背负着厚重传统文化遗产的中医,在与现代文明的冲突和融合中,面临着继承、创新和振兴的历史重任。继承、创新和振兴中医是全方位的综合工程,需要各方的共同努力。但有一项重要工作是不可或缺的:根据消费社会的特质,抓好中医的"文化传播工程"。

对"消费"进行前所未有的深入思考且形成独特消费社会理论的是法国著名思想家鲍德里亚。在鲍德里亚看来,消费已经成为现代社会人类活动的主宰,而且已经从被动接受走向主动欲求。在《消费社会》的最后,鲍德里亚甚至说:"消费是个神话,也就是说它是当代社会关于自身的一种言说,是我们社会进行自我表达的方式。"在现代社会,消费已经以其强大的魔力成为社会运行结构中的核心。消费逻辑已经超越政治逻辑和经济逻辑占据人们日常活动的支配地位。消费成为对生产力进行扩大再生产并对其进行控制的巨大力量,从而成为支撑整个社会经济的支柱。没有消费群体的任何再美好的东西,都不可避免地走向没落的境地,比如昆曲,比如京剧。面对这样的消费社会场景,中医的振兴不可避免地要依赖于人们对中医的认同和消费程度。对中医的认同度不高、消费者的接受面不广、消费量不大,振兴中医就是妄谈。

而消费意识的形成和传播,物品价值消费认同感的形成和扩张,都离不开后现代社会中最大的权利运作工具——大众媒介。在消费社会中,电视、报纸、广播、电脑网络等传播媒介无疑扮演了至为重要的角色。中医必须要改变传统的生存和发展方式,从民族振兴的高度,积极主动地与大众媒体联姻,整合各方力量,设计中医的"文化传播方案"。无论采取怎样一种文化传播方案,主要是两种传播形式:一是广告,一是文学艺术。广告是目前经济社会中司空见惯的事物,是产品宣传的常用手段,所产生的消费效应众所周知。当然,中医的传播不能单单依靠商业广告,而应立足于传承中华文明,制作公益性的广告。目前,中医的传承与创新主要局限在科学技术领域,但是,中医的全面振兴,绝不能仅仅局限在自然科学领域,而要将中医作为一项文化事业来做。中医具有宏大和深厚的传统文化内涵,中医的振兴必须要大打文化牌,而文化的事业只有借助文艺媒体,才能产生深入人心的深远影响。

实际上,进入了泛文化时代的今天,市场培育的最佳方式莫过于与文学艺术的联手。20 世纪 80 年代末,热播的一部日本电视连续剧《空中小姐》就成功地为日本航空公司作了场诱人的商业广告宣传。2009 年热播的韩国长篇历史剧《大长今》也给中医以极大的启示。该剧将美食与中医的精神和文化溶入其中,引发了一场中医热,使我们领略到了文学艺术对中医认同和消费意识的提高所起到的巨大作用。

在中国古代社会,中医与文学有着紧密的联系。古代医药学著作中,有许多篇章具有较高的文学欣赏价值,如医传、医案、医话等。尤其是许多医家采用与内容相宜的文学体裁来阐述医理、药性,焕发出文学作品的魅力,如李东垣的《药性赋》、窦汉卿的《标幽赋》、汪昂的《汤头歌诀》等。古代文人学士亦多通医理,经常将医理、药性融入文学作品当中,使文学作品成为传播中医医理和药性的重要载体。古典文学中有大量的咏药诗赋,用文学的笔触形象地描绘各种药物的形态、色泽、性味、功用。如柳宗元的《愈膏赋》《种仙灵毗诗》《种术诗》和苏轼的《小圃五咏：人参、地黄、枸杞、甘菊、薏苡》等。许多散文阐述了养生观念和医理,如嵇康的《养生论》和苏轼的《问养生》都阐发了养生要旨。刘禹锡《鉴药》甚至借医理来喻治国。正如他在文章结尾所说:"善哉医乎! 用毒以攻疹,用和以安神,易则两踬,明矣。苟循往以御变,昧于节宣,奚独吾侪小人理身之弊而已!"无论是对治病还是治国都寓有深刻的意义。

小说戏曲中也有大量的中医药内容,因为中医药已渗透到人们生活当中,成为生活不可分割的一部分。据统计,《红楼梦》中涉及的医药卫生知识计 290 多处,描写的病例 114 种,中医病案 13 个,方剂 45 个,中药 125 种,西药 3 种,这在中外文学史上是独一无二的。清代著名文学家蒲松龄以药入戏,写成以中药名为剧中角色的剧本《草木传》。该剧运用戏曲中生、丑、旦、净、末等角色来编排中药,通过人格化的药物和故事化的情节,使中药的药性、功能、疗效得到形象化的展示,如第一回甘草上场的自白:"老汉姓甘名草,字元老,山西汾州府平和村人氏,不幸夫人早亡。所生一女,名唤菊花,曾许金石斛为妻,年方二八,尚未出阁。思想起来,好不愁闷人也!"唱词:"老本草有百姓,名传不朽,一个个显其能,万病无忧。谁似我性甘平,善调诸药,也善解百药毒,万古传流。唯有那戟、遂、花,与藻并谋,他四人性最烈,与我不投。那知我能温中,去灾也易,我要想立功勋,与国同休。常欲想定华夷,朝居一品,但是我年高迈,女大难留。"古代文艺作品中的中医药内容不但对当时中医药知识的传播和普及起到积极作用,而且对我们了解传统医学史亦有帮助。"不管是从哲学、社会、宗教等任何一个角度对传统医学进行研究,还是搜罗骚人墨客诗词歌赋中的病名、药名、患病经过、医家交往等,都有助于全面了解中华文明的重要组成部分——传统医学。"

无论是医家赋予医理、药性以文学化色彩,还是文学家将医理、药性融入文学作品中,都对中医药的传承与广播发挥了重要作用。这本是我国一个极其宝贵的中医文化传统,但是却在近代中医屡遭歪曲、质疑和压制的背景下,出现断裂。目前,中医的传承与振兴已经成为民族振兴的重要内容,我们要恢复这项历史悠久的中医文化传统。也只有恢复了这项传统,中医才能得到真正长远的发展,因为只有深入人心的大众中医文化才能支撑起中医的大厦。目前可以采取的做法比较多,比如把古代名医、中医故事搬上影视和舞台,或者创作像《大长今》那样富含传统中医药内容的影视剧,目前央视热播的《大国医》即是成功的范例。甚至可以像古代以中药入诗赋那样创作流行歌曲,比如前一段时间周杰伦演唱的《本草纲目》,就是很好的尝试。

当然,文艺创作必须要正确处理好中医和文学艺术之间的关系,使两者达到完美结合。这就需要中医界与文学艺术界的联袂,任何一方都难以担当此项重任。古代文人学士多通医理,古代医家亦大多是博通经史、才学出众之士,中医和文学之间的融通并非难事。但是现在由于社会分工的细化,文艺界和医药界之间界限分明,互相通达的人士虽有,但却是极少数。文艺作品倘若没有艺术魅力,也就无法达到弘扬中医的目的。中医又与一般的艺术题材不同,有着自己精深的科学体系,稍有不慎,就可能会发生偏差,造成对中医的扭曲,反而适得其反。不但需要中医界与文学艺术界的联袂,而且还需要古代传统文化专家的合作参与。现代社会的消费有一个独特的特质:不单单是消费物品,更重要的是消费附加在商品上的"文化内涵""意义符号"。中医脱胎于中国传统文化的母体,因此,以弘扬中医为目的的文艺作品必须以深厚的传统文化为底蕴。《大长今》剧中就蕴含着浓厚的中华传统文化。长今进宫后迎来的一次攸关前途的考试中,戴周尚宫出了一道难题:东汉建安二十三年,刘备进兵汉中,曹操屡败而兵退斜谷,军士请示夜间口令,曹操谕示的口令是什么? 回答的正确与否直接影响长今是否能够成为正式宫女。年仅八岁的长今不但正确回答出了口令"鸡肋",而且解释了曹操采用这一口令的心意。对于三国时代的典故,剧中是不止一次地采用。文艺界、中医界、传统文化专家三方合作,这就需要搭建互相沟通、合作的机制和平台。就目前的情况看,在市场前景并不明晰的情况下,而且为了确保中医不被篡改和误读,政府建立专项基金,搭建合作平台是十分必要的,当然可以广泛吸纳社会捐赠资金或投入资金。另一方面可以积极扶持民间相关组织,并加以管理和引导。不但要有计划地组织开展文艺创作,而且要在整个社会层面组织此类文艺作品的推广活动,市场前景不明朗的,可进行公益性演出,条件成熟的,则可进行商业化操作。

究竟是什么限制了中医的继承和发展? 这是个比较复杂的问题。有人怀疑中医的疗效和科学性,有人将责任归咎于"中医人"。诸多言论,都值得中医界好好反思。但身处消费社会的时代,我们不能不承认中医界在中医"消费"意识的培育上做得还很不够。如果说新中国成立初期政治对中医的生存和发展起到了决定性的作用,而在市场经济下,决定中医命运的更重要因素则在于自身市场发展潜力与市场需求的培植。市场经济的规律是:"有市场需求则生,无市场需求则亡。"中医的科技创新是中医生存和发展的根基,但是"酒香还怕巷子深",如不能为自己开拓出广大的消费群体,不能为自身开拓出广阔的市场生存空间,中医的生存和发展就会面临诸多困境。而开拓自己的市场生存空间,发掘自己的生存潜力,文艺传播应该是一项极具战略意义和迫在眉睫的选择。

(王明强,《环球中医药》,2010 年第 3 卷第 5 期)

从中医文化"时尚化"看中医的宣传策略

北京中医药大学博士生导师王琦认为:"中医学的理论不是过去的、历史的,它具有现代性质、现代意义。"国医大师邓铁涛说:"中医传播需要借助现代媒介,网络和电视可以为中医插上腾飞的翅膀。"传统的中医正在借助现代化的手段实现复兴。中医和时尚文化的联系变得日益紧密。各类中医养生节目成了电视台的收视保障;以推拿按摩的形式出现中医养生场所随处可见;近两年我国每年出版养生类图书 3 000 余种;从《仙剑奇侠传》开始,中医药文化开始进入 PC 游戏领域;周杰伦的那首《本草纲目》的歌曲发行时,李时珍的原著《本草纲目》这部传统中医药典籍,变成了流行文化的一部分;各式各类餐厅将养生食疗与美味结合来迎合市场;"养身益气""清热去湿"等词汇逐渐成为人们日常语言的一部分。中医药文化正在借助流行文化的形式迅速进入人们的日常生活。晦涩与专业的中医药知识借助流行文化形式,得到大众的认同与追随,这对于不断受到西医冲击的千年中医的文化普及起到了积极的作用。

　　作为 20 世纪的一种新兴文化,流行文化是一种基于文化层面的社会认同,是一种大众普遍热爱并热情追随的娱乐文化。流行文化与大众传媒的统一发展,构成了流行文化的主要景观,大众传播促进文化流行并成功缔造了流行文化,它构成流行文化及其现代艺术样式得以传播渠道,同时又直接影响大众文化的意义传达。从某种意义上说,流行文化就是大众传播标签化的结果。在现代社会,同各类文化的不断碰撞中,流行文化的定位越来越鲜明,而且越来越得到大众的认可。

　　中医文化与流行文化的结合所展现的"时尚化"是现代社会中医发展的必然,运用现代传媒的手段,借助中医养生理念的传播带动中医文化在现代的复兴无疑是有积极意义的,但由于流行文化传播形式本身的缺陷,以时尚化传播中医的方式存在着一定的问题。从流行文化存在的特征入手分析,会发现以下问题:① 由于现代科技的发展,中医节目或中医图书生产与生存周期不断缩短,复制成本逐渐降低,这使得中医文化普及的速度前所未有地加快,但相关周期也相应地缩短,这容易导致粗制滥造的作品增多,易造成解读中医经典的缺失。例如,尽管电视养生节目与养生类图书层出不穷,但真正解读经典的作品却是鲜见经典。② 流行文化对传统有一定的颠覆作用。流行文化追求时尚,以"游戏"和"娱乐"的姿态,迎合普罗大众的口味,通过传媒的感官刺激加强传播,将逻辑推理与深度反思抛弃,提倡甩掉沉重的思索,及时行乐。流行文化对于事物的解读不再依据传统的经典加以注解,只需本着自我娱乐与娱乐大众的心态即可,这容易造成对经典的曲解与误导。例如时下流行的中医养生学,在历史的发展中不断吸收各家学说,形成了完备的体系。例如对儒家的观点的吸收使养生理念中对高尚圣洁的伦理观非常强调,认为它既是人们自我人格完善的途径,也是养生的重要方法,正是孔子提出的"仁者寿",大仁者必长寿,认为"养德尤养生之第一要义也"的实践。纵观当下流行的中医养生畅销图书,片面注重对养"身"的强调,而对"德"的强调却微乎其微,这正是及时行乐心态的表现。③ 由于流行文化以利益为主导的驱动,导致中医文化普及的过程成为被市场控制的商业行为,完备的商业运作成为连锁反应,商机带动生产,并且刺激消费。在整个运作过程中,流行文化吸引了一批稳定的消费群,而这些坚定的消费群又带动了流行文化市场,配合流行文化的环环相扣的商业活动,保证了复制工业的连续性,单纯利益驱动容易背离中医文化复兴的本质,片面迎合消费者的需求,难以带来接收者能力和水平的提高。

　　解决上述问题需要中医文化普及进程中的不断规范化,在规范化的进程中,既要依赖市场带来的经济效益推动传播速度,又要摆脱经济利益的完全主导,注重提高文化传播接收者的接受水平与接受能力,重视打造中医"时尚化"的经典作品,注重中医文化内涵的传播,以人文关怀着眼于中医文化的传承与发展。中医学是融合着科学与文化的双重基因,是东方思想影响下的关于生命与疾病的巨大而独立的知识体系,中医学与传统文化存在着复杂关系,并具有丰富的内涵。中医学理论体系,是包括理、法、方、药在内的整体,是关于中医学的基本概念、基本原理和基本方法的科学知识体系,它是以整体观念为主导思想,以精气、阴阳、五行学说为哲学基础和思维方法,以脏腑经络及精气血津液为生理病理学基础,以辨证论治为诊治特点的独特的医学理论体系。中医将自然、社会与人视为一个整体,并把研究对象的内外表里视作一个整体,整体由局部构成,局部蕴含着整体的功能和信息,"天人合一"是整体思维的基本特点,中医的诊断原理正是整体思维的典范,它通过病人外在的病理表现来推测内脏的变化;中医的系统方法,是以系统的形式来考察对象,考察自然与人体、生理与病理以及人体的组织结构、功能活动、病因、病证、药物、方剂、治则，这一原则充分体现在五行学说之中；中医的辨证思维，通过抽象以及概念、判断和推理等思维形式进行理论思维，充分体现在阴阳学说中。

时下流行的养生学只是浩瀚中医学知识中的一部分，况且，着眼于知识性、普及性、表层化、利益化的中医"时尚化"是远远不够的，过于"务实"的中医文化宣传是近似急功近利的表现，中医在流行文化的影响下已沦为一种屡遭误解、日趋平庸的实用工具。在所谓"现代化"实为表面化的时尚生活之中，人们已取消了深度，忘记了本真，导致人人为病自危，心无宁日，这并不是传播博大精深的中医文化的初衷。

现代人对中医学缺乏理解，甚至在观念上对其有所怀疑，这源于近代以来西医学对中医学的冲击，建立在细分还原基础上的西医与先进的西方科学技术一同传入中国，是对建立在经验主义基础上的中医系统的一种挑战。西医源于本体论的理性主义，强调概念，注重逻辑、注重实体、注重分析、注重归纳、注重察异。讲机械、讲分割、讲还原，可认识性、可操作性、可重复性。中医从一开始就不是探讨物质结构的科学，它走的是功能、关系的路子。注重辨证、注重动态、注重功能、注重察同，讲先验、讲类比、讲意向、讲思辨。

面对西医所带来的挑战，中医时尚化的关键应是将中医独特的理念及方法论普及并深入人心，中医文化理念所带来的新奇感和认同感正是国际上"中医热"的真正原因，而肩负中华文化传承的国人，只有对中医文化的内涵和本质有了全面而深入地了解，才会真正地为祖先的伟大智慧感到骄傲，并自觉实现其传承，影响当下的生活观念，作用于当下的生活方式，使我们道器兼顾，身心合一，重归宁静致远。

（赵力，《中国中医药现代远程教育》，2010 年第 8 卷第 9 期）

利用现代化技术诠释及传播中医文化

中医是中华民族传统文化瑰宝，它承载着中国古代人民同疾病作斗争的经验和理论知识，是在古代朴素的唯物论和自发的辩证法思想指导下，通过长期医疗实践逐步形成并发展成的医学理论体系，为中华民族繁荣昌盛做出了不可磨灭的巨大贡献。

中医在人们的眼中一直很神秘，大部分人对中医的认识都比较浅显，比如中医就是食疗滋补，武侠片中的点穴，游戏中的五行相生相克，等等。中医理论博大精深，是对人体生命活动和疾病变化规律的理论概括，它主要包括阴阳、五行、气血津液、脏象、经络、运气等学说，以及病因、病机、诊法、辨证、治则治法、预防、养生等内容。大量抽象的内容让普通人感觉很玄，无法理解，这对于中医理念和本质的推广和普及带来了巨大的障碍。

目前在中医文化传播方面主要以文字、图片等形式存在，其中尤以古书古籍为多。中医中的文字描述有的古奥抽象，表现能力不强，晦涩难懂。甚至有些文字在流行的输入法中都无法直接输出。现代人尤其是年轻人在快节奏的生活模式下没有时间和精力去了解这方面的资料，而中老年人更关注的是中医养生方面的知识，对于中医普及有一定帮助。但这只是一小方面，不利于中医的全面健康的发展。

通俗易懂的表现形式是人们快速认识新生事物的基础。信息技术的发展使得古老的中医文化的传播迎来了新的春天。除了传统的文字、图片、二维动画外，三维动画具有图、文、声并茂、动静结合的特点，增强了直观性和生动性，通过听觉、视觉多方面感受知识，有助于形成直观的医学形象，加深内容的理解。在中医的某些方面已初步得到了应用，如中医经络穴位的人体三维模型、中医耳鼻喉科的多媒体教学等。尤其是在教学方面的效果显著，帮助学生突破重点、难点。据研究显示三维动画应用于课堂教学，尤其是中医教学，能提高学生的学习兴趣，提高优秀率20%。

相对来说关于中医理论抽象概念方面的卡通形象和动画表现比较的匮乏。这应该和中医形象表现的难度比较大并且常人难于理解有关联。确实有些理论比较难于表现，比如：什么是气？气的形式有很多，怎么去表现？什么是神？等等。但是有一些内容是人们耳熟能详的，利用这些有一定认识基础内容制作出动漫作品，可形成一定的突破。比如阴阳、五行、脏象等，这些元素在日常的生活中人们会有一定的接触，但是人们对这些内容的理解相对中医内涵来说是片面的、狭隘的，通过中医动漫表现可以让人们全面地了解中医内涵和中国古代文化，可以让普通人或初学者对中医有一个正确而又全面的认识。在艺术表现上要区别于西医，部分内容可以写实，而有些抽象的内容可通过卡通的方式表现，设计成故事，寓教于乐，老少皆宜。

阴阳学说，从字面上理解白天太阳出来是阳，夜晚有月亮是阴。在人们的理解认识上通常会想到男女：男为阳，女为阴，或八卦图：白为阳，黑为阴。此外动静、热冷、上下、外内等都是阴阳的表现。在动画的表现上可以展现四季的变化、昼夜的更替、青少年在运动与老年人在读报等体现阴阳的对比、消长、转化，还可以通过动物的捕猎、太极拳等来体现动静结合，阳阳互济。人体的内部也具有阴阳，可通过人体脸色、肤色的变化，如白、青、红等，来表现阴阳失衡造成的病症情况。

五行学说，人们通常都知道五行是金、木、水、火、土，五行有相生、相克，通过一些事物很容易表现，比如打铁、伐木、树的生长、建坝、灭火、开采矿石、钻木取火、烧制瓷器，等等。但是人体中有五行确很少有人知道，而中医将人体的内脏分别归属于五个系统，以五行的特性来说明五脏的生理功能。以五行相生、相克说明五脏之间的联系和制约所达成的平衡关系。可通过人们熟知的一些常见现象来表现，比如，人在大发雷霆的时候，眼睛会发红；为什么肝胆相照呢？原来是一个系统的自己人。为什么受了风寒以后会流鼻涕呢？可以把这些通过动漫故事的形式表现出来，便于人们理解中医中的人体各藏象与五行中的五种元素对应关系，它不是孤立的，是人体各个系统联系成的一个有机的整体，每个系统之间都存在不同的关系，使复杂的人体结构变得简单明了。

经络学说，经络是人体运行气血，联络脏腑肢节，沟通上下内外的通道。经是经脉，犹如途径，是经络系统的主干；络是络脉，犹如网络，是经脉的分支，遍布全身。《灵枢·脉度》说："经脉为里，支而横者为络，络之别者为孙。"这部分内容相对比较容易表现，通过一个三维人体模型，经络通过穴位在人体不同部位游走，把人体联系成一个整体。并结合足疗、按压虎口治疗头晕等实例方便人们理解中医"头疼医脚"的玄妙之处。

在利用三维技术制作动画的同时还要配以生动翔实的旁白，中国古典背景音乐进行烘托氛围。在整个动画中还可以借助一些经典的中医图片、耳熟能详的中医名方、传世千百年的中医古籍等诠释中医的底蕴和内涵。

一些生动的中医动漫形象，一段合理中医故事脚本，再加上三维技术，可以创作一部生动直观的中医动漫作品，不仅可以在教学中进行使用，还可以在医院中播放，更可以借助于发达的互联网把制作的中医动画以科普、小故事、专题等各种形式进行传播,普及中医知识。

"酒香不怕巷子深",这句谚语放在现今这个时代可能不再适用了。好东西更要去推广去传播。中医文化更是如此,借助于现代化技术创作中医动漫作品,可以让更多的人了解中医,正确认识中医,领略中医的独特魅力,使祖国的古老文化遗产发扬光大。

中医不仅是一门学科更是一种文化,在研究它的同时还要让更多的人了解和认识它。通过日趋成熟的三维动画等技术表现中医中的理论知识、诊断原理、药物性用,能够把抽象的内容变为具体的易理解的卡通动漫形象。再通过互联网等现代信息传播方式以主题突出、内容简短、通俗易懂的科普动画的方式进行发布,方便人们尤其是年轻人利用闲余时间浏览观看,让更多的人认识中医、认可中医,才能使这项中国的国粹传承下去。相信现代化的信息技术结合古老的祖国传统医学,在新老交汇中中医必将焕发出新的生命力。

(苏传琦,《内蒙古中医药》,2014 年第 33 卷第 1 期)

论中医药文化的创意价值与创意产业传播

随着科技与经济的迅速发展,中医药文化顺应全球创意产业的汹涌浪潮,形成一种独特的文化产业。为了使其更好地服务于全人类,探讨中医药文化创意的内涵、创意产业价值和如何传播中医药文化创意产业显得格外重要。

一、中医药文化创意的涵义及属性

顾名思义,中医药文化创意是在中医药文化渊源的基础上,中医药文化的先哲们根据中国社会文化发展的背景及人类健康、治病、防病、养生的需要,不断创造的关于维护健康需要的新理论,不断提出的新点子、新思路。简言之,中医药文化创意就是不断创造中的中医药文化。这种文化,对传统文化不断叛逆、不断破旧立新,具有新奇、惊人、实效等创意属性。

1. 新奇性　中医药文化之所以能够成为世界上少有的延续几千年还在发挥重要作用的医药和知识体系,就在于发展过程中始终不断变革、不断破陈立新。如中医在临床中针对不同病人、不同病证而采取"望、闻、问、切"的"审证求因,审因论治"的诊疗与治疗理念,因人、因病、因时每次都选用不同的治疗方案,充分体现了新与奇的特点。

2. 惊人性　中医在临床治疗疾病的观念上有别于西医,采取的是整体治疗,而不是头痛医头、脚痛医脚。中医药以良好的临床疗效独树一帜,即使到了科学飞速发展的今天仍保持着鲜活旺盛的生命力。例如中医运用"君、臣、佐、使"的用药理论治疗艾滋病,采取扶正祛邪、清热解毒、活血化瘀、以毒攻毒疗法,临床上显示出肯定的疗效,具有增强艾滋病病人的免疫力、调节艾滋病病人免疫功能的优势。再如对于癌症的治疗,中医运用阴阳平衡原理,将传统的中医理论同当代免疫理论、细胞分化增殖周期与基因理论相嫁接,研制出治疗不同类型癌症的各类抗癌、抑制癌细胞生长的药物及疗法。无数医学实践证明,中医药不仅能够治愈早期癌症患者,而且能够延长中晚期患者的寿命。中医神奇的疗效让世界感到惊奇,是中医药文化逐渐被世界所接受并承认的重要原因之一。

3. 实效性 随着世界经济进一步发展,人类对自身的发展有了更加深刻的思考,尤其是在防病胜于治病的理念下,更加注重绿色保健、天然养生。而中医药文化"天人合一"的思想,恰恰迎合了这一新的理念。例如中医药文化的太极拳、按摩、药膳、针灸、药浴、美容等,无不体现着中医药对增强人的体质、维护健康、延长人类寿命的实效性。

二、中医药文化创意的价值

1. 以人为本价值 中医药文化在几千年历史发展的长河中始终没有离开过人。不同历史时期的中医先哲们,始终都是围绕人的健康和与健康相关的事物著书立说,处处以人为第一要旨,以不同时期的人类健康状况为背景,从不同的视角形成了众多的、相对的、比较完善的中医学理论与健康模式,为后世中医学家所尊崇。如中医的辨证论治观、整体治疗观、治未病的预防观,都以其独特的优势体现了中医学保护人类健康、治疗和预防人类疾病的思想。中医学"仁爱之心、生命至上"的伦理思想,和当今尊重生命、敬畏生命、爱护生命的理念相吻合。

2. 资源价值 中医药文化资源非常丰富,包括中医理论、养生、诊法、疗法、方剂、中药、针灸和民族医药(含藏医药和蒙医药)等。这些宝贵的资源是中华民族的瑰宝,凝聚了中华文化的核心价值"和"的理念,展现了中华文化的魅力。随着人类疾病谱的变化,中医药文化资源倍受世人喜爱。世界范围内的中医中药热,彰显出中医药治病、防病、养生的资源价值,同时也充分说明中医药文化资源已经开始得到世界共享。为了进一步增强国家的软实力,医学工作者要保护、深度挖掘和利用中医药资源。

3. 经济价值 中医药文化创意产业正在蓬勃兴起,使得作为其核心与源泉的中医药文化具有了自身潜在的经济价值。无论是中医药文化产品、中医药文化服务,还是产品、服务的设计制作与营销都要在中医药文化基础上进行创意并生成。中医药文化产业同其他文化产业一样已经成为我国新的经济增长点。为了进一步增强国家的软实力,积极探索如何创新中医药文化,以不断为中医药文化创意产业积累和输送丰富的养料,是摆在医学事业管理者面前的一个重要的课题。

三、中医药文化的创意产业传播

中医药文化创意产业同其他文化创意产业一样,融合科技、文化、商业三大元素于一炉,顺应世界经济潮流,正以"黄金产业""朝阳产业"的态势,为世界的发展、为促进人类健康发挥着积极作用。据统计,全球约有 1/3 人口接受过针灸、按摩、中草药等中医传统疗法诊治。中医药文化在不断地创造着新文化,并呈现出产业文化格局,但还不足以构成中国软实力的吸引力、感召力和影响力。只有传播才能使中医药文化得以弘扬,创意才能得以倍增,中医药文化创意产业才能得以蓬勃发展。有人推演出这样一个等式:文化创意产业=资源+创意+眼球。这一等式使得探讨中医药文化创意产业传播显得尤为重要。中医药文化是我国特有的文化,探讨中医药文化创意产业传播首先应该从提高我国传播者素质入手,其次要找准中医药文化创意产业传播的途径。

1. 以提升高校教师中医药文化创意产业传播素质为立足点 高校教师是培养高校学生中医药文化创意产业传播素质的主力军。尤其是医学类高校的教师,他们既是中医药文化产业的创造者,又是中医药文化产业的传播者。如果教师本身缺乏中医药文化产业创意与文化产业传播素质,就很难培养出高素质的中医药文化产业创意传播人才。所以要提升高校教师的中医药文化创意产业与传播素质,以言传身教的师表作用来为医学生的中医药文化创意产业传播的自觉性培养楷模。医学院校的各科教师，尤其是非专业教师要博览中医药文化典籍，不仅要熟悉养生、诊法、疗法、方剂、中药、针灸等中医之道，还要深刻熟悉中国的哲学思想、中医的整体思维模式及其价值观念，在自己的教学教育中有的放矢，利用各种有效手段，将如何创造中医药文化，如何创造中医药文化产业，如何传播中医药文化创意产业的本领潜移默化地传授给医学生。

2. 以医学类高校辐射源为中医药文化创意产业传播的切入点　高校是人类文化集中传播的地方，也是新文化的诞生地。医学类高校的学生既是中医药文化创意产业传播的主体也是传播的受体。他们不仅最容易接受新的创意理念，而且还能创造新文化，并把新的创意理念及新文化产业的消费方式向周边辐射，从而起到积极的示范和引导作用。所以传播中医药文化创意产业必须以医学类高校为切入点。

（1）加强专业人才队伍建设：目前，我国共有 46 所中医药高等院校。这些院校的医学生不仅是未来中医药领域的工作者和中医药文化产业的创意者，还肩负着发扬中医药文化创意产业传播的神圣使命。所以应该让医学生在校期间就能接受中医药文化产业创意教育和传播教育，为中医药文化的弘扬和光大打下夯实的基础。但是由于受西化医学教育的影响，这些院校在办学理念、培养目标和课程设置上目前还难以培养出名副其实的中医药文化产业创意人才，适应不了未来传播中医药文化创意产业的需要，必须进行教育教学改革。

首先要围绕世界经济发展、中国社会发展、人类健康需要来不断改变中医药高等教育的办学理念。其次是在原有的要求学生掌握专业理论知识和临床诊断、预防、治疗技能培养目标的基础上增加具有中医药文化的创造能力和传播能力。再次是加大中医药文化经典课程和传统课程的比重。还要建立长期有效的奖励机制，鼓励学生在校期间就能创造出优秀的中医药文化知识作品，为将来创意文化产业及传播奠定基础。以此培养出一批具有深厚中医药传统文化底蕴和丰富临床实践经验、热爱中医事业、愿意从事中医药文化产业传播的高水平人才。

（2）注重非中医类人材队伍建设：非中医药类医学高等院校的医学生在校期间主要是以西方医学教育为主，教育体制偏重于临床的生物性、技术性问题的现实导致他们很少有机会在主流教育体系中认识中医。而他们不仅仅是未来的从医者，也是未来传播民族文化的重要载体，所以对他们进行中医药文化教育同样是非常重要的。

营造中医药文化氛围。借助校园体育馆、图书馆、游泳馆、博物馆、面向社会的学刊、报社、团组织等平台，积极开拓中医药文化创意产业传播的各种新载体，让医学生置身于中医药文化创意的氛围中，使医学生从中了解中医药理论体系，熟悉中医药文化源流、医学文化中的中医道德精神、中医资源与器物，以此增强中医药文化的亲和力、感染力，为未来传播中医药文化、创意新文化养成自觉性。

将中医药文化教育融入、渗透在各科教学中。非中医药类院校在各科教学中有效引入中医药文化渗透教育，是丰富医学生中医药文化教育的载体和途径，将医学专业教育与中医药文化素养提高相结合，从而增强中医药文化自觉性教育的可接受性。如在西方医学史的教学中讲授"牛痘接种术发明"时，可以将中国人是如何最早发明的"人痘接种术"引入其中，并重点讲述牛痘接种术发明是受"人痘接种术"的启发而形成的理论；在讲授外科疼痛关的突破时，融入中国的华佗用自己研制的麻沸散止痛，在世界上最早突破了疼痛关。哲学课上，根据教学内容引入中医的哲学思想，帮助他们更好地理解中医哲学深刻内涵。

3. 中医药文化产业链整合传播　产业链是一个供需链。中医药文化是多元特色的文化，其经济价值和医疗价值已经得到全球广泛的认可,尤其是在崇尚回归自然的今天,人类更加需要用它来保护健康、防治疾病。这样就从人类需要的空间中自然形成中医药文化创意产业供需的价值链。利用价值链整合进行传播,是长期有效的途径,能够创造出更大的经济效益。

(1)中医药文化与饮食文化互为传播:我国自古就有药食同源之说。民以食为天,中国饮食文化蕴含着阴阳五行哲学思想,如"天食人以五气,地食人以五味"就蕴含着"天人合一"的中医哲学思想。因此在"吃"中传播中医药文化创意产业胜过言传,如桂圆益智炖老鸭辅枸杞子、熟地、生姜烹饪而成,有温脾、暖肾、固气、涩精、调中益气之功,对补脑益智、清志醒脑、补中气健脾胃有较好作用。可以通过烹饪教育、电视饮食栏目、网络、打造中医药食品品牌来传播中医药文化创意产业。

(2)中医药文化与养生文化互为传播:在全球倡导预防胜于治疗的理念下,掀起了养生的热潮。而中医养生倍受欢迎,尤其是以养生饮食、养生饮品为创意的中医药文化产业已经形成规模。中医养生以传统中医理论为指导,遵循阴阳五行生化收藏之变化规律,对人体进行科学调养,从而保持生命健康活力。中医药文化创意产业与养生文化通过传统媒体与新媒体交互传播,更具可接受性。如中医养生专家可以通过微博讲述中医科普知识,与网友形成互动,效果非常明显。

(3)中医药文化与旅游休闲文化互为传播:随着旅游产业的开发,中医药文化已经与之相融合,形成了以养生保健、医疗康复等服务为主题的创意旅游新业态及其产业链条,并且取得了丰硕的成果。如1999年昆明园艺博览会期间,在美丽的世博园内,就设有中草药品陈列室、中草药园、医药学家李时珍的塑像、太极阴阳图集。如今全国各地如雨后春笋般兴起了中医药文化资源与旅游资源开发热潮。今后还要继续发展这一态势,将它做大做强。

(孟令涛、于海燕、张永利、梁慧敏、赵峰,《医学与社会》,2014年第27卷第8期)

安东尼奥尼的意外"贡献"

——电影传播中医

中医在意大利以及西方社会的传播,其中有一个最值得探讨的事件,那就是电影所带来的传播效果,远远超过了书刊的出版与发行。虽然电影的介入完全是一个"阴差阳错"的意外收获,但它为21世纪中医药在世界的推广战略以深刻的启发。

在20世纪之前,中医药在欧洲传播,传教士是最为主要的中介群体,主要以书刊为主。其中代表性人物是明代来华的意大利传教士利玛窦(Matter Ricci,1552—1610),他晚年撰写的笔记经传教士金尼阁整理成拉丁文,在1615年出版,其中简略地提到了与西方完全不同的脉学、中药。明末来华的传教士邓玉函,在他的《帝京景物略》中记载了他采集中国草根,测知叶形花色、茎实香味,以验成书的经过。据《明季传入西洋之医学》一书介绍,邓玉函记录了80余种本草。此后法国、德国、波兰等来华传教士纷纷出版了介绍中医的著述,如波兰耶稣会来华传教士卜弥格在1643年来到中国,在华期间,他选择了部分中医理论、脉学与药物学知识编撰成书,并在欧洲陆续出版。1656年出版的《中国植物志》,用当时欧洲医学通用的拉丁语出版,引起各国重视,这是欧洲介绍中国本草最早的图书文献。1682年,传教士柏应理整理出版了卜弥格关于脉学的拉丁文稿,名为《医钥和中国脉理》。法国传教士李明(Louis Le Comte)出版的《中国新志》、德国传教士卫匡国(Martinus Martni)撰写的《中国新图》等著述都介绍了人参。

中国针灸在欧洲传播,最早始于荷兰人布绍夫(H. Busschof)所著的《痛风论文集》和德国人吉尔弗西斯(Geilfusius R.W)的《灸术》,均出版于1676年。1683年,德国人Gehema. J.A出版了《用中国针灸术治疗痛风》一书。同年,荷兰东印度船医瑞尼(William Ten Rhyne)用拉丁文著《论针刺术》在伦敦出版,这是西方医学界的专业人士第一次介入中医针灸的传播。直到1848年鸦片战争开始,针灸才开始进入临床应用。1851年,意大利都灵大学外科临床主任里伯利(Alexandro Riberi)使用针灸止痛,威尼斯医生卡米诺(Da Camino)用针灸治疗颜面神经痛,并著有《针术操作法》。此后的70多年间,中国针灸在意大利无人问津,一直到1932年才有人重新提起。据记载有Bertarelli. E、Gabbi、Vinaj A等人开始发表有关中医针灸的文章和图书。1945年,Negro创办了意大利第一所针灸研究所,在都灵的玛丽亚·维多利亚医院开设了第一个针灸临床治疗业务,自此针灸开始进入意大利医疗系统。从利玛窦的1615年开始介绍中医到1945年针灸进入意大利临床应用,这个过程用了330年。

加速中医药在西方传播进程的是1972年中美关系走向缓和这一政治事件,而且电影手段作为一个传播载体首次介入,迅速扩大了中医的传播范围,中医在西方社会的知名度达到空前的高度,一个与西方医疗体系完全不同的东方治疗体系展现在西方普通民众面前。

1972年2月美国总统尼克松访华,访问期间的2月24日,尼克松一行被安排参观北京医科大学第三附属医院,参观针刺麻醉这一具有中国特色的医学技术。尼克松与他的随行者目睹了中医针灸的神奇,经随行记者的报道引起了西方世界的广泛兴趣,其中尤以意大利反馈最快。意大利国家电视台向中国外交部提出要求拍一部有关中国题材的纪录片,这得到了中国的迅速回应。经过3个月的协商,意大利国家电视台派出当时欧洲著名的"新现实主义"电影大师安东尼奥尼一行四人,于1972年5月13日来到中国。

安东尼奥尼乘坐中国政府提供的敞篷汽车,先是在长安街记录了当时中国人的普通生活,然后是河南林县、南京、苏州,最后是上海,历时22天,共花去三万米胶卷。1973年1月,这部长达3小时50分钟,题名为《中国》的纪录片,在意大利罗马公映,产生巨大轰动,被美国评为1973年"十佳纪录片"之一,美国广播公司甚至花25万美元购进该片的首播权。

最早注意到这部纪录片影像价值的是江苏省作家费振钟先生,他认为最值得注意的就是当时"针灸麻醉",是该片中最为集中完整的叙事片段。镜头从进入北京一家妇产医院开始,妇产医院略显简陋但干净整洁,镜头一直跟踪拍摄该院年轻的妇科医生为一名35岁临产孕妇运用针刺麻醉进行剖腹产的全过程。针刺时的进针穴位,女医生的手指动作,被针刺的妇女在手术前后的所有身体细节,直至手术完毕,一个带血的婴儿从母体中诞出。与画面配合,加上后期制作的简明解说词,这一切都告诉西方观众,针刺麻醉建立的是一种更为直接的富有人性的医患关系,中国所有的赤脚医生都会使用针灸,针刺麻醉技术普遍运用于75％的初级手术中。纪录片同期声还录入了接受手术的妇女与医生之间的现场交流,该名妇女声音清晰,语中时时露出微笑,说话间还吃下一块水果类食物。

《中国》纪录片在西方的传播有一个明显的效果获得,就是这部电影促进了中医在意大利以及欧洲的推广。根据李经纬教授在《中外医学交流史》一书的介绍,当时意大利都灵大学有一位教授,名叫罗西亚(Luciano Roccia),1968 年就开始研究针灸术,1971 年把针灸应用于口腔科临床,但因效果不稳定而中止。中国针灸麻醉获得成功的消息传到欧洲以后,他专程到中国学习针刺麻醉术,回国后继续进行临床实践,终于获得成功。据 1973 年初统计,他已完成 200 多例拔牙手术和 50 多例其他手术,他当时针灸麻醉所用的钢针就是上海生产的不锈钢针。在麻醉过程中,罗西亚还采用了中国生产制造的电激器。最为有意思的是,与安东尼奥尼的《中国》纪录片的公映在同一时间段,罗西亚在法国马赛用针灸麻醉方法也进行了欧洲首例剖腹产手术,他的成功也引起了轰动。只是没有一手资料证明罗西亚教授是否受到了安东尼奥尼的《中国》纪录片的启发。

根据刘金生、侯泽民主编的《中医药在世界——建国 60 年中医药走向世界》一书的记载,在今天的意大利,有许多中医爱好者,上至年过七旬的老人,下至背书包的中学生,他们都知道中医,对中国的针灸、气功、按摩等自然疗法很感兴趣,并愿意接受各种中医治疗。目前虽然还没有直接的资料证实这与安东尼奥尼的《中国》纪录片的传播效果有关联,但意大利社会比欧洲其他国家更为熟悉、了解中医,而且意大利是第一个在政府层面推动中医药传播的国家,这些都是不争的事实。目前,意大利从事中医药的机构有意大利针灸协会(成立于 1968 年)、意大利针灸联合会(成立于 1987 年)、意中针灸学校(成立于 1993 年)、意大利中华医药学会(成立于 1997 年)、意大利针灸中心学校联盟(成立于 2001 年)等民间组织。并有针灸师 600 多名,每年治疗患者 200 万人次。

进入 21 世纪后,随着中国经济的快速发展,再次推进了中国和意大利有关中医药合作的交流进程。2004 年 5 月,中意两国签署中医药科技合作谅解备忘录,2004 年 11 月,中国卫生部副部长佘靖与意大利卫生部长西尔基亚签署了中医药合作领域的行动计划。根据计划,中意双方在提高意大利中医教育和实践水平、促进中医药产品进入意大利和欧盟其他国家的医药市场等两个层面上进行合作。当地教育部门承认当地教育机构的中医教学学历,中医在当地行医,可以获得医疗行政部门的审批,医疗行为得到保障,成为在政府层面全面支持中医药文化在欧洲传播的"意大利模式"。2005 年 10 月,北京中医药大学与意大利佛罗伦萨大学达成合作培养中医针灸硕士研究生协议;2006 年 3 月,意大利卫生代表团访问南京中医药大学,确定由米兰大学、罗马大学与南京中医药大学共同面向意大利在职西医医生开始中西医结合硕士研究生课程;2006 年 9 月,意大利卫生部部长西尔基亚率领研究院、企业家代表团访问中国中医药卫生管理局,意大利某企业与中国华立公司签署研制青蒿素的合作协议;2007 年中意双方在天津签署中医药联合实验室协议,实验室单位分别是天津中医药大学以及意大利国家高等卫生研究院等单位。

梳理中医在意大利以及西方社会传播的历史可以发现,安东尼奥尼的《中国》纪录片在西方传播中医,完全是一个"意料之外"的收获,传播范围之广是书刊所完全不能达到的。从政治、经济、文化等诸多外在条件来看,当下的 21 世纪条件最好,一是中国国力雄厚,二是中华文化的海外传播已经上升到国家战略,三是中医药的内外文化舆论环境已经齐备,可谓万事俱备,只欠东风。尤其是中医作为保存中华传统文化最为完整的思想体系,能够克服西医体系所无法克服的缺陷已被全世界所公认,因此,中医界借鉴新媒体、新技术等多媒介手段,一定能创造出比安东尼奥尼的《中国》纪录片更为专业、更为可信的传播效果。

(何明星,《出版广角》,2017 年第 7 期)

《功夫熊猫》三部曲对海外中医传播的启示

一、中医药文化海外文化传播有助于国家软实力提升

软实力(soft power)这个概念最早是由哈佛大学教授约瑟夫·奈(Joseph S. Nye)提出的,作为国家综合国力的重要组成部分,特指一个国家依靠政治制度的吸引力、文化价值的感召力和国民形象的亲和力等释放出来的无形影响力。纵观历史,我国曾是世界文化强国,对周边区域乃至整个世界都具有强大的感召力与影响力。中医作为几千年来中华民族智慧的凝结,是中华文化走向世界的重要载体。习近平主席指出:"中医药学凝聚着深邃的哲学智慧和中华民族几千年的健康养生理念及其实践经验,是中国古代科学的瑰宝,也是打开中华文明宝库的钥匙,更是中华文化伟大复兴的先行者。"习近平主席的讲话高瞻远瞩、高屋建瓴地说明中医的重要性,是国家文化软实力重要的组成部分。尤其是2015年屠呦呦教授荣获诺贝尔奖后,再一次让全世界的目光聚集到了中医药。与此同时,以服务"一带一路"倡议为契机,我国中医药迎来了与丝绸之路经济带、21世纪海上丝绸之路沿线国家开展交流与合作,提升中医药健康服务国际影响力的难得机遇。

二、中医药文化海外传播现状

目前,我国中医药已传播到全球近200多个国家和地区。另据WHO(世界卫生组织)统计,澳大利亚等29个国家和地区已经以立法的形式承认了中医的合法地位,18个国家和地区将中医药纳入国家医疗保险体系。由于东西方文化差异等诸多原因,海外民众对中医药文化的认知度和认同感普遍不高。中西医分属于两个截然不同的医学体系:中医属于综合医学,其医学体系建立在经验基础上,强调整体观念和辨证施治;西医属于实验科学,建立在解剖和实验基础上,注重对抗疗法。东、西医学体系的差异,使得大多数的西方人并不能接受中医文化及中医治疗方案。中医药迈出国门的第一步,必须中医药文化先行,才能叩开西方普通民众的心门。

三、运用电影媒体传播中医文化

《功夫熊猫》系列动画电影以中国国宝大熊猫为主角讲述了一只普通熊猫阿宝如何修炼成为神龙大侠以及与五个师兄师姐之后不断战胜所面临的一次又一次挑战,不断突破自我,最终获胜的故事。

这部系列动漫电影第一、第二部是由美国导演、编剧、制片创作,热映的第三部则是由中美合拍完成。第三部中方参与合作的公司是东方梦工厂,该公司是2012年习近平访美时签署的一批中美合作项目之一。《功夫熊猫3》也是东方梦工厂的首部作品。《功夫熊猫》系列电影自2008年第一部上映到2016年1月第三部上映,每一次发行都受到海内外观众的好评。根据美国Box Office Mojo网的票房统计截至7月21日全球放映结束《功夫熊猫3》的全球票房总收入为519 881 355美元。在美国著名影评网Rotten Tomatoes(烂番茄)这三部的热评度分别为87%、81%、87%创下系列动画电影的票房冠军。

　　《功夫熊猫》系列动画电影在全球掀起的一次次观影热潮,给海外中医及中国文化的传播带来新的启示。习近平主席曾发表了重要讲话并指出"拓展对外传播平台和载体,以人们喜闻乐见、具有广泛参与性的方式推广开来,增强对外话语的创造力、感召力、公信力……通过影视作品等多种方式"。如何立足本国又面向世界将中国文化成果传播出去,提高对外文化交流水平是一个值得关注的焦点。文化的输出从来都是一个在多领域、渐进的过程。美国文化在全球大行其道,是与它对文化业的重视密不可分。国家文化产业研究中心熊澄宇主任指出:"全美 400 家实力最强的公司当中,有 25% 是文化产业公司。如今,世界上 75% 的电视节目的生产和制作是由美国来完成。虽然美国电影产量仅占全球的 6%,但其市场占有率却高达 80% 的。"以文化侵略者的观点,这是对全世界人民进行思想的控制,面对这种文化侵略,作为一个有着悠久历史与文化的文明古国我们更应该积极主动出击,而不仅仅是消极抵制观看。

　　这部深受海内外观众喜爱的动画电影,也曾经饱受争议。《功夫熊猫》电影自 2008 年在国内上映时就受到了来自各方的争议,比如行为艺术家赵半狄公开要求抵制观看《功夫熊猫》,表示该片是美国对中国的一种"文化侵略",这一说法还得到了一些学术界人士的认同,如北大学者、教授孔庆东,他撰文称,好莱坞把中国的符号拿走了,还用"你的符号继续征服你"。"好莱坞不仅在赚你的钱,还要洗你的脑,还要征服你的心。"关于认为《功夫熊猫》是进行"文化侵略"的不同呼声,我们应该正确看待,这是一把双刃剑。该电影从第三部开始,变为由中美合拍。借助影片强大的影响力,良好的口碑,可以在更多的国家与地区放映除美国外,全球 58 个国家和地区放映,目前仍在上映。这成了让世界人民了解中国的绝佳的机会,了解中国文化,由于观看动画影片通常是由家长携子女一起观看的合家欢电影,这是让外国友人了解中国的绝佳途径,尤其是孩子。当今的西方社会对中国的固有看法虽然在缓慢地改变,如果影视作品能有力地抓住西方国家的下一代,我们的文化就可以赢在未来。我国的电影人在与像梦工厂之类的西方电影公司合拍时,不应忘记让世界分享我们的优秀文化精髓,一点一滴,助力我们国家文化强国,提高国家文化软实力的宏伟目标。

　　美国梦工厂 CEO 卡森伯格说"《功夫熊猫》正是我们向中国文化的致敬"。他们也的确做到了这点。大到电影中的亭台楼阁、小到人物配饰都能感受到制作方对中国文化的细细探究与处理。作为中国国粹之一的中医自然制作方也不会忽视,所以系列电影中也一直可以找得到有关中医的元素。如金猴对阿宝的针灸(acupuncture)、阿宝使出的武功太极(tai chi)、天煞夺取众人之气(chi)、阴阳(yin yang)等。同时,《功夫熊猫》系列电影中,我们还发现英文版剧本中一些台词采取了音译+中文或是完全音译的做法,如表 3-6 所示。

表 3-6

英　　文	中　　文	类　　别
belly gong	拱肚子	音译+英文
Wuxi Finger hold	吴氏断骨指	音译+英文
Ohorh-Gom prison	桃岗监狱	音译+英文
Lord Shen	沈王爷	音译+英文
Po	宝	完全音译
Shifu	师傅	完全音译
Oogway	乌龟	完全音译

（续表）

英　　文	中　　文	类　　别
kung fu	功夫	完全音译
toufu	豆腐	完全音译
Gongmen	宫门	完全音译
mahjong	麻将	完全音译
TaiLang	太郎	完全音译
Tenshu	天书	完全音译
szechuan	四川	完全音译
kuku	酷酷	完全音译
mengmeng	萌萌	完全音译
shuaishuai	帅帅	完全音译
meimei	美美	完全音译

这些词当中有历史沿袭称谓，也有电影中的初次创造。比如"belly gong"（拱肚子）就采用了英文"belly"（肚子）＋中文拼音"gong"这种中英混合的译法。类似的混用台词还有"Ohorh-Gom prison"（桃岗监狱）、"Wuxi Finger hold"（吴氏断骨指）。更多的，是可以看到电影中采用的直接中文音译名词。最具代表性的是最后四个原本可以用英文表示的词制作方却采取了中文音译的做法。尤其是"kuku（酷酷）"，这本是一个来源于英语的词汇，并没有译成英文"cool"，而是采用了其对应中文的音译；"mengmeng（萌萌）""shuaishuai（帅帅）""meimei（美美）"也并没有分别译成所对应的英文"adorable、handsome、beautiful"而是都直接采取了音译的做法。美国梦工厂拍摄的英文原版电影采取中文音译的做法，无疑代表着我国文化影响力在美国的提升。

该影片的这种音译翻译，对中医名词术语的翻译以及中医文化传播的未来也是极具启示性。中医界对中医名词尤其是文化负载词的翻译一直处于争鸣状态，直译还是意译，归化还是异化的争论从未停止。这部西方人编写的剧本采用了一些归化音译中文词汇的做法正是我国国际影响力逐渐提升的表现。而且，在互联网高速连通的今天，对于未知问题，人们利用网络搜寻问题答案的比例越来越高，对于文化性强、不可译的名词，完全可以采取中文音译，并同时在国内外的常用搜索引擎创建网络词条进行解释，比如百度、必应、维基百科等。影片中的中医名词以及中文特色词汇音译翻译的做法，值得中医界、外语界以及中国传统文化推广界深入研讨，借以探索出一条利用影视作品传播中医及中国文化的新途径。

四、结束语

艺术的三大功能：教育功能、认知功能和娱乐功能。电影作为艺术形式的一种同样具有上述的三大功能。由于电影可以运用摄影、音乐、舞蹈等多种艺术形式，以及灵活方便的放映地点和时间、广泛的群众基础，使得电影艺术有超出其他艺术的巨大功能。美国电影同业工会在一份致白宫的备忘录中就这样阐述：电影可以成为以极小成本甚至零成本进行国家宣传的最佳方式。系列动画电影《功夫熊猫》三部曲的热映，为我们增强文化自信，利用影视作品做媒介将中医及中医文化推向世界，助力国家文化复兴、实现"中国梦"带来了崭新的思路。

（董娜、李永安，《海外英语》，2016 年第 22 期）

呈现·重构·扩散：华莱坞
电影中的中医影像

20世纪20年代初期，受美国早期滑稽动作喜剧片的影响，明星影片股份有限公司拍摄了无声电影《大闹怪剧场》《滑稽大王游沪记》《劳工的爱情》等一系列"打闹喜剧"。其中，《劳工的爱情》讲述了弄堂里木匠出身的水果小贩郑先生与祝郎中的女儿之间的恋爱故事。影片时长22分钟，表现中医治疗的镜头就达2分40秒，祝郎中摸、提、推、端、转，采用各种正骨手法接好了伤者摔错位的各处关节。这部影片以中医接诊作为推进爱情故事的重要线索，既有对中医医术的影像呈现，又有对中医医者社会境遇的隐晦叙述，大概可以算作第一部以中医文化为主题元素的华莱坞电影。

在电影分析的语境中，主题指的是将影片整合在一起的中心内容或特殊的关注点。约瑟夫·M·博格斯和丹尼斯·W·皮特里将电影主题分为情节、情感效果/情绪、角色、风格/质感，以及思想等五个类型。根据这个较为宽泛的主题概念，华莱坞电影中以中医文化（包括医者、医术、医书、医方、医德、中药材等）为表现主题的大致可以分为三类：第一类是角色主题，以著名医者为主要角色，讲述古今医家的个人经历及其成就。这类电影绝大部分都有故事原型，如《李时珍》《神医扁鹊》《华佗与曹操》，以及电影频道推出的"中华医者"系列电影；第二类是情节主题，以医书、秘方、医理医术作为电影的主要线索，用中医元素推动情节发展丰满人物形象，如《决战天门》围绕中外两方对华佗医书的争夺而展开，《寡妇十日谈》以人们对百药之王"扁香"是否存在的探寻来推动整个故事发展，而在电影《刮痧》中，传统的中医治疗方法刮痧不仅引发家庭变故、引起中西文化冲突，更是支撑整部电影的关键内核；第三类是思想主题，将中医作为故事的主要隐喻揭示某种道德含义或人性真相。比如在电影《黄连厚朴》中，出身御医世家的龚老太爷经常谈论黄连和厚朴两味药，还以此写了对联"雪过黄连淡，风来厚朴香"。两味中药材作为一种隐喻，不仅推动情节发展，更将女主角从焦躁、自责、渴盼的三角恋爱中解脱出来，实现了对平静以致远的人生真谛的认识。

本文从这些以中医文化为主题的华莱坞电影出发，探求近百年来中国电影对中华医学尤其是中医医者的集体塑造，探求华莱坞中医主题电影和中医元素电影的创作与传播。

一、作为传统文化集中体现的中华医学及其传播

中华医学源起于中国文化。传统医道既有巫文化的经验性与先验性，也有史文化的明显特征。作为中国人民数千年来的传统医疗方式，中医有着悠久的历史和深厚的文化积淀，自其诞生时起就与文、史、哲融合共生。中国现存最早的医学经典之作《内经》大概成书于战国至西汉之间，就是基于哲学、天文、气象、历法、生物等多方面知识而形成的医学体系，受到当时儒、道、墨、法、阴阳五行等诸般思想影响。中医以五行学说、阴阳学说、精气学说等作为理论渊源，强调统一性和系统性，它将人体看作一个统一体，通过望、闻、问、切的诊治方式来辨明病因剖析病理，再综合运用中药、针灸、按摩、食疗等治疗手段来达到阴阳平衡和气血调和，实现人体健康。中医所讲

究的天人合一、动态平衡、中庸和谐等核心思想来自中国古代哲学思想，中医在发展过程中又不断吸纳中国文化精髓，可以说，中华医学是中国文化最集中的体现，中医是保存中华传统文化最为完整的思想体系。

中华医学的传播几乎与中医实践同时进行。《淮南子·修务训》中提到："神农……尝百草之滋味，水泉之甘苦，令民知所避就，当此之时，一日而遇七十毒。"这里的"令民知"就是指让民众知晓，也即传播中医药文化。医学著述是中医文化传播的首要途径。从带有史诗色彩的《内经》和记载 353 种药物的志怪奇书《山海经》，到《伤寒论》《千金方》《傅青主女科》，医学知识的传递在一代代医者的论述中逐步走向专业与系统。专业机构是中医同行共同探讨并传播医学知识的重要平台。我国从西晋时期开始设立统一掌管医药事务的官方机构——太医署，此后，官方行政机构在搭建中医学系统、开展中医学教育和实施中医诊治中起到非常重要的作用。当然，医学知识和中医药文化也通过文学作品得到很好的反映和传播。《诗经·关雎》中的"参差荇菜，左右采之"即描绘了采荇人乘舟在水中左右蜿蜒，采摘荇菜这种食药兼用的水生植物的场景。《全唐诗》中也有大量与医药和养生相关的内容，如白居易的"书魔昏两眼，酒病沉四肢"，元稹的"病与穷阴退，春从血气生"。小说家更是直接将中医诊病作为推动故事发展的重要情节，如《红楼梦》里庸医胡君荣受凤姐之托，将怀孕的尤二姐有意诊治为瘀血凝结，下药打下其已成型的胎儿。

从先秦时期开始，中华医学便依靠语言、文字、绘画等各种符号系统，以文学艺术、文献图书、宗教民俗、对外交流为载体，在官方和民间广泛传播。时至今日，中华医学更是普遍借助传统媒体和新媒体，以新闻报道、专题栏目、影视作品、期刊文献、专业网站、App、公众号等形式实施其信息传递、教育引导和文化传承的功能。

二、中医影像在华莱坞电影中的具体呈现

邵培仁教授认为，华莱坞是指华人、华语、华事、华史、华地之电影，即它以华人为电影生产的主体，以华语为基本的电影语言，以华事为主要的电影题材，以华史为重要的电影资源，以华地（包括中国国内和国外的华人聚集区）为电影的生产空间和生成环境。中华医学博大精深，医家众多流派纷呈，医学无论在历史上还是在现实中都与个人和国家发生着密不可分的联系。以电影的方式呈现中医影像，正是华莱坞电影的应有之义。华莱坞电影在呈现这些不同类别的中医影像时，体现出以下三个特征：着力于苦难人生的悲情表达、着眼于复杂多变的戏剧冲突、着墨于以医喻德的文化提升。

1. "逆水行舟"：医者旅程的具象化写意　电影《李时珍》中两次出现了同一个场景：纤夫们排成一列，一边喊着号子一边拖着纤绳，使船只缓缓地逆流而上。第一次出现这个场景，是影片刚开始时李时珍的父亲以此告诫他，如果要学医就要做好一生都在"逆水行舟"的准备。第二次出现这个场景是在影片结束时，李时珍耗费毕生精力写好的《本草纲目》无法刊印，年老体衰几近绝望之时，他再次听到纤夫们的号子而重生希望。

"逆水行舟"在这部电影中成为李时珍修订本草书时坚持一生的信念，这个重复出现首尾呼应的画面也可以作为华莱坞电影对中医医者群体形象描绘的具象概括。《神医扁鹊》中，扁鹊常年背井离乡周游列国在民间行医，但却屡陷逆境：撰写的药书被小人偷走、不愿留在宫廷而被虢国夫人追捕、因齐王讳疾忌医而被迫逃离家乡、受到秦王礼遇却被嫉贤妒能的太医派人行刺至死。整部电影充满悲情色彩，色调暗淡，描绘了古代医者悲苦无奈的一生。《云深不知处》里面，

传授吴本针灸之术的京城名医只因一次误诊就被砍断手腕驱逐出京,从此心灰意冷隐身山林,而吴本本人也经历了被买凶追杀、与爱人分离—重聚—生死两重天的曲折人生。电影《李时珍》也对李时珍修订本草书的艰辛做了浓墨重彩的描述:他因为寻找曼陀罗花而闯入道观,却被道士们追赶驱逐,帮助寻药的同伴掉下山崖摔死,历经三年写就的药材札记也被冲走找不到,一切只能从头再来。

华莱坞电影对于医者人生经历的呈现可以用"逆水行舟"四字高度概括,这既与医生这一高危职业本身的社会属性相关,也是电影表现方式的需要。在中国古代,医生的社会地位并不高,《二十四史》的传记部分包罗了社会各个阶层的重要人物,但介绍医家的却寥寥无几,介绍医家事迹的专著也很少,清代以前流传下来的此类著作只有宋代周守忠著的《历代名医蒙求》和明代李濂所著《医史》,总共介绍了不到 200 人。同时,由于人体疾患复杂多变,医者尤其为统治阶层服务的医者时时如履薄冰,甚至可能成为宫斗的牺牲品。华佗被曹操杀害,钦谦被投入大牢,甘皇妃不慎流产却栽赃医官朱林,导致朱林被无辜处死,历史上类似的例子数不胜数。华莱坞电影在塑造传统中华医者形象时,也倾向于着力刻画他们命途多舛、苦难困厄的一生。"逆水行舟"成为中华医者群体形象在华莱坞电影中的重要表征。

2. 戏剧冲突:医者的抗争、坚持与大义　电影是冲突的艺术。罗伯特·佩恩·沃伦曾说,"一个故事不仅是生活的翻版,而且是动态的生活的翻版……在故事情节中呈现的典型的经历,就是主人公勇敢地面对问题或冲突的过程。坦率地说:没有冲突,就没有故事"。这在作为影像艺术的电影中同样重要。好的电影需要好的剧本,好的剧本讲述一个好的故事。人物性格、角色行为、社会文化背景等方面的戏剧冲突正是一个好故事的必备要素,也是推动电影情节前进的重要工具。综观以中医文化为主题的华莱坞电影,中华医学处于官僚机构与民间智慧、民族情感与医德操守、家传秘方与国有财富,以及东西方文化差异等多重矛盾冲突之中。

官方医疗机构和民间医疗智慧的对抗,是以古代医者为主要角色的电影中的首要冲突。华莱坞电影中,为官僚体制服务、掌管全国医药事务的官方机构如太医署、太医院,经常是以一种权力斗争场所的形象出现,太医们因循守旧、欺下媚上,将争取权力和保全自身置于医道钻研之上。《神医扁鹊》中,虢国太子尸厥却被太医诊断为升天,扁鹊施长针急救反被太医斥为"使何妖术,居心何在?"影片《李时珍》里,李时珍发现民间流传的本草书有着各种错误,他想依靠朝廷力量修订本草书,但太医院只顾寻觅秘方迎合王公贵族的长生不老之需,根本不顾本草书已经严重误导了医生和药铺,无心进行这么浩大的工程。太医院以"古人之书不能擅加修补","你竟然要擅动古人的经典"为由,数次拒绝李时珍的提议,李时珍只好依靠个人力量历尽艰辛完成《本草纲目》一书。在《医者童心》里,儿科医家钱乙在医官署也因治疗方案而与因循守旧、无视小儿与成人差异的徐太医屡次起冲突,更因此遭到徐太医手下两个心术不正的徒弟陷害。在这些影片中,电影主角成为民间医疗智慧的集中体现,他们不畏权势、勤于钻研、术有专攻,以救治生命为己任,把医学看作是需要不断匡谬正误、不断突破的学识。而以太医署和太医院为代表的官方医疗服务机构,则成为腐败陈旧的官僚体制的象征,他们一方面奉医书为圭臬,行医局限于条框之中,缺乏灵活运用与创新,一方面争权夺利,违背医者本心,惟个人利益是图。官方与民间的冲突,在电影中作为一条副线不断制造高潮。

民族情感与医德操守之间的矛盾是华莱坞电影构建中医影像时着力塑造的第二种冲突。医者以治病救人为第一要义,这个"人"本不应区分国别、民族或尊卑,但在特殊时期,某种情感就有可能超越普适的"人"的概念，使医者陷于两难境地。以《正骨》为例，影片将故事背景置于抗日战争时期的中日民族矛盾之中，刻画了在侵略者与反抗者的民族情感笼罩之下，中华医者对于"一视同仁"的医德操守的挣扎与遵从。影片一开始，平乐郭氏正骨第四代传人郭建三误给日本军人医治了骨伤，之后懊悔愤懑、愧疚难当，吐血气绝而亡。他的儿子，郭氏正骨第五代传人郭春远，因此更加坚决地不肯给日本大佐的女儿医治手臂骨折。但在看到并非军人的大佐女儿以死相抗保护中国平民时，郭春远决定抛弃民族情感和家族仇恨，将大佐女儿作为一个普通的病人看待。民族情感和医德操守之间的冲突贯穿整部影片，为"什么是医""为何而医"提出更多思考。

对于行医之人而言，医术和药方是最核心的竞争资本。秘而不传，还是全民共享，这是医家经常面临的一个选择，也是华莱坞中医主题电影出现的第三种冲突。影片《苍生大医》和《正骨》一样，都是以同一个人物（平乐郭氏正骨传人郭春园）为原型，但故事内容和设置的矛盾冲突全然不同。《苍生大医》里的郭春园将郭氏正骨秘方专利无偿捐献给医院，致使父子之间发生激烈冲突，儿子郭伟中甚至一气之下远走高飞。家与国，私与公，医者在职业技能拥有者和悬壶济世大爱者的双重身份之间，必然会回归普世大爱。

正如文化具有民族性与多样性，医学也必然存在民族与国别之间的差异。华莱坞电影将中医置于民族与世界的大背景下，建构了第四种冲突，即东西方文化冲突。中华医学系统与西方医学系统全然不同，东西方在医学渊源、医学理念、理论体系和具体的治疗方式等诸多方面都存在巨大差异，这一点在影片《刮痧》中得到集中呈现。传统而古老的中式刮痧治疗在美国人看来就是虐待，气血、经脉、丹田等中医文化中的重要概念在有着工具理性传统、崇尚实证主义的西方文化中则像天方夜谭般虚幻。

3."道以医显"：医者精神的文化内核　唐代药王孙思邈在《千金要方》中对医生的职业操守做出了许多规范，如"凡大医治病，必当安神定志，无欲无求，先发大慈恻隐之心，誓愿普救含灵之疾"。他要求医者需对病人一视同仁，"不得问其贵贱贫富，长幼妍蚩，怨亲善友，华夷愚智，普同一等，皆如至亲之想"。在诊治时，医者要感同身受，全方以赴，"见彼苦恼，若己有之，深心凄怆，勿避险巇、昼夜、寒暑、饥渴、疲劳，一心赴救、无作功夫行迹之心"。慈悲之心、一视同仁、感同身受，浓缩成中华文化最核心的精髓之一——"仁"，正如电影《云深不知处》所唱：他不能只爱一个人，因为他必须爱全人类。

华莱坞电影为中华医学设置的四种主要冲突，无论是官民在医学认知上体现出的差异，还是特殊环境下救治对象凸显出的不同，冲突的解决最终几乎都着落在"医，仁术也"。仁术最显著，也是最具电影张力的表现就是对于病患的态度。电影《华佗与曹操》展现了名医与枭雄之间的理念差异和关系变化。华佗被迫在曹操府中担任医官，当曹操责问他"府内王姬有病你不顾，反倒给外人治病？你是我将军府内的医令，职务所限"时，华佗反问，"医师的责任是治病救人，怎能以府为界而分内外呢？"铿锵有力的言语表达了医者对病患一视同仁的鲜明态度，与统治阶层只注重个体利益形成有力反差。影片《正骨》里，郭春远最后不计前嫌救治实际上的杀父仇人的女儿，用"仁"感化了妄图掠取正骨秘方的日本特务。在这里，医德中的"仁"不仅是医者于矛盾挣扎中伸出援手的行为依据，更成为中华文化的代表，激起侵略者对于战争和人性的反思。《医痴叶天士》也采取了同样的叙事结构，被叶天士救治的土匪头目洗心革面，后来成为保护百姓的好将领。"仁"不但是医者的道德核心，也能够经由医者净化他人心灵。

仁术也表现在医者对医道的孜孜以求上：为了患者利益，不唯书，不畏上。影片《大明劫》

里,吴又可虽然只是一个江湖游医,但当潼关百姓和驻守明军身陷瘟疫之时,他毅然挺身而出临危受命,大胆质疑《伤寒论》,并根据自己发现的病毒传播途径实施分病情隔离治疗,最终创立著名的《温疫论》。电影《天下第一针》里有个情节,太后没有采取王惟一的正确下针方案,而是命翰林医官院院使为难产的皇后下针,院使只根据古人医书下针而不考虑病患具体情况,当王惟一打听到院使用针方式意识到皇后命危时,竟不顾等级森严直接闯入室内,最后用针救活皇后。这个情节以略带夸张的戏剧化方式刻画了王惟一所代表的医者对医术的坚持,即使皇权当前,也要坚持自己认为正确的治疗方式。医学是不断发展的科学,就像华佗在片中所言,"历代医家尊重古人,但不拘泥于古人",只有不唯书,不畏上,才能实现真正的"仁术"。

"它们(电影)要求我们做出情感的回应,并且用道德法则去思考这个世界,去假定这里有好人和坏人,有符合伦理的行为和不符合伦理的行为。它们甚至对我们在世界上应该如何为人处世的各种问题提出合乎伦理的解决办法。"华莱坞中医题材电影正是通过对医者德行的不断强调来深化电影主题,将医生对医德医术的追求提升到中华文化和中国人民对真善美追求的高度。正如《精诚大医》再现的"国医大师"李振华,在"文革"中遭受数次打击,依然心怀仁义以治病救人为己任,为中华医学的继承与传播耗费毕生心力。

三、中医题材电影的重构与拓展

1972 年,欧洲著名新现实主义电影大师安东尼奥尼拍摄了一部名为《中国》的纪录片,片中摄录了北京一家妇产医院的妇科医生运用针刺麻醉技术为临产孕妇实施剖腹产的全过程。这部电影播映后促进了中医在意大利以及欧洲的推广。无独有偶,2001 年上映的电影《刮痧》也在美国激起了对中华医学的热烈讨论。2014 年,娄烨的盲人题材电影《推拿》获得第 64 届柏林国际电影节最佳艺术贡献(摄影)银熊奖和第 51 届台湾电影金马奖最佳剧情片、最佳新演员等六项奖项。该片虽然并不以中医为主要表现内容,但将故事背景设置在推拿中心这个大部分中国盲人群体赖以生存的环境中,使推拿这种古老独特的中医治疗方式作为当前社会中盲人群体的重要生存手段焕发出新的生命意义。作为一种重要的大众传播媒介,电影因其对语言、文字、色彩、光影、音乐等视听符号的综合运用,成为文化传播的天然载体。

2015 年 4 月,中央电视台电影频道在黄金时段连续播放了"中华医者"系列电影。该系列共有五部电影:《医痴叶天士》《医者童心》《天下第一针》《怪医唐慎微》和《艾草仙姑》,由电影频道电影创作部于 2008 年至 2015 年间陆续制作而成。这五部电影的选材跳脱了我们熟知的扁鹊、华佗、李时珍等名医范畴,将目光对准了几位在中医历史上做出过卓越贡献但尚未被世人普遍知晓的医药大家:叶天士,清代医学家、温病学家,我国温病学创始人,对霍乱、鼠疫等传染性疾病很有研究;钱乙,宋代儿科医学家,著有《小儿药证直诀》《钱氏小儿方》《婴孺论》等,发明了六味地黄丸;王惟一,北宋医家、我国著名针灸学家之一,著有《铜人腧穴针灸图经》,设计制作针灸铜人作为最早的人体模型和针灸教学教具;唐慎微,药学始祖、北宋药学家,编成《经史证类备急本草》,对发展药物学和收集民间单验方做出非常大的贡献,开创了药物学方剂对照之先河;鲍姑,晋代女名医,精通灸法,我国医学史上第一位女灸学家,艾草治疗的发明者。五位主角分涉中华医学不同领域,为我国中医发展做出了各自的独特贡献。

这一系列电影采用故事片的形式重构了五位医学大家的故事,在角色人选和形象塑造,以及电影的叙事和风格方面都充分考虑到观众尤其年轻观众的当下需求。相比中医主题其他电影的凝重,这一系列电影在形象和风格上做了较大变动。

首先是主角形象多样化,既有帅气潇洒的唐慎微和年轻靓丽的鲍姑,也有呆萌可爱的王惟一和清癯沉稳的叶天士。这些形象有别于过去银幕上比较单一的传统老中医形象,为观众展现出更多鲜活的医者形象,对吸引年轻观众也起到一定作用。

其次是电影风格明朗化,不再刻意去描摹医者的苦难,而是运用略带喜剧风格的明快节奏,用一个个诊治案例串起对医者医德医术的形象建构。系列电影的传播效果也是非常明显的,在没有任何宣传的情况下连续数周登上收视排行第三的位置。

这也为华莱坞电影重塑中华医者形象、传递中华传统文化带来更多启示:

1. 提升中医题材电影创作的主动性 电影本质上是属于民间文化/市井文化的范畴,民间文化充满着对"故事"的渴望,民间文化的消费者常常从一个一波三折的叙事中带来愉悦、幻想与满足,因而电影很容易与史传传统发生天然的黏合与亲情。中华医学绵延数千年,著述浩繁,人物众多,更发展出以古新安郡地区为根底的新安医家、苏州地区医家为主体的吴门医派、始于宋代延绵 800 年之久的何氏医学世家,以及以阿拉伯医学为源头的回族医学等各具特色的医学群体。医生的成长经历和救治活动,天然就具备非常丰富的故事情节。中医作为国粹之一,更是集中体现了中华传统文化的精神内核。华莱坞电影发展至今,每年拍出数百部电影,但中医题材的电影尤其进入院线的电影却屈指可数。在当前华莱坞电影面临题材重复、类型局限的困境之际,深入挖掘中医历史故事和传统文化的意义富矿,不仅是电影创作者传播中华文明的职责所在,也能够为他们提供更多挑战市场的选择。事实上,电视剧在这方面已经远远走在了电影前面。《神医喜来乐》《大国医》《大宅门》都掀起过收视热潮,2015 年开播的《女医明妃传》更以我国古代为数不多接受过系统培训的明代女医家谈允贤为原型,以 39.66 亿的点击量斩获 2016 年 3 月份电视剧网络收视冠军。这充分证明了中医题材的影视作品非但不是没有市场,反而可能极具竞争力。

2. 实现传统文化资源的现代性转化 电影是一种流行文化,如何在流行文化领域完成对传统文化资源的价值重构? 需要对其进行现代性转换,将传统文化资源中具有恒久意义和普遍认同基础的内容提炼出来,并以一种能够被当代受众接受的方式进行传播。进入 21 世纪以来,受众的审美趣味和观影需求都发生了较大变化,如果仍然遵循之前的创作思维,势必会失去大批观众。中医题材电影需要在叙事策略、演员选择、拍摄技巧与手法等方面展开传统文化资源的现代性转化,创作出符合观众尤其年轻观众当下需求、能与市场接轨的作品。电影频道"中华医者"系列正是在这种考虑下展开的尝试。适当选用年轻或知名演员、电影风格多样化,甚至将中医与商业文化、二次元文化结合,这些都是可以继续推进的尝试。此外,现代性转换还意味着剔除或者重构传统文化中不适应社会发展,有悖于当代价值观的陈腐内容。例如,在电影《正骨》中,当郭春远有可能因不能治愈日本大佐女儿而丧命,在郭母后悔没给春远娶亲留下血脉之时,梅掌柜在危急时刻将女儿送与郭家为媳。这一情节虽然彰显出战争时期中国人的同仇敌忾和民族大义,顾及中国人传统的子嗣观念,但由于没有双方恋情的任何铺陈,女性在这里被书写成纯粹的繁衍工具。这样的故事逻辑显然并不能说服现在的观众。又如电影《黄连厚朴》中,龚老爷子仅凭把脉和观察就能断定病人将于 7 日后的凌晨两点去世;《精诚大医》中,李智华用中医救活已被西医诊断为不治的肝坏死病人,这样的例子在现实中或许并非没有,但在缺乏医理解释的情境下,难以得到观众认同。

3. 展开中医国际化传播的电影之旅 20 世纪 20 年代,美国电影同业工会在一份致白宫的备忘录中就明确指出："电影可以成为以极小成本甚至零成本进行国家宣传的最佳方式。"20 世纪六七十年代,李小龙的电影将武术这一中华传统文化介绍到美国。八九十年代,《黄土地》《红高粱》《大红灯笼高高挂》等第五代导演的作品,让世界开始对地域特征明显的东方文化产生"奇观"式的猎奇欲望。2000 年以后,《卧虎藏龙》和《英雄》再度激起对中国文化中江湖写意与侠义精神的想象。与此同时,好莱坞电影也在不断将中国元素运用到其电影创作中,不仅在《黑客帝国》《杀死比尔》等动作片中采用富含中国韵味的武打动作,而且出现《花木兰》《功夫熊猫》这样从题材到形象都完全取自传统中国文化的动画电影。华莱坞是电影,是产业,是空间,也是符号、文化、精神和愿景。华莱坞电影的使命在于传播中华历史传统及其文化精髓,展示并反思当下中国人的生活状态和精神面貌。但是在华莱坞电影输出的传统文化中,服饰、民乐、武术、戏曲、民俗等兼具画面感和表现力,充满对"他者"想象的元素仍占据主流,而中华医学相比之下并不受电影人青睐。诚然,中西方文化的巨大差异是中医题材电影国际化难以完全克服的首要障碍,经脉、气血、穴位、中药材,都给外国人尤其西方人带来迷惑与困扰。但正如《刮痧》将重心放在中西方文化冲突上,《推拿》探讨残疾人的欲望与权利那样,华莱坞电影对中医文化的传播不一定需要以题材的方式,而是可以在各种类型的影片中实现嵌入式传播,从一两部影片,从情节和背景开始,将中医这种当前最普遍最日常的中国传统文化逐渐推向世界。

（胡晓梅,《浙江传媒学院学报》,2016 年第 23 卷第 4 期）

传播中医理念,树立文化自信
——解读纪录片《本草中国》

国内首档大型中医药文化系列纪录片《本草中国》2016 年 5 月 20 日在江苏卫视播出,刚开始几集的收视率就达到 0.83％,在豆瓣网上获得 8.4 分的好评,这是继《舌尖上的中国》热播之后纪录片的最好成绩。该片以"本草"这一经典的中华文化代表为切入口,挖掘和记录逐渐淡出公众视野的中医药故事,进而带领观众走进中医药文化的深远历史和文明中。

一、中医药在当今世界的境遇与纪录片《本草中国》的使命

近年来,随着西医药理论和实践在中国的进一步发展,中医逐渐被边缘化,关于中医是否应该继续存在的争论不时出现在媒体上。这种争论为国人传递了一个错误的信号,好像中医到了"最危险的时刻"。中医药之所以面临这种舆论否定及生存现状,一方面主要是因为西方科技理性统治了中国教育科研领域的思维,绝大部分科研工作者对"数字理性"顶礼膜拜;另一方面则是由于国人对传统中国文化自信心的动摇,加之媒体片面的信息误导了国人对于中医药的认知,造成了中医药发展的当代困局。

中医药在全球医学界受到越来越多关注和重视的同时,世界舆论对于中医药文化的根源及标准问题还存在较多认知上的误区,中医药在国内的发展也面临后继乏人、资源破坏、虚假宣传等一系列问题。《本草中国》在这样的背景下应运而生,正是希冀通过节目传递出真实可信的中医药文化。节目同时也是为了响应文化"走出去"的时代号召,在世界范围内介绍中医药在漫长

的历史发展中对人类的健康做出的巨大贡献,呈现中医药文化"天地一体、天人合一、天地人和、和而不同"的哲学思想及"以人为本"的中华民族认知方式与价值取向,《本草中国》系列作品因此成为中国传统文化、中国软实力和中医药文化的一张经典名片。

二、纪录片《本草中国》的时代价值

1. 重树中医药的媒体形象　近年来,中医药的重要性在民间被重新提起,各类市场主体纷纷利用这一大众需求做文章,谋求经济利益的最大化。于是,关于中医药的宣传遍布各种媒体,这些宣传带有明确的"广告"性质,致使其宣传的客观性和真实性大打折扣。在中医药文化亟须被重新发掘和利用的时代背景下,必须走出之前"浮躁"的媒体氛围,探索接地气的、亲民的演绎方式。《本草中国》可谓是在这种时代呼唤下打造出的破冰之作。

《本草中国》摒弃之前同类作品的宣讲说教和枯燥传记风格,通过新的视角、新的传播方式,将医理、药理及其背后所蕴含的文化娓娓道来,展现中医药文化的博大精深。该片在叙事上不危言耸听、不哗众取宠,让事实说话,将个体记录与群体描述相结合,交错推进;同时,在格调上不曲高和寡,也不平庸低俗,轻快的叙事节奏与浓郁的中国特色相契合。节目将高深的中医药文化通俗易懂地传递给观众,成为人们认知传统中医药文化的重要渠道。

2. 捍守中医药的国粹地位　尽管中医被称为国粹之一,但由于中医本身的高深莫测,普通大众无法对其产生直观认识;另外,由于市场经济环境下部分市场主体出于利益诱惑,夸大中医的功效,中医行业江湖骗子横行,致使大众对中医产生很多误解。《本草中国》对中医药文化进行了追根溯源的叙述,让观众看到中医药传承人的责任和担当,看到了支撑这一行业的信仰。

《本草中国》紧紧围绕"感动生命的奥义"这个主题,以"中国非物质遗产中药炮制技术及中药传统制剂方法传承人"为核心线索展开。采用主题式分集,分为《境界》《时间》《分寸》《相遇》《双面》《年华》《沉浮》《解构》等,每一集独立又相辅相成,以"中国人生存、生活、生息的视角和方式"层层递进。整片采用轻快的剪辑手法、故事化的叙事手段、生动紧凑的情节编排,真实与故事并驾齐驱,深度和趣味兼而有之,实现了纪实与艺术的完美结合。从内容到表现、从结构到叙事都充溢着真诚的感情,不仅仅关注中药、关注文化,更关注自然和生命,而自然和生命也是中华文明中"天人合一"哲学思想和信仰体系最为关注的,是体现中医药作为国粹的最本质元素。

3. 展现中医药行业的工匠传统　2016年初,中央台播出了纪录片《我在故宫修文物》,该片在网络上播放火爆,拥有众多的年轻粉丝,这释放了一个信号:当下年轻人对中华传统文化热情高涨,他们尤其对匠人精神充满敬意和向往。这部纪录片的成功,为纪录片涉及传统文化领域,挖掘传统行业中的工匠传统和工匠精神增添了信心。

《本草中国》是紧随《我在故宫修文物》播出的第二部涉及传统文化和工匠精神的纪录片,其在挖掘中医药领域的工匠传统和工匠精神方面可圈可点。比如,在第二集《时间》中,节目以时辰、月份、季节、年份等节律为单位,讲述了红花、藏红花、红曲、天麻、霜桑叶、陈皮这六味药材从生长采摘到炮制入药的全过程,让观众领悟到每一味中药背后的中医药工作者为之付出的心血和他们对中医药行业发自内心的热爱。片中,家人旅居国外,自己留下打理四百年老店的广州陈李济陈皮第11代后人陈永涓对着镜头说:"35年有多长,不过是为做好陈皮这一件事专注了一生,作为后人要把陈李济的牌子亲手擦亮,我太眷恋这里的一草一木,这份坚守会孤独但让人享受其中。"纪录片中与陈永涓有同样精神境界的中医药传承人不在少数,他们对中医药事业的那种赤诚的爱,是传统中国工匠精神的经典代表。纪录片与民间思潮、政府倡议相呼应,这是其热播的最重要原因。

4. 增强中医药从业者的文化自信　《本草中国》既展现了中医药自身强大的生命力、深厚的文化内涵、从业者的精湛技能及敬业精神,又介绍了当代中医药工作者为寻求传统中医药与现代西方医药科学结合所做的努力。在《时间》中,从事手工炮制红曲半辈子的浙江桐君堂老药工王良春说:"红曲机械化生产的扩大是让人遗憾的,也是让人欣慰的。遗憾的是,它终于有一天会终结手工制曲的时代,而欣慰的是,理化进程让红曲发酵的条件更可控,批量化生产也有利于市场的扩大。对于传承红曲炮制的人来说,记忆也许会成为历史,但古法的精神不会丢失。"在《年华》中,笃信野生灵芝药效无可比拟的邓桂庭,为了理解儿子引以为傲的灵芝种植事业,消除父子间关于"传统与现代""坚守与创新"的争端,决定尝试一次人工种植。这些故事将中医药传承人在树立文化自信过程中的纠结和理性应对娓娓道来,不仅给同行带来触动,更给观众带来思考。

(卢文玉,《当代电视》,2016 年第 12 期)

浅谈古装剧中的中医文化传播

一、背景

文化是一个民族的灵魂,是独特于世界之林的标记。中国的中医文化是中国传统文化的瑰宝。中医学是融合了人文、自然、生命的医学科学,是科学文化和人文文化完美融合的知识体系,是世界上唯一传承至今并依然活跃的古老医学体系,中医文化世代相传,成为中国人生活方式的基本物质范畴,是中华民族特有的宇宙观、自然观、生命观的基本组成部分。由于古装剧的历史设定,与中医的发源盛行期重合,加之如今中西医结合,受众对中医不甚了解,甚至部分受众几乎没有接触过中医药,使得古装剧能利用中医文化要素辅助剧情发展,从以前的古龙、金庸到现在由网络小说改编而来的古装剧,无论是武打还是宫斗,每一部播出的古装剧都少不了中医、中药的身影,尤其是随着近几年现象级古装剧的热播,不仅电视剧的情节受到关注,其中蕴含的中医文化的传播也备受瞩目。

二、古装剧中的中医文化元素分析

1. 古装剧中的医者形象　中医在我国一直有济世救人、普度一方的社会化标准形象,但在古装剧中,由于医者具备掌握人生死的至关重要的职业技能,所以随着剧情的需要和艺术的表现手法,呈现出两种截然不同的医者形象。

一种是忧国忧民、悬壶济世的良医。在南宋《小儿卫生总微论方·医工论》论述到:"凡为医道,必先正己,然后正物。正己者,谓明理而尽数也;正物者,谓能用药以对病也。"为医者必先做人,医者不仅需要医术高明,兼通医理,还应具备高尚的品德与医德,这也是《女医明妃传》中所体现出来的医者形象。无论经受多大的苦难,治病救人是女主角杭允贤的第一要务,无论是官宦还是平民,所有的病人在她眼中一视同仁。在她被皇帝封为司药女官后,发现皇宫里的太监宫女以及位分较低的嫔妃没有资格被太医诊治,全凭没有根据的经验到御药房拿药,不仅义务为他们诊治,还编撰了一本《太平药膳方》劝谏皇帝免费派发给百姓,这样百姓不仅得到了实用的医术指导而且还赞赏皇帝的仁德。当杭允贤和皇帝被瓦剌人俘虏后,秉承医者仁心,杭允贤摒弃世俗的怨仇,依旧救治瓦剌的伤者,并赢得了瓦剌人民的拥戴。这集中体现了我国传统的医者形象,家国天下为一体,正己正身而正名。

另一种是唯利是图、奸佞不堪的庸医。这里的庸医并不是指医术水平的高低,而是心怀不轨的医者。尤其是在宫斗剧中,医术可以成就一名医者,也可以毁掉一名医者,这不仅考验技术的高低,还是他们医德与灵魂的试练场,为了后宫或前朝的利益纠葛,需要一位能在无形中铲除异己的角色,往往这一角色非医者莫属。在《芈月传》中,芈月出生时,女医挚受到胁迫,给怀孕的向氏下药,虽未遂,但也是害人之举。《女医明妃传》中,太医程十三为了自己的利益不惜毒害杭允贤的爷爷,还配合皇太后毒害各种与她作对的宫人,罔顾他人性命,是一个为人唾弃的负面形象。

当前,部分古装剧对医者的形象塑造还呈现一种两极化的态势:要么把医者塑造成全心全意治病救人的白衣天使,纯洁如白莲花;要么将其塑造成只顾追求利益的衣冠禽兽,罔顾病人性命,随意使用毒药害人。这样一来,古装剧对医者形象的塑造要么天使化,要么妖魔化,导致医者形象银幕上呈现脸谱化,仿佛人物都一样,只是换了一张脸谱而已。医者形象的脸谱化,既影响了医生在受众心目中的形象;也使得受众识破情节,减弱了医者形象的传播效果。

2. 古装剧中的中药文化　中医药文化不只是高高在上的深奥理论,而是可以深入寻常百姓家的妙手医术。在古装剧中,随着剧情的发展,主要人物在遭受苦难的时候通常需要药物的治疗,而这些药物通常都触手可及、随处可见,如在《芈月传》中,芈月因故被禁足,魏美人发现芈月生病却无人来治时,按照芈月的指示,在花园中挖土茯苓的根为其解毒。在《女医明妃传》中,用地上的鸡矢白、地浆水和扁豆混在一起救治霍乱病人。虽然电视剧存在夸大的嫌疑,但是这些偏方都能起到一定作用,有合理的药理成分。

在众多古装剧中出现过许多奇珍妙药,《芈月传》中出现的土茯苓、《女医明妃传》中出现的铁皮石斛、《甄嬛传》中出现的灵芝等都有一定依据。在唐代开元年间道家经典《道藏》中提到,"铁皮石斛、天山雪莲、千年人参、百二十年首乌、花甲之茯苓、苁蓉、深山灵芝、海底珍珠、冬虫夏草为九大仙草"。在《女医明妃传》中,杭允贤参考葛洪的《肘后备急方》救治了一个疯狗病患者,而今屠呦呦也从《肘后备急方》"青蒿一握,以水二升渍,绞取汁"中获取灵感,提取出治疟疾的青蒿素,最终拿下诺贝尔医学奖,传承千年的中医功不可没。

中药文化也是一种哲学,不仅有真正的药石理论,还有祝由学说,充满了思辨的魅力。尤其是《女医明妃传》中提及的"祝由术",百度百科中解释道:巫术在古代又被称为祝由之术,是一项崇高的职业,它曾经是轩辕黄帝所赐的一个官名。当时能施行祝由之术的都是一些文化层次较高的人,他们都十分受人尊敬。祝由术是包括中草药在内的,借符咒禁禳来治疗疾病的一种方法。"祝"者咒也,"由"者病的原由也。人食天地之气以生,内伤于喜、怒、忧、思、悲、恐、惊七情,外伤于风、寒、暑、湿、燥、火六淫所以生病。黄帝曰:"其无所遇邪气,又无怵惕之所志,卒然而病者,其何致?"可见,古人早已认知病因分为外因和内因,也早已关注到心理健康问题。由古及今,对现代医学也有所助益。

3. 医理对应人理　中医不仅是工具也是一种文化。在近期大热的古装剧中,凡是精通医药的正面形象的人物,都通过阐释医理透露出为人处世的道理。所谓,医者理也,医者意也。《琅琊榜》中,静妃是医女出身,精通医术,为人娴静温婉、淡定雍容,置身于权利争夺之外,是一位拥有大智慧的女性。她的住所名为"芷萝院",意为香草爬蔓,芷萝院游离于荣华奢腴的宫院之外,未植富丽花树,反而辟出一片小小药圃,宁静雅致。屈原在《离骚》中经常使用香草美人为喻,香草美人在古代就代表着君子高洁的品质,这正符合静妃的个人品德。静妃长期沉浸在中医药的文化氛围中,性格沉静,语言表达也透着个人修养,当萧景琰被皇帝责罚,静妃听说后不怒不急,反倒一笑说:"安抚什么?小户人家的孩子尚且免不了要挨两三下巴掌,何况他是皇子?经一事长一智,于他也是进益。要是真的心生抱怨,那就是臣妾教子无方了。"

张仲景说学医是"上以疗君亲之疾,下以救贫贱之厄,中以保身长全,以养其生"。在《女医明妃传》中,起初杭允贤学医不仅是因为自小成长于医药世家,而且是为了能够更好地照顾家人,而后凭借着不拘一格的医术拯救了许多人。在她学医的过程中,她身体力行的诠释孝道:为了延续哥哥的为医梦想,为家族正名,虽身为女子,却做着当时只有男人能做的事情——学医,并突破重重困难,成为一名医药女官,成为百姓口中的"活观音",而后为家族洗清冤屈,恢复祖姓。杭允贤作为家族独女不仅身负家族重任,作为一名大夫,她用药不拘一格,一度将地浆水等匪夷所思的东西作为药物救人性命,她认为只要是能治病的东西都可以称之为良药,不单是名贵的药材,凡是有用之物都应当发挥其独特的功效。正如古人所说药无贵贱,愈病者良;法无浅深,合机者妙。做人也一样,不应当眼高手低,看人也不应该嫌贫爱富,每个人在社会中都有其独特的作用。

三、古装剧中医文化传播的利弊

1. 古装剧传播中医文化的优势　古装剧有利于中医文化的传播。随着剧情的发展,中医文化不断渗透进受众的内心,融入受众的生活中,经过受众的选择性记忆、理解、吸收成为日常生活的一部分。中医的生命力恰恰在于其是历久弥新的人文文化科学。充分发挥中医药的实用价值和文化价值,是时代的要求。例如,在《女医明妃传》《琅琊榜》中出现的一些药膳食谱,都具有保健养生功效,可以直接在日常生活中使用,不仅享受电视剧带来的愉悦,也可以品尝美味、强身健体。

电视剧中塑造的医者形象,对现如今的医患关系也有一定的借鉴意义,虽然在电视剧中,医患关系较为简化,但是在医生和患者发生矛盾和冲突时,剧中的医者会通过解说、劝谏或使用"祝由术"之类的方法安抚患者的情绪,并力图形成"医患一体"的大团结景象,在当今医患关系紧张的问题上也有借鉴意义。

历史题材的电视剧传播中医文化,也是响应国家的号召,早在 2009 年的时候,国家中医药管理局就颁布了《中医医院医药文化建设指南》,提出中医药文化的核心价值,体现在以人为本、医乃仁术、天人合一、调和致中、大医精诚等理念。可以用"仁、和、精、诚"四个字来概括。随着古装剧等大众文化的传播,既可以传播中医文化的核心价值观,形成社会的主流价值观,助益中医文化的普及,改变受众的不良认知,也可以有效地复兴和传播中医文化。随着收视率的上升,中国的传统文化也得以传播与发展:一方面可以突显中国传统文化的固有价值,这种内在价值能够提升中国人的文化自信心,弥补西医的缺陷,促进人类的健康发展;另一方面,类似《甄嬛传》《琅琊榜》等的众多历史题材的电视剧走出国门,进行跨文化传播,既可以展示博大精深的中医文化,还可以重塑人类道德体系,促进人与人、国与国之间的和谐,更能促进人与自然之间的和谐关系。

2. 古装剧传播中医文化的误区　古装剧中传播的中医文化并不是中医文化的全貌,也存在一定的误区。中医文化本身具有神秘化的特点,而古装剧是大众的、通俗的文化产物,从内在来看,古装剧无法成为中医文化传播的完美载体。具有自身特殊体系的中医话语通过古装剧表达出来,受众理解的时候容易产生对中医文化认同的矛盾。另外,除了以中医为题材的古装剧在宣传方面会部分涉及中医文化,其他题材的古装剧在中医文化方面就明显处于宣传缺失状态,信息不对称也极易导致受众对中医文化的错误解读,盲目跟从。

中医文化发展至今,是一个不断去其糟粕,取其精华的过程,但是在古装剧中,中医文化仍然摆脱不了封建迷信的外套,大量充斥着巫蛊神术,部分情节为了博取受众眼球,甚至会使用一些毫无根据的治疗方法。从古装剧本身的表现手法来看,古装剧中对中医药的演绎大都使用艺术化的表现手法,对观众造成错误的认知导向,使观众产生认知偏差。尽管在许多古装剧的片头有类似"纯属虚构、请勿模仿"的提示,但是由于艺术表现的夸张手法,在剧中中医药具有神奇的疗效,如出现有生死人、肉白骨功效的仙丹妙药,一碗红花汤能使人终生不育等十分夸张的故事情节,使受众忘却提示、沉迷其中。继《甄嬛传》后,《女医明妃传》的播出又掀起了一阵中医热的浪潮,许多受众效仿影片中的各种秘方,对剧中的配方深信不疑,而后搜狐、凤凰资讯等媒体纷纷为剧中的各种药方进行权威解读,但是在这样一个"传播—质疑—专家解读—受众接受"的过程中,受众的认知经过理解、解构、重构反复几个过程之后,中医文化已经在受众心中打上了一个大大的问号,古装剧对中医文化的传播效力也大为减弱。

(刘琬璐,《新闻研究导刊》,2016年第7卷第10期)

中医药藏象系统动漫形象设计与表现的研究

中医作为我国传统医学,历史悠久。其历经了千年的发展,浓缩了先辈们的智慧精华,其内容博大精深而又纷繁复杂。中医中有阴阳五行学说,运用五行类比联系的方法,根据脏腑组织的性能和特点,将人体的组织结构分属于五行系统,从而形成了以五脏(肝、心、脾、肺、肾)为中心,配合六腑(胆、小肠、胃、大肠、膀胱、三焦),主持五体(筋、脉、肉、皮毛、骨),开窍于五官(目、舌、口、鼻、耳),外荣于体表(爪、面、唇、毛、发)等的脏腑组织结构系统,为藏象学说的系统化奠定了基础。

中医藏象理论在中医学中,不仅包涵了中医解剖、生理等基础医学方面的内容,还外延于中医病因病机、辨证、处方用药等方面。换言之,它不仅是阐明人体生理活动与病理机制的中心环节,也是临床治疗学的理论依据。因此,中医藏象理论是中医理论体系的核心。中医其特殊的文化背景是建立在中国传统文化基础之上的,包含了古代诸如:阴阳五行的哲学、道家的养生学、易学等很多的理论知识。随着时代的进步,现代人已经很难通过现有的知识结构和思维方式去理解、认识中医的价值。因此,对中医藏象理论更加的难以理解其内涵。

目前中医传播和教学方面主要还是以文字为主辅以图片的形式存在,尤其是中医基础理论学习上的音视频作品比较匮乏。大量的医古文献无形中给人们了解中医和认识中医设立了屏障,比如《素问·灵兰秘典论》:"肺者,相傅之官,治节出焉。"肺开窍于鼻,在体合皮,在志为悲,在液为涕,其华在毛,与大肠为表里,五行属金,五味属辛,五色属白。普通人只看文字的话很难理解其中的内涵。如果能将中医的理论采取通俗易懂的形式表现出来,通过形象的动画配合口语化的解说,将大大降低理解难度,将会为中医思想和知识的传播和普及起到重要的推动作用。

传统文字晦涩难懂,图片展示又过于单调。而动画技术是文字、图像、声音等多种媒体的融合。使用动画技术来表现中医藏象理论知识具有自身特有的优势:其一,动画表现力丰富,通俗易懂;其二,动画表现形式多样,包含卡通形象、写实表现、三维虚拟等不同的形式;其三,年龄界限模糊,受众人群广泛,动漫产品的巨大潜力使其在被青少年儿童喜爱之余也成了成人世界中不可或缺的一部分,动漫受众的界限已经变得模糊不清、融为一体;其四,传播渠道广泛,动漫可在互联网、电视、医院大屏幕等各类渠道广泛传播。

一、中医药藏象系统动漫的表现技术

目前动漫技术大致分为两类:二维动漫技术和三维动漫技术。二维动画一般采用 Flash 动画技术来制作,其制作生成的动画文件一般比较小,方便在网络上进行传输和观看。制作时需要根据剧情绘制大量的图片和收集相关的资源,从 1996 年发展至今技术已经十分的成熟,其成品效果也十分不错。三维动画一般采用 3Ds Max 技术和 Maya 技术。三维动画的制作工作主要是建模及渲染,其动画比较真实,特效效果好,场面宏大,其动画文件比较大。随着技术的成熟、平台的普及,已经从高端行业日趋平民化。据研究显示动画应用于课堂教学,能提高学生的学习兴趣,提高优秀率 20%。

中医药藏象系统的动漫表现,处于科研探讨阶段,考虑更多的是如何把理论文字知识转变为画面,其表现不需要太多炫酷的特效,另外考虑大众的接受、制作成本、成品的携带及网络传播性等各方面因素,使用 Flash 技术制作的二维动画足以满足需求。

二、中医药藏象系统动漫的设计思路

考虑到动画的用途基本为中医药文化传播和课堂教学,并且参考古籍文献中对藏象的描述,初步尝试通过不同的角度来描述中医脏腑的相关知识,具体有三种设计思路。

1. 教学为主兼顾科普 从大视野概括性的描述五脏的特性及其之间的关系。内与五官、五体、五志、五液、五腑,外与五行、五季、五色、五味、五气等形成关联,围绕着五脏的一些生理病理的表现,比如心主血脉、心藏神、开窍于舌,在体合脉,在志为喜,在液为汗,与小肠为表里等,每一项为一个主题,通过生动形象的画面配合相对通俗的配音让学习者直观了解这些内容。由于中医理论的抽象性,在画面表现设计中可以采用较夸张的表现手法,也有一些较难表现的,如肝为血海,需要文字描述。另外一些病理表现可在临床上拍一些真实的照片加在动画中。这类动画既可以用于中医基础的教学,也可以用于网络或医院宣传科普。

2. 科普宣传为主 以单个脏器为主题展开,以病为引,组织故事。以五脏的经典常见病为例,通过介绍病症产生的原因,外在的病理表现,病症的诊治方法为线索来组织故事。每一个脏器为一个主题,又由多个小故事串联组成,每个小故事中设计相应的卡通人物,通过人物的对话、人物的外部特征、人物动作来表现相关脏器的病理生理特性,比如感冒、肺气肿等。在设计的过程中,要把相关的中医专业术语转换成通俗易懂的现代语言,故事的实例可引用普通人感兴趣的、和自身关系密切的典故。表现手法真实自然,使普通人一看就懂,并可联想到一些人体现象和中医理论。可视为第一类动画的临床表现。主要应用于中医文化普及。

3. 中医脏器拟人化 《素问·灵兰秘典论》："心者,君主之官。神明出焉。""肺者,相傅之官,治节出焉。"等等。古人把脏腑比作了古代社会中的官职,把人体比作社会现象,能否反过来进行设计,把人看作是一个国家,各个器官在这个国家中扮演不同的角色,器官之间的关联看作是人之间的一种互动。通过这种互动组织故事来表现各脏器的生理病理及其之间的影响。这种设计使得人们一方面需要理解脏器与人物的转换,还需要把人物的互动关系转为脏器之间的关系。加大了理解的难度,不适合初学者和普通人。

三种设计思路,前两者比较有意义,基本可行;后一种由于理解难度较大,与初衷相背离,暂不考虑。

三、中医药藏象系统动漫的实施细节

中医文字简单干练、寓意深刻,各家学说百家争鸣,作为普及性的动画,在选择的素材上、语言表达上不能有争议和错误,动画适合现代人尤其是年轻人观看,具体的实施过程如下。

1. 对于中医药基本理论和内涵做深入的学习,理解抽象概念在中医各个方面的体现 主要了解中医五脏的知识及其关系。在此过程中,对每一个脏器分析其可以或能够尝试表现的特性、生理表现、病理表现。比如肺主气分为两个部分:主呼吸之气和全身之气;心主血脉;肝具有主升、主动的生理特性,等等。

2. 针对前期整理出的单项进行创作设计,通过医古文中的描述并结合现代人理解方式,抽象出具体的画面 比如肺主宣发,是把气和水谷精微,向上升宣及向外周布散,内而脏腑,外而皮毛,布散卫气,调节腠理开合,保持肺气通达等功能的概括,《灵枢·决气》:"上焦开发,宣五谷味,熏肤,充身,泽毛,若雾露之溉,是谓气。"其中的"宣",即为此意。《灵枢·痈疽》:"上焦出气,以温分肉而养骨节,通腠理。"这里都是说明了肺把气和水谷精微(水滴状或雾状)发散到全身,并作用于皮毛,抵御外邪。在画面设计中可形成肺发散水雾状至全身和抵达皮毛形成防御的两个表现。

动画设计可采用相对夸张的表现形式,或者采用比较抽象但是很容易联想到中医知识的形式,比如肾中精气的气化功能,可以使用滴水的水龙头来表示,可以比较容易地让人想到尿液通利。

3. 把设计完的动画形成分镜头脚本,标注画面元素,旁白(配音),大约的时间 对分镜头脚本进行研讨论证,邀请中医专家、艺术创作人员、学生等人员,讨论设计细节,完善分镜脚本。一个好的分镜脚本可以使后期的实现省时省力,见表3-7。

表3-7 中医药藏象系统分镜头脚本

镜头序号	分镜画面	说明	视觉元素	对话(旁白)
001		中景	肺气向下表示肃降,(降水、降气,下达脾肾,完成气体代谢和水液代谢)	其主肃降,将肺气向下通降,使其保持洁净,并参与调节体内水液代谢

（续表）

镜头序号	分镜画面	说明	视觉元素	对话（旁白）
002	状似华盖 开窍于鼻	中景	存真图，高亮显示相应部分。配合相应演示动画	中医认为肺的形状像古代皇帝的华盖，在体腔中位置最高，保护其他的脏器，抵御外邪的侵袭。其开窍于鼻，外合皮毛，因此一些邪气首先会来侵犯它

4. 根据前面的分镜头使用 Flash 软件制作二维动画　通过 photoshop 等图像软件编辑需要插入到动画中的图片，使用音频软件录制旁白和音效。

在制作完整版的动画之前，可以先制作一个样片，进而通过播放样片征求意见，改进动画内容。

5. 后期加工，把前期制作的动画片段、音频、图片等进行合成编辑成完整的一段动画和漫画故事　组织专家对动画和漫画故事进行评价，如有意见尽量进行整改。

四、中医药藏象系统动漫的意义

1. 中医文化传播的意义　中医是我国的国粹，但是近年来在中医的传播方面，尤其是海外的传播，由于外国人对于中国的语言文化的不理解，而受到了一定限制。海外孔子学院的创办中也发现，外国人对于中医文字的接受能力较差。而通过动漫形式的表现能够突破文字的桎梏，以更生动的方式使得年轻人和外国人理解并接受中医文化。

2. 中医知识普及的意义　随着西医的快速发展，中医趋于弱势，这和大众对于中医的错误和片面认识有一定的关系，普及中医知识尤为重要，制作中医动漫通过医院展示、互联网等传播方式让大众观赏，可以快速普及中医文化知识，使大众树立正确的观念，更有利于中医长期而健康的发展。

3. 中医教育教学的意义　在平时的教学中，中医课程一般是文字表述，图片展示，不利于学习理解。中医动漫增强了直观性和生动性，通过听觉、视觉多方面感受所学知识，有助于形成直观的医学形象，加深教学内容的理解，突破重点、难点。

五、中医药藏象系统动漫的讨论

将制作完成的中医药藏象系统动漫在学校中进行试播后得到了喜人的效果。首先，其新颖的画面立刻吸引住了学生的视线，年轻人对于动漫这种形式都比较喜欢；其次，辅助了中医基础理论的教学，提升了学生的理解能力，得到了学生的肯定；最后，得到了中医药教师的认可，中医动漫表现还是较为可行的。作为探索性研究，在整个设计与制作过程中遇到了一些问题，为了今后的进一步研究少走弯路，做以下几点分析。

1. 动漫表现的争议　不同人对一个生理病理表现的理解不同，使得抽象出来的画面想象的不同，以至于众口难调。因此需选取一些公认的、无争议的中医基础理论和临床常见病例进行动漫创作，抽象表现时，尽量能使大多数人易于理解并能体现中国古代的一些元素。

2. 病理表现的人物特征　有些人物病理的外在动作表现使用二维动画表现难度较大，比如咯痰、胸闷、缩肩。还有病理上的局部病变表现,通过绘画表现不精准,比如舌头的颜色。

3. 中医生僻字配音　中医中的一些文字生僻难认,发音也与现代常规发音不一致,因此在配音的时候要对这些字加拼音标注,减少后期返工的工作。另外配音的语速和配音内容的口语化程度也需要好生的斟酌。

六、结束语

利用二维动画强大的表现能力并结合计算机技术中的视频、音频、图形等多种媒体技术展示中医藏象系统的各种生理、病理功能,改变传统的中医以文字为主图片为辅的表现形式,生动、逼真地诠释中医的理论知识和文化内涵。中医藏象动画的制作,弥补了中医藏象类型的二维动画的空白,虽然目前中医类动画还处于研究摸索阶段,但是可以预见到其在中医教学和传播普及上能够起到巨大的作用,让更多的人认识中医、认可中医,为中医的推广和健康成长提供更肥沃的土壤,对推动中医发展具有积极的作用。

（苏传琦、王旭东、佘侃侃、石历闻,《时珍国医国药》,2016 年第 27 卷第 10 期）

华佗五禽戏动漫化传承传播方案初探

华佗五禽戏是由东汉后期著名医家华佗基于中医学养生理论,在继承古人导引术的基础上,不断观察自然,反复研习的实践产物。其包含虎、鹿、熊、猿、鸟五种仿生招式,与五脏相对应,充分体现了中医所倡导的五脏一体、动静结合、形神合一的养生思想,从古至今,五禽戏随着社会的发展,也在不断改进,时至今日,已有国家体育总局规范和简化的健身气功五禽戏。鉴于五禽戏对中国人民养生保健的重要影响,瑞典的体育专家博盖茨曾经这样评价五禽戏:"世界上应用动作作为医疗保健最早的国家是中国,这是中国医学对世界人民的重大贡献。"

虽说简化版的五禽戏更易掌握,但由于中医理论在倡导科学的当代仍然存在争议,所以五禽戏的传承传播目前集中于"形"上的习练,针对其中医文化内涵的传承传播的专业研究虽有很多,但其传承的思维方式仍然不够创新,传播的广度和深度还远远不够。最迫切需要解决的问题就是面向年轻人尤其是学生群体的传承传播,所以要以年轻人喜闻乐见的方式让他们对五禽戏产生习练的兴趣,进而了解其养生思想和文化内涵。五禽戏的动作频率是偏缓的,这对于青春阳光,活泼好动的学生来说是不具备吸引力的。而动画技术是文字、图像、声音等多种媒体的融合,使用动画技术来表现五禽戏的招式以及理论思想具有自身特有的优势,其一,动画表现力丰富,通俗易懂;其二,动画表现形式多样,包含卡通形象、写实表现、三维虚拟等不同的形式;其三,年龄界限模糊,受众人群广泛,动漫产品的巨大潜力使其在被青少年儿童喜爱之余也成了成人世界中不可或缺的一部分,动漫受众的界限已经变得模糊不清,融为一体;其四,传播渠道广泛,动漫可在互联网、电视、医院大屏幕等各类渠道广泛传播。

一、华佗五禽戏动画的表现技术

目前主流的动画技术主要有两种:二维动画技术和三维动画技术,二维动画设计由脚本和矢量图构成,用 Flash 技术进行加工,对技术要求低,且能满足绝大多数的动画表达需求。而三维动画设计则需要模拟真实物体,因此必须进行建模和渲染,常用的技术是 3Ds Max、AutoCAD、Maya,场景更加真实有感染力,目前应用已经十分广泛,尤其是在动画电影中的应用让画面更加生动,观众身临其境,享受着视听盛宴,而在教学方面中的应用大大提高了学生的学习兴趣,使得学生更好地掌握了原本枯燥乏味的专业知识。

的确三维动画设计需要更高的技术投资,但是其每个工作环节分工明确,是人力高度集中的非常线性的单向流动的过程,且建模等环节所需要的设备是可以重复利用的,这就是三维动画的另一个巨大优势——重复性利用的资源,做得越多、规模越大、周期越长,成本节省越明显。此外华佗五禽戏与 3D 动画电影《功夫熊猫》有很多相似之处,角色上都是可爱的拟人化动物形象,动作设计多样,都蕴涵传统中医文化,场景风格为中国风。基于两者之间的共通联系,我们在进行华佗五禽戏的动画设计时可借鉴功夫熊猫的表现形式和相关技术。

基于以上分析,从长远发展来看,我们选择视听效果更好、更能适应产业化运作、与现实场景紧密融合的三维动画来进行设计。

二、华佗五禽戏动漫化设计思路

华佗五禽戏的传承传播目的和面向对象不同,其设计思路也有区别,由于篇幅有限本文仅具体阐述面向相关专业院校学生的传承与儿童青少年的传播设计思路。

1. 教学科普并重　华佗五禽戏并不是简单的体育层面的健身功法,它更包含着中医的养生智慧,是珍贵的健康与文化财富,因此对于华佗五禽戏的传承除了规范化动作的传习,最主要的仍是其中医文化内涵的传承,而传承是为了更好更全面地传播,因此为了保证传承的正统性避免后期迷信的气功宣传,必须注重面向专业中医学生的传承教学,目前此项工作进展缓慢,集中于亳州地区,且并不是针对中医学生。其他中医院校虽也有开展相关活动,但仍没有探索出一条让学生能够自发学习,主动传承的路径。而动漫在年轻尤其是 90 后学生中具有受欢迎程度广、传播速度快、话题性强的独特优势,因此通过引入 3D 动画教学能够极大激发学生的学习兴趣,同时在中医基础课程学习阶段,结合中医基础理论,配上通俗易懂的字幕,五种招式的动画分别配上相对应的五音之乐,这又从细节设计上遵循中医阴阳五行的核心理论大法。为了鼓励学生主动进一步了解五禽戏的养生思想和文化内涵,学校相关社团还可以举办中医功法文化展,在文化展中通过易拉宝或者手绘展板进行知识的动漫化科普,同时派发宣传小册子,此法同样适用于面向群众的宣传科普。以及举办一系列相关比赛,如五禽戏知识竞赛、五禽戏图文科普大赛、五禽戏周边产品设计大赛、五禽戏相关征文比赛等。在习练方面,中医院校可成立中医功法社团,或在中医专业性社团中成立功法晨练团,先以小群体的形式在校园内坚持每天进行五禽戏功法的习练,然后带动越来越多的学生加入,分小组进行,并定期交流习练心得,邀请亳州名师讲解理论与指点要领,暑假之时还可以和亳州五禽戏传承工作站开展带徒习练的培养项目。这样能在校园内营造一种良好的传承氛围,做到术理同承。

在培养出一批批合格的传承人之后,五禽戏以及中医其他功法的传播科普工作都会容易许多。常用的线下中医科普路径是面向中老年的传播,通过组织义诊活动,于各大社区开展五禽戏健康讲堂与教学,但笔者想通过此文阐述的是如何向在校大学生进行动漫化传播的思路,同样包含理论科普与教学两方面,理论科普要注意讲解者形象、动画展示、内容讲解、互动环节上的风格统一。首先讲解者的形象要可爱、青春阳光，着装方面要有专门设计的五禽的可爱图案，动画展示方面要将五禽戏的动作分别制作成五个简短生动的 2D 动画视频，讲解内容要通俗易懂，生动有趣，对于中医理论中有争议不易理解的部分可略过不过多阐述。在互动环节开展我问你答的游戏环节，奖品为五禽戏周边产品。教学方面可创新教学方式，由"五禽"亲自教大家习练，即设计五禽的套服或仅头套，这样能激发大家的习练兴趣。

传承的种子需要从下埋下，因此还可以通过制作五禽戏的漫画书以及在教材中加入漫画讲解，在潜移默化中激发孩子对五禽戏的兴趣，打下传承传播的良好基础。

2. 线上线下结合　自"互联网＋"理念提出以来，中医互联网产业得到了迅速发展，最明显的就是中医科普微信公众平台与主打中医移动在线诊疗的兴起。在中医药立法正式实施的良好契机下，这种线上线下相结合的 OAO(online and offline)商业模式同样适用于五禽戏的动漫化传承传播。目前微信阅读已成为一种社会性习惯，无论是哪个专业领域的科普工作都离不开微信公众平台的搭建，因此五禽戏的传承传播在线上需要依托有广大用户基础的微信公众平台，分别搭建面向中医院校学生传承与面向大众科普的平台，传承与科普在内容展示上有专业性之别，这决定了公众号所输出的动画视频在内容展示上和讲解上各有特色，前者视频偏专业讲解时长可稍长，表现形式上可采用真人形象动漫化讲解，这样既可以避免讲课的枯燥，又避免了纯动画演示讲解的局限性。而面向大众的科普视频则要迎合时下流行的短视频制作模式，制作时长为 2～3 分钟，制作完成的动画短视频还可以同时投放到多个视频平台，以拓宽传播途径，提升传播速度。

3. 构建完善的动漫产业链　将华佗五禽戏进行动漫化设计不仅仅是借助动漫化的形式使其趣味化、形象化，更重要的是借助动漫这一具有大众普适性的媒介，使华佗五禽戏成为一种具备文化和商业双重属性的品牌，而商业性是为了传承与传播具有可持续性，所以不能仅仅是动画内容的输出，还要集周边产品、各种形式的动漫化表演于一体，从教学、科普、产品研发等方面构建完善的动漫化产业链，将五禽戏打造成一个如印度瑜伽一样的时尚流行品牌。

三、结语

华佗五禽戏是中医功法中最具有时尚可塑性，且最易进行动漫化设计的功法，通过动漫这个艺术媒介达到推广普及、传承保护、创新发展的三重目标，让更多的人去了解五禽戏，进而主动地去习练，能大大提高人们的生活质量。而以华佗五禽戏动漫化设计为突破，从中探索出一条可复制的新途径，这对于其他中医功法以及非物质文化遗产的传承与可持续发展都会有极大的促进作用，从国家层面上说一旦这一创新途径探索出来并经过实践的不断成功检验，有利于抵御外聚文化侵略，以保障传统文化的民族性与时代性的统一，所以值得我们深入研究以及不断地尝试和探索。

（张成、徐雅婷、马缘，《科技视界》，2017 年第 12 期）

动漫形式传播中医药文化的研究
——以动漫片《本草药灵》为例

中医药文化源远流长，只有薪火相承才是中医药继承发展的唯一途径。然而随着西方医药技术的发展并在世界范围内广泛传播,中国中医药文化的传承与发展受到极大的影响和冲击,中医药理论、中医的传统医疗模式等文化成果面临着严峻挑战,严重制约了我国中医药的发展。当今中医药事业所面临的首要的最为紧迫的战略任务是掌握中医药传承的基本规律,推进中医药文化传承,促进中医药事业全面健康发展。

国产首部中医药动漫片《本草药灵》的上市,通过动漫形式,以浅显易懂的方式向青少年传授中国传统经典药方,认识中药材和中医药理论,为传承中医药文化开创了一种新模式。

一、符合现行的国家中医药政策

近年来,国家相继发布《中医药健康服务发展规划(2015—2020 年)》《中医药发展战略规划纲要(2016—2030 年)》等政策,除了鼓励大力发展中医养生保健服务,加快服务体系建设,提升服务能力,促进中医药产业与健康养老、旅游产业等融合发展外,更提出要全面做好中医药理论方法继承,加强传统中医药理论知识保护与技术挖掘,大力弘扬中医药文化精髓,大力发展中医药文化产业。2016 年,广东省也出台《广东省推进中医药强省建设行动纲要(2014—2018 年)》政策,并提出"建设卫生强省""中医药强省"战略。

为深入贯彻落实国务院《关于促进旅游业改革发展的若干意见》和《中医药发展战略规划纲要(2016—2030 年)》等文件精神,国家旅游局、国家中医药管理局 2016 年 7 月联合发布开展"国家中医药健康旅游示范区(基地、项目)"创建工作的通知。计划用 3 年左右时间,在全国建成 10 个国家中医药健康旅游示范区,100 个国家中医药健康旅游示范基地,1 000 个国家中医药健康旅游示范项目。通过这种形式,探索中医药健康旅游发展的新理念和新模式,创新发展机制,推广应用互联网技术,推动旅游业与养老和中医药健康服务业深度融合,成为特点鲜明、优势明显、综合实力强、具有示范辐射作用和一定影响力的国家中医药健康旅游示范区(基地、项目),全面推动中医药健康旅游快速发展,从而带动中医药文化的传播。

尤其是,习近平总书记在十九大报告"实施健康中国战略"章节中提出,"坚持中西医并重,传承发展中医药事业"。中医动漫《本草药灵》的问世符合天时地利,不仅为我国动漫原创树立榜样,亦为中医药文化走出国门,向世界传播提供了新的形式。

二、文化创意产业助力中医药发展

推动中医药文化传播是一项复杂艰巨的任务,必须由多方面的力量形成合力,相互协调配合才能取得良好的效果。然而推动中医药跨文化领域的传播从来都不仅仅是中医药界的责任,更是整个国家、整个民族,每一个人都需要努力的一项使命。

目前,已经探索的中医文化传播的策略与方案包括:重新定位中医药的继承与发展,制定战略目标、战略重点与实施方案;一方面,政府建立专项扶持基金对中医药文化和中医药知识在国内外的宣传普及进行国家财政专项大力支持;另一方面,着眼于 21 世纪中国"软实力"的构建,对中医药文化传播进行深入研究探索,将其有效地融合到我国"软实力"的建设中来。

近年来,我国文化创意产业迅速发展,已逐渐成为转变经济增长方式的重要渠道之一。有学者强调,文化创意产业在促进传统产业升级、创新和结构调整,推进新兴产业的崛起和发展等方面都发挥了积极的作用。尤其是,中医药文化创意产业的发展起到了促进中国特色文化产业发展的作用。近几年来,北京、安徽、甘肃、湖南和湖北等省份顺应社会发展趋势,在中医药文化创意产业方面发展迅速,通过创建中医药文化创意产业园,园内设立中医药文化博物馆、针灸推拿体验馆、药膳馆、养生馆、国医堂、国药堂、药物植物园和中药保健品展柜等,建立寓科普教育,中药材种植、观光旅游于一体的药材种植示范园,为推动当地的中医药文化的发展做出了重大贡献。

三、动漫产业助力中医药发展

近几年来,广播电视传媒产业发展方兴未艾,中医药题材的电视剧、电影、图书、报刊、网络、广播、光盘等如雨后春笋,逐渐成为传播中医药文化的主力军,然而以动漫形式传播中医药文化的内容却凤毛麟角。

动漫产业是一种将文化和科技有效融合的创意产业,是 21 世纪最有希望的朝阳产业之一,具有广泛的文化品牌影响力。动漫产业链丰富,涵盖了动画片、电影、漫画、游戏、玩具、出版等诸多行业,在中国 14 岁以下的儿童有 3 亿多,这是世界上最大、最固定的动漫产业消费群体,由于我国动漫产业处于发展初期,处在动漫产业链条上的企业却没有对这样的市场好好地利用。

表 3 - 8　中国动漫市场的现状调查

您认为中国动漫的缺点是:	小　计	比　例
画面不及日、美、韩生动唯美	37	67.27%
比较适合年龄较小的观看	37	67.27%
缺乏创新,过于模仿	40	72.73%
素材大多相近,反复使用	30	54.55%
人物画的不完美,产量低	30	54.55%
其他	6	10.91%

注:表 3 - 8 数据来源于《关于中国动漫现状中的问题及发展的调查报告》。

根据《2015 年动漫行业分析报告》公布数据显示,中国最具影响力的动漫作品中,国产动漫仅占 11%,六成以上被日本动漫占据。此外,由动漫星空统计的 2015 年动漫排行榜中,Top 10 席位全部被日本动漫垄断,这反映了我国动漫优质 IP 作品仍待孵化。

纵观我国动漫产业发展,存在创新能力不足、赢利模式单一等问题,我国动漫产业要想更快更好发展,就需要充分利用现有的资源,以原创动漫形象提升动漫产业的品牌价值,深度开发衍生产品,各级的政府部门、网络业界、科研院所、动漫企业应携手提升动漫产业的价值链,培养出具有中国特色的动漫产业链模式。中医药文化是最具中国特色的传统文化之一,从中医药文化中挖掘原创动漫形象,为解决动漫产业原创力不足的问题提供一种思路。

1. 传承中医药文化要从儿童抓起　不断挖掘中医药文化传播的新途径、新观念。中医药文化是中华民族传统文化的瑰宝,发展中医药事业是一项艰巨而又长远的事业,中医药先辈们为我们留下了宝贵的医学财富,需要一代又一代热爱中医药事业的人去继承和发扬光大。然而,中国经典中医药著作基本是文言文,中医术语只有中医学人士知晓,其他人读起来都晦涩难懂,更谈不上让中小学生掌握了。中小学生没有合适的途径了解中医经典,又怎么能够认识中医药,热爱中医药呢?

伟大技艺的传承要靠下一代,我们要把目光放到少年儿童身上,未来市场的主力消费群更是当今的儿童。只有通过儿童喜好的形式传播中医药文化,才能被儿童认知;只有孩子们从心底接受,传统文化才能得以传承。

同时,儿童是国家未来的生产力和消费力,更是当前市场主要消费群体之一。在某种程度上,这些儿童消费的相关行业今后的发展都依赖于动漫产业的带动作用。把中国特色的传统中医药文化与创新动画结合,为中医药文化品牌的推广,特别是在儿童心中的深入都将在中医药产业未来市场的发展上,画上了深远的战略符号。

2. 动漫产业链形式活泼多样　由于中医药文化晦涩难懂,要拉近中医药与大众之间的距离,需要浅显易懂的"桥梁"沟通。近年来医药管理部门尝试了很多方式,如各类型的中医科普宣传活动,中医药进乡村、进社区、进家庭"三进"系列活动等;加上各地中医医院和中医药大学利用电视、广播、网络、报纸等不同形式的媒体普及中医药文化理念,对中医药文化的发展起到了积极的作用。

如今,动画中医系列片《本草药灵》的出现,有机结合了中医传统文化和新时代动漫,让原本深奥难懂的中医药知识,通过动画片这样极富新鲜感的形式满足了小朋友的需求,一定会成为百姓们喜闻乐见的方式。

广东国方医药科技有限公司曾在全国 11 个城市(含台湾地区)对 1 500 名家长及儿童进行了问卷调查,发现中医药动漫普遍受家长及儿童欢迎。有 60% 的家长表示会带小朋友看中国文化题材动画片;有 92% 的家长表示会带小朋友看这样一部中医药题材动画片;更有高达 72% 的家长会向朋友推荐这样的一部中医药题材动画片。由此看来,中医药动漫片有广泛的市场需求。

与此同时,动漫衍生产品形式多样,不仅提高了人们对中医药的认识,还可以成为新的经济增长点,促进产业结构升级。

3. 动漫＋中医药元素,形式新颖　《本草药灵》讲述的是一个与中医相关的中国风奇幻故事。在浩瀚宇宙中一个神秘美丽的国度岐黄世界,因为集万种病毒于一身的怪物万疾王妄图霸占岐黄世界而制造一场宇宙最强的病毒之灾,岐黄世界医术第一人岐神决定重启千年前的策略,召唤神奇药灵的力量驱除这场浩劫。两位天才少年药灵师银星、石月临危受命,为了拯救岐黄世界踏遍万水千山,克服重重危机,最终成功召集药灵组成史上最酷的方阵战胜病毒。该动画片将各种中药材拟人化,变成可爱的药灵形象,与各种疾病做斗争,最终取得胜利。通过这种方式,将中医药深厚的文化内涵通过这种浅显易懂的表演形式展现出来,画面优美精致,情节生动曲折,幽默搞笑,充满智慧,同时又寓教于乐,引人入胜。《本草药灵》规划总集数 1 000 集,将中医药文化分为"药、医"两大部分进行讲述,分四个阶段制作完成,目前已完成第一季 26 集的拍摄。

《本草药灵》是一部具有中国特色的中医药文化动漫片,它以动画片形式传播中医药文化,不仅形式新颖别致,而且强调"趣味性"第一,使中医药科普知识更容易被孩子们接受。从小培养孩子对中医药文化的亲近感,更容易对中医药文化进行传承。

更重要的是,动漫和中医药相结合,不仅能极大推动中国中医药文化的传播,而且能带动国产动漫业的发展,使中国动漫具有中国特色,增加其原创力和创新性,提高国产动漫的市场竞争力,两者紧密结合更容易把中医药文化和中国动漫推向世界。

四、中医动漫的现实意义

1. 符合"一带一路"伟大战略　中医动漫《本草药灵》作为中国"一带一路"的具体实践手段,向全世界展现我国传统的中药材和医疗方式(针灸、推拿、按摩、拔罐等),以动漫形式吸引全球儿童和家长对中医药文化的关注,更有利于中医药文化在世界范围的传播,提高其影响力;符合习近平主席提出的对中华文化伟大复兴的宏伟战略。

2. 平衡西方文化对中国文化的冲击 国家中医药健康旅游示范项目的开展对全国各地特色中药材进行介绍,每个地区的园区展现不同的中医药地域特色,并在每个旅游示范区(基地)融入动漫形象,更容易吸引儿童进入园区,从而平衡了像迪士尼乐园、Hello Kitty 乐园等西方文化的冲击。

3. 在孩子心中建立健康的价值观 现在各种动漫类型,题材多样,很多充满负面的消极的内容,严重影响了少年儿童的身心健康。而中医动漫的推广,不仅避免了孩子在机械、怪兽等暴力动漫影响下建立负面的价值观,而且有利于从小培养孩子对中国传统中医药文化的认同感,建立积极的正面的价值观,更好地健康成长。

五、结语

要解决目前中医药传承与发展面临的矛盾和问题,需要更多的有识之士和更多的产业、学科共同参与进来并相互融合,使具有中国特色的中医药文化发扬光大。中医药的管理部门应制定一套长远的中医药发展规划,不断完善符合中医药发展规律的政策法规,为中医药传承与发展提供宽松的政策环境和资金扶持政策;同时各中医药研究院所、协会、学校等组织加强对中医药文化的宣传教育,营造有利于中医药发展的氛围,共同搭建有利于中医药发展的平台。我们相信,只要各方面积极配合、共同努力,中医药的传承与发展才有希望。

总之,中医动漫《本草药灵》助力"一带一路",弘扬博大精深的中医药文化精神,挖掘中医药文化里面蕴涵的中医智慧,普及中医药知识,符合时代发展趋势;以创新的形式,将新兴的动漫与中医药热点文化相结合,谱写动画鸿篇;以文化创意产业,带动整个中医药产业的繁荣与发展,在全世界掀起新的一股"中医热",让全世界人民更广泛的得到中华中医药福泽的惠及,为维护人类健康做出贡献,具有积极的现实意义和深远的历史意义。

(陈丽、王凯、吴德新、符文林、孙晓生,《世界最新医学信息文摘》,2018 年第 18 卷第 16 期)

网络小说视域下中医药文化传播研究

网络小说是随着互联网、手机等新兴媒体快速发展繁荣而产生的一种新兴小说类型,它是网络文学重要的组成部分。中国网络小说的兴起最早可以追溯到 20 世纪 90 年代,伴随着互联网在中国的出现,网络小说作为一种新的小说类型,依托互联网平台开始了蓬勃发展。与传统的文学形式相比,网络小说具有创作门槛低、创作过程中互动性强、创作内容娱乐化和年轻化等特点,在社会上特别是青少年群体中广泛传播,很快成了一种流行事物。近年来,网络小说的商业化取得了巨大成功,在手机移动互联网等新媒体的进一步推动作用下,其传播渠道不断扩充,逐渐受到国内外不同年龄层次读者的认可和接受,成为一种不应该被忽视的新兴文化传播载体。

当前,中国正处于大力发展中医药事业的关键时期,国家不断致力于推动中医药文化的传承和传播。中医药文化作为中国传统文化的一个重要组成部分,是中华民族几千年积淀下来的文化瑰宝,也是国家文化软实力的一个重要支撑。自新中国成立以来,政府和民间都为中医药事业的复兴和发展做出了许多的工作,但时至今日,社会上特别是青少年对中医药文化一知半解,甚至存在敌视中医药的现象,"废除中医药"的呼声至今仍未完全消失。因此,中医药文化的传播事业在今天仍然任重而道远。在新时代,我们应当调整过去相对传统且单一的传播方式,积极地探索新的传播途径,更多地去利用新媒体和新形式来大力推动中医药文化向更广泛和更深入的领域传播,着力去占领青少年群体等过去尚未占领的阵地。对此,网络小说凭借其自身的特点和潜力,以及已经蔚为可观的发展规模,在当下有着充足理由可以成为中医药文化传播的一种新的重要载体。

一、网络小说传播中医药文化的优势

1. 网络小说传播广泛,读者数量众多　中国的网络小说与互联网相伴而生,随着互联网用户数量的飞速增加,网络小说的读者数量也在不断增长,阅读产生的流量数据逐年攀升。根据2017年第二季度的数字阅读数据统计显示,"中国数字阅读移动端月独立设备数量已经高达 2.3亿台,平均使用时长超过 16 亿小时",而这仅是网络小说在移动互联网端的表现。截止至 2018年 1 月,由网络作家耳根创作的网络小说《一念永恒》在起点中文网(阅文集团旗下网络文学阅读与创作平台,网址为 www.qidian.com,创立于 2002 年,其旗下签约有唐家三少、我吃西红柿等著名网络小说作者。)取得了近 420 万个读者收藏,同时这部作品在其他网络小说阅读平台也有着大量读者,如在 QQ 阅读(阅文集团旗下手机阅读 App,诞生于 2009 年。)中这部作品的收藏则高达 880 万个。在网络小说中,读者数量与《一念永恒》相近的单部作品还有很多。网络小说拥有如此规模庞大的读者群体,这是过去传播中医药文化的一般科普性读物所不能比拟的。如果将网络小说作为中医药文化传播的新载体,利用其数量庞大的阅读受众群体,便可以将中医药文化推送至更多更广大的人群当中,产生更加广泛的影响。

2. 网络小说更容易走进青少年群体　在以往的中医药文化传播过程中,受众群体更加趋向于中老年人,传播内容也多是中老年人更加关注的"健康"和"养生"概念,如由北京卫视在 2009年推出的电视节目《养生堂》。而在青少年人群中,中医药文化的传播其实并不广泛,许多中小学阶段的青少年都对中医药文化了解不足,甚至抱有错误的认识。针对这一现象,浙江省正在推广中医药知识进入中小学教材,这是对中医药文化向青少年群体传播的一次有益尝试。网络小说作为一种流行事物,在广大中小学生中其实更容易被接受,能够更好地深入到青少年群体之中。据北京大学邵燕君调查,"九千岁"(即"90 后"与"00 后"两代人的合称)已经成为网络小说的主要读者,"在 2017 年,网络小说读者中九千岁的比例已经达到七成左右,在网络小说作者中也占到约一半,总人数大约为 2 亿人左右"。相较于传统的传播形式,网络小说可以更加方便快捷地让中医药文化走进青少年的世界。此外,网络小说还具有创作过程中互动性强的特点,重视作者与读者之间的互动交流。这种让目标受众广泛参与其中的传播形式,其传播者与受众的关系是相对平等的,所以相对于传统的传播方式中较为枯燥的灌输与说教,通过网络小说传播中医药文化,也更加适合年龄层次比较低、心理方面并未完全成熟、比较追求"叛逆"的青少年群体。

3. 网络小说正在逐渐走向国际　近年来,随着互联网的普及和中国国际影响力的提升,中国的网络小说也逐渐开始迈出国门、走向世界。根据相关研究显示,"自 2015 年起,中国的网络小说便开始流行于北美,并且以北美为中心向全世界范围辐射"。在国外,一些专门从事中国网络小说翻译的网站相继建立,北美的 WuxiaWorld(网址为 www.wuxiaworld.com,2014 年在美国创办的中国网络小说翻译网站,读者来自全球 100 多个国家和地区,日均页面访问量达数百万次)网站就是其中的代表。WuxiaWorld 在全球拥有一大批忠实的读者,他们常以中国网络小说中高频词"道友"的英文"Daoist"自称,对中国的网络小说以及小说中蕴含的中国传统文化十分热衷。为此,起点中文网还专门建立了面向海外读者的起点中文网国际版,主动翻译中国的网络小说供海外读者阅读。此前,中医药文化在海外的传播主要依靠针灸推拿等临床医疗保健技术,以及一些影视剧作品的展示,中医孔子学院在海外的建立则为中医药文化在世界范围内传播起到了巨大推动作用。中国网络小说在海外的传播,是中国本土诞生的流行事物走向国际的一次重要尝试,也是中国对世界的一次文化输出探索。有了网络小说,中医药文化就有了更简便快捷的国际化传播载体。应当抓住中国网络小说正在走向世界这一契机,通过网络小说载体向海外传播中医药文化,丰富中医药文化的国际化传播形式,将网络小说打造成为继中医孔子学院之后,又一重要的中医药国际化根据地。

4. 网络小说热衷传播中医药文化　中国的网络小说是草根的、大众的,是扎根于中国的土壤而独立发展起来的小说类型。网络小说的本土化特征和草根本质,使其蕴含了最为朴素的爱国主义情怀,内容常带有很强的中华民族传统文化的色彩。在网络小说中,中华民族优秀传统文化经常得到作者自发地、广泛地展现,其中也包括中医药文化。如曾经改编成热门影视剧的网络小说《后宫·甄嬛传》,作者在书中屡次提及导致孕妇流产的麝香,其实就是一味孕妇禁用的中药,这个例子就是中医药文化在网络小说中的体现。在网络小说的题材分类中,具有中国传统文化色彩的小说类型占有很大一部分的比例,如武侠小说、仙侠小说、武术小说、中医小说等。即使不在这些分类中的网络小说,也常常会或多或少地涉及一些有些中医药文化的内容。如阴阳五行、望闻问切、针灸推拿等中医药文化相关的知识,在网络小说中就被广大作者普遍采用。由于网络小说十分热衷包括中医药文化在内的中华民族传统文化,所以其作为中医药文化的传播载体并不会出现"水土不服"的现象,若能加以科学指引,网络小说应当很容易成为中医药文化的优秀传播载体。

5. 网络小说的衍生品可以丰富中医药文化传播途径　网络小说是一种文学类型,其传播范围有着一定的局限性,但是网络小说改编的漫画、动画、影视剧、游戏等,都有着各自不同的传播渠道和受众。近年来随着"intellectual property"(即知识广权,简称 IP)概念的兴起,越来越多的网络小说 IP 进入市场并且取得不错的效益。在文化娱乐市场中,小说、动漫、游戏、音乐、影视等组成了一条 IP 产业链,其中小说是各种衍生品的源头。拿知名网络小说《鬼吹灯》举例,它最初是由网络作家天下霸唱连载于起点中文网的悬疑冒险小说,后来逐渐改编了游戏、漫画以及影视作品,如电影《寻龙诀》等。网络小说处于 IP 产业链的"源头"和"上游",一个优秀的"源头",可以衍生出许多新的改编作品,最终形成一条规模庞大的"江河"。如果作为"源头"的网络小说是弘扬中医药文化的,那么其下游的衍生作品则也会同样传播中医药文化。多种多样的网络小说衍生品,可以波及更加宽泛的领域,影响更多的人群,弥补网络小说原本较难涉及一些领域的缺陷。中医药文化通过网络小说传播,在某种程度上利用的不仅是网络小说本身,还有其丰富的衍生品,这样不仅扩大了中医药文化的影响力,还丰富了中医药文化的传播形式,有利于中医药文化传播开拓新的路径,进入到更加宽广的领域。

二、网络小说传播中医药文化现状分析

1. 涉及中医药文化的网络小说作品众多 当今网络小说的发展已经拥有了非常庞大的规模，而其中涉及中医药文化的作品也数不胜数。截至 2018 年 1 月，在起点中文网中以"医"作为关键字进行搜索，可以得到 5 778 本网络小说作品，而其中多数是中医元素小说。这些作品中，有的受到读者热烈欢迎，点击率和收藏数量都颇为可观，如由网络小说作家银河九天创作的中医小说《首席御医》，单在起点中文网的点击量就高达 1 200 万人次，并且已经正式出版实体书。该书作者在这部小说的简介中写道："在展现中医强大魅力的同时，曾毅也实现着自己'上医医国'的理想。"所谓"上医医国"的理念，正是源自传统的中医药文化，这些中医药文化优秀内涵在网络小说中有着丰富的体现。纵横中文网（北京幻想纵横网络技术有限公司旗下的中文原创阅读网站，网址为 book.zongheng.com，建立于 2008 年，站内签约了一批知名网络小说作家，如柳下挥、烽火戏诸侯等）的热门网络小说《天才医生》，其作者柳下挥则讲述了一个生长于中医世家的优秀青年医生的故事，该书连载时多次出现在网站的人气榜单前列，点击量高达 1 亿人次，收藏也超过了 42 万个，还进行了漫画和影视方面的改编。除了专门描述中医药的作品，网络小说中还有一大批非中医药类作品中涉及了中医药文化，如上文提及的《后宫·甄嬛传》等。

应当说，网络小说中涉及中医药文化的作品极多，相关内容也非常丰富，但是在很多情况下，限于创作者相关专业知识的缺乏，网络小说中还存在着许多对中医药文化不恰当，甚至错误的认识，相关网站也没有引起重视并加以引导，这在一定程度上反而不利于中医药文化的健康传播。

2. 有些网络小说作者缺乏中医药文化知识 目前网络上多数涉及中医药文化知识的网络小说，都不是由具有中医药相关知识背景的作者创作的，其内容大多源自作者的道听途说和主观想象，所以导致这些作品中存在着许多并不正确的情节或言论，不能真正地来展现和弘扬中医药文化。以前文提到的中医小说《天才医生》为例，在这部作品中，作者虚构了伤寒学派、寒凉学派、易水学派、攻邪学派、补土学派、滋阴学派、温补学派、温病学派八大医学流派齐聚京城争相斗技的情节，这其实就是非常不恰当的。首先，作者列举的八大学派并非同一时期并存的，如温补学派诞生于明代，本就是在金元时期补土学派的基础上发展而来的，两者有明显的传承关系，而不应该属于斗争关系。其次，作者出于情节需要，把中医中的医学流派想象成了武侠小说"华山论剑"的各大门派，却不知道中医的流派只是由于临床治疗的思路不同而产生的不同学术流派而已，其根本的出发点还是在于治病救人，相互之间很少出现比试斗技这样的事情。作者因缺乏中医药文化相关知识，塑造了中医学派斗技这样不合理的情节，或许会给读者以"中医各学派喜欢互相内斗"的错误印象，不利于树立正确的中医形象，传播正确的中医药文化。

此外，一些作者对于中医还存在着偏激的认识，并将这些极端观点体现在自己的作品中。这种观点大致分为两种：一种是认为中医药无用，只有西医才是真正的医学，中医都是有意无意的骗子等；另一种观点则认为中医是完美无缺的，西医西药会害人，呼吁大家远离西医。后者经常过分夸大中医药的作用，比如创作中医"一针治好癌症"之类的不客观情节。还有的作者宣传某些神医不需要望闻问切四诊合参，只需轻轻搭脉就可以知晓病人身体的全部情况，这些情节都不利于我国中医药事业发展。中医医生在临床上经常遇到病人不配合问诊，拒绝陈述病情只让医生切脉，这就是患者误信某些媒体对"神医"的渲染，对中医产生了误解，网络小说如果继续传播这种错误思想，将不利于中医医患关系的发展。在我国，中医和西医都为祖国人民的医疗健康服

务。坚持中西医并重,推动中医药和西医药互补,一直是我国医疗卫生事业的发展理念。作者在书中宣扬偏颇言论,无论是反对中医还是过分鼓吹中医,都是不合适的,不利于读者了解正确的中医药文化。

3. 网络小说网站对中医药相关作品缺乏管理　对于一些网络小说中涉及中医药文化的不正确或不恰当的情节,多数网络小说运营网站并没有及时发现和着力修改,大多数情况下都选择了无视,任由这些不利于弘扬正确中医药文化的作品和情节发布在网络上。这既是网站管理者对于作品管理缺失的原因,也源于多数网站管理者不了解中医药文化,网站编辑并不能及时发现作品中出现的错误。近年来,随着政府多次开展扫黄打非净网行动,绝大多数网络小说网站都进行了内容自查,不断剔除毒害青少年身心健康的色情暴力内容,许多宣扬色情暴力的网络小说被删除。但是,还有一些网站为了盲目追求利益,放任旗下作者描写一些毒害青少年身心健康的情节,于是部分作者便打着中医药文化的幌子,以"房中术"等中医卫生保健术为噱头来创作色情段落,这种作品既污染了网络环境,又导致"房中术"等中医养生保健概念的污名化,对于中医药文化传播非常不利。

4. 政府和作协组织对利用网络小说宣传中医药文化的引导尚不足　在过去的这些年里,各地政府和作协组织都越来越重视网络小说的影响力,在各地分别建立了网络作家协会,同时也在积极引导网络小说创作者弘扬中华民族传统文化、弘扬爱国主义精神,但是具体到引导网络小说去宣传中医药文化,目前还相对不足。一些针对网络作家开展的培训,如鲁院网络文学作家高级研修班等,也都还尚未涉及中医药相关的知识。由政府或作协发起的网络小说征文活动很多,如由上海市新闻出版局指导、阅文集团举办的"网络原创文学现实主义题材征文大赛",但是针对中医药文化的征文活动则比较欠缺。以上这些现实情况,都不太符合我国目前大力发展中医药事业、弘扬中医药文化的方针政策,政府和作协组织相关的宣传和引导工作,还有待进一步完善和提高。

三、网络小说传播中医药文化的对策和建议

1. 开展针对网络小说作家的中医药文化知识培训　网络小说是由网络作家创作的,通过网络小说来传播中医药文化,必须尽快开展对网络小说作家的中医药文化知识培训,使他们加深对中医药文化的理解,纠正过去的一些错误认识,在未来的创作中更好地利用网络小说传播中医药文化。这种针对中医药文化知识的培训,可以分为几个部分展开:对于顶尖网络小说作家,可以通过鲁院网络文学作家高级研修班来展开中医药文化知识培训,在研修班中利用几个课时的时间请专业人士来讲授中医药文化内涵、中医思维以及国家对于发展中医药事业的相关政策;对于中层作者,特别是针对长期创作中医药类小说的作者,各地可以举办相应的中医药文化培训班,或者开展中医药文化知识讲座;此外,还可以开展网络作家走进中医药大学的活动,让广大作者与中医药文化更加亲密地接触,来加深网络小说作家对于中医药文化的认识和理解。

2. 强化网络小说传播中医药文化网站管理　习近平总书记在 2014 年北京举行的文艺座谈会上强调:"文艺工作者不能成为市场的奴隶""坚持以人民为中心的创作导向,创作更多无愧于时代的优秀作品"。许多网络小说运营网站为了获取更多的经济效益,纵容作者利用中医药文化为幌子从事色情暴力内容的创作。针对这样的情况,各网络小说网站应该不断加强管理,积极开展内容自查行动,删除那些抹黑中医药、以中医药为噱头创作色情暴力内容的作品,指导修正网

络小说中对中医药文化的描述不够恰当之处,鼓励网站签约作者学习中医药文化知识。同时应当建立一个由网络小说作者、编辑、读者以及中医药相关从业人员或专业人士组成的中医药文化网络小说监督团体,对网络上涉及中医药文化的网络小说进行阅读、评价以及监督,采取中医药文化积分制度,对正确弘扬中医药文化的网络小说作品加分,对错误表现中医药文化知识或抹黑贬低中医药的作品减分,对于分数较高、积极弘扬中医药文化的优秀作品予以奖励,对于分数较低、抹黑中医药文化的网络小说作品予以惩罚,并着令修改删除等。

3. 积极引导网络小说弘扬中医药文化,举办中医药文化征文活动　各地政府以及作协组织应当响应党和国家大力发展中医药事业的号召,积极宣传和引导网络小说弘扬中医药文化,与网络小说运营网站合作,探索举办中医药文化征文比赛等相关活动。根据以往网络小说网站举办征文比赛的经验,一个小说类型的征文活动,往往能够诞生一大批这个类型的网络小说作品,其中往往会出现比较优秀的作品。举办中医药文化网络小说征文,一方面可以引导部分作者来从事相关的网络小说创作;另一方面也能够扩大中医药文化在网络小说领域的知名度和影响力,让越来越多的作者和读者认识到中医药文化的美丽。

4. 培养一批中医药专业出身的作家专门从事中医药类网络小说创作　利用网络小说载体弘扬中医药文化,离不开中医药专业人士的帮助。中医药专业人士不但可以对网络小说作者进行中医药文化知识的培训,可以对网络小说中的中医药文化内容进行监督,其中还有一部分可以从事专门的中医药类网络小说创作。在从事网络小说创作的作者中,不乏有中医药专业的作者,他们相较于其他作者,对中医药文化的了解更深入也更准确,可以适当吸收一批这样专业出身的网络小说作者来创作网络小说,利用自己的专业水平更好地弘扬中医药文化。在中医学学科中,有专门从事中医药文化与文献研究等的中医医史文献专业,该专业的学生对于中医药文化知识有着相当程度的了解,又相对有不错的文字创作能力,可以在召集一部分该专业的学生尝试从事专门宣传中医药文化的网络小说创作,相信能够诞生出一批专业且优秀的作品,促进我国中医药文化的传播。

(张承坤、赵雅琛、张洪雷,《中国中医药现代远程教育》,2018 年第 16 卷第 19 期)

第四章

中医国内传播

中医科普教育存在的问题与对策

一、中医科普教育存在的问题

目前,社会上对中医学的认识普遍不足,在非中医专业大学生的调查中显示,知道《黄帝内经》者不足 30％,而普通市民中比例更低。中医界也存在着对中医学的信任危机。比如,中医药院校的学生不喜欢中医,不愿意学习中医课程,一门心思攻读外语,甚至考取西医研究生;临床医师只不断地在西医学理论与临床技能上下功夫,较少研究中医理论与方药辨证,甚至在临床中全部采用西医的理论和方法,导致中医临床与学术日渐萎缩。通过调查,笔者认为,引起该现象的原因主要有以下几个方面。

1. 中医界对中医学的认识不够深刻

(1) 中医学生对中医缺乏兴趣:导致学生缺乏兴趣的原因主要有两方面:一是学生专业思想不稳固。学生虽然进入了中医药院校,由于既往教育中的中医知识不足,或对中医缺乏了解,或不得已选择中医药院校,思想深处对中医有抵触情绪,致使许多中医专业的学生最终考取了西医院校的研究生,或毕业后从事西医工作。二是由于授课教师的影响。一些教师在教学的过程中有意或无意地流露出"中医无用论"或"中医不如西医"的观点,致使学生看不到未来的光明前途,进而学无兴趣,缺乏动力,钻而不进,研而不深。

(2) 中医院办院思想失误:目前,许多中医院在建设过程中缺乏中医特色,导致无论是科室分布,还是仪器设备都与西医院如出一辙。如中医院的内科分为呼吸、消化、神经、心血管、内分泌系统疾病小组,病历书写也是冠以肺气肿、胃溃疡、冠心病和糖尿病等西医病名,并附以各种仪器诊断、化验检查;而对中医辨证所需要的四诊资料,尤其是中医的各种体征(包括望闻问切等)所录甚少;中药的治疗率亦远远达不到要求。据有关报道,某些中医院中医中药的治疗率只有20％,从而导致了中医院而无中医特色,中医无法独立、中医西医化等种种弊端。如此,既影响了中医院的业务量及经济收入,也不利于中医学的继承与发展,更不利于广大民众对中医的认识。

2. 中医学术的科普宣传不够广泛

(1) 基础教育中宣传不足:中医学是中华民族传统文化的瑰宝,是中国人民长期与疾病作斗争的经验总结。中小学义务教育以继承与发扬中华民族特色与传统文化为己任。然而,从小学到中学的教材中很少介绍与中医学有关的理论与方药的基本知识介绍。与此同时,却有计划地开设了与西医学相关的自然、常识、人体的奥妙和生理卫生等方面的课程。笔者曾对中医专业大学一年级学生进行了有关中医药知识的调查,结果显示,大多是偶尔听说过(占 63％),少数从未接触过(占 10％),且在其上大学以前曾读过中医书者仅为 23％。

(2) 对病人宣传不够:目前,中医师在进行疾病诊治时,向病人宣传中医知识不足。如面对"肝阳上亢"眩晕病人的询问,医生往往以"高血压"或"脑血管痉挛"等西医术语对其病机进行解释,极少以中医"阴阳失调、阴虚阳亢"的理论解释病机。即使在病人问及中医学的病名及病因时,也常常以中医病机难以理解为托词而含混过去,如此大大影响了中医学基本理论的宣传与普及。与之相比,西医大夫在为病人看病时,大多是耐心向病人解释病位、病因、诊断依据、治疗方案,甚至绘图(如脏腑解剖图、心电图等)表示。由于西医的大力宣传,许多病人在得病后,常常根据既往知识说出自己得的大概是"急性扁桃腺炎""慢性胃炎发作""过敏性哮喘"等西医疾病,而很少说出"乳蛾""肝气犯胃""肺失宣降"等中医术语。

(3)对民众宣传不够:知识的运用需要了解,而知识的了解需要传播。如因特网、臭氧空洞、克隆技术、导管治疗等现代科技或术语均是及时通过电视、广播、报刊、网络等媒体,或通过医院、社区、广场等公共场所而迅速传播的,而中医学的宣传则显得十分不足。

(4)科普图书宣传不足:现代科技的宣传常常是国家或部门有计划地组织有关专家撰写出版科普读物,将复杂深奥的科学理论或现代技术,通过深入浅出的描述、生动有趣的讲解呈现给广大读者。其结果,既提高了民众的科学素养,又传播了科技知识。而中医学在此方面则多限于方药的介绍、家庭护理和成方的选用等知识,对中医学的基础理论与辨证论治等重要知识的介绍明显不足。

二、中医科普教育的方法

随着社会的发展与疾病谱的变化,人们对健康保健及回归自然的需求日益提高,这为中医学的发展带来了极好的契机。为此,我们应当抓住机遇,不断改革创新,促进中医学的发展。

1. 紧抓中医特色,强化中医教育　中医学的发展需要人才,人才的培养需要基地,基地的建设需要特色,中医特色的体现则需要管理部门的大力支持与宏观调控。为此,中医药院校在办院思想及办学原则上,应坚持"以人为本"的原则,强调人才培养的重要性,加强专业思想教育,坚持中医本身的发展规律。

(1)加强教材建设,提高教学质量:学术的发展在人才,人才的培养在教育。因此,编写一套符合中医现代规范化和与临床实际相符合的教材十分重要。为此,中医药院校的课程除现行的基础与临床课程外,应加强中国传统文化的内容,如中国古代哲学、中国古代文学、中国古代思想史等,并重点加强《内经》《伤寒论》《金匮要略》《温病条辨》和《难经》等中医经典著作的学习,注重与临床应用密切结合,以提高教学质量。

(2)培养学生兴趣,提高人才素质:要想学好中医,探求其中的奥秘必须培养学习兴趣。要培养学习兴趣就应当做到:其一,教师爱岗敬业,以身作则,通过对中医学的历史、现状以及临床效果的学习与接触,逐步培养学生对中医学的爱好,增强其学好中医学的信心与决心,使之真正做到由"要我学"到"我要学"。

其二,学生要掌握良好的学习方法。学生要学会自学,及时制定学习目的与要求,并且多看书、多思考、多领悟,不断提高自学能力与发现问题和解决问题的能力,了解中医学的思维方法,掌握辨证论治的技巧,进而提高临床诊治水平。

其三,重视临床工作,体现中医特色。中医是一门实践性很强的学科,许多知识源于实践,具有很强的灵活性。早临床、多临床是提高中医院校学生学习兴趣,增强临床能力的重要措施。

(3)突出中医特色,强化中医办院思想:中医学的突出特点是"整体恒动观",中医治病机理是以中医学发病学说和病机学说为基础,中医治疗疾病是通过中药内服、外用,针灸、推拿等方法,调动机体自身的调节机制及驱病能力,以达到扶正祛邪、补偏救弊作用的。在中医院的办院思想上,要坚持中医特色,在认真继承的基础上,沿着中医学的思路与方法去发展;在兼顾西医药的同时，突出中医中药。门诊与病房的设置及对病人的诊治应体现中医学的"整体观念"和"以人为本"的理念，发挥"辨证论治"的特色，提高中药及其他中医治法的应用率，重视临床治疗与中医药发展的关系及对中医中药治病规律、作用机理的研究。

2. 加强科普宣传广泛普及中医知识

（1）加强基础教育的中医宣传：建议在中小学基础教育教材如语文、常识、自然、社会中有计划地开设与中医学有关专题介绍，如中医学的基础理论、思维方法、阴阳五行学说、藏象学说、辨证论治、整体观念、中药性味、方剂配伍、针灸治病机制等，使学生从小就对中医知识有个大致的了解，并可定期向社会或中小学生开放中医药大学实验室、文献馆等，以尽早地让中小学生了解博大精深的中医文化。

（2）耐心对就诊病人进行宣传：对病人最关心的病情进行讲解是每一位中医大夫义不容辞的责任，同样也是宣传中医知识的最佳时机。无论是在门诊还是在病房，医生在为病人看病时，都应当耐心地向病人解释病位、病因、诊断依据、治疗方案；对病人诉说的西医病名，也应当结合中医学基本理论进行解释说明，以提高中医学知识的普及率。

（3）重视对广大民众的宣传：应当效法现代科技知识的宣传方式，充分利用电视、广播、报刊、网络等现代媒体对中医学基本理论及诊治方法进行广泛的宣传，或定期通过医院、社区、广场等公共场所向民众宣传。把定期向民众宣传中医药知识作为中医药院校和中医医院的主要任务之一。医药院校中的学生可结合寒暑假及"三下乡"活动在广大农村或城乡社区向民众进行科普宣传。

（4）强化科普图书出版与发行：有计划地组织有关中医药学专家撰写出版中医药科普读物，将复杂深奥的中医学基本理论、思维方法、学术特点，以及中医学对人体、对疾病的认识，通过深入浅出的描述、生动有趣的语言，呈现给广大读者。既可以传播中医学的知识，又能提高民众的中国传统文化素养。

综上所述，中医的科普教育必须在中医界人士中引起高度重视，改革现行的教育模式与办院思想，加强中医药教育中的专业思想教育，提高中医药院校学生的学习兴趣，加大中医科普宣传的力度，加强对广大民众的中医宣传。如此，方能不断弘扬中国传统文化，使中医学走向世界，更好地为世界民众的健康服务。

（张庆祥，《中国中医药现代远程教育》，2004 年第 2 卷第 10 期）

中医文化传播与推广机制的思考

——试论"养生热"背景下的中医文化建设

近年来，"养生热"引起了社会的广泛关注，诸如养生堂、养生讲座、养生图书等得到不少大众的认可。借助中医学理论体系，作为其科学性、合法性的依据，是这些"养生"活动的共同特征。然而，中医领域专业人士却又极少参与其中，两者形成了鲜明的反差。"养生热"无疑是一种重要的文化现象，其中所体现出的一些不和谐的现象，折射出了中医药文化建设的缺失，需要引起中医药界足够的重视。

一、"养生热"中的严重问题及挑战

"养生热"之所以能够在当今社会沛然兴起,根本原因在于人民群众对身心健康追求的日益强烈,以及对绿色保健、治疗的无限向往。同时,中医学以其"天人合一""形神合一"等丰富多样的健康理念,是"养生热"借以产生、发展、壮大的不竭源泉。更为重要的是中医药长久以来在民间具有扎实的群众基础,以及广大群众对中医药的热爱与信任。

正是凭借着中医药理论和广泛的群众基础,"养生热"才得以如火如荼地发展。然而,也正是这种基础与信任,使得一些"投机者"不择手段、肆意妄为而如鱼得水。审视这些投机者,他们无不打着中医学的幌子,或自诩中医世家传人,或恣意曲解中医经典,或无限夸大部分食药的疗效。披着中医学的外衣,迷惑了群众的眼睛,忽悠了社会公众。不少老年人及一些患者,迷信这些"专家"及其所谓"不花钱"的保健治疗手段,往往耽误真正的治疗时间,最终悔之莫及。甚至有些所谓的"专家"借机敛财,造成严重不良的社会后果。

因此,"养生热"中出现诸多不和谐现象的根本原因,在于社会公众对中医药一知半解甚至误解,为养生市场的投机者提供了活动的空间和滋生的土壤。若社会上的中医药文化现象没有科学、正确的引导,群众对中医药的认知就一日不能得到提高,这些投机活动也就一日不能终止。最终,这种泥沙俱下的"养生热"必然会走向其反面,不仅威胁群众的生命财产安全,而且将会引发社会的严厉批判。更为严重的是,其后果必然导致社会公众对中医药学的质疑,动摇中医药的民间基础,引起中医药事业生存发展的困境与危机。

二、"养生热"流弊折射中医文化建设的缺失

对于"养生热"中的一些不良现象,中医界早就表达了不同的意见。然而,专业的中医人士常常不屑一顾,或者漠然视之,忽视了这种不良现象对中医生存发展带来的冲击。虽有一些专家意识到此问题,并对此现象做出了一定的驳斥,但是由于缺乏传播的有效途径,其声音有限,并不能挽回"养生热"泛滥对中医药事业所造成的不良后果。

因此,"养生热"走向其反面的背后,反映的是中医文化建设的缺失。中医文化,是指与中医药相关的社会、政治、经济、文化等各种社会活动,是中医药学在社会和文化层面的延伸。中医文化学,则应当是研究中医药文化之范畴,剖析社会上的中医药文化现象,探究其内在本质、规律及运用的学科。在目前社会高度发展,信息传播迅速的情况下,建设中医药文化学,已经迫在眉睫。

中医文化是中医药学赖以存在的社会生态基础。自西学东渐以来,中医药赖以存在的固有文化环境遭到破坏,社会文化生态整体上不利于中医药事业的生存和发展,这也是中医药学在近代以来曲折发展的重要原因之一。然而,中医药学仍然在社会公众中拥有一定的基础,只是这种仅存不多的文化资源,却是依赖于传统文化之遗存,或者社会之无意识传播(如电影、电视剧、小说等)。中医学自身缺少有意识的文化建设,缺乏向社会公众积极推介的观念,更缺少广泛的传播、推广渠道,导致了人们对中医的普遍一知半解,造成了诸如包治百病、中药无毒等误解。

因此,加强中医文化建设,培养中医文化学专业人才,创建中医文化传播机制,有计划、有目的地向社会推介、普及中医知识,以促进中医养生保健乃至中医学的健康发展,已经成为中医药学自身生存、发展的迫切需求。

三、面对"养生热"弊端中医文化建设的对策

如何启发、引导群众,发挥中医药的特色优势,使"养生热"真正为民服务,实现其健康、可持续发展,同时培育中医药生存发展的文化生态环境,进一步巩固中医药的民间基础,单靠中医专业人士的几声呼吁是远远不够的。要改变这种现状,必须加强中医药文化建设,具体而言,应当包括相关学科建设、人才队伍建设,以及推介途径的建设。

1. 加强学术研究与创新,占领学术制高点 科学、规范的学术研究是引导社会文化的关键。只有开展相关的学术研究,才能占领相关领域的制高点。在以往的中医药诸多学科中,中医文化学研究极为匮乏,制约了中医药的社会推广和现代化、产业化、国际化。中医院校可以依托人才、学术优势,开展中医文化学学术研究,从而占领学术制高点,方能建立中医文化学学科,培养相关人才,以引导中医文化在社会的传播,为中医学健康、可持续发展创造良好的文化生态。

2. 加强中医文化学学科建设 中医文化建设离不开学科建设,创新中医文化学,建立中医文化学学科,是中医文化建设的关键。中医文化学的学科建设应当包括专业设置、人才队伍建设、教材建设等几个方面。

(1) 专业设置:中医院校应根据情况,开设中医文化专业(方向),通过系统的专业培养后,学生可以胜任媒体健康编辑、养生指导、中医机构公关、中医药文化传播等工作,成为中医文化推介的人才载体,为中医文化的建设做出贡献。

(2) 教材建设:教材建设是中医文化学学科建设的核心。中医文化学教材应当明确中医文化学的范畴、研究内容、目的,剖析中医文化热点问题,研究中医文化的推广与发展的方式,探讨中医文化产业化的模式和途径。

(3) 师资队伍建设:中医文化学的师资队伍,关系到学科建设的成败。中医文化学本身是一门多学科交叉、社会实用性强的学科,因此,需要中医学、传统文化相关学科、社会学、经济学、心理学、管理学等相关领域的专家共同努力,在学术研究、教学活动、社会实践中融合、凝练出一支合格的师资队伍。

3. 创立文化传播公司,实现市场规范化、可持续发展 目前我国尚无专业的中医药文化传播公司,因而中医文化缺乏专业的推广机构,严重影响了人们对中医文化的了解,也削弱了中医在国际上的影响力。应尝试建立新的中医药文化传播公司,必然会推动社会对中医的认知和了解,推动包括养生在内的相关产业以及中医药学本身健康可持续发展。

(谢世平、程传浩,《中医药管理杂志》,2011 年第 19 卷第 3 期)

从盲目养生热谈中医药文化传播的迫切性

近年来,随着社会经济的飞速发展,人们生活质量得到大幅度提高,对提高生命质量和涵养的追求,让越来越多的人开始关注养生,并形成了一浪高过一浪的养生热潮。简单回顾一下,养生热大体出现在 2003 年"非典"之后,中医药在抗击"非典"过程中的显著疗效,让国人对中医药学信心大增,由此养生保健类图书开始热销;到 2006 年,养生图书已经成为图书市场一个高速增

长的畅销版块,《无毒一身轻》《求医不如求己》《人体使用手册》《不生病的智慧》以及《刘太医谈养生》等,他们或依靠祖传家学,或对传统经典养生理论、方法进行自我解读,虽然存在诸多质疑,但依然占据了养生行业的主流市场;2009 年,电视访谈节目这种受众面更宽的宣传模式,更将养生行业炒得如火如荼,张悟本从倍受推崇到悟本堂的拆除,则在短时间内将中医养生推至风口浪尖,吸引了社会各界的目光。机遇和挑战并存,养生热让国人重新审视中医,此时,正确有效地传播中医药理论、方法和文化就显得尤为重要。因为只有传播出正确的中医信息,才能真正地呵护国人养生热情和对中医养生的信心,这也是营造良好中医药大环境的重要方面。

一、盲目养生热的根源

回溯我国当代历史上曾经出现过的养生热现象,盲目性似乎是其共同的特点,人们对健康的渴望及其医学知识的匮乏,使养生与"害生"牵手。从某种角度来说,"张悟本"现象更像一面镜子,照出了国人对健康的焦虑心态和对专家的盲目崇拜,也折射出养生市场的深层问题。盲目养生热的出现原因是错综复杂的,大体来说,可以概括为以下三个方面。

第一,医疗资源紧缺。首先,尽管经过多年的医疗改革,偏远地区缺医少药的现象有所缓解,但在大部分城市和地区,依然存在医疗资源的缺乏的情况,看病难、看病贵的问题仍然存在;其次,普遍存在的医患关系紧张和医疗纠纷等现象,导致患者对医疗机构的信任度降低;再次,中医治未病的理论在国家相关部门的大力推动下,走进百姓视野,得到了高度认可,国人普遍认为"看病不如防病""求医不如求己"。在这种情况下,人们对健康生活的向往促使他们更多地将自身的健康问题转向其他渠道,比如走进遍地开花的养生会所,购买、自学养生图书等。这即是盲目养生热出现的社会背景,也从一个侧面反映病有所医的目标还有很长的路要走。

第二,市场监管不严。在养生图书和健康类电视节目方面,不难发现各种利益群体的幕后操作。某书业市场研究专家表示,"养生大师"的大红大紫与出版社、媒体、经纪人的极力推销分不开。据报道,有很多电视节目除了制作团队,还有一个商业运作的团队,嘉宾由电视走红后,通过其社会影响力再去发行图书,以获取更大的利润。有人就说自从媒体对张悟本学历造假、理论伪科学的批评纷纷见诸报端,张悟本更"火"了,炒作和曝光率成为获取利益的一种途径。

中华新闻网 2011 年 6 月 7 日报道:"两会期间全国政协委员李惠森提出:要深入、广泛开展中华传统养生文化的科普宣传,政府、行业、媒体要'三管齐下'规范养生保健的宣传与服务行为。"可见,虽然养生已成为社会热门话题,但通过正规渠道发出的养生信息却是非常有限的,目前国家还没有设立关于健康养生类图书出版和电视访谈节目的监管办法,各出版单位或电视台对作者身份、有无医学背景也没有做调查了解,缺乏相关领域医学专家帮助审定把关。对此,相关部门应尽快制定政策,加大对养生保健类节目、养生出版物的审查力度,将正确的养生信息传播给百姓,为提升国人的养生文化素质提供良好环境,不要打击了国人的养生热情。从养生行业的定位的角度来说,也应该把眼光放长远,主动承担起普及大众养生文化的公立服务责任,抵制欺骗行为,积极促进养生行业的健康发展。

第三,养生知识匮乏。现代人的养生需求日渐增强,但在当今热衷养生的国人中,真正懂得养生的人并不多,"张悟本事件"更体现出百姓对养生保健知识的如饥似渴。可见,国人自身中医理论、养生意识的匮乏,导致其在各种养生信息面前缺乏主见而集体盲从。的确,"绿豆汤、生茄子"可以对一些人起到作用,但怎么可能都适用呢? 这么简单的招数竟然引得无数人上当受骗。其实在中医发展史上，探讨食疗养生的著作很多，无不讲究辨证施治、因人施养，不同的人方法不同，不同的季节调理方法也不一样。元代太医忽思慧的《饮膳正要》可以说是食疗的重要代表作，除了收载大量的食养物品外，还对食养的机理和宜忌做了系统的阐述，说明中医养生不可一刀切！有了这方面的知识，"绿豆水治百病""生茄子吸油"等"所谓理论"就会不攻自破。

还有一个认知的误区就是一说到中医养生，大部分人都会想到"补"，但中医之"补"也是因人而异的。《儒门事亲·补论》载："所谓补剂者，补其不足也，俚人皆知山药丸鹿茸丸之补剂也，然此乃衰老下脱之人方宜用之，今往往于少年之人用之，其舛甚矣。"直接指出补药如果用于不该补的人身上，会损害人体健康。举个例子，"固元膏"的主要功效是补血养元、延缓衰老，适用范围很宽泛，可以用于妇科疾病、老年肾虚、血虚以及亚健康等。不过，依然有诸多禁忌范围，比如脾胃不好的人、子宫寒的妇女以及脾胃虚弱的小孩都不适合服用。但在实际生活中，常常有些人由于不懂固元膏的用药禁忌，一听说固元膏对身体有好处就趋之若鹜，结果有些人出现不消化，胃肠滞腻等现象。这让我想到，目前中医的传播除了对"治未病""天人相应""阴阳五行"的解读，还要将中医之"中"的涵义传播出去，让百姓了解到其所包含的过犹不及的含义，阴阳偏胜偏衰，功能的太过不及，都可以导致健康的失衡。

二、中医药文化传播的迫切性

"前事不忘，后事之师"，为了防止盲目养生热的再次出现，我们中医界要承担起责任，最快捷有效的途径，就是通过正规的渠道将中医药知识系统地传播给大众。那么，究竟该怎样有效地传播中医药文化呢？其实不论是那些有争议的养生畅销书还是"张悟本事件"，都可以给我们启示。

第一，从百姓需要的角度出发是关键。实际生活中，百姓更希望了解具体的养生知识与方法，比如说，如何做到天人合一？如何作息才是顺应自然？如何调节亚健康状态？什么季节应该注意什么问题？什么样的体质用什么样的方法？通过这些针对性的解读，吸引百姓的眼球。当他们对中医养生知识与方法不断积累的过程中，他们也会逐渐接受中医整体思维、体质学说、三因制宜、天人合一等思想。对此，虽然中医界早有大批的专家在默默从事中医科普以及传播中医文化，但效果尚不理想，究其原因，主要是专家们对养生概念的解读太过专业，内容枯燥，形式单调。

第二，多角度、多层面、多形式地拓展思路，将专业性的知识通俗化、大众化。这样中医药养生专家才能真正走入百姓生活，发挥指导作用，增强国人对中医文化的理解和认同，更好地帮助大众在鱼龙混杂的养生市场正确的辨识和取舍。

目前，国家相关部门不断加大对中医传播和推广的扶持力度，例如将中医纳入国家医保体系，并在中小学教材中加入相关中医药学的知识，使中医药文化的传播和普及更广泛、更高效，相信不久之后，人们盲目养生、一窝蜂的现象，会在对中医理论的不断了解的过程中得到改变。中医养生该如何更好地传承中医文化？在传播养生过程中如何为其正本清源？如何整合资源、规范养生行业？如何才能真正用正确的中医养生理念指导人们的生活？依然是摆在全国中医养生界的一个重要课题，值得中医学者长期关注。

（李海英、段逸山，《中医药文化》，2011 年第 3 期）

中医药文化传播机制探索

——上海中医药大学"科学商店"的启迪

中医药是中国人所创造的健康智慧,这一大智慧在两千年历史长河中始终影响着中国人的生存信仰和生活方式。所谓中医药文化即指中国人对生命、健康和疾病所特有的智慧和实践的概括,包括认知思维模式、服务理念、对生与死的价值观、生活方式、诊疗方式、养生方式、药物、处方和运行体制等。概括地说,中医药文化具有天人合一、道法自然、医乃仁术的中国传统文化核心理念。在社会各界广泛认识到"发展中医药也要从文化入手"的今天,传播中医药文化可以引导人们更好地理解中医、选择中医;传播中医药文化也是向世界展示中国传统文化魅力的有效手段。

随着社会的进步和人民生活水平的提高,人们对于中医药知识的需求也随之提升。近几年,中医药文化传播盛况空前,如"中医中药中国行"等中医药文化知识的全国性普及活动等。但是,现今中医药文化传播仍存在着诸多不足之处,如何增加中医药文化传播的有效性,如何形成中医药文化传播的长效性机制等是值得思考的问题。

一、中医药文化传播的现实境况

1. **质量良莠不齐**　中医药作为一种文化形态,已有千年传承的历史,具有广泛的社会群众基础,并呈现出内容的多样性与复杂性。近年来,随着国家对中医药投入的不断加大,中医药文化传播渠道也不断增多,视听传媒、报纸网络、咨询活动等不一而足。其中也出现了许多借文化传播之名,行谋取私利之实的不良现象。自称养生专家张悟本所著之书《把吃出来的病吃回去》所宣扬的"绿豆治百病大法"引发市场中绿豆涨价;位于北京昌平的"北京同仁堂南城天汇旅游药店"假借推广中医文化之名,采用欺骗手段,将来源不明的中药高价卖给外国游客。这一方面,可以看出以中医药文化名义进行传播的巨大市场号召力,另一方面也反映打着中医药文化旗号的传播,严重地损害了中医声誉,使得大众对于中医药文化产生了疑惑与迷惘。

2. **形式单一,内容过于专业**　当下中医文化的传播大多仍停留在授课式的说教,内容过于专业,缺乏与现代社会的紧密联系。很多人一想到中医药文化,就想到了名老中医传记、中医药科普知识宣传手册、中医养生知识等。中医药文化传播形式存在形式单一、与社会发展不同步的现象。现代社会,生活、工作、饮食等的诸多变化对于中医药产生了新的需求,但文化传播者对于这些需求却缺乏相应的应对措施。即使是如"中医中药中国行""膏方节"这样的大型中医药文化传播活动,也缺乏满意度调查、大众需求调研这类的反馈机制,中医药文化传播的内容和方式无法得到进一步提升。

3. **缺乏长效机制**　当下中医药文化正受到亚洲近邻"汉方医学"文化和西方文化的冲击,如若没有中医药文化传播的长效机制,我们很难抢占中医药人才、中医药医疗市场的阵地。中国当代青年人接受的传统文化教育远远不及西方科学教育,如此一来,未来的中医医疗市场的潜在"客户群"将受到重大的缺失。2010 年,国家中医药管理局联合中宣部、卫生部等 23 个部委共同主办"中医中药中国行·文化科普宣传周",并提出尝试建立中医药科普长效机制。如何探索建立中医药文化传播长效机制,是需要每一个中医人思考和践行的课题。

二、"科学商店"——一种新型的中医药文化传播载体

"科学商店"的概念是 2006 年从国外引进的。所谓"科学商店",是指学生在教师的指导下,用自己的智慧帮助非营利客户解决各种科学问题,其服务内容涵盖自然科学、社会和人文科学以及工程技术科学。其研究人员主要为大学教师(作为指导者)、学生(主体为本科生,包括研究生)和有能力有兴趣的提出问题者。上海中医药大学科学商店经过几年探索,以"中医让身体更健康,科学让生活更美好"为宗旨,在社区形成常态化、长效性的中医药文化传播的实践载体。

1. 基于专业教师与学生互动,保证中医药文化传播质量　基于专业教师与学生互动的中医药文化传播实践是保证中医药文化传播质量的基础。与以往的中医药文化传播形式不同,科学商店的文化传播者是学习中医药知识的学生和专业教师。专业青年教师以普通志愿者的身份参与科学商店活动,为社区开设中医药科普讲座,对学生志愿者进行日常管理;同时,还指导学生进行科学研究,指导学生在社区进行科研成果转化。上海中医药大学有 23 名专业教师作为科学商店的普通志愿者和科学商店"科普讲师团"讲师参与科学商店的日常活动。在 23 名专业教师中有 10 名副教授以上的教师,这些教师"志愿者"在社区中进行常规科学商店活动的时候,常常得到社区居民的"追捧",居民在学习"坐式八段锦""足底按摩穴位"等的时候,认同和接受中医药文化带去的顺应自然、天人合一的基本观念。

教师志愿者与学生志愿者在共同参与中医药文化传播的过程中,科学商店成为学校对学生和教师进行双育人的平台。在专业教师与学生进行互动的过程中,学生在实践中培养和巩固中医药专业知识,将传统的中医"师承式"教学带到课堂外和实践中,师生在互动中提升自身对中医药文化的认识和热爱,在服务中体验中医药的价值。

2. 基于传统方式与新媒体互动,创新中医药文化传播途径　上海中医药大学科学商店除了在社区的服务门店开展志愿服务,还利用网络进行中医药文化知识和文化的传播。例如科学商店与上海市浦东新区科协和浦东科普网合作创建的"岐黄养生堂",通过实用知识、趣味故事、多媒体运用、互动交流等方式,更好地贴近需求、服务公众。"岐黄养生堂"介绍的食疗知识、太极功法视频等受到市民的好评,网站点击率达到近 10 万次。科学商店还与浦东新区张江镇社区"乐吧网"建立互动版块,与居民互动,普及健康养生知识;在新浪网开设了博客"医道岐黄"与网民互动。这些网站与博客的建设,充分实现了资源的互补,拓展了中医药文化传播的平台。

3. 基于区校互动,建立中医药文化传播长效机制　上海中医药大学科学商店的主体服务对象是社区居民。与以往传统的中医药文化传播方式相比,社区定点设立的科学商店使得社区居民在需要科学服务和中医药知识的时候,可以去家门口的科学商店获取免费或者低价的中医药知识和中医药服务。这种需求的满足如同到便利店去买一份便当一样简便。科学商店使中医药服务变成一种长期的、可主动获取的服务,社区居民在潜移默化中得到中医药知识,提高了对中医药文化的认同。科学商店的建立,从体制上达到了中医药文化传播的常态化、常规化和可持续性。

目前,上海中医药大学有 500 余人的中医药文化传播队伍,在上海浦东的张江、潍坊、金桥、陆家嘴和浦西的大宁等十个社区为近 5 万名社区居民进行常规化的科学商店服务。上海中医药

大学科学商店实现了中医药文化和科普信息的有效传播。

三、中医药文化传播机制的思考与探索

科学商店的运营模式实现了传统"项目制"体制转型,通过科学商店这一载体,使中医药文化传播呈现常态化,并具有长效性。

科学商店是依托高校进行科普宣传、在社区开展来源于生活的科学研究的志愿者服务。高校可以应用本校在科研中的成果和先进的实验仪器去帮助居民解决身边的现实问题。在这样的过程中,受益的不仅仅是社区居民,高校在某种意义上也是受益方。科学商店在帮助居民解决现实的生活问题的同时,也帮助高校实现了科技成果的转化,经过实践检验的科技成果在现实当中会更具竞争力。

科学商店与传统的知识传授机构的不同之处就在于他们通过共享的方式将理论与实践相结合。他们在社区中进行科普宣传的同时,也大力鼓励课题研究的开展。这些研究课题有一个共同的特点,就是"源于居民,服务社区",所有的项目都要求来源于社区居民的实际需求。学生志愿者在为居民提供切实帮助的同时,也增强了观察和调研的能力。有研究人员表示,志愿者参与科学商店,增长了社区工作的经验。分享了科学的激情。一些志愿者认为,在科学商店工作的日子不仅为他们增加了工作机会,而且也为他们梳理了未来事业的发展方向。

传播关注的是互动产生的结果。在科学商店进行中医药文化传播的同时,传播者之间、传播者与被传播者之间以及传播内容之间形成了有效互动,产生了良好的结果。这种"参与式服务"为学生提供了实践的平台,让他们发现更贴近生活的研究课题,拓宽了研究的思路,加深了对中医药文化和专业的认同感。

几年来,上海中医药大学利用"科学商店"作为服务青年成长成才的新载体,通过对中医药文化传播机制的常态化、长效化建设,贯穿大学人才培养、科学研究、社会服务和文化传承创新的功能,实现中医药文化传播的实践和机制探索。

(成琳、陶思亮、习静、吴平,《中医药文化》,2011 年第 3 期)

中医文化通识教育与大众传播的
探索与思考

所谓通识教育(general education,又译为普通教育、一般教育),源于亚里士多德提出的自由教育思想。当前,通识教育作为高等教育的重要内容,对培养学生人文素养与综合能力起到了重要作用。尤其是综合性院校,由于其学科之间交流较为充分,通识教育的作用更能得到充分的发挥。一般而言,通识教育的课程也广泛受到大学生的欢迎。通识教育内容非常丰富,涵括文史、哲学、艺术、社会、心理、经济、法律等学科,以人文课程为主,如诗词鉴赏、书法国画等。中医是中国传统文化的典型代表,兼具自然科学与社会科学的双重属性,其文化内涵非常丰富,中医学的理论基础、人物典籍、诊疗思想、生命观念、疾病观念以及健康养生的理念,无不渗透着深厚的人文特征。在大学通识教育体系中纳入中医传统文化的内容,不仅可以提高大学生的健康意识、学

习科学的健康理念与相关健康知识,以增强体质,提高学习效率,还可以领略传统中医文化的魅力,培养对中国传统文化的兴趣,提升人文素养。

一、现状与探索

当前,对中医文化的通识教育的相关教学与研究很少,部分中医药院校开设有中医文化相关的选修课,但处于相对边缘的地位,而且中医药院校开展中医文化通识教育的对象相对狭窄。在非医学高等院校中,中医文化的讲座虽然时有开展,但作为系统的人文选修课的高校,只有东南大学与中国药科大学等寥寥几所。笔者近年来院校、网络、大众传媒、社区讲座等平台与方式,对中医文化的大众传播做了一些探索。

1. 平台选择 南京人文底蕴丰厚,对中医文化的接受度与认可度都较高。笔者先后应邀在东南大学和中国药科大学主讲"传统文化与中医",在南京外国语学校主讲"走近中医"。课堂教学之外,笔者通过互联网平台及时传播中医文化,先后开通网易博客、新浪微博、微信公众账号等,将教学内容及时从课堂转向网络,引发同学们及中医爱好者的关注与参与。网络的开放性与互动性更加适合与青年学子、青年中医爱好者交流,大家的参与热情很高。

除了课堂、网络,笔者尚通过大众传媒传播优秀的中医文化,先后应邀担任江苏电视台、南京电视台、青岛电视台等多家电视栏目的嘉宾或评论员宣传中医,接受《金陵晚报》《东方早报》等多家媒体的专题访谈,谈中医的现状、传承与发展,并在《现代家庭》《生命时报》《上海中医药报》等报刊开设专栏撰写中医评论或科普文章,普及中医文化。

2. 对象选择 主要面向非中医院校的大学生,兼及部分中学生、社会人士。大学生是思想最为活跃的群体,易于接受新鲜事物,兴趣广泛,而且大学生群体中热爱中医,热爱传统文化的群体很大,是中医文化通识教育的主要对象。中学生处于世界观、自然观养成时期,此时接受中医文化的熏陶,对其养成平和心态以及尊重自然、热爱传统的价值观很有帮助。再者,中学毕业面临着职业规划的起点,此举也有利于吸引优秀中医后备人才。社会人士也是中医药的传播者与实践者,主动接受优秀的中医传统文化的影响,也是中医教育者的欣慰之事。

3. 内容特点 通识教育不同于专业教育,不合适用中医院校的教学内容系统讲授,虽然是讲中医,应该侧重文化通识的内容,如此可以与受众的知识背景接轨,尤其对知识结构与生活经验较为单薄的大中学生,更应该从普适文化与生活常识入手。

其一,注重中医领域内有文化共性的内容如阴阳、五行、天道、藏象、表里等传授。天道与阴阳五行内容是中国传统文化的共性内容,除了涉及中医,在传统文化与技术领域几科无所不涉,如音乐、建筑、军事、化学、水利、美术、政治等,以传统文化为立场切入中医,较容易为不同专业背景的人群接受。其二,侧重中医经典与人物如《内经》《伤寒论》《本草经》、扁鹊、张仲景、华佗等的介绍。中医文化的传承载体即是经典医籍与人物,也是中医的魅力所在,这一部分也是人们普遍感兴趣的内容。其三,注重生活常识如饮食、睡眠、起居等介绍。相当一部分听众是想通过学习中医了解一些生活起居的注意事项,结合中医对生活起居的宜忌做出解释可令听众更愿意接纳。其四,重视实用技术如推拿、刮痧、导引、验方等讲解。可以通过一定的培训掌握一些简单的应用,很具实用性,笔者在授课中发现此类内容非常受欢迎。其五,结合大学生年龄与生理特点设计内容如考前紧张综合征、青春期心理调适、睡眠健康、月经病的防治等。这是与青年学生的健康相关的内容,做一些健康指导,对同学们有直接帮助。

二、问题与思考

1. 传播的内容　内容决定了传播的效应与结果。中医学作为中医文化传播的内容核心,其传播方向有两个,一个向医学纵深,一个向文化延展。两者所需要知识背景差异很大,所以从事中医文化传播的学者之间本身就会有异见与矛盾。医学背景的学者侧重于知识与技术,这一部分内容的专业程度较高,更多体现为医学内容本身。尤其是同时从事临床工作的学者,更倾向从医学角度去讲述相关内容。人文背景的学者则侧重于文化,甚至于延伸到更为广阔的传统文化背景,如传统音乐、绘画、书法、宗教等。当然,对与中医学同根同源的传统文化内容的理解有助于对中医学的认识,但在中医文化传播与通识教育的实践中,如何在两者之间找到最大的共通领域,是笔者遇到的问题之一。一方面应不断地探索新的教学视角,在更为广阔的视野下传播中医文化,这需要多学科专业人士的共同努力;另一方面,对传播受众需要进一步细分,对专业程度差异较大的受众群体分别授课,设计教学内容。

2. 相关的研究　与中医文化通识教育与大众传播相关的研究尚待开展。目前,相关研究还很薄弱,关注与致力于该领域的学者较少,致使在这一领域的实践探索缺乏充分的借鉴。不过,可喜的是,目前该领域的教学研究与技术创新也在起步中,中医文化学作为新兴的学科正在部分高校建设,其中中医文化传播作为重要的研究方向也成为学科建设的任务之一。另外,由笔者作为主要设计与参与者的课程《传统文化与中医》已入选教育部首批精品视频公开课建设计划,亦是一个良好的开端。

3. 传播的立场　在中医文化的通识教育与传播过程中,对专业人员而言还存在两个需要注意的倾向,即中医世俗化与中医神秘化,尤其是在大众传播领域更需谨慎。一方面,中医文化需要深厚的人文背景作依托,客观平实地去表达与传播,涉及的医疗技术专业程度很高,更需要专业人员按照相关技术规范去操作,不可一味地迎合大众而流于世俗;另一方面,部分中医专业人员过分地强调中医理论的博大精深,如对阴阳、五行、气化等哲学概念强调过多,从而解读中医理论蹈于虚玄,更不利于中医文化的传承与传播。

(张树剑,《中医药文化》,2014 年第 1 期)

对中医药文化传播和普及中
若干关系的探讨

2010 年 6 月 20 日,习近平主席在墨尔本理工大学中医孔子学院授牌仪式上说:"中医药学凝聚着深邃的哲学智慧和中华民族几千年的健康养生理念及其实践经验,是中国古代科学的瑰宝,也是打开中华文明宝库的钥匙。"他的这段话,起码包含着以下几层含义:中医学具有悠久的历史,对人类文明做出过重大贡献;中医学是中华民族的创造,具有深邃的哲学智慧;中医学包括疾病治疗和疾病预防两大体系,是完备的学科;中医学具有文化、科学双重性质,是文化传播的重要手段。依据以上理解,本文对当前中医文化传播普及的意义、作用和遇到的一些问题及其相互间的关系做点探讨,供大家参考。

一、中医药文化传播普及的意义与作用

文化，是以文化人、以文化物（自然、社会），教化天下之学问，它揭示的是人的本性、自然的本性，以及人与自然关系的内涵，体现的是一个民族勤劳智慧、传承创造的意识形态和悠久厚重、丰富多彩的社会文明。中医文化，除具有文化的一般属性之外，还具有中医学的特殊属性。中医药文化建设，是关系中医生存、发展的关键性工作，是一项长期的、艰巨的、细致的任务。既不能将学术与文化对立起来、隔离开来，也不能宣传唯文化论，用文化淹没学术、替代学术，要解决好二者间的关系问题，达到以文化建设带动学术进步、以学术发展促进文化繁荣的目的。

文化的基本要素之一是生活实践，人类生活的方式、内容、习惯以及风俗，一旦形成，就成为人们（部落、部族、民族）生产、生活、相处的基础和条件，因而必然会一代一代地传下去，任何外部力量都对之无可奈何。虽然在传承的过程中也必然有所丰富、变异、发展、衰落，但只要文化符合人们生产、生活、相处的需要，特别是如果形成了人们的信仰和哲学，而这种信仰和哲学又已经浸透在其他种种文化形式之中，就不会被颠覆。"优秀传统文化不是摆设，不是只供学者研究的对象，而是养成民族灵魂的最好营养。如果一种文化产品，只存在于博物馆中，一种文艺形式，只存在于舞台上，那么我们就可以说，它们已经死亡了。同样的道理，如果传统文化只存在于学者的书斋里或研讨会上，那么我们也可以说，它已经死亡了。中华传统文化的'纯学术化'是件极为可怕的事情。避免之道，就学者而言，能够并应该做的，就是应该有越来越多的人走进中小学校，走进城市社区，走进村村寨寨，做些传统文化'扫盲'的工作，唤醒实际还存在于人们心中的文化基因；同时，有越来越多的学者为工人、农民、学生写些通俗的读物，并和文化创意工作者合作，把看似深奥的道理用人们喜闻乐见的形式，用人人能懂的话语展现出来。话又说回来，普及、通俗化的工作并不好做，只有深入，才能浅出；唯有浅出，才能继续深入。"

2013 年 8 月 31 日，习近平总书记在沈阳会见参加全国群众体育先进单位和先进个人表彰会、全国体育系统先进集体和先进工作者表彰会代表的讲话中指出："人民身体健康是全面建成小康社会的重要内涵，是每一个人成长和实现幸福生活的重要基础。"

中医药的发展，当然不能脱离这一主题，把健康的文化传播给民众是我们的基本追求。其中，中医药知识，特别是养生防病知识的普及，是一个重要的方面。养生防病，是获得健康的积极手段，是中医的强项，曾经为中华民族的繁衍昌盛做出了重要的贡献。在几千年的实践和经验中，中医创造出了许多具有东方民族特色、适合东方民族生活习惯而行之有效的养生防病理念和方法，深植于人民群众之中，并经过不断丰富、完善、修正，世代传播，指导着民众的生活，促进了社会的发展和进步。

随着社会发展、科技进步带来的人们健康意识的日益增强和对养生保健知识需求的不断增加，围绕以养生防病为中心的各种知识愈来愈受到人们的关注。越来越多的中医药学者走到养生防病知识传播的前台，通过他们的手（作品）、他们的口（讲座）、他们的示范作用，把群众听得懂、用得上的科学知识送到他们中间，为国民健康素质的增强和提高、为中医药文化与科学知识的传播普及，起到了重要的催化、指导作用，受到人民群众的欢迎，这是当前中医药文化传播和普及的主旋律。

当前文化建设中也存在着一些错觉和盲点：一曰把文化当"泡"（沙化、氧化），二曰把文化当"盘"（固化、神化），三曰把文化当"筐"（泛化、滥化）等。显然，这些认识都是片面的。按照这样的思路去抓文化建设，最终导致的必将是文化的扭曲化和不着边际化。

从中医药影响力在国内外不断扩大、人民群众对养生防病知识不断提出高要求的前提来看，中医药文化传播和普及中还有许多与之不相适应的问题。如认识上，一些人对普及工作的重视还不够，甚至看得过于简单，认为从事普及工作是"小儿科"；人员上，这支队伍的人数还显得严重不足，临床专家，特别是大牌专家参与得较少；形式上，传播的手段还比较单纯，一些内容缺乏新颖性，更缺少对中医药文化和知识普及的深度等。

要建设文化强国、文化富国，就必须既要拥有高度的文化自信、自觉，满腔热情、用心用意地热爱和保护自己的优秀文化；又要保持坚定的文化自强、自立，开拓进取、积极努力地追求和进行文化的创造和重建；还要树立足够的文化自谦、自律，开放胸怀、谦诚虚心地汲取和接纳可为我所用的进步文化。需要及时总结经验、教训，在肯定成绩的同时，进一步激发广大中医药工作者的积极性和创造力，使中医药传播和普及工作向着进一步反映中医、传播中医、贴近群众、贴近生活的更高目标发展。

二、中医药文化传播普及中的若干关系

当前中医药文化传播和普及中存在的问题，涉及包括理念、内容、形式、表述手段、方法、效果等多个方面，如何处理好以下几方面的关系，具有较普遍的共性，值得引起注意。

1. 政治与学术　中医药文化传播是政治还是学术？答案是两者兼有之。作为导向，他要传播和普及先进的文化和科学知识，主题是事关国计民生的。因此，既不可能是纯政治的，也不可能是纯学术的。文化普及的产品（报刊、图书、讲座等）虽然有时政性和非时政性之分，但谁都必须围绕这个基本主题，并为之高呼呐喊，用合力完成共同的美好追求。任何偏离轨道、脱离国情、远离民众的宣传，都是不负责任的，也是不允许的。我们的民族是东方民族，东方民族有自己的生活习惯和方式，文化传播和普及的着眼点不能离开这个要素；我们的国家是发展中国家，发展中国家有自己的路子和特色，文化传播和普及的立足点不能脱离这个前提。健康的指数，与国家富强程度血肉相连，是不可能一蹴而就的。社会的发展和进步，既需要人力，又需要财力，还需要过程，每个人都要把自己作为其中的一员，放进社会的大圈子中去考量；而不是用观察员的态度站在圈外指手画脚。发现问题、看到落后是好事，重要的是如何找到合适的路径和方法，而不能用发牢骚、无端指责，甚或极端的态度去解决。作为与国计民生休戚相关的中医，其文化传播和普及必须始终要坚持鲜明的立场、清晰的导向，利用好自己把握的平台去引导光明、引导未来、引导希望，传播正能量，播种凝聚力。

2. 文化与科学　中医学是文化还是科学，在学术界有过不同的看法和声音。中央的声音很明确："中医药（民族医药）是我国各族人民在几千年生产生活实践和与疾病做斗争中逐步形成并不断丰富发展的医学科学，为中华民族繁衍昌盛做出了重要贡献，对世界文明进步产生了积极影响。""中医药作为中华民族的瑰宝，蕴含着丰富的哲学思想和人文精神，是我国文化软实力的重要体现。"（《国务院关于扶持和促进中医药事业发展的若干意见》）如何理解这一问题呢？我们可以从古老的《易传》中找到答案。《易传》称："形而上者为道，形而下者为器。"中医学的思维方式是"形而中"，它上可通道，下可达器，基本是属于混沌的中间状态。从这点出发去认识它具有的文化和科学的双重属性界定，比较有说服力。科学反映的是一定时期内人类对一些问题客观认知的程度和评判标准，其最主要的作用是解释现象；文化是人类生存过程中形成的意识形态和处世规范，其最主要的作用是阐释意义、提供价值判断。两者并不对立，而是各有各的分工。正如

医学、医生可以解释人的身体组织，不能解决人为什么活和如何能活得有意义的问题一样，人类需要科学之外的东西来解决这些问题，那就是文化。中医学理论体系的建立基于人类求生存的需要，来源于长期生活实践的积累、升华和考验。天人相应观、整体认知观、辨证论治观构成它学科的精髓和具有中国特色文化底蕴、哲学元素的科学观，符合人类生命科学不断进化和进步的规律，具有"以不变应万变"的规律性和指向感。是否可以说，中医是东方文化背景下的复杂性科学，是人类文化多样性与科学多元化并行的典范。

3. 创新与普及　学术创新与学术普及，是同一个问题的两个侧面，只是以不同的表现方法面对不同的对象罢了。没有学术创新，普及就失去了对象；没有学术普及，学术就无法得到推广。中国科协在《科普人才规划纲要》中指出：科学的创新和科学的普及是一个双重的目标，普及和创新有同等重要的地位。在一个时期内、在一些人的眼中，重学术轻科普的现象明显存在，甚至把做科普的人污为"二道贩子"，把写科普作品说成是"抄来抄去"，使科普工作没有受到应有的重视和尊重。不少做科普的人在单位里面都不敢说，也不敢报科普奖，因为怕别人笑话，怕人家说"你只会科普，不会讲前沿的学术问题"，这是很不正常的现象。两院院士、国家最高科技奖获得者师昌绪在 2012 年 3 月中国科协主办的"科学家与媒体面对面"活动时，痛陈科普被不理解的状况。他同时建议国家要加大对科普的投入，像支持科技人员搞科研一样支持科普。有关部门表示，今年起将在"863""973"等重大科研计划中增加科普工作试点，探索科普工作的规律。民族素质的提高离不开科普，国家的繁荣昌盛离不开科普，普及是关乎国家发展和前途的大事，从事这方面工作的学者，要理直气壮地去工作，并且要争气卖力做出成绩来。

4. 高雅与通俗　有人说，中医药文化和知识的普及是属于俗文化范畴的，从某种意义上讲，这话是对的。学问的本身就有雅俗之分，这才有了"阳春白雪"和"下里巴人"的概念。普及涉及的主题，都是与人们生活直接发生联系的有关吃喝拉撒睡的内容，有雅有俗，俗的成分占主要的位置。秀才们说的话，他们有时听不懂，这是很正常的。我们的不少作品（讲座）满篇都是他们听不懂的学术语言，费力费时讲了半天却受到冷落，心里很不平衡，因此就责怪他们的"欣赏能力低"，其实真正的原因在我们自己。普及的对象，不是学术界内部的学术报告。对象不同，表述的手法有异，这是交流、沟通的基本法则。普及的受众中有高文化层次、中文化层次和低文化层次之分，要有不同的讲法才行。这是从事传播和普及的专家随时都要面对的问题，值得认真研究。一个稿子讲遍全国的"通吃"法则，肯定是行不通的，一定要在掌握常法的基础上学会变法，用既不脱离学术本质又最接近生活的语言、方法去揣摩受众的心理、感召受众的心灵，让养生防病知识入脑入心，化成他们自己的知识，满足他们生活的需求。

5. 中医与西医　东西方文化存在着明显的差异性，这就决定了东西方在认识论上的不同。正如钱穆先生所论：西方文化是以转换为特点的线性更替，总是后浪覆盖前浪；东方文化是以扩延为特点的非线性平行进步，保持绵延不绝。中国文化强调在继承基础上的创新，创新不是背叛，不是剥离，也不能再造。对中医药文化的研究，应当掌握这个基本原则。文化与科学的传播和普及，要突出学科特点。中医自然应当姓"中"，这是肯定的。要把中医的基本防病治病知识、中医的养生保健之长（特别是有关中医体疗的、食疗的、心理疗法的等）介绍给群众，同时要结合现代科学的先进成果（包括西医学），吸收现代科学的研究精华，丰富自己作品的时代感，从多侧面突出中医的科学性。突出中医的特色不等于拒绝其他学科的知识，更不能攻击西医，这一点是非常重要的。人的健康和疾病的无限性与医学认识活动的有限性，决定了医学的多元性。全球时代的医疗保健体系，必然也是不同医疗文化体系的对话与互补；当代中国医疗保健体系的建立，必然是中西医两大医学体系优势互补、通力合作的结果。中西医长期并存、共同发展，是国情决定、国策确立、国计需求、民生选择的基本方针。

2013年8月20日，习近平同志会见WHO总干事陈冯富珍时再次强调了这一观点，表示要致力于促进中西医结合及中医药在海外发展。从实现中华民族复兴、提高国民健康素质和人类发展进步的共同目标出发，中西医都需要有更多的大度、包容、团结精神，扬长避短，海纳百川，携手完成时代赋予的共同使命。中医药文化的传播和普及工作，是实现中西医学结合和多学科知识沟通的最佳窗口和试验田。

中医学对许多问题的认识是多侧面、多途径、多角度、多靶点的，学归一家（中医），说在百家（各家学说），同一问题可能会出现不同的表述，这是常见的和允许的。对于同行作品内容的不同看法，要善意指出、友好切磋；对于明显的错误，也应通过适当的渠道争鸣和解决。武断否定别人，甚至不分场合地批评、攻击是不可取的，是职业道德缺陷的表现。

以上所说的对当前中医药文化传播和普及中存在的一些问题、现象的看法，只是笔者的一管之见，既不是对其全貌的概括，也不敢保证其准确性，仅供大家参考而已。

如今，中医遇到了历史上最好的发展机遇期，也同时面临着严峻的挑战。如何抓住机遇，直面挑战，传承中医，时不我待。如何进一步取得老百姓对中医的信任、信赖、接受、使用，是未来中医事业面临的新考验。中医药文化的传播和普及，是传承、发展中医药文化和科学知识的有效手段之一。这一工作，拉近了专家与大众、中医药学术与普及的距离，其效果是其他传播方式不能取代的。

一本好的养生保健图书、一场成功的讲座，都是一次复杂的创作过程，是对专家学术水平、语言表达艺术和与社会沟通能力的综合考验。演员有"台上十分钟，台下三年功"的说法，成功的中医药知识传播活动，不仅需要深厚的文化底蕴、扎实的专业基础，还要有灵活的表现形式、生动的表达艺术，也不是一件轻松的事，是永远也做不完的学问，需要通过长期的探索，逐步从实践中摸索出一条为老百姓喜闻乐见的路子来，把更多的健康知识送到我们衣食父母的手中。

可以相信，只要我们牢记传承中医的崇高使命，热爱这份利国利民的工作，加强学习交流，不懈努力进取，就一定会成为受群众欢迎的出色传播者、优秀科学家的。

（温长路，《中医药文化》，2014年第3期）

诠释学视角下中医药知识的社区传播

近几年，王永炎院士一直提倡要对中医进行科学诠释，尤其强调对中医经典的诠释。而对中医经典等中医药知识的诠释，其最终目的是为了使中医药更好地服务于广大群众。因此，运用诠释学理论来研究中医药知识在社区的传播显得尤为重要。本研究建立在对南京马群社区调研的基础之上，从德国伽达默尔本体论诠释学的"理解"角度出发，带着主体的"先见"进入文化传统之中，结合主体的诠释学生存处境，研究主体在文化知识传播过程中的作用，同时研究中医药文化知识在人与人之间传播的手段、媒介等，最后为中医文化在社区的传播提出一些意见与建议，以期促进中医药知识在社区的传播，推动中医文化的发展与创新。

一、中医知识在社区传播的问题与困境

1. 西医的话语权影响了中医知识的传播　"话语在社会意义上具有建构性,即话语有助于说明、组成并建构社会现实、人际关系及知识和信仰,话语参与并促进社会变迁。"自从 19 世纪以来,西医不断传入中国,西医话语权对中医产生了巨大冲击,中医在中国的地位逐渐受到威胁。尽管西药具有副作用和不良反应的风险高于中医,但是调查中发现,马群社区居民中没有人主张取消西医西药。因为西医借助于新技术和新仪器对人体疾病认识到细胞和分子水平,能做到定性、定量、精确定位,具有科学性和权威性。西医的这些话语使居民不得不认为西医本身就是科学的、权威的,以至于出现不良反应或副作用时不会去质疑它的可靠性。这就体现了西医话语的力量。西医作为西方的主流医学,流入中国后,逐渐在中国占据主导地位,借助各种话语和权力途径对中医横加指责和排斥,中医渐渐失去原有的话语权,必须接受西医的那些标准化的检验,可以说将西方现代文明的话语霸权体现到极致,中医成了被压制的知识,在夹缝中求生存。

2. 受众的知识结构难以理解中医知识体系　是否赞成中医与社区居民的知识结构有密切关系。调查中发现,有的居民受教育程度高点或接受的中医知识多点,那么他们就更容易理解中医的一些专业性的语言,对中医学及疾病方面就会有更深入的了解。因此这些人就不会盲目崇拜西医和排斥中医,在选择治疗方式时,就会有选择性地去采用西医或是中医来治疗。而有些居民知识结构不够完善,对中医没有理性的认识,认为中医不够规范,在对疾病进行治疗时,中医是靠自己主观以及经验来开处方的。这点恰恰与西医相反,他们认为西医可以通过高新科技技术得出详细的各项指标,出现指标异常,则判定为有病,这较中医的经验处方而言更具有说服力与科学性。因此他们选择疾病的治疗方案时,就会更倾向于选择西医。这些表明受众的知识结构严重影响到了对中医的看法,而这种知识结构不是短时期可以改变的,这对中医在社区的推广产生了阻碍,不利于中医文化在社区的传播。

3. 现代中医学者知识体系难以表达中医药知识内涵　伽达默尔关于哲学诠释学的观点之一是:理解始于偏见,理解具有历史性。现代阐释学认为,理解是以历史性的方式存在的,无论是理解者——人,还是理解的对象——文本,都处于历史的发展演变之中。每一位译者受自身所处历史、文化、社会背景的影响,总是携带着"一大堆熟悉的信仰和期望"去理解他所翻译的原文文本,一边置身于"一个熟悉的世界",一边又面对着"陌生的世界"。中医理论体系实际上是在实践经验的基础上,通过对中医经典的不断研读与诠释而逐渐发展形成的。中医理论需借助于自然语言来表述,而自然语言本身就具有隐喻性,诠释起来比较困难,再加上译者所采用的诠释学方法的不同,就易造成诠释的多义性。如对《素问·生气通天论》中"阴平阳秘"的诠释,即有阴阳平衡、阴阳动态平衡以及非平衡稳态等不同的解释,而究其原因,则在于诠释者所采用的理论基础不同:从哲学的角度而言,平衡是指矛盾的暂时相对的统一或协调,与不平衡相对,是事物发展稳定性和有序性的标志之一;从一般的物理、化学运动而言,"阴平阳秘"也可诠释为阴阳的动态平衡;就生理学而言,"阴平阳秘"的含义则类似于"内稳态",此概念首先由美国生理学家坎农在 20 世纪初提出,"内稳态"在其最广的含义上,包括了使机体大多数稳定状态得以保持的那些协调的生理过程。

不同诠释者有着不同的诠释立场,他们的审美倾向、文化意识、创造性与价值判断标准也各不一样,这些都决定着对文本的诠释意义以及评价,诠释者在典籍的诠释过程中发挥着重要的主体作用。从诠释学角度来讲,对古典中医著作的不断诠释促进了中医的发展。所有的创新性研

究都必须建立正确理解中医理论的前提基础,否则将失去中医本来的研究价值和意义。有的中医学博士、硕士漠视中医经典,有些人不读或读不懂《本草纲目》《黄帝内经》之类的中医经典著作,如果连学习中医的人都无法读懂中医典籍,那么他们又如何准确地将中医文化传授给社区居民呢? 因此中医学者需要运用现代诠释学方法,正确诠释和把握中医经典的准确内涵与意义,以更好地指导居民,发挥中医应有的特色。

二、促进中医知识社区传播的措施

1. 优化中医药人才知识结构　① 加强对中医类人才的理论教育,注重学生对经典中医文献的研读,运用现代诠释学方法对中医典籍进行阐释,培养他们对经典的理解力。② 提高中医类人才对新事物新知识的接受能力,运用现代医学知识的语言将中医晦涩难懂的知识转换出来,提高他们的表达力。③ 加深中医药人才与社区的联系,使他们深入社区提供中医药服务,用实际行为传播中医药知识。

2. 运用不同媒体创造中医药文化氛围　① 针对老年人,开展平面媒体宣传。如利用节假日或者健康宣传日开展中医健康知识宣传咨询,并配合发放宣传手册。② 针对中老年人,开展视频媒体宣传。通过电视或 LED 大屏幕等传播媒介对中医知识进行宣传。③ 针对中青年,开展网络媒体宣传。利用网络普及中医基本知识,营造健康生活的环境和个人行为理念,打造中医药文化环境。④ 在社区开展中医健康科普活动,传授养生保健和健康生活方式,推广及普及太极拳、八段锦、五禽戏等运动,增强居民的健康意识和自我保健能力。⑤ 开展名医名药大讲堂,在讲授过程中注意中医专业术语的诠释,要将中医艰涩难懂的专业性语言转换成居民易理解的话语,这就对报告者提出了比较高的要求。

3. 改进政府机制,促进中医药服务在社区的发展

(1) 建立专项基金:2013 年 10 月 16 日,中央财政将健康服务业纳入了促进服务业发展专项资金支持范围,下拨 14.9 亿元扶持资金,支持中医药事业发展。该笔补助资金专项用于支持各地开展基层中医药适宜技术服务能力建设、中医药预防保健及康复与临床服务能力建设、农村医疗机构中医特色优势专科建设、全国名老中医药专家及中医学术流派传承工作室建设、中医药人才能力培训和县级中医药服务能力建设等工作。可见,政府已经越来越重视祖国的传统文化,并加强对其的资金补助,政府还应继续加强对中医文化的投入,建立专项基金,让社区居民切实看到中医的优势,充分发挥政策的调节效应,促进中医文化的传播,弘扬祖国精髓。

(2) 建立专业队伍:中医院校中医专业的学生专业思想不稳定,对自己的专业缺乏信心,对中医的前景感到茫然,中医队伍后继乏人,而在中医文化传播过程中,中医人才发挥着重要的作用,因此需要加强中医类人才队伍的建设。如加强中医院校教育,从理论教育和实践教学两方面同时入手,不仅要加强学生对于中医典籍的诠释,更要关注他们将理论应用到实践上的能力,注重临床实践经验的积累。对中医类人才的培养,还需注重师承教育模式的培养,因为中医存在很多隐性知识,这些知识在书本上是无法获得的,只有跟师学习,在学习的过程中不断进行总结归纳,这样自己才能对中医有更好的诠释与领悟。此外,还需加强对中医药社区人才和技术骨干的培养,发挥骨干在社区中的重要作用,提升社区中医服务,促进中医文化在社区的传播。

(3) 建立服务模式与平台:将中医院校和政府联合起来,启动"校府联动,中医药服务进社区健康促进工程",同时在社区建立"中医药文化传承与传播基地",构建具有中医特色的服务模式

与平台。采取资源共享、校府共建的模式,将政府的财力资源和学校的人力资源充分结合起来,发挥资源的最大利用率,实现资源的合理整合配置。

(4)建立评估机制:在社区建立健康档案,以方便对社区居民进行健康管理。对居民进行中医健康干预,从膳食结构、运动方式、心理层面等各方面进行干预,并实时监测和记录。重点将高血压、糖尿病作为健康管理中心的示范病种,对其进行防控,建立周期化、规范化、标准化的干预评估方案。通过完善的评估机制,对干预效果进行比较评估,研究中医文化对居民的影响。

(5)建立示范社区,扩大社会影响力:运用中医药"治未病的养生保健"理念,帮助社区居民改变膳食结构,增加科学运动,调适人际关系与心理疏导,改善生活卫生环境(包括中草药栽培进家庭),努力建成一个规范化、标准化的示范社区,从而扩大其社会影响力。

(申俊龙、袁盼,《湖北中医药大学学报》,2015 年第 17 卷第 6 期)

中医理论术语的模糊性对中医科普文本易读性的影响

中医理论术语的特点是模糊性、相对性、生动性和简洁性,而模糊性是影响中医科普文本易读性的一个重要原因。中医理论的形成深受"天人合一"整体观的影响,其强调的是应从全局去把握机体的疾病与健康,这种整体观很容易导致对细节、局部认知的忽略,基于此形成了中医理论术语的"模糊性"。而易读性是科普文本的最基本要求,由此导致中医科普文本传播的困境。本文基于中医科普文本传播的困境,分析中医理论术语模糊性对中医科普文本易读性的影响并提出改进的措施,以期为促进中医科普文本的传播提供可行方案。

一、中医理论术语的模糊性

中医理论术语在表述中的语言特征是隐喻性、多义性,这些带有模糊性的语言特征从深层次来说,是中医思维方式的外在表现形式。中医学理论体系的形成深受古代哲学思想的影响,如"阴阳""五行"等,具有传统的取象思维模式,通过运用这种思维模式认识、想象和推演与人体相关的一些现象,强调宏观的把握而非具体的分析。因而中医理论具有一定的模糊性,阐述中医理论的语言也多是模糊语言。

阅读中医的经典医籍,读者可以看到大量的模糊语言贯穿于医籍始终。古人运用大量隐喻、抽象的语言来解释疾病的病机及诊疗手段,模糊性的一个重要表现形式是语言的隐喻性,语言的隐喻性又分为词语性隐喻、短语式隐喻、语句式隐喻等。如"心火""肝火""胃火""脾湿""肾水"等均是常见的词语性隐喻;"湿蕴下焦""肝阳上亢""君主之官"是常见的短语性隐喻;"上焦如雾,中焦如沤,下焦如渎"等则采用语句式隐喻;中医术语的隐喻性正是中医理论术语模糊性的重要体现,中医理论认为用隐喻式语言更能准确地描述疾病的转归与治疗的依据。

中医理论术语的模糊性在中医的治疗方法表达上更为明显,如"釜底抽薪"法是用于治疗便秘之胃肠火热证,"增水行舟法"是用于治疗便秘之阴虚肠燥证。中医巧妙地利用生活中常见的场景对治法进行比喻与描述,再现了发病及病机过程。而在这种模糊性的表述中,不可避免地会用到意象的词语、大量的典故,使文本的解读可能产生歧义,给中医科普文本的易读性造成了严重的障碍。

二、中医理论术语模糊性产生的原因

1. 中医理论的象思维　中医象思维是指通过观察机体外观表现出来的征象,采用比喻、联想、象征、比对等方法推理内部结构功能等特征的一种思维。象思维方法包括观象法、取象法、意象法、想象法等,无论哪种方法都强调对"象"的把握,而对"象"的把握,往往带有观察者自己的主观色彩,这就是所谓"医者,意也"。这里的"意"是指意味、意念、意境等,即是说中医师的主观意象。

2. 中医理论术语具有简约特点　中医理论术语追求的是精致、简洁、简约,其内涵丰富,常用4个字表述中医术语。如常用"消肿活血""理气止痛""活血化瘀"等表示治疗目的,用"肝郁气滞""阴虚阳亢""肾虚水泛"等表示因果关系,用"手足厥冷""头晕目眩"等表示病症的并列关系。中医理论术语的简约性,也在一定程度上造成了中医理论术语的模糊性。

三、中医理论术语模糊性对中医科普文本易读性的影响

中医科普文本属于大众传播"文本"的一种,文本通常指"任何书写或印刷品的文字形式"。大众传播对文本的基本要求是简明易读。衡量文本易读性可以从字词的形式、句子的形式、行段的形式、迷雾指数、人情味成分等几个维度进行评价。而中医理论术语的很多维度不符合文本易读性的要求。

如《伤寒论》《黄帝内经》等经典中医图书,均存在大量术语。这些术语的字词有一部分为冷僻字词,不符合现代人的阅读习惯,从而影响了中医科普文本的易读性。迷雾指数是指语言的艰涩程度、抽象程度等,迷雾指数越高理解的难度就越大,而中医理论术语的模糊性决定了它是一种迷雾指数极高的语言体系,从而造成中医科普文本的易读性欠缺。

另外,由于中医秉承的是传统的象思维,强调对"象"的把握而对"象"的把握,往往带有观察者自己的主观色彩,而在传播学中文本离开作者后,文本的读者或者解读者会根据自己的语境,在解读文本之时也进行创造性的阅读,当象思维传达的主观性和解读文本的主观性产生碰撞时,会产生歧义或误解等情况,影响中医科普文本的易读性。再加上当代人们的语言风格已与秦汉时期大不相同,而若无相当的知识储备很难理解中医理论术语的内涵。

四、中医科普文本传播的改进方法

传播学研究中,文本分析始终是一个很重要的研究方法。文本之所以关键是因为一旦讯息编码完成,经过传播渠道到达受众的时候,文本就对受众开放,而受众可以依据独特的历史文化背景和自身经验进行解读,这对文本最终产生的效果有极大影响。有鉴于此,笔者认为中医科普文本要足够完整,才能弥补中医理论术语模糊性所带来的影响。

1. 完整的中医科普文本应涵盖的范围

第一部分:关于历史文化等背景知识的介绍。中医文化的历史源远流长,中医理论术语产生于其中,自然会带有相关朝代的历史文化特点。而很多读者的历史文化知识无法达到相关层次,进而会影响传播效果。将相关历史文化背景知识写于前文,既可增加文章的可读性和趣味性,又可填补读者的知识空白。

第二部分：中医术语的相关背景知识介绍。中医辨证论治强调整体性，一个中医理论术语往往牵扯到很多中医方面的基础知识，若读者不具备相关的知识，解读文章必然会有障碍甚至产生误解。

第三部分：正文部分的展开，如治法、方药的介绍。这部分内容不仅要求文本的知识性与科学性，更重要的是要将中医理论中艰涩难懂的术语变得生动有趣，并将艰涩难懂的中医理论术语置入当代人的语境，将其转化为当代人容易理解的语言体系。如在文本中举例说明或使用比喻、比拟等修辞手法，这也要求传播者具备一定的中医理论素养。

第四部分：体现现代应用价值。读者阅读科普文本，一般情况下会有实用价值的诉求，若中医科普文本中能体现现代应用价值，就可以使传统的理论有继续实践的价值和可能，增加文本对读者的吸引力。如可以通过病例研讨等形式对文本中的内容进行强化。

2. 将新兴传播媒介融入中医科普文本的传播，丰富其传播方式　造成中医科普文本易读性障碍的直接原因是不符合受众的阅读习惯，因此可将网站、微信、微博、App 等新兴传播媒介融入中医科普文本的传播。在中医科普文本的传播过程前后，还可以通过这些传播媒介，及时接收读者对文本的意见或疑问，并及时给予回应形成互动，以便读者更好地理解文本。

与此同时，还可以丰富中医科普文本传播的方式，如可以尝试多样化的传播方式，可将中医科普文本的内容制作成专题讲座的形式，重点讲解文本中较难理解的部分；又或者将文本中的主题以专家义诊的形式进行传播，一方面促进了中医科普文本的传播，另一方面可以在一定程度上帮助到读者；还可以举办现场咨询活动，专人回答读者对中医术语的疑问，并给予读者一定的健康指导。

五、结语

中医理论术语的模糊性，是中医思维方式的一种外在表现形式，这种模糊性与中医象思维及中医理论术语的简约特点有关，在一定程度上阻碍了中医科普文本的阅读。而大众传播对文本的基本要求是简明易读，因此当代人若无相当的知识储备很难理解中医理论术语的内涵。本文提出除了将新兴传播媒介融入中医科普文本的传播，丰富其传播方式外，一个完整的中医科普文本还应该包括四部分内容：第一部分是关于历史文化等背景知识的介绍；第二部分是中医术语的相关背景知识介绍；第三部分是正文部分的展开如治法、方药的介绍；第四部分是体现现代应用价值。希望这些改进措施能为促进中医科普文本的传播提供可行方案，方便大众了解中医养生及中医治疗方面的知识。

（马彦敏、孟静岩、马佐英、袁卫玲，《中国中医基础医学杂志》，2017 年第 23 卷第 10 期）

中医养生科普现状分析及其对策

一、中医养生科普所处的大环境

1. 政府政策对中医的支持　国家不断出台政策扶持中医的发展，从国家层面促进了中医养生的兴起。2016 年 2 月 26 日，国务院关于印发《中医药发展战略规划纲要（2016—2030 年）》的通知。这部国家级中医药战略纲要提出："到 2020 年，实现人人基本享有中医药服务，中医药产业成为国民经济重要支柱之一，到 2030 年，中医药服务领域实现全覆盖，中医药健康服务能力显著增强，对经济社会发展作出更大贡献。"政府政策的推动，提供了中医及中医养生发展的政策法规，客观上规范促进了中医养生保健的市场环境，促进了中医养生保健发展。

2. 中医养生科普有广泛的社会需求　社会形成对中医养生的需求日益增长。其一，随着我国社会逐渐步入"老龄化"，以及社会经济的不断发展，人民生活水平的提高，健康、养生成为人们追求的一种生活方式。其二，我国经济的持续增长，人民生活水平的提高，使得公众更加关注健康，中医养生亦随之大热。因此，养生在社会中形成了一种共识，诸如电视节目市场，其中越来越多相关的养生节目推出，据调查，此类养生节目自开播以来取得了很高的收视率。此外，养生图书市场更是大热，目前，大型书店在售的各类养生书有 6 000 余种之多，其中中医养生书约 3 000 种。仅以北京中关村图书大厦一家书店为例，2010 年 1 月至 2 月养生保健类图书销售额达 63 万余元，同期增长 9%。无论是在各大实体书店还是在当当网、卓越网等网上书店，养生图书都稳坐畅销图书榜前列。由此可见，养生这种观念已经深入人心。

3. "看病难看病贵"是中医养生知识客观需求基础　自 1978 年以来，我国卫生总费用的构成比例变化中，政府卫生支出呈"U"型变化，社会卫生支出和个人卫生支出呈倒"U"型变化。近年来，虽政府和社会卫生支出比例逐渐提高，但个人卫生支出比例依然较高。当前"看病难，看病贵"的现象客观存在，而反观 20 世纪六七十年代，广大农村开展了一场全国性的中草药运动。中国以低于发达国家 170 倍的人均医疗费用，基本解决了农村的医疗问题，中医药用"一根针，一把草"为农村基本医疗卫生服务撑起一片天。尽管几十年过去了，中医药简便验廉的优势没变，在解决看病难，看病贵问题上依然大有作为。因此，中医药在防病治病中的优势明显，导致公众对中医养生的关注度不断提升，对中医养生保健知识的需求日益旺盛。据调查资料显示，65.4% 的城市工作人员认为中医科普非常必要，69.4% 的农民愿意花钱了解中医药科普知识，95% 的在校大学生把养生保健、防病治病作为了了解中医药科普知识的主要目的。

中医养生之"热"，一是在于近年来国家提出医疗卫生工作实施抓预防、治未病的方针；二是在于中医养生促进工程的实施，推动了养生产业的蓬勃发展；三是在于中医治未病的整体观符合大众的养生保健需求。三方面的合力，推动了目前中医"养生热潮"的兴起。

二、中医养生科普现状分析

公众普遍具有中医养生保健理念，但是专业的中医养生保健素养却普遍缺乏。《中国中医药报》2016 年 4 月 1 日讯：2016 年 3 月 31 日，国家中医药管理局联合国家卫生计生委共同发布全国中医养生保健素养调查结果：全国中医药科普普及率为 84.02%，中国公民中医养生保健素养水平为 8.55%，从此反映出公众具有中医养生的概念，但是缺乏专业的中医养生保健知识。

专业的中医养生保健的科普宣传明显不足。专业中医养生保健知识供给不足给了"水货"们可乘之机，他们利用人们对中医养生保健知识的渴望，又充分利用如今"看病难，看病贵"问题尚未解决，一些慢性病患者希望通过奇方异说来治愈疾患的心理，标新立异而违背科学，哗众取宠以迷惑人心。中医养生保健科普宣传市场鱼目混珠、良莠不齐，冒牌中医养生专家打着中医养生的旗号招摇撞骗，不仅危害百姓健康，还损害了中医甚至政府的形象。专业的中医养生保健知识的缺乏，使公众还未拥有辨别中医养生保健真伪的能力。

专业的中医养生保健知识科普宣传渠道的单一化。根据中医养生保健素养调查结果总体来看,中医药科普形式重要性依次为:大众媒体宣传＞中医药科普知识宣传栏(宣传墙)＞义诊讲座等科普活动＞医护专业人员科普＞中医药科普知识宣讲场所。医疗机构的中医药科普阅读率为60.46％,成为中医药科普宣传主阵地。目前中医养生科普的宣传主要是靠医疗机构中的科普,而公众接触最多的是大众媒体的宣传。中医养生保健知识宣传良莠不齐,公众被误导亦是在所难免。

专业的中医养生保健知识宣传受众的单一化。常识中的中医养生,仅仅局限于患者和老人群体,这是局限的理解。中医养生保健,在每个群体,每个年龄阶段,每个时候都需要大家掌握了解。中医治病保健,并不是仅仅在身体物质上下功夫,情志精神的调节亦是中医养生保健的着力点。中医是一门身心灵、精气神同时调节的医学。而中医养生保健的宣传重要场所在医疗机构,可见这种偏见在社会上已经形成共识。中医养生保健需要从娃娃抓起。无论学生、老人、中青年、白领、工人等都需要进行中医养生科普,无分职业、年龄、有无患病等,将科普的范围受众扩大化。

三、中医养生科普解决的关键问题

1. 传播系统的中医养生理念,提高公众健康素养　目前养生科普宣传混乱。因为养生行业的混乱,"养生专家"不遗余力地宣传各自的养生方法、养生产品,常常是一个说冷一个说热,你说东他说西,还有一些人全力鼓吹从西方照搬的养生理论,完全忽略了东西方人种体质的差异,让公众无从选择。比如我们在宣传一种食物的好处时,需要结合中医九大体质来宣传,不然,公众便会陷入盲目跟风的状态,还会在无知中伤害自己的身体。

对此,进行健康科普教育主要是解决人们的医学观念、认识问题,目的是唤醒人们对医学科学的兴趣,不仅仅是解决实用的医学知识和技术层面的问题,更重要的是加强科学思想和科学精神的传播,消除愚昧和迷信的影响。只有公众掌握了科学思想和科学的精神,才会拥有思想的主心骨,才能自主辨别中医养生知识的真伪,不被打着中医养生保健幌子的骗子所误导,盲目跟风跟所谓的大师和所谓的养生行为方式。因此,宣传中医养生科普时需要系统化的知识结构。正如"授人以鱼不如授人以渔"。系统化的宣传,公众便有养生知识的主心骨,如果简单介绍养生的方法法则,则会使读者对得到的健康和医学知识一知半解,有时反而对医学科学认识起到相反的作用。鉴于此,在进行中医养生科普宣传时候,避免零碎不成系统的宣传,使得养生科普知识的宣传脉络清晰,有其来龙去脉,公众便可以知其然又知其所以然,更好了解执行。

2. 中医养生保健宣传需要贴近群众、贴近生活　在进行中医养生保健宣传的时候,需要通俗性和专业性两者融汇,应该避免过多的专业术语使用,同时亦要避免通俗而忽略其专业性,使中医养生保健科普流于形式。应恰当地将中医养生保健理论原理与公众的实际生活深入浅出地融为一体,使通俗性和专业性兼备。所以在制作科普宣传海报和科普读物时,既要使专业知识通俗化,也要求具有人文关怀的韵味,从"让公众理解中医"变成让"公众欣赏中医",避免宣传引起公众的反感,提升公众对医学的兴趣。贾氏认为中医药文化知识作为千百年来中华民族防治疾病和养生保健的经验总结,理论知识难免枯燥,操作技能未必易学,在科普宣传推广活动中,应尽可能将枯燥冗繁的理论知识转化为通俗易懂的生活语言,辅以实际应用案例,最大可能地使人民群众易于认同、理解、接受。

3. 扩大专业中医养生的宣传群体,实行因材施教　古语有云"物以类聚,人以群分"。因此,中医养生保健的宣传对不同的群体,就有不同的宣传内容。当前,中医养生仅仅局限于医疗机构的患者群体,应将宣传的群体范围扩大。① 养生科普应从娃娃抓起。宣传深入到小学、中学、大学阶段,与自然科学知识一样进入课堂、学校,扎根校园,形成浓厚的中医养生氛围,同时为提高中医养生素养做人才储备。② 无分职业,提高宣传的跨越度。每个人均以所从事的职业而有自己的生活交际圈子,以职业为中心每个人所处的背景是不同的。因此,在进行中医生保健科普时需要贴近其工作生活环境,尊重不同职业不同思维的差异。③ 社会收入阶层不同,对中医养生保健有不同的要求。因为收入不同,人们的生活方式、行为习惯、所接触所作为均是有所差异。如《石室秘录》有云:"富治者,治膏粱富贵之人也。身披重裘,口食肥甘,其腠理必疏,脾胃必弱。一旦感中邪气,自当补正为先,不可以祛邪为急。若唯知推荡外邪,而不识急补正气,必至变生不测,每至丧亡,不可不慎也。方用人参三钱,白术三钱,甘草一钱,陈皮五分,茯苓三钱,半夏五分,为君主之药……贫治者,藜藿之民,单寒之子,不可与富贵同为治法,故更立一门。盖贫贱之人,其筋骨过劳,腠理必密,所食者粗,无燔熬烹炙之味入于肠胃,则胃气健刚可知。若亦以富贵治法治之,未必相宜也,方用白术二钱,茯苓三钱,白芍三钱,甘草一钱,半夏一钱,陈皮五分,浓朴五分,共七味为主。"基于上述的差异,中医养生需要对不同的群体进行针对性的宣传。

4. **发挥中医药的独特优势在养生保健中的核心作用**　中医的健康观是动态的,健康的主体是人的自组织能力,完全掌握在每个人自己手里,医学只是一种辅助条件。这与世界卫生组织关于健康长寿的影响因素数据结论是相符的。也就是说,健康的主要影响因素是人的生活态度和行为,以及环境与遗传,这些因素占到90%以上,而医学救助的因素只占8%左右。

因此,中医更多在强调养生在平时,养生先养心,养心先养德。这个"上工治未病"的思想是贯穿中医一以贯之的思想。中医养生科普要讲更多中医养生的原则,其次才是方式方法。重在中医基本思想的宣传与普及,比简单地说一招一式更有意义,正所谓"授之以鱼不如授之以渔"。时下中医科普内容,大多是传播中医的"术",只是具体的养生方法,在传达中医的养生观念上有所缺乏。

四、中医养生保健科普的具体措施

1. **举办中医养生保健科普知识展览**　利用知识展览板进行科普巡展,这样的宣传方式能够帮助每一位阅读的人们很好并且快速地对中医养生保健有一个直观、大体的了解,图文并茂的方式更能使观看者记忆深刻,而且携带方便,可以重复利用,在不同的场所进行。

中医养生保健科普知识展览的具体内容包括制作健康生活宣传板、中医养生科普画廊、中医生科普橱窗、中医养生科普专题展览、中医养生科普专题讲座、发放中医养生科普知识宣传小册子。

2. **充分利用新、旧媒体两种媒介**　在新媒体时代,人们不再满足于被动地接纳信息,而倾向于主动地去追求个性化、独特性的信息。所以,新媒体的出现有助于中医养生保健科普宣传。《上情下达栏目》提出科普应当如何宣传:各级电台、电视台要在重要时段播出一定比例的科普节目和科普公益广告,建立一批科普节目制作基地,多出精品。要加强新闻网站科普宣传,使互联网成为科普宣传的新阵地。所以,大众媒体所传播的信息均最贴近公众的生活。随着科技的发展,媒体形式有所变化,其中有新旧媒体之分。旧媒体是传统的报纸、电视、杂志的信息载体。旧媒体发展到现在已有一段时间,有其特定的受众,这是一个很好的宣传途径。除此之外,新媒体则在年轻人群中更加受欢迎。我们除了要利用旧媒体外,还要充分利用现代新媒体进行中医养生科普宣传。如建立中医养生科普微信平台,将宣讲课件上传互联网网络供公众阅读、下载,建立有关中医养生保健宣传的微信群、QQ群、QQ讨论组等。同时,旧媒体亦是不可忽略的一种宣传途径,需要充分利用。如建设科普网站、报刊科普专栏、播放和制作各类中医养生科普宣传视频。

3. **倚靠基层单位宣传**　有市场就有需求,在当今养生热的环境下,中医养生保健类科普的图书电视节目增多,需要政府出台相关政策规范宣传中医养生科普的市场。市场盲目追逐利益导致的混乱局面,迫切需要行政干预加以规范。针对这些现象,新闻出版署规定:通过评选推荐、资质管理、定期检测、加强审读等办法规范养生书市场,其中明确指出只有医学出版社才能出版中医养生类图书,图书作者应是具有一定中医药专业知识、具备中医药专业技术职称的专业人员。只有这样,市场才不会唯利是图,以博取公众眼球来获取市场,混淆公众的视听。

除此之外,还可以发挥政府的公共服务职能,结合政府机构中基层单位来进行中医养生科普。基层科普作为城市社会文化的重要组成部分,是中医养生科普宣传不可或缺的一部分。基层单位不仅贴近公众生活,还是公众日常生活频繁来往的地方。基层单位在科普地位中具有如此重要意义,需要充分利用当地的社区、街道等基层充分宣传科学的中医养生科普,使中医养生科普扎根于基层,让中医养生科普在群众中不断生长壮大。

4. **通过社会组织、公益团体进行宣传**　社会组织有其特定的受众范围,与政府的服务管理起到相互补充的作用。社会公益组织一般来说具有创新性、灵活性的优势,与基层联系密切、了解基层实际情况等特点,能够承担和填补因政府能力不足而存在的"治理真空"和"公益真空",从而缓解社会不同群体对政府不同要求的压力。同时,社会公益组织能够开启巨大的社会资源网络和整合分散于民间的社会资源,为公众提供大量低廉而便捷的服务,满足其多样化需求,减轻了不少政府办"社会"的负担,促使政府职能体系逐渐趋于合理。充分发挥社会组织、公益团体在中医养生科普宣传的作用,可以使中医养生科普的范围更加持久、广泛。如结合当地的中医养生协会、科普志愿者协会等。

随着中医"养生热潮"兴起后,中医养生科普有广泛的社会需求,同时"看病难,看病贵"的客观基础使中医养生科普需求强烈。但是专业的中医养生科普却整体缺乏,中医养生科普市场鱼龙混杂。解决这种现状需要传播健康理念,提高公众健康素养,中医养生保健宣传需要扩大专业中医养生保健的宣传范围,发挥中医药的独特优势在养生保健中的核心作用。同时,建议可以举办中医养生保健科普知识展览,充分利用新、旧媒体两种媒介,依靠基层单位宣传和通过社会组织、公益团体进行宣传。

（梁万山、刁远明,《中国中医药现代远程教育》,2017 年第 15 卷第 17 期）

中医药文化传承与大众传播实践初探

——以天津市"中医药文化进校园"活动为例

一、中医药文化传承的重要性

中医药文化是中华民族传统文化的重要组成部分。传承了几千年的健康养生理念及实践经验,如今面临现代医学的挑战,国家将复兴中医药文化摆在了非常重要的位置。党中央、国务院对继承和弘扬中华优秀传统文化日益重视。中医药文化具有人文精神和哲学内涵,正在成为树立文化自信、讲好中国故事、提升国家文化软实力的重要载体。做好中医药文化传播不仅关系到国人的整体健康水平,更事关国家的文化软实力。

对中医药优秀文化弘扬不够、转化不足,导致其服务经济社会发展的动力没有得到充分发挥。中医药文化的优势还没有得到充分彰显,迫切需要按照五大发展理念,深刻认识当前中医药所处的历史方位和重要阶段特征。

2017 年 5 月 26 日,由天津市卫生计生委、天津市教委、天津中医药大学主办的 2017 年天津市"中医药文化进校园"系列活动在和平区万全道小学举行活动启动仪式。首批确定的中医药进校园试点校共 14 所中小学,遍布天津市内六区。这是天津市卫生计生委、市教委首次联合开展中医药进校园活动。承办单位天津中医药大学语言文化学院通过联合新闻媒体、教育卫生主管部门、中小学、公益组织等策划开展了丰富多彩、特色鲜明的活动,开展了中医药文化传承与大众传播实践探索,取得了很好的社会效果。

二、"立体传播"的新尝试

"中医药文化进校园"项目组突出整体性设计,围绕传承与有效传播,策划了 10 多个子项目或活动:包括以天津版的《中小学中医药文化知识读本》编写为核心,辅以中小学教师中医药文化知识培训;中医药志愿者团队健身技法校园宣讲;中医药养生专家讲座;中医药文化主题小记者体验夏令营;中华古诗词音乐朗诵会;印制发放中医药文化主题台历、宣传册、作业本等多种形式,形成立体化、全方位的完整中医药文化大众传播的"天津模式"。

三、编写中小学生读本,中医药文化进课堂

现有的中医药教材、图书(特别是使用古文撰写的中医典籍),更多是从专业性和医学治疗的角度出发,忽视了中小学生的接受能力和特殊背景。《中小学中医药文化知识读本》由来自天津中医药大学、天津师范大学等单位的 20 多名多学科专家,共同探讨、参与编写。推进中医药文化进校园的根本目的,并不是把学生都培养成未来的"小郎中",而是为中医的发展提供广泛的受众基础,使得学生具有一定的健康素养。读本多介绍常识性、基础性知识,使用符合中小学生认知特点的语言与形式,提炼出如天人合一、悬壶济世、大医精诚等中医药文化理念,采用文字、图像、声音、动漫等生动趣味性强的形式,通过讲故事引导中小学生学习中医药文化。

四、培训中小学教师,促中医药文化呈燎原之势

对中小学教师进行相关中医药文化知识培训,提高教师自身的中医药知识和健康意识,使他们成为中医药文化课程化的主体。鼓励这些专业课教师,从其教授的语文、历史、地理、化学、自然、生物等科目教学内容中,寻求与中医药文化知识的结合点,推动中医药文化和中小学教学资源相结合,达到学科间的相互渗透,有效地将中医药知识与现有课程内容紧密结合,达到"润物细无声"的效果。例如在语文课中,增加中医药诗词吟诵、楹联鉴赏等,吟诵《医学三字经》或者选择合适的中医典籍篇章,提高学生古汉语水平;历史课可以将中医学史架构在中国历史脉络中,讲解中医史实和中医历史人物;地理课可以结合中国地理区域,介绍各地的地道药材;自然课可以让学生去到药用植物园,亲身接触中草药材等。

项目组 2017 年底集中天津市中小学教师在天津中医药大学进行集中培训中医药常识,任课

教师主要由天津中医药大学的中医、针推、古典文献学等专业的教师担当,以期达到由点及面之功、星星之火可以燎原之势。

五、组建志愿者团队,传播传统文化

我们充分利用天津中医药大学丰富的中医药专业资源,组建一支传播中医药文化知识的志愿者团队。这支年轻的队伍包括中医药、汉语言等专业的研究生和本科生。他们拥有系统而丰富的中医药学和中医语言文化知识,而且年轻热情、思想活跃,善与小朋友沟通交流,对工作积极主动。近几年,在大学生"挑战杯"和"创新创业"竞赛中,涌现出一批进行中医药相关研究的团队,由他们参与中医药文化传播公益活动,可以学以致用,有助于大学生对于其所学内容的强化和完善,增强对中医药文化的认同感和自豪感,提高其研究的实践性。在本项目中,有的志愿团队传播中医药健康和养生知识,传授太极拳、八卦掌等传统武术,健体强身;有的志愿团队教小朋友辨识药材,亲身体验中医药香囊的制作;还有的志愿团队对天津市中医药旅游资源的分布和现状进行调查研究,为今后中医药文化培育基地的建设打好基础。

六、大家名家健康养生讲座,传承"中医之美"

中医的魅力历久而弥新,项目组聘请院士、国医大师等中医大家为中小学生进行中医药文化和养生知识的讲座,时间虽短却影响深远。他们将完备的中医药知识理论体系,同自身丰富的中医药临床知识相结合,形成自己独特的医学观点和人生体味,能将晦涩难懂的中医理论知识用易懂的语言讲述。他们的权威性,使得中医药的传播更具有权威性、科学性、实用性,让中小学生更加信任中医、热爱中医,体验"中医之美"。

七、中医药体验夏令营,播撒传统文化种子

为了增强学生的中医药文化知识,2017 年 8 月,项目组举办了全国第一家中医药文化体验"小记者"采风夏令营,30 多名中小学生踊跃参加。这次活动提高了学生的新闻采访写作技能,帮助他们学习中医药基础知识和保健技能,走出课堂到药用植物园爬药山,向经验丰富的老药工学习本草辨识知识。在京万红乐家老铺,了解"津药"文化和天津地区医药发展历史,了解中药炮制过程,学习中药性味。举办这样的实践活动,是希望他们成为各自校园中的中医药文化知识传播小能手,播撒传统中医药文化的种子。

八、"小老外"和"幼儿特色专场",再传播效果显著

项目组师生团队还组织了多场特色活动,使中医药文化首次走进有青少年留学生的国际学校和幼儿园。与天津泰达国际学校和天津惠灵顿国际学校的合作,是全国范围内中医药文化第一次走入国内的国际学校。由学生志愿团队使用全英文,向来自十多个不同国家和地区的国际学生介绍中医药文化知识,辨识常见的中药性味,制作端午特色的药囊。让中医药文化不出国门,就可以走向世界,开展了中医药跨文化国际传播的实践。

中医药文化走进幼儿园,分别针对小朋友和家长举行不同的活动。对小朋友主要是让他们看一看,摸一摸,接触中医药文化知识。针对家长,主要是以中医育儿和小儿养生观念介绍和常用小儿推拿手法演示为主,让家长更好地了解中医药文化,实际接触到中医养生保健知识。

中医药文化进校园恰逢其时,随着生活水平的提高,人们越来越追求健康、美好的生活,同时对于传统文化的接受越来越理性,对中医药的认同感加强,逐渐形成了"信中医,爱中医,用中医"的大环境。这是对中医药文化传播者提出的新挑战,同时也是新的机遇。中医药文化进校园、中医药文化大众传播任重而道远。

(毛国强、屠金莉,《新闻战线》,2018 年第 3 期)

天津市中医药文化传播情况调查分析

当今社会,随着物质生活水平的不断提高,人民群众养生保健的意识不断增强,中医药文化所倡导的辨证论治、整体观、治未病等思想得到了越来越多人的认可。通过各种渠道开展的面向大众进行中医药文化传播的活动越来越多,如新闻媒体、医疗机构的宣传,天津市科委、天津市卫计委等部门开展的一些中医药文化普及、进小学等项目,高校尤其是天津中医药大学开展的文化研究和普及工作等,这些活动有力促进了中医药文化的传播。本文通过问卷形式,对天津市当前中医药文化的传播情况进行了调查和分析,总结了传播特点和传播经验,并提出相应的改进意见。

一、中医药文化与中医药文化传播

中医药文化是以中医药为核心基础体现出来的一种物质的和精神的成果,是中国文化史乃至世界文化史不可或缺的一部分。其中蕴含着阴阳协调的文化,仁爱救人的理念,防患于未然的哲学精神,天人合一以及超越自我的哲学思维,无论是对个人,还是对社会、国家,中医药文化都有其重要的意义和价值。

中医药文化传播是指借助各种直接或间接的载体和路径向社会大众宣传中医药文化,以使更多的人认识、了解到中医药,并达到认知中医、运用中医、传承中医,最终促进健康、提高生活质量的目的。当前中医药文化传播的途径主要集中在以下几个渠道:新闻传播、科普传播、广告传播、中医院传播、中医科教机构传播等。

中医药文化传播作为中华文化传播的重要组成部分,也是将中医药文化资源转化为国家文化软实力的突破口。通过文化传播,有利于中医药知识的普及与推广,为中医学的传承与发展营造了良好的舆论氛围,从而促进中医药文化的传承与发展。同时,有利于增强人们的养生保健意识,并提高人们对中医药的认知程度,解决了一部分人看病难、看病贵的困难,进而缓解了社会矛盾,促进了社会的和谐发展。

二、天津市中医药文化传播情况调查结果分析

为了了解天津市中医药文化传播的情况,本文通过网上问卷调查的方式搜集数据,以微信和QQ为平台,对在天津生活的各行各业的人士展开了网上问卷调查。

1. 问卷调查对象情况统计分析　本次调查共收到 272 份问卷,其中有 228 份问卷的答卷人在天津生活,因而本问卷的有效率为 83.82%,其中男、女比例基本持平,下面通过图表形式对问卷调查对象情况进行了说明。

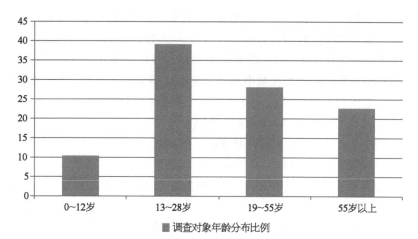

图 4 - 1 调查对象年龄分布比例图

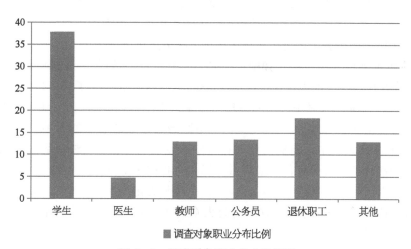

图 4 - 2 调查对象职业分布比例图

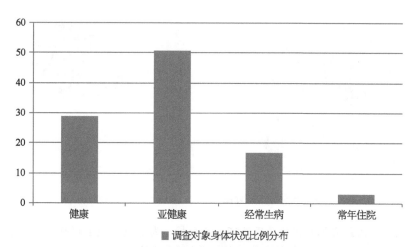

图 4 - 3 调查对象身体状况统计图

通过图4-1~图4-3,我们可以清楚地发现:首先,问卷调查对象主要集中在13~28岁这个区间,占调查对象总数的38.97%;29~55岁的占总数的27.94%;55岁以上的占总数的22.43%;0~12岁的占总数的10.66%,虽然调查对象在各年龄段分布不是很均衡,但覆盖面比较广,能够有效代表天津市社会大众对中医药文化的了解情况。其次,调查对象涵盖学生、医生、教师、公务员、退休职工以及其他职业的社会群体,尽管学生所占的比例略大,占总数的37.87%,但学生是比较特殊的群体,在通向其他职业的过程中起重要衔接的作用,所以以学生更具有代表性。再次,通过对调查对象身体状况的了解发现,50%以上的人的身体处于亚健康状态,甚至有16.91%的人经常生病,3.31%的人常年住院,身体健康状况良好的人占总数的28.68%,还不到总数的1/3。由此可见,广大民众急需中医药养生和保健知识,向大众广泛传播中医药文化知识十分必要。

2. 大众对中医药文化的态度及关注内容分析 从问卷的统计结果可以看出:首先,33.82%的人对中医药不是很了解,但认为作为国粹应该继承发展;27.94%的人对中医药的看法是既然存在就一定合理;27.21%的人相信中医,并大力支持;仅有11.03%的人不相信中医,觉得中医有些迷信、不科学。大部分人还是支持中医药发展的,但对中医药并不是很了解,因此需要加大对群众中医药文化的普及力度,让群众真正了解中医药,这样才会相信并支持其发展。其次,在中医治病问题上,群众的看法如图4-4所示。其中,70%的人认为中医标本兼治,23%的人认为中医治本,仅有6%的人认为中医治标,这说明中医治病得到了大多数人的认可。从对数据的分析来看,大部分人对中医治病的理念还是认识不清,在中医药文化传播的过程中要注重对中医药文化理念的普及。再次,人们对中医治病疗效的看法如图4-5所示。由统计数据我们可知,多数人对中医治病的疗效持肯定态度的,针对极少数持否定态度的人,应该加大对中医"治未病"的正面宣传。最后,通过问卷,我们了解到大众比较关注中医药在养生保健方面的运用,其次是中医药治病。由此,在中医药文化传播过程中,内容应该有所侧重,针对大众感兴趣的方面多加宣传,方能引起大众的关注,中医药文化传播才能取得相应的成效。

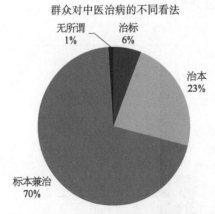

图4-4 群众对中医治病的不同看法统计图

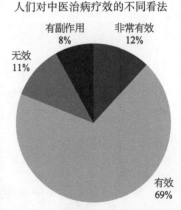

图4-5 人们对中医疗效的不同看法统计图

3. 大众接受中医药文化知识的渠道及可信度分析 为了更好地了解群众获取中医药文化知识的渠道,我们对问卷中涉及的相关内容进行了分析,具体情况如图4-6所示。

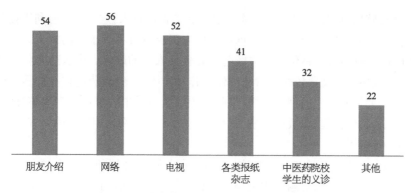

图 4-6　大众获取中医药知识的渠道统计图

通过统计数据我们可以发现,多数人是通过网络、朋友以及电视获取的中医药知识,其次是从各类报纸、杂志等获取,总体来说获取中医药知识的渠道比较多。在对这几种传播渠道的可信度调查中,40.41％的人觉得朋友介绍的比较可信,33.9％的人认为各种报纸、杂志比较可信,20.1％的人认为中医药院校学生的义诊比较可信,5％的人认为网络、电视比较可信,其他渠道占0.59％。可见,网络和电视在中医药文化传播过程中的使用率比较高,但在群众中的可信度并不高,因此在信息传播的过程中要提高内容的权威性。

4. 大众对中医药文化发展的看法　首先,相比西医,中医的发展比较缓慢,关于制约中医药发展的因素,35.74％的人认为是中医人才的缺乏,30.75％的人认为是人们对中医药的认识不够,28.85％的人认为是政府相关政策的不完善,其他因素占4.66％。由此可见,中医人才的缺乏是制约中医药发展的主要因素,所以要加大对中医药人才的培养,使医术得到越来越多人的认可和信服。其次,人们认为对中医药认识不够是制约中医药发展的次要因素,加大对中医药文化传播的力度也是促进中医药文化发展的必要措施之一。最后,政府应该制定相关政策推动中医药文化的发展,同时打击虚假信息的传播。在中医药文化发展的问题上,多数人认为应该在年轻人中普及中医药文化,具体统计数据如图4-7所示。

数据显示,近半数的人认为应该在年轻人当中普及中医药文化知识。其次,在"如果开设一门中医药普及课,你认为在哪个阶段比较好"的问题上,63.6％的人认为在大学开设比较好。综上,在中医药文化传播过程中,校园传播尤为重要,特别是在大学阶段开设中医药文化普及课。

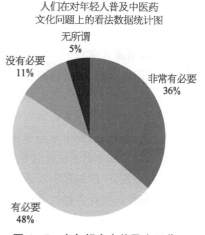

图 4-7　在年轻人中普及中医药文化的数据统计图

三、天津市中医药文化传播建议

中医药文化传播是中医药事业得以继承和发展的重要因素之一。立足于问卷调查的结果,针对天津市中医药文化传播存在的一些问题,提出以下几点策略与建议。

1. 高校应担当起中医药文化传播的重任　调查发现,大部分人认为应当在年轻人当中普及中医药文化,特别是在大学阶段应该开设中医药文化课程,所以高校应当加强重视,不仅仅是医学类的院校,普通院校也应该加大对中医药文化传播方面的投入,这一方面有利于促进青年一代的身体健康,另一方面在中医药文化的继承和发展方面也具有不容小觑的意义。在制约中医药文化发展的重要因素中,排在首位的是中医药文化传播人才的缺乏。中医药文化人才对于中医药的传承发展以及中医药文化传播起着关键性的作用。因而,中医药院校在加强中医药传统文化教育的同时,还要培养学生的创新思维、奉献精神以及热爱中医事业的高尚情操。同时,中医药文化传播应从小学生抓起,在教材中增加中医药文化与传统文化相结合的内容,使学生从小对中医药文化有一定的了解。

2. 政府应该加强中医药的标准化建设　首先,通过调查我们发现:大众倾向于通过网络、电视来获取中医药文化知识,但普遍认为网络、电视的可信度较低,问题在于:伴随着信息化的发展,大量未经科学认证、缺乏理论指导却打着"中医药"旗号的信息涌上台面,造成鱼龙混杂的局面,使大众对其传播的信息失去了信任。所以,政府应加强中医药的标准化建设,加大网络监管的力度,充分利用好大众媒体传播,发布一些科学可靠的中医药信息,做好中医药文化传播的推广工作。同时,要严惩传播虚假信息的个体及组织单位,以防危害社会大众的身心健康,使大众对中医药文化产生误区。其次,应对打着各种"中医药文化"旗号的企业机构进行排查,严惩以盈利为目的来传播虚假中医药信息的行为,同时政府应鼓励正规中医药企业机构的发展,在创新研究方面给予大力支持,从而提高中医药的影响力,促进中医药文化的传播。最后,现有市场上有关中医药的信息、产品、技术鱼龙混杂,虽然近些年有中医药法的出台,但仍有待进一步加强完善,使中医药体系具有更有力的法律制度做支撑,因而国家应加大对中医药的各方面投入,通过资金投入来促进中医药技术的发展、产品的研发,通过中医药法规的不断完善来保障中医药的正规发展。

3. 中医院应促进中医药文化传播的推广工作　首先,大众认为中医院传播的中医药信息更具有权威性,因而中医院应充分利用自身优势,广泛开展群众喜闻乐见、形式多样的中医药文化知识科普宣传活动,促进中医药文化传播的推广工作。例如,通过专家讲座纠正大众对中医药认识的误区,增加大众对中医理论基础知识的了解,达到认识中医药、相信中医药,最后传播中医药文化的目的。其次,还可以通过社区义诊的形式走进基层,针对大众关注度比较高的问题,给予科学、合理、有效的解答,进而增长大众的中医药学常识,增强大众的中医保健意识,帮助大众树立科学、正确的中医药文化观。

总之,天津市当前中医药文化传播已经取得了一定的进展,但仍存在一些问题和不足,相关部门应高度重视中医药文化传播的重要作用,深刻分析中医药文化传播的现状,针对问题提出有效的解决办法,不断加强中医药文化传播的建设工作。同时,中医药文化传播需要我们每个人参与其中,担负起文化传播的重任,为中医药文化的传播增添无限活力。

(刘静妍、熊水明、邢永革、王忠一,《教育教学论坛》,2018 年第 13 期)

中医健康养生文化的创造性转化
及其新媒体传播研究进展

中国人历来重视养生,在悠久的历史长河中人们对于养生总结出了许多优秀的文化。当前人们对于中医养生文化的重视程度也非常高,在 2016 年召开的全国卫生与健康大会上,习近平总书记指出,要坚持古为今用,努力实现中医药健康养生文化的创造性转化、创新性发展,使之与现代健康理念相融相通,服务人民健康。2016 年 10 月 25 日,国务院印发《"健康中国 2030"规划纲要》(简称《纲要》),《纲要》明确规定"探索融健康文化、健康管理、健康保险为一体的中医健康保障模式",这为健康养生服务行业发展提供了理论依据。2016 年 8 月 10 日,国家中医药管理局公布《中医药发展"十三五"规划》,该规划明确提出要实施中医药健康文化素养提升工程。丰富传播内容和方式,建设中医药文化传播人才队伍,加强中医药文化全媒体传播平台建设,创作中医药文化精品,促进中医药与广播影视、新闻出版、数字出版、动漫游戏、旅游餐饮、体育健身等有效融合,打造优秀中医药文化品牌。2016 年 12 月 17 日,国家卫生计生委副主任、国家中医药管理局局长王国强在"第五届国家中医药改革发展上海论坛"上发表讲话并指出要深刻把握中医药健康养生文化"双创"的重大意义,着力明晰中医药健康养生文化"双创"的主攻方向,深入探索中医药健康养生文化"双创"的实现路径。这一系列讲话、纲要以及规划的出台,为中医健康养生行业的发展指明了道路,也足以表明创新中医文化传播,是顺应潮流发展的必然趋势。

随着传媒技术的发展、传播信息的海量增长和传媒机构的快速扩张,富有亲民特征的"中医健康养生文化"成为备受大众传媒机构及各类新媒体平台青睐的选题。中医健康养生文化在大众媒体上呈现出一幅"多种源头、多种途径、多种语境、多种形式"的传播新景观,对此,国医大师孙光荣教授认为,值此史无前例的战略机遇期,中医人必须"努力实现中医药健康养生文化的创造性转化、创新性发展",要坚持古为今用、推陈出新,结合新的实践和时代要求进行正确取舍和增加新的内容。何清湖教授认为实现中医养生文化的创造性转化是今后发展的必然选择,只有实现创造性转化才能够适应时代发展的要求,才能够使得中医养生重新焕发生机。

一、国内相关领域

当前国内许多学者从不同方面对中医养生文化进行了不同程度的研究,通过梳理发现相关文献的研究主要集中在对中医养生文化现状、创造性转化、新媒体以及新媒体环境下养生传播等方面。

1. 中医养生文化的现状　多数学者认为当前中医养生文化产业是非常火热的,但鱼龙混杂。无论是从产品审核机制还是从监管机制都存在诸多不足。陈小平等认为当前的中医养生文化产业市场火热、产品琳琅满目、优劣难辨、真假难分,在实际发展中需要克服专业关、优劣关、质量关、广告关以及制定关。包锐等认为为了能够有效促进中医养生文化产业的发展就应该引进和培养大量中医养生文化人才,进一步健全中医养生文化产品审核机制,实现学科交叉取长补短。韩颖萍等认为当前中医养生行业的市场监管体制不够健全,对于中医养生文化的挖掘还是不够的,缺乏创新理念,从事养生行业的人员存在着良莠不齐的现象。对于这些问题,他们认为必须要采取专业措施来予以解决,要进一步健全机制,养生知识与时俱进,加大对从业人员的培训。

2. 创造性转化　创造性转化是一个重要概念,习近平总书记号召面对传统文化要实现创造性转化,使之与现实文化相融相通,达到共同服务于文化人的时代任务。如何进行创造性转化已经成为人们迫切需要思考的一个问题,这一概念是由林毓生提出来的,简单来说,即把一些中国文化传统中的符号与价值系统加以改造,使经过创造地转化的符号和价值系统,变成有利于变迁的种子,同时在变迁过程中,继续保持文化的认同。近些年来不同学者对这一概念进行了介绍与分析并从不同角度采用不同方法分析了传统文化如何实现创造性转化。

何清湖等提出,中医养生创造性转化是实现与时俱进的必然要求,对于中医养生文化的创造性转化不仅要实现科学体系、养生方案的创造性转化,而且还要进一步壮大健康产业,实现五大融合。同时,要实现中医养生文化的创造性转化,在过程中必须要突出中医、时代、地域和行业这四大特色,只有保持了这四大特色,才能更符合大众实际需要,才能更迅速、更有力地转化。程志华对林毓生创造性转化思想进行了研究,他认为林毓生的创造性转化这一概念,对于传统文化的继承与创新提供了重要思路。他认为创造性转化思想是对五四思想、"科玄"论战的超越。赵畅对新时期传统文化创造性转化的路径进行了深入思考,他认为今天对于传统文化的创造性转化是非常重要的,一个大国的崛起离不开文化的复兴,中华民族的复兴不仅仅是经济、政治的复兴,而且还是文化的复兴。徐天馥认为实现传统文化的创造性转化就必须要充分肯定传统文化的作用,要正确处理传统文化同马克思主义的关系,要敢于创新。晏振宇等认为对于传统文化应该实现综合性创新,只有综合性创新、创造性转化才能够面对全球化的威胁。所谓综合就是要全面、比较、理性地汲取外来文化有益之处,从而为我所用。与此同时还应该实现实践性超越,对于优秀传统文化的创新离不开实践,优秀传统文化只有同日常生活紧密结合才能够迸发活力。这是养生文化创新的重要启示。

3. 新媒体　在新媒体影响越来越深入的背景下人们对新媒体重视程度越来越高,越来越多的学者开始对新媒体进行研究。从具体研究内容来看主要集中于新媒体概念、传播特征以及优势等方面。卢俊雅对新媒体的传播特征进行了分析,认为当下的新媒体从传播学的角度来看具有互动性、快捷性、大众性以及多元性等特征。与传统媒体相比,新媒体具有非常明显的优势。刘春柏对新媒体的概念进行了界定,他认为新媒体只不过是一个简称,严格意义上应该称作数字化互动式新媒体。张敏对新媒体的概念从两方面理解,一方面是新媒体具有数字化特征,新媒体的出现和应用需要数字化技术的支持;另外一方面从传播角度来看,新媒体具有较强互动性。从其自身特征来看包含了及时性与便捷性、开放性与共享性、虚拟性与匿名性等特征。孙政对新媒体的优势进行了深入分析,利用对比分析法同传统媒体进行了深入对比,通过对比发现新媒体的传播范围更广、时效性更强、受众群体更多。

4. 新媒体环境下的健康养生传播　新媒体对于扩大养生产品知名度,提升销量具有非常重要的意义。夏威认为当前人们对于新媒体环境下养生传播的研究还处在探索阶段,主要是从微博、微信等平台入手来探索传播策略,这些传播策略对新媒体传播的研究具有借鉴意义。马瑞馥分析了养生信息在微信公众号这一媒介的传播。他认为微信公众号涵盖面广、分类细化、信息呈现形式丰富多样、获取方式也更加人性化。对于微信公众号中养生信息的传播必须要加强对信息传播源权威性和专业性的把关,注重养生知识的通俗性、互动性以及易读性。李东晓对微信用户健康养生信息的传播行为进行了分析,通过他的研究发现微信用户转发行为已经成为养生信息兴起的重要原因,对于微信用户而言他们更侧重于通过微信渠道来获取健康养生信息。朋友圈已经成为获取这方面信息的重要渠道。当前大多数用户对于收到的养生信息都有过转发行为,但从转发的影响因素来看朋友圈构成、信息阅读偏好、家庭角色以及个人公开发布信息习惯等会对转发效果产生重要影响。刘玉菡等重点分析了微博环境下养生信息传播过程中的语义障碍。养生信息在微博的传播极容易造成误解,这是因为传播者本身知识欠缺或者不能够端正传播动机;另外一方面的原因就是在传播过程中会产生语义障碍,从而引发受众误解。

二、健康养生行业未来发展趋势

2013 年,国务院印发《关于促进健康服务业发展的若干意见》,将"全面发展中医药医疗保健服务"列为主要任务,要求提升中医健康服务能力,推广科学规范的中医保健知识及产品,这对中医健康养生行业的未来发展明确了相应要求。在人们生活水平显著提升的背景下,人们对中医养生的重视程度越来越高。在今后的发展中中医养生行业的发展前景将会越来越广阔。在新形势下对此必须要充分研究。通过分析可以发现今后的养生行业将会呈现出以下趋势。

1. 市场空间的进一步增加　从我国健康产业发展空间来看,今后养生健康产业空间将会进一步扩大。当前我国养生市场每年所包含的市场份额已经超过了 15 000 亿。如果从人均消费来看我国同西方发达国家相比还有较大差距,这在一定程度上也说明了我国健康养生产业的发展前景是非常广阔的。

2. 人口结构的变化　从人口结构上来看,我国老龄化趋势日益明显。随着中产阶层的扩大,人们生活消费水平显著提升,在这样的背景下人们对健康养生的重视程度将会越来越高,这种人口结构的变化趋势能够给养生健康行业的发展带来机遇。从人口老龄化的角度来看,当前我国60 岁以上的老人已经超过 3 亿,50 岁以上人口所占比例也已经达到了总人口的 1/3,从这一比例可以看出今后不久我国将会进入老龄化社会。在老龄化社会老年病以及慢性病将会成为人们关注的焦点,如何帮助老年人保持健康将成为未来养生健康行业发展方向。老年人对于健康养生服务的重视程度也将会逐步提升,总的来看中产阶层的壮大和老龄化社会的到来将为我国养生健康行业的发展奠定深厚的群众基础。

3. 居民健康需求增加　当今社会在人民日常生活节奏不断加快的背景下,亚健康已经成为人们普遍关心的问题。当前已经有不少人群处于亚健康状态,尤其是中年人群体,这类群体是亚健康高发人群,由于处于承上启下的位置,无论是从生活还是从工作来看其压力都是非常大的。他们虽然收入较高,但也承受较大压力,在长期承受压力的情况下最终会呈现亚健康状态,这必然会给他们带来严重困扰。在新形势下需满足他们延缓衰老、控制疾病的需求,在这样的趋势下健康养生行业将会获得较快发展,通过健康养生将有效提升人们身体素质和健康水平。健康养生行业的壮大与发展,无论是对于个人、社会以及国家而言都是非常有益的。

4. 生态保养成为时尚　从当前发展现状来看生态保养已经成为今后发展的时尚主流,同传统保养方式相比,生态保养已经摒弃了以往无病便无忧的观念。生态保养侧重于防患于未然,生态保养就是要利用专业化方法来保证人体内有益菌群处于主导地位,这样就能够最大限度实现对有害菌群的限制,最终将提升人体自身免疫力。20 世纪以来生态保养的兴起,进入 21 世纪之后生态保养理念深入人心,当前这种保养方式受到越来越多人的关注。

5. "互联网＋"养生　在新媒体影响力越来越大的背景下,互联网思维已经成为创业者的普遍思维。马建中提出中医药新媒体的发展要善于引导、探索规范,一方面拓展中医药文化的传播空间,占领网络主渠道,另一方面要加强与受众的互动,搭建交流平台,引导人民群众正确认识中医药,科学对待中医药,学会运用中医药。在探索相关规范方面,一方面要探索新机制,最大限度发挥中医药新媒体在宣传和舆论引导中的作用,另一方面要规范行为,切实加强对中医药新媒体的依法管理、科学管理和动态管理,规范发布内容、规范生产流程,将管内容与管媒体有机地结合起来。

　　如今互联网的迅速发展,使得中医药以更为快捷、更为平易近人的方式传播着。原本限于从业人员范围内的中医理论以图文长微博、经络循行动图、微信视频授课等方式面向了大众。除了《中国中医药报》《健康报》等专业报刊,《健康之路》《养生堂》等养生节目外,有关中医理论传播的网站、博客、微博、微信公众平台、App 也日益引起人们的关注,如"活法儿"(根据体质推送节气养生的网站)、张其成博客(以国学与中医文化传播为主)、《养生堂》节目官方微博、张宝旬妙招App、中医书友会(微信公众平台)等。微博认证为前中国健康教育协会副主任的微博"老中医健康养生堂"目前已经拥有 197 万粉丝,发声活跃,互动频繁,仅 2014 年 11 月 29 日的一条微博的转发量已达到 4 367。由此可见,"互联网＋"养生对于扩大中医养生影响力,壮大品牌影响力具有非常重要的意义。

三、结语

　　在对中医养生文化现状的研究中,人们虽然认识到了当前中医养生文化遇到的困境,但是对于如何摆脱困境却缺少针对性、操作性强的建议;在对创造性转化的研究中,学者们虽然对创造性转化思想及其意义进行了深入分析,有的学者还从传统文化角度分析了如何进行创造性转化,但是对于如何实现中医养生文化的创造性转化却并没有涉及;在对新媒体的研究中人们普遍认为新媒体具有无可比拟的优势,在日常生活中所发挥的影响也将会越来越大。在养生信息的新媒体传播研究中,学者主要侧重分析了影响传播的因素,对于如何进行有策略、有针对性地营销缺少可操作性的建议。因此,对于上述问题,就需要以实际案例为例深入分析其在微博环境下的专门营销策略。

(严璐、何清湖,《中医药导报》,2018 年第 24 卷第 24 期)

第五章

中医国际传播

第一节 概 述

从中医在西方国家的传播看中医发展

长期以来,中医在西方欧美国家的流传只是一些零星的疗法,近年来,中医的理论体系也开始引起了注意,不少人认为在欧美国家已兴起了"中医热",但同时也有人认为:中医在西方医学界与其说是共鸣,不如说是唾弃。为此,笔者结合近两年参加对外国进修生进行中医药教学和翻译工作的所见所闻,对中医在西方传播的现状和前途进行初步的讨论,仅供同道们参考。

一、中医的整体观念是其在西方得以传播的根本原因

几千年的中医发展史,毫无疑问地表明中医是中华民族兴旺的因素之一,它对人类的贡献足可与四大发明并称。中医的整体观,是在中国特定的历史条件下形成、发展的。在没有仪器的时代,医学只能以人的整体为研究对象,这就决定了当时医学的思想方法只能是朴素唯物主义的自然哲学。几千年的封建制度使中国和其他文明古国隔绝开来,造成了中国学术的封闭式的一脉相承的传统,当西方医学从经验领域进入到实验领域,从整体外部走向局部内部,从宏观走向微观的时候,中医学术却基本囿于旧说,形成了中、西医体系的重大分歧。

因此,中医和西医的学术之分:中医以感官为研究工具,以机体和疾病的宏观变化为研究对象,以朴素唯物主义为思想方法。西医以近代科学仪器为工具,以机体的微观变化为研究对象,在其形成过程中,思想方法带有一定的形而上学的色彩,与机械唯物论相适应。尽管现代科学成就使西方医学在近三百年内突飞猛进地发展,运用实验分析方法使人们对微观的认识更深刻,但它的弊病是使人们习惯于孤立地观察事物而忽视了它们与一般的总的联系,忽视了事物运动的根本属性。正如其他学科一样,医学的发展受生产力水平的制约,当社会生产力有了显著提高时,都孕育着医学上的变革。

当今世界正面临着一场生产力深刻的革命,20世纪以来,现代科技日新月异,电子衍射技术、同位素示踪技术、激光等,使人的观察能力大大提高,电子计算机代替了人脑的部分工作,提高了处理资料、分析综合的能力,为对机体进行动态的综合性研究开拓了广阔的前景。

分子生物学、分子免疫学、分子药理学等边缘学科,不但使各门学科深入到分子水平,而且将它们贯穿起来。现代医学对遗传、免疫、激素、酶等的研究,正从信息、调节、控制的观点,从局部到整体,从个体到群体再到整个生态圈的各级水平的生命活动进行研究。

总之,孤立、片面、静止地看问题已经不可能了。西医的发展,已经要求把生命活动作为整体的、运动变化的过程来认识。

中医以整体、动态为基础,从理论到实践都充满朴素的唯物主义思想,其整体观的辨证论治

方法、天人相应、对立统一和动态平衡的思想体系,有助于西医理论问题的研究。Rowen 认为:整体观的辨证思想是中医的一大精华,虽然产生于没有检测仪器的古代,却与最新的科学成就如信息论、系统论和控制论有惊人的相似之处。美国来华讲学的 Fletcher 博士指出,西医的实验生理学将每一器官的功能区分得很清楚,但对器官之间的关系和人体复杂的大系统远远没有很好地了解,从这个观点看,中医的五行动态模式是大有意义的,并可以在探讨人体活的机制方面起到协助作用。

正因为中医整体观的学术思想与现代西医发展趋势有相似之处,所以如果说当今医学越来越注重横向的、整体的联系,那么其中一个倾向就是借鉴中医。

二、辨证论治的中药汤剂和针灸开始受到关注

自从 1972 年针灸传入美国,逐渐引起了医学界和全社会的注意,13 年来,针灸已为美国 46 个州所正式承认,汤剂中药和其他中医疗法如推拿、气功、素食等也引起了人们的兴趣。从几年前美国、加拿大、澳大利亚、英国、法国等地的中医、针灸学会相继成立到最近意大利中医研究生院的诞生,中医在西方国家的传播又迈开了新的一步。

在中药研究方面,目前西方在合成药物的新药筛选日益困难。中国学者 1979 年在美国报告了 17 种中药在动物身上有抗癌作用和 6 种中药的抗癌成分,为西方医学界展示了从中药发掘新药物的前景。现代西医对致病因素的研究及传染性疾病的措施、外科手术、社会医学等方面很有成就,但是对人体内部抵抗力这个抗病的根本因素重视不够,对代谢性疾病、免疫异常等内因性、慢性的并侵犯全身的疾病苦无良策,医源性疾病越来越多。近年来,西方医学界正极力寻求提高机体自身抗病能力的途径。而中医在这方面表现出一定的优势,1983 年在美国介绍的以黄芪为主药对肿瘤进行辨证治疗,引起西方医学界的巨大反响。生化、生理、免疫等方法阐明治愈原理,使西方医、药界人士从对中药单纯的植物药研究开始转向注意中药汤剂的辨证施治对调节人体功能、形成免疫性抗体的作用。

中药由于药源缺乏等客观条件限制,推广应用还有很大的局限性。针灸以其确切的疗效和独特的方法,受到西方人民的普遍接受,成为中医向西方传播的先行军。按中医经络学说才能治病,针灸不是单纯刺激皮肤,这已是大多数西方学者承认的事实。"上病下取""下病上取",从治疗的角度,证实了经络的存在。辨证论治的临床思维方法,从系统、信息、控制的观点,已经体现出它的优越性。越来越多的西方学者,不远万里来到中国学习。从 1980 年开始,我院已经接受培训了 300 多名西方学者,而其中 80% 以上是以针灸为主。他们在中国学习的收获,除了临床操作方法以外,更重要的是学到了辨证论治的思维方法。亲眼看见的临床疗效,使他们无一不为中医独特的思维方式所折服。

三、中医在西方的发展前途在于现代化

中医现代化既是指中医发展阶段的状态,又是指其发展的过程。现代化研究,使中医不断引入现代科学的成果,不断认识生命活动的规律,达到辩证唯物主义的高度。

中医在西方国家的传播是医学发展的结果,其中主要的动力是近年来国内国际对中医、中药、针灸的理论研究取得了很大的成绩,这些现代化的科学实验有强大的说服力。其次是西方广大中医、针灸医师的学术水平、医疗水平不断提高,使中医疗效得到初步证实。

中医的现代化研究对其在西方传播的作用在于对中医进行了客观的评价及阐明。这些科学的评价向文化、历史背景、社会环境和思想方法完全不同的西方人展示了中医理论的可靠性及其发展前途。

1. 现代化研究为中医提供了特异性的证明　所谓特异性是指唯有该理论才能预见和解释的事实。它是支持理论最可靠的证据,也正是"中医特色"的体现。采用现代科学手段,揭示证明中医理论和临床实践独特的方面,是引起"中医热""针灸热"的主要原因。阴阳的二极模式、五行的五要素模式、经络的网络模式,还有"天人相应"的宇宙观,与现代的系统控制论相联系,显示了高度的科学价值。

中医的临床疗效,特别是对感冒、慢支、胃病等进行辨证论治并采用电子计算机所获得的资料,为中医理论提供了可靠的证明。经络是什么? 这个问题至今西医未能解释,但针刺麻醉的成功,针刺治疗聋哑等成果,使多数学者认识到与其否认经络的存在,不如认真研究现在的解剖生理是否已充分把握了人体生命的奥妙。中药及其复方的研究,气功、"子午流注"等的证实,都给以整体观和辨证论治为特征的中医理论提供了可靠的依据。过去常把这些现代医学未能解释的方面说成是"迷信"而当作糟粕抛弃,这不是正确的态度。

2. 现代化研究使中医理论得到阐明　用现代科学阐明中医理论,这种研究的重要性在于使中医变为"有实验为依据的、严格得多和明白得多的形式"(恩格斯)。虽然中医的整体观和现代医学的发展趋势有相似的特点,但它们的基础是截然不同的。前者建立在感观所及的宏观现象之上,而后者则是建立在对微观现象的分析之上。因此,希望西方人原封不动地接受、照搬几千年的古老中医理论是不可能的。

在我国,普通百姓都知道"寒热虚实",他们对中医的语言描述已有几千年的习惯。但西方人却只知道神经与血管、激素与细胞。不少病人将针灸所产生的经络传感现象误解成"电击"而产生恐惧心理。"弃医存药""弃医存针"的观点还未从根本上改变,中医理论的精髓也就未能被普遍接受。因此,用现代医学知识阐明中医理论的实质,不仅有助于中医理论的发展提高,也对中医向西方的传播起着重要的作用。

目前西方国家对中医的研究相当活跃,他们研究的方式,主要是以实验方法,对中医的基础理论进行解释、阐明。对国际中华医学杂志的刊文进行不完全统计,这种实验方法的研究占70％以上。这些工作充分体现了西方国家的现代医学水平和新技术成就。Giller 对阴阳理论的研究,认为相互对立的两种神经元及很多体液因子都存在着阴阳的关系;Tien 根据控制论,信息论和电生理学的观点,认为阴与神经纤维动作电位、二进制编码中的"1"相一致,阳则与静息电位或"0"相对应,万物是由阴阳的数量变化和排列方式的不同而呈现其差异性。在分子生物学方面,CAMP 和 CGMP 的调节作用被很多学者承认是阴阳学说的典型范例。又如对舌诊的研究,Harnaff 对舌苔丝状乳头和带状乳头的超微结构的组织学观察和上皮角质化类型的探讨,对舌苔的形成做了深入的研究。

与西医相比,中医学术之缺陷,莫过于缺乏必要的实验印证,填补这一缺陷,显然是中医发展的重要一环。

3. 中医现代化研究工作尚待提高　中医的出路在于现代化,中医要向西方传播、发展,中医研究工作的很多问题应该改进、提高。

(1) 基础理论研究应和强与临床的联系:国外对中医理论的研究,虽然技术先进,却有一大缺点，就是没有与临床联系起来。没有涉及中医治疗的根本问题，即使运用尖端的分子生物学和细微的观察，也难以做出本质性的阐明，"中医特色"更是无从谈起，国内的研究也有这种现象。

中医的特点是一切研究都以治疗为中心，是从临床产生发展起来的，从中医的特点出发，对中医进行印证时，必须与临床治疗紧密结合。对阴阳气血的实质研究，证、病机、治则和方药药理的研究，必须和临床联系起来，才能找出中医的精华所在。

（2）临床研究应当贯彻 DME 的原则：DME（设计、衡量、评价）是科学研究应当遵循的原则，中医研究必须保持和突出中医特色，这是毫无问题的，但同时必须建立在严谨的科学方法之上。

临床结论是否可靠取决于其实验的严格性知何。只有可靠的结论才能使人相信。对于重视精确的客观指标，习惯用数据说明问题的西方人更是如此。但是，很多中医生至今仍不十分重视对照实验和盲法的重要。他们常常没有严格的科研设计，而经常是一种事后的病例总结。设计不严谨，缺乏可比性，观察对象没有足够的数量，观察指标欠缺明确、规范、量化，致使分析结果时往往掺杂主观成分，因而对有关的理论不能做出合适的评价。这种现象，在中医研究文献和对外国进修生的教学中，常常可以见到。

（3）应当加强古籍整理、翻译工作：对中医进行研究、发展，应建立在对中医理论深入了解的基础上。在国内，为了正确掌握中医，总是要深入地学习、研究《内经》《伤寒》《温病》《金匮》。然而，这些古籍文词晦涩、深奥。向外国翻译更加难上加难。为了向世界人民打开中医药的宝库，必须要进行古文和外语的"对话"，才能使中医理论得到广泛的宣传，促进中医向西方的传播。

总之，中医向西方的传播、渗透是医学发展的必然，但最终为世界人民所接受的应该是建立在现代科学基础上的中医。只有对中医进行现代科学研究，找出根据，阐明理论，才能进一步向西方传播、发展。

发扬中医特色，吸收新技术成果，接受新技术的洗礼，将会使中医更加发扬光大，为全人类造福。

（李灿辉，《广州中医学院学报》，1986 年第 3 卷第 2、3 期合刊）

运用标准化战略推进中医药的国际传播

在中医药国际化进程中，如何运用标准化战略，净化中医药市场，保证中医药在国际上健康有序的发展，推动中医药进一步走向世界，是我们需要认真研究的新课题。

一、标准、标准化的概念及其相互关系

1. 基本概念　在标准化概念体系中，最基本的概念是标准和标准化。我国颁布的国家标准中，对标准所下的定义是："标准是对重复性事物和概念所作的统一规定。它以科学、技术和实践经验的综合成果为基础，经有关方面协商一致，由主管机构批准，以特定形式发布，作为共同遵守的准则和依据。"国际标准化组织（ISO）提出的定义是："得到一致（绝大多数）同意，并经公认的标准化团体批准，作为工作或工作成果的衡量准则、规则或特性要求，供有关各方共同重复使用的文件，目的是在给定范围内达到最佳有序化程度。"同时在附注中指出："标准应当建立在科学、技

术和实践经验的坚实基础上,以促进获得最佳社会效益。"上述定义,均从不同的侧面提示了这一概念的含义,归纳起来有以下几点。

(1)"建立最佳秩序、取得最佳效益"是建立标准系统的出发点和基本目标。这里所谓的最佳秩序,指的是通过实施标准,使标准化对象有序化程度提高,发挥出最好的功能。这里所谓的最佳效益,就是要标准系统发挥出最好的系统效应,产生理想的效果。

(2)标准产生的基础,一是将科学研究的成就、技术进步的新成果同实践中积累的先进经验相结合,纳入标准,以保证标准的科学性。二是标准要反映全面经验和全局的利益。这样的标准才能既体现它的科学性,又体现它的民主性。

(3)制定标准的对象,已经从技术领域延伸到经济领域和人类生活的其他领域。其外延已经扩展到无法枚举的程度。因此,对象的内涵便缩小为有限的特征,即"重复性事物"。

(4)标准的本质特征是统一,不同级别的标准是在不同范围内进行统一;不同类型的标准是从不同角度、不同侧面进行统一。有了这个"统一规定",便可为工作或工作成果确定一个被各方所公认的"衡量准则"。

2. 标准与标准化的特点 标准化是人类实践的产物,它是社会发展到一定阶段必然出现的一个活动过程。它随着生产的发生而发生,及随着生产的发展而发展。我国国家标准中,规定的标准化定义是:"在经济、技术、科学及管理等社会实践中,对重复性事物和概念,通过制定、发布和实践标准,达到统一,以获得最佳秩序和社会效益。"国际标准化组织提出的定义是:"针对现实的或潜在的问题,为制定(供有关各方)共同重复使用的规定所进行的活动,其目的是在给定范围内达到最佳有序化程度。"ISO在公布这个定义的同时做了如下两点注释,一是制定、发布和实施标准的活动。二是标准化的重要作用是改善产品、生产过程和服务对于预定目标的适应性,消除贸易壁垒,便利技术协作。上述两个定义各从不同角度对标准化这一概念和特征进行描述,它们所提示的共同特点是:

(1)标准化是一个活动过程,是制定标准、贯彻标准进而修订标准的过程。

(2)标准化的效果只有当标准在社会实践中实施以后,才能表现出来。

(3)标准化是个相对的概念,在深度和广度上,都有程度的差异。

无论就一项标准而言,还是就整个标准系统而言,都在逐步向更深的层次发展。

标准和标准化既有不同的概念,又不可分割。标准是实践经验的总结,是标准化活动的产物。具有重复性特征的事物,才能把以往的经验加以积累,标准就是这种积累的一种方式。一个新标准的产生是这种积累的开始,标准的修订是积累的深化。标准化是一项工作,其目的和作用,都是要通过制定和贯彻具体的标准来体现的。标准化的过程就是人类实践经验不断积累与不断深化的过程。因此,标准化活动不能脱离制定、修订和贯彻标准,这是标准化的基本任务和主要内容。

二、中医药国际化呼唤标准化

1. 中医药国际化的基础现状 推动中医药进一步走向世界,使中医药进入世界主流医学体系,为世界人民的健康保健服务,是中医药现代化、国际化的奋斗目标之一。在立足国内、以内促外,依靠科技、医药并举,因地制宜、双向接轨方针的指引下,中医药对外交流与合作取得了很大的成绩,主要表现在:

(1) 中医药在各国迅速普及：据悉，英国境内约有中医诊所 3 000 家，仅在伦敦地区就有私人中医诊所数百家，每年大约有 250 万英国人采用顺势、中草药、按摩、针灸等疗法，支付医药费用 9 000 多万英镑。法国针灸诊所近 2 600 多个，针灸师 7 000～9 000 人。荷兰有中医诊所 1 500 家，接受针灸治疗的人数占荷兰总人口的 15％左右。美国的 50 个州中已有 44 个州立法承认针灸，准予颁发执照或注册，现针灸师已经超过 15 000 多人，中医针灸诊所仅在加州就有 800 多家，每年有 100 多万人接受针灸中医疗法，中草药专营公司 400 余家。加拿大有中医诊所 3 000 家，每年销售中药金额 1 亿加元，分布在全加各大城市居住地的销售点多达 500 多个。澳大利亚有中医诊所 2 000 多个，每年至少有 280 万人次进行中医诊疗。

(2) 学术活动日益活跃：据不完全统计，国际上有 1 000 多个中医药机构和民间学术组织，每年有影响的学术活动有数十个。如德国自 1986 年起，每年举办一次"国际中医文献学术会议"，并开展中医药文献展览等活动。

(3) 中医教育发展迅速：澳大利亚、英国都在正规大学中设立中医或针灸专业，纳入正式学历教育。此外，至少有 40 个国家都开设了中医、针灸教育。如美国有 30 余所中医、针灸学校，每年招生上千人，学制由过去的业余制、半日制，改为三年全日制，学校规模最大的有在校生 600 人左右，目前已有半数以上的中医针灸学校被政府承认。此外，还在 20 多所综合大学中设有补充/替代医学课程。

(4) 很多国家政府开始关注中医药，中医药在一些国家已经合法化：近几年，在双边政府卫生合作协议中，有 40 多个含有中医药合作项目。2001 年在北京召开的"中—非传统医药论坛"中，参会的 20 多个国家卫生部门，都对中医药的合作表示了浓厚的兴趣。针灸已在大多数国家取得了合法地位，除新加坡、越南等中医已经取得合法地位的国家外，澳大利亚维多利亚州于 2000 年 5 月通过中医法案，承认中医是合法的医生，而且与西医在法律上平等。2001 年 7 月 1 日，泰国卫生部宣布中医在泰国合法。

(5) 世界卫生组织重视中医药：2001 年 9 月，在文莱召开的 WHO 地区会议上，通过了传统医药地区发展战略，2002 年 5 月在日内瓦召开的世界卫生组织第 56 次大会上，讨论通过了发展传统医药的决议。这些战略、规划的实施，将有力地推动中医药的传播。

(6) 科学研究方兴未艾，很多国际大型制药公司都对中药的研究开发表示了浓厚的兴趣：在美国一些著名大学如哈佛大学、斯坦福大学等都建立了专门的研究室，据统计，目前美国中医药研究机构 146 个，研究内容涉及针灸原理、艾滋病治疗、从中草药中提取化学成分及有效成分、中医药信息等，并开始注意中医药文献的整理出版工作。德国有百余家中药或植物药厂，10 余个中药研究机构，对中药活性成分的提取、质量检测、体内代谢和制剂特性的研究很有成绩。日本有 10 多所汉方医学专业研究机构，44 所医科、药科大学建立了生药研究部门，20 多所综合大学设有汉方医学研究组织。随着人类"回归自然"呼声的增长，加之西药开发有投资多、周期长等弊端，一些大型制药公司开始注意中药产品的发展潜力，投入巨资开发植物药品种，有的设立天然药物部，有的以开发中药产品为目标，寻求与我国合作，有的已开始研制中药复方制剂。据不完全统计，国际上约有 170 多家公司、40 多个研究团体在从事传统药物的研究开发工作，与此同时，国际上申请中药及其他植物药的专利数量也迅速上升。

2. 中医药国际化面临的挑战　应当看到，中医药走向世界过程中，还存在着很多问题。这些问题主要有：

（1）由于文化背景和理论体系的差异，中医药学与西方医药理论在思维方式、研究方法等方面都有很大的不同。中医药学自身是一个复杂体系，限于目前科技水平，对其治疗效果、物质基础、作用机制，还不能完全做出科学的说明，在理论上还难以沟通。加上以古汉语为基础构成的中医药术语表述古朴深奥，西方医学界很难理解中医药理论体系的内涵。

（2）中医药理论是我国传统文化的重要组成部分，它继承了我国传统文化的特点，注重归纳与综合，表现为临床实践中整体观念、辨证论治、个体化治疗等特点与现代医学注重标准、标准化建设（如病名标准、诊断标准、疗效标准、新药标准等）有很大的差异。

（3）中医药在大多数国家尚未取得合法地位，没有来自官方的法律、法规约束和强有力的管理。一些假医、庸医、虚假广告、伪劣药品、乱办学、乱发证、恶性竞争等不良现象还在损害着中医药的声誉。

不论是发展中医药国际化的大好形势，还是解决目前所存在的问题，都需要中医药标准化建设。这是因为中医药国际化需要中医药的基本理论、基本知识、诊疗技术、中药药品在国际上的广泛传播，传播的过程就是沟通交流的过程，在沟通交流过程中需要对重复出现的概念和事物做出统一的规定，以便形成共识，避免产生歧义，这就是标准。首先要有名词术语的标准化，这是建立其他标准的基础，不同的国家有不同的语言，这就需要翻译标准；针灸取穴需要度量，需要数系数据标准，不同的国家有不同的度量单位，还需要互换标准；对临床诊疗技术、常用诊疗设备、疗效评价、中药品种质量都应当制定相应的技术标准；中医药的发展、办学、办医、办厂、开展科技活动都应当有相应的管理标准；对从业人员的责任、权利义务、工作范围、职业道德、效果考核所制定的标准，应为工作标准。标准制定和实施为各国中医药活动建立最佳秩序、形成共同语言和促进相互了解提供了依据，为他们确立了必须达到的目标，使之不断地合理化、规范化。特别是中医药在各国尚未取得合法地位情况下，中医药的无序发展，法律、法规的空白，政府管理知识缺乏，各国行业自律的局限，都为标准化建设提出了要求，要求标准化建设提供一种"约束"，这种约束是既从全局出发，又考虑到各方面的利益，在充分协商的基础上确定的，它是一种无偏见的约束，因此，它既有法规效用，又有自我约束的作用。它的约束力可以跨越地区或国家的界限。这种约束力就是一种权威，一种能够对中医药在国际上健康传播，从技术上和管理上进行干预的权威。这正是标准化最突出的社会功能。标准化还可以使中医药与行业外部约束条件相协调，不仅有利于中医药与国际社会各方面的衔接，而且可以使中医药更加广泛地吸收各国先进的管理与技术，促进中医药自身的学术发展。

未来国际贸易竞争的焦点将是标准的竞争，较之传统的微观物化的产品竞争和价值有限的专利竞争而言，标准是产品和专利的衡量尺度，具有客观性和权威性，是市场的屏障和主动权，其竞争更具有市场意义。运用标准战略占据主动，保护本国的贸易利益，形成对他国的技术性壁垒，是许多发达国家和一些发展中国家的重要举措。标准战略是我国科技发展的重要内容，中医药学是我国少数拥有自主知识产权和学科领域之一，我国在制定中医药国际化标准上占据着毋庸置疑的优势，也担负着不容推卸的责任。2003年4月7日公布的《中华人民共和国中医药条例》明确提出中医医疗机构、从业人员和中医药教育机构都遵从一定的标准，并指出"国家支持中医药的对外交流与合作，推进中医药的国际传播"。要使中医药国际化，就离不开制定和推广国际化行业标准，目前，美国、日本等一些国家正在与中国争夺中医药标准化市场。以我为主，制定中医药国际化标准已迫在眉睫，唯有如此，才能保持我国中医药事业在世界上的领先地位。

三、国际行业组织是推行国际行业标准的载体

在世界范围内,标准化已经渗透到人类社会生活的各个方面,并正在形成世界范围的庞大的标准体系。由于专业、内容、级别是标准化活动的三个重要属性,由此组合而成的三维空间,形成了领域宽广和内容丰富的标准化空间。其中,X 轴代表标准化活动的各种专业领域,包括农业、工业、交通、运输、文化、卫生等;Y 轴代表标准化的内容,每一个专业领域都有其特定的标准化内容,包括名词术语、图形表格、等级类别、性能质量、服务条件、安全卫生、管理法规等;Z 轴代表标准化的级别,级别规定标准适用的范围,反映制定和发布标准的机构的级别,如国际级、国家级等(图 5 - 1)。

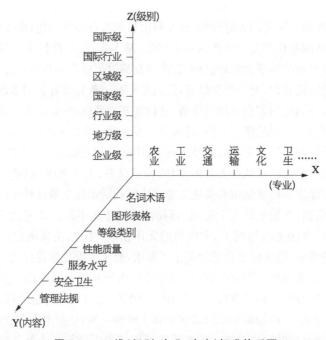

图 5 - 1　三维(级别、专业、内容)标准体系图

根据我国《标准化法》的规定,我国标准分为国家标准、行业标准、地方标准和企业标准四级。国家标准是对全国技术经济发展有重大意义而必须在全国范围内统一的标准。行业标准是指全国性的各行业范围内统一的标准。标准化法规定:"对没有国家标准而又需要在全国某个行业范围内统一的技术要求,可以制定行业标准。"地方标准是指在某个省、自治区、直辖市范围内需要统一的标准。企业标准是指由企业制定的产品标准和为企业内需要协调统一的技术、管理工作要求所制订的标准,是企业组织生产经营活动的依据。多年来中医药行业在标准化建设方面也取得很大的成绩,在机构建设、人员准入、医疗、教育、科研、中药的生产销售各个领域建立了具有行业特点的标准规范,初步形成了比较完整的标准体系。为建立中医药国际行业标准奠定了基础。

国际级标准是由众多具有共同利益的独立主权国家参加组成的世界性标准化组织,通过有组织的合作协商,制定发布标准。这一级标准在世界范围内适用,如国际标准化组织(ISO)、国际

电工委员会(IEC)制定发布的标准;国际行业标准是由国际行业组织制定和发布的标准,在该行业范围内适用,如国际乳制品业联合会(IDF)、国际图书馆协会联合会(IFCA)、国际焊接学会(IIW)、国际种子检验协会(LSIA)也制定了一些标准并被广泛应用;区域级标准是由区域性国家集团或标准化集团为其共同利益而制定发布的标准,如欧洲标准化委员会(CEN)、泛美技术标准委员会(COPANT)等,该类标准在本区域国家集团范围内适用。

即将成立的总部设在我国的世界中医药学会联合会(以下简称"世中联"),是国际性行业组织,具有制定和推行中医药国际化标准的合法身份。世中联各成员单位可以根据各自国家和地区的实际需要,提出制订标准的建议,经过一定的程序确定立项,组织起草工作小组,进行调查研究,提出征求意见稿并征求意见后,由世中联所设的标准化专业委员会进行审查,听取各方面意见,充分进行民主讨论和协商,使之能充分反映各方面的利益,获得最大范围的拥护。审查结束,要写出审查报告,经总部讨论通过后正式发布。

世界针灸学会联合会也是总部设在中国的国际性行业组织,成立10多年来,做了大量的工作,是我国中医药对外交流与合作的民间渠道之一。在国际行业标准化建设方面,可以与世中联协同工作。有些标准可共同制定共同发布,有些标准可以分别制订,分别发布。

标准的实施是整个标准化活动中最主要的一环。在标准制定后,实施成为标准化工作的中心任务。任何一项标准,不经过实施都不会自动发挥任何作用。要使国际行业标准在净化国际中医药市场、推动中医药在国际上健康有序发展中发挥更大的作用,必须得到全面有效的执行,使其中规定的各项要求真正得到落实,才能使制定标准的目的得以实现。市场竞争是国际行业标准得以贯彻落实的内在动力。任何团体、任何单位、任何个人要在市场竞争中占领市场,赢得信誉,都必须使自己服务或产品达到规定标准。在各国法规标准不健全的情况下,国际行业标准就为他们提供了一个锐利的武器,他们一方面以此作为自己提供服务或生产产品的奋斗目标,另一方面可以利用这个武器对在市场上进行投机取巧的竞争对手们进行监督和鞭笞,其结果必然是净化了市场,提高了质量。加强宣传,提高国际行业组织的权威和影响是落实国际行业标准的外部条件。要通过网站、国际学术会议、报纸、杂志和政府间的交流与合作等多个渠道扩大影响,以提高国际行业标准的知名度。要与国际标准化组织、世界卫生组织加强合作,经常沟通情况,交流信息,取得指导与支持。

四、建立中医药国际行业标准的若干思路

中国是中医药的故乡,我国中医药标准化建设方面已经取得丰富的经验,积累了大量的资料。在中医药国际化进程中应充分发挥我们的优势,利用国际行业组织总部设在我国的有利条件,把我们标准化建设的成果,分阶段有步骤转化为国际行业标准,以巩固我们的学术地位,扩大我们的国际影响。通过国际行业标准制定和落实,各国会员单位业务的规范与发展,逐步扩大对各国民众和政府的影响,国际行业标准有可能转化为所在国的国家标准,进而推动中医药的合法化进程。中医医疗器械、中药保健品、中药制品国际行业标准的建立,有可能进一步推动中药和中医医疗器械(如针灸医针),在国际上销售的合法化,从而扩大销售渠道,占领更大的市场份额。国际行业标准体系的建立,要体现以下特征:

目的性:我们建立国际行业标准体系的目的,是使中医药更能适应国际社会的需求,和为此所具备的协调统一的秩序。

整体性：国际中医药标准体系是由一整套相互依存、相互制约的标准组合而成的有机整体。其所体现的整体性功能，并不是由各个系统或各要素的功能简单叠加起来的，而是由这些子系统或要素相互结合而生成的新系统的独特功能。各子系统要相互协调、相互衔接。

结构性：中医药国际标准体系要按照一定的结构形式结合起来。主要表现一是按层关系结合起来的层次结构形式，这种形式主要反映事物内在的抽象与具体、个性与共性、统一与变异的辨证关系，层次越高的标准，越反映对象的抽象性、共性和统一性；二是按照过程的内在联系和顺序关系结合起来的程序性结构形式，这种形式反映了事物活动过程的有序性和时间性，使整个过程与各阶段之间、阶段与阶段之间达到高度的协调和衔接。

根据目前中医药在国际上的发展形势，急需制定中医药名词术语标准、中医药教育标准、中医医疗机构设置标准、中医药从业人员标准和中药及设备标准等。

中医药名词术语标准：包括常用诊疗名词术语标准、翻译标准、针灸取穴数据数系标准及单位互换标准等。

中医药教育机构标准：包括办学条件、师资队伍、培养目标、课程设置、教学内容、教学大纲、教材建设、实践教学要求等。

中医医疗机构标准：包括机构分级与准入、医疗设备、中医药从业人员结构等。

中医医疗技术标准：包括诊断、治疗和疗效评定规范等。

中医药从业人员标准：包括知识结构、培训经历、学历、职称、道德规范等。

中药及设备标准：包括中药材、饮片、中成药名称和质量、常用诊疗设备参数等。

中医药标准化建设是一个由粗到细、由简单到复杂的过程，能否顺利进行，影响到我国中医药事业的发展和在国际市场上的竞争实力。只要我们思路明确，措施得当，充分发挥国际组织的积极作用，不懈努力，就一定能抓好标准化建设，使其为促进中医药国际传播发挥更大的作用。

（李振吉、沈志祥、姜再增、王实频、刘振天、陈浩、宋树立，

《世界科学技术—中医药现代化》，2002 年第 5 卷第 4 期）

高等中医药教育国际化的
实践研究与理论探索

高等教育国际化问题，正在成为 21 世纪我国高等教育改革与发展重要的战略目标之一。而我国的高等中医药教育，已经率先开始了国际化的实践过程，"已成为全球性高等教育事业的一个部分。我国每年来自世界各地学习中医药的留学生人数有 3 000 余人，居我国自然科学界招收留学生人数之首；派出大批既懂中医药专业又精通外语的国际型教学人才，广泛开展国际交流，向世界上 80 多个国家和地区输出中医药文化和技术；成立中医药国际教育机构和开展境外联合办学。高等中医药教育大步跨出国门，走在了中国高等教育国际化的前沿。"分析研究中医药教育国际化的历史渊源与发展现状，对认识我国高等教育国际化的发展趋势及战略选择有着重要的借鉴价值与指导意义；分析研究高等中医药教育国际化过程中存在的问题及其解决办法，对促进高等中医药教育国际化的健康发展及推进我国高等教育国际化发展，同样有着重要的现

实意义。

一、高等中医药教育国际化的历史实践

作为传统医学,中医药学有着悠久的历史。但进入现代高等教育的殿堂,则迄今只有50年的历史(1956年,我国成立中医学院,开始招生中医专业本科生),是我国高等教育医学门类的一个组成部分。和整个现代高等医学教育的历史相比,不能望其项背。而中医药教育,不仅很快成为我国高等教育走向国际的发端,而且正在以越来越积极的态势,主动迈向了国际化发展的道路。

1. 中医药国际化发展是当代中外科技文化交流的重要内容 高等中医药教育的历史虽然短暂,但中医药学的交流与传播,却在中外科技文化交流的数千年历史中,一直扮演着重要的角色。

"中外医学交流的历史,应可追溯到远古。"而有史可寻的中医药知识向其他国家和地区的传播,则始于公元前219年(始皇帝二十八年)徐福东渡扶桑,将中医药知识带入日本。此后,在中国历史的每个时期,中外医药知识相互交流、传播与影响,一直是中外科技文化交流的重要内容。中医药学也因之对世界各国的医学发展做出了自己的重要贡献。直到18世纪末至19世纪初期,随着西学东渐,西医学在中国超越中医药学成为中国的主流医学,中医药学从延续数千年的主流医学地位沦落为民间医学,失去了政府的支持与推动,进入了为生存而争的境地。此后,中外的科技文化交流,也进入了被动接受西方科技文化影响的阶段,中医药也因此淡出中外科技文化交流的舞台。

中华人民共和国成立以后,在党和政府医疗卫生工作方针的指导下,中医药学得以从民间走回政府主导下的社会事业发展的潮流中,中医药学的知识传承也从传统的"师带徒"模式转换为现代高等教育模式。几乎是在中国开始高等中医本科教育的同时,苏联、蒙古、朝鲜等国的中医学留学生也进入了中国的高等中医院校,中医药学重新开始在中外科技文化交流中扮演起自己的重要角色。进入20世纪70年代,随着美国总统尼克松访华,中医的针灸疗效在美国引起轰动,引发了全世界范围的中医热,促进了中医药学重新成为中华民族科技文化国际性交流与传播的重要组成部分。

当今的中医药走向世界及其高等中医药教育国际化的实践,是中外医学文化交流史的当代表现形式。这一历史事实表明,在科技文化越来越体现出全球化共同发展的历史背景下,能够体现本民族优秀传统特色的文化,作为世界文化的组成部分,必然获得其他民族的尊重与吸收;有效的、具备实践效果的传统科技,也必然是人类科技的共同财富,得到各国科技界的尊重,并通过国际传播而产生其对全人类的贡献。

2. 高等中医药教育走向国际是中国高等教育国际化的成功实践 20世纪70年代以来,中医药的国际教育在50年代开始培养留学生的基础上不断发展。1976年世界卫生组织传统医学合作中心在我国的北京、上海、南京建立了3个面向世界各国医学界的"国际针灸培训中心",开展以针灸学为主的中医教育,截至1999年,这3个中心为世界上80多个国家和地区培训了近万人次的医务工作者。此后中医药国际教育出现了持续增长的局面。全国各中医药院校陆续都有了留学生教育,每年招收的各国留学生人数仅次于全国各高校学习汉语的留学生人数。教育形式也从最初的短训、专科专病培训、各科进修实习,发展到学历教育,本科生、硕士、博士研究生的入学人数逐年增多。同时,很多国家也在创办自己的中医教育。日本有针灸大学,韩国也有韩医

科大学,法国有多所针灸学校,并向其他国家地区招生,苏联在 20 所医科大学中开设针灸理论选修课。新加坡和马来西亚有中医学院,为东南亚各国培养了近万名中医师。在美国各州注册成立的中医院校正日渐增多。韩国还设有中医博士学位和中西医结合医学博士学位。2000 年,美国俄亥俄大学医学院邀请中国为其编写中医教材,欲将中医教育内容引进医学教育计划等。

在此基础上,我国高等中医教育界与境外教学机构和单位人员交流日渐频繁,每年派出 3 000 多人次的中医药人员到境外从事中医药的教学、临床带教等工作,推进了中医药在世界范围的传播。南京中医药大学、北京中医药大学先后分别与澳大利亚皇家墨尔本理工大学、英国伦敦密德塞克斯大学与新加坡南洋理工大学联合开办了中医专业本科教育,不仅是我国高等中医药教育,也是我国高等教育界与国外著名大学联合创办新专业的典范之作。其合作项目得到所在国教育部门的正式批准,并由政府下拨教育经费。这标志了工业化国家高等教育开始对中医药学开放,中国高等教育开始进入国际高等教育市场,在中国高等教育国际化的历史进程中象征性的意义十分巨大。

3. 高等中医教育国际化在实践中承载着传播中国科技文化的战略功能 与高等中医教育国际化实践形成对比的是,进入 20 世纪后期,高等教育国际化的必然趋势日益明确地成为中国高等教育界高度关注的课题,各种理论不断出现。无论是各级政府主管部门,还是百年名校、新建高校,无不把教育国际化确定为新世纪教育发展的战略目标。但是,"我国高等教育国际化的实践研究还未被重视,根本谈不上深化,往往是从理论到理论,缺乏操作性,缺乏对实践的指导性。"这一对比清楚地反映出中医药学科在我国高等教育国际化的实践中走在了理论发展的前面。透过这一现象,折射出只有独特的、领先的、高水平的、有世界教育发展需求的科技与文化,才具有国际化传播与发展的自身条件。

联系中国近代史上西医学夹杂于西方宗教之中进入中国,而后取代中医药学主流地位、在西学东渐过程中发挥了重要作用的历史,可以理解科技文化传播过程中必然伴随着价值理念的传达与影响。同样在今天,由于中医药学浓厚的中国传统文化背景,其国际化的传播过程也必然承载了传播中医药文化及其蕴含的中国传统文化的国家战略功能。对于目前高等教育国际化研究中关于民族性、本土化等方面的争议来说,提示人们构建国际开放的办学体系决不会阻碍高等教育体系中真正代表民族性、本土化特征的优秀文化发展。

二、高等中医药教育国际化实践中存在的问题

在学术界,人们常常谈论明末清初西方文化的传入一度高涨(其中也涉及医学方面),中国政府和科技界并没有抓住机遇推进中国科技发展与进步,以致一些史学家颇为中国失去了这次科技文化融通的机会而叹息。今天,当中医药学得以主动介入国际化发展的背景之中,无疑为中医药学的发展带来了一次新的机遇,同时也面临着以下实践中的问题与困难。

1. 中医药自身的学术特征与科学主义统治下传播标准化要求的矛盾 在中国科技发展史上,中医药学一直保持着自己的传统特色,即便是在 19 世纪前半叶沦为民间医学仍能得到继承发展。今天中医学能够在世界范围内成为受到政府重视的补充或替代医学,恰恰是因为其自身具备的独特的学术风格与临床疗效。而这些风格特点,却常常又是科学主义背景下难以得到广泛认同和接受的。

其一,中医药学虽然具有一般的自然科学属性,但同时表现出深刻的人文学科特征。同样以

人体为研究对象,与建立在现代自然科学基础之上的西医学概念体系完全不同,有中医药自身的特殊规定性。这些规定性,是在中国古代特质文化的土壤中产生和发展起来的。将汉文化语言符号表达的概念体系,转化为其他语言表述的概念体系时,给予其唯一的、可以在实验室或临床复制的科学表达,则是国内中医界都还没有解决的难题。所以教材与参考读物的翻译,还没有公认的标准,除了翻译者的个人理解,受众可能得到各不相同的认识与判断;其二,中医药学整体观念与辨证论治体系,强烈反映出认知方法的抽象思辨、临床诊疗的表征推理、选方用药的经验判断等特点,目前还不能给予科学主义的标准说明,使脱离了中国文化背景的西方学习者难以全面地理解并内化为自己的理性认识。

如果按照科学主义的要求解决中医药概念体系的唯一表达和中医学诊治疾病理论、方法、手段的科学证实,短期内无法实现。以这一标准作为推进中医药国际化的指导原则,中医药完全融入全球高等教育领域将会有一个漫长的发展过程。

2. 境外民间的、自发的中医药教育推广对中医药国际化发展产生着双重影响　从中医药的国际传播历史上看,中医药知识除了国家政府的重视推广和引进,更多的是随着中华文化的传播而得到推广。从世界范围看,中国人走到哪里,中医药也便随之落地生根。而且,随着中国在世界范围内发挥国际影响力的变化,其在当地的社会影响亦随之变化。近年来,在人们常说的全球范围的"中医热""中医西进"过程中,除了南京中医药大学、北京中医药大学得到当地高等教育机构的支持,将中医药引入正规高等教育机构之外,在世界范围内广泛出现的中医药推广更多是民间自发的组织与推广。这一现象一方面引起了当地政府的重视,促进了中医药的国际传播,特别是随着从业人员的增加,推进了当地的中医药卫生立法。但另一方面,各种中医药民间团体和教育机构并非都是为了推广中医药,更多地表现为商业注册或社团注册,经济的、社会的其他目标是其首务。学术上水平参差、良莠不齐、缺乏相应的质量控制措施,难以形成统一的教育规范,加之学习中医者结构、层次复杂,教育质量认证困难,得不到社会共识、政府认可。正是这种双重影响的存在,国内中医界在高兴地看到越来越多的国家和地区已经实现或正在启动中医药立法的同时,也困惑地见到了对中医药发展的种种限制与制约,有些法规甚至表现出歧视性的影响。

3. 国内中医药界在中医药全球传播与推广中主导地位的缺失　在高等中医药教育国际化的实践中,一个人们不愿见到事实是:在中医药传播与推广中,起主导作用的社会群体常常不是来自国内的中医药界。以美国为例,"办东方大学的主要是朝鲜人,也有一些美国人。大陆赴美定居的中医中,创办中医学校的寥寥无几……形成不谙中医的韩国人当老板,医术高明的大陆中医当伙计的局面……韩国人在美国办学的目的,不是为了推广中医,而是为了赚钱"。来自国内的中医药力量,不得不依附于其他有一定经济基础的社会力量,沦为商用的工具,这一状况背后隐藏着深刻的经济根源。其中医教育的发展过程,自然很难保持中医药学自身的学术特征与规律。作为这一现象的延伸,一些境外的商业或社会团体,为了提高经济收益,降低办学成本,往往以合作的名义招募国内的高等中医教育工作者加入。而国内的高等中医教育机构出于经济的、同业竞争的因素,常常根据对方的要求设计,或派出符合对方要求的人员实施超出国内中医教育规范许可的教育方案。这也导致了国内高水平中医药教育机构寻找国外正规高等教育合作伙伴、接触与谈判中的尴尬。鉴于这种现象的普遍性,高等中医药教育国际化也必将是一个复杂而又反复的发展过程。

三、高等中医药教育国际化的对策与展望

总结高等中医药教育国际化的实践，要解决目前面临的主要矛盾与问题，高等中医教育界乃至政府主管部门必须在以下几个方面做好长期的思想准备与应对措施。

1. 重视将中医药知识纳入中国优秀传统文化传播与推广的大系统之中，逐渐推进世界各国和地区民众对中医药知识体系的理解与认同　如前所述，对于植根于中国传统文化土壤的中医理论，要在没有中国传统文化知识背景的情况下得到理解和接受是非常困难的。因此，中医药的国际传播与其他自然科学的国际化发展相比有其自身的特殊性，其传播过程与国内的中医教育也应有所区别。这种特殊性首先体现在与传播中医药理论体系、基本技能相比，更要优先重视中国传统文化特征的宣传与介绍，使接触中医药的人们能够在了解中国古代的自然观、认识论与方法论的基础上了解中西文化的差异，进而理解中西医学的差异。境外的许多民间中医药教育机构以"东方"名之，道理也在于此。而国内中医药界对此还缺乏足够的认识，总是在科学主义的影响下，叹息标准化的障碍。因此，政府主管部门和高等中医药界应该进一步统一思想，从中国优秀文化推广的角度，利于各种可以利用的推广办法，介绍与宣传中医药的传统文化特征与独特的临床疗效。否则，按照科学主义的传统，中医药学将很难摆脱自发推广、民间传播为主的境地。

其次，高等中医教育界必须优化中医药教育的知识体系，将中国传统的自然观、认识论、方法论纳入中医基础理论体系，使学习者懂得从中医学认识生命活动不同于西方医学的思想方法入手理解中医，而绝不是等待着科学主义对中医理论的证实或证伪。

2. 政府投入，高校出击，在高等中医药教育合法化的发达国家或地区创办高水平的中医药教育机构　面对诸多高等中医教育国际化实践中出现的矛盾与问题，许多有识之士都曾提出建议，希望中国各级政府加大投入，扶持有关高校主动介入国际教育市场，在中医药教育合法化的发达国家或地区，创办高水平的中医教育机构，在国际化教育实践中探索解决矛盾与问题的有效办法，研究和制订符合中医药认识规律的标准化方案与规范，使之成为高等中医药教育国际化的示范。这一点，无论从中国高等教育国际化的战略眼光看，还是从中医药教育可以承载的中国科技国际传播的文化含义上看，都是非常值得投入的战略选择。

然而在实践中，中国各级政府或主管部门多有国际化的号召，少有国际化的投入。更多的是借用市场经济发展的成功经验指导高等教育国际化的实践。1997年4月24日国家教委、国家中医药管理局在《关于中医药教育改革和发展的若干意见》中指出：为适应中医药更广泛走向世界的需要，要"进一步扩大中医药教育对外开放，推动高等中医药院校同外国高等学校交流与合作办学，加强境外合作办学管理。积极发展来华中医药留学生教育，提高教育质量"。寄希望于给中医院校以一定的政策，让中医院校借助于合作办学的渠道实现高等中医教育国际化的进一步发展。即试图通过国外或境外的资金，扩大中医在国外、境外的办学份额，以中国特色的市场经济发展经验，赢得国际化办学的空间。从目前的实践上看，多数中医院校确实在国外或境外有了合作办学的实践，但却少有获得办学或教育主导权的成功案例。长此以往，不仅中医药知识传播中可能出现偏差和谬误，而且可能导致某些吸附于中医药知识体系的传统文化糟粕泛起。

当政府不能对教育给予足够的投入时，教育也必然按照拥有办学主导权的社会团体或个人意志，选择有利用实现主导者目标价值的文化方向。同时对于国内中医教育机构来说，无论是发展国内的留学生教育，还是境外的合作或独立办学，因少有政府的投入，也因之失去了有效的协

调与控制,彼此间的无序竞争和培养质量失范客观存在,不能在高等中医教育国际化过程中形成合力,这也加剧了人们对于中医药是否存在规范与标准的担忧。

3. 立足国内,大力培养能够胜任中医药国际化推广的素质人才　要解决高等中医教育国际化过程中存在的问题,培养一大批胜任高等中医药国际化推广的高水平人才,是一项基础性的工作。如前所述,中医药概念体系的准确表达问题、符合中医药学术内涵规律的标准与规范问题、应对国际环境下不利于中医药教育发展的社会文化与政策歧视问题等,都需要一大批与传统中医教育工作者不同的知识和能力结构的创新型人才来实现。从这一点上来说,在高等教育国际化背景下教育创新的实践中,造就国际化背景下推广中国科技文化的创新型人才,也是一个亟待研究与解决的课题。

如果说,国际范围内不利于中医药传播与推广的各种社会因素与势力客观存在,那并不是中国政府和中国高等中医药教育界可以以自己的意志左右的,但这些不利因素却是中医药国际传播与推广工作者必须面对和解决的实践课题。

因此,要促进高等中医药国际化的全面实现,必须立足于首先解决自身的问题。否则高等中医药国际化的战略选择,必然出现偏差。

(王中越、马健、蒋明,《南京中医药大学学报(社会科学版)》,2006 年第 7 卷第 2 期)

中医国际化与中医国际出版

中医学这一中国文化的瑰宝,以其特色的理论体系、独特而安全的疗效等特点赢得了人类的共同喜爱。目前,中医学在海外的影响日益增强,正越来越被不同种族、不同文化背景的人们所认识和接受,中国药现已经传播到世界 130 个国家和地区,相关从业人员也已达到几十万人。伴随着针灸的广泛认可,中药的应用日益增多。与此同时,中医教育和学术活动也发展迅速,世界上至少有 40 个国家开设了中医针灸学校。今后随着中医在国外信誉的不断提高、法律地位的确立和医疗保险等问题的解决,中医在国外将会得到更广泛的应用和更大的发展,将能够更好地为全世界人民的健康服务。

一、中医国际出版在中医国际化全局中地位

1. 中医国际化的难题　中医国际化的主要障碍表现在以下 4 个方面:国际中医教育仍不够规范;中医学术成果有待国际认可;中医诊所、医疗机构的医疗质量参差不齐;海外民众对中医文化缺乏深入了解。例如,中医教育尚没有统一的标准,甚至基本的外文名词术语都不统一,因而造成了较为混乱的局面:一些国家对中药的检测是按照化学药品的要求制定的,未充分考虑中药的特殊性,并不具备客观公正性、科学性。造成这些问题的主要原因就是由于缺乏对于中医理论体系的了解。总体而言,目前中医在国际上依然处于一个逐渐被认知和接受的阶段,而要解决以上诸方面的问题,就必须通过文化传播的方式,使海外民众理解中医独特的理论体系和辨证论治特点,更好地了解和接受中医,这样才能逐步推进中医的全面发展。

2. 中医国际出版在中医传播中的作用　与上述中医国际化的主要难题相对应,中医出版可

以通过其文化传播的方式发挥其作用。出版统一的外文中医名词术语标准,并以此为依据编写高质量的中医药外文教材,可提高国际中医教育的规范化程度;组织翻译国内高水平的中医药学术研究专著,向国外介绍我们的研究成果,可促进中外中医的学术交流;出版行业标准,翻译出版国内名老中医经验集等临床实用图书,可以提高国外执业医生的临床水平;发行大量外文版中医科普出版物,宣传中医药文化,可以向海外民众普及中医知识,使他们了解中医,接受中医。总之,通过有计划、有组织地出版大批的外文版中医图书,可以全面提高中医教育的规范化程度,提高中医学术获得的国际认可度,提高中医产业的管理标准化程度和海外民众对于中医的接受程度,推进中医国际化的进程。

3. 中医国际出版的历史机遇　伴随着中医在国际范围内的传播与发展,外文版中医图书将在国际图书市场上面临需求快速上升的局面,相应地在中医临床、中医普及以及中医教育等各个方面都会有很大的需求,中医图书走向国际市场的发展前景十分可观。

国家制定了"走出去"的整体发展战略,中宣部与新闻出版总署也就出版业如何"走出去"进行了充分论证,明确提出在未来几年内要加大对"走出去"的支持力度,并在"走出去"涉及的版权贸易、翻译费用等一系列问题上给予大力支持。实施"走出去"方针,中医有得天独厚的优势,在"走出去"战略上将占有十分重要的地位。目前,在国家"走出去"政策的号召下,多家医学出版社已纷纷上马外文版中医图书出版项目。

二、中医国际出版的现状

1. 国内外外文版中医图书出版的基本情况　据不完全统计,国内出版的英文版与英汉对照中医图书现有 100 多种。其中,外文出版社最多,也较有影响力,现有 40 种左右,如《本草纲目》《中国针灸学》《针灸临床应用》《头针》《太极拳》等,以针灸和科普图书为主。其次,上海中医药大学出版社也较有特色。该社图书以《(英汉对照)新编实用中医文库》为代表,包括了《中医基础理论》《中医诊断学》《中药学》《方剂学》《中医内科学》《中医外科学》等 14 种。此外,还有上海科学技术出版社、中国中医药出版社、学苑出版社、海豚出版社、新世界出版社、高教出版社等多家出版社有一定规模的出版。除英文版外,国内还有少量的西班牙文、法文、德文版中医图书出版。总体上看,国内现有外文中医图书在全世界已经出版的外文版中医图书中的份额比较小,所出品种体系不完善,操作模式基本上是将自己已经出版的中文图书,或者先从国内专业医学出版社购买现有图书的外文版权,然后组织国内外专家进行翻译、改编,在内容上存在着文化、语言的隔阂问题,国外读者接受程度不高。另外,这些出版社的发行力量基本在国内,其外文版图书的发行主要通过国内的几家图书进出口公司在海外销售。因此,在国外市场销售量较少且不成规模,对国外图书市场影响不大。

国外外文中医出版物已出版有数千种,但品种多以普及和介绍中医及中医文化为主,出版商主要有全球性的爱思维尔[Elsevier,以其并购的丘吉尔·利文斯顿出版社(Churchill Livingstone)等为基础]、德国的替玛(Thieme)、美国的东域(Eastland)、标登(Paradigm)、蓝罂粟(Blue Poppy)、七星(Seven Star)等数家出版公司。总体上看来,其出版品种比较单一,学术水平也较一般,在中医药内容上也常有不妥或错误。有些出版社通过购买中国国内已出版中文图书的外文翻译版权,重组或重新编排内容,翻译成书。有些则通过收集国内资料(多直接来自国内出版社出版的图书),将其内容按照西方容易理解的方式进行剪辑和整理、翻译,即告成书。这些出版社出版图书的优势在于将现有中文图书的内容根据西方可接受的方式重新编排,并增加一些说明和解释,外文语言纯正,西方读者容易理解,即内容和语言的本土化。另外,在销售方式上也灵活多样,采用网络、学校直销,向中医从业者直接发目录等多种形式,有一定的市场销售优势。

2. 现有外文中医图书的主要问题　　近年来,国内出版的外文中医图书主要面向的是来华留学生和外文学习者,因而在考虑国际化程度上比较欠缺。首先,在文化差异上给予的解释不够,造成国外读者对内容的理解困难。其次,语言的本土化不够,不符合国外读者的阅读习惯。此外,在图书装帧、版式设计、美术设计等多个方面与国外高端市场的需求差距较大。而国外出版物虽然在图书整体设计、语言的本土化、市场认可度上具有优势,但在内容上,由于对中医本质的理解不够,仍较之国内图书有不小的差距。

三、中医国际出版的发展对策

1. 通过出版名词术语与教材建立统一的国际中医教学标准　　在现有约定俗成的中医外文名词术语的基础上,出版符合中医本意、国外语言习惯的名词术语,并通过以其为标统一的标准。根据国外需求和国际标准制定中医教学的标准和大纲,用现代国际语言和医学概念实施中医教育。逐步设立国际标准的中医教学大纲和标准,将西方医学教学中的国际通用的某些标准为我所用,并制订出有特点的中医教学标准。通过这些基本办法培养国际中医师队伍,为中医药国际化建立重要基础,这将是最终实现中医国际化的根本途径。

2. 建立切实可行的翻译模式　　在编写模式方面,应吸取以往国内出版社出版外文版中医图书的经验,充分意识突破文化差异与语言习惯两方面的障碍将是成功与否的关键。在兼顾成本和操作性的基础上,翻译编写可以分4步完成:第一步,国内中医专家根据国外的临床实际、读者需求整理撰写中文材料,并保证中文材料的高学术水平。第二步,国内中医翻译专家初步翻译。第三步,国外中医专家对译文做适度的修改。第四步,国外语言专家进行语言上的润色。这样既可保证纯正的中医专业内容,也可解决跨文化、跨语言的问题。

3. 积极探索国际图书市场的游戏规则　　应积极探索国际图书的选题、市场策划、编写翻译、生产发行的操作模式,与国外出版、发行公司通过多种形式进行合作,共同制定选题,进行市场策划,拓宽销售渠道。

4. 借助现代技术手段,加强中医药传播　　应采用电子出版、互联网出版等多种形式,多方位地进行传播,充分利用已有的外文中医资源。建立国际化的网上交流平台,组织对国内外中医从业人员进行中医学术问题的讨论,提高国外中医人员的学术水平。同时,应及时获得对出版物的反馈意见,以充分了解国外读者的实际需求。

四、中医国际出版的实践

1. 制订出版计划　　中医药的两大国际组织——世界中医药学会联合会、世界针灸学会联合会以实现中医国际化为己任,致力于把高水平的中医推向世界,与其所组织的各项学术活动相配合,两个组织将与人民卫生出版社进行合作,计划在未来5年内出版1 000种外文版中医药图书,品种涵盖教材、参考书、电子音像产品等。两个联合会在与其众多海外会员组织紧密联系的基础上,同时还与其他有影响力的国际中医学术组织及中医团体相协作,如美国的针灸及东方医学学校理事会(CCAOM)、国家针灸及东方医学资质委员会(NCCAOM)等,在名词术语的规范化及其后的图书出版上展开全面合作,携力推进国际中医水平的提高。该计划广泛征集了国内外中医专家的意见,得到了广泛赞同。各领域专家一致认为这一中医国际出版计划是一项里程碑式的工程,该项计划的成功将极大地推动中医在海外的传播。

2. 共同编译,实现跨文化、跨语言的突破 在本计划图书的编写过程中,将组成国内外中医专家、中医外文专家和外文语言专家梯队,依据国外实际情况如临床常见的病种、临床实践的惯例等,以及国外读者的阅读习惯,通过增加插图、表格、索引对内容进行重新编写,并通过整个梯队之间多层次、多元化的配合进行分步翻译与语言润色,首先确保对中医学术内容表达的准确性,其次在语言上做到本土化,做到"跨文化、跨语言"两方面的突破。

3. 解决图书发行的跨市场问题 人民卫生出版社已与多家大型国际出版集团及国外出版社达成协议,并签订了合作意向,海外公司也在市场调查、销售模式等多方面提供帮助,对此,人民卫生出版社可以通过借船出海的方式,使用对方成熟的销售渠道与本地化运作模式,确保图书到达海外读者的手中。

4. 新模式下的首批成果 按照新的编译与运作模式,世界中医药学会联合会、世界针灸学会联合会与人民卫生出版社近期将首批出版 15 种英文版 DVD。这些音像制品在内容上解决了语言本土化及文化障碍的问题,制作上达到了国际化水准。在 2006 年内还将出版 50 种中医临床、针灸、名老中医经验集类图书。这些品种立足于临床实用,将对海外中医从业人员和中医爱好者进一步学习和了解中医提供帮助。

(刘水、王立子,《中国中医药现代远程教育》,2006 年第 4 卷第 6 期)

从国际化发展趋势探讨中医现代化

中医学是中国传统科学中唯一沿用至今的学科,具有古老的民族文化特色、系统的理论体系、独特的诊疗方法和显著的临床疗效等特征,其科学性经受住了五千多年历史的考验,并不断地按其自身固有的发展规律向全世界传播着,在新的土地上生根、开花、结果,逐渐走向本土化,而这种本土化对于中医文化的发源国和传承国来说则是一个国际化的过程。

一、中医的国际化与现代化

历史悠久的中医学理论和实践体系要适应时代的变化,应当自觉地、不断地重新认识、丰富和完善自己,在继承和发扬自身优势和特色的基础上,有所创新,这也是中医现代化的内涵。因此说中医现代化既是一个对中医文化继承发扬的过程,又是一个不断补充修正和探讨尝试的过程,更是一个追求创新的过程;是中医要适应时代发展的一种内在的本质需求。其唯一宗旨就是立足现实,让传统的中医药更方便、更科学地为全人类服务;其最终目的应该是使中医药真正走向世界,进入主流医学领域,与西方医学融合,取长补短,共同创立世界新医学。从这个意义上说,中医现代化是不存在国界的。

而中医药国际化的本身,既是将传统的中医文化精髓向世界传播—继承的过程,又是世界各国结合本国的医疗卫生、教育体制、法律规定等实际,对中医文化吸收、发展、创新、突破的过程,因此,国际化是中医现代化的基本内容和要求,是中医现代化的前提和基础。追求国际化是要让中医药为更多的民众服务,追求现代化是要让中医药更好地为民众服务,中医的国际化或本土化的最终目标和本质是追求中医的现代化。也就是说中医的国际化与本土化并不是目标本身,而是通过在世界的传播、发展、创新,使中医文化不断地完善、强大、更强,真真正正为全人类的健康事业服务。

既然国际化是一个过程,那么就一定有它内在的规律,认识这种规律,并且因势利导地顺应这种规律的发展,从而有力地发挥我们的主观能动性,为其提供正确的导向,使其为推进中医药的现代化做出更大的贡献,是我们这一中医学的发源地所必须面对的问题和不可推卸的责任。

二、中医正逐渐走向国际化的主要特征

法律,是由立法机关制定、国家政权保证执行的行为规则;教育,是文化传承的主要形式和文化创新的首要基础。任何一门科学在其推广、传播和发展过程中,都会遵循创新传播的一般规律,在传播的较高层次阶段,对其所传播地区的教育和法律产生影响;被传播地区的教育和法律在接受影响的同时,也会反过来规范和制约这门学科的无序传播和发展,使其沿着更适合本地区需求、更规范的方向健康前进。

中医的国际化也同样遵循这一规律。研究中医学的世界传播过程,我们可以发现,中医学虽然很早就传到了国外,但多在民间或华人圈中使用,并未引起政府和医学界的重视,西方国家尤是如此;随着中国的改革开放,中医学才真正进入,并在西方医疗市场迅速发展起来,特别是进入20世纪90年代以后,国际上追寻回归自然的浪潮,使中医、针灸热在西方世界再度兴起。但此时,人们已经跨越了最初对中医的认知阶段,逐渐进入了冷静、客观地接受中医学这一新事物的思考决策阶段,也就真正进入了中医的本土化和国际化阶段,其特征集中表现在国际社会对中医药发展的关注和管理——政府立法和高等教育的发展上。

本文将中医立法及高等教育发展作为中医正逐渐走向深层次国际化的主要特征,通过对代表西方不同地区的3个国家——美国、澳大利亚和英国的以上两方面的现状分析,来探讨中医深层次国际化对中医现代化的影响。

1. 中医药逐渐进入立法管理阶段　20世纪80年代的世界各国,尤其是西方各国政府,对中医的认识尚停留在初期的认知阶段,中医药只是作为国家保健体系之外的一种辅助医疗方式,被视为补充替代医学(CAM),既谈不上法律的保护,也谈不上法律的制约。这种状态,一方面使中医药获得了一定的生存发展空间,另一方面,也使中医药的发展处于无监管的失序状态,其生存地位非常不稳固。

为了规范中医药行业、提高医疗质量、维护患者的利益和中医的良好形象,更为了保证中医药的正常传播和发展、争取中医的合法权益和地位,近20年来,中国政府和中医药学界付诸了很大的努力,而一大批受到良好中医高等教育走出国门的中医师们也组织起来,开始了艰辛争取所在国中医执业合法化的运动。通过大量的说服、论证和辩论,终于使中医药的立法工作得到了实质性的进展,截止到2003年,已有54个国家制定了传统医学(包括中医学)法律法规。

(1) 美国的中医药立法特点:首先是1973年马萨诸塞州,接着是1974年加利福尼亚州立法承认针灸合法化,至今全美绝大多数州陆续以不同形式允许使用针灸疗法,确立了中医针灸的合法地位。从2001年开始,接受正规针灸教育已成为美国唯一可获得针灸考试资格的途径。通过

实施针灸师资格考试制度和许可证发给制度,保证了医疗质量,提高了中医的行业威信,并使中医教育越来越受到重视。联邦政府在确定中医药合法地位方面采取了一系列举措,1992 年 7 月,国家授权美国国家卫生研究院设立了"非常规医学办公室",负责对各种传统医学(包括针灸、中药、推拿、气功)进行科学评估和深入研究。这在美国补充替代医学史上具有里程碑的意义,非常规医学在美国的合法地位由此逐步得以确定。1998 年,"非常规医学办公室"经国会授权变成"国家补充、替代医学中心(NCCAM)"。

但目前在美国仅针灸是以州法律形式列为一种医疗手段,对处方中药并未正式立法,中医暂隶属于针灸之下。因此,美国的中医执照主要是指针灸执照。由于没有对中医药全面立法,中草药就不能合法进入药品市场作为药品销售,只能作为食品补偿剂进入美国市场。

(2) 澳大利亚的中医药立法特点:澳大利亚政府很重视中医药的发展,把包括中医在内的替代医学看作是医疗保健的重要组成部分。澳大利亚是西方第一个在正规大学开设中医本科教育的国家,也是第一个正式宣布对中医进行立法的国家。

以澳大利亚维多利亚州为例,其中医立法程序启动于 1995 年 8 月,在澳大利亚中医界人士艰辛的努力下,经历了调查研究、公众论证、立法实施 3 个阶段,历时 15 年,终于在 2000 年 5 月,以维州议会和上院一致通过《中医注册法(Chinese Medicine Registration Act 2000)》而告结束。这是中医在世界传播和发展的一个里程碑。澳大利亚的中医界人士,希望能够以维州的中医立法为起点,进一步推动其他各州的中医立法进程,目前西澳州卫生部、悉尼卫生部的中医立法业已进入启动阶段。

(3) 英国的中医药立法特点:英国,作为西方文化尤其是欧洲文化的中心之一,一直为中医的发展提供着宽松和有利的客观环境。2002 年初英国政府启动中医立法管理,卫生部成立了草药立法管理工作组(HMRWG)和针灸立法管理工作组(ARWG),开始了对草药和针灸立法管理的前期工作(此时中医被列入草药和针灸的立法管理中考虑)。之后,经英国中医界人士努力争取,终于使中医从针灸、草药组分离出来,即在全国替代医学委员会之下设立三个同等的、享有同样注册权的专业协会——针灸、草药、中医协会。2005 年中医立法管理工作组成立,预期 2008 年可完成全部立法程序,成立正式的管理委员会。

2. 中医教育逐步进入正规高等教育阶段 20 世纪 70 年代以前,西方世界几乎没有中医教育;70 年代以后,随着中国的改革开放,中医药在西方国家广泛传播,私立中医、针灸学校和培训机构开展的中医专业文凭教育迅速发展,成为西方中医教育的主流,为中医文化在西方的早期传播、中医正规高等教育的后期出现做出了不可磨灭的贡献。20 世纪 90 年代以后,西方国家中医、针灸热的再度兴起,也使中医教育的发展进入高潮。西方教育界对中医高级合格专业人才的培养开始重视起来,主要表现出以下特点:① 私立教育、文凭教育向正规高等院校学位教育转化。② 专业教育评估、认证机构的建立。③ 主流医学院中医、针灸选修课的开设。④ 职业医师的中医继续教育。

(1) 美国中医高等教育现状:目前美国尚无一所正规大学开设中医本科专业教育,中医专业教育仍以私立中医、针灸专科学院为主,但美国政府已非常重视并且加强了对这些私立专科学院的规范化管理和引导,并认可"针灸和东方医学认证委员会(ACAOM)",负责对私立中医、针灸专科学院进行资质论证。目前全美经过该委员会认证的院校有 46 所,另有 10 所正在评估中。

哈佛大学医学院于 1993 年开设了替代医学课程。另据哈佛医学院 1998 年对全美 125 所医学院中的 117 所进行的调查资料显示,75 所(占 64%)已开设了传统医学必修课和选修课课程。另外,美国医学院还为开业医生进行补充与替代医学的继续教育。

(2)澳大利亚中医高等教育现状:澳大利亚已经在许多方面走在了西方世界的前列。自 1992 年皇家墨尔本理工大学(RMIT University)与南京中医药大学合作开创了西方正规大学第一个中医专业本科教育以来,澳大利亚又先后有 4 所公立大学开设了中医学历教育,设有学士、硕士及博士学位。除此之外,还有 10 所私立学院提供中医药教育,其中 7 所学院的课程已得到州立教育权力机构的认可。

(3)英国中医高等教育现状:英国对中医宽松的环境,为中医教育在英国的迅速发展奠定了基础。自 1996 年 Middlesex University 与北京中医药大学合作开设了全英,乃至全欧洲第一个中医学士课程后,至 2006 年 10 月,英国已经有 11 所正规大学在其卫生学院开设了中医、针灸本科或硕士课程,占全英开设卫生学院大学的 22%。

1990 年,英国成立了至今为止英国最大的针灸专业教育评审机构——英国针灸专业评审委员会(The British Acupuncture Accreditation Board,BAAB)。截至 2006 年 7 月底,已通过 BAAB 认证的有 10 所中医、针灸学院或大学的针灸专业。

从 2000 开始,一些大学的医学院开始开设替代医学的选修课,并且一些中医学院或协会还开设了以在职西医为培训对象的中医继续教育课程。

三、中医的国际化对中医现代化的影响

中医在世界的传播一旦进入立法和正规高等教育阶段,就意味着中医药逐渐进入了真正意义上的国际化,中医文化吸收国国家和政府的意志就会对中医药的发展导向起到非常重要的作用,既蕴含着创新的可能,也隐藏着挫败的危机,同时必然导致世界医学界的竞争。因此我们说这样的国际化为中医现代化既带来了机遇,也提出了挑战。

中医立法和高等教育,一方面肯定了中医在世界医学体系中的合法地位,使中医以合法的身份逐渐进入主流医学体系成为大势所趋;另一方面,则意味着过去无序的中医药传播将在法律的严格监督和制约下,循着科学化、规范化的轨道向前发展。中医立法,还将使中医取得与西医相同的法律地位,担起与西医相同的社会责任和义务,并使中、西医疗体系的沟通趋于官方化,两大医疗体系相互融洽配合、取长补短,为人类的健康、为世界新医学的形成做出最大贡献将有望成为可能。

中医正规高等教育作为中医教育的龙头,其形成和壮大,是培养中医本土高素质人才的保障,是中医本土化的重要基础;中医教育评估认证体系的建立和完善,是吸收国将外来文化的被动接受转为主动吸收的过程,蕴含着再创新的可能性和必然性,是促进中医高等教育健康规范发展的保障;在主流医学院中开设中医学课程,使学生在接受主流医学教育的同时,了解和学习中医学体系的理论和方法,将有助于中医学早日进入主流医学;帮助已开业的医生掌握传统医学知识和治疗手段,使他们可以在西医临床实践中安全有效地使用中药,实现临床治疗上的中西医结合,客观上使中医学进入了主流医学界和融入现代社会中。

中医体系的完整性和科学性,治疗方法的全面性和有效性,是其可以经受住历史长河的考验而最终走向国际化的根本原因。因此,在国际传播过程中,任何损害其体系完整性和治法全面性的做法,都会直接影响甚至阻滞中医药在吸收国的发展和创新。但毕竟中医药被西方世界所接

受才只有短短 30 年的时间,要得到西方国家对中医体系的正确认识和了解尚需有个过程,随着世界上越来越多的国家对中医立法,我们所面对的问题已经由争取中医立法转变为如何使世界各国正确、合理地立法,以保证中医学体系的独立完整,因为分裂针灸和中医药的立法已在世界各国屡见不鲜。输出国政府应该充分利用官方高层次的权威影响力,通过深层国际交流与合作的加强,在如何把握中医国际化的发展方向、保持中医药的优势和特色、纠正传播过程中的偏差上下功夫。也只有这样的国际化,才可以真正推动中医现代化的发展。

疾病无国界,医学就不应该有国界,世界民众的需求,决定了中医走向国际化的必然,同时也一定会决定中医现代化的发展方向。但目前只有中国的中医专业毕业生才有可能既被称为医生又可以从事西医的诊断和治疗工作;并且也只有中国才可以开设以中医药治疗为主的国立综合性中医医院。这与中国 50 年来一直坚持的中医教育指导思想和具体措施是分不开的,这也确实为中医药能发展到今天、为未来中西医学能够融合,做出了不可磨灭的贡献。而世界各国的中医立法几乎全部不允许中医从事西医的诊断和治疗工作,中医高等教育中只有极少部分的西医内容,这就无异于关闭了中西医疗体系融合之门;对在职西医医生开设中医培训,虽不乏是一个解决办法,但由于两种医学体系思维方式的不同,难免导致西医医生对中医辨证论治理论体系缺乏真正的理解和掌握,同样难以承担起使中医真正走入主流医学社会、中西医融合成新的世界医学体系的重任。

中医现代化是一个漫长的发展渐进过程。综合国力的增强,中国政府、中华民族文化的强势影响力,是推动中医国际化发展的原动力。随着中医药国际化步伐的加快,国际医药界的竞争在所难免,我们只有立足国内,加强中医药标准化建设,利用现代科学技术,不断争取中医药基础理论和临床实践研究的突破性进展,才可以永远引领世界中医现代化的潮流,使中医现代化成为全球的追求。

（张立平、张丹英、傅延龄,《北京中医药大学学报》,2007 年第 30 卷第 3 期）

国外中医教育本土化的观察与研究

随着中国综合国力的提高,中华民族文化在世界范围内的广泛传播,中医学在其他国家也得到了飞速的传播和发展,世界上越来越多的人希望了解、学习、研究中医,越来越多的国家承认中医并为之立法。在这种大背景下,中国作为中医文化的发源国和传承国,必将面临中医文化传播和传播形式创新的重要任务。笔者希望通过对英国中医高等教育发展进程的观察,探讨国外中医教育由引进逐渐向本土转化、由民间逐渐向正规高等教育过渡的内在发展规律,并由此认识中医学在走向国际化、本土化的过程中可能会遇到的问题和我们应采取的对策。

一、中医教育本土化的概念界定

笔者认为,教育本土化就是指吸收外来文化,并和自身传统文化相结合的创新过程,是某种意义上的文化选择。既是一种文化选择,那么在对外来文化的吸收过程中,吸收者自身的意识形态、价值观念、选择标准都会有意无意地发挥着作用,从而决定其对某种文化,甚至文化内容的取舍。因此,选择不好,不仅可能使教育本身迷失正确的成长方向,而且还远离自身传统文化的本质精神,成为缺失价值观的教育。由此可知,教育的本土化是针对吸收外来文化的国家而言。那么对特定文化的输出国而言,吸收国的"教育本土化"概念就应该包括在输出国的"教育国际化"概念之中。

笔者认为"教育国际化"概念是:对其他国家的教育有深入的了解,进而发展出一种与国际社会沟通并接轨的能力,保存自己民族的历史文明精粹并且将它发扬光大,吸引他人欣赏和学习。

从综合角度出发,教育的本土化和国际化,理论上讲是文化的吸收国和文化的输出国两方面思维方式的不同体现,从实践上讲就是民族文化的传播、扩散、被吸收、再创新过程,其共同目标是使特定民族的文化得到最大可能的发展。

教育本土化的内涵,依据学科的不同而不同。具体到中医教育国际化和本土化,是指中医文化从中国向某一特定的国家传播,并被这一国家所接受和吸收,然后再创新的过程。这一过程对中国而言,是中医教育的国际化,但对吸收国而言,是中医教育的本土化。同时,通过这一过程,中医文化的精髓不但可以在新的土壤里生根发芽,而且吸收了异国的养分,自身也得到了丰富加强,将会更适合在全球的发展,真正成为世界医学体系中重要的组成部分。这才是中医教育国际化与本土化所追求的最终目标。

二、英国中医高等教育发展逐步走向本土化的几个特征

1. 选择对英国中医高等教育的发展进程进行观察的理由　作为西方文化尤其是欧洲文化的中心之一,英国存在着对中医发展较为有利的客观环境:20 世纪 80 年代以前,中医学在英国的传播和扩散处在早期的被认知阶段,受到冷落、鄙视和嘲笑。20 世纪 80 年代以后,随着一批毕业于中国高等中医院校的正规中医师在英国挂牌行医,中医药的确切疗效很快被西方人士认可。他们惊奇地发现中医体系的理论和临床治疗方法,不但弥补了西医体系的某些弱点与局限性,而且大大缓解了英国全民免费医疗(NHS)体系与民众需求之间的矛盾,提高了公众医疗服务质量。正因如此,英国政府对中医药一直采取比较开明的态度,这给予了中医在英国乃至西欧迅速发展的好机会。几千家中医诊所的出现,大批针灸、中医培训学校的建立,一支由中国大陆来的具有正规学历和医师资格的"中医正规军"的形成,大大加快了中医文化在西方世界的传播速度,提高了英国中医界的医疗和教育水平,为日后中医高等教育在英国的本土化发展奠定了社会和人才基础。

1995 年,当欧盟各国开始执行《欧盟禁用草药工业制品》法令时,英国政府决定暂缓执行此令,其结果是使英国成为欧盟事实上的中医中药中心。1996 年 Middlesex University 与北京中医药大学合作,开设了欧洲第一个中医学士课程。

宽松的生存空间,使中医药的发展处于一种既迅速又无序的状态,英国政府决定通过立法来规范中医。鉴于英国重要的国际地位,其中医立法结果将会对西方世界产生重大影响。因此选择英国中医高等教育的发展过程进行观察和研究,就有了非常重要的典型意义。

2. 英国中医高等教育的发展逐步走向本土化的几个特征

(1) 私立教育、文凭教育向高等院校学位教育转化:自 20 世纪 60 年代,Jack R. Worsley 创办了英国第一所传统针灸学院起,到中医学位教育出现之日止,由英国的私立中医、针灸学校和

培训机构开展的中医专业文凭教育（diploma），一直是英国中医教育的主流，为中医文化在英国的早期传播和后期发展做出了巨大贡献。20 世纪 90 年代，西方国家追寻回归自然的浪潮，使中医教育在英国的发展进入高潮。尤其自 1996 年以来，英国中医学位教育的发展异常迅速。根据英国大学入学服务机构 UCAS 提供的数据，至 2006 年 10 月，英国已经有 11 所正规大学在其卫生学院开设了中医、针灸本科或硕士课程，占全英开设卫生学院大学的 22%。中医高等教育在英国的出现和壮大，是培养中医本土高素质人才的保障，是英国中医高等教育本土化的重要基础。

（2）专业教育评估、认证机构的建立：在英国，如工程、建筑、医学和法律等职业的注册条件中，高等学历是十分重要的条件之一，提供这些高等教育的机构，必须要经过相关专业团体的评估和认证。1990 年，英国成立了至今为止英国最大的针灸专业教育评审机构——英国针灸专业评审委员会（BAAB）。凡通过 BAAB 及英国针灸协会认证的教育机构，其学员毕业后将自动成为英国针灸协会会员，并可在英国从事针灸治疗。截至 2006 年 7 月底，已通过 BAAB 认证的有 10 所中医、针灸学院或大学的针灸专业。中医专业评估体系的建立和完善，是吸收国将对外来文化的被动接受转为主动吸收的过程，蕴含着再创新的可能性和必然性，是国外中医高等教育本土化健康规范发展的保障。

（3）高等教育的办学方式由与中国大学合作办学向独立开设学位课程、私立学校独办向公私合办转化：10 年前，英国高等教育中没有独立开设的中医学位课程，只有 Middlesex University 与北京中医药大学合作开设的五年制中医学士课程。该课程的教学计划是以北京中医药大学教学计划为蓝本制定，专业课程由两所大学共同承担，第五学年的临床实习课安排在北京完成。学生毕业时，获得两所大学共同签发的毕业证书，及北京中医药大学的中医专业学士学位。经过 10 年教学经验的积累和师资力量的储备，目前英国其他大学开设的中医、针灸学士学位课程，则全部是在其卫生学院或替代医学系独立完成。学制一般为 3 年，教学计划多根据 BAAB 的专业标准自主制定，教学任务由本校独立承担，并设有临床训练基地供学生临床见习与实习。

在此进程中，下述事实促使大家必须思考在推动中医本土化过程中的中医专业教育质量标准和评估体系问题，这个问题将会对中医走向世界产生深远的影响：北京中医药大学与 Middlesex University 最早合作开设的中医专业本科教育，因教学计划与 BAAB 的评估标准所要求的不同而无法获得 BAAB 的认可。Middlesex University 不得不于 2004 年更改了教学计划，缩短学制为 4 年，临床实习改在本地中医诊所进行，才通过了 BAAB 的审查。

另外，英国还有一些不能授予学位的私立中医、针灸院校，为了获得英国高等教育的中医、针灸学士或硕士学位，纷纷与正规大学合作，将中医或针灸课程列入该大学本科或硕士的学位课程。中医高等教育办学方式的改变，是英国政府及民众对本土中医高素质人才教育质量的认同，是中医教育本土化越来越走向成熟的标志。

（4）医学院中医、针灸选修课的开设：从 2000 开始，英国一些大学的医学院开始将替代医学作为学生的选修课，针灸也是其中内容之一。例如：自 2005 年 4 月，伦敦中医学院为英国顶级医学院 Guys Kings and St Thomas's Medical School，London University 四年级学生开设了中医选修课。这为中医在英国主流医学界的普及，使主流医学界更好地了解中医，减少对中医的排斥，起到了重要作用，为中医最终进入西方主流医学社会做了必要准备。

（5）中医、针灸短期培训内容由随意、实用型向规范、研究型转化：在英国，中医、针灸的短期培训教育十分活跃，包括正规大学、私立学校及行业学术团体等在内的许多培训机构都可以提供。但随着中医行业标准和各种评估体系的建立和完善,这些机构的培训形式越来越规范,培训内容也已由过去的包罗万象、低层次、以实用为主,逐渐向规范化、高层次、研究型、以职业医师继续教育为主转化。

三、对中医高等教育本土化的思考

1. 国外中医高等教育逐步本土化是中医文化传播的必然结果　按照创新事物的传播规律,纵观英国中医高等教育发展的过程,我们可以发现:中医文化在西方国家的传播已经由民间自由扩散逐渐进入到政府层面的决策吸收过程,由无序发展逐步进入到有法律保障、有评估认证体系规范的有序发展状态。由此带来了作为文化传播基础的中医教育从自发、盲目、实用、低层次向有组织、有计划、正规、高层次的转化;由对实用技术的被动采纳向再创新转化。这样的发展变化,必然导致中医高等教育逐步开始进入实质上的本土化。

中医教育,特别是中医学位教育在西方世界开展的时间毕竟还短,文化背景、理论体系和社会现实的差异,使中医学与西方主流医学在思维方式和研究方法等诸方面存在着很大不同,应用范围受到一定的限制;加之中医术语的深奥难懂,使西方医学界很难清楚地理解中医药理论体系的深刻内涵。这些难免会对中医文化的吸收产生影响,并进一步干扰它的再创新过程。典型的例子是:外国人难以理解中医学独特的优势在于其完整的医学理论体系和协调配合的治疗手段,重视、接受的是它有效和实用的一面,体现在中医高等教育上则常见重视临床实用治疗手段的传授和学习,轻视对完整理论体系的讲解和认识,重针灸,轻中医、中药,甚至以针灸取代中医,只为针灸立法等"怪现象"。这些在中医传播过程中在所难免,但定会随着人们对中医学的深入认识而逐渐消逝。

2. 把握中医高等教育本土化的导向　中医高等教育的本土化,不仅仅指教育本身的相关内容全部由所在国自主解决,更重要的是指为了提高和保证中医高等教育质量,所在国政府和专业学术团体所制定的、适合其国情的教育标准和评估标准,以及对中医高等教育质量进行周期性评估的法律制度。这些都将对我国的中医教育、中医国际教育的未来发展产生深远的影响。

作为新形势下中医教育的输出国,要正确把握中医文化传播导向,保证中医教育的本土化沿着理想、健康、规范、持续的方向发展,一般的民间交流和个别中医高校的影响力,已远远不够。只有中国的中医高等教育界与外国同行共同携手,针对不同层次、类型的国际中医人才的需求,打造并在全球推广一系列国际通用的中医高等教育的最低标准和与之相适应的质量控制、评估体系的权威品牌,才可当此重任。

同时,通过有组织、有计划、有目的、有深度的高层次国际交流与合作,推广国际中医高等教育的质量标准和评估体系。借助国家权威教育和卫生机构的影响力,主导尚未进入中医高等教育本土化的国家接受并采用以上国际标准,推动已逐渐进入中医高等教育本土化的国家根据以上的国际标准补充或完善自身已建立的标准;同时使中医文化通过不断地吸取国外再创新的成果,得到丰富和提高。

总之,不论是中医教育的国际化还是中医教育的本土化,其追求的最终目标都是使中医学真正变成全球医学的重要组成部分,为全人类的健康做出应有的贡献,也使我国的民族文化瑰宝,在构建人类共同文明的进程中,发挥应有的作用,并不断得到补充,至臻至善。

(张立平、张丹英,《中华中医药杂志》,2007 年第 22 卷第 6 期)

关于中医文化远程教育的思考

随着现代远程技术在教育领域的利用和推广,网络远程教育已成为国际教育中快捷、方便、经济的形式。然而在中医国际教育领域,针对留学生教育的远程网络技术利用多局限在招生宣传中,仅有几家与外资合作的远程教育项目(如湖北中医学院与台资合作过一项针对留学生的远程教育项目),不少学者呼吁通过网络进行中医文化远程教育。

一、实施中医文化远程教育的必要性

1. 远程网络教育是中医教育国际化的有效方式　随着中国教育市场的进一步开放,越来越多的外国人来华留学。据统计,2007 年来华留学生已近 20 万人,在来华的留学生中学习中医的留学生仅次于语言生和文学生,中医院校是自然科学领域中第一大留学生接收地,中医的教育市场从国内延伸到了国外。如何有效地接受中医留学生并提高他们的教育质量,就成了中医留学生教育一个十分重要的课题。

(1) 远程网络教育可以帮助准中医留学生尽早克服语言障碍:多数留学生认为汉语是难学的,要透彻理解以古文形式流传下来的中医文本更是难上加难。正如韩国驻华大使金夏中在《腾飞的龙》中所说:"西方人对中国不太了解的一个主要原因是,他们不了解中国文字。对于西方人来说,汉字太难,也太难理解。所以,即使是了解中国的西方人,讲汉语也还是件不太容易的事情;而中文讲得很好的人,也不见得十分理解汉字;而且,即便是理解汉字的人也不一定能写好汉字。"

所以语言问题成为当前中医留学生教育中的一大瓶颈问题而备受关注,各种教学模式的探讨如"英语入学汉语不断"模式、英语或母语授课模式,都是围绕这一瓶颈问题的解决而展开的,但随着留学生国籍的不断增加,如有的中医院校目前已经接收了来自世界近 90 个国家和地区的留学生,涉及几十种不同的母语国,这样中方母语授课师资及成本又成为一个新的难题。

但远程网络教育可以降低这一成本,学生可以通过网络自主选择他喜欢的语言形式来进行学习,通过网络与老师交流,向老师提出问题并得到及时答复。

(2) 远程网络教育可以降低留学生的经费开支:虽然中国留学生教育的收费在国际上是相当低的,但从目前入学学生的主体看,他们有不少不是来自欠发达国家,国外长达几年的留学学习和生活的费用对于大多数留学生家庭,特别是没有参加工作的学历留学生是一个不小的经济负担,加上目前我国政府在这方面所设立的留学生奖学金的覆盖面和额度有限,留学中国的费用支出也成为不少想来华留学人员放弃留学的一个重要原因。而远程网络教育可以让准留学生坐在家中支付少量的资源费就学到他想学的知识和技术,特别是对于国外在职人员是一个理想的选择,这样他们可以在兼顾家庭、工作的情况下进行学习。这无疑有助于在世界范围内扩大中医技术和文化的影响。

(3) 远程网络教育能推动中医技术及文化的传播:中医技术是传统的,承载的文化是厚重的,但是只要我们借助现代网络技术,特别是多媒体视听技术,也可以将传统的技术和文化展现在世界人民眼前,让他们来了解、接受中医。虽然中医学中有部分机制还不能用现代科学解释清楚,但我们可以存疑,用它的临床疗效来展示其实用性。只有我们主动利用网络不断地展示自己,让别人了解我们,中医才能真正走出去,融入现代医学中,共同为人类的高质量生存和健康服务。

2. 中医文化是留学生预科教育的突破口　中医留学生教育承担着双重意义:它既向世界传播有着几千年历史的传统医疗技术,又在传播中国传统文化。同时这一技术本身承载着浓厚的中国传统文化和中国思维。它是提升国家文化软实力的载体之一。由于中医学在语言、文化,甚至思维方面直到今天仍保留着浓厚的中国传统,因此有学者提出了"以中国文化为载体的中医药学,只有随着中国文化的开放传播,才能真正走向世界","(中医)留学生教育应从中国传统文化入手"。诚然懂中国传统文化、会中国思维是深刻理解中医学术的基础,正如有学者指出"了解更多的中国文化,有助于对中医理论的学习和理解"。因此有中医院校在培养留学生时,通过中国文化课的渗透,不断培养留学生"由文化来理解医学,以医学来阐释文化"的认识能力。但是综观国内各院校针对留学生在中医文化方面的教育实际看,这样的目标效果很难实现。其原因有以下两个方面。

中国传统文化是博大而精深的,它既有区域民族文化特性;也有时代差异,而今天流传下来的中医学,既是在长达几千年的历史过程中汉民族与其他民族融合时吸收各民族医学的精华而发展起来的代表中华民族传统的主流医学,同时它也是在漫长历史过程中不断完善而发展起来的,各个时代的文化特色各个民族的文化特性都在它身上刻下了烙印。所以中医文化的内涵是丰富的,要在较短的时间内通过突击学习是难以把握的。同时文化知识、思维方式的获得单凭课堂教学是远远不够的,它需要有一个长期感受体验过程。中医文化自身的厚重与广博决定了在有限时间内确立起这种认识的难度相当大,而这应该是一个长期练内功的过程。

来华留学的人员主要是学习中医的医疗技术,传统医学的实际操作技能是他们更关注的内容,加上目前中医留学生教育上的学制和课时限制,希望留学生来华后对其进行掌握中医技术所需要的大量文化、思维方面的单项训练,基本上是不现实的。但是没有中国传统文化和思维方面的知识,要深刻理解中医,灵活的掌握中医临床技术,特别是将来在其所在国传播中医学术也是困难的。因此留学生的中医文化知识不是可有可无的。

因此,整合中医文化的相关资源,利用远程网络技术在留学生来华学习之前对其进行中医文化的网络教育,逐步缩短留学生所在国与中医文化间的距离,为其来华进一步学习打下基础。这样可以缓解国内留学生教育的课时压力,也可部分弥补留学生对中国文化及思维的缺失,再根据不同学生适当开设中医文化精讲课,最终达到"由文化来理解医学"的目的。

二、中医文化远程教育的主要内容

中医网络远程教育不仅有助于提高中医留学生预科教育的水平,对已经来华学习中医并想进一步学习中医文化的留学生、中医或中国文化爱好者都有十分重要的作用。鉴于这种情况,我们认为中医留学生远程网络教育应该包括这样一些内容。

1. 汉字文化教育　① 现代汉语常用词汇的视频读音、写法(形)、用法(义)。这一方面可以巩固学员在本国汉语教育机构中如孔子学院(学堂)所学到的现代汉语知识,另一方面可以为没有接触到汉语的学员提供自学的机会,为其进一步利用网络中的资源打下基础。② 常用中医专业术语,包括古代学术术语,他们的读法、写法和含义,常用例句举例。这一方面为学员利用网络资源提供语言帮助,一方面为学员从事中医专业文献方面的阅读打下语言基础。③ 现代汉语和中医学术语查询,建立这两方面的网上资源链接,随时为利用资源网遇到困难的学员查阅工具书解决其问题提供帮助。

2. 民族文化教育　以中华 56 个民族为纲,以各民族的历史、民族特性、风俗习惯、民族节日、民族医药特色文化等为目的,逐一介绍各民族文化,特别是挖掘各民族医药与中医学的关系。

3. 地域风情文化教育　将整个中国分为中原、江南、岭南、西南、青藏、西北、东北等几个有代表性的区域,介绍地区的物产(包括入药物产的介绍,尤其是地道药材的生长、采集、加工及利用情况);区域文化古迹遗存和地区文化特色;与人民健康、医药有关的地域风俗习惯;在一定历史时段内具有一定影响的医家流派及名医介绍,突出他们对整个医学发展的贡献及流派和医家本人的学术思想和特色,如新安文化、新安医学流派及新安名医介绍;古今有记载的著名药店及其文化特色介绍,如北京同仁堂、天津隆顺榕等;介绍地区用药习惯与特色,突出中医因时因地因人制宜的用药特点。

4. 中国传统文化与思想教育　① 中国古典哲学,分别介绍《易》、儒、道、释的概念范畴,主要观点,代表人物及作品介绍,主要流派和学说,如先秦哲学中的元气论、阴阳学说、五行学说等,特别是与中医结合紧密的一些思想和内容,如儒家思想中的医德观、释道养生观,士人医人同医国的理念等。② 中国传统社会介绍,社会的结构、人民的生活状况及古代医政管理及医疗卫生的水平等。

5. 中医文化教育　① 中医哲学及思想,介绍医学哲学的概念范畴、主要学说;中医药学的思维方式;价值理念(医德建设);人文精神等方面的内容。② 古代社会与中医,介绍中医药学形成的古代社会文化背景。③ 中医学发展的历史,介绍中医药学术产生、发展及其演变的过程。④ 中医文化与现代西方医学文化的差异,介绍中医文化与西方医学文化及其他民族医药文化的区别。⑤ 中国现代学者对中医文化的研究现状,介绍国内期刊如《中医药文化》《医学与哲学》《中华医史杂志》《中医文献杂志》以及一些中医药学类的期刊的内容。

三、实施中医文化远程教育的措施

1. 设置专门的远程网络教育机构　应该由统一的国家机构或专业组织来负责实施,如国家汉语推广办公室,或者由针对国内在职人员中医药继续教育而积累了中医药远程教育经验的专门机构(如北京中医药大学远程教育学院、北京二十一世纪环球中医药网络教育中心、世中联远程教育科技发展中心等)来实施,并由该组织起草制定业内都认可的留学生中医文化远程教育方案,并组建统一的留学生中医文化远程教育官方网,为申请来华留学人员提供免费资源产品服务。国家在留学生入学考试的文化基础考核中加入中医文化知识的考核,考核成绩作为其是否被录取的参考依据或者作为录取后因材施教的分班依据,如达到一定水平可以缩短学生半年的留学时间或者可以进行更深入一步的授课学习,总之要对不同中医文化水平的留学生区别对待以吸引他们在自己国内通过远程教育资源部分解决中医文化不足的问题。

2. 整合现有中医远程网络教育资源　就目前而言,实施该项计划在完善资源整合上还有很多的工作要做,只要中医界联合起来,国家或者社会力量给予支持,这项有利于中国文化和中医学术传播的事业是可行的,目前可以整合的网络资源已经很多,如中国传统文化网、中国文化网、中国国学网、中华儒学文化网、中医药文化网等。而且随着中国文化软势力的提升、中医事业的发展及网络资源的不断丰富和完善,中医文化远程教育也可逐渐由免费变为有偿远程服务,又可以进一步推进中国传统文化和中医文化网络资源的建设。

（常万新,《中国中医药现代远程教育》,2008 年第 6 卷第 9 期）

浅析中医药文化在海外的传播策略及效果

中医、中药滥觞于夏、商、周时期,在华夏文明初期即逐渐孕育而生,并在以儒、道、释三家为主体的中国传统文化中得到进一步发展与完善。作为中国传统文化的一个重要组成部分,中医药文化是指中国人千百年以来在与疾病斗争以及维护自己身体健康的活动中不断积累起来的人文现象,这种现象通过人们的医疗保健行为和其他有形的载体呈现出来,集中反映了中国固有文化的价值取向与文化特征。

与中医的传播相对,西医的向东传入是伴随着西方传教士的步伐到来的。据文献记载,1699年擅长西医外科的西方传教士曾入宫为康熙皇帝治疗心悸病和唇瘤,获得奇效,颇得康熙重用。而西医在日本则采取先实用后理论的方式,这两种不同的途径是符合中日两国不同特点的。西方传教士利用西医的自然科学成就赢得东方上层统治者的青睐,从而实现传教的目的,这不能不说是高明之举。

尽管随着中医药文化的进一步发展,构造中医文化的主体已不再仅限于中国人或者华人,还有越来越多的国家和民族也在为发展和研究中医添砖加瓦。然而,中医的对外传播道路仍然荆棘丛生。例如,19 世纪中叶中医传入澳大利亚,就是随着华工的应募而渐渐零散地传入,其传播效果可想而知。再如东汉张仲景所著中医经典著作《伤寒论》,由中国人自己翻译成外国文字犹如凤毛麟角。值得欣慰的是,近代中医也随着时代和科技的发展走向了世界,从民族性的医学升华为世界性的医学。因此,研究中医药对外传播的方式及策略具有特殊的意义,不仅对世界医学具有重要贡献并造福于全人类,而且有助于中国优秀传统文化的对外传播,本文力求通过研究使中医传播所呈现的形态更为丰富与多样化。

一、中医药文化植根的文化土壤

正如西医是在近代西方科学文化氛围中通过吸收其他自然科学的知识而不断地得到发展与丰富一样,中医在自己的演进过程中,也在不断地汲取其他传统文化的理论精髓。作为传统文化的一个重要组成部分,中医集中体现了中国固有文化内涵的价值特征。概括而言,主要有天人合一的整体观与普济含灵的仁爱观。

1. 天人合一的整体观　所谓的天人合一的整体观是指人类作为天地的一部分,其生老病死是自然作用的结果,其活动必须顺从自然整体的变化,保持与自然万物之间的和谐,才能达到趋吉避凶。古人通过对天文地理以及农业活动的长期观察,总结出了自然万物之间变化的整体性关系,并以阴阳五行理论加以描述。作为整体性思维呈现出的具体理论形态,阴阳五行理论广泛地运用于传统文化的各个领域,其中最具有应用价值的当推在中国古代历学以及中医运气理论中的运用。天地自然的变化决定了农作物的生长和收获，也决定了人体生理功能的变化。古代的医家把人体放在天地之间的大环境下考察，利用阴阳五行理论来阐述自然和人体之间的关系，并用于解释病因机制，并由此构成了中医的基础理论，可以说这是东方人对生命最具有智慧的认识。整体观体现出的是人们对宇宙万物之间的广泛联系的认识与把握，这种整体性认识也只有在自然变化的大环境才能进行，在现代的、机械的、孤立的实验室里是难以考察出这种广泛的自然关系的。

2. 普济含灵的仁爱观　中国古代的医家一直强调仁爱精神，也就是医德，要求医家在学习中医之前，必须发普济含灵之愿，唯有具备了这种崇高的志向，一个医家才能全心全意地为病人服务，而不是去为了追求私利而贱视生命。古人有言："救人一命，胜造七级浮屠""不为良相，必为良医""良医良相本相同"。悬壶济世在古代不仅被视为一种崇高的职业，而且也是一种具有侠义精神的行世理念，其蕴含的人生价值意义与儒家的治国平天下有着内在的一致性。治国与救命虽然是两种不同的行为，但是两者的终极意义却内在一致，所以历代的读书人在科举不中的情况下，多转向悬壶济世。这体现出的就是中医所蕴含的传统文化内涵和人文价值。

3. 中医药对外传播的策略　中医药文化对外传播的发展现状。中医药文化作为中国传统文化的精髓，在近现代遭受了与中国固有文化同样的命运，不断地受到来自西方文化的歧视与排挤。中医中药学是在强大的压力下进行变革的，中医学逐渐从显学、正统医学变成了辅助医学或者说是替代医学。对此，从医院名称的演变即可见一斑。"医院"本是中医发展过程中衍生出来的名词，但是到后来，医院前面必须加上一个"中医"才能体现医院的中医特点，若不加说明，通常医院就是指西医医院。

近年来，随着海外"中国热"的高涨，中医药学也随之复兴。不同于中医药学在国内有失去特色的危险，在国际上中医是富有特色并极具影响力的，即使西医化的中医一旦去到国外，也会很快找回中医的感觉。中医在国外的生存并不依赖于严密的科学论证，中医一方面有它的实际效用，一方面又不能被科学所完全包容和纳入解释框架，以致中医学最初在海外的生存面临举步维艰的局面，后来是靠着亚裔移民的笃信才逐渐站稳了脚跟。

从更广阔的视野来看，现代西方的文化发生了深刻的变化。科学精神的主导地位正越来越受到人文精神的冲击，人文精神逐渐向科学研究渗透，而整个中华文明有了腾飞的呼声，西方世界也再次注意到东方的智慧，并积极探讨向东方汲取人文精神的话题。中医药文化作为中国传统自然科学硕果仅存的一支，蕴涵了东方的自然观、方法论和生命哲学，顺理成章地成了西方世界研究中国传统文化及自然科学必不可少并大受欢迎的一个方面。

二、有效进行中医药文化对外传播的途径

1. 重视中医药著作的准确翻译　为了厘清对中医药文献著作翻译有用的理论指导，有必要先对翻译的本质加以考察。时至今日，翻译的意义已不再局限于传统理论中把一种语言的语词含义在保持内容，也就是意义不变的情况下，转换为另一种语言的言语产生过程。

传播学的理论框架为翻译学提供了一个开放的动态系统。传播学经典的 5W 模式（who says, what in, which channel, to whom, with what effect，意即谁以何种方式对何人说了什么，取得了什么样的效果）能为我们提供具有参考价值的思维框架。与 5W 模式相对应的传播研究为：控制分析、内容分析、媒介分析、受者分析和效果分析，而借鉴这一模式，我们可以对翻译的

主体、载体、客体、受体等诸方面进行系统性的研究。

翻译从本质上看,是一种跨文化的信息传播。翻译具有传播的一般性质,即一种信息的传递,但与一般信息传播的不同之处在于,翻译凌驾于两种语言文化之上,操纵者必须选择文化换码,而并非原来的符号系统。简言之,翻译在本质上是传播学的一个特殊的分支。而传播学关照下的翻译本质应为:"翻译其实是一种信息的传播或交际活动,即 communication,是一种跨文化跨语际的信息传播和交际活动。其原则是在过程中保持信息的内容和功能不变。它是一个涉及信源、信宿、信号、信道、噪声等要素,以及编码和解码的过程。"既然翻译是跨文化跨语言的信息传播和交际活动,而且是一种从信源到信宿的传播和交际活动,对翻译活动的研究就要涉及信源、信宿、信号、信道、噪声、编码和解码等动态要素,对翻译过程中译者是否保持了信息内容和功能不变的评价也就应该是动态的。

因此,在翻译的忠实性原则的前提下,对忠实的评价标准应该是动态和多元的。传播学中的翻译理论对从事中医药文献翻译的译者而言具有重要的指导意义和操作性。中医药类文献著作的翻译应该是传播学的一个分支,通过对具体翻译文本的解读,特别是对文本受众,也就是信宿具体要求的分析,综合考虑信源、信宿、信号、信道、噪声等具体因素,采取动态、灵活的翻译技巧保证"忠实性"原则在不同功能文本中得到体现。以传播学理论作为中医药类文献翻译的理论指导,是由中医药自身的特点以及中西医各自不同的文化根源、社会背景决定的。

中医药的外文翻译无疑是中医药传播的桥梁之一。如前文所述,中医药在西方国家受到的种种限制在很大程度上是由中西医药产生的文化土壤的巨大差异造成的。按照传播学的观点,这些差异就是信息传播中的"噪声"。不管是以何种"信道"来传播,"信宿"的接受程度以及"信源"的传播目的和预计的传播效果应该是决定中医药翻译的主要因素。也就是说,信源的信息目的和预计信息效果决定了译者在充分考虑受众特征、噪声(即中西医差异)等因素后,应采取何种翻译技巧和方法来取得特定的传播效果。

如果在受众中达到了预定的传播效果,译者就已经最大限度地保持了中医药翻译的"忠实性"。原因很简单,如果一味机械地追求对原文字面上的忠实,或者为了所谓的忠实,完全局限于中医药中的特定理论进行语篇翻译,即使语句正确,西方国家的受众也会因为对中医理论的不了解而觉得不知所云,从而对中医药产生怀疑和抵触情绪。当然,如果受众是对中医药理论有很好理解的西方专业人士,采用异化的方法也是加强中西医药高层交流的有效途径。简言之,中医药类文献著作翻译要采用的方法应该多元化,具体翻译策略的取舍应由具体的受众特点、信源的功能以及噪声(中西医药文化及医理理论差异)决定,其中信源的传播目的起主导作用。

为了进一步明确,这里以中医药中汤剂的中英翻译为例加以说明。汤是中药中经常采用的一种药用剂型。汤剂在《现代汉语词典》中的解释为:中药剂型的一种,把药物加上水,煎出汁液,去掉渣滓而成。从词义相符的角度来看,与中医药汤剂词义相符的似乎只有 decoction 一词。因此,很多中药汤剂的翻译都采用了 decoction 一词,如人参汤(Ginseng Decoction)、人参养容汤(Ginseng Decoction for Nourishing)、百合固金汤(Lilli Decoction for Strengthening Lung)。这种译法的缺陷在于,对于那些独具中国文化内涵的中医方剂就无法在英文中找到对应的词汇。

例如张仲景的《伤寒论》中提到的青龙汤和白虎汤,青龙与白虎是中国传统文化中"四象"的概念,但这两种汤剂的药用成分均为草本植物。对这两种常用汤剂,通常翻译为"Qinglong Decoction"和"Baihu Decoction"最佳,翻译既简单又具中国特色,直接反映出中国人对古代四种灵兽的喜爱。但事实上情况并非如此。了解中医药的外国人多多少少都通一些汉语,而在对动物保护法规异常重视的西方社会,此类药物名称会让西方人误以为是动物汤剂,从而产生反感,对于西方受众而言,达不到传播的效果。实际上草本植物的应用在西方国家还是很流行的,若将汤剂翻译成"Decoction of Herbal Essences for Medicinal Effects"似乎更能达到真正有效的传播。

2. 中医药文化迎来了新的发展契机　中国传统文化中的核心思想是仁、和谐。中医药文化的内在灵魂就是天人合一及仁爱精神,发展中医药文化的最终目的也就是要救死扶伤、维护人类的生命健康。目前,"以和为贵""和而不同"等传统文化核心理念,正逐渐得到世界许多国家的认同并被运用于国际关系的处理之中,充分体现了中国传统文化所具有的价值。

然而,传统文化的魅力和潜力远未完全发挥出来。中国要在世界上树立更良好的形象,增大在国际事务中的话语权,必须向世界展示中国传统文化所具有的无穷智慧、无限魅力,以此来打造中国的"软实力",而中医药文化的本质决定了其成为打造国家"软实力"的一个必不可少的组成部分。

中医药文化在历史、哲学、伦理、道德、文学等领域中处处留下痕迹,其作为传统文化的精华,还表现在医学实践中独具特色和优势,为现代西方医学所不可替代。中医药学的特色是整体观念、神形并重、辨证施治、药取天然、治疗手段丰富。中医药的优势表现在对多因素综合作用所致的各种慢性疾病和某些急症的确切疗效,特别是在功能障碍性疾病、内分泌、代谢疾病的治疗上以及养生保健、祛病延年、改善生存质量等方面,是现代医学所不能取代的。

近年来,随着人类渴望回归自然的意识不断增强,尤其是面对那些创伤性的检查与治疗、化学药物对人体"内环境"的严重污染与伤害,人们试图构建"生物—心理—社会—环境"这样一种具有人文关怀的综合性的现代医学模式,以应对现代疾病的挑战,这样既富含东方人文内涵又具有实际功能的中医文化在海外掀起了一阵"中医药热"。这既给富有文化底蕴的中医药学带来了新的传播发展的契机,也为展现中医药学的独到医学价值和文化魅力提供了有利环境。

三、以中医药文化打造中国"软实力"

如何让中医药成为中国"软实力"的一支生力军,笔者提出以下几条对策与建议:① 主动回应目前中医药在国际上面临的状况,从"被别人拿走"到"拿给别人看"。当然近几年来在这方面也取得很多成绩,尤其是 2002 年原卫生部副部长佘靖先生访英,成为中医药国际传播历史上具有转折意义的里程碑事件,体现了一种主动精神的高扬。② 长期的策略和系统的运作必须针对不同的国家和地域而采取有针对性的模式,顾及的主要因素是文化背景的差异、经济环境的差异、决策方式的差异等,尤其要关注的是不发达国家显在和潜在的重要作用。③ 从地缘上看中国大陆是一个传播核心,我国港、澳、台地区的中医也具有自己的纯粹性,大陆加上港、澳、台构成一个辐射圈,由于文化和地缘的亲近性,再加上日本、新加坡、印尼等构成一个更大的辐射圈。加强"一心两圈"的合作,是中医药进一步走向国际的重要基石。④ 不断拓展中医药文化的内涵,可以从文化与经济相结合的角度出发,开发与中医药相关的"养生文化""饮食文化""种养文化""旅游文化""图书文化"等。通过这些方式,使中医药文化开发与经济发展相互促进、相得益彰,进而使中医药文化得到更广泛的传播。

总之,中医药文化是中国传统文化的瑰宝,我们应该从国家综合实力竞争与中国和平崛起的高度出发,着眼于 21 世纪"软实力"的构建,对中医药文化对外传播进行深入研究,进而将其有效地融合到我国"软实力"的建设中来。只有坚持不懈地进行自我更新、自我完善,不断增添自身的吸引力和影响力,中医药文化才能更快更好地走向世界,惠泽全球。

(谭雅昕,《中国中医药现代远程教育》,2010 年第 8 卷第 9 期)

浅析中医跨文化传播

　　近年来,中医跨文化传播取得了显著的成绩,甚至在全球掀起了中医传播的热潮。但是不可否认,中医跨文化传播仍然面临着认可度低、局限在针灸推拿方面等诸多的现实问题。推动中医的跨文化传播,首先要分析有利于中医跨文化传播的因素,包括源文化中医、传播媒介计算机网络技术、以西医为主要诊疗方式的目标文化。其中,中医是中国优秀传统文化的精髓之一,体现了源文化的先进性,为中医的跨文化传播提供了可能;计算机网络技术进步拓展了传播媒介,大大提高了传播的效率;目标文化对待源文化的态度,即西方社会对中医治未病—生物—心理—社会的医学模式的渴求构成了中医跨文化传播的必要性。推动中医的跨文化传播,就是要在综合分析上述因素的基础上,借鉴历史上中医跨文化传播的成功经验、构筑认识中医跨文化传播的现实视角、利用现有资源进行中医的"借力传播"以及开拓新的平台进行中医的"自力传播",进而推动中医在全球更广泛、更深入地传播。

一、中医跨文化传播现状与存在问题

　　跨文化传播有 3 层含义:第一是日常生活层面的跨文化传播,指分属于不同文化范畴的人们在日常的互动过程中彼此之间的沟通;第二是文化心理结构层面的跨文化传播,指基于不同文化的符号意义系统的差异和类同的传播的可能性与可变性;第三是上述两个层面形成的实际传播过程的矛盾、冲突和戏剧性的变化,由此传播过程决定的文化的融合和变异。中医的跨文化传播既有日常互动过程中东西方人的沟通,又具备文化心理结构层面交流的可能性与可变性,而且在实际中也确实存在着上述两个层面的文化碰撞与融合,可以说中医属于典型的跨文化传播内容。近年来,中医在国外也掀起了一定的"传播热潮":澳大利亚维多利亚州有关中医合法地位的立法得到全国卫生厅长会议的认同,并将其作为蓝本向其他州推广;针灸获得美国食品药品监督管理局(FDA)批准,正式被承认为治疗方法;基于中医药的良好疗效,曾一度对中医药持歧视和怀疑态度的英国政府正在酝酿对中医药立法。但是,我们应该清醒地认识到,目前所谓的"世界中医热",在很大程度上是西方媒体宣传的结果。事实上,中医在跨文化传播过程中,仍面临着种种的现实问题:第一,西方社会对中医文化的认同度不高,文化认同是指"个人自觉投入并归属于某一文化群体的程度",目前,许多西方国家对中医态度模糊,尤其对中药的作用仍持怀疑态度,欧盟严格的中药注册准入制度就说明了这一点;第二,部分西方国家所认可的中医仅仅局限于针灸领域,相应的,其对中医的科学研究也只围绕着针灸进行,对中药、方剂等方面的认识仍存在大片空白;第三,东西方文化的差异,包括语言上的障碍与思维方式的不同,增加了西方人在认识中医时的难度。

二、中医跨文化传播的有利因素分析

在跨文化传播过程中，源文化、传播媒介与目标文化都是制约传播效果的重要因素。在中医的跨文化传播中，源文化中医的先进性为其跨文化传播提供了可能；计算机网络技术的进步拓展了传播媒介，提升了传播的效率；目标文化对源文化的态度，尤其是西方社会对中医治未病—生物—心理—社会的医学模式的渴求，构成了中医跨文化传播的必要性。

1. 源文化因素——中医是中国传统文化精髓之一　中国传统文化源远流长、内容广博，而且都与中医理论体系的形成和发展有着千丝万缕的联系。其中古代哲学思想和思维方式是中国传统文化的根基，也是中医学的命脉所在，其精神内核渗透在中医理论体系的各个方面。第一，中医、易学思想相互交织。中医成形于以易学思想为学术源头的中国古代文化背景下，医、易便自然而然地具有共同的思维方法和逻辑模式。唐代药王孙思邈曾在《千金翼方·大医习业》中说："凡欲为大医……须妙解阴阳禄命、诸家相法，及灼龟五兆、《易》六壬，并须精熟，如此乃得为大医。"第二，中医、儒家思想相互渗透。中医吸收了儒家"天人合一"思想，形成了独具中医特色的整体观；中医以儒家的"仁爱"思想为基本道德规范并将儒家的中庸思想发展为阴阳和合，构建了中医基础理论体系。第三，中医、道家思想相互为用。中医的养生观与道家"重人贵生"思想理无二致。同时，中医"顺四时"的养生观与道家"道法自然"的思想也是异曲同工。第四，中医、佛学思想相互结合。中医借鉴佛家静养、调息等修身养性方式，最终形成了中国的佛医学。因此，中医融合了易家、儒家、道家、佛家文化的精华，凝聚了中华文化的核心价值理念，展现了中华文化的魅力，是中国优秀传统文化的代表之一。

传统文化是中医理论的根基，中医也通过几千年的实践极大地丰富了中国传统文化的内容。中医与人民生命健康息息相关的特殊性，使得它在各种社会条件下都被当时的社会制度所关注和保留。中国历史上中央政权大多注重中医典籍的收藏、校勘与编纂，并设立专门机构管理医官、医籍，如汉代广收医书、唐代修订本草、宋代设立校书局专门搜集与校勘古代医籍等，这些都为中国传统文化的传承与发展保留了珍贵的历史资料。同时，中医作为一门实践科学，随着无数医者的实践不断丰富发展，成为中国特有的治病活人的诊疗方式，可以说，中医的理法方药体系是数千年医学实践的积累与结晶，这提升了中医代表中国优秀传统文化进行跨文化传播的可行性。

理论上，中医融合了中国传统文化的精华；实践中，中医丰富了医学诊疗体系的内容，具有独到的保健医疗效果，这使中医具备了中国传统文化精髓的特征。中医作为源文化的这些先进性使中医跨文化传播成为可能。

2. 传播媒介因素——计算机网络技术提高了传播的效率　实现中医跨文化传播的前提是让西方社会有机会接触、认识、学习中医。西方人了解和接触中医，必须借助一定的媒介。中医跨文化传播首先要遵循人类传播发展的一般规律（图5-2），中医跨文化传播媒介同样经历了由简到繁的发展过程。

传统的中医跨文化传播媒介包括语言文字与图片等，但是其传播速度慢，并且受到时空的限制，同时语言交流上的障碍降低了传播效率，而科技的进步拓展了传播媒介，计算机网络技术在中医跨文化传播中的应用则提高了传播效率。第一，计算机网络技术的进步使得人们可以应用发达的网络对外传播文化和了解、接受外来文化。中医的跨文化传播可以借助网络等高效的传

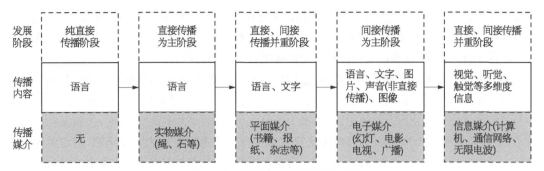

图 5-2　人类传播的发展及变革

播途径,使西方社会通过多维度的信息更加直观地认识中医、学习中医知识;我们也可以多渠道地实现宣传、推广中医的目的。第二,电子、信息媒介并用,可以帮助人们攻克中医跨文化传播的语言障碍,通过应用计算机技术建立中医术语英语、日语等语种的数据库,人们可以缩短用在扫除语言障碍上的时间,进而提高传播效率。第三,传播速度的提升和对传播时空的突破,使得反馈更快,可以帮助人们更好地评价传播效果,进而改进传播模式,提高传播效率。

3.目标文化因素——西方社会渴求中医模式　西医是实验室医学,是从实验室走向临床,其理论的形成是开放的,是不断走向微观的,并且随着医学的发展不断细化。西医取得的进步与它为人类健康做出的贡献毋庸置疑。然而,近年来,西医的局限性也日益明显,如西医把人当成单纯的生物体,针对病位进行治疗,但是对抗性治疗有时会损伤人体的健康部位;过度治疗引起了药源性疾病;注重生理性疾病的治疗,忽视由此引发的心理性疾病等。也就是说,西医本身解决不了健康领域的所有问题,而中医在整体性的临床思维方式与原则的基础上,建立了“生物—心理—社会”的医学模式,综合运用预防、治疗、康复、保健、健康教育等手段保障人体生理、心理的健康。医学诊疗必将回归中医模式,西方社会同样需要中医的医学模式,这也构成了中医跨文化传播的必要性。2007 年 10 月 15 日,卫生部长陈竺在太平洋健康高层论坛上表示,中医的整体观、辨证施治、治未病等核心思想如能得以进一步诠释和光大,将有望对新世纪医学模式的转变以及医疗政策、医药工业,甚至整个经济领域的改革和创新带来深远的影响。用现代生物学手段,用中医原始和质朴的、讲究整体、注重变化为特色的治未病和辨证施治理念来研究亚健康以及慢性复杂性疾病,是东西方两种认知力量的汇聚,是现代医学向更高境界提升和发展的必然趋势。可以说,治未病—生物—心理—社会的医学模式是中西医文化和合的最佳异文化统一,将集中体现医学行为模式转变的核心价值。

三、推动中医跨文化传播的思路

推动中医的跨文化传播,就是要在突出中医的独特文化特质、认清西方社会对中医医学模式渴求的基础上,总结借鉴历史经验,运用中医思维构筑现实视角,充分利用现代传播媒介,探索中医跨文化传播的有效方式。

1.借鉴历史经验　实现中医的跨文化传播,要通过历史的角度,纵向总结中医自古至今的跨文化传播经验。中医自古以来就是我国跨文化传播的重要内容,隋唐时期,中医就是日本、朝鲜等国“遣唐使”学习的重要内容;明代郑和下西洋时携带的中医药,也为促进中医在东南亚地区的发展与繁荣做出了贡献。这些都是中医古代海外跨文化传播的成功事例,可以给当今中医的跨文化传播提供借鉴：中医的跨文化传播需要源文化所在社会的社会安定、经济繁荣、政府的外交政策开明。目前我国有望成为世界第二大经济体，政府积极推进中医的跨文化传播，构建和谐社会也取得了巨大成就，这些均为中医跨文化传播提供了有利的环境。

2. 构筑现实视角　实现中医的跨文化传播，还要构筑现实的视角，横向挖掘中医思维在跨文化传播过程中的作用。首先，要"固本培元"，中医要巩固在国内的"根据地"，通过中医理念的宣传与独特的诊疗效果让国人重视中医，形成中医跨文化传播的"大本营"。其次，在跨文化传播过程中，中医要突出自己的特色，通过解决医疗实践中纯西医难以应对的实际问题，用疗效保证其在西方社会"站住脚跟"，避免"水土不服"。再次，中医跨文化传播的目的，并非使中医与西医进行对决，而是取长补短，力争实现两者的"和合"，共同为人类生命健康保驾护航。此外，中医跨文化传播还要"辨证施治"，根据中医在不同国家的现实情况，有针对性地进行提出传播中医的具体方案。

3. 利用现有资源与开拓新的平台

(1)"借力传播"：在全球化趋势下，中医的独特疗效必将为全世界所逐渐接受。目前最为突出的是针灸、推拿已经在全球盛行，来中国学习中医的外国留学生也逐年递增，这为新形势下中医的跨文化传播奠定了良好的基础。中医跨文化传播可以借助这一东风，进行"借力传播"。第一，中医跨文化传播可以利用国外已有的资源，从微观入手，通过针灸推拿等见效快的治疗方式让西方社会先是部分地接受中医，再逐步通过受到西方社会承认的中医诊所、药店等，进行中医理念与模式的宣传，进而扩展到宏观层面。第二，通过对外国留学生进行正规的中医教育，使其对中医药独特的疗效有切身的体会，这些留学生回到各自国家后就是中医跨文化传播的有生力量，也能减少中医在传播过程中受到的文化阻力。第三，目前西方社会已经逐步接受中国传统文化。中医跨文化传播要充分利用这一成果，借助中国传统文化传播热潮进行中医推介；同时，中医传播可以利用我国在海外的 300 余家孔子学院，在其教学过程中逐步融入中医元素，既可丰富孔子学院的办学内容，又有利于中医等优秀传统文化的传播。

(2)"自力传播"：同时，中医的跨文化传播还要开拓自己的平台，进行"自力传播"。首先要培养、建设热衷于传播中医的队伍，使之兼具中医知识与传播才能，为中医的跨文化传播提供人才保障；国内已有多所中医院校加大了外向型中医人才的培养力度，同时，还要注重提高中医教师的外语水平，跨越中医跨文化传播的语言障碍。其次是充分利用便捷高效的传播途径，应用计算机网络技术建立中医术语英语、日语等语种的数据库，规范外语类中医药教材，并且尝试建立面向西方文化的中医网络课程、空中中医学堂等，拓宽受众面。再次是在上述基础上，建立海外"中医学院"，在西方社会面向华人华侨和对中医感兴趣的西方人推行正规的中医教育，进而推动中医在全球更广泛、更深入地传播。

（刘国伟，《中华中医药杂志》，2011 年第 26 卷第 5 期）

中医药文化国际传播的特征

中医药文化是中华民族优秀传统文化体现中医药本质与特色的精神文明和物质文明的总

和。中医药文化作为中国传统文化的重要内容,是中医药学思想理论基础和核心价值的重要内容,是中国传统文化的瑰宝和中华文明的结晶,为中华民族的繁衍昌盛做出了不可磨灭的贡献。中医药学也是世界医学宝库中独具特色的财富和人类历史上的伟大发明之一,为世界文明做出了杰出贡献。国际传播,主要是指传播者通过大众传媒向外传播的信息。有广义和狭义两种界定:广义的国际传播包括跨越国界的大众传播和人际传播。狭义的国际传播仅指跨越国界的大众传播,它是随着大众传媒的出现,随着信息全球化的逐步展开而兴起的。全球信息化是当今世界的一个重要特点,它所带来的是国际传播的空前发展。现就中医药文化国际传播的特征试做阐述。

一、先进文化

毫无疑问,只有时代的先进文化才有传播意义,抛开先进性,国际传播便失去了存在的前提。先进文化主要是由人文文化和科学文化构成,其核心部分就是人文精神和科学精神。先进文化的主要特征有以下几个方面:第一,科学性,即先进文化要正确地反映自然和社会的本质与发展的规律;第二,民族性,即以本民族的文化作为载体和基础;第三,开放性,即先进文化要面向世界、面向未来;第四,时代性,即先进文化反映时代的主流和方向;第五,创新性,即先进文化要始终保持与时俱进和不断创新的趋势和特征。

中医学不仅属于医学的范畴,还寓有人文科学的内涵。科学是反映自然、社会、思维等客观规律的知识体系。人文是指人类社会的各种文化现象。前者更强调客观性,后者常带有主观性。但两者又密不可分,互补互动。科学为人文奠基,人文为科学导向。以维护健康、防治疾病为主要研究内容的中医学反映了人体的客观规律,属于自然科学的范畴。同时中医学植根于以人为本的中国传统文化的沃土中,含有大量的人文内容。中医学的自然科学内容与人文哲学内容是水乳交融、难以分割的。中华民族几千年传统文化孕育了独特的中华文明。美国耶鲁大学学者保罗·肯尼迪在《大国的兴衰》中评价说"在近代以前时期的所有文明中。没有一个国家的文明比中国更发达,更先进"。中医药文化是中国传统文化的精髓,中医药文化作为中华民族优秀文化的重要组成部分将是建设中国当代先进文化不可缺少的部分。没有特色的文化不能称之为一个国家一个民族的文化,而中医药文化在中国乃至在世界领域是最有特色的文化。经济全球化、政治多极化、文化多元化是当今世界发展的潮流。中医药学蕴含其中的科学原理、文化底蕴,已经或正在对现代医学的发展、人民生活质量的提高产生深远的影响,这也是中华民族对世界的贡献。同时,文化传播与交流是中医药学术体系形成与发展的催生剂和推进器,它们相互支持、相互促进,具体表现为3个特点:① 在发展的时间上,每次文化交流高峰都同步伴随着中医药学发展高峰。② 在发展程度上,文化交流的水平和广泛度与中医药学发展空间成正比。③ 在发展性质上,文化交流对中医药学发展有着量变到质变的积累与飞跃。因此,中外文化、各民族文化之间的交流对中医药学术的形成和发展起到了不容忽视的作用,中医药学吸收世界最优秀的文化成果,为其发展输送新的营养和血液,使中医药文化始终保持先进性,并在不断创新中屹立在时代的、世界的前列。同时,中医药文化作为一种先进的文化形态必将成功地随着中医药走向世界,并得到广泛的认同,而成为推动中西方文化互补的重要因素,为世界人民的健康及文明做出应有的贡献。

二、全球传播

全球传播所涵盖的范围比传统的国际传播要大得多，它是国际传播的扩大与发展，它既包括传统的国际传播的各个领域，又拥有自己的全新课题。具体表现为，全球传播立足于全球性，全球传播建立在电子技术高度发展和应用的基础上；全球传播与全球化相对应，传播的主体呈现多元化，参与全球传播的不仅有国家，还有非国家行为主体；传播层次丰富，涵盖社会文化、大众传播、个体活动、民间交往等。

中医药学作为中华民族的传统瑰宝和医学科学的特色，由于其独特的理论体系和卓越的临床疗效，不仅为中华民族的发展做出了重要贡献，而且对世界文明的进步产生了积极影响。中医药自身的科学价值和强大的生命力，是中医药学在国际上广泛传播的基础。在我国改革开放政策的指引下，中医药走出国门，融入当地社会，为当地人民的医疗保健服务，赢得了他们的理解和支持，主要表现在以下几个方面：① 中医药已经传播到 120 个国家和地区，在一些国家迅速普及。② 学术交流活动非常活跃，据不完全统计，国际上至少有 1 000 多个中医药机构和民间学术组织，每年有影响的学术活动有几十个。③ 中医教育发展迅速，如澳大利亚、英国、泰国等 7 所正规大学中设立了中医针灸专业。④ 很多国家和政府开始关注中医药，中医药在一些国家已经合法化。针灸已在大多数国家取得了合法的地位。据统计，在与我国卫生部的双边卫生合作协议中，有 50 多个协议含有中医药合作的内容，与我国中医药主管部门单独签署中医药合作协议的有 17 个国家和地区。⑤ 世界卫生组织（WHO）重视中医药，2001 年 9 月，在文莱召开 WHO 的地区会议上，通过了由我国政府参与起草的传统医药地区发展战略。2003 年 5 月在日内瓦召开的 WHO 第 56 届年会上，通过了我国政府积极提倡的 2002—2005 年传统医药战略。⑥ 许多国际大型制药公司对中医药的研究开发表示了浓厚的兴趣，如在美国，一些著名的大学，如哈佛、斯坦福等大学都建立了专门的研究室。

中医药广泛的国际传播，中医药医疗、教育、科技事业的发展，中药的研发、生产与供销，造就了一支数量可观的国际中医药专业队伍，他（她）们既是中医药文化的接受者，也是中医药文化的国际传播者。因此，中医药文化究其本质是属于东方的，但究其价值而言是全球的，中医药文化的国际传播的重要特征之一是全球传播。

三、大众传播

大众传播（mass communication）是一种信息传播方式，是特定社会集团利用报纸、杂志、图书、广播、电影、电视等大众媒介向社会大多数成员传送消息、知识的过程。1945 年 11 月在伦敦发表的联合国教科文宪章中首先使用这个概念。其中，最权威的是 1963 年 Gerhard Maletzke 的定义，大众传播须符合以下特征：公开的，受众不为人际交往范围所囿；利用科技发送手段；间接的，在发送者与受众之间存在时间空间距离；单向的，在发送者与受众之间不发生角色互换，但网络等新媒体的出现，改变了大众传播的单向性，互动性是互联网的最显著特征；面向分散的群体，受众是匿名的，无阶层和群组之分。

国际大众传媒是思想文化全球化的主要工具，而互联网带来了信息革命。网络传播就是利用计算机网络传递或交流信息的行为和过程，它汇聚了多种传播手段的优势，是更加个性化、更加平等交流的新的传播方式。网络传播主要有海量的信息，传播迅捷，传播过程双向互动，跨文化传播,传播功能多样,无中心平等传播,自由开放等特征。网络传播是高科技手段在传播中的应用,是继报纸、电台及电视在传媒中应用以来传播史上的又一次飞跃,在人类大众传播发展史上有着里程碑的意义。互联网已经毫无疑义地成为 21 世纪国际传播的最主要媒体,使国际传播进入了一个新的时期,即以互联网为媒体的交互式传播为特征的"无中心"传播。因此,网络传播是大众传播与人际传播、群体传播的结合,它一方面在"推出"信息,另一方面也在"交流"信息。因此,中医文化的国际传播的重要特征之一是大众传播,而网络传播无疑是中医药文化国际传播的最有效的途径之一。

四、跨文化传播

国际传播必然带有跨文化交流的特征。跨文化交流是指来自不同文化体系的个人及组织、国家等社会群体之间进行的信息传播活动。不同的文化背景造就不同的行为准则和价值判断,而这一切又会影响传播方式和传播对象的接受程度。国科发外字〔2006〕292 号,科学技术部、卫生部、国家中医药管理局关于印发《中医药国际科技合作规划纲要》的通知中指出:"中医药文化得到传播。出版发行 1～2 种具有重要国际影响的中医药学术刊物;建立 5 个多语种的国际中医药信息区域中心,在中国建立传统医药国际信息中心;建立具有重大国际影响的中医药教育培训国际区域中心、示范中医综合医院各 5～10 个;完成一批用于中医药国际医疗、教育、宣传的中医药教材、古典医籍和现代研究成果的翻译和编撰工作。"

在国际传播中,英语言是强势语言:国际传播中英语强势首先表现为使用英语的人口数量上,目前全世界有近 3.8 亿人口把英语作为母语,约 2.5 亿人口把英语用作第二语言。其次,体现在英语的应用范围之中,英语在全世界各个领域被广泛应用,包括政治、经济、贸易、文化、外交、旅游、通讯、自然科学和人文科学的学术研究等。英语强势在科学研究领域的交流中尤为明显。据科学引文索引(SCI)的创始者 Eugene Garfield 教授对 1997 年全世界几千份主要科学期刊调查表明,1997 年全球共发表 925 000 份科学论文,其中 95％是用英语撰写,而且这些论文中只有一半是由来自英语国家的作者撰写的,也即有一半的论文是非英语国家的作者用英语撰写的。中医药文化要走向国际化,中医语言的翻译不可少。翻译不仅是两种文字的相互转化,翻译活动所完成的是将文化内涵在两种语言之间阐释和传播。中医药学是中医药文化的载体,对文化内涵的处理得当与否决定了翻译质量的高低。中医翻译学术界在操作层面上一直有直译与意译、归化与异化之争,其本质不过是对中医传统文化在英译文中是否体现以及体现多少的争论。因此,从文化构建的高度认识中医翻译,随着文化交流的不断增多以及译语读者对中国传统文化、中医文化了解的不断加深,越来越多的中医术语及表达逐渐被译语读者认可和接纳,越来越多的中医经典著作被成功地译介出去,中医药文化在国际文化中占据的位置也更加重要。

中医现代化是中医可持续发展的唯一道路,是中医的跨文化交流的重要内容之一。李幼平等《促进中医药现代化的策略》指出,中医药现代化的定义可简述为:中医药现代化＝标准化＋科学化＋国际化。所谓标准化,是指按照现有全球统一标准,或具有被国际接受可能性的标准量化中医药领域中一切物化和非物化指标,包括药物原材料生产和制作、中药成药生产、中医诊断、治疗和疗效评价。所谓科学,是能够反映事物本质的理论或能够揭示事物本质的方法。当科学和糟粕并存时,摈弃糟粕保留科学就是科学化。国际化,是中医药现代化的一个目标和标志。中医药国际化主要是指中医药被国际接受,为人类的健康事业发挥重要作用。标准化是科学化的前提,标准化和科学化是国际化的前提。李振吉等明确提出"运用标准化战略推进中医药的国际传播"。Cochrane 系统评价是国际公认的最佳证据之一。目前,中国研究者已注册 Cochrane 系统评价题目 143 个,发表研究计划书 117 个,系统评价全文 93 个,其中针灸和中医药共 39 个系统评价。这些世界级证据对于将中医药介绍给世界起到了积极的作用,美国华盛顿大学心内科教授 William Bill Hood 致信称"你们的努力使世界了解了中医药"。因此,中医药的现代化是跨文化交流的重要内容,而中医药是中华传统文化的重要载体,国际社会对中医药的接受和关注日益广泛,国际影响不断提高,对中医药文化的国际传播必将产生深远的影响。

(郑国庆、王艳、胡永美、胡臻,《中华中医药学刊》,2011 年第 29 卷第 7 期)

中医药文化国际传播的途径与对策研究

中医药文化的传播使得中医药事业得以继承和传播,而中医药事业的发展也促进了中医药文化的传播,中医药文化在数千年风雨历程中得以薪火相传、生生不息,与中医学在世界范围内的发展是密不可分的。中医药文化的传播不仅可以促进中医药事业的发展,还可以提升国家的软实力,树立国家形象、扩大国家影响,同时也有利于构建和谐社会。

一、中医药文化的基本内容

1. 中医药文化的含义 "文化"一词源于《周易》中的"观乎人文,以化成天下"。可以说文化是思想、理论、信念、信仰、道德、教育、科学、艺术等在生产、传播、继承、创新等活动过程中所产生的一切人类精神文明和物质文明的总和。国家中医药管理局 2007 年 12 月在印发的《中医医院中医药文化建设指南》中对中医药文化进行了明确的定义:中医药文化是中华民族优秀传统文化的重要组成部分,是中医药学发展过程中的精神财富和物质形态,是中华民族几千年来认识生命、维护健康、防止疾病的思想和方法体系,是中医药服务的内在精神和思想基础。因此中医药文化可以理解为中医药学从产生到经过几千年的传播、继承、创新等过程形成的具有中医药特色优势的物质文明和精神文明的总和,这种特色优势体现在其特有的基础理论、学术流派以及治疗体系等。

2. 中医药文化的核心理念 "以人为本、效法自然、和谐平衡、济世活人"是中医药文化核心理念。由以下 6 个要素构成:① 天人合一、调和致中的"人文观念"。② 治未病、防重于治的"防治思想"。③ 整体观、辨证论治的"思辨模式"。④ 勤求古训、博采众方的"治学方式"。⑤ 本立道生、德业双修的"医德医风"。⑥ 精诚专一、淡泊名利、大医精诚的"行为准则"。

3. 中医药文化的特征 ① 整体观:中医学认为天人合一,形神一体,也就是天、地、人三才一体,即天文、地理、人事是一个有机整体。② 医德观:中医学注重以人为本,强调人的主体地位,这也是传统文化的人文精神的体现。③ 恒动观:天地万物本源于一气,人之生死由乎气。由于气的形成,阴阳的对立统一,也就是所谓的"阴平阳秘、动静互涵"。④ 防治观:中医学主张"不治已病,治未病",强调未病先防,既病防变,与其治疗于有病之后,不如摄养于未病之先。

4. 中医药文化的功能 ① 导向功能:中医药文化的导向功能主要体现在医院文化建设上,即对医院工作人员行为和价值取向进行规范,使其拥有共同的利益,并且明确医院的行动目标,明晰化、确定化价值取向。② 育人功能：即以科学的价值观指导人学习知识、技能等过程，为人才的培养提供精神保证。③ 激励功能：中医药文化可以增强人们在学习、研究过程中的主动性、积极性和创造性，使人们积极向上。④ 凝聚功能：中医药文化可以使人们拥有共同的价值观念，在满足社会需要、完成道德责任的过程中形成团队精神和群体意识。⑤ 约束功能：中医药文化有规范的行为准则，通过思想观念、道德规范和一系列规章制度对中医人的行为进行心理约束。⑥ 支撑和保证功能：中医药文化是中医药学几千年发展过程中形成的，同时中医药文化也是中医药学传承和发展的支撑和保证，为中医药学的发展提供了动力。

二、中医药文化国际传播的主要途径

1. 中医孔子学院　中国政府从 2004 年开始在海外设立孔子学院(Confucius Institute，又称孔子学堂)。自 2004 年 11 月 21 日全球第一所"孔子学院"在韩国首尔挂牌，截至 2013 年 9 月，全球已建立 435 所孔子学院和 644 个孔子课堂，共计 1 079 所，分布在 117 个国家(地区)。孔子学院设在 112 国(地区)共 435 所，其中，亚洲 31 国(地区)93 所，非洲 26 国 35 所，欧洲 36 国 148 所，美洲 16 国 142 所，大洋洲 3 国 17 所。孔子课堂设在 48 国共 644 个(科摩罗、缅甸、马里、突尼斯、塞舌尔只有课堂，没有学院)，其中，亚洲 13 国 49 个，非洲 8 国 10 个，欧洲 18 国 153 个，美洲 6 国 383 个，大洋洲 2 国 49 个。

作为中医药文化传播的平台，中医孔子学院最重要的任务是向国外民众介绍中医药知识和中医药文化，向世界展示中华民族的认知方式、价值取向和审美情趣，增强中医药文化的国际竞争力和吸引力。孔子学院是中外合作建立的非营利性教育机构，致力于适应世界各国(地区)人民对汉语学习的需要，增进世界各国(地区)人民对中国语言文化的了解，加强中国与世界各国教育文化交流合作，发展中国与外国的友好关系，促进世界多元文化发展，构建和谐世界。孔子学院开展汉语教学和中外教育、文化等方面的交流与合作。所提供的服务包括：开展汉语教学；培训汉语教师，提供汉语教学资源；开展汉语考试和汉语教师资格认证；提供中国教育、文化等信息咨询；开展中外语言文化交流活动。各地孔子学院充分利用自身优势，开展丰富多彩的教学和文化活动，逐步形成了各具特色的办学模式，成为各国学习汉语言文化、了解当代中国的重要场所，受到当地社会各界的热烈欢迎。

2. 世界中医药学会联合会　世界中医药学会联合会(英文缩写 WFCMS)是经国务院批准、民政部注册、总部设在北京的国际性学术组织。世界中联于 1997 年 5 月开始筹建，2003 年 10 月，中国民政部正式行文，准予登记。目前会员组织遍布五大洲，共计 344 个会员组织，分布在 55 个国家(地区)。其中，亚洲 15 国(地区)133 个，欧洲 25 国 119 个，大洋洲 2 国 34 个，美洲 9 国 52 个，非洲 4 国 6 个。并且世界中医药学会联合会在成立的十年间分别在中国北京、法国巴黎、加拿大多伦多、新加坡、中国澳门、澳大利亚墨尔本、荷兰海牙、英国伦敦、马来西亚古晋、美国旧金山湾区举办了世界中医药大会。

世界中医药学会联合会为非营利性的主要由世界各国(地区)中医药团体自愿结成的国际性学术组织。其宗旨是增进世界各国(地区)中医药团体之间的了解与合作，加强世界各国(地区)的学术交流，提高中医药业务水平，保护和发展中医药，促进中医药进入各国的主流医学体系，推动中医药学与世界各国医药学的交流与合作，为人类的健康做出更大的贡献。世界中医药学会联合会致力于推动中医药学的国际交流、传播与发展。在全体会员的努力下，将逐步成为中医药国际化战略的研究基地,推动中医药行业标准的基地,中医药学术、信息、人才、产品交流的基地。因此世界中医药学会联合会也是中医药文化国际传播的有效平台,通过各种学术交流、人才交流、国际培训、国际会议等活动形式将中医药文化在世界范围内传播。

三、中医药文化国际传播的对策

1. 通过师承教育等方式加强中医药人才素质培养 促进中医药文化传播的方式有很多种,其中师承教育就是一个有效的方式。中医药学是一个注重人文精神与文化素养的学科,师承教育除了专业知识的传授,还特别强调素质技能的培养。师承教育提倡尊师重教,推崇医风和医德。在师承教育过程中,老师仅重视对学生医术的传授,也同样重视对学生医德的培养,提高学生的人文精神与文化素养,通过师承的方式将博大的中医药文化在传承中医药学的同时传播下去。

2. 注重对中医经典著作的准确翻译 从中医现存最早的经典著作《黄帝内经》问世以来,在中医的发展史上涌现出大量的经典著作,《神农本草经》《伤寒杂病论》《针灸甲乙经》《千金翼方》《备急千金要方》《本草纲目》《医林改错》等经典均为中医的发展壮大发挥着不可磨灭的历史作用,这些经典也是历代名医呕心沥血、终其一生经验所著,对其后世医家的钻研学习益处甚大。历代名医之所以刻苦钻研中医经典,这是因为它既是中医理论的宝库,又是指导中医临床的武器。而想要中医药文化在国际传播,将中医的经典理论向国际传播则是重要的桥梁之一,因此对中医经典著作进行准确的外文翻译无疑是中医药文化国际传播的有效途径。

众所周知,中医与西医无论是从产生还是基础理论、治疗手法等上都存在着很大的差异,这也是受东西方文化差异的影响,这种差异在很大程度上使中医药学在国际传播上受到很多限制,阻碍了中医药文化在国际上的传播。因此中医药文化在传播除了要考虑信息来源的准确性、传播内容的价值意义,还要考虑接受这些信息的人群特征以及各种族之间的文化差异,这就需要在对中医经典著作进行对外翻译时要采取一定的方法和技巧进行准确翻译,使得翻译内容在不歪曲中医药文化的同时,又能使国外接受这些信息的人群能够准确理解。

3. 加强文化传播新路径的应用 随着互联网的兴起和发展,为中医药文化的国际传播提供了一个方便快捷的途径,是中医药文化传播最佳的宣传推广平台。网民可以通过搜索引擎、网络新闻、博客等方式促进对中医药文化的传播。各类中医药相关的图书、报纸、杂志、视频等信息内容,可以随时通过网络获取。互联网在拓宽"中医孔子学院"、中医养生大讲堂、中医药文化宣传教育基地建设等多种途径的同时,也推出了许多中医药文化科普作品,以及一批群众喜爱、有广泛社会影响的中医药文化科普名家大师,进一步提高了中医药文化知识普及率。另外还有许多新兴的媒体技术平台,例如微博、微信、Facebook、Twitter、Instagram 等,这些平台具有原创、即时、便捷、互动等特点,更容易被大众接受和认可,是文化传播领域的重要传播平台。这些新兴媒体技术的运用可以使中医药文化传播与时代发展潮流相适应,因此中医药界应加强对新兴媒体技术的推广和应用,使其成为中医药文化传播的新兴路径,加速中医药文化在国际上的传播。

4. 加强中医药人才国际交流 中医药人才不仅是在医学领域为世界人民消痛祛病的医师,更是中国医学文化的承载者、实践者、传播者。出席世界中医药教育大会时任教育部副部长的章新胜说:"中医药教育作为中华文化的窗口,代表中国的软实力,最具有民族性,也最具有世界性,因此大有可为。"

中医药对外教育加深了世界各国对中国传统文化的了解,我国从 20 世纪 50 年代开始接受中医药留学生,改革开放以后,中医药留学生教育一直持续、稳定的发展。1984 年,我国确立了中医药留学生学位制度,为中医药留学生的研究生教育奠定了基础。近年来,中医药留学生教育在学历教育和非学历教育两个方面稳步发展。2006 年,科技部会同卫生部、国家中医药管理局发布的《中医药国际科技合作规划纲要(2006—2020)》指出:来华学习中医药的留学生人数一直居我国自然科学领域首位。2011 年,全国中医药院校留学生在校人数为 5 631 名,当年招生 1 857 名,毕业 2 136 名。留学生主要来自亚洲、大洋洲、欧洲和北美洲。这些学生归国后逐步成为当地中医药医疗、教学和科研的骨干。澳大利亚、英国都在正规大学中设立中医或针灸专业,纳入正式学历教育。此外,至少有 40 个国家都开设了中医、针灸教育。

5. 加强中医药国际科技合作和合作办医工作 自 20 世纪末以来,我国的中医药学界和政府有关部门已经意识到中医药学国际合作与交流的重要性,相继展开了一系列旨在推动中医药学国际合作与交流的行动。2012 年,在我国文化部和国家中医药管理局的支持和指导下,世界中联被联合国教科文组织《非物质文化遗产保护公约》第 4 届缔约国大会认证为非物质文化遗产保护的咨询机构,成为中医药领域第一家获此资格的机构。

国际传统医学领域最大的两个国际组织,世界中联和世界针灸学会联合会截至 2013 年共有逾 60 个国家的团体会员 373 个。目前已有 70 多个国家和地区与我国签订了 90 多个包括中医药在内的政府间合作协议,专门的中医药协议有 54 个。据统计,截至 2009 年,已有 160 多个国家和地区开设了中医医疗(针灸)机构 5 万多家,从业人员近 50 万,其中本土中医占 70%,注册中医师超过 2 万人。全球有 200 多所正规的中医药高等院校,他们的服务对象已经从为华人华裔为主到本土居民服务为主。这些合作有力地推动了中医药文化的国际传播,与此同时,中医药学的国际合作与交流也正在对国内进行中医药学研究和服务的能力和水平产生积极影响。

6. 重视中医药院校学生的英语教育 对于中医药学生学习英语在当今社会上存在这样的舆论:中医药专业的学生没有必要学好英语,与其花时间学英语不如把时间花在古汉语上,学好医古文。虽然很多中医药院校大力支持中医药国际化,但是并没有落实到实际的教学管理中。突出表现在:外语教学并没有得到应有的重视,所培养的人才外语水平不高,尤其对外交流合作方面滞后性显而易见。这样舆论和实际状况都在不同程度上向学生传递一种信息,即"对中医药专业的学生来说英语教育并不重要"。这将为今后的中医药文化国际传播留下隐患。

2012 年 7 月,澳大利亚政府宣布对中医、中药师进行全国注册管理,这使得澳大利亚成为第一个以立法方式承认中医合法地位的西方国家。此举改变了中医药只在亚洲部分国家得到法律认可,而在西方国家作为补充医学或替代医学而非正式承认的局面。总结经验并合理利用这个契机,中医药将更为广泛地打开国际市场。

(李和伟、杨洁、郎显章,《云南中医学院学报》,2013 年第 36 卷第 6 期)

人类学视野下的中医西传

——兼谈国内中医药走向世界战略研究

中医在今天的中国作为传统文化最后的守望者,保存着最丰富、最纯正、最完整的传统文化内容,并且充满活力,体现着人类文化的多样性。它不仅是当前中国文化最优秀的代表,还具有人类共同价值,能成功走向世界。因此,中医是研究中国文化"走出去"的理想对象,同时也是中国文化"走出去"的理想载体。中医走向西方是整个走向世界战略中最重要而又最困难的部分,其原因:一是在目前西方文化仍然占据主导地位的形势下,能成功走向西方就等于走向世界;二是西方社会的汉学传统、冷战记忆以及中国经济崛起形成的"中国威胁论"都使中国文化包括中医药的主动输出在这一地区变得尤其敏感、复杂。

笔者自 1994 年起即着手研究西方社会的中医,尤其近 3 年来,依托本单位中医西传博物馆及研究所,借助国家社科基金项目及国家中管局重点学科,以人类学方法实地调查法、英等西方社会的中医。本文不揣浅陋,以心得请教方家,探讨中医药走向世界之正途。

一、中医药走向世界战略研究现状

中医药向境外的自然传播由来已久,自 20 世纪 70 年代起中国更转为主动角色。在我国经济腾飞后,"创新文化'走出去'模式,增强中华文化国际竞争力和影响力,提升国家软实力"成为建立文化大国的国策,中医药因其成功"走出去"顺理成章地受到广泛期待与关注。国内官方、民间、学界对中医药走向世界的重要性、必要性已有共识,但对如何走出去则见仁见智。

纵观百家,中医药走向世界战略研究缺陷、误区如下:① 绝大多数研究缺乏国外中医的第一手调查资料,仅凭统计数字(如从业者人数、学校数量等)及转述国内、国外报道,所得结论与事实不符,策略、建议当然适得其反。② 许多研究者持文化中心主义心态,认为内地中医正统、地道,域外中医则浅薄、异端,主张以中医文化持有者身份对境外居民实施教化。③ 研究格局偏于宏大叙事,未顾及地区差别、文化差别,乐于制定中医走向世界战略的一揽子计划。④ 在具体策略上则过于功利、失于零散,只看到某个单一问题(如立法、产品输出、药物注册等)因果关系及短期利益,未从根本性的社会、文化结构着眼。⑤ 往往过分夸大中医药文化与当地文化的差别,认为传统文化精华会被"淡化",断定当地居民对中国文化的无知、误解造成的"去中国化"会是中医药传播的最大障碍。⑥ 对于中医西传,认为唯一出路是将中医科学化、标准化,以符合西方理念。

与此同时,国外特别是西方的学者从自身利益及立场对中医药的文化、经济、政治"渗透"开始警惕,对中国"中医药走向世界战略"提出异议,对"科学化""现代化"的中医不以为然;中国学者则对此反弹激烈。中西方在中医药域外传播问题上的冲突已见端倪。

中医究竟是如何传向西方的?传入西方后发生了哪些变化?我们首先请教史料。

二、中医西传史及西方中医的产生

据北京中医药大学白兴华所编《中国针灸通鉴》,欧洲属于针灸传播的"第二阶段",在朝鲜半岛、日本和越南等中国周边国家之后。虽然自 1552 年开始,就不断有来华欧洲传教士向欧洲发回比较系统的中医脉学和药物学知识,但针灸几乎没有在当地产生任何影响。直到 1810 年才在法国出现了第一个使用针刺治疗的病例,由此引发了针刺疗法在欧洲小范围的流行,并很快传播到了美国、澳大利亚和俄罗斯等国。但"大约到 19 世纪后半叶,针灸在欧美基本上已销声匿迹,直到 1930 年,一位在中国生活近 10 年之久的法国外交官将针灸重新带回了法国,再次燃起了欧洲人对针灸的兴趣"。第三阶段则从 1972 年尼克松访华引发的"针灸热"至今。白总结出:第一、二阶段的传播都必须凭借具体的传播路径;前者是双向的:中国与其周边地区互有往来,而后者是单向的：西方人自己把针灸介绍回去。第三阶段传播的特点是：一是"路径"已不再必需，人们可以通过媒体即刻分享各种信息；二是不再局限，几乎包括全世界；三是中国重新成为传播中心："受世界卫生组织委托，中国政府于 1975 年在北京、上海和南京建立了国际针灸培训中心，在很短时间内就为许多国家培养了大批中医针灸人才，他们中的许多人都成为所在国针灸发展的栋梁。"

第一阶段的传播今天看来是日、韩、越等国争夺针灸"名分"的滥觞，不在本文讨论范围；第三阶段初的"传播中心"中国，最可能是针灸"文化内涵"被淡化的"罪魁"：以当时"文革"后期中国的状态来速成"大批"外籍针灸医生，他们哪里有机会、时间去接触中国传统文化的"精髓"，遑论理解、消化！他们归国后作为当地中医"栋梁"，传统文化不被"淡化"才怪；此论值得另文研究。笔者关注的是那位法国外交官如何"重燃"欧洲针灸热，以及对今日西方针灸、中医有何影响。

白文所提的那位法国外交官，是 1878 年出生于巴黎的苏里耶·德·莫朗。其于 1901 至 1910 年间曾在北京、上海、昆明（云南府）任法国驻华领事馆翻译及副领事，自称其间师从多位中国针灸师并救人无算；回法国后自 1929 年起与当地医生们合作在巴黎等地以针术施治、授徒，5 年后陆续著书、撰文，名气如日中天。至 1955 年辞世前，苏氏及著作已成为整个欧洲、北美甚至欧洲人的非洲及南美殖民地区针灸知识、技能的唯一正宗来源。其影响一直延续至今。

从以上历史进程及人类学眼光看，被一个法国人带回本地的针灸"原料"，在与原产地隔绝的 40 年中，受强势西方文化解读、整合，具备形成新"变种"的条件。法国于是像一个理想的反应釜，产于其中的"中医"向整个西方世界传播开来并不断发展，成为今天的"西方中医"。

三、西方中医的形态

2013 年 6 月，笔者在昆明组织举办了首届中医西传国际论坛，与会的西方中医业者介绍了许多令中国内地中医界吃惊的医术，聊举数例：

基于经络的诊断方法：这种技艺已经在法国及西方使用、传授了 35 年，倡导者是法国针灸协会（AFA）——法国乃至世界上资格最老的针灸医生协会。中国中医界对这种诊断方法的理论应该不会陌生，因为源自经典的《针灸甲乙经》及《灵枢》。据现任会长 Andres 医生讲，这种技法其灵感来自《甲乙经》对穴位的描述，"我们得出以下结论，即治疗的切入点因涉及的是患者的天、人还是地的层面而不同。如果涉及患者的本体和身份（天），只能取一个穴位。如果涉及患者的气（人），则只能取少数穴位，以协调气的通行（例如结合外经的交汇穴进行治疗时）。如果涉及人体部位或者地理层面（地），就可以取多处穴位，包括一些局部穴位，以疏通某个气血运行特别不畅的区域"[Gilles Andres, *Le diagnostic selon les méridiens*（《基于经络的诊断方法》），2013 昆明中医西传国际论坛发言稿]。而《灵枢》第七十二章"通天"所描述的"五人"即太阴、少阴、太阳、少阳和阴阳和平之人，也是对应该天、地、人三才，同书第三十四章"阴阳三十五人"则把人的分型与"五行"即金、木、水、火、土及相应的经络联系起来，从而具备了可操作性："首先确定患者身上气的类型和属性（木、火、土、金、水），然后按照患者的症状和某个器官容易患的病症，在有关经脉上选择一个合适的穴位。例如，如果患者的气质类型为太阳，属性为火，那就根据穴位的名称和患者的病症选择手太阳小肠经（属火）上的一个穴位。"[Gilles Andres, *Le diagnostic selon les méridiens*（《基于经络的诊断方法》），2013 昆明中医西传国际论坛发言稿]笔者对此的人类学实地田野观察到，这种技法还结合手的形状（"关节粗大、掌纹众多属木；双手纤长，手指呈火苗状属火;双手丰满并呈正方形属土;双手呈矩形且轮廓鲜明则属金;双手浮肿、按下有凹痕属水")来判定患者的"五行"气质属性,以便"一穴定乾坤"。

法国产科针灸 1:与产科针灸在中国内地日渐式微相反,法国产科针灸发展势头正旺,甚至超过一般针灸。最奇特要数当地广泛应用的"幸福宝宝穴":法国有不少孕妇到针灸诊所定期针疗,术者所针刺穴位只是双小腿处"筑宾"一穴,此法在法国颇为流行。各从业者方法略有不同(有在孕程的 3、6、9 个月施术,有的 3、4、6 个月),但效果一致且奇特:据说除安胎、顺产外,还可使婴儿阴阳平衡,身心健康,进而一生快乐。故被称为"幸福宝宝穴",术者及顾客都深信此乃中国传统针术所传。事实是:20 世纪 80 年代有几位法国针灸医生及助产士拟创办产科针灸文凭,阅读苏里耶经典著作《中国针刺术》时,见其中对"筑宾"注为产科用穴,可"隔断母子联系",于是理解为防止母体疾病对胎儿影响。同时,该穴名也给了他们灵感:"宾"者客也,"筑"者坚也;婴儿乃母体之客,刺"筑宾"可防流产……至于第 3、6、9 个月等规则,也是来自《易经》等道家方术计算。在其后的使用、传授中,筑宾的功效不断扩大,均从中医传统文献的字句中附会而出。

法国产科针灸 2:全世界的西医产科医生及助产士均会使用一种圆形卡,以方便计算每位孕妇预产期以及何时该做哪些检查。在首届中医西传国际论坛上,法国 Colin 医生展示了其发明的另一种圆形卡,普遍被法国针灸文凭助产士使用,来计算每次就诊的孕妇其胎儿所处在的"经络周期",以避免因针刺孕妇该经络的穴位而造成流产。据说此临床实践来自中医古籍,即自受精起,胎儿的气每 2 周按五行顺序依次通过十二经脉,"当值"的经脉与母体相应经脉呼应,若误刺该经脉上的穴位,则会造成流产。所以,每次针灸诊疗,均以此圆形卡查"当值"经脉为首要。同时,按照该卡所推算的孕期当值经脉及所属脏器,可得知孕妇每 2 周内应该摄取的食物[Gilles Andres, *Le diagnostic selon les méridiens*(《基于经络的诊断方法》),2013 昆明中医西传国际论坛发言稿]。

法国产科针灸 3:中医针灸有一个很值得骄傲的业绩——纠正胎位不正。据说治疗各种胎位不正,只需灸位于小趾外缘的"至阴"一穴即可。不过,无论中国的古典或现代医籍,均未对该穴的这一功效给予详尽解释,应该属"经验疗效"类。在一次田野工作中,我们观察到一位法国针灸医生颇为不同的"转胎"治疗。就诊孕妇腹中胎儿呈臀位,面向母体右侧。该医生以"补"法刺孕妇右踝内侧上方之"三阴交",以激励阴气上升;另以"泻"法刺其左膝外侧下方之"阳陵泉",以引导阳气下行;该医生云,如此明升阳降,母体腹中胎儿便会如同被两股不同方向气流推动一般作后仰运动,转胎可也;为了"打通气道",其还在孕妇左右髋关节处各选一穴刺之。

此类今天中国居民会感到"怪异"的西方中医形态还有许多,如自耳针发展而来的"耳医""五色美容术"等。

四、西方中医的特点、成因及文化意义

以上人类学田野观察资料表明,法国部分针灸术者对中国针灸的"传统精华"即阴阳五行等医理以及相应的临床技能非但未"淡化",相反将之浓缩、夸张乃至重塑使之更为复杂精巧;其他证据表明这种旨趣及行为不只限于苏理耶弟子(法国一位牙医针灸师自悟由甲骨文窥探中医秘密),也不只限于法国(比如英国 Worelay 氏发明的"五行针灸")。

我们有理由相信,由于上述中医/针灸西传第二阶段的特殊方式即西方居民主动获取、东西方长期隔绝、西方文化解读力——尤其是西方 400 年来形成的"中国印象"在中医重塑过程中的

导向作用,使得中医、针灸在西方自20世纪30年代起形成一种独特的"西方版",特点正是浓缩、夸张、重塑中医/针灸传统医理并用于临床,表现为"过(中国)传统化";而目前的西方后现代文化环境尤其适合其发展。所以,中国内地官方媒体及主流意识形态所担忧的"传统文化淡化""去中国化",至少在当代的中医/针灸西传过程中,并不是普遍现象。值得担心的反倒是这种"过中国化"的中医/针灸,与中国内地中医对话时发生的文化冲突。这是因为,自20世纪的"新文化运动"起,中国内地中医、针灸特别是其传统理论开始成为众矢之的,"精华"正逐渐丧失,形成"现代化"版本。于是,内地的中医生在教法国(西方)学生时会多少感到"别扭":自己精心准备的现代科学理论、实验室证据以及临床高新技术找不到听众,倒要恶补最"玄妙"的传统理论(如《黄帝内经》《易经》),寻找更"古怪"的民间技术(如"拔水罐")。十分清楚:中医传播到法国,能与当地文化发生关联并引起其兴趣的是原创传统部分,而经"新文化运动"及"现代化"改造的部分则受到冷落、抵制。受新中国成立后中医院校训练的学者对此类西方中医品味则十分反感,直斥为"封建迷信"(如"鬼穴")。

如果将想象中的"去中国化""传统文化淡化"当作中医在异邦"水土不服"的"正常"文化冲突,那么以上"西方中医"在中国居民与西方居民之间引起的冲突方向正相反,笔者称其为"反向文化冲突"。它看来是中医传入西方后特有的,而且由于尚不为人知,所以潜在的危害更大。

当然,中医在西方地区的形态是多样的,本文讨论的这一类"西方中医/针灸"只是其中一种。但它却是西方文化解读中国文化物件的典型表现,为西方地区特有且在西方居民中得到认可并享有最高声誉,因此有代表性,是研究中医走向西方战略之关键。自然,这些西方中医难以证明自己的确切疗效,也无法查对自己的正统出生,更没有科学实证根据;但正是如此,恰好说明西方社会存在着某些特有的文化资源,使得这种"中医"得以产生、发展、流行;以人类学实地调查方法感受、阐明这些文化资源的作用及机制,才是制定中医西传战略的要素。西方中医对当地居民来说,其意义已远远超过临床效用,更重要的是:在对中医的解读、重塑过程中,原来被本民族文化禁锢的想象力、创造力得到解放。

五、人类学方法之重要性

已故云南民族大学著名学者汪宁生曾有评论:"充分考察第一手资料而后有所作,此原为治学者必循之道,而今已不绝如缕。当今之世,研究古代史者不能读古书,研究外国史者不必通外文,民族学者不知以科学方法作田野调查,举国皆然,云南为甚。"整个中医药境外研究,特别是中医在西方的研究正是这种浮躁学风的体现;而人类学实地田野调查方法,恰好弥补此缺憾。有关人类学方法与中医研究的密切关系,国内外学界已有共识;而国内已开始有学者意识到人类学研究海外/西方中医的意义。

人类学研究的方法区别于与其他社会科学的最特殊之处,即"田野调查"。通过长期(1年)对当地居民的参与性观察与深入访谈,首先能获得整体观:将所观察的事物、现象与其所在的社会环境联系起来;其次是研究者通过客位向主位的转变,真正体会到被研究者的感受及价值观,从而更全面深入地了解其观念、行为的原因。因此,人类学方法对当今西方中医研究尤为适合:观察中医传播时在西方民众中产生的反应的各种细节,将其整合进他们的文化大环境中,如后现代、后殖民语境、"中国印象"集体记忆等,就能发现中医所承载的中国传统文化能与当今西方文化的发生关联,且引起对方兴趣的部分(比如中医医理中道家哲学对自然、对人体的知识),以及其原因、机制。同时,体会、记录西方居民对中医文化的感受,将填补迄今为止同类研究的空白,即从研究者的"客位"转为被研究者的"主位"角度叙事,从被研究者——西方居民的感情、立场出发,体验西方中医对当地西方居民的意义以及与当地社会的文化吻合度,完成西方中医的合理化过程,从而防止文化中心主义心态、揭穿主观主义造成的伪问题,对调整"走出去"战略、消除文化冲突有根本性意义。

笔者认为,西方中医人类学研究中需要特别关注的对象,是经过当地文化解读、重塑后的"中医",特别是令中国内地居民感到吃惊、困惑甚至反感的那部分"中医",因为其最能体现西方社会特点、最会引起中西方文化冲突、最能影响中医西传,因而也对中医走向西方、走向世界战略最有意义。

六、结语

历史及人类学研究表明,西方中医不同于中国内地中医,也不同于中国境外其他地区的中医,其最根本的特点,是中医文化部分的影响力要大于临床技术部分。具体来说,西方居民在充裕的时间内,独立地运用自己的"中国印象"文化资源,按照本社会当下后现代文化需求,将中医药文化的传统精华部分通过遗留、浓缩、夸张、重塑等机制,形成"过中国化"的中医,这与国内学者普遍认为的中国传统文化遭受"淡化"的想象正相反。不把握、理解西方中医的形态、成因及意义,一厢情愿地想传播国内"地道"中医,容易引起文化冲突,妨碍中医走向西方。

这应该对中医走向世界战略研究有所教益:① 境外中医现存形态,特别是与国内中医有差别的部分,并非"异端邪说",恰恰是了解当地社会整合中医规律的绝好样本,应当成为中医走向世界战略研究的重要内容。② 相关研究需跳出求大、求全、求一般的误区,从境外各地区的实际情况出发,特别关注其中最有特点、最有代表性的现象,从而把握各地区特殊规律,制定相应的战略。③ 实地调查的第一手资料是最可靠的基础,特别是详实的、有血有肉的个案、鲜为人知的细节,能纠正闭门造车式研究所犯主观错误。④ 从当地居民的角度感受、理解境外中医对其的意义,是避免文化中心主义、消除文化冲突、顺利传播中医的有效途径。

这些正是人类学田野调查方法所长。通过人类学研究,中国居民能正确理解、欣赏境外中医这一"文化他者",完成成为"文化大国"的必修课,具备中医走向世界以及中国文化走出去的先决条件。只有如此,才能制定出更符合各方居民利益的中医传播战略,使中医走向世界进程更和谐、更持久、更有益。

(陈林兴、吴凯、贺霆,《云南中医学院学报》,2014 年第 37 卷第 1 期)

我国中医药文化对外传播战略构想

一、相关定义

人们对文化的理解千差万别。总的说来,文化有广义和狭义之分。根据《辞海》,广义文化是指人类在社会历史实践中所创造的物质财富和精神财富的总和。狭义文化是指社会的意识形态以及与之相适应的制度和组织机构。作为意识形态的文化,是一定社会的政治和经济的反映,又作用于一定社会的政治和经济。随着民族的产生和发展,文化具有民族性。每一种社会形态都有与其相适应的文化,每一种文化都随着社会物质生产的发展而发展。社会物质生产发展的连续性,决定了文化的发展也具有连续性和历史继承性。

中医药是一套明显区别于西医的复杂的观念系统、理论系统和操作系统。不论是关于中医药起源的"神农尝百草"的传说,还是传统中医药理论中的"精气""阴阳""五行"等核心概念,抑或是中药的配伍炮制或者是具体医学实践上的"四诊合参""辨证论治"等观念,无不蕴含着丰富的中国古代哲学思想和人文精神,集中地体现了我国传统文化的特征和价值趋向。由北京师范大学艺术与传媒学院院长王一川教授主持的国家社科基金重大项目"我国文化软实力发展战略研究"课题开展的全国大学生调查结果显示,中医毫无疑问地进入了最具向国外推广价值的中国核心文化符号的前列。中医药文化已然成为我国传统文化中独具魅力的一个重要组成部分。

简单地说,中医药文化指的是与中医有关的思维方式、传统习俗、行为规范、生活方式、文学艺术、历代名家,甚至一些与中医药理论体系的形成和发展相关的历史事件等。在全球化急剧改变并重塑传统人际关系和国际关系的今天,积极开展医药文化的对外传播意义不言而喻。

二、研究背景

"二战"以后,特别是 20 世纪 80 年代以来,世界文化产业发展迅猛,根据联合国的一项统计,1980 年到 1998 年,世界印刷品、文献、音乐、视觉艺术、电影、摄影、广播、电视、游戏和体育用品的年度贸易额从 953.4 亿美元,增长到 3 879.27 亿美元。"与此同时,中国文化产业也获得到了迅猛的发展。据我国有关部门的测算,2007 年我国文化产业增加值在 GDP 中的比重已经占据 2.6%。

改革开放以来,我国政府越来越重视对传统文化的传承和发展。中共十七届六中全会审议通过了《中共中央关于深化文化体制改革　推动社会主义文化大发展大繁荣若干重大问题的决定》,提出了新形势下深化文化体制改革、推动社会主义文化大发展大繁荣的指导思想、重要方针、目标任务和政策举措。文化在国家整体发展中的重要地位史无前例地凸显出来。这一切,为中医药文化的发展和对外传播提供了难得的机遇。

2010 年 6 月 20 日,时任国家副主席习近平在澳大利亚皇家墨尔本理工大学中医孔子学院授牌仪式上指出:"中医药学凝聚着深邃的哲学智慧和中华民族几千年的健康养生理念及其实践经验,是中国古代科学的瑰宝,也是打开中华文明宝库的钥匙。""中国传统文化的主要成分是以阴阳五行为代表的哲学思想,以道家、道教理论为基础的养生学,以易学为旗帜的天文学和地理学,以儒家思想为指导的医学伦理学,以及各种传统学术相互融会而构成的其他理论,形成了中医学坚实的文化背景和知识基础。"据不完全统计,中国政府已与 70 多个国家签订含有中医药内容的政府间协议 100 来个,我国传统中医药文化已经传播到世界上 160 多个国家和地区,在这些国家(地区)中医医疗机构至少已达 10 万多家,针灸师超过 20 万人,中医师超过 2 万名,在全世界每年约有 30% 的当地人、超过 70% 的华人接受了中医针灸等医疗保健服务。中医药为全世界人民在卫生与健康方面提供着越来越积极的服务,中医药文化正成为为越来越多外国人了解中国传统文化的一扇窗户。

在此背景下,国家相关部门对中医药文化的重要性也投入越来越多的关注。国家中医药管理局门户网站开辟"中医药文化"专栏,下设"中医药文化""中医药数字博物馆""中医名家""中医讲堂""中医院文化建设"五大板块专门研究中医药文化的建设及传播等有关问题。2012 年 4 月 20 日中医药管理局下发《中医药文化建设"十二五"规划的通知》,将"扩大中医药文化对外传播与交流"列为八大重点任务之一。中医药文化的重要性受到各方越来越多的认可。

三、中医药文化对外传播战略构想

文化对外传播是需要讲究战略和策略的。事实证明,凡是注重研究战略和策略的国家,在文化对外传播中就占据主动且收益较多。早在 20 世纪 90 年代,美国著名政治学者亨廷顿在他的惊世之作《文明的冲突与世界秩序的重建》中就公然宣称:21 世纪国际政治角力的核心单位不是国家,而是文明;不同民族最根本的区别不再是意识形态,政治或经济,而是文化。美国的影视剧、流行音乐等文化元素在美国价值观和意识形态输出及美国文化帝国主义构建中一直扮演着先锋的角色。有学者认为:"美国对全球的文化渗透主要体现在其无孔不入的信息产品和快餐连锁中,这些看似无心插柳的商业行为背后无不隐藏着其称霸全球的政治野心。正是通过这些产品的大量倾销,美国得以在全球传播、确认、强化自己的价值观、信仰和生活方式。"在《文化冷战与中央情报局》一书中,英国学者弗朗西斯·桑德斯披露:为了渗透美国的霸权思想,中央情报局在文化领域展开了长达半个多世纪的文化输出活动,包括举办讲座和研讨会、创办学术刊物、开设图书馆、资助学者互访、捐助讲座教授位置等各种形式。

"历史证明,文化继承、发展与传播的规律是,一个社会或一种文明的伟大传统,其内在精神核心与生命活力,能否精确继承并实现现代转型,从而在历史新局中重获生机,其中最重要条件是政治的宽松开明以及国家精明远大的文化战略与文化政策。"传统中医药文化的对外传播的历史由来已久,但其重要性最近才受到学界的关注和讨论。如果说在历史上很长一段时间,中医药的对外传播是"摸着石头过河",那么现在这一事业需要更多国家层面的"顶层设计"。笔者认为,中医药文化在国际舞台上传播必须重视以下战略和策略。

1. 充分利用高层出访接访和学术交流等公共平台　南通沈寿艺术馆曾三次承担绘制沈绣国礼《奥巴马总统全家福》《比利时国王夫妇像》《普京总统肖像》的重任,这使得沈绣这种传统工艺美术在全世界名声大振,南通沈寿艺术馆也成为大中小学生暑期实践和外国人旅游参观的新热点。2009 年,时任国家主席胡锦涛向土库曼斯坦国家图书馆赠送《二十四史》,进一步点燃了当地人民学习汉语的热情。试想,如果国家领导人在出访或接访送给外国元首的国礼是一本英语或俄语的《黄帝内经》或《本草纲目》,那对中医药文化的对外传播将是怎样的一种推动!这些曾经为中华民族悠久的文明做出过重大贡献、深刻影响了世界文明进程并具有重要文学价值的医学巨著具有共同价值,理所应当成为国礼的重要选项之一。

事实证明,中医药不仅对提高我国人民的健康水平做出了不可磨灭的贡献,对改善世界其他地区特别是非洲许多国家人民的健康状况所做的努力和贡献也值得敬佩。中医药在中国对外医学援助中正发挥着越来越重要的作用,也正在改变国外越来越多人对中医药的偏见。例如,中国对马耳他的医学援助逐渐改变了当地人民对中医药的态度并激起了更多学习中医药的热情。中医药的海外贡献正受到越来越多的肯定和赞许。2013 年 8 月 20 日习近平在会见世界卫生组织总干事陈冯富珍时表示:中国愿意"促进中西医结合及中医药在海外发展,推动更多中国生产的医药产品进入国际市场,共同帮助非洲国家开展疾病防治和卫生体系建设,为促进全球卫生事业、实现联合国千年发展目标作出更大贡献"。

　　中国官员和学者在参加世界卫生组织峰会、全球卫生会议等各种学术交流活动中要敢于谈中医,乐于谈中医,用浅显的语言深入浅出地介绍中医药知识,使中医药文化为更多的世人所了解和正确认识。

　　2. 依靠先进科技,使中医药教育和中医药文化传播更加大众化、趣味化,加快中医药产品及服务贸易的产业化　美剧《急诊室的故事》《豪斯医生》《实习医生格蕾》《医缘》等一系列与医学和医生职业有关的电视剧不仅在美国而且在中国等世界许多地方掀起了收视的狂潮,而且对世界其他地方尤其是亚洲影视界产生了不小的影响。这些情节扣人心弦的美剧不仅让人们对美国的医生职业及医疗体制有了更清晰的了解和更浓厚的兴趣,而且它们在潜移默化中向外传递了美国社会的传统价值观念,可谓是一箭双雕。

　　鉴于此,中医药文化的对外传播,也应有效地利用先进的科学技术,将中医药文化打造成文字、声音、图像、视频、动画等多种媒介综合一体化的对外传播体系,寓知识传播于视觉冲击之中。2001年,由郑晓龙导演的电影《刮痧》做了一次很好的尝试,不仅让更多人了解了刮痧这种传统的中医疗法,而且使人们对东西方文化的冲突和沟通也有了更多的思考。笔者认为,我们完全有能力以张仲景、华佗、李时珍等名医为蓝本,将中医药文化的精髓拍摄成以英语等主要语言载体的影视作品,促进中医药文化对外传播的大众化、趣味化。

　　与此同时,我们应努力提升我国在中医药产品及服务贸易的市场占有率,加快相关贸易的产业化步伐。据有关统计,世界中医药服务市场每年的估值约为500亿美元。2012年,中国在中药类产品的出口额就达到25亿美元,在2013年将升至30亿美元。然而,我国在中医药国际贸易中仍面临着医药标准不统一、文化差异性和地域独特性等诸多挑战。

　　3. 整合力量,加强中医药外语图书的出版和推介　由于中医药根植于中华民族博大精深的传统文化的土壤,中医在迈向国际化的征途中,翻译自然成了最主要的"拦路虎"。目前,在国内市场,以英语语言出版的中医药词典和介绍中医药理论和临床实践的图书还相当有限,在浩如烟海的中医药古籍中,翻译成英语的就更是寥寥无几了。即使有,在实际流通环节也存在不少问题。正如中医药英语翻译大家 Nigel Wiseman 在许多学术会议上抱怨的一样,虽然他的中医英语工具书《汉英英汉中医词典》(*English-Chinese Chinese-English Dictionary of Chinese Medicine*)、《英文实用中医辞典》(*A Practical Dictionary of Chinese Medicine*)早在20世纪90年代就已经出版,但很多中国中医英语翻译界的人士还不能与之谋面,原因之一就是在中国图书市场根本找不到它们。相似的是,《黄帝内经》英语等诸多版本早就面世,既有中国学者翻译的,也有外国学者翻译的,但在国内市场上一书难求的现象仍然存在。

　　当下,中医药文化对外传播的一项重要任务就是:进一步整合中医药外语人才的力量,尽早确立高度统一的中医药英语等语言的翻译标准,畅通中医药外语图书市场,为中医药文化的对外传播扫清语言障碍,为中医药院校复合型人才的培养提供必要的保障。

四、中医药文化对外传播过程中应注意的问题

　　2010年11月16日,世界非物质文化遗产大会第五次会议审议并通过将中国的"中医针灸"列入人类非物质文化遗产代表作名录。2011年5月26日,我国医学古籍《黄帝内经》《本草纲目》成功入选《世界记忆名录》。这些成功一定程度上代表了国际社会对中医药文化价值的广泛认同,为在世界范围内进一步弘扬和传播中医药文化提供了交流平台。然而,这些努力的背后有着

复杂的国家利益的斗争。从 2006 年起,中国曾计划将中医医药和技术等 8 个部分"打包"成一个项目申报世界非物质文化遗产,但此举在韩国遭到了强烈的反对,韩国韩医协会甚至说:"韩医针灸在历史和穴位定位的准确度方面并不落后于中医针灸。我们既无法理解也无法接受中国将针灸作为中医疗法申遗。"面临着诸多压力,中国政府最终决定"分解任务",首先力推并确保中医针灸申遗的成功。这提醒我们,在中医药文化的对外传播过程中,一定要讲究战略与策略,必须集中力量保护中医药文化方面的主权。

近年来,随着中医药研究的升温,国外研究机构越来越看重我国比较成熟的方剂和民间经验方,并经常委托国内机构与个人进行大规模的收集。2013 年 9 月 9 日,一篇名为《美国公司开价500 亿求购我国一张中药方》的文章出现在网络上,并被迅速转载,虽然之后世界制药巨头美国默克公司否认了这则传闻,但这同样警示我们:在中医药文化的对外传播过程中,必须加强在中医药专利立法、著作权立法、商标立法、商业秘密立法等方面的保护——只有这样,才能加强传统医药与现代医药的交流与合作,并在健康有序的交流与合作环境中促进传统中医药不断地向前发展。在这方面,我们应该学习借鉴日本政府对日本汉方药的专利保护政策,在中医药国际贸易和中医药文化对外传播过程中,"对于我国拥有自主知识产权的中药产品,我们更应该积极的申请国外的专利,以保护产品和技术免受侵权"。

(毛和荣、黄明安、刘殿刚,《武汉纺织大学学报》,2014 年第 27 卷第 2 期)

新时期中医文化国际传播的新思路与新手段

一、中医国际化的价值在于原创而非趋同

中医的研究对象与基础是生命。中医不是疾病医学,不是物质科学,不是认识论。国家《中医药创新发展规划纲要(2006—2020 年)》明确指出:"随着经济全球化带来的多元文化相互交流的不断扩展,中医药在世界范围的传播与影响日益扩大,中医药医疗、教育、科研和产品开始全面走向国际。"因此,我们要"通过科技创新支撑中医药现代化发展,不断提高中医药对我国经济和社会发展的贡献率,巩固和加强我国在传统医药领域的优势地位,重点突破中医药传承和医学及生命科学创新发展的关键问题,争取成为中国科技走向世界的突破口之一,并促进东西方医学优势互补、相互融合,为建立具有中国特色的新医药学奠定基础。"同时,也需要充分运用中国所具有的中医、西医和中西医结合三支力量共同发展的历史积累和独特经验,促进中西医药学的优势互补及相互融合,为创建具有中国特色的新医药学奠定基础。

加强国际交流与合作,加快中医国际化进程势在必行。中医药国际化的目标是,使中医药理论和实践得到国际社会的公认,使中医药服务和产品逐步进入国际医药和保健主流市场,使中医独特的医疗保健康复模式及其价值逐渐被国际社会所理解和接受。国家《中医药创新发展规划纲要(2006—2020 年)》特别强调:"中医药国际化发展的主要任务是,建立符合中医药特点的标准规范并争取成为传统医药的国际标准;加强符合国际市场需求的医疗、保健产品研究开发;争取中医药的合法地位,使中医药能够进入西方国家医院、药房和医疗保险系统;建立国际化的中

医药研究与技术平台、信息平台和人才队伍;积极推进中医药医疗、教学、科研、生产合作与学术、技术交流;通过联合办医、办学、合办研究机构等,使中医药知识与文化得到有效的传播。"

根据 2009 年《中国现代化报告》,在国际上,我国文化的现代化、竞争力和影响力排名很不相称,因为文化的现代化和竞争力、影响力之间并不存在显著的密切关系。认为文化只有现代化才能提高竞争力和影响力的观点可能是一个误区。有专家认为:"认识生命,要把哲理、医理、艺理打通,哲理启发生命的智慧,医理维护生命的延续,艺理陶冶性情。"三理是中国养生文化不可或缺的成分,中医是一种原创的文化模式,其存在和发展是世界医学发展中的重要标杆,为世界贡献了一种有别于西方医学思维和方法论的学术范式和生命观。

有专家指出:"人类医学是一门复杂的系统科学,兼具自然科学和人文社会科学双重属性。"西医的"疾病医学观"取代了中医以人为中心的医学观,使中医的人本主义思想和服务技术被淡化,中医现代化和技术化使中医药的文化特质淡化。中医学"治未病"的思想表明,医学的主要任务不应该只是治病,而是应当回归到人类原本的生活,回归到如何提高人类的生存质量。中医药最难能可贵的应该是形神合一、阴阳调和、正气为本、与环境和谐的生存质量健康观;"简、便、验、廉"的治疗技术;自然生态的动植物药和统筹兼顾的方剂;顺其自然的养生保健;以调神为先、祛邪扶正、辨证施治的治疗观;一以贯之、以简驭繁、行之有效、思维独到的方法论等优势。

二、要予中医"正本清源"

中医在形成发展过程中,不断汲取中国古代儒、释、道等诸家文化的精华,形成了中医文化特色。"天行健,君子以自强不息"的拼搏精神,"地势坤,君子以厚德载物"的宽容理念,"通变""和合"的整体思维,仁、义、礼、智、信的文化修养等,在中医理法方药中都有着鲜活的体现。中医的哲学思维以天人合一、形神统一为核心,强调人体内部、人与自然社会是一个有机的整体,人体的生命活动是一个不断变化的动态过程。以阴阳平衡为理论基础的人体动态平衡观认为"阴平阳秘,精神乃治,阴阳离决,精气乃绝",疾病的发生是阴阳"两者不和"所致,强调"谨察阴阳所在而调之,以平为期"而达到"阴平阳秘"的人体平衡状态。

中医走向世界离不开文化引领,因为中国文化的传统理念和核心精神,集中通过医药表现出来,中医是中国文化的载体。诸国本指出:"随着中国经济的飞速发展,综合国力的大幅提升,中国传统文化的软实力不断加强。外国人在学习中国语言的同时,也了解了中国文化,这有可能从根本上改变中医走向世界的格局。"他认为,在文化上,应当让中医药成为孔子学院的教学内容之一,从中华大文化的角度,深化世界各国人民对中医学的理解,学会与中医文化对话,促进中西医文化的交流。

三、促进中医文化国际传播的创新体系建设

1. 建立符合中医特点的方法学　根据中医的整体观念、辨证论治、因人而异、复方用药等认识论和方法论特色,集成生物医学、信息科学、系统科学、复杂科学等研究方法,建立面向未来医学、与中医理论和临床诊疗特色相适应的方法学体系,丰富和发展生命科学的认识论和方法论。重点开展辨证论治个体化干预过程的临床信息采集与复杂数据分析方法、中医个体化疗效评价方法及与人体的相互作用、中医继承与技术创新等现代方法学研究。

2. 建立中医创新发展平台　根据认识中医科学内涵以及探索未来医学发展模式的需要,针

对人体具有整体、动态、开放和非线性等复杂系统的特点,整合资源,结合国家科技基础条件平台建设,研究建立中医科技创新平台及其运行机制,通过重点研究室(实验室)、临床研究中心和产业化基地建设,以及中医基础数据库和国际化信息库的建设,促进适应中医现代化和国际化发展需求的创新体系的建立,提高科技支撑能力。

3. 培育中医创新型人才队伍　加强中医学科建设和人才成才规律的研究,培养传承型和创新型人才;加速具有新型知识结构的研究型人才的培养,造就有深厚中医理论基础和实践经验、把握中医发展规律、掌握现代科学技术方法、具有战略思维和组织才干的学科带头人;加强中医研究和科技成果转化所急需的复合型管理人才和国际化人才的培养;积极扶持多学科结合的创新团队。

4. 加强中医文化传播的国际科技合作　首先,促进中医进入国际主流市场。重点开展中医防治重大疑难疾病的国际联合临床研究,中医(含针灸)疗效与安全性评价及中医名词术语译释规范研究,国际传统医学政策的合作研究等,促进国际社会对中医的理解,争取在中医进入国际主流市场方面取得突破。其次,建立中医国际科技合作网络。建立中医国际科技合作平台和合作网络,加强与世界不同传统医学和现代医学间的交流与合作。利用全球科技资源,通过中医合作项目的示范研究,加速中医学术、临床和产业国际化发展关键问题的解决,促进中医医疗保健康复模式的国际传播和应用。最后,制定传统医学国际科学研究计划。以国际科学共识为基础制定传统医学国际科学研究计划,针对传统医学应用和发展的关键问题开展广泛的合作研究,深化对传统医学科学内涵的认识和理解,促进传统医学与现代医学的相互融合及共同发展;逐步建立传统医学的国际标准,提高传统医用产品的研发效率和生产、应用及管理水平;建立推动传统医学发展的国际协调机制,在政府间框架协议指导和国际组织支持下,形成若干个具有权威性的国际传统医学科学研究中心和信息中心,促进信息交流和资源共享。

(陈光先、黄莺,《边疆经济与文化》,2014 年第 4 期)

国际化背景下中医教育
跨文化理解的障碍与策略

中医教育走向国际是中医走向世界主流医学的发展需要,也是全球化背景下中国教育国际化发展的一个重要组成部分。中医教育历经传统师承教育和现代院校教育,既有现代高等教育发展的一般规律,又有其独特性。中医教育走向国际,不仅要吸引更多海外留学生来华接受学历教育,更要支持有条件的中医院校拓展国际市场,全面推进多层次国际教育合作。中医教育走向国际的最终目标是要让更多的外国人认知、理解、认同中医的医学、医术、医道,推动中医及其文化价值的国际传播,促进世界医学的发展。同时,在这个过程中,中医教育自身实现从传统到现代、从东方到西方的跨文化交际。

一、中医教育走向国际的趋势

中医教育的国际化发展与全球中医热的兴起密切相关。目前中医教育在全球范围内的分布与中医药的国际传播一样呈现：以中国为中心，以韩、日、新及其他东南亚国家为外围，以欧美及其他西方国家为边缘的辐射格局。中医教育国际传播的特点是：办学规模不断扩大，学历层次不断提高。有数据显示：境外开设中医教育的国家和地区已经超过了 120 个。一些中医学传播历史较早的国家已经设立了中医学硕士、中医学博士研究生培养项目，如美国的针灸中医教育的学历层次包括了硕士、博士、博士后教育。同时，据统计，每年来华接受中医教育的外国留学生一直占据来华留学生总数的首位。中医教育走向国际的趋势既是当今世界教育国际化发展的客观规律的体现，又显现了中医教育自身独特的规律和特点。

二、中医教育跨文化理解的障碍

目前中医教育国际化的主要途径是两种：一是"输入"，即吸收国外的人来中国学习中医。二是"输出"，即为国外中医教育提供师资或培训。无论是输入还是输出，都面对共同的使命：如何推动中医教育走向国际。中医、西医具有不同的理论体系，两者所依附的文化与思维方式也截然不同，同时存在语言翻译及文化传递的障碍，于是在中医教育国际化背景下，我们不得不思考这些问题：外国人如何学习中医？中医教育如何让外国人更准确地认知、理解、认同、信仰中医的医学、医术、医道？如何更有效准确地传播中医医学理论、中医思想、中医文化乃至中华传统思维和文化精髓？因此，解答这些问题最直接有效的切入点就是中医教育国际化的先头部队：留学生教育。通过外国留学生的眼睛来问诊中医教育跨文化理解的难点和困境。

1. 差异：认知思维差异　中、西医具有不同的思维方式，西医强调基于还原论的理性和逻辑思维，而中医强调整体论和意象思维，重在考查事物整体的、动态的内在联系。外国人在接受现代科学文化的过程中，已经习惯于抽象的逻辑思维方式和认知方式，他们在认识事物时，往往习惯于探究事物的实体和逻辑关系。而对中医理论的认知必然经过一个以形象思维为主导的思维途径，比如中医善用"取象类比"，用人际关系来比喻人体各个器官之间的关系和主次序列。同时，在中医临床诊治中也主要依靠形象思维把握疾病的本质和构思治疗方法，比如中医的望闻问切"四诊法"应用"司外揣内，取象比内"的思维，由表及里对人的疾病做出诊断，所谓"欲知其内者，当以观外；诊于外，斯以知其内"，这是整体观与意象性思维在医学领域的科学应用。值得指出的是，传统的中医重视直觉悟性，所谓"医者意也"，这种思维方式加入了学习者的主观体验，是非概念、非理性的，需要学习者创造性地理解和领悟。已经习惯了明确的概念、严密的逻辑推理这种认知思维方式的外国人，面对中医理论的概念模糊、歧异判断，甚至直觉推理往往感觉难以适应。因此，对于中医学独特认知思维方式的理解和把握是外国学习者接受中医教育的一个难点。

2. 困惑：知识体系不同　外国人对中医学基本理论认知过程中，常常感到困惑的是中医学基本理论知识和概念的模糊性、多样性。这种认知困惑也源于中西医知识体系的差异，这种差异也决定了中西医各自的优劣势。有研究者认为，中医学是以宏观知识为主体构成的知识体系，其优势在宏观，劣势在微观；西医学是以微观知识为主体构成的知识体系，其优势在微观，劣势在宏观。体现在医疗实践中，中医的准确性好，精确性差；西医的精确性好，准确性差。鉴于现代人知识结构的主体是微观知识，与西医学知识相吻合，因而现代人更相信西医学的优势，不易认识它的劣势和中医学的优势。也有学者指出，中医学从宏观的生态大系统进行探讨，把人类看成自然生态、社会生态大环境中活动着的一股力量，所以中医学追寻的是抽象、宏观的规律与体系。没有掌握中西医两种医学知识体系差异的外国留学生普遍对阴阳、气、经络等中医学基本概念理论感到神秘而困惑,他们突出感触是中医学知识的深奥、凌乱和脱离实际,具有不确定性,不像西医借助新技术、新仪器的大量使用,对人体和疾病的认识深入到细胞和分子水平,具有精确性。比如:中医的人体穴位图谱在西医解剖学上是找不到依据的,穴位和经络这些被称为"看不见摸不着的东西",如果外国留学生以解剖形态去理解经络的话就背离了经络的本质。

3. 选择:价值观认同   中西医价值观的差异首先来源于两者对人与自然关系的不同看法上,"天人合一"是中国传统文化中对人与自然应有关系的认识,主张人与自然的和谐。中医把人体视作有机协调的整体,认为自然万物的运转是阴阳和五行的平衡运动,如老子所言"道生一,一生二,二生三,三生万物",认为人体自身以及人与外在人事物共同构成一个动态的平衡系统。"五行相生"是脏腑之间的互相联系和促进的关系,"五行相克"是脏腑之间互相制约的关系,主张在认识疾病和健康时,要把人作为一个整体看待,任何局部病变都与整体有着密切关系,任何疾病的产生都是整体平衡遭受破坏的结果。这种"整体—平衡"理论恰如其分地道出了"天人合一、和谐共生、调和致中"的中医核心价值观。而西方文化中认为人与自然是对立、分离的,主张以还原论解释世间万物。与中医的调理原则不同,西医是以对抗性的方法对待人体疾病。对于在西方文化和现代科学技术环境下成长的外国学习者,往往从医动机中除了为病人解除病痛外,还包含着对生命本质的探求和好奇之心,对于中医学中孕育的传统价值取向的理解和认同是关系他们是否能够真正掌握中医学精髓的关键。

三、中医教育跨文化理解的策略

1. 中医教育与中医文化传播的结合   中医学既是研究和揭示人的身心疾病发生、变化之规律及防治方法的科学,又是一种建立在科学实用基础上的精神文化。中医文化的核心是其独特的认知思维方式、价值观和行为方式。《中医药对外交流与合作中长期规划纲要(2011—2020)》中明确指出了中医的整体思维、辨证论治、治未病等核心思想,正逐步得到国际社会及多学科的认可和接受。可见,中医文化是中医学的根基,承载着深厚的传统文化,集中体现了中医学的本质。目前我国中医教育体系存在的一个共同的问题是对中医学文化价值的重视和强调不够,更多的是注重实践操作能力。忽略中医文化及其价值体系在中医教育中的地位和重要性必将大大削弱中医在跨文化传播中独特的魅力。因此,以文化解读中医,将中医文化作为教学重点,不仅是中医国际教育发展的突破口,而且对我国中医药教育国际化战略的实施具有推动作用。

2. 国际化目标下的中医教育观   国际化背景下,中医教育应当培养纯正中医继承人还是走向中西医结合的创新之路,这是一个中医界争论不断的议题。未来医学的发展应该是多元的、多学科发展的。未来中医的发展也将结合现代模糊数学、复杂性科学理论、系统学等方面的成果,来全面诠释中医学经典理论,使其成为便于在现代人之间传播的知识体系。因此,中医教育要走向国际不能囿于自己的文化圈里孤芳自赏或者闭门造车,必然要遵循现代高等教育国际化发展的一般规律,兼收并蓄,取长补短。同时,中医学具有完整的理论和价值体系,历经千年的临床检验,其完整性、科学性和中医诊疗的有效性、全面性是中医学走向国际的根本原因。因此,中医教育必然要秉承传统,以培养纯正中医继承人为己任。建立国际化视域下的中医教育观,就是要处理好传承与创新的关系,推动中医成为世界主流医学,促进中华民族优秀传统文化的国际传播。

3. 中医教育跨文化交际的新内涵   中医教育要走向国际,就必然要实现从传统到现代,从东方到西方的跨文化交流,从而实现中医教育的现代化、大众化、国际化,这是国际化背景下中医教育跨文化交际的新内涵。

中医教育实现从传统到现代的跨文化交际,就是要吸收和利用现代教育科学技术发展的成果为中医教育发展服务,比如利用现代教育信息技术实现中医经方的可视化教学,让现代人和外国人更容易更直观地认知、理解和掌握中医学基本理论和诊断方法。同时,中医教育要实现从东方到西方的跨文化交际,就是要推动中医教育走向国际,探索一条既符合现代教育国际化发展规律又保留中医教育独特性和纯正性的创新之路,不断提升中医及其文化价值的国际认同,使中医教育成为我国高等教育国际化发展的重要突破口。

[张红霞、王莉芬,《齐齐哈尔大学学报》(哲学社会科学版),2014 年第 5 期]

中医跨文化传播现状

随着对外开放的不断扩大和综合国力的持续增强,我国与世界的交往日趋广泛和深入,对世界的影响也日益深刻和强烈。在文化多元化这个大背景下,中医在海外的传播也掀起了热潮,中医受到全球的瞩目和关心,中医以其特有的东方智慧对现代科学文化正在发挥着其重要的启发价值和借鉴意义。

早在 20 世纪末,就有学者关注中医的跨文化传播,马伯英结合其亲身经验总结了"中医在英国的勃兴:原因、问题和前途",进入 21 世纪以来,我国政府高度重视中医的跨文化传播,2009 年 4 月下发的《国务院关于扶持和促进中医药事业发展的若干意见》明确指出:"中医药作为中华民族的瑰宝,蕴含着丰富的哲学思想和人文精神。"文件同时指出:"推动中医药走向世界,积极参与相关国际组织开展的传统医药活动,进一步开展与外国政府间的中医药交流合作,扶持有条件的中医药企业、医疗机构、科研院所和高等院校开展对外交流合作。完善相关政策,积极拓展中医药服务贸易。在我国对外援助、政府合作项目中增加中医药项目。加强中医药知识和文化对外宣传,促进国际传播。"2009 年 5 月,第 62 届世界卫生大会通过了由我国主导提出的《传统医学决议》,呼吁各国政府采取措施,把传统医学纳入各国医疗卫生保健体系。

在这一背景下国内许多专家学者开始关注、重视中医的跨文化传播研究,研究涉及中医跨文化传播的理论构建、中医跨文化传播的实践以及在理论与实践相结合基础上的中医跨文化传播策略、方案研究。现概述如下。

一、中医跨文化传播的理论探索与构建

通过对不同历史时期的中医对外交流进行概括,可以提炼出中医跨文化传播的特点,包括中医传播内容逐渐体系化、中医传播进程逐渐必然化、中医传播空间逐渐扩大化、中医传播过程呈现交互性、中医传播系统呈现代表性。在总结历史上中医跨文化传播的经验与教训基础上,国内外的学者们就如何借鉴中医海外交流的历史经验提出建设性的意见,毛嘉陵对中医药文化进行了思考,并从战略的高度探索了中医传播的出路;宋欣阳和徐强引入传播学理念对中医传播所面临的困境进行剖析,通过进行传播学分析,得出了中医更好地传承传播的方式;李玫姬从社会学

的角度论述了文化全球化背景下中医文化的现代发展,主张"面对文化全球化的现实,中医文化必须以积极主动的态度去应对,必须着眼于世界文化发展的前沿,在保持、发扬自己的传统特色的同时,又以海纳百川之胸怀汲取世界各民族医学文化的长处"。马伯英在论述中外医学的跨文化传通时凝练了中医文化的体系特征,并指出了中医文化在传通中信息的质量、失真和变异。在理论探索的基础上,刘国伟提出了研究中医跨文化传播需要关注源文化、目标文化与传播媒介三个方面,源文化中医作为中国优秀传统文化的精髓之一,为中医的跨文化传播提供了可能;传播媒介的拓展提升了传播的效率;目标文化对源文化的态度制约着传播的效果,初步完成了中医跨文化传播的理论构建。

二、中医跨文化传播的实践

中医跨文化传播的实践,既有基于中医术语英文翻译的理论实践,又有中医技术传播的实际操作,两者各具特色,又融会贯通。就中医术语的英文翻译而言,有宏观层面的翻译原则、规范化标准以及方法的内容,又有微观层面中医经典著作的翻译实践以及不同英文版本的对比研究。鉴于中医英语翻译良莠不齐的现状,2004年9月初,全国科技名词术语审定委员会和中医名词术语审定委员会主持召开中医名词术语审定会议,与会专家确定了中医英语翻译应该遵循对应性、系统性、简洁性、同一性、回译性、约定俗成等原则。同时,专家学者也就促进中医药英译的标准化的必要性达成了共识,在既定原则与标准化共识的前提下,近年来,新的文化传播——模因论被引入阐释中医术语所内含的文化信息,模因在传播中的复制和变异促使译者灵活地处理源语文本。在中医术语的英译中,译者可以采用表现型模因、基因型模因以及互文性来处理中医文化信息,以便中医模因能渗透到英语中医药名词术语模因库中,从而促进中医药及其文化在英语世界的传播与接受。具体到中医文献的翻译,最为瞩目的当属中医经典的英译研究,如《黄帝内经》的英文翻译版本多达数十部,而且随着研究的深入,《黄帝内经》翻译研究的重点也从名词术语的译法发展到对书中各种修辞格的翻译和语篇的连贯性,具有代表性的是李照国与兰凤利的研究,前者重点研究了《黄帝内经》中比喻、借喻、比拟、对偶、联珠的翻译,后者则聚焦于比喻、借喻、错综、互备和举隅的翻译,相对而言,《伤寒杂病论》《难经》与《神农本草经》的英文翻译研究与实践则仍处于起步阶段,存在巨大的开发空间。相较于中医英译的实践,中医医术的传播实践则更为具体,因而也就更有说服力。据不完全统计,英国有中医诊所约3 000家,仅在伦敦地区就有私人中医诊所近600家,每年大约有250万英国人采用中草药、按摩、针灸等传统的中医疗法,支付的医药费用达到9 000多万英镑。目前,美国已经有48个州承认中医药、针灸的合法地位。在加利福尼亚州,政府还批准成立了美国中医药研究院与美国人体科学研究院。美国已经有超过一万名中医针灸医师,仅加州就有4 000名。据统计,加拿大现有中医从业人员2 000多人,在全国的10个省和3个特别行政区均有分布,但这其中多伦多就有700多人,温哥华也有500多人,其他则散居各处。自2012年7月1日起,澳大利亚开始对中医、中药师进行全国注册管理。从全世界范围来看,澳大利亚是第一个确立中医合法地位的西方国家,这无疑是中医跨文化传播过程中具有里程碑意义的一个重要事件,也充分说明了中医在澳大利亚的传播、发展状况处于西方国家的领先地位。从全世界范围来看,在中医合法化的进程中,澳大利亚一直是处于领先地位的。

三、中医跨文化传播策略与方案研究

推动中医跨文化传播是一项复杂的系统工程,必须由多个层面、多个方面的力量形成合力,相互协调配合才有可能取得良好的效果。历史上,中医的跨文化传播多次出现繁荣局面,但其中的任何一次都没有面临过像今天这样复杂而多变的局面。因此,推动中医跨文化传播从来都不仅仅是中医界的责任,而应是整个国家、整个民族都需要为之努力的一项重要事业。目前,学者开始探索的中医海外传播的策略与方案包括:从战略的角度定位中医药的继承与发展,并在此基础上制定战略目标、战略重点与实施方案;为了促进中医的跨文化传播,一方面,政府应该建立专项基金对中医药文化和中医药知识在国内以及国际上的宣传普及进行国家财政专项支持,另一方面,我们应该着眼于21世纪"软实力"的构建,对中医药文化对外传播进行深入研究,进而将其有效地融合到我国"软实力"的建设中来;就具体实施而言,有的专家学者建议利用已有的中国文化传播平台"孔子学院"进行中医推广,有的学习者则主张结合中医在不同国家传播的实际情况具体设计传播方案。

遗憾的是,相关部门与相关学者对中医跨文化传播的关注尚未形成巨大的推动力,因此促进中医在新时期的传播,意义重大:首先,在文化多元化的大背景下,中医不可避免地会与世界上各种文化产生交流与碰撞,如何提升中医在世界上的地位,加深其他国家人民对中医的认识与理解,拓宽中医跨文化传播的有效途径,这既在宏观层面上关系到中医的发展与未来,又在微观层面上与人民生命健康息息相关;其次,中医的跨文化传播研究领域仍有大片空白,有必要进行系统全面的研究;再次,目前中医的海外传播尚无统一的模式,有必要对中医在海外的传播策略进行研究,探索中医跨文化传播的高效途径,设计切实可行的中医跨文化传播方案,为相关部门政策决策提供参考。

(卢甜、刘国伟、刘巨海,《世界中西医结合杂志》,2014 年第 9 卷第 10 期)

评析近十年《中国日报》有关
中医文化的国际传播

中医是中华民族创建的医学体系,是世界医学之林的瑰宝。近十年来,国务院及有关部委先后出台了一系列促进中医药事业发展的重要文件。其中,2009 年 4 月,颁布实施的《国务院关于扶持和促进中医药事业发展的若干意见》(以下简称《若干意见》),是继 2002 年 11 月经国务院正式批转后颁布的《中药现代化发展纲要》之后最为重要的文件。《若干意见》明确指出要"推动中医药走向世界"。为此,要"积极参与相关国际组织开展的传统医药活动,进一步开展与外国政府间的中医药交流合作,扶持有条件的中医药企业、医疗机构、科研院所和高等院校开展对外交流合作。完善相关政策,积极拓展中医药服务贸易。在我国对外援助、政府合作项目中增加中医药项目。加强中医药知识和文化对外宣传,促进国际传播"。为贯彻落实《若干意见》的指示精神,国家中医药管理局 2011 年发布《关于加强中医药文化建设的指导意见》,2012 年颁布《中医药文化建设"十二五"规划》;2012 年 4 月,商务部联合国家中医药管理局等 14 个部门颁布了《关于促

进中医药服务贸易发展的若干意见》。上述一系列重要文件的出台,有力地促进了中医文化国际传播的进程,据不完全统计,全球已有 160 个国家和地区设立了中医机构、中医诊所 8 万多家,海外中医从业人员 30 多万。但中医药在大部分国家和地区尚未得到法律的认可,从业人员的正当权益难以得到保障。可见,中医在为世界各国人民提供健康医疗服务的进程中,面临国际传播的严峻挑战。

一、研究对象

《中国日报》是中国国家英文日报,创刊于 1981 年,近十年来,经过了 2004 年、2007 年和 2010 年三次重大改扩版。目前,《中国日报》周一至周五每天出版 24 版,周末出版 16 版,在版面编辑、图片选择、新闻采写等方面不断加强,同时可读性与趣味性也在不断提高。《中国日报》的读者主要为国内外政、商、学等各界高端人士,以及在华工作、访问、学习、旅游的外国人士,发行范围至全世界 150 多个国家和地区,全球期均发行 90 余万份,其中,海外期均发行 60 余万份。作为国外媒体转载率最高的中国报纸《中国日报》的使命是"让世界了解中国,让中国走向世界",它是中医文化国际传播的重要平台。

本文研究样本的选取是在《中国日报》网络版"高级搜索"(Advanced Search)的页面上,以中医(Traditional Chinese Medicine)及其英文缩写(TCM)、针灸(Acupuncture)为相关主题词,以 2002 - 01 - 01 至 2013 - 12 - 31 为日期范围,进行新闻标题检索,检索到的结果是 139 篇(本文研究样本的来源不包括《中国日报》报系中的 Web News, Business, Weekly, HK Edition, USA, Europe, Africa, BBS, Blog, Photo),除去上述三个相关主题词间 4 篇相同的新闻,结果是 135 篇。本文以这 135 篇新闻作为研究样本,采用内容分析法,以《中国日报》为例,对近十年的中医文化国际传播进行定量描述与定性分析。

二、研究发现

对于近十年中医文化国际传播,按照年度分布、内容性质、关注热点三个层面进行考察分析。

1. **年度分布**　从《中国日报》有关中医及针灸的新闻报道的数量来看,2002 年至 2013 年,中医文化国际传播经历的是一个曲折前行的过程(图 5 - 3)。

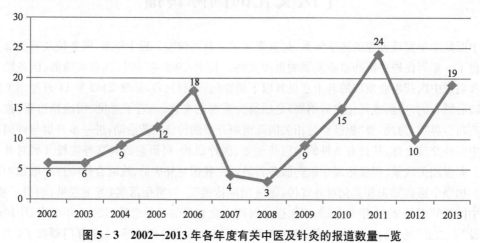

图 5 - 3　2002—2013 年各年度有关中医及针灸的报道数量一览

第一阶段(2002—2008)。这一阶段的初期对于中医及中医文化国际传播的关注不足,主要表现为《中国日报》刊发中医相关新闻的数量较少。尽管如此,由于中医在 2003 年抗击"非典"的过程中扮演了重要角色,《中国日报》给予了及时报道,让国际社会了解到中医在抗击"非典"中发挥的重要作用。2006 年发生的"取消中医"网络签名事件,引起了社会各界的广泛关注,《中国日报》在 2006 年有关中医的新闻上升至 18 篇。但是,随后的 2007 和 2008 年,《中国日报》关于中医的新闻骤然下降至 4 篇和 3 篇,不及 2002 年 6 篇的数量,中医文化的国际传播在曲折中前行。

第二阶段(2009—2012)。2009 年,国务院下发了《关于扶持和促进中医药事业发展的若干意见》,明确提出"中医药作为中华民族的瑰宝,蕴含着丰富的哲学思想和人文精神,是我国文化软实力的重要体现",要"加强中医药知识和文化对外宣传,促进国际传播";2011 年,国家中医药管理局下发了《关于加强中医药文化建设的指导意见》,提出"规范中医药文化海外传播内容,提高中医药文化海外传播与交流质量"等意见。以此为契机,中医文化国际传播的发展获得了有力推动,研究样本的数量逐步增长,2011 年达到最高值 24 篇。但是,随后的 2012 年《中国日报》关于中医新闻的数量却又下降至 10 篇,中医文化的国际传播依然是在曲折中前行。

回顾近十年《中国日报》有关中医文化国际传播的曲折历程,可见,有关中医新闻数量涨跌的原因与中医相关的重大事件或重要政策出台密切相关。从 2013 年《中国日报》有关中医新闻的数量增加至 19 篇的情况来看,充分说明中医文化国际传播的数量又呈现了上升趋势。

2. 内容性质 从《中国日报》有关中医及针灸的新闻报道的内容性质来看,2002—2013 年的135 篇研究样本中,正面新闻 47 篇(占 35%)、负面新闻 21 篇(占 15%)、中性新闻 67 篇(占50%)。其中,中性新闻所占的比例占所有新闻的一半。这反映了《中国日报》经过 2004 年、2007年和 2010 年三次重大改扩版后,追求报道客观性、舆论的全面公正性、遵循新闻本源的努力正在逐渐显现其成效。

从研究样本的内容性质对比折线图(图 5-4)中可以发现,近十年来,正面、负面、中性新闻对比比例、数量、变化趋势发生了较大的变化。2002 年和 2003 年的研究样本中,没有负面报道,2004 年改版后,负面新闻总体呈现平稳的小幅上升趋势;2002—2005 年间,正面新闻所占比例和

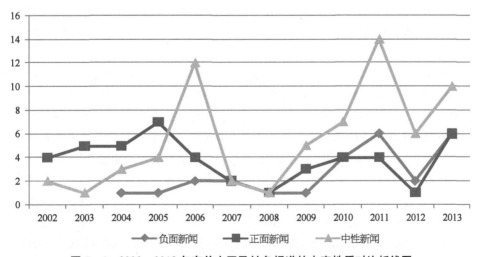

图 5-4 2002—2013 年有关中医及针灸报道的内容性质对比折线图

数量大于负面新闻和中性新闻,2006 年之后,正面新闻总体上呈现下降趋势;中性新闻在 2004 年后出现明显的增长态势,2006 年之后,中性新闻总体上超过了正面新闻,位居于主体地位。

3. 关注热点　研究样本中,《中国日报》关注的中医文化国际传播的新闻热点主要集中在中医国际化 52 篇(占 39％)、中医传承与发展 32 篇(占 24％)、中医功效及知识介绍 18 篇(占 13％)、中医标准化 8 篇(占 6％)等四个方面(图 5 - 5):

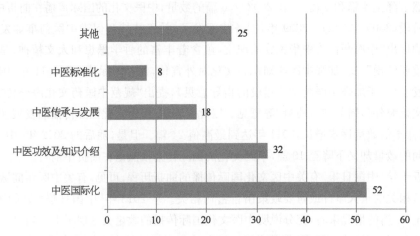

图 5 - 5　2002—2013 年关于中医及针灸的新闻热点分布图

(1) 中医国际化:对于中医国际化的道路选择有不同的观点,一种观点认为应该运用西医来改造中医,使其西化或与西医相融合,另一种观点认为应该保持中医的整体性系统性的观点,向国际社会传播中医技术,推动中药产业的国际化,《中国日报》在 2005 年以“*Traditional Chinese Medicine Finds Itself at a Crossroads*”为题对中医国际化的方向进行了讨论。目前中医在国际上已经获得了一定的认可,在美国和加拿大许多州省获得立法承认,但是仍然面临欧盟《传统植物药注册程序指令》的障碍等问题。中医国际化是中国主动传播与国际社会主动吸收相结合的过程。中国的主动传播需要官方的大力推动,通过学术交流、孔子学院等渠道与其他国家开展主动的传播交流,还需要中医药企业的国际化拓展以及无数海外中医药从业者的共同努力。国际社会对中医的主动了解与吸收主要表现在外国人主动学习中医、外国企业探索中医药产业等方面。

(2) 中医传承与发展:中医是中华民族的瑰宝,作为传统文化的一部分必须得到应有的重视和珍惜,中医申遗是加强中医文化保护的重要手段。中医在国际上力求快速发展,在国内却遭到了质疑,有学者认为中医不符合科学,主张“取消中医”,使得中医在国内的处境面临困难。实际上,中医发展所面临的最大的困难之一是自身的传承问题,“据统计,目前中国大约有 550 万西医从业人员,只有 40 万训练有素的中医医生,不到半个世纪前的 20％,而且大多数中医是 50 岁以上的,青年中医越来越少”。中医是经验科学,传统的中医传承依靠师承传授的方式,现在中医培养的大多是依靠各类中医学院的教育,学生要花很多的时间学习西医理论,缺乏中医经典的阅读研究能力,脱离了实践而不能掌握中医最基本的诊疗技能。国家教育部门和中医药管理部门试图通过增加教科书中有关中医部分的内容和加强中医师的培训等方式加强中医人才的培养。

(3) 中医功效及知识的介绍:中医是中国文化最好的代表,中医作为经过 2 000 多年历史验证的传统医学,不仅在治疗常见病方面疗效显著,面对新型传染性疾病同样是人类可以信赖的治疗手段。2003 年爆发的"非典型肺炎",至 4 月 14 日,广东中医药大学附属医院运用中医疗法成功治疗了 36 个病人,无一例死亡且保证了医护人员安全。中医通过辨证施治调动人体自身防御系统抵抗疾病,是抗击非典的一支重要力量。中医在治疗艾滋病方面同样效果显著,国家已经对艾滋病患者提供免费的中医用药。另外,研究样本中还介绍了中医的情志治疗、中药枕头、按摩疗法、芳香疗法等丰富的中医知识。

(4) 中医标准化:"中医药标准是指中医药领域的各类技术规定,包括中医药医疗、保健、科研、教育、产业、文化、国际交流等领域制定的国家标准、行业标准等。"中医标准化是中医现代化的重要组成部分,推进中医标准化有利于中医的传承和传播,有利于中医行业的科学管理。近年来,周边一些国家如韩国、日本有意淡化中医药起源于中国的历史,企图通过抢占中医药国际标准的制高点,来掌握传统医药界的主导权。2003 年世界中医药联合会的成立便是以建立全球公认的国际标准,推动中医药在世界各地的发展为首要任务。中医标准化程度的提升将有助于中药摆脱在一些国家被列为保健品、不能被合法化、不能纳入医疗保险的困境;中医教育标准的制定,将有助于中医在世界各地的健康发展。另外,针对各地出现的过度硫熏药材和中药产品重金属超标问题,制定严格的中医药产品标准也是保证中药质量,保护消费者安全的重要举措。

研究样本中,《中国日报》所关注的中医国际化、中医传承与发展、中医功效及知识介绍、中医标准化等四个方面的新闻,具有一定的典型性和代表性,与诸如《人民日报》(海外版)等其他对外传播媒介向国际社会传播中医文化的热点有共通之处。

三、讨论

基于上述对近十年来《中国日报》有关中医文化新闻的年度分布、内容性质、关注热点的考察,以下三个问题值得进一步探讨。

1. 新闻体裁　经过对研究样本的分类统计(图 5-6),新闻消息 121 篇(占 89%),深度报道 8 篇(占 6%),新闻评论 5 篇(占 4%),其他 1 篇(占 1%),其中深度报道与新闻评论主要集中于 2004 年、2005 年、2006 年及 2013 年,基本围绕当年发生的有关中医文化的热点问题而展开,如针对 2006 年引起轩然大波的"取消中医"网络签名事件,《中国日报》连续刊发了题为 *TCM Needs No Clinical Proof that It Works*、*Debate on TCM Helpful*、*Science Not a Weapon to Kill TCM* 等 3 篇新闻评论,明确表达了对于"取消中医"的批评态度。报纸的基本功能是传播信息和舆论导向,《中国日报》有关中医文化的新闻基本以消息的形式呈现给读者,但在其他形式新闻体裁的运用方面,尤其是深度报道与新闻评论的舆论导向还不够充分。

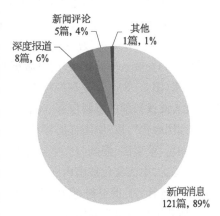

图 5-6　2002—2013 年有关中医及针灸的新闻体裁分布图

2. 新闻来源　研究样本中,来自《中国日报》本报记者的有 111 篇(占 81.5%),来自 ChinaDaily.com.cn 的有 21 篇(占 15.5%),来自新华社的有 2 篇,来自《纽约时报》(*New York Times*)

的只有1篇(图5-7)。《中国日报》在以上有关中医文化的新闻报道中,采用的绝大部分是本社记者撰写的文章,另外还有少量新华社和《纽约时报》的新闻转载。总体来看,《中国日报》关于中医文化的新闻来源比较单一,导致在向国际社会传播中医文化的过程中,尚存在说服力不足的问题。

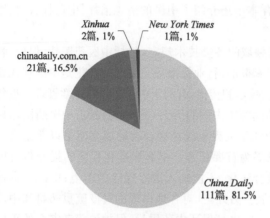

图5-7　2002—2013年间关于中医及针灸的新闻来源分布图

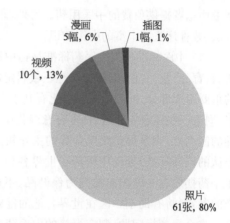

图5-8　2002—2013年间关于中医及针灸的新闻形式分布图

3. 新闻形式　通过对研究样本的统计发现,21世纪最初的几年里,《中国日报》有关中医文化的新闻中,很少运用图片的报道形式。2002年、2003年的研究样本中无图片,2004年、2005年、2006年分别只有一幅照片。2009年后,研究样本中新闻报道形式逐渐丰富,开始使用漫画来展现患者接受针灸治疗时的快乐心情,运用视频介绍针灸的功效及发展,在2010年和2011年的研究样本中,照片、漫画及图片的数量更是达到了17幅和27幅,超过了新闻数量的15篇和24篇,平均在每篇新闻中都至少有一幅图片。由于2011年5月1日欧盟开始实施《传统植物药指令》,《中国日报》网络版推出对世界中医药学会联合会副秘书长黄建银及中国医药保健品有限公司天然药物事业部总经理杜向东的专访视频5个,另外还专门制作了一个以"TCM: On Its Way to the World Market"为主题的网页。由此可见,随着对中医文化国际传播重视程度的加深和传播技术的发展,《中国日报》网络版更加注重丰富新闻报道的形式,以此来提升中医文化国际传播的效果(图5-8)。但是研究样本中,仅有照片61张(占80％)、视频10个(占13％),而更能够引发读者阅读兴趣的漫画仅有5幅(占6％),体现科学性的图示仅有1幅(占1％)。可见,在当下的"读图时代",以《中国日报》为媒介的中医文化国际传播,仍需在"入眼、入脑、入心",在图像、图表、图示、效果图、漫画与文字互补等方面不断努力。

综上,中医文化被国内外学术界公认为是中国传统文化中最具有原创力和吸引力的内容之一。据统计,21世纪初,我国每年来自世界各地学习中医药的留学生人数就已经达到3 000余人,居我国自然科学界招收留学生人数之首。同时,海外"中医孔子学院"也受到了普遍欢迎和高度重视。2010年6月,中国国家主席习近平出席皇家墨尔本理工大学中医孔子学院授牌仪式时指出,中医药学凝聚着深邃的哲学智慧和中华民族几千年的健康养生理念及其实践经验,是中国古代科学的瑰宝,也是打开中华文明宝库的钥匙。深入研究和科学总结中医药学对丰富世界医学事业、推进生命科学研究具有积极意义。本文以《中国日报》网络版的相关新闻为研究样本,展开有关中医文化国际传播问题的探讨,旨在"管中窥豹",不仅能够反映出近十年来我国中医文化国际传播的一个缩影,还可以预见,伴随国家一系列有关扶持和促进中医药事业发展的政策、法规的落实,国家主要领导人亲自推动中医药文化海外传播示范效应的放大,中医文化国际传播在我国文化"走出去"战略中的地位与作用将不断提升。

(刘彦臣,《学术交流》,2014 年第 10 期)

中医药文化国际传播的大局与大势
——学习习近平主席关于中医的讲话

2013 年 8 月,习近平主席在全国宣传思想工作会议上强调,"宣传思想工作要胸怀大局、把握大势、着眼大事,找准工作的切入点和着力点,做到因势而谋、应势而动、顺势而为"。那么,中医药文化国际传播的大局是什么? 大势又该如何把握?

近年来,习近平主席多次发表关于发展中医的重要讲话,并身体力行亲自推动中医药文化的国际传播,为国际社会树立了"胸怀大局、把握大势"的典范。

一、中医药文化国际传播的大局

2010 年 6 月,习近平主席在澳大利亚亲自出席皇家墨尔本理工大学中医孔子学院授牌仪式并发表讲话时指出,"中医药学凝聚着深邃的哲学智慧和中华民族几千年的健康养生理念及其实践经验,是中国古代科学的瑰宝,也是打开中华文明宝库的钥匙。深入研究和科学总结中医药学对丰富世界医学事业、推进生命科学研究具有积极意义"。这一具有里程碑意义的重要讲话,开创了中医药文化国际传播的新局面。

2011 年 12 月,为进一步加强和指导中医药对外交流与合作工作,促进中医药事业科学发展,为国家经济建设和社会发展服务,为人类健康服务,卫生部与国家中医药管理局联合制定了《中医药对外交流与合作中长期规划纲要(2011—2020)》。《规划纲要》提出"到 2020 年,中医药发展的国际环境得到明显改善,中医药医疗保健服务被更多国家或地区纳入医疗保健服务体系和医疗保险体系,中医药国际标准被更多国家认同,中医药文化传播和科普范围更加广泛,中医药对外服务范围和服务领域进一步扩大,对外交流与合作工作对中医药事业发展的贡献率显著提高"的发展目标,并明确提出需要开展九项主要任务:加强与国际组织间的交流与合作,巩固拓展与外国政府间的交流与合作,大力发展多种形式的中医对外医疗合作,全面推进多层次中医药国际教育合作,深入开展高水平中医药国际科技合作,扩大中医药产品和服务贸易,积极参与中医药国际标准制定,推动中医药科普知识和文化国际传播,密切与港澳台地区交流合作。

2012 年 6 月,为加快中医药服务贸易发展,发挥中医药在推动我国服务贸易中的独特作用,商务部等十四部门联合发布《关于促进中医药服务贸易发展的若干意见》。为"促进中医药文化的国际宣传和普及",《意见》提出要:挖掘中医药的文化内涵,开发中医药文化资源,推进中医药及相关领域音像、出版、演出等行业的发展,支持翻译出版中医古籍。相关媒体要开展中医药文化的公益性宣传;支持在境外组织中医药文化等宣传、培训活动,在海外中国文化中心及孔子学院传播中医药知识；支持相关广告、会展业的发展，扶持有一定规模的中医药国际展览，逐步形成国际知名展会；积极支持国家级非物质文化遗产名录传统医药类项目在国外传播中医药文化；要将中医药服务贸易与中医药文化传播相结合，形成良性互动的格局。

伴随上述一系列有关扶持和促进中医药事业发展的政策、法规的出台与落实，习近平同志亲自推动中医药文化海外传播示范效应的放大，中医药文化国际传播取得了显著的成就。据世界中医药学会联合会副秘书长黄建银统计，截至 2014 年 12 月，中医药已传播到世界 171 个国家和地区，并先后在澳大利亚、加拿大、奥地利、新加坡、越南、泰国、阿联酋和南非，以国家或地方政府立法形式得到承认。另据中国医药保健品进出口商会副会长刘张林介绍，在出口方面，与中药材相关的产品出口额 2013 年达到了 30 亿美元。"从 10 亿到 20 亿元，中国用了 5 年的时间（2006到 2011 年），但从 20 亿元到 30 亿元，中国仅用了 2 年的时间（2012 到 2013 年），增速明显。"

不仅如此，更为重要的是，作为"打开中华文明宝库的钥匙"，中医药文化国际传播，既是让世人了解和掌握养生保健知识的手段，也是让国际社会了解、认同中华传统文化的重要途径，进而有利于向国际社会讲清楚中国特色社会主义植根于中华文化沃土、反映中国人民的意愿、适应中国和时代发展进步要求，有着深厚历史渊源和广泛现实基础。"独特的文化传统、独特的历史命运、独特的基本国情，注定了我们必然要走适合自己特点的发展道路。"

二、"一带一路"：中医药文化国际传播的大势

2013 年 9 月，习近平主席在哈萨克斯坦访问时提出共同建设"丝绸之路经济带"；同年 10 月，习近平主席出访印度尼西亚时提出共同建设 21 世纪"海上丝绸之路"。"一带一路"构想的提出，顺应了当今世界经济、政治、外交格局的新变化，搭建起一个让人们更多了解中国、认识中国的新平台，向世界展示中国改革开放的巨大成就，为丝绸之路沿线国家提供值得借鉴的发展范式，使中国的治国理念和发展经验在更大范围内得到分享，为推动世界繁荣发展增添中国力量。共建"一带一路"有利于亚欧非大陆及附近海洋的互联互通，建立和加强沿线各国互联互通伙伴关系，构建全方位、多层次、复合型的互联互通网络，实现沿线各国多元、自主、平衡、可持续的发展，符合国际社会的根本利益，彰显了人类社会共同理想和美好追求。

"一带一路"构想提出伊始，习近平主席就将中医药文化国际传播列为重要项目加以推介。他在 2013 年 9 月上海合作组织成员国元首理事会第十三次会议上提出，"传统医学是各方合作的新领域，中方愿意同各成员国合作建设中医医疗机构，充分利用传统医学资源为成员国人民健康服务"。在习近平主席的亲自见证下分别签署了《中华人民共和国国家中医药管理局与吉尔吉斯共和国卫生部关于中医药领域合作谅解备忘录》《中华人民共和国国家中医药管理局与乌克兰卫生部关于中医药领域合作的谅解备忘录》。

2014 年 11 月，习近平主席与澳大利亚总理阿博特在澳大利亚首都堪培拉国会大厦共同出席并见证，北京中医药大学徐安龙校长和西悉尼大学格罗夫校长代表双方签署在澳大利亚建立中医中心合作协议的签订仪式。习近平主席力挺中医药与海外大量需求接轨，亲自在国际舞台上鼎力站台。展现了新形势下拓展中医药文化国际传播的新思路和新战略，标志着中医药文化国际传播进入了一个快速发展的新阶段。

如今，国家中医药管理局与外国政府、地区组织签订了 80 多个中医药领域合作协议，签署国（地区）多分布在"一带一路"沿线。中医药已成为"一带一路"对外贸易新的经济增长点。仅 2013

年,"一带一路"沿线国家中药类商品进出口总额已近 20.8 亿美元。于是,有学者畅想:在"一带一路"的引领下,中医的种子将播撒在沿线各国,生根发芽,开出友谊之花,结出健康之果。未来,当他国民众也能做到看病选中医、预防"治未病"、中药香氤氲、养生应时令……那时的中医药,必然已成为我国的一个国家品牌和全新的对外合作领域。可以预见,习近平主席提出的"一带一路"倡议所营造的"大势"必将推动今后相当长一段时间内中医药文化国际传播快步前行。

三、由"对外宣传"到"国际传播"

如何顺应中医药文化国际传播的大局与大势并有所作为是摆在中医药文化与新闻传播业界面前的重大课题。对此,习近平主席在全国宣传思想工作会议上强调:"要精心做好对外宣传工作,创新对外宣传方式,着力打造融通中外的新概念新范畴新表述,讲好中国故事,传播好中国声音。"

创新对外宣传方式,讲好中国故事,传播好中国声音,需要树立国际传播的理念。对外宣传与国际传播有何差异,为什么要树立国际传播的理念?见表 5-1。

表 5-1 对外宣传与国际传播的差异

对 外 宣 传	国 际 传 播
政府主管	公私兼营
冷战的产物	全球一体化的结晶
政治喉舌	社会媒介
单向传播	多向传播
国内题材为主	国内外题材并重
讲导向	重平衡
你听我说	你听他说
主观性强	客观性强
按政治规则变化	随市场规律波动
是一种政治行为,讲政治效益	是一种经营行为,重经济效益
专题报道时机	追求传播时效
强调友谊、友善、友爱	追求娱乐、新奇、刺激
具有战役性、阶段性	具有战争性、常规性
强调国家形象	注重媒体形象
直接反映国家或政府利益	间接反映国家或民族利益
显性	隐性
内宣的延伸	外交的延伸
受国内宣传纪律约束	遵循国际传播惯例

"对外宣传"的行为主体表现为政府机构,表现形式是直接以政府喉舌的面目出现在受众面前,代表着政府的立场和观点,是一种"我说你听"式的单向传播,而且传播内容多以国内题材为主,主观性强。"对外宣传"直接反映国家或政府利益,是国内宣传的延伸,同时受到国内宣传纪律的约束。

宣传与传播的最大区别在于是操纵还是尊重受众的理解力和自由选择的权利。"国际传播"可视为"对外宣传"的升级版,其行为主体表现为大众媒体,是以社会媒介的形态出现在公众面前,追求客观中立,是一种"你听他说"式的多向传播,传播内容平衡兼顾,以受众关心的题材为主,强调客观性。"国际传播"间接反映国家或民族利益,是一国外交的延伸,并遵循国际传播惯例。

查阅文献可以发现,有关"对外宣传"改版升级的呼声其实早已有之。例如,考虑到西方受众对"宣传"一词的负面态度,中宣部领导曾要求,对外尽量避免用"宣传"一词引起误解,对外出版物中,"宣传"一词将译为 publicity。唐家璇任外长时,在全国外宣工作会议上曾提出八个字:"突出'外'字,淡化'宣'字。"然而,由"对外宣传"到"国际传播"的观念转变并非易事。笔者曾对2000—2013 年《人民日报海外版》有关中医药的"冯大夫信箱"的 29 封通信,与同期美国《纽约时报》有关中医药的 9 封读者来信进行比较分析,发现:海外版从"我说你听"式的单向传播向"你听他说"式的多向传播的转变的确还需要下硬功夫。

清华大学胡鞍钢教授曾指出,从国际比较看,中国媒介的渗透能力十分低下,对外宣传能力无法抗拒西方媒介,也远不适应国际媒介市场的需求。这种情况归根结底还是与我们对外传播的观念有关。把握中医药文化国际传播的大局与大势,由"对外宣传"向"国际传播"转型,中医药文化与新闻传播业界的同仁们任重道远。

(刘彦臣,《中医药文化》,2015 年第 3 期)

中医药文化对外传播的现实写照

中医药文化是中华民族深邃的哲学思想、高尚的道德情操和卓越的文明智慧在中医药领域的集中体现。国家中医药管理局在《中医医院中医药文化建设指南》中指出,中医药文化"是中医药学发展过程中的精神财富和物质形态,是中华民族几千年来认识生命、维护健康、防治疾病的思想和方法体系,是中医药服务的内在精神和思想基础"。"天人合一""调和致中""大医精诚"等中医药文化的核心价值,具有超越时代性的思想特点,有重要的共通价值。本不固者,勿丰其末。中医药在走向世界的过程中,如果折损中医药文化的精髓,忽略人文研究,则容易以偏概全,不利于对中医药整体的认识,也势必减耗中医药的内在价值。

一、中医药文化对外传播的必要性

1. 研究中医药文化对外传播极具实践意义

(1) 中医药文化对外传播在中华传统文化传承与创新中的作用十分突出:作为中国古老文明传统中最古老的文化因子之一,中医是中国的原创医学,是中国传统文化的重要组成部分,是当今唯一仍在发挥重要作用,也是最有可能带动我国医学科技领先世界水平的传统科学技术。中医药文化的对外传播是"失语"中医的振兴,是推动中华民族文化精神复兴的引擎;中医药文化在与世界医学文化的相互影响、相互借鉴、生成意义、共同发展的过程中,能有效防御文化霸权主义的文化渗透,推进中医药文化由民族性向世界性的转变,逐步提升中医药在世界医学体系中的影响力和话语权。

(2) 中医药文化对外传播为人类医学范式另辟新径,在人类健康事业发展中的作用日益凸显：建立在生成论、功能学基础之上的中医，注重人文因素在发病过程中的影响，强调"化中医人"，是东方科学和健康医学的代表。中医学是传统科学，与现代科学并行不悖，都在为人类的健康事业服务。随着公众自我保健意识的提高，医药上的返璞归真渐渐成为潮流，以植物药为标志的中药文化走进人们的视野，展现回归自然、环保、可持续发展的人类发展新理念。世界医学文化是多元的，现代实证科学的方法并不是唯一圆满的方法。在西方工具理性的科学之外，大中医关注大健康，中医药文化为完善人类医学范式提供不同的思维方式"气—阴阳—五行"思维及理论工具，为医学科学的多样性提供了一个鲜明的注解，满足人类对未来医学模式的需求。

2. 中医药文化对外传播的可行性

（1）中医药文化具有显著优势：中医药文化是中国优秀传统文化的组成部分，其先进性为跨文化传播提供了可能性。中医药文化中"医乃仁术""救死扶伤""大医精诚""悬壶济世"等文化理念，从道德和精神层面教育、引导医者明确自身的使命和行医的意义，具有育人功能和导向功能。孙思邈在《千金要方集要》中指出："上医医未病之病，中医医欲病之病，下医医已病之病。"中医药对未来世界的影响不仅在于临床医学实践中独具特色和优势，更在于其独特的生命智慧和健康哲学文化优势。

（2）中医药文化适应和对外传播具有一定的实践基础：数千年的中医药文化对外传播历史，具有阶段性、地域性、多样性等特征，在为世界人民治疗疾病、缓解病痛的同时，中医药文化所蕴涵的价值理念也逐步推广开来。改革开放以后，中医药学凭借在治疗疑难疾病和传染病，如"非典"、禽流感和艾滋病等中的突出表现，默默地向全世界显示中医药的实力和优势，加速中医药在世界范围的传播。

海外中医人为中医药文化传播提供了重要支撑。如早期移民为主家承式的"祖传中医"，非医疗专业毕业而移民后改行拜师学艺的师带徒的"师传中医"；中国改革开放后到海外做针灸中医的；高等中医药院校毕业生（包括日、韩等外国留学生）在海外行医的；海外各国培养的本土中医、针灸师等。随着国际交流的日渐频繁、中医药院校国际化人才目标的强化，毕业生通过各种途径，源源不断进入国际社会，成为海外助推中医药文化传播的主力军。

此外，华人移居海外，带去中医药文化，这在一定程度上影响了国外（如新加坡、马来西亚、菲律宾）非华侨居民的用药治病理念，中医药文化在逐步深入人心。海外华人圈，熟悉当地的文化、经济、政府决策方式等，在不同国家区域，有针对性采取措施，推动了中外医学文化适应，促进了中医药文化从无到有、从区域性向全国性的全球性传播。

（3）网络技术提高了中医药文化适应和对外传播的速度：日趋多元化的传播媒介、日趋现代化的传播手段，成为中医药文化对外传播的助推器。世界中医药网、中医药文化网站和中医药数字博物馆等的建立，中医药主题的影视作品和访谈节目，使得中医药文化获得了多维度的展示渠道。通过建立中医药数据库和语料库，充分挖掘中医药典籍著作的丰富内涵，缩短了人们用在扫除语言障碍上的时间，提高了中医药书籍的翻译质量和编辑出版，形成了直接传播。传播模式的改进和传播速度的提升，使得传、受双方互动反馈更快，效率更高。

二、中医药文化对外传播的现况

1. 当前中医药文化对外传播情况

（1）国家和各级政府日益重视中医药文化的传播活动：从国家层面看，文化属于意识形态范畴,是与政治、经济、军事并立的领域。要防止一个国家在国际舞台上文化失语,甚或是丧失话语权,就必须加强文化的对外传播。2013年《国务院关于促进健康服务业发展的若干意见》,为中医药文化在世界的发展与传播进一步指明了方向。国家中医药管理局、卫生部、科技部也相继出台相关条文、纲要,如《中医药国际科技合作规划纲要》等,将中医药文化建设纳入国家文化发展规划,推进中医药文化的对外传播,构建有中国特色的话语体系;地方政府也给予中医药文化对外传播以越来越高的重视和投入,不断拓宽对外传播与交流的途径和方法,如上海市启动"百草春秋——驻沪领馆人员中医药体验日活动",参加活动的外国使节通过实地考察和亲身体验,对中医药文化更了解,对中医药科学临床实践和疗效有了全方位的认识。

(2)各类组织从专业层面,通过学术会议、论坛、讲学、科技合作等形式,在中医药文化传播中发挥独特作用:如世界中医药学会联合会成立10年来,已有61个国家和地区的234个团体会员,区域覆盖五大洲。通过世界中医药大会、区域性国际会议和专业委员会学术会议在内的三级国际学术会议平台,加强学术与信息交流,成功阐述中医药文化的理念,促进中医药的国际传播。

中医药院校在文化传播方面的作用也不容忽视。近年来,中医药留学生教育规模和范围持续、稳定扩大,留学生教育层次有了很大提高(图5-9,数据源自国家中医药管理局官网)。通过高校规范医学教育,使留学生们了解了中国古代的自然观、认识论与方法论,能够自觉防止用西方医学的思维方式来评判中医,能够理解中西医学的差异,成为"意见领袖",并主动参与中医药在世界范围的实践和文化推广工作,成为在国外推动中医药文化传播的中坚力量。

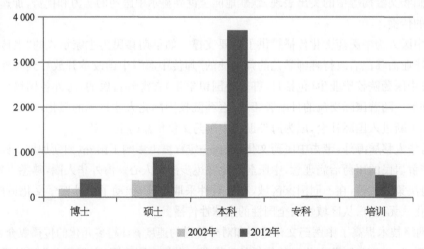

图5-9   全国中医药院校留学生2002年与2012年情况比较

(3)各类药企从商业层面运作,为中医药文化传播中发挥重要作用:各类药企通过加强企业内部的文化建设、国际广告的宣传、中药产品的国际展销、跨国企业的合资合作等传播中医药文化。比如,著名中药老字号北京同仁堂,是一个有着几百年文化积淀的品牌,通过在海外建立同仁堂博物馆、文化角和文化墙,常年举办中医药展览,积极参与社会责任活动等,提升同仁堂中医药企业的文化气质;在世界范围积极举办中医药普及知识讲座和各种健康咨询活动,开展医药文化健康旅游,促进中医药文化的传播。企业通过文化营销,培育目标市场对中药的认可度,把传统文化转化为核心竞争力,在传播中医药文化舞台上发挥了积极作用。

2. 现实困境

（1）对中医药文化对外传播的重视度有待进一步提高：虽然中医药在国外掀起一定的"传播热潮"，但纵观对外传播史，中医药大多只是以医学科学即工具性的形态输出的，而不是以文化的形态进行对外传播。传入西方的只是简单肤浅的中医药学科技知识，中医药的理论和文化内涵（深藏在海平面以下的"冰山"）没有得到有效的挖掘、交流和传播。比如围绕中药产业发展，理论界和实务部门大多从中药产品的质量和技术标准，或从中药产品的现代化、国际化角度讨论中医药产业发展问题，对提升中医药对外传播"文化铺轨"的紧迫性和必要性认识不足。

（2）中医药文化对外传播中主体意识不足：中国历来有"桃李不言，下自成蹊"的文化自信。鸦片战争打开了国门，中国人的民族文化自信逐渐被文化自卑所替代。中医学也被人为地剥夺了与现代科学技术、现代医学科学的正常交流与相互启示，被置于"不科学"的席位上。部分国人表现出不可理喻的虚无主义，否认民族医学的科学性，歧视、废止中医的活动也从未间断，这是长期以来受西方文化中心论、现代科学霸权主义思想影响的后果。为了让与我们文化不同的西方人接受中医，就按照西方文化中的"科学"方式，去阐释中医，去改造中医药的思维方法和理论形态，比如"以西解中"的研究模式，即用西医的评价体系评估中医疗效和科研成果，造成评价体系与学术体系相脱节，给中医药学术和教育带来了长远的负面影响，这是一种明显的变主为奴的缺乏文化主体意识的做法。盲目西化的医疗教育教学和科研设计等，不仅不能传播原质的信息，还会导致中医药文化、理论的异化、衰退，甚至是消亡。

（3）中医药文化对外传播过程中，编码有待进一步规范：目前在西方出版的关于中医药的图书中，翻译视角存在各种局限，译文也存在节译、错译或漏译，使受众解码所获信息偏离中医药典籍原著的精神，造成信息失真，不利于中医药信息和文化的全球性传播与分享。此外，中医拥有千余部古典医籍，但仅有 20 部左右的典籍有完整的译本，根本无法代表中国几千年来所累积的医学经验，经典的中医药文化传入西方的道路还很漫长；国内出版的中医药图书翻译较为准确，能保证信息的原质性和系统性，且种类齐全，但缺乏长远规划和整体监控，翻译方法、策略和标准不统一。基于相同中医药内容的译文，却有着极不相同的表达，这给中医药对外教育、医疗服务、学术交流、文化传播等带来困难和损害，滞缓了中医药走向世界的步伐。

（4）中医药文化对外传播中遇到技术标准障碍：中药是在中医辨证论治的理论指导下，经过不同炮制程序配比而成的一个有机的整体，其中文化内涵的核心就是儒家所强调的"和"。中药在东南亚（同文化圈范围内）可以以药品正式注册的形式进入，而在美国等地，由于文化差异造成的隔阂，形成技术标准障碍，中药只能以食品或食品添加剂的形式进入。如欧盟，要求对中药进行重金属测试、遗传毒性试验、标记物或有效成分含量测定、稳定性试验 4 项检测，提交药学试验报告。中药和西药依存于不同的药理理论而发展，重金属测试、遗传毒性试验是可以精确检测，但中药很多方剂都是含十几种以上草药的大复方，经过配伍或煎煮等工艺，药理作用会发生改变，其有效成分含量和稳定性的检测，在相当长的时间内无法量化，这直接导致中药无法作为药品进入欧盟市场并合法销售。

三、中医药文化对外传播困境的根源

在全球一体化、信息网络化、各种价值观交融与碰撞的今天，中医药对外传播"传"而不"通"，部分原因归咎于中医药自身技术发展的欠缺，如临床治疗存在某些缺陷，中医药标准化不足、精

准度不够等,但究其根本,还是文化适应问题。

人类学家 Redfield 等指出:文化适应是"由个体组成,且具有不同文化的两个群体之间,发生持续的、直接的文化接触,导致一方或双方原有的文化产生变化的现象"。文化适应探究"自我"与"他者"在交流中所发生的"变化"及其产生的缘由。中医、西医为异质文化,是在不同文化背景、不同科学技术前提、不同逻辑建构的条件下发展起来的理论体系,在基本概念、思维规则、思维方式、研究方法上都存在着很多差异。

文化适应是指不同文化相互接触、相互影响、相互改变、协同发展的无限循环过程。其关键在于如何把握自我的传统文化和身份认同;如何平衡文化之间的异同;如何拓展相互理解、尊重的空间,创造平等的公共文化领域;如何以公共文化领域为基点,促进文化进一步的交流和借鉴,形成"文化之间互惠性的理解与合作",构建和而不同的"间文化"局面,这是文化的优化,是文化传播所期望的改变。

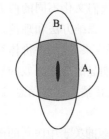

图 5-10 中西医文化交融示意图

中医药对外传播的历史表明,中西医文化的融合和拼合是未来世界医学完善的发展趋势。一方面,同为医学文化,中(A)、西(B)医文化之间存在公共文化领域,如图 5-10 黑色部分所示;另一方面,中西医文化是自我独立、自我发展的文化主体,两者在互动和关联的过程中,互相借鉴,共同发展。中医药文化在与异质医学文化进行沟通、借鉴、生成意义的过程中,既保持民族性的个性特征,又具有世界性的共性特征,形成自身文化继承、发展和创新的循环过程($A-A_1-\cdots\cdots A_n$);中西医文化的借鉴和发展,构造一个动态、完善的"天下医学文化体系"($A+B+A_1+B_1\cdots\cdots A_n+B_n$)。

当西方科学家积极地从中国传统思维中寻找科学创造灵感的时候,当中华民族的复兴需要强大精神动力和支柱的时候,我们对中医药文化不应妄自菲薄,甚至全盘否定,必须树立中医药文化主体意识,以自身文化的基本价值为基础,坚持中医药文化的自觉、自信和自强,按照体现东方文明、服务全球健康的原则,平衡把握中医药文化信息的传递和对现实(世界文化地图)的建构,开创"各美其美、美人之美、美美与共、天下大美"的医学文化共生共荣的局面,逐步发展形成融中西医学思想于一体的 21 世纪新医学体系(既高于现在的中医,也高于现在的西医),共同服务人类健康,那将是中医药跨文化传播的瑰丽结晶。

(徐永红,《中医药管理杂志》,2015 年第 23 卷第 3 期)

西方中医凸显中华文化普世性

——兼谈社科研究对中医院校的重要性

2015 年 10 月 14 至 15 日,第 3 届西方中医人类学研究国际论坛在云南中医学院召开,围绕英法本土化中医与中华文化海外传播主题,国内外相关学界专家进行了 20 场演讲,并就英法两国中医教育与临床、西方中医与文化传播、西方中医人类学研究意义等话题进行了深入交流与讨论。

一、何为"西方中医"

中医海外传播历史悠久,但西方真正开始规模化地学习、研究、应用并传播针灸,则缘起法国外交官、汉学家苏里耶·德·莫朗,20 世纪 30 年代的法国于是成为"西方中医"的诞生地。

对于中医药文化的西传,目前国内外讨论研究的对象大多为两类群体,即移民西方的中医业者(中国人)和来华学习中医后带回本国的西方人。事实上,与中国内地无关联、通过自学中医经典后有所创新发展的西方中医业者在传播中医药文化中同样起着重大作用,特别是其根据中医理论模板、利用自己的文化资源发展并形成了独特的见解、理论、技术,对研究中医在西方的本土化进程更具意义,因此称其为"西方中医"。连续 3 届,前来参加西方中医人类学研究国际论坛的就是这一类西方中医的代表。

"来自法国、英国、西班牙的学者对中医的推崇令国内专家颇感意外",然而更令国内中医学界意外的是他们所展示的"中医"形态与现今国内习惯的中医形态大相径庭,而这种不同并非意料中的"科学化",而是"过中国化",即中国传统文化元素的高度浓缩,甚至夸张、重塑;不过,最令人意外的恐怕要是这些西方学者强调自己推崇、实践的是"古典的、古老的、原本的中医(classical/ancient/original Chinese medicine)",而不认可中国内地当下体制化、现代化的中医(TCM)。

二、"西方中医"如何理解与应用中医

1. 西方当前的文化背景　西方对于中国这一古老东方国度的各种"误读"由来已久,法国汉学家 Marc Lebranchu 以中国房中术在西方的传播为例,认为这一跨文化传播现象显示了西方对亚洲的后现代主义解读方式,而恰恰因为这种"误读"满足了西方人特定的需要,才成就了其传播的成功,这一特征也在一定程度上存在于中医在西方的传播过程中。

本届论坛上,西方中医学者向我们展示了"古典、古老中医"在欧洲大受欢迎的"奇怪"现象,然而造成这一现象的原因除了传统中医在临床上的效果,更主要的是在于西方工业化国家中产生了一种宽泛的思潮,即对不加区分地用现代科学技术改变人类生活、开发自然所带来的危险的意识越来越强烈。在这种危机感下,西方人迫切需要一种对人体伤害不大,对环境破坏较小,强调人与自然和谐共存的医学体系来补充或取代西方现有的生物医学。

2. 西方人的"读经典"　中医理论的存在形式基本上是以文字为载体,中医经典著作是中医学术体系与思想内核的传播载体,西方人对于中医经典著作的重视反映了他们学中医的目的并非仅仅在医疗健康层面,而是借此深入中国传统文化内核、寻求心灵的启迪,后者甚至对他们更为重要。与会的国外中医学者从不同角度展示了对中医经典著作的解读。

比如,法国医生 Jean-Marc Eyssalet 于 1987 年创建了一个研究小组,其宗旨首先是更好地理解中医典籍《黄帝内经》中所表述的与大自然息息相关的人的身体和精神机制,他们在教学过程中,会将中医古籍中的汉字配上拼音书写于墙壁纸板上,然后大声朗读。Eyssalet 医生认为汉字的声韵、古文句子的呼吸和节律、虚词的停顿等可以使得学生整个身心参与其中,演讲者的意图能在听众心中注入影响。法国学生虽然对中文字形、音声和意义一无所知,但这一方式使得听众的理解并不局限于心智层面的把握,而是面向囊括情感、呼吸和身体的整体感受。Eyssalet 医生认为中医所凸显的"超宇宙学"恰好是这类宏观整体的融合。中医使用的术语所针对的往往是一些普世性的现实,中医典籍对天地之间的人的直觉描述所借助的是语言的神韵,而汉语的神韵在

于能够在医者与患者的整体内在交流中，起到直观地引导医者的作用，而这一神韵却往往在翻译成概念化的西方语言的过程中流失了。

"中医是不断变化互动的学问，讲究内在和谐。而这也是中国文化的独特内涵表现形式，通过中医更容易感知中国传统文化。"Eyssalet 如是说。

英国针灸师 Sandra Hill 认为中医经典著作阐释了一个能促进和维持健康的完整医学系统和一种身心健康的哲学，现代生命科学与中医有很多共同点，中医典籍也可能会成为未来医学的源泉。

3. 西方中医流派

(1) 法国产科针灸：本届论坛上，法国产科针灸也成为演讲与讨论的亮点。1975 年起，针灸正式应用于法国妇产医院，20 世纪 80 年代至今，针灸在产科得到了更广泛的推广，以致医学院专门为助产士设立了"产科针灸"文凭。临床上，针灸被应用于妊娠、分娩、产后等各个阶段，取得了良好的疗效。令法国产科医生 Denis Colin 困惑的是，针灸的使用大大减少了法国产科剖宫产的数量，而作为针灸发源地的中国本土却创造了剖宫产的世界纪录！这一现象或许造成西方中医业者怀疑国内 TCM，并立足于自己对经典中医进行解读阐释、发展创新。

同样来自法国的 Augusta 医生则根据《脉经》等脉学经典，在 33 年的产科临床实践中创造出一套特殊诊脉技术，根据孕妇左右"肾脉"的强弱，来判断胎儿情况及预产期。她的想象力、创造力和临床判断的准确率令中国同行吃惊不已。

(2) 英国五行针灸：五行针灸由英国 J.R. Worsley 教授始创于 20 世纪 60 年代末，根植于《内经》《难经》中有关于五行的描述，强调个体"护持一行"，结合现代心理学方法，调理治疗人体以达到生理—思想意识—精神灵魂（body-mind-spirit）三者平衡。美国 Peter Eckman 博士在其著作《沿着黄帝的足迹》中认为，五行针灸"本质上是一种融合式的针灸，它结合了众多不同针灸流派的方法和理念"。英国针灸师 Alan Hext 对五行针灸的"夫妻法则"做了演讲。其中"夫妻不和"是用人类的夫妇来比喻当人体健康状态出现滑坡时，一种相对既健康又危机四伏的状态，其典故来源于明代杨继洲《针灸大成》："夫弱妇强亦有克，妇弱夫强亦有刑。""夫妻法则"反映了五行针灸追求的是自然和谐的人体健康状态。

近几年国内学界对五行针灸的临床研究正在逐步开展，据现有资料看，五行针灸疗法对精神心理疾病有较好的调治作用，对亚健康、乳腺癌晚期及其他一些恶性肿瘤患者的不良情绪有较好的临床效果。

(3) 英国天干地支针灸：天干地支针灸也被称为五运六气针灸，为荷兰人 J. D. van Buren 博士创于 20 世纪 70 年代。天干地支针灸主要从阴阳、五行和天地人三个方面来研究自然界的气（或能量）在人与人之间、人与环境之间的循环、转化和相互作用。英国针灸师 Roisin Golding 认为天干地支是阴阳、五行和天地人理论的基础，认为针灸的根是基于宇宙和时间系统的，因此她更倾向将天干地支针灸称为"黄老"针灸——"黄老"代表了《内经》成书时期汉代的主要哲学基石。天干地支针灸强调道法自然，即《素问》："其知道者，法于阴阳，和与术数。"

4. 中医理论核心价值的普世性　基于西方文化土壤对中医经典的解读，使得西方中医发展出了丰富多彩的流派。除上述重点介绍的西方中医流派，此次论坛中还有法国的仁表古典针灸流派和时空针灸流派、西班牙的天文中医流派的代表演讲。值得注意的是，这些流派无论是从何角度解读中医，其理论基础、方法论以及合理性，都根植于中医的整体观，都推崇"天人合一"。

天人合一，是中医对于生命根源以及生命运动规律的认识。对此，北京大学杨煦生教授认为，"中医的生命观与生命伦理的混融性和普世性正是其可以跨越语言和文化藩篱、可以通过创造性阐释融入其他文化传统、成为人类共同生命智慧的基础"。

英国针灸师、Monkey 出版社社长 Sandra Hill 认为："中医是一门宽广而包罗万象的科学，希望中医在西方以其多样性尽可能的兴盛。但在把中医介绍给现代科学的尝试中，不要忽略内含在经典中的睿智和详尽的观察。对这些经典著作的学习将有助于理解医学的深度，并为将来创建一个更有效的医学。"

三、启示与思考

从以往文献资料来看，国内学界对于中医的跨文化传播（海外传播）的建议中，更多地强调中国主体性，对中医及中国文化在西方发生的"异化"并不十分认同，甚至认为"异化"后的中医本质其实是西方文化，是对中医文化身份的丧失。然而，这种"文明冲突"的根源或许正是我们自身的"文化中心论"。本次论坛中，"西方中医"这一群体的存在与其生生不息的发展态势，更多地向我们展示了中医理论核心价值在西方社会文化环境中的生命力。

这引起我们思考：中医及文化传播的目的为何？是要"汉化"西方受众？还是发展人类文明？旅法学者蒙田女士认为，中医及其文化帮助西方受众理解另一种世界观及其表现形式，继而反思自身和自身的文化，这种东西方视觉交叉，有助于搭建桥梁，凸显两种思想体系之间具有相通之处。

在论坛圆桌会议的最后，法国 Eyssalet 医生大声疾呼："四海之内皆兄弟！"这让此次论坛与会者惊讶与感动的同时，也让笔者认识到中医理论核心价值的普世性对于东西方文化的相互认同与共同发展具有特殊的重要意义，提示我们应改变角度重新认识中医药文化乃至中国传统文化海外传播的意识形态理念。如果我们遵循现代人类学"他者为上"，将"西方中医"放在西方社会、文化环境里，去评判其文化吻合度、对当地居民的意义，以及所激励的人类想象力、创造力，那么其正当性、合理性就不言而喻。

中医及其文化的内在普世性，使西方居民对其学习、解读及创新成为可能。而西方独特的文化资源如汉学传统、"中国印象"及后现代思潮，使这种创新得以实现。学会理解、欣赏西方中医的特殊形态而不是轻视它、蔑视它，就会发现其至少具有以下三项社会学意义。

第一，西方中医已经成为当地居民解放自己想象力、创造力的钥匙，在他们个人情感到升华、净化的同时，整体的西方文化与社会也得到改良，而且不同于西医东传在中国引起的社会动荡（包括延续至今的中西医之争），属于和风细雨、沁人心脾的变化。从这个意义上讲，中医在西方的功能与角色岂止是"良医"，真正是社会改革的"良相"。这应该让我国中医界、社科界认真思考、从中获益。

第二，西方中医提示中华文化海外传播的多样性及新途径，表明温和、被动、间接的方式更能为西方居民接受，因而也更持久、更具建设性。所以，对西方中医的研究成果，将对我国文化战略有指导作用，特别是在中华文化在西方的推广遭遇瓶颈的当下。中医的功能便从对法国社会改良扩展为中国决策者的"良相"。

第三，如果我们的格调再高一点、眼光再远一点，就能不仅仅把中医当作是国家战略的工具，而是通过对西方中医的研究，创立文化传播中国模式，从根本上解除亨廷顿"文明冲突"的魔咒：

不仅为中国获取利益,也为世界带来安宁和祥。西方中医研究及成果将成为替全球人民谋福祉的"良相"。

很明显,对西方中医的人类学研究,已经大大突破中医院校传统的"主干学科"即中医药理论、临床范畴,也不仅仅局限于中医文化本身,而是针对中医所在的异文化环境与受众。这开拓了中医研究视野,并引起国内外社科界关注。本次论坛与会者就包括法国雷恩大学、北京大学、清华大学及社科院社会学家、人类学家。《中国社会科学报》也刊登文章报道本次论坛,呼吁国内学界特别是社科界多关心西方中医研究,重视人类学田野调查工作,加强从西方人的视角理解中医及其文化传播意义。

中医院校是中医事业发展的主将,对发掘中医的社会科学价值当仁不让,更应该解放思想、开阔眼界,在原有的传统研究基础上大力开展对中医的社会科学研究,为我国文化海外传播战略提出新理念、为学校发展闯出新道路、为中医价值提升做出新贡献。

(祁天培、江南、吴凯、贺霆,《云南中医学院学报》,2015 年第 38 卷第 6 期)

中医药文化海外传播研究

一、中医药文化海外传播促进国家软实力提升

1990 年,哈佛大学教授约瑟夫·奈首创"软实力"概念,将国家的综合国力划分为硬实力和软实力。硬实力由资源实力、经济实力、军事实力和科技实力四大因素构成。软实力是一个国家依靠政治制度的吸引力、文化价值的感召力和国民形象的亲和力等释放出来的无形影响力,使得别国服从本国的目标,从而使本国得到自己想要的东西的能力。其中,文化是软实力的核心内容,乃至狭义的软实力就是指文化软实力。约瑟夫·奈认为硬实力始终是有限的,而真正具有无限张力的国力是软实力。在信息时代,软实力正变得比以往更为突出。

无独有偶,美国著名政治学者亨廷顿在《文明的冲突与世界秩序的重建》中,阐述 21 世纪国际关系发展趋势时也认为,那种单纯地追求军事、经济、政治斗争取胜的"硬实力"时代已经成为过去,文化和文明作为一种重要的"软实力"开始登上国际竞争舞台,并构成其取胜与否的根本性决定性的因素。

在当今时代,文化越来越成为一个民族凝聚力和创造力的重要源泉,成为国家综合实力的一个重要方面。美国的文化产业在国民经济中的比重,20 年前还居于第 12 位,现已上升到第 4 位,美国的影视业,已成为全美居于前列的创汇产业,与其航天航空业和现代电子业并驾齐驱。在美国 400 家实力最强的公司中,有 1/4 是文化企业。目前,美国控制了世界 75％的电视节目的生产和制作,许多国家的电视节目中美国节目往往占到 60％～70％,有的占到 80％以上。美国电影的总产量仅占世界电影产量的 6％,而在世界电影市场的总体占有率却达到 80％。

有学者认为:美国对全球的文化渗透主要体现在其无孔不入的信息产品、快餐连锁和好莱坞大片中,这些看似无心插柳的商业行为背后无不隐藏着其称霸全球的政治野心。正是通过这些产品的大量倾销,一方面拿走了其他国家人民口袋里的钱,同时又使美国的价值观、信仰和生

活方式在全球传播、确认、强化,这些会在一些人身上产生洗脑作用,直接威胁着他国的前途和命运。

历史上我国曾经是一个文化强国,我国的价值观念、制度文明和艺术文化等对周边国家乃至全世界产生了强大的吸引力和影响力。今天中国经济迅猛发展,经济实力显著提升,2011年中国GDP总量跃居世界第二位,被西方媒体誉为世界经济发展的"火车头"和"引擎",但在肯定我国取得一定成绩的同时要清醒地意识到正如英国撒切尔夫人所说,中国出口的是电视机,还不是电视节目和思想观念,因而中国还算不上真正强国。要实现中华民族的伟大复兴,仅靠硬实力的提升还远远不够,还必须将软实力建设提高到国家战略层面,进一步加强对外宣传和文化交流,推动中华文化走向世界,扩大中华文化国际影响力,占领世界文化高地,以全面提升中国综合国力。

中医药文化是中国传统文化中独具魅力的瑰宝,是中华文化走向世界的重要载体。它所蕴含的丰富深刻的价值观和在防病治病方面体现的独特疗效,受到广泛认同,正对别国产生强大的吸引力与感召力,而且中医药是古丝绸之路的重要载体和资源要素,为中国的对外交流和世界人民的健康服务做出了一定的贡献。现在习近平总书记和李克强总理等国家领导也高度重视中医药对外交流与合作,在"走出去"和"一路一带"倡议中都期待中医药发挥重要作用。截至2014年底,总书记和总理数次见证并支持中国—吉尔吉斯斯坦、中国—乌克兰、中国—匈牙利中医药领域合作谅解备忘录的签署。国家中医药管理局已经与外国政府、地区组织签订了83个中医药领域合作协议,这些协议的签署国(地区)绝大多数分布在"一带一路"沿线。数据显示,2013年"一带一路"沿线国家中药类商品进出口总额近20.8亿美元,占我国中药类商品进出口额的50%以上。

特别是习近平主席在会见世界卫生组织总干事陈冯富珍及出席上合组织会议时分别提出"促进中西医结合及中医药在海外发展,推动更多中国生产的医药产品进入国际市场"和"传统医学是各方合作的新领域,中方愿意同各成员国合作建设中医医疗机构,充分利用传统医学资源为成员国人民健康服务"。

但是,东西方文化有着很大的差异,在东方文化孕育下的中医药和西方文化并不是很快就能相通、共融的,所以,中医药"走出去"首先是中医药的文化要先行。

二、中医药文化国际传播现状

公元7—10世纪,中医药随着唐宋的强盛在世界范围内得到广泛传播,成为许多地方主要的治疗理论和手段。到19世纪,西方医学快速发展,对于中医药造成一定程度的冲击,但由于化学药物的耐药性及毒副作用日益突出,传统医学由于其特定的安全、经济而人性化的医疗保健模式而再次受到世人青睐,特别是20世纪90年代后,在世界各国的影响进一步扩大。到目前为止,中医药已经传播到世界上130多个国家和地区。

近年来,随着国际社会交流日益密切,中医药海外文化传播取得了显著成效,中医骨伤科学、针灸推拿学等引起了国外学者的广泛关注认同。但是,首先,由于中医的"阴阳对立统一、阳中有阴、阴中有阳、五行藏象、六淫七情"等抽象的理论概念,对于那些对中医药传统文化背景一无所知的西方人来说,在根深蒂固的西方医学思想熏陶下要想深刻理解中医是难以想象的。其次,中医药翻译不准确,也给其传播和交流起了负面作用。外国人不懂中文,好的中医不懂外语,而中医药的译者又不懂中医的现象非常普遍,中医药翻译是成为中医药文化海外传播的重要障碍。最后,中医药合法化程度低等多方面的影响,中医药海外文化传播仍然面临着认可度低、推广范围窄的局限。

三、我国中医药文化海外传播对策研究

借鉴历史经验,探寻与一带一路国家文化价值观的契合点。中医自古以来就是我国海外文化传播的重要内容,今天要实现中医的海外文化有效传播,首先要通过历史的角度,纵向总结中医自古至今的海外文化传播经验。隋唐时期,中医就是日本、朝鲜等国"遣隋使""遣唐使"学习的重要内容;明代郑和下西洋时携带的中医药,也为促进中医在东南亚地区的发展与繁荣做出了贡献。今天在中医药海外文化传播中,我们可以从中借鉴经验,寻找中医药文化价值观和一带一路国家科学文化价值观的契合点,达到加强中医药海外文化传播的目的。

注重对中医经典著作的准确翻译。从中医现存最早的经典著作《黄帝内经》问世以来,在中医的发展史上涌现出大量的经典著作,如《神农本草经》《伤寒杂病论》《针灸甲乙经》《千金翼方》《金匮要略》《本草纲目》《医林改错》等经典,这些都是历代名医呕心沥血、终其一生经验所著,它们既是中医理论的宝库,又是指导中医临床的武器,对中医药的发展壮大发挥着不可磨灭的历史作用。而想要中医药文化在国际传播,将中医的经典理论向国际传播则是重要的桥梁之一,因此对中医经典著作进行准确的外文翻译无疑是中医药文化国际传播的有效途径。因此,中医药文化在传播中除了要考虑信息来源的准确性、传播内容的价值意义,还要考虑接受这些信息的人群特征以及各种族之间的文化差异,这就需要在对中医经典著作进行对外翻译时要采取一定的方法和技巧进行准确翻译,使得翻译内容在不歪曲中医药文化的同时,又能使国外接受这些信息的人群能够准确理解。首先,要培养、建设热衷于传播中医的队伍,使之兼具中医知识与传播才能,为中医的跨文化传播提供人才保障;其次,国内已有多所中医院校加大了外向型中医人才的培养力度,同时还要注重提高中医教师的外语水平,跨越中医跨文化传播的语言障碍。

借鉴孔子学院经验,拓展中医药文化的国际多元化传播途径。我国在海外成立 300 余家"孔子学院",在汉语推广方面成绩卓著,成了中华民族传统优秀文化的展示和传播平台,目前西方社会已经逐步接受中国传统文化。要开创中医药海外传播的新模式,就要充分利用这一成果,借助中国传统文化传播热潮进行中医推介,可以在孔子学院的教学中,适当增加中医药的内容,在其教学过程中逐步融入中医元素,既可丰富"孔子学院"的办学内容,又有利于中医等优秀传统文化的传播。一方面在教学中将中医和汉语很好地融合在一起,能够将中医的精髓诠释清楚,更好地向国际传播中医文化和中医知识;另一方面孔子中医学院还可以通过讲座、研讨会、报告会、学院开放日、中国节庆周等活动,传播中医养生文化,也可以影响当地的医疗、健康观念。它深入社区、深入居民日常生活,能够达到实时的交流和反馈,增进一带一路国家对汉语和中医药文化的理解,同时给当地文化带来潜移默化的影响。

坚持运用影视、网络为中医药文化的传播形象化、多媒体化。强大的传播和辐射能力是中医药文化软实力化的重要保障。我们可以利用搜索引擎、网络新闻、博客、微博、微信、Facebook、Twitter、Instagram 等原创、即时、快捷、互动的互联网宣传推广平台,传播中医药文化科普作品、有广泛社会影响的中医药文化科普名家大师视频、医药经典图书等,使中医药文化更容易被海外

大众接受和认可,加速中医药文化软实力化。

在我国推进"一带一路""走出去"倡议下,作为中国多民族的元素与文化遗产中独具魅力的瑰宝之中医药文化,要根据各国国情不同、各地文化背景不同,因地制宜不断创新传播模式和方式,去交朋友,去理解世界,关心世界,而且加入不同的对话行列,通过多渠道的沟通构建国与国之间、民众与民众之间和平互惠的持久联系,使中华文化走向世界。

(霍艾湘,《合作经济与科技》,2015 年第 7 期)

中医文化身份的建构及其在
跨文化传播中的价值适应

现代医学本身就是一种"世界语言",在全球化背景下,中西医学文化之间产生碰撞与融合成为一种必然。但不可否认,现代医学整体仍是以西医为主导,西医文化价值取向的规定和形式甚至成为世界医学文化的标准。中医学具有自身发展规律与价值,在西方医学强势文化的巨大冲击下,中医学面临着文化内涵与底蕴被削弱,甚至失去文化特质的窘境。中医不仅需要通过"他者"来重新认识自己,还需要通过与"他者"的对话与交融而有所创新与发展。

在"天人对立"的自然观基础上发展起来的西方医学以古希腊医学为根基,体现西方文化观念,强调科学性、实证性;而中医学立足于"天人合一"思想,追求人与自然间共生共存、和谐统一的关系,倡导良性的生态平衡。中医文化观与西方文化观能够形成有益的互补关系。在世界范围传播并实现中医文化认同,有利于改变现有的以西方医学为核心的医学文化单一化倾向,促进医学文化多元化的发展趋势。中医学深受中国古代传统哲学思想影响,中医文化是中华民族传统文化的精髓,表达中国传统文化核心价值观,体现中华民族的认同感、归属感,反映中华民族的生命力、凝聚力。正如 2010 年 6 月习近平主席在澳大利亚皇家墨尔本理工大学中医孔子学院揭牌仪式的讲话:"中医药学凝聚着深邃的哲学智慧和中华民族几千年的健康养生理念及其实践经验,是中国古代科学的瑰宝,也是打开中华文明宝库的钥匙。"如果说传统文化的价值认同是中医文化生命延续的精神基础,那么中医文化认同则是我们民族认同与国家认同的重要方面。

在全球化背景下,我国实现"和平崛起"需要软实力的助推,软实力是构建"和谐社会""和谐世界"的重要依托。中医文化的民族凝聚力、创新力和传播力以及由此而产生的吸引力、感召力和影响力,就是中医文化软实力。中医不仅是一种治疗手段,更体现了中国人的思维方式。中医成为中华文化的符号,通过文化交往可以帮助我国赢得更多的国际认可与尊重;在进行中医跨文化传播的过程中,将民族传统文化进行推广,这对构建和提升我国软实力有着明显的促进作用。

一、建构中医文化身份任重道远

文化身份(cultural identity),也译成文化认同,即"主要诉诸文学和文化研究中的民族本质特征和带有民族印记的文化的本质特征",它涉及一个族群或个体的自我界定,即"我是谁"的问题。

中医药融汇儒、释、道等多家思想深厚的文化内涵,在现代医学的视域下,不仅异域文化圈的民众难以理解,就连国人也困惑颇多。中医文化的基本知识难以在短期内被异国民众所了解,是构建中医文化认同的困难之一。

顺应全球化时代与自身要求,中医文化一直在为走上更大的世界舞台而努力。在跨文化视域下,中医文化身份的建构还需要在异质文化语境下对本文化进行阐释与解读。"他者"所认为的中医文化身份与"我者"所期待的认同相吻合,是跨文化传播的理想状态。然而从西方医学角度而言,他作为"主体"将中医这一"客体"归类到其既有的认知框架之中来进行"解构"是极其自然的,但试图用西方医学模式作为考量中医医学模式的标准,显然无法实现对中医文化身份的正确解读。

在外来文化巨大冲击下失去文化自信的中医,被西方思维不断侵蚀导致理论思维能力不断弱化,甚至为了迎合西医标准将中医文化这个传播主体几乎置于一个从属的客体层面。应该具有绝对话语权的中医领域,有可能逐步蜕变为西方知识体系下的附庸,这需要我们更加深刻全面的思考与反省。

此外,国内外中医药医疗市场良莠不齐的现状,以及西方政府及媒体对负面事件的过度宣传,都给中医文化认同的构建带来了不利影响。从文化传播的大环境及自身来看,中医文化身份的构建以及在世界更大范围内得到认同还有很长的路要走。

二、中医文化认同困境产生的根源

1. 传播语境致使中医文化传播式微　中医文化是中国传统文化中涉及生命、疾病、健康等内容的文化体系,中医从基本概念到理论、方法,从思维方式到治疗手段都带着中国传统文化的烙印。在西学东渐以前,中国传统文化占据优势统治地位,国人对中医文化认同度很高,这种较高的认同度反过来又为中医的长足发展提供了极好的社会文化环境,两者之间形成了相互促进、支持的良性循环。随着西方科学的传入,以及整个社会思潮倾向于推崇西方文化,中国传统知识体系的地位受到动摇,中国传统文化受到批判与抨击。脱胎于中国传统文化、与传统文化思想关系极为密切的中医文化也遭遇了文化认同的困境。在人们看来,中医直观综合、注重整体的模糊性思维,与追求确定性、精确性、以逻辑分析为主要特征的西医思维相悖,以"实证"为特征的西方近现代医学比以"思辨"为特征的中国传统医学在理论上更有说服力。

2. 传播主体中医文化自身的传播难度大　中医是我国的原创医学,它在阴阳五行哲学思想指导下,以"天人合一"的系统整体观及朴素辩证的思维方式,对以往的医学实践经验进行系统总结、概括,从而形成中医学的基本理论结构。一种文化要在异域文化圈的受众中引起共鸣,实现成功的跨文化传播,至少要具备共同价值、地域特色与民族灵魂三大要素。发展中医文化的最终目的"救死扶伤,维护人类的生命健康"体现了中医文化的价值。在异质文化土壤和社会背景下发生发展的中医学,在观念形态、器用特征、致知方法、医家行为规范以至审美意趣等方面都有明显的差异,中医文化体现出鲜明的东方地域特色。民族灵魂是跨文化传播中最重要也最持久的,它是一个民族区别于其他民族的根本所在。中医文化中"天人相应""道法自然"等思想体现了我们认知世界以及与自然相处所遵循的法则,反映了我们民族独特的精神内涵和气质,但民族灵魂也是异域受众最难捕获的,因其隐藏在表象之下。如果说中医文化的地域特色吸引了异域文化圈的关注,共同价值成为其得到认同的基础,民族灵魂却往往难以被异域受众洞悉或正确解读,因为它要求传播主体要深谙自己所要传播的理念,洞悉其一切内涵与外延,然后以最准确的方式、毫无歧义的语言传达给受众,但这却是很难实现的。这也是中医文化很难走向世界的重要原因。

3. 传播受众的利己性选择　成功的文化传播往往在有"共同经验范围"的两者间实现,这是由于对外来文化的选择,往往还是遵循"根似性"原理,中医文化在东亚文化圈获得远远超过在西方世界的认同可以印证这一点。

任何文化传播到新的环境下所引起的反应,取决于当地文化的特点。中医跨文化传播的受众都具有一定的传统、理念和价值标准,往往以"期待视野"模式对外来文化加以衡量,在接受新事物时将其纳入固有的模式来理解。如果解读中医文化的"他者"缺乏对中医的近距离的情景体验,就极易产生对本真文化的曲解,甚至是刻意丑化。但即使双方接触交流后,文化传播的受众对中医文化要素仍可能以与自己民族传统相适应、较为和谐的方式来消化与吸收。比如针灸在海外表现出强大的生命力,尤其向西方强势文化渗透而产生具有特殊意义的"文化逆流",但同属中医文化一部分的中药,在海外却遭遇迥然不同的境况。

三、中医文化认同的传播策略调整

医学文化的产生具有地方性和民族性,要想保持医学文化系统的丰富多样,就有必要自觉反思全球化时代民族医学文化的地位和归宿,寻求符合自身特点的文化认同规律,根据各种因素的变迁不断调整其传播和发展创新的策略。

1. 确立中医文化身份——以"他者"为镜　所谓中医文化,不是或主要的不是指中医作为科学技术本身,而是指这种科学技术所特有的社会形式、文化印记,是指形成中医学自己特色的社会环境、文化氛围,也即中医学发展同整个社会文化背景的联系以及中医学中所体现的特有的文化特征。

西方医学思想是建立在还原论的基础上,注重个别、局部的细致剖析,以探求内在本质与功效;直接脱胎于中国传统文化的中医学重视直觉体验和感悟,具有整体优势。中医文化的建构方式是异质文化圈对本文化身份的描述与再现。把西方医学当作一面镜子,通过与"他者"的比较,才能清楚地为"自我"定位,彻底地回答"我是谁"。

需要强调的是,中西医文化之间的对话,不应仅仅限定在西方中心主义的立场中。以西方思想解释中医的科学化、现代化,无法真正解读中医文化的内涵,从中医产生的文化背景研究其根源、合理性和独立性,才能真正地回归中医。

2. 转变文化传播策略——从认同到适应　所谓认同是对自己所确立的身份在某种文化场域中所拥有的归属感。文化认同仅限于族群内部,是作为个体的身份归属感和作为群体在异域文化中的可识别感。跨文化传播的本质是两种不同文化语境中的传播主体进行信息分享、交流与互动的过程,而文化身份建构与传播的本质则是寻求传播方的身份形象以自我认同的方式在异质文化场域中被描述和再现。

在跨文化视域下,与其说中医文化是在异域文化圈的建构中实现身份的认同与强化,不如说是在跨文化的异域适应中发现自我价值。因此,文化的认同不是跨文化传播的终极目标,但却是评价文化在建构和传播过程中是否成功的一个重要尺度。

一种文化传播、"进入"另一种文化,必然会发生矛盾与冲突,中医跨文化传播的受众在相对稳定的价值观指引下,对该文化做出利己化判断,是源于中医文化拥有或提供的文化因素中,包含了他们可抽象出,或可进行"加工"以适应并满足他们需求的内容,这就是中医文化的价值适应。中医文化身份的建构与传播的最终实现方式不是获得文化认同,而是中医文化在异质文化的场域中获得适应。传播文化的我们能否从"他者"描述中识别出自己的身份,并对这种身份有强烈的认同感是检验传播效果的依据。

我们作为中医文化身份建构的主体,是积极的建构中医文化,而异质文化圈的"他者"则往往是带有偏见倾向,且解构在先的建构。据此西方文化不可能实现对中医文化的完全认同,中医文化目前能够以我们所认可的方式被表述,是因为某些元素满足了跨文化的适应。

3. 建立中西医学文化对话——基于价值适应　周宁说:"西方的中国形象,是西方文化投射的一种关于文化他者的幻象,他并不一定是再现中国的现实,但却一定表现西方文化的真实,是西方现代文化自我审视、自我反思、自我想象与自我书写的形式,表现了西方现代文化潜意识的欲望与恐惧,揭示出西方社会自身所处的文化想象与意识形态空间。"西医文化通过对中医文化的表述以及批判来帮助其确立身份的优越感,但它对中医的解构与批判都受到自身认知框架的局限性。建立基于价值适应的两者间的对话,就是我们所尝试的中医跨文化传播的直接路径,其本质就是要打破西方现代性的话语垄断。

在中医跨文化传播中,我们首先应尽可能选择可以反映、折射具有共同价值的美、和谐、生态、仁爱、平等的角度来向世界阐释自我。其次,面对媒介或公众对中医文化的负面评价及我们存在的问题,不能回避也不能粉饰,而应以客观且积极改进的姿态去言说和表述。在当下中医文化强调"治未病"的理念与医学模式的未来发展趋势一致,这是中医文化认同得以构架的重要基础。在文化多元化的时代背景下,结合多种文化(特别是西医文化)的优秀成果来发展中医,积极发掘中医文化优势,构建中医文化,是中医文化发展的新趋势。

在文化的认同过程中,文化间是"通过在相似性和差异性之间走钢丝来获得和维持的"。相似性将不同的文化连接在一起并形成文化共享,差异性可保持文化的独特性,使认同产生价值。体现民族传统的中医无须接受西方模式的裁定与审判,中医文化更不能借用他人的思维及话语方式来求发展,中医卓越的疗效即为其科学性的最佳佐证,也是中医文化对外传播的最充分理由。

四、结语

中医文化浓缩了中华民族传统文化,在价值取向、思维方式、行为方式、世界观等方面都与西方医学文化有着诸多不同。中医文化的身份建构与跨文化传播的终极目标,不是建立异域文化对本文化的认同感,而是寻找到一种价值适应,从异域文化这面"镜像"中寻找自我的认同并予以强化。通过文化成果分享,在异域文化圈中确立符合我们需求,为我们所识别、认同,并在异域文化的语境中得到适应的身份。面对中医跨文化传播的困境,我们要深刻反思中医文化的民族性与世界性,有针对性地进行跨文化传播策略调整,站在异质文化圈中,进行基于价值适应的两者之间的对话。

归根结底,中医文化身份的构建是由"我者"与"他者"共同完成的。中医文化的表征元素是恒常的,变化的是不同语境下的组合方式和认知观念。在进行中医跨文化传播时,必须厘清追求的目标,并认真思考跨文化抵抗等问题。中医跨文化传播的有效实现对医学文化的多元化发展有益,对中国提升国家文化软实力有益,对世界文化的丰富与发展也有益。

(乔宁宁、张宗明,《中医杂志》,2016 年第 57 卷第 7 期)

基于"他者"的叙事策略探求
中医对外传播有效路径

　　20 世纪中后期中医药及针灸在世界 160 多个国家和地区的进一步传播与推广,中医学在海外的影响日益增强。如今随着国家文化战略重点聚焦中华文化的对外传播,中医作为中国传统文化瑰宝也需要进一步"走出去",从而更好地被世界各国人民了解与接受。

　　囿于中医语言本身存在的模糊性、多义性等特点以及中西医学在观念形态、致知方法、审美情趣、术语表达等方面的差异,中医在对外传播中面临翻译、文化多重阻碍。以全球外文中医出版物为例,现在累计虽然有近千种,但在国外中医图书市场占据主流地位的产品,依然是那些由海外中医学者编译出版的中医图书。这些海外中医学者作为在异域文化中成长的外国人,是相对的"他者";他们在海外对中医进行介绍时改写原叙事、译者显身的情况较为常见。而经过他们有意识建构的中医文本叙事因更接近接受地市场读者的口味和审美习惯,满足了国外受众的需求,在国际传播中取得了较好的效果。

一、"他者"的中医叙事

　　1. 翻译与叙事　　叙事理论认为,叙事是人们将各种经验组织成有现实意义的事件的基本方式。英国曼彻斯特大学翻译研究学者 Mona Baker 将叙事理论与翻译研究相结合,创造性地将叙事理论引入翻译研究,取得了突出的成果。她在研究中指出"翻译是使社会和政治运动发展得以发生的那个进程本身必不可少的组成部分"。Baker 把叙事分为 4 种类型,即本体叙事、公共叙事、概念(学科)叙事和元叙事。按照这样的分类,中医翻译属于概念(学科)叙事,因为它涉及的是专业领域的学者就他们研究对象为自己和他人所做的叙述和解释。针对文化差异,在对外传播时采用恰当的叙述和解释是中医"走出去"的关键。这客观上要求我们关注相关学者对中医概念进行的叙述与解释。本文选择马万里作为"他者"的代表,以其编写的《中医基础学》一书为例,对其采用的叙事策略进行描述性分析,以期寻找中医对外传播的有效路径。

　　2. 马万里及其编著的《中医基础学》简介　　马万里本名为 Giovanni Maciocia,出生在意大利,20 世纪 70 年代在英国开始学习针灸。80 年代他多次到南京中医药大学进行短期课程的学习,并取了中文名"马万里",意作万里奔驰的骏马。他长期从事中医临床,不仅针灸技术高超,用中草药治疗许多西医公认的疑难疾病方面也有着独特的疗效。他将自己的临床经验和中医知识相结合,编著了多本中医教材,其编写的《中医基础学》《中医诊断》和《中医妇科学》成为美国、澳大利亚、英国、以色列等国的教科书及考试用书。

　　他所编著的《中医基础学》由丘吉尔·利文斯通出版社(Churchill Livingstone)于 1989 年出版第一版,2015 年该书修订出版第 3 版,其重印数超过 18 次,在亚马逊中医畅销书北美排行榜中(Best Sellers in Chinese Medicine)是为数不多的中医基础理论类图书。

二、叙事策略分析

1. 时空建构　作为研究人体生理病理、疾病诊治以及养生康复的传统医学,中医学至今已有数千年的历史。如今面对超级耐药菌的出现、暴增的西药研发成本和沉重的医疗负担,西方有识之士把目光投向强调天人合一且价廉效优的中医,期待能通过中西医的携手共同为人类健康保驾护航。在这样的背景下中医被西方认识,自然需要根据所处的迥异的时空语境进行重叙事,借助国外受众所熟悉的一些事物或符号,以形成某种关联或类比,增加感性认识。

(1) 阴阳对立诠释:"For example, hot pertains to Yang and cold pertains to Yin, so we might say that the climate in Barcelona (le: Naples) is Yang in relation to that in Stockholm, but it is Yin in relation to that in Algiers. "(Maciocia, 2015: 7)

在描述阴阳关系时,通过用巴塞罗那(第一版为那不勒斯)、斯德哥尔摩、阿尔及尔这些大城市来举例,帮助读者更好理解阴阳对立的相对性:那不勒斯和斯德哥尔摩相比更热,属阳;而和阿尔及尔相比,则相对温度偏低,属阴。

(2) 阴阳转化论述:在论述阴阳转换时他借用了人们所熟悉的饮酒狂欢后第二天宿醉难过的例子:"For example, the great euphoria of a drinking spree is quickly followed the next morning by the depression of a hang-over."(Maciocia, 2015: 8)

(3) 中西医类比:"The Liver influence on the sinews has also another meaning, corresponding to certain neurological conditions from a Western medical perspective. For example, if a child contracts an infectious disease such as meningitis manifesting with a high temperature eventually causing convulsions, in Chinese terms this is due to Heat stirring Liver-Wind. The interior Wind of the Liver causes a contraction and tremor of the sinews which leads to convulsions."(Maciocia, 2015: 122)

在论述"肝主筋"功能时,他借用西医的视角把儿童因脑膜炎引起的高热痉挛与中医所论述的热极生风、肝风内动所产生的筋脉拘挛抽搐表现进行类比,说明中医的"肝"与肢体运动有关。

(4) 脾之形态论述:"The Spleen weighs 2 pounds and 3 ounces, it is 3 inches wide, 5 inches long and has 1/2 pound of fatty tissues surrounding it."(Maciocia, 2015: 144)

在论述脏腑功能呢,补充中医中未论及"胰",但脾胃功能与西医所讲"胰脏"密切相连时,马万里引用了《难经》的一段论述。该论述的原文为"脾重二斤三两,扁广三寸,长五寸,有散膏半斤"。或许因为论述的重点不在数字的精确性上,他把原有的数量单位斤、两、寸进行了归化翻译,对应成了西方的常用的重量单位(pound, ounce)和长度单位(inch),帮助读者理解原文描述的脾脏形状、重量和一个所指模糊的"散膏"。

除了在语言表达上填补读者和原文的时空差,《中医基础学》在排版结构上也体现了它在新语境下的叙事特征。该书在1989年出版后成为国外影响力较大的中医基础理论教材,在2015年的新版中,每个章节都增加了自测问题,在每章末尾还提供了参考书目供学生进一步阅读。所增加的项目与注意互动及拓展的教材体例更为吻合,能更好塑造该书作为国外出版经典教科书的形象。

当然对涉及生命科学的中医进行跨时空构建,一定要基于中医理论与实践,否则就会造成误解从而影响临床效果。马万里在《中医基础学》一书中多处引用诸多《素问》《灵枢》《难经》《伤寒论》《类经》等中医典籍的论述,体现了作者深厚的中医理论基础;此外他也根据自己的临床体会对一些病证的处理进行了补充说明：如在第 3 版中论述瘀血时，他就特别补充了活血化瘀 3 个经验效穴（四满、血海、太冲）。

语言表达和诠释贴近译入语读者，体例编写与时俱进，加上中医理论的追根溯源与临床体验的个性化补充，既增加了该书的可读性，也增强了该书的可信度和可操作性，从而实现了传统中医学理论的有效跨时空建构。

2. 选择性使用　和国内中医基础理论教材不同，马万里所编著的《中医基础学》更多突出了针灸的相关内容。除了介绍经络的概念、基本功能、十二经络走向等内容，还对每条经络上穴位的特点、具体作用、临床适应证进行了详细的说明，涵盖了相当多腧穴学的内容。在一些穴位作用描述中他根据个人的临床体会进行了补充。如在描述肺经穴位列缺（LU7）时，特别说明："In my experience, LU‑7 can be used in emotional problems caused by worry, grief or sadness. LU‑7 is particular indicated in cases in which the person bears his or her problems in silence and keeps them inside. LU‑7 tends to stimulate a beneficial outpouring of repressed emotions. Weeping is the sound associated with the Lungs according to the 5 Elements, and those who have been suppressing their emotions may burst out crying when this point is used or shortly after."（Maciocia，1985：372）（笔者译：就我个人经验，列缺能用来治疗因为伤悲所引起的情绪问题，对一些倾向于以沉默来内藏个人问题的人效果更为明显。列缺穴能释放压抑的情绪。根据五行理论，"五声"中的"哭"和肺相连。使用列缺穴治疗那些情绪压抑的人可能会让他们放声哭泣）。

对原文进行添加或删除，从而改写原文叙事的某些方面，这是选择性构建的典型做法。马万里选择增加与针灸相关的内容，是因为和中药相比，针灸在国际上有更好的认可度。世界上认可中药有合法定位的国家地区较少，但认可针灸合法性的国家则相对较多，其中不少国家把针灸的治疗费用也纳入医疗保险。正是考虑到受众的要求，马万里在教材内容编排上进行了调整，也设定了更为广泛的目标读者。更多的例子还包括在阐述"治病求本""扶正祛邪"等治疗原则时，所给的治疗方法也仅涉及穴位的选用，而没有讨论到方药。此外作者从事针灸临床近四十年，他个人运用针灸在情感、精神疾病治疗上颇显成效，这也使他不吝在文中不同部分补充个人诊疗体验，并强调针刺对身心的调节效果。

3. 标示性建构　标示性建构是一个话语过程，是指用单词、术语和短语去描述叙事文本中的人物、地点、团体、事件或其他关键要素。命名是标示性建构的有力手段。中西医采用术语所指不同，马万里在描述中医特有概念进行了特征性标示。除了在针灸穴位、方剂、中医典籍等翻译中常规借用拼音外，马万里还用了很多首字母大写的单词。如讲"心主血"功能时："A healthy Heart is essential for a proper supply of blood to all the body tissues. When its function is impaired, i.e. Heart-Blood is deficient, the circulation of Blood is slack and the hands may be cold."（Maciocia，2015：108）。这其中"Heart"在非句首位置首字母大写是为了突出这是中医"心"的概念，非西医解剖可见的实体心脏。其中两处 Blood 首字母大写也是为了突出中医"血"的概念。"中焦受气取汁，变化而赤，是谓血"（《灵枢·决气》）；中医所言的"血"与营气密切相关，而不局限于西医所具象的血管中流动的红色液体。而当西医学概念的血液在描述中出现时，如上例所述的血液供养身体组织，他则使用首字母小写的"blood"来进行区分。

更多大写首字母以凸显中医概念的例子还见于异常的舌色、舌形等的描述中。如在描述瘦薄舌时："A Thin body indicates either Blood deficiency if it is Pale, or Yin deficiency if it is Red and Peeled."（Maciocia，2015：327），其中所讲的瘦薄舌(Thin body)、淡白舌(Pale tongue)、红绛舌(Red tongue)、剥苔(Peeled)都是中医舌诊的专业术语，故都将首字母大写。在介绍经前期头痛患者的案例时，"Her pulse was Deep and Wiry and her tongue was Reddish-Purple and Stiff"，描述的异常舌象以及沉弦的脉象也同样用首字母大写的方式进行了处理。

应该说马万里所采用的大写首字母来表达中医特有概念的方法在中医英译中并不普通。国外中医教材编著者 Bob Flaws、Nigel Wiseman 均未用首字母大小写来区分中医及西医术语，世界中医药联合会所颁布的《中医基本名词术语中英对照国际标准》中对中医概念的表达也没有采用这样的体例。不过这种不符合英语语法规则的术语使用，确实能给文本的阅读者带来一种陌生感，并在一定程度上对读者所建构的中医术语概念进行提示，从而避免进入西医学所设定的概念范畴。反思西医在中国的传播，实体脏器的概念因借用中医语言中原有的"心""肝""脾""肺""肾"等来介绍，很快得到了接受，也带来了一些认知上的混乱。如中医门诊中不乏一些西医肾病的患者来要求"补肾调理"，这其实是混淆了中医脏腑和西医脏器的概念。如果我们有意识用不同的词汇、用语把中西医的概念进行区分，帮助厘清两者的区别，这样的标示性建构或许会减少无意识地张冠李戴。

4. 人物事件再定位　中医药术语英译时译名随意、错误、混乱，给中医的国际交流带来困难。要推动中医药的国际交流，中医界普遍认为中药术语标准化和英译规范化必不可少。2000 年到 2007 年间，国内外先后出版了《中医药学名词》《中医药常用名词术语英译》《中医基础名词术语中英对照国际标准》《西太区传统医学名词术语国际标准》等几本关于中医术语标准化的权威著作。这些标准的出台旨在通过规范的中医术语，推动中医国际交流中表达的准确性，从而有效地传递信息。作为一个编著多本中医图书并在海外颇有影响力的中医学者，马万里表示他并不接受中医术语表达中所谓的标准或规范，他在副文本中添加评论，也对文本内的一些语言表达进行调整（如他将任脉翻译成 Directing Vessel，而不是世界卫生组织标准穴位命名中的 Conception Vessel），他还从汉英语言的差异批判性看待中医标准化，并对个人所支持的语境内多样化术语进行了阐释。

他在第 2、3 版中医翻译术语说明中大段引用美国汉学家安乐哲在英译研究中的论述。强调英语是表达事物性、本质性的语言，是一种实体性语言；而汉语是描述事件性、联系性的语言，是一种场域语言。假定某一术语在文本每次出现的侧重点不同，而产生了一系列意义；该术语的语义价值就是根据文本分析获得的，它的对应也应采用语境化方法。他认为，在中医术语翻译中寻找唯一规范或正确的表达是一种错误。他认为标准、规范的中医译语会影响人们去探索中医的丰富性。他期待多样性的表达来帮助人们更好地理解中医。他期待自己使用的对应词是一种带有个人理解的阐释，而不是所谓的"正确"或"官方版"；他也期待学生在认识中医术语时能从汉字本身出发来理解术语的本意。

他举例对"冲脉"中"冲"的多义性进行说明："The Chong Mai is a good example of this multiplicity as the term Chong could be translated as 'thoroughfare', 'strategic cross-roads', 'to penetrate', 'to rush', 'to rush upwards', 'to charge', 'activity', 'movement' and 'free passage'. Which of these translations is 'correct'? They are all correct as they all convey an idea of the nature and function of the Chong Mai."

除了对"中医标准化"进行叙事再定义，他还在副文本中重新定位了"现代中医"和他所提的

"中医"的关系,从而确立自己和所编译文本之间的位置关系。如他在第一版的前言中提到:"Although the modern Chinese, with their materialistic philosophical orientation, have ignored or glossed over certain aspects of Chinese medicine, credit must be given to them for carrying out a useful and important systematization of the theory of Chinese medicine."中医在西方是被研究的对象,是经典的被西方人类学研究的"他者"。这里所使用的代词"their"和"them",体现了一种对"他者"的审视。在这个叙事里,他和其他同在海外进行中医实践的同事是一方,另一方是接受了系统化、科学化改造的现代中医。这样定位的背后的假设是,他所介绍的"中医"与"现代化的中医"存在差异,而且通过直接和间接的评论,提示读者现代中医已经改变、系统化或者"毁坏"了真实的中医学。作为非本土文化熏陶的异国他人,对我们中国人而言是"他者"。"他者"对中医进行的再叙事,可以说是"他者"眼中的"他者"。"他者"之言,未必是对中医最贴切最透彻的阐释,因为叙事中会带着不同文化所给的价值取向、审美判断。但对于每一个在现代文化环境中成长的人,想认识和了解根植于古代社会情境的中医学,"他者"或许有特殊的参照价值。

三、结论

在全球化背景下的中医传播,实际上是持有不同利益、立场和价值观主体之间的跨文化沟通和对话。为了适应目的语读者及社会的需求,我们需要选择恰当的形式和内容,从而实现有效的国际传播和受众接受。我们既要有"中国选择"和"中国阐释"的译作走出去,也需要借鉴"外国选择"和"外国阐释"。如马万里所编著的《中医基础学》就是根据国内中医基础理论及中医典籍中的相关内容,按照西方读者容易理解的方式进行编辑和整理,并通过时空建构、选择性使用、标示性建构、人物事件再定位等叙事策略,完成了中医的跨时空对话。这种"他者"从不同的文化背景出发对中医原有概念叙事的更改或重构可做"他山之玉"供我们借鉴。当然作为非中国文化背景成长起来的中医学者,由于文化差异使得他们对中医的理解或有所偏差,我们需要客观的审视而不是全盘接受或套用。中医及中医文化要走出去,亟须我们准确评估海外读者,在兼顾传播目的与传播效果的同时建构合理的叙事框架,帮助传统中医焕发生机。期待借助中医这把"打开中华文明宝库的钥匙",帮助中华文化"走出去",提高中华文化软实力。

(钱敏娟、张宗明,《中华中医药杂志》,2016 年第 31 卷第 8 期)

关于新时期中医文化传播的思考:
基于一项文化认同差异的研究

文化认同是个体对文化的倾向性共识与认可,它能形成支配人类行为的思维准则与价值取向。只有人们在文化上认同了中医,才能在实际行动中参与并支持中医活动。由此可见,中医文化认同感的建立和提高是发展中医文化的根基,是中医药事业前进的保障。现阶段,针对中医文化认同的文献研究主要限于国内学界,有关研究多是以目前中医文化认同水平低为理论分析之前提,通过文献研究和经验研究方法分析中医文化认同危机的根源与对策。这些研究尽管一定程度上开拓了中医文化研究视角,使中医文化认同问题得到关注。但遗憾的是,中医文化认同的实际现状却并未在其中得以有效揭示和分析。具体表现为,现有研究普遍缺乏对中医文化认同水平的实际测量,更鲜有中医文化认同水平的群体差异分析以及面向不同群体的传播对策探讨。

一、中医文化与中医文化认同

1. 中医文化　文化是一种社会现象,是人们在长期社会历史活动中创造形成的产物,它总是表现为社会价值系统的总和,在这个集合中包括了群体的集体创造及其所积累的物质和精神财富。至今,关于文化的定义林林总总,莫衷一是。在 Stern H. H.(1992)的早期研究中,文化被分为狭义和广义两种。狭义的文化指人们普遍的社会习惯,如衣食住行、风俗习惯、行为规范、生活方式等;而广义的文化则指人类在社会历史发展过程中所创造的物质财富和精神财富的总和,它主要包括物质文化、制度文化和心理文化,前者属显文化,后两者属隐文化。作为中华民族优秀传统文化重要组成部分的中医文化,它是中医药发展过程中创造并积累的物质财富和精神财富的总和。一方面,中医文化所涵括的中华民族几千年来认识生命、维护健康、防治疾病的思想和方法体系属显文化;另一方面,中医文化所承载的人文精神、蕴含的哲学思想、体现的价值观念则属隐文化。

2. 认同与中医文化认同　"认同"一词最早由心理学家 Freud S.提出。后新弗洛伊德学派代表人物 Erikson E. H.(1994)将认同解释为一种具有发展结构的自我同一性概念,"认同有时指一个人对个体身份的自觉意识,有时则指对某个群体的理想和特征的内心趋同"。前者属于人的自我认同,后者则属人的社会认同,它是个体对某群体的特定价值、文化和信念的本质上接近的态度。社会认同的类型主要包括:民族认同、国家认同、政治认同等。其中,民族认同被认为是一个多维动态且涉及人的自我概念的复杂结构,它是个体对本民族的信念、态度以及对其民族身份的承认,包括个体对群体的归属感、积极评价以及个体对群体的文化感兴趣和实际行为卷入情况等。Laroche M.等(1998)也在其研究中将民族认同界定为个人对原有文化特征的接纳,这种接纳表现为态度、价值或行为。同时,Huntington S. P.(1997)指出文化认同对于大多数人来说是最有意义的东西,认为"不同民族的人们常以对他们来说最有意义的事物来回答'我们是谁',用'祖先、宗教、语言、历史、价值、习俗和体制来界定自己'";在此,文化认同被看作是民族认同的重要基础,这种民族文化认同隶属文化主体的价值系统,可以通过态度心理结构得以展现。具体而言,它是指人们基于不同文化的接触和实践,以自己选择的标准对各种文化事项做出认知判断、情感依附和行为选择。

由于中医文化是中华民族优秀传统文化的重要组成部分,在民族文化发展过程中具有特殊地位,有极强的民族象征意义,故本研究将中医文化认同定义为:个体对中医文化特征(事项)的接纳,这种接纳具体表现为对中医文化的信念、感情和行为。需强调的是,真正的文化认同不只是单纯地赞同某种思想观念或文化形式,更重要的是,这种文化认同是实践性的,是在活生生的文化生活中形成的。故对中医文化的认同,也不仅是强调对其思想、价值及思维方式的认同,而且也强调对其诊治方法、手段和临床效果的认同,即表现为对中医显文化和中医隐文化的认同(信念、感情和行为)。

二、理论回顾与假设形成

1. 关于文化认同的理论　自 19 世纪中期以来,中国社会步入一个从传统社会向现代社会转型的时期。社会转型背景下,由于经济全球化、文化多元化、传统教育模式的缺失以及西方文化广泛传播与渗透所造成的无序挤压,在一定程度上已然促使了传统文化认同危机的形成。尤其是,青年群体处于我国社会现代化进程中,在现代性建构过程中,一些对传统文化的批判和否定因素影响了其对传统文化的认同,甚至促使他(她)们逐步建立新的文化认同。根据叙事认同理论,认同是一种特殊的叙事形式。这种叙事通常围绕三种关系展开对情节的遴选,其中便包括情节与文化的关系。文化被视为群体统一的逻辑基础,是一种意义和智力系统,认同叙事选择先存的(pre-existing)和群体成长密切相关的文化特质进行重构,强调其在文化体系中的首要性,进而建构认同象征。对于当代青年而言,"先存的文化特质"更多地表现为民族传统文化;而"与成长密切相关的文化特质"实则更多地表现为在全球化背景下所反映出的以西方文化为主要特征的文化特质。在青年群体中,认同叙事便发生在"先存的"和"现存的"之间,从而进行文化认同的重构。这种在关系中发生的文化认同建构同样符合了文化认同理论中所强调的:认同总是存在于关系中,文化认同是发生在不同的文化接触、碰撞和相互比较的场域中。在文化认同的建构中,人们会按照碰撞后的自我标准对传统文化(即"先存的")进行重新评估。然而有研究指出对于中国传统文化,当代青年正逐渐弃离情感上的归属和依托,"利益"已经开始成为他们衡量传统文化价值的主要标尺。在东西文化价值体系间的摇摆过程中青年群体已逐渐表现出对西方文化的认同和对民族传统文化认同的淡化。作为凝聚着中华民族智慧和创造力的独特文化表现形式,中医文化已成为中华民族优秀传统文化的重要组成部分,是极为鲜明和重要的传统文化符号。随着传统文化认同危机在当代青年群体中的产生,中医文化同样存在着不同程度的认同问题。有专家也曾指出,中医药普及程度不高,尤其在年轻人中认知度较低已成为困扰目前中医药发展的主要瓶颈(房书亭,2011)。据以上分析本文首先形成假设1:青年群体对中医文化的认同水平(显著)低于中老年群体。

2.关于新媒体传播与文化认同关系的理论 作为文化传播的首要载体,大众媒介在文化认同的生成、演进过程中扮演着重要角色,已成为现代人建构文化认同的重要资源。Giddens A.(1991)研究认为现代性认同的建构离不开大众传媒。在欧洲,欧盟早已将视听传播业确定为创造欧洲文化认同感的重要手段。国内亦有研究表明,我国受众接触不同媒介类型和媒介内容形式中的中国文化内容正向影响其中国文化认同及认知、情感、行为意向三个层次。近十年来,新媒体在大众传播中的地位日益突出,其给人类社会所带来的变迁也直接冲击到文化认同的建立与发展层面,新媒体的文化认同建构功能逐渐受到关注。比如,在关于新媒体与民族文化、地域文化关系的研究中表明新媒体在实现民众对民族文化、地域文化的强烈认同方面发挥了重要作用。新媒体作为文化意义建构平台,一方面能够通过各种文化符号、话语、形象和解释框架等赋予人们共同的意义;另一方面,也能够通过转化传统文化中既有仪式特征,以吸引更多受众参与,营造"共同在场感",从而为现代人提供建构文化认同的素材。

据中国互联网络信息中心(CNNIC)发布的第36次《中国互联网络发展状况统计报告》显示,截至2015年6月,中国网民规模达6.68亿,其中20～29岁年龄段网民的比例为31.4%,在整体网民中占比最大;其次为10～19岁年龄段网民,所占比为23.8%。互联网在年轻一代的媒介接触习惯中占据了主导位置。以互联网为基础的新媒体在作为青年群体获取信息和互动活动的主要"场域"同时,也为他们提供了主动进行文化活动的条件,激起更多的参与和表达欲望,催生了大量文化卷入行为,从而为文化认同的建构提供了可能。相关研究同样表明,网络的使用对青年在决策、认同形成等自我认同发展的不同面向具有显著影响;大学生对互联网的依赖度、使用时间和频次与文化认同成正相关。因此本文形成假设 2：新媒体传播应用能够显著提高青年群体对中医文化的认同水平。

三、研究设计

1. 研究一的设计

(1) 变量的测量：中医文化认同水平的测量，以 Phinney J. S.(1992)的民族认同 MEIM 量表和相关宗教认同量表为基础，经调整共用 11 个问项测量，其中前 5 个问项测量对中医文化的信念，后 6 个问项测量对中医的行为。具体为：① 觉得中医文化有许多值得自豪的地方。② 觉得应该更加重视对中医文化的继承和发展。③ 我难以接受其他人对中医文化的负面评价。④ 认为相对于西医而言，中医的诊治也是很有效的。⑤ 认为中医文化博大精深。⑥ 会时常阅读和中医文化相关的图书或其他资料。⑦ 熟悉中医文化传统，比如了解中医文化人物、中医的辨证论治思想、阴阳五行学说、整体观念等。⑧ 会向他人推荐到中医医院就诊。⑨ 很愿意参加和中医相关的各种活动。⑩ 了解一些常用中药材以及中医治则治法，如三因制宜、调整阴阳、正治与反治、扶正与祛邪等。⑪ 当需要治疗疾病时，会考虑优先选择中医。将以上所有问项归纳后，通过小范围访谈，调整部分问项表述方式，为了消除完全中立影响，未设"一般""不清楚"等类型选项，全部采用六级度量，形成正式问卷。

(2) 数据收集：于 2014 年 10 月通过在线问卷调查方式进行预调查，根据反馈信息，对问卷做部分调整，形成最终问卷。问卷包括 15 个问项，其中 12 个为主要问项(包括 1 个开放性问项用于对认同做辅助判断，即 Q12：请用一段话描述您对中医的态度或看法)，于 2014 年 11 月通过网络(http://www.sojump.com/jq/3905752.aspx)和实地分别进行正式调查，共收回 262 份问卷，有效问卷 255 份。被测者年龄分布情况：34 岁及以下占比 60%，35 岁及以上占比 40%；文化程度分布情况：高中及以下、本科、硕士、博士占比分别为 16%、55%、24%、5%。样本中女性约占 40%。

2. 研究二的设计

(1) 实验方法、对象及变量：研究二随机选择高校大学生 80 名，采取准实验法通过有控制组的实验前后对照设计，将样本随机分为实验组和控制组(各 40 人)。因变量为中医文化认同水平，采用研究一中对应的量表测量；自变量为应用新媒体接触中医信息；干扰变量主要通过随机化、有控制组的前后测设计进行控制。

(2) 实验步骤：① 前测。首先利用问卷实地测量两组被试对象的中医文化认同水平。问卷主要包括两部分，第一部分为性别、新媒体使用情况等；第二部分为主要问项(研究一中的中医文化认同量表)。② 自变量操纵。实验组的处理于 2015 年 3—5 月进行。根据对新媒体的相关研究(匡文波,2008;汪頔,2013)，要求实验组被试对象定期通过微博、博客、播客、社区论坛、门户、视频网站以及微信公众账号、手机 App 来关注和了解中医相关信息。为了便于对过程的控制，40 人被分为 8 组，由组长协助监察和控制成员按要求执行情况。③ 后测。于 2015 年 5 月利用中医文化认同量表测量两组被试对象的认同水平。

四、数据分析

1. 研究一的数据分析

(1) 信度和效度分析：① 信度分析：采用 Cronbach' α 值检验测项内部一致性，结果显示(表

5-2)测项内部一致性信度(internal consistency reliability)较高。② 效度分析：中医文化认同水平变量的 KMO 值为 0.829，Bartlett 球度观测值为 1 809.605，自由度为 55，显著性概率接近 0.000，适合作因子分析。采用主成分法经正交旋转，对应测项能被两个因子(V1、V2、V3、V4、V5 为对中医文化认同之信念；V6、V7、V8、V9、V10、V11 归为对中医文化认同之行为)解释，因子载荷除 V3 接近 0.600，其他均大于 0.770；两个因子累计贡献率达 65.548%。因子分析表明量表总体建构效度(construct validity)理想。此外，本研究的测项大多借鉴了相关研究成果，同时部分结合访谈、专家咨询制定，内容效度(content validity)较为理想。

表 5-2 各测项的 Cronbach'α 值

主 要 变 量	Cronbach'α
中医文化认同水平	0.897
中医文化认同的信念表现	0.792
中医文化认同的行为表现	0.821

(2) 功能分析：相关分析显示，年龄与中医文化认同水平的 Pearson 相关系数为 0.539，双尾检验显著性概率接近 0.000($n=255$)。故以年龄为分组变量将样本分为 Y 组(青年组：34 岁及以下)和 O 组(中老年组：35 岁及以上)，对两组的中医文化认同水平进行单因素方差分析：方差齐性符合要求($F=0.840$，$P=0.526$)；两组组间方差值为 17.501，F 值为 27.94，显著性概率接近 0.000，组间存在显著差异，青年群体和中老年群体在中医文化认同水平上表现出不同，且青年群体对中医文化的认同水平低于中老年群体($M_{YI}=4.123<M_{OI}=4.658$；$Min_{YI}=1.64$，$Max_{YI}=5.73$；$Min_{OI}=2.73$，$Max_{OI}=6$)，假设 1 得到验证(表 5-3)。此外，样本均值为 4.337($n=255$)，表明总体上样本对中医文化的认同水平不低。

表 5-3 两组群体的中医文化认同比较

组 别	均 值	极小值	极大值	n
青年群体	4.123	1.64	5.73	153
中老年群体	4.658	2.73	6.00	102

注：两组组间 F 值=27.940，$P=0.000$。

进一步将 Q1、Q2、Q3、Q5、Q6、Q7 作为中医隐文化认同，Q4、Q8、Q9、Q10、Q11 为中医显文化认同做探索分析。方差分析结果显示：① 样本在对中医显文化和隐文化的认同上表现出明显不同，显文化认同水平低于隐文化认同水平(表 5-4)，$M_{I(显文化)}=4.122<M_{I(隐文化)}=4.516$($F=26.124$，$P=0.000$)；$Min_{I(显文化)}=1.20$，$Min_{I(隐文化)}=2.00$；$Max_{I(显文化)}=Max_{I(隐文化)}=6$。② 两个年龄群体在对中医显文化和隐文化认同方面没有表现出不同，仍然是中医隐文化认同水平相对更高(表 5-5)，$M_{YI(显文化)}=3.949<M_{YI(隐文化)}=4.268$($F=9.476$，$P=0.002$)；$M_{OI(显文化)}=4.382<M_{OI(隐文化)}=4.887$($F=26.542$，$P=0.000$)。③ 中老年群体无论是对中医显文化或是隐文化的认同水平皆要高于青年群体，$M_{YI(显文化)}=3.949<M_{OI(显文化)}=4.382$($F=14.698$，$P=0.000$)；$M_{YI(隐文化)}=4.268<M_{OI(隐文化)}=4.887$($F=39.377$，$P=0.000$)。

表 5 - 4　中医显文化与隐文化认同比较

类　　型	均　　值	极小值	极大值	n
中医显文化认同	4.122	1.20	6.00	255
中医隐文化认同	4.516	2.00	6.00	255

注：两组组间 F 值＝26.124，P＝0.000。

表 5 - 5　不同群体对中医显文化与隐文化认同比较

组　　别	n	类　　型	均　　值	极小值	极大值	
青　年	153	中医显文化认同	3.949	1.20	5.60	组间 F 值＝9.476，
群　体	153	中医隐文化认同	4.268	2.00	5.83	P＝0.000
中老年	102	中医显文化认同	4.382	1.60	6.00	组间 F 值＝26.542，
群　体	102	中医隐文化认同	4.887	3.67	6.00	P＝0.000

2. 研究二的数据分析

（1）样本基本情况描述分析：样本中女性为 45 人（约占 56%）。前测显示：$M_{t(前测实验组)}$＝1.263，$M_{t(前测控制组)}$＝1.300，$T(78)$＝－0.310，P＝0.758，两组被试者没有明显差异，均很少运用新媒体来接触中医信息，其主要是通过传统方式，如上课、阅读规范教材等。$M_{I(前测实验组)}$＝3.804，$M_{I(前测控制组)}$＝3.725，$T(78)$＝0.445，P＝0.657，表明前测时两组被试者在对中医文化的认同水平上无明显差异。

（2）信度和效度分析：首先，因变量的测量延续使用了研究一中的中医文化认同量表，信度和效度较好；其次，通过后测问项获取实验组运用新媒体接触中医信息的时间，进行自变量的操纵检测：$M_{t(后测实验组)}$＝6.780＞$M_{t(前测实验组)}$＝1.263，$T(78)$＝－37.777，P＝0.000，后测实验组应用新媒体接触中医信息时间显著大于其前测值。

（3）功能分析：分别对两组的中医文化认同水平前测、后测值做纵向及横向的样本 T 检验（表 5 - 6）。纵向对比分析方面：样本描述中已表明前测实验组和前测控制组之间在对中医文化认同水平上无显著差异；此外，$M_{I(后测实验组)}$＝4.560＞$M_{I(后测控制组)}$＝3.701，$T(78)$＝5.375，P＝0.000，说明经实验处理，实验组的中医文化认同水平要显著高于控制组。横向对比分析方面：首先，$M_{I(后测实验组)}$＝4.560＞$M_{I(前测实验组)}$＝3.804，$T(78)$＝－4.775，P＝0.000，表明经实验处理，实验组的中医文化认同水平后测值显著高于其前测值。其次，$M_{I(后测控制组)}$＝3.701，$M_{I(前测控制组)}$＝3.725，$T(78)$＝0.132，P＝0.895，控制组的中医文化认同水平前测值与后测值无显著差异。功能分析验证假设 2，表明通过新媒体的应用接触中医相关信息能够提高青少年的中医文化认同水平。

表 5 - 6　不同组别的中医文化认同水平前测与后测值比较

组　　别	前测均值	后测均值	T 值	P 值
控制组	3.725	3.701	0.132	0.895
实验组	3.804	4.560	4.775	0.000
T 值	0.445	5.375	——	——
P 值	0.657	0.000	——	——

五、研究结论与讨论

与以往观点不同：第一，目前我国社会公众对中医文化的总体认同水平并不低，且在年龄因素上呈现显著群体差异。具体表现为青年群体对中医文化的认同程度不及中老年群体。第二，当关注到中医隐文化和显文化时，中老年群体对两者的认同水平均明显高于青年群体。第三，无论何年龄群体，公众对中医隐文化的认同度相较于显文化更高。这种在总体认同基础上的显、隐文化认同的分裂也表现了公众在面对中医时的情感与功能诉求并存的复杂心态，这一心态也主要源于中医的民族文化特征以及医学重临床的传统。研究还进一步发现，持续通过新媒体的应用接触中医相关信息能够明显提高青年群体的中医文化认同水平。

综上，在当前政府着力推动社会主义文化大发展大繁荣，中医文化事业正处于发展关键期，我们应抓住机遇构建全面有效的中医文化传播体系，尤其应重点针对青年群体这一未来社会中坚力量。根据问卷中 Q12 开放问项所获的文本数据（如："要针对年轻人普及推广中医知识""中医都已经快在年轻一辈中失传了，年轻一辈对中医知识基本一无所知，更别说认可了""对于慢性病，选择中医是很好的选择，对人体伤害是最小的，个人觉得年轻人需要正确认识中医，了解中医文化"等）发现青年群体对接触、了解中医知识甚至参与中医文化活动有较强诉求。

值得注意的是，现阶段我国青年群体已表现出对互联网和各种新媒体应用形式的依赖，并更乐于运用通俗易懂的语言、图像、动画等符号参与互动体验性强的线上或线上线下相结合的活动。根据 CNNIC 于 2015 年 6 月发布的《2014 年中国青少年上网行为调查报告》，截至 2014 年 12 月底，中国青少年网民规模已达 2.77 亿，占整体网民的 42.7%，占青少年总体的 79.6%；同时，60.1% 的青少年网民信任互联网上的信息，整体对互联网信任度高，依赖性强，青少年网民分享意愿、评论意愿均高于网民总体水平。鉴于此，在新时期下中医文化认同的建构应该是面向未来的，要充分重视新媒体传播应用对提高青年群体中医文化认同的积极作用。首先，在传播平台方面，整合利用微博、博客、播客、社区论坛、门户以及微信公众账号、手机 App 等应用形式进行中医文化与知识的普及传播；其次，在传播内容方面，加强基于新媒体平台的中医文化传播内容的制作与开发，通过创意化、生活化、通俗化和时尚化的创作打造具有新时期中医文化符号特征的信息内容；最后，在传播形式方面，为了能促进对中医文化的符号性认同转变为建构性认同，同时也考虑到单纯的新媒体线上传播或会削弱文化意义的神圣性和完整性，中医文化的新媒体传播应考虑利用线上与线下联动（Online to Offline）方式，通过虚拟场域与现实场域结合构筑一个共同的文化认同空间，帮助青年人越来越多地参与到传统中医文化的信息共享、公共讨论和实践活动中去。

六、研究局限与展望

1. 研究局限　本文通过两个研究设计及分析揭示了我国社会公众对中医文化的认同现状，探析了目前中医文化认同所存在的群体差异；在实证新媒体传播应用能显著提高青年群体对中医文化的认同水平基础上展开对新时期中医文化传播策略的初步探索。本文能够丰富中医文化领域相关研究，对深化目前中医文化认同研究具有一定理论意义。目前主要存在以下局限：为了便于对实验的控制，研究二被试样本主要来自在校大学生，虽然其同属青年群体，但考虑到样本的结构特征，其代表性还存在一定缺陷。此外，在自变量的操纵上，仅涉及对新媒体传播应用平台或形式的操纵，尚未纳入对新媒体传播内容的操纵处理，一定程度上影响实验效度。

2. 研究展望　鉴于文化认同具有较强的内隐性与建构性特征,是一类极为复杂的社会现象,下一阶段的研究,一方面需要同时运用扎根方法通过质性研究对中医文化认同群体差异及其原因与作用机制做进一步探索;并以质性研究工作为基础修正和完善中医文化认同量表;另一方面,在提高实验效度,改善样本代表性和对自变量操纵的基础上,充分结合符号互动、社会网络、科学传播等理论具体展开新时期下中医文化传播内容、路径与方法的相关研究。

(潘小毅,《中华中医药学刊》,2016 年第 34 卷第 11 期)

浅析中医药文化国际传播思路

改革开放近四十年来,中国综合实力不断增强,已成为世界第二大经济体。中国政府越来越重视国家形象和中国文化的传播。中医药文化是中国传统文化的精髓,其价值日益凸显,传播中医药文化有助于增强国家文化软实力,中医药文化的复兴能有力促进中华文化复兴。从某种意义上说,文化的复兴比经济的复兴更为重要和关键,因为文化的复兴能为经济的发展提供源源不断的潜在动力。中医药以其最具有中华文化代表性的文化价值和保障民众健康的医疗保健实用价值,最有可能打造中华民族文化品牌,也最有可能通过民族文化品牌输出而推动中华文化走向世界。中医药防治疾病、养生保健的思想方法和手段,已成为传播中华传统文化的重要方式和载体。目前,中医药已传播到世界 160 多个国家和地区,海外中医孔子学院相继设立对于中医文化传播也起着积极的作用。中医药文化已经成为中国对外交流中的闪亮名片。

一、抓住中医药文化国际传播新契机

中医药文化是中医药学的根基和灵魂。中医药以人为本,崇尚和谐,体现了中华民族的认知方式和价值取向,体现了我国文化软实力。2009 年,国务院《关于扶持和促进中医药事业发展的若干意见》提出,将中医药文化建设纳入国家文化发展规划。繁荣和发展中医药文化,有助于我国优秀文化传承体系的建设,有助于增强中华文化的国际影响力。2011 年,我国首次将“支持中医药发展”纳入国家发展规划(《中华人民共和国国民经济和社会发展第十二个五年规划纲要》),彰显了中医药日益重要的地位和作用,规划强调充分发挥中医药优势,发展中医预防保健;要求“努力扩大文化、中医药……新兴服务出口”,发展中医文化创意产业,国家将中医药作为未来 5 年服务贸易的新兴力量,正是看到了国际社会对中医药的强劲需求,凸显了中医药未来发展的巨大潜力和光明前景。我国政府高度重视中国传统文化在全世界的广泛传播,强调传统文化在提升国家综合实力中的影响和地位。中医文化承载着中国传统文化最主要的核心理念和思想基因,而且与人类的生命、生活、思维方式密切相关。2014 年 3 月 4 日,中共中央政治局常委、国务院副总理张高丽看望出席全国政协十二届二次会议的医药卫生界委员时,国家卫生计生委副主任、国家中医药管理局局长王国强就“建议将中医药发展列为国家战略”作单独发言。从国家层面制定中医药国家发展战略及中医药海外发展战略,将中医药海外发展战略纳入国家总体发展战略。使中医药更好地服务群众健康,服务经济社会发展,服务我国对外交往,进一步发挥中医药的独特地位和作用,提升国家“软实力”“巧实力”和“硬实力”。国家对中医药发展的高度重视为中医药文化国际传播带来了新的发展契机,中医药界人士应抓住机遇、顺势而为。

二、中医药文化国际传播理论探索

在总结历史经验和教训的基础上,国内外学者就如何促进中医药文化国际传播提出了建设性意见,毛嘉陵从战略的高度对中医药文化进行了思考,并探索了中医药传播的出路;李玫姬从社会学的角度论述了文化全球化背景下中医文化的现代发展,主张面对文化全球化的现实,中医文化必须以积极主动的态度去应对,必须着眼于世界文化发展的前沿,在保持、发扬自己的传统特色的同时,又以海纳百川之胸怀汲取世界各民族医学文化的长处。马伯英论述中外医学的跨文化传通时凝练了中医文化的体系特征,并指出了中医文化在传通中信息的质量、失真和变异。在理论探索的基础上,刘国伟提出了研究中医跨文化传播需要关注源文化、目标文化与传播媒介3个方面,源文化中医作为中国优秀传统文化的精髓之一,为中医的跨文化传播提供了可能;传播媒介的拓展提升了传播的效率;目标文化对源文化的态度制约着传播的效果。这些理论初步形成了中医药国际传播的体系构建。

三、凝练中医药文化精髓,加强中医药文化建设

传统中医药文化内涵极其博大精深,它吸取了中华文化的精髓,受到中国传统哲学、数学、天文、地理等知识的深刻影响,又以自身的创造,极大丰富和发展了中华文化,为中华文明宝库增添了绚丽的光彩。中医药文化体系的精髓主要包括5个方面:一是天人合一的整体观念。《黄帝内经》认为人与社会自然是不可分割的整体。这种整体观贯穿于中医的病理、诊疗和养生等所有领域。二是司外揣内的诊断模式。具体诊断时主要运用望、闻、问、切4种诊法,并强调四诊合参。中医的藏象学说对司外揣内及取象比类的诊断模式有详细阐述。三是辨证论治的治疗方法。在四诊的基础上,中医师通过多种方法辨析病因和病机,制定合理的治疗方案,运用方剂、针灸、推拿、手术等治法为患者施治。辨证论治充分体现了中医治病活人的精髓和奥妙。四是"治未病"的养生理念。中医推崇未病先防和既病防变的理念。《黄帝内经》中早有"不治已病治未病"的论述。几千年来,中医养生文化已经成为中国人日常生活的重要部分。五是"医乃仁术、大医精诚"的医德精神。它是中医文化伦理特征和道德追求的高度概括。孙思邈在《备急千金要方》中强调医生应珍视生命、精通医术、以诚待人。

几千年来中医的传承从未中断,体系完整、脉络清晰。中医博采儒释道各家之长,很好地吸收了各派学说之精华,完整地展现着中国传统文化的整体面貌。国家政府在关注中医产业发展方面的医疗价值的同时,也当从传承弘扬中国传统文化,推动中华民族文化复兴的高度去审视中医药的文化价值。海内外中医人士都应增强责任感,全面深入挖掘中医药所蕴含的丰富文化内涵,加强中医药文化建设,提升中医药文化的国际地位,增强海内外民众对中医的认可程度。

四、加强宣传,提升魅力

中西方文化差异明显,要促进中医药文化国际传播,对其进行适当宣传极其必要。说到中医国际传播,我们不得不提针灸的国际传播。针灸能够在世界各地受到广泛认可与1971年中国向全世界宣布针刺麻醉效果的历史事件密不可分。针灸疗效独特、无毒副作用,被公认为绿色疗法,受到世界卫生组织的推荐,在世界上160多个国家和地区广泛应用。无论中国人还是外国

人,想要全面了解中医,必须通过系统而深入的学习,这对于绝大多数外国人而言是很难实现的,因此要想引发外国人的学习兴趣,推动中医的跨文化传播,必须首先吸引他们的眼球,才有可能最终俘获他们的中医之心。当中国向全世界宣布针刺麻醉效果的时候,不论相信与否,西方人往往想先通过实验去验证,进而给出科学合理的解释,针灸才逐渐被接受。宣传针刺麻醉本意并不在于炒作,但其客观效果是众所周知的,这也反映了典型事例对于某项事业或某个行业的巨大推动作用,然而官方和学界对于宣传中医的紧迫性和重要性认识还不够充分。我们完全可以借鉴此次事件,对中医药文化进行合理宣传,通过推广和创新中国针灸术、中华药膳、中华太极拳等养生方式,全面促进中医药文化的国际传播。通过适当的时机和平台对典型事件或杰出人物予以宣传,这对于促进中医药文化国际传播事业定能起到事半功倍的效果。

五、利用孔子学院传播中医药文化

中医药国际传播形成了以中国为中心,以韩国、日本及东南亚国家为外围,以欧美及其他西方国家为边缘的辐射状格局。离中心越近,中医药越纯正、越发达。中医药文化的发展与中医药的传播密切相关。作为中华传统文化的杰出代表,中医药文化在国际传播中可以很好地利用孔子学院这一重要平台,在中国传统文化传播热潮中顺势推介中医药及其文化的国际传播。

中医药院校承担着培养人才、服务社会和传播文化的职能,可以担当中医药文化传播的主体。中医药院校的专家、学者应该在政府和学校的支持下,面对国内外受众开展中医药文化的宣讲和传播。他们应具有中医药文化传播的自觉和自信,担负起中医药文化传播的时代使命。2015 年 3月 18 日江西中医药大学申办的孔子学院——“世明大学孔子学院”揭牌仪式在韩国世明大学隆重举行。世明大学校长表示,世明大学孔子学院不仅要服务堤川市,更要在韩国中部内陆地区扩大影响,结合地区发展进行文化交流与合作,为韩中两国传统医药发展做出贡献,努力把孔子学院打造成内涵丰富、特色鲜明的中外综合文化交流平台。江西中医药大学校长陈明人表示将与世明大学精诚合作,建立和完善共建、共有、共管、共享的合作体系,进一步发挥两校办学优势和区位优势,广泛开展传统医药教育、文化、学术交流与合作,为中韩经济文化交流增光添彩,为江西中医药大学走国际化办学道路、加快建设世界中医药名校发挥重要作用。孔子学院成立 1 年多以来,中国孔院总部和我校推荐优秀教师赴世明大学开展汉语教育、文化交流、中韩医药学术研讨会、中医服务社区民众等系列活动,取得了丰硕成果。把孔子学院这一重要平台打造成传播中医药文化的重要阵地,必将继续取得良好传播效果。如果在海外 400 余家孔子学院的教学中适当融入中医元素,必将极大地促进中医药文化的国际传播,在树立中医药独特文化形象的同时全面推进中医药的国际化进程。

六、利用老子学院传播中医药文化

利用老子学院传播中医药文化也是一种很好的途径。作为中国传统文化的重要组成部分,道家与中医的渊源甚为密切。道家倡导的“自然无为”是中医主张的“恬淡虚无”的先声。道家的“人法自然”推演出中医“顺应天时”之说,道家的“治未乱”推导出了中医“治未病”的思想。《黄帝内经》是在崇尚黄老思想的影响下产生的,其内容渗透了道家文化的基本思想。道家思想对中医养生学、治疗学、外科学、医德形成等方面均具有深远影响。道家论著中到处可见对生存之道、养生之道的论述。老子学院的宗旨是向全球传播以老子学说为重点内容的中国传统文化,教学内容包括教育、文化、思想、养生学、艺术学等多方面,目的是提高人类的生存品质,推动和谐世界的构建。老子提出的"道法自然""上善若水"在西方备受推崇,它体现的是一种共同价值与终极关怀,能被不同国度、不同民族、不同语言的人所接受。通过互联网、函授等多种形式,老子学院的学习者和实践者日益增多,道家思想文化受到越来越多的中外人士的青睐。在老子学院开展中医药文化的宣传一定能收到事半功倍的效果。在中医药走向世界的新形势下,政府应该鼓励建立更多的老子学院,把握好老子学院这一重要渠道大力促进中医药文化的传播、助力中医药产业的发展。

七、鼓励中医药企业海外发展,推促动中医药文化国际传播

随着中医药文化知识的普及和现代医学模式的转变,国际社会对中医药的认可程度越来越高。全球多达168个国家和地区都提供中医药产品和服务,联合国教科文组织将中医针灸列入"非遗"名录,"世界记忆名录"收录有《本草纲目》和《黄帝内经》。中医药已经成为西方各国知名药企虎视眈眈的一块蛋糕。有西方药企认为,以中药为主的天然药物将成为未来最具发展前景的药物。中国医药企业应该也必须打赢中医国际化这场商战。中国医药企业可以利用国内廉价中草药的优势,积极申请中医药产品专利,打破贸易壁垒,努力开拓国外医药市场。国家增加资金进行中医药的开发和研究,以便在未来中医药市场争夺中占据优势。

国家主席习近平于今年3月28日至30日对捷克进行国事访问,与习近平主席同行的还有一个50人的企业家代表团,涉及金融、医药、基建等领域,其中包括中医药企业代表江中集团董事长钟虹光。今年春节前,习近平主席视察江中集团时指出,中医药是中华民族的瑰宝,有5000多年的历史,一定要保护好、发掘好、发展好、传承好。此次钟虹光先生随访捷克,是中医药走出国门、作为闪亮外交名片的又一体现。去年中捷政府共同建设了中东欧首家中医中心——捷克赫拉德茨-克拉洛维州立医院中医中心,该中心已经展开了中医按摩、针灸手段治疗,中成药和中草药的引进还未实施,而江中集团随访将借此打开中国中医药出口新领域。从国家层面鼓励中医药企业海外发展,扩大中医药服务范围,提升中医药服务水平,能够为中医药文化国际传播提供强大后盾。

八、结语

中医药文化是中医药学的根基和灵魂,推动其国际传播不仅是中医界的职责,更应当是整个国家、整个民族之责。我们应当把握中医药发展的新契机,加强中医药文化价值宣传、提升其魅力,通过多种渠道,发挥孔子学院、老子学院等重要平台,推动中医药企业海外发展以带动中医药文化国际传播。以中医药知识和文化内涵为载体,统筹开发,促使中医药文化传播内容更全面,传播程度更深入,传播区域更广泛。中医药文化国际传播能够提升中医的国际地位,中医药文化的复兴对于中华民族文化全面复兴意义重大。

(王小芳、刘成,《中华中医药杂志》,2016年第31卷第11期)

高校中医药文化国际传播
有效路径的探索与研究

习近平总书记指出:"中医药学凝聚着深邃的哲学智慧和中华民族几千年的健康养生理念及

其实践经验,是中国古代科学的瑰宝,也是打开中华文明宝库的钥匙。"习近平总书记关于中医药的精辟论述使人们对于中医药的博大精深、对于中国传统文化的价值认识提升到了一个新的高度。近年来,随着中医药文化的普及、健康观念的更新和医学模式的转变,中医药受到了国际社会和越来越多国家、地区民众的广泛关注和认可,中医药作为中国文化软实力的重要体现越来越被世人认同。以文化传承与创新为主要职能之一的高等院校承载着中医药文化国际传播的神圣使命与责任。高等院校应充分发挥自身的特色与优势,积极探索中医药文化国际传播的有效措施与路径,讲好中医故事,促进国际社会广泛认知并应用中医药,这将有利于提升中国文化软实力,推进中医药国际化进程,促进中医药事业的全面发展。

一、中医药文化国际传播现状

中医药文化在海外的传播途径主要包括:政府间交流合作、国际组织传播、院校教育与培训、中医药国际会议、海外医疗服务、媒体的宣传、中医海外立法等。国家《中医药发展"十三五"规划》显示,中医药已传播到 183 个国家和地区,中国与外国政府、地区和国际组织已签订 86 项中医药合作协议,建设了 10 个海外中医药中心,并在"一带一路"沿线国家建立了 10 所中医孔子学院。国际标准化组织(ISO)TC249 正式定名为中医药技术委员会,并发布 5 项国际标准,ISO/TC215 发布 4 项中医药国际技术规范。另据世界卫生组织统计,澳大利亚等 29 个国家和地区已经以立法的形式承认了中医的合法地位,18 个国家和地区将中医药纳入国家医疗保险体系,30 多个国家和地区开办了数百所中医院校。

中医药文化的国际传播,虽然有了前所未有的发展机遇,但是在这过程中,也面临巨大的挑战。首先,中医药产生和发展的文化背景导致"中医药传播中的文化折扣"。中医药文化饱含浓郁的自然哲学意蕴和古典文化理念,其基本概念和保健治疗方式呈现出描述性的、观物取象的非实体化特点,一些重要概念如经络、三焦、营卫气血等难以找到相应的解剖生理学基础,药物配伍也找不到化学分子式,这就导致了外国人理解中医概念和理论的困难。其次,中医药外语翻译不够准确。由于中医药文化对外传播的日益频繁,中医药外语翻译的标准尚未完全建立,经常会出现一种术语多种译法的现象,加之中医药翻译人才匮乏,在一定程度上阻碍了中医药文化的国际交流和传播。第三,海外中医大众传播媒介及手段较为单一。在中医的大众传播中,只有一些中医经典译本(包括电子书),普及读物鲜有出现,电视传播和网络传播节目更是罕见。大众传播的薄弱,造成中医文化海外影响力较小。

二、高校是中医药文化国际传播的主阵地

高等院校作为优秀文化传承的重要载体和思想文化创新的重要源泉,承载着传播中医药文化的神圣使命与责任,在中医药文化国际传播方面具有特殊的地位。首先,高等教育的首要任务就是培养高级专门人才,也就是培养符合国家政治、经济、文化、科学、教育等社会需求的知识精英群体。高质量、复合型的人才是弘扬和传播中医药文化的重要的人力资源。第二,大学以科学研究和服务社会为支撑,在中医药文化的国际传播过程中发挥着积极的引领作用。第三,在全球化、国际化日益深入发展的今天,国际教育交流日益活跃,大学通过学术交流的渠道和形式,在研究、消化异质文化和弘扬、传播中华优秀传统文化、社会主义先进文化方面具有独特的作用。

以江西中医药大学为例,作为一所以中医药教育为主体的高等院校,在多年的办学历程中,学

校积淀了丰富的中医药教学、临床、科研资源,在中药药剂、针灸学等学科领域拥有了较为突出的优势,原创"热敏灸技术"获得国家科技进步二等奖。近年来,学校大举实施国际化战略,相继在俄罗斯、葡萄牙、韩国等国开办中医医疗或教育机构;先后招收中医留学生近千名,来自世界 18 个国家和地区。以国际化人才培养为目标,学校不断改革中医对外交流课程设置,通过熟读经典,导师指导贯通,建立中医思维正确模式;强化专业学习与人文通识课程、外语学习的交融;推行理论与实训相结合的模式,培养具有国际化视野的综合素质较高的中医药人才。基于这些特色与优势,近年来,学校积极探索中医药文化国际传播的有效路径,通过开展内容丰富、形式多样、层次分明、特色鲜明的中医药文化交流活动,不断推动中医在全球的广泛认可与应用,取得了突出的成效。

三、高校中医药文化国际传播的有效路径

1. 创办中医体验中心,让各国友人在亲身体验中切实感受中医药文化的博大精深　2015 年,江西中医药大学作为承办单位的中国首家,目前唯一一家外国政要中医体验中心——岐黄国医外国政要体验中心正式启动。体验中心的创办是学校国际化战略的重要成果之一。体验中心经外交部批准,服务于国家文化外交战略,服务于国家"一带一路"倡议。一年多来,该中心相继接待了来自不同国家的元首、政府和议会首脑、前政要、外长、驻华大使、省部级官员等多批外国政要友人,其中不少是来自"一带一路"沿线国家的外宾。

在具体实施过程中,学校充分突出中医药的学科优势与特色,力求跨越文化的障碍,在体验中让来宾切身感受并逐步认可、接受中医药文化。以此为原则,从中医药文化体验、中医药现代化生产体验、中医医疗保健体验等三大板块安排体验内容,开展了一系列丰富多彩的中医药文化交流体验活动。具体包括:中医历史文化雕塑群及名家故事讲演、参观中药现代化生产车间,中医知识讲座、中药炮制表演、中医传统功法教习、中医药膳体验、个性化中医诊察、中医按摩推拿、中医特色热敏灸体验、中医药传统文艺演出等。各国友人通过与传统中医药文化零距离接触,增加了对中医药文化的了解和认识,深刻领略了传统中医药文化的博大精深。

2. 重视中医孔子学院的建设　中医孔子学院是高校与海外有关机构共同设立的以推广和传播中医药文化为宗旨的机构。中医孔子学院是国际中医药文化推广和传播的重要基地。它以中医药为切入点推广中国文化,进而推动中医药学的发展,力求在国外以汉语言学为载体,普及中医知识、中国文化。中医孔子学院的设立是把中医学科与国际汉语教育相结合的一项创举。不仅开创了孔子学院办学的新模式,也为外国人了解中国文化打开了新窗口。2015 年,江西中医药大学与韩国世明大学合作建立了中医孔子学院。开办一年来,学院开展了中韩学生夏令营、高层教育互访、生物医药博览会、中韩医药学术研讨会等一系列传统医药文化交流活动,在不断加强两国传统文化交流互鉴的同时,加深了两国人民的友谊。

3. 将中医药博物馆打造成为展示中医药文化的重要窗口　聚收藏、展示、交流、研究于一体的各类博物馆,是传播非物质文化的形象载体,是传承文化,教育人民的桥梁和纽带。中医药博物馆更是一个能够体现中医药精神文明和物质文明的形象载体。近年来,国内专家学者对于建设高水平中医药博物馆的呼声越来越高,中医药博物馆作为展示中医药文化的窗口作用日益凸显。在 2016 年 9 月召开的 G20 峰会期间,与会的部分政要参观了杭州胡庆余堂中医药博物馆,博大精深的中医药文化给外国政要们留下了极为深刻的印象。高校在建设中医药博物馆方面具

有人才、文化、学科等诸多方面的优势。江西中医药大学正积极抓住这一有利的机遇,规划建设融文化、教育、科学、体验于一体的中医药博物馆,设计建设中医医史馆、江西历代名中医陈列馆、中药标本陈列馆、生命科学馆、江西中医药发展成就陈列馆、江西中医药大学校史陈列馆等6个展区,馆内还设有中医药科普活动室,并建有图书资料室、多功能讲演厅、文物库房、多媒体演示教学设施等,积极打造展示中医药文化的重要窗口。

4. 推进中医药翻译的标准化建设 中医药被理解和认同的一项重要举措就是建立中医药翻译标准化建设。中医药国际组织在这一方面扮演着重要的角色,起到了推动中医药走出国门的桥梁作用。世界中医药学会联合会通过颁布《中医基本名词术语中英对照国际标准》,开展"中医基础理论术语英译国际标准研究"和"中医药英文翻译标准研究"等方面的工作,致力于推动中医药翻译的标准化建设。近年来,江西中医药大学积极参与世中联的学术活动。2016年,世界中医药联合会在该校成立"世中联翻译委员会中医药文化国际传播研究中心",共同合作推进中医药翻译标准化建设,创建一批多语种的中医药国际性网站或学术刊物,积极承担中医药国际性会议的同声传译、翻译等工作。

学校高度重视中医药翻译队伍的建设,将此作为推进翻译基地建设的重要支撑与保障。目前,基地翻译队伍主要依靠外语教师和英语基础比较好的中医专业教师。学校根据教师不同的特点,有针对性地设计了培训方案,从提高教师中医知识理论水平、中医翻译能力、国际交流能力等重点方面展开培训。学校开办了外语教师中医提高班,并要求基地教师在规定的时间内完成中医第二学位的学习;邀请国内外知名的专家学者开展中医笔译和口译方面的培训;强化教师临床跟诊翻译以及会议同传、交传等方面的实训;选派优秀教师担任大型国际会议的同声传译、翻译或赴国境外参加中医药交流活动,积极打造一支能够胜任国际交流与合作的翻译队伍。学校自2006年开办英语专业,学制4年。课程分英语基础、英语高阶课程、医学专业、ESP(English for Specific Purposes)。主要由《医学英语词汇》《医学英语阅读》《中医英语翻译》《中医英语阅读》这4个模块设置,着力提升学生使用外语进行中医药文化传播与翻译的能力。

5. 优化中医药文化国际传播手段 探索互联网+中医药文化国际传播模式,突出中医药特色主题,拓宽信息深广度,彰显特色,打造传播中医药文化的重要窗口;建设免费的、数字化的中医药双语网上博物馆,以直观生动地展示和宣传中医药的医疗价值和文化内涵。

依托中医药翻译基地、孔子学院以及海外中医中心等平台,创办并免费发放适应国际民众阅读欣赏的中医药国际文化期刊;编纂出版一批适合海外的、高水平、多语种的中医药文化宣传和知识普及读物,如中医药名人典故、历史传说、逸闻轶事等,印制、出版中医药科普宣传作品。

以热敏灸特色化疗法为核心内容,拍摄一系列适合海外中医药文化宣传和知识普及的科普电视片,以此加大热敏灸的海外宣传和推广力度。

6. 加快中医药文化国际传播的人才队伍建设 中医药文化的国际传播离不开一支高水平的中医药国际化人才队伍。这支队伍要求精通外语,熟悉和掌握中医药专业知识,在临床上,能够用外语恰当地与外国患者进行交流,在学术上,能够准确地用外语向外国友人宣传中医药的科学与文化内涵;具有国际化视野以及跨文化有效沟通的能力,通晓国际惯例,并能够参与国际交流与合作事务。只有依靠高水平的中医药国际化人才,才能切实承担起弘扬中医药文化的历史使命。近年来,学校在如何培养中医药国际化人才方面一直在做着有益的尝试,相继开办中医国际交流方向专业、"针灸推拿国际实验班"等,旨在通过改革双语教学、推行以导师制为主体的临床实践能力的培养方式、创新以海外就业为导向的人才培养模式等一系列举措,培养既精通专业,又能胜任国际交流与合作的高层次、实践型、外向型人才。

四、结语

党和国家高度重视中医药事业的发展,随着《国务院关于印发中医药发展战略规划纲要(2016—2030 年)的通知》的出台,中医药发展已经上升到国家战略层面。高校应抓住这一极为有利的机遇,充分发挥其在中医药人才、学科、临床科研等方面的资源与优势,以中医药文化国际传播为切入点,通过:① 积极打造中医药文化国际传播平台;② 优化中医药文化国际传播手段;③ 加快中医药国际化人才培养;④ 积极推进中医药翻译标准化建设及中医药翻译人才培养等,作为中医药文化传播的有效路径与方法,充分展示中医药的科学性、有效性、独特性,以及与西医药的互补性,在外国友人感受、认识和体验中医药文化的过程中,带动这些国家的发展,对弘扬中国传统文化,推进中医药进一步走出国门,增进国家间的友谊和"一带一路"倡议的实施将起到积极的推动作用。

(杨昌昕、钱坤、徐华、涂延、乐非,《世界科学技术—中医药现代化》,

2016 年第 18 卷第 12 期)

针灸西传的跨文化传播研究综述

目前,针灸已在全球 160 多个国家和地区传播。据世界卫生组织第二次全球传统医学调查,截至 2012 年 6 月 11 日,在 129 个世界卫生组织成员国中,有 103 个国家认可使用针刺疗法,29 个国家有针刺使用法规,18 个国家有针刺健康保险覆盖。随着针灸在海外的迅速传播,有关针灸跨文化传播的研究也受到国内外越来越多专家学者的关注,研究成果逐年增多。本文以针灸在美国的跨文化传播为例,相关的研究主要集中在以下 7 个方面。

一、中医药跨文化传播的理论探讨

针灸是中医药的一部分,有关针灸跨文化传播的理论研究都被包含在中医药跨文化传播的理论研究之中。毛嘉陵围绕中医药文化的传播者、受众、传播行为、传播的发生发展过程、传播规律、传播媒体、传播技巧、传播效果等方面的基本原理和知识,探讨了中医药学术语言的现代转化、中医药跨文化传播等前沿性话题。刘国伟指出,制约中医跨文化传播的因素包括源文化中医、传播媒介以及目标文化——西方文化。其中,源文化中医为中医的跨文化发展提供了可能,传播媒介的拓展提升了传播的效率,目标文化对源文化的态度制约着传播的效果。

二、针灸跨文化传播历史的研究

Kaplan Gary 认为,早期的针灸由华裔移民带入美国,但由于语言和文化差异,对美国主流医学界几乎没有影响,因此针灸在美国存在 200 多年没有什么发展。Amy E. Warcup 将针灸在美国发展的历史分为 20 世纪 70 年代、20 世纪七八十年代、20 世纪 80 年代、20 世纪 90 年代至今等 4 个阶段,并详细阐述了每个历史阶段的重要历史事件及其背景。李珉将针灸在美国的发展历史分为 4 个阶段,并归纳出针灸在美国的发展特点,即从早期的不被重视,到被政府所重视、被民众所接受,再到当今的高等教育、科研创新、立法保障。周一辰等根据针灸在美国的立法情况将针灸在美国的发展分为 3 个时期,即探索期、立法规范前期和完善立法期。吴根诚等认为,自 20 世纪 70 年代起我国的针刺研究逐渐走向世界,其中的若干标志性事件包括我国针刺麻醉的影响、世界卫生组织的关注、世界针联的成立和发展、美国国立卫生研究院召开针刺疗法听证会等。林声喜则详细描述了针灸首次在美国内华达州立法的经过,并阐述了美国针灸合法化对欧盟国家以及世界其他各国的影响。

三、针灸跨文化传播实践研究

针灸技术在美国跨文化传播的实践操作主要体现在医疗、教育、科研等 3 个方面。

1. 针灸医疗　Du YH 认为,腰背痛、头痛、戒断综合征、头颈肩痛、膝关节性关节炎、脑血管病、妊娠恶阻、耳鸣、哮喘、手术后疼痛、纤维肌痛综合征、绝经期和女性更年期状态、三叉神经痛、慢性肌筋膜痛、颞下颌关节对紊乱综合征、肿瘤放疗后副反应等是针灸常治的病种。2009 年,美国宾夕法尼亚大学进行的"针灸满意程度调查"显示,在接受针灸治疗的患者中,认为针灸对其疾病有效的占 86%,其中有近一半的患者认为针灸对其疾病有很大的帮助。2009 年,美国《全国健康统计报告》的有关"补充替代医学花费和看补充替代医学治疗师频率"的调查报告显示,在 15 种最常用的补充替代医学疗法中,针灸的使用率排列第三,仅次于整脊疗法和按摩,远远高于印度医学、催眠疗法、顺势疗法和自然医学等其他传统疗法。

2. 针灸教育　陆聪介绍了美国针灸与东方医学鉴定委员会(Accreditation Commission for Acupuncture and Oriental Medicine,ACAOM)办学资格或相关教育项目认证以及美国针灸与东方医学考试及颁证委员会(National Certification Commission of Acupuncture and Oriental Medicine,NCCAOM)专业资格认证与考试的现状,分析了针灸硕士、东方医学硕士及针灸和东方医学博士学历教育的课程设置,并探讨分析了美国联邦统一的针灸教育、管理以及专业资格认证与考试体系的发展趋势。顾军花则以美国中医硕士培养方案和中国七年制本科相当硕士学历教育比较为例,从教学目的、专业及学制、课程设置等方面对中美两国中医学历教育进行了较为全面的比较,提倡中美两种中医教育方式可以相互借鉴、互相补充。

3. 针灸科研　刘铜华等则撰文指出,目前全美有 20 多个医疗中心从事针灸研究,尤其对经络穴位电学特性的研究和针刺镇痛机制的研究开展得比较深入。徐玉东等对中美两国的针灸研究思路进行了比较,认为中国针灸研究思路主要体现在验证疗效、寻找规律、阐明机理和指导临床上,而美国针灸研究思路则主要在于对美国针灸适用人群和形式进行研究、对针灸临床治疗和预防疾病进行疗效评估、对不同针灸理论基础是否导致不同的临床疗效进行评估、研究公共政策在哪些方面能够为针灸融入现代医学系统提供指导纲领和进行针灸的生物基础研究。除此之外,美国的针灸研究开始重视方法学,尤其注重强调安慰针灸、假针灸与针灸的对比研究以及针灸治疗的有效性验证。

四、美国针灸流派研究

中国针灸在向世界各地传播的过程中,被当地医生根据该国情况诸如一些特定的治疗方法和概念,进而衍生出一些独特的针灸流派。Eckman,Peter 将美国针灸学派分为两大类:第一类是指 1949 年后发源于新中国的"传统中医"(Traditional Chinese Medicine),而第二类则是"古典针灸",是指新中国成立以前,在我国港、台地区及日本、朝鲜以及欧洲等国家通过多种途径传入美国的针灸治疗术。除来自中国的传统针灸流派外,目前美国较为流行的还有五行针灸流派、日本针灸流派、韩国针灸流派和美国针灸物理医学流派等。

五、针灸跨文化传播的语言翻译研究

针灸跨文化传播的语言翻译研究主要集中在针灸名词术语的翻译理论、翻译原则以及翻译方法 3 个方面。① 翻译理论。国内有关针灸名词术语翻译理论方面的研究主要通过中医名词术语翻译理论体现出来。中医名词术语翻译理论多从西方的翻译理论借鉴而来,目前尚未确定统一的翻译理论和标准,仍然处于争鸣阶段。周义斌等通过对 1981 年至 2010 年 30 年间中医名词术语相关文献进行检索,发现中医名词术语翻译理论主要有归化和异化、功能对等、关联理论和文化图式理论等。② 翻译原则。李照国提出中医名词术语翻译的五大原则,即自然性原则、简洁性原则、民族性原则、回译性原则和规定性原则。③ 翻译方法。杨雪等分析了针灸名词术语常用的词素组合、代码标记法、直译法、意译法、音意结合法、借用西医用语及简洁法等翻译方法。黄光惠等认为,世界卫生组织(WHO)标准针灸经穴的英译应依据经穴名在中英文化的重叠情况采取不同的翻译策略,即两种文化完全重叠时采用直译,相交时采用直译加注,不相交时视情况而采取音译、音译加注或意译。蒋继彪等认为,隐喻广泛地使用在腧穴的命名之中,通过对隐喻的概述、腧穴命名的特点,探讨具有丰富内涵的腧穴英译问题。

六、针灸跨文化传播的影响因素研究

Nigel Wiseman 认为,中医在西传过程中将面临语言、文化与现代科学的挑战。李永明认为,针灸在美国传播过程中遇到的障碍主要有:有限的对照试验,缺少客观的证据,机制不明,与安慰剂效果相混,疗效重复率不高,诊断治疗过度个体化,缺乏统一共性,技术上难以掌握,针灸从业者所受教育不足,中医针灸标准化滞后。除此之外,东西方文化冲突问题、语言翻译问题、中医法规和保险支付的问题、执照与中医教育管理、中药是食品还是药品等问题,也是阻碍中医针灸在美国传播和发展的重要影响因素。

七、针灸跨文化传播的策略研究

许建阳等分析了针灸走向世界的机遇,提出以现代难治病为治疗的突破口、以保健为中医针灸的另一突破口、以针灸基础研究为第二战场向国外传播针灸学术和知识。刘国伟认为,要充分利用传统和现代传播媒介,通过借力和自力推动中医跨文化传播,并根据每个国家具体的情况设计相应的传播方案。李和伟等则认为,要通过加强中医文化传播新路径的应用加强中医药人才国际交流,加强中医药国际科技合作和合作办医等方面促进中医药在国际上的传播。黄建银认为,由于长期缺乏正确的行业监管和市场准入,传统中医针灸国际发展出现了针灸被异化和针灸"去中国化"的主要问题。故围绕上述问题提出以下策略:实施中医药文化战略;实施中医针灸服务品牌认证管理;支持和推动以中医药学完整体系为目标的海外中医药立法进程,维护中医药理论体系的完整性;整合国内外科研力量,积极利用新的思维、新的技术和方法,争取在经络系统研究方面首先取得突破。

针灸西传的跨文化传播研究对促进针灸更好地走向世界、中医被更多的西方发达国家认可、推动中华文化更好地"走出去"、提升我国的文化"软实力"都具有非常重要的现实意义。前人在此方面已经做了大量的研究，为后续研究打下了良好的基础，但也存在一些问题。第一，在研究方法上多为定性的描写，缺少定量的研究。第二，在研究内容缺乏理论指导。大多数论文往往只是就现象谈现象，就问题谈问题。针灸西传是一种跨越不同文化的传播活动，如何运用跨文化传播理论来研究针灸西传现象，目前国内涉及不多。同时研究不够系统全面，没有人从跨文化传播理论的高度对针灸西传进行系统、全面的研究。绝大多数是篇幅有限的单篇论文，虽有极少的论文做了相关的研究，但其内容挖掘的系统性和全面性还有待深入。

（蒋继彪，《中国中医基础医学杂志》，2016 年第 22 卷第 9 期）

中医护理海外传播的实践与探索

中医护理学（Traditional Chinese Nursing，TCN）是以传统中医理论为指导，运用整体观念对疾病进行辨证施护，结合预防、保健、康复医疗等措施，对患者及老、弱、幼、残加以照料，并施以独特的护理技术，以保护人民健康的一门综合应用型学科。在人们日益关注健康的今天，它独特的理论体系和优势技术受到了国内外的广泛关注，为了充分发挥中医护理的优势与特色，造福全国人民，国内中医护理界开始重视聚集海内外各方专家力量，积极打造国际学术平台，让世界了解来自东方的传统护理。

一、成立中医护理国际团体

为了加强中医护理的国际交流、推进中医护理的海外传播，经过国家中医药管理局批准，南京中医药大学牵头成立了在我国民政部正式注册登记的"世界中医药学会联合会护理专业委员会"，并于 2013 年 11 月在中国南京举办了成立大会暨第一届学术年会，共有来自中国、美国、比利时、加拿大、葡萄牙、瑞士、智利、挪威、瑞典、爱尔兰、肯尼亚、西班牙、伊朗、委内瑞拉、坦桑尼亚、乌干达、尼泊尔、泰国、蒙古、韩国等 19 个国家与地区的 300 余名专家参加了大会，国际护士会主席 Dr. Judith Shamian 发来祝贺视频，对专业委员会的成立表示祝贺并期待进一步加强交流与合作，推进传统护理技术的发展与传播。大会通过不记名投票的方式选举产生了世界中医药学会联合会护理专业委员会第一届理事会，南京中医药大学副校长徐桂华教授当选会长，南京中医药大学护理学院成为秘书处挂靠单位。中医护理国际 NGO 组织的成立，为中医护理的海外传播提供了一个有效载体。通过这个平台，各国专家可以开展学术交流，探讨相关理论，让更多的国家和地区能够了解中医护理文化，接受整体护理的思想。

二、开展中医护理国际交流

世界中医药学会联合会专业委员会自成立以来，积极推进中医护理的学术交流与传播，分别在中国南京和西班牙巴萨罗那举办了三届学术年会，共吸引了来自 30 余个国家和地区的近 600 名专家参加了学术交流，同时，护理专业委员会还利用世界中医药学会联合会的"World Congress of Traditional Chinese Medicine（世界中医药大会）"及"World Conference on Traditional Chinese

Medicine Summer Summit(世界中医药大会夏季峰会)"两个一级会议平台,采用大会报告、展位设置、工作坊承办等形式,积极开展中医护理的国际交流与传播。学会专家还多次受邀在"德国老年护理学术论坛"等境外会议上,发表主题学术报告,报道中医护理发展情况和研究成果。通过学术交流,使各国专家更加认同中医护理的理论体系,了解中医护理的技术优势,有利于从文化认同的视角去推进中医护理的传播,让大家认识到传统护理的魅力,这对于中医护理的国际传播具有重要的意义,也是中医护理国际传播的必由之路。

三、制定中医护理国际标准

标准制定对于中医药的国际传播具有重要的意义,也是中医药得到国际主流认可必须开展的重要工作。为了保证中医护理在国际上健康有序的发展,世界中医药学会联合会护理专业委员会在 2014 年 10 月成立了专业技术标准审定委员会开展中医护理领域的国际标准制定工作,并积极与国际标准化组织(International Organization for Standardization,ISO)开展对接,标准审定委员会的全体成员都接受了国际标准化组织中医药技术委员会(ISO—TC249)秘书处专家进行的标准制定相关培训,目前正在研制《中医护理基本名词术语中英对照国际标准》和《中医护理专科护士教育标准》两项专业委员会标准,力争为中医护理的海外传播提供技术支持和相应保障。

四、举办中医护理国际培训

为了推进中医护理的海外传播,世界中医药学会联合会护理专业委员会积极开展中医护理国际培训,培养境外中医护理人才,并且通过"走出去"与"引进来"相结合的方式开展培训工作,在境内,以南京中医药大学及相关附属医院为基地承担中医护理国际培训任务,接受境外学员短期和长期访学,并接收学历教育学员;在境外,以世界中医药学会联合会护理专业委员会相关会员单位及南京中医药大学澳大利亚孔子学院为基地,在墨尔本、柏林、莫斯科等地开展多次技术展示活动及短期培训。同时,为了更好地开展国际培训,护理专业委员会还牵头编写了《Effect of TCM 之诊疗趣闻》及《Effect of TCM 之趣味中药》两本图文教材。高层次的中医护理海外人才培养是中医护理走向世界的关键环节,通过高水平教育培训,让学员更好地掌握中医护理的知识,并运用到以后的工作实践中,为所在国家和地区的病人服务,让大家能够享受到中医护理带来的福音,更好的认识到它的魅力。

五、中医护理海外传播展望

中医护理学的形成与发展经历了漫长的历史阶段,作为中华瑰宝的祖国医学,在几千年的锤炼中已融入大量的护理学实践经验,这些成果是中华民族的骄傲,更是全世界的宝贵财富。世界中医药学会联合会护理专业委员会的成立为中医护理的国际学术交流提供了平台,搭建了中医护理走向世界的桥梁,对推进世界各国(地区)中医护理的合作与交流、传播中医护理文化、促进中医护理学术繁荣具有重要的意义。世界中医药学会联合会专业委员会作为国际 NGO 组织,后期应该加强与国际护士会(ICN)、国际标准化组织(ISO)、世界卫生组织(WHO)等国际组织的交流与合作,通过"学术交流""人才培养""科研协作""标准合作"等形式推进中医护理国际传播的广度与深度,让世界能够更好地感受到中医护理独特的魅力。

(徐蕴,《江苏科技信息》,2016 年第 25 期)

中医护理学文化(技术)的传播

——基于涉外护理学专业双语教学的改革

中医护理是在中医理论指导下,运用整体护理理念、辨证施护方法和传统护理技术来指导临床护理、预防、保健、康复的一门学科。中医护理学是以中医学为基础形成的具有中国特色的护理模式,基于现阶段国内涉外护理学专业双语教学改革的现状和问题进行探讨,结合对中医护理学文化传播困难的认识,谈对推进中医护理学文化的思考和建议。

一、自身中医护理学底蕴薄弱

由于中医护生来源短缺、中医院校办学没有中医护理定向专业、中医护理继续教育缺少规范和系统性等原因,护生对中医理论掌握比较浅,加上对针法、灸法、刮痧法、拔罐法等护理操作不熟悉,形成了中医护理人才缺乏的局面,在中医院内,护士护理操作除了运用中医特色护理外,还要严格执行西医护理,工作繁重,缺乏人手,中医特色护理文化常走走形式。

虽然中医护理以人为本的理念和天人合一的整体观和自然观与西方以病人为中心、亲近自然的理念一定程度上相似。随着时代的发展,护理指导思想也从以疾病为中心转变为以患者为中心,工作方式从单纯的遵从医嘱转变为对病人进行全方位的护理。通过临床实践认识到东西方国家在价值观念、文化习俗和思维方式上均存在一定差异,中医护理学有深厚的中国传统文化内涵,部分理论和技术与国际护理技术和理论有很大差异,如阴阳五行理论、治未病等思想和艾灸、针灸等护理方法。

二、涉外护理双语教学改革现状

双语教学(bilingual teaching)是指用外语进行的非语言教学。涉外护理专业的特点要求学生不仅要把英语作为一种语言来学习,还需要运用英语特别是医学专业英语进行涉外医护服务、国际技术合作和资料传递及国际性的护理服务。为了适应护理人才国际化的市场需求,我国多数医学院校先后开设了涉外护理专业,设置了双语课程并积极开展双语教学,但总体来说仍处于摸索阶段。

1. **教学方法** 一般来说双语教学可分为单语和混语授课两种形式,单语授课要求教师整个课堂运用外语(我国主要是英语)授课,不可掺入母语;混语授课指一堂课教学中可以同时混用两种语言,同时可分为过渡式和渗透式,过渡式是指课堂师生交流主要使用英语,遇到护生不理解的难点重点可用中文解释,而渗透式是指课堂师生交流以母语为主,教学中逐渐渗入英语。

2. **教学手段** 改变传统的教学方式(以教师、课本为主),转变为学生参与到课堂实践学习,如情景模拟法、PBL(problem-based learning)、图书馆与数据库的运用等以个人或者小组讨论的方式展现自我,鼓励护生培养积极思考和表达的个性。比如提出在双语课程中精心设计编写出PBL案例,通过情景模拟或角色扮演展现人们在陌生文化中可能会遇到的问题场景,学生通过这些场景体会实际的感受,并与教师讨论自己从中得到的经验,从而培养学生的跨文化意识。同时也可积极与国外大学进行文化交流互动,派送交换生出国实习,重视英语与跨文化能力培养。

三、涉外护理学专业双语教学改革的对策

1. 拥有扎实的专业知识和英语水平的学生是教学的基础　中医院校的涉外护理专业和一般医科院校不同之处在于要求护生掌握基本的中医理论和技能,如果到了国外(英语国家)可流畅的进行交流,同时用英语记录、填写、治疗等医嘱。涉外护理专业的总体培养目标是培养具备到国外医院、国内外资或合资医院涉外工作能力的高素质国际型护理人才,王思婷等大多数的医学院校,在大一大二时专业课不多,需要考英语四六级,对英语有时间也有兴趣学习;到了大三大四英语课程结束,护理专业课增多,对英语专注度下滑。到了高年级才开展护理双语教学,此时学生更多专注于护理专科学习,专业英语的掌握和积累大打折扣,对英语懈怠进一步增强。开展双语教学时先要让学生明确学习目的,正确处理好外语与专业的关系。

2. 优良的师资水平是双语教学的前提　拥有外语水平高、中医护理学知识强、教学经验丰富的综合型教师是优质双语教学的前提。目前,我国大多数院校护理教师的英语能力限制了双语教学的发展,师资水平参差不齐,因此要从学校层面重视师资队伍建设,为广大教师提高专业水平提供机会、创造环境,坚持开展教师英语培训。同时扩充前沿知识与跨文化护理知识,为参加国外注册护士考试及出国深造奠定基础。

3. 合适的中医护理双语教材是教学的必要条件　中医护理双语教学起步较晚,在教材的编排上没有经验之谈,李菊容等认为从事涉外护理的老师在课程安排上先选用国内近几年出版的双语护理教材,有能力的老师再挑选优秀的全英文教材进行编译,总结出合适的讲义在课堂上教授,中医和西医在护理上有着迥乎不同的理念,中医强调"三分治,七分养",在编写双语教材时要着重突出中医护理的文化特色,例如治未病、七情、阴阳五行等,可以尝试在中医学辨证施护理论的指导下,编排并拍摄中医护理规范操作,用于配合双语教学的实际应用,以便双语教材的使用。

四、结论

作为中医院校,应在重视中医护理学专业发展的基础上,着眼于国际护理前沿,秉承着继承中医护理文化,优化双语教学课程,提高学生具有中医护理学底蕴的涉外护理能力,推动中医护理学文化(技术)的传播。作为涉外护理专业的教师,学习国外先进的教学成果,运用多媒体等科技配合双语教学,保持与学生交流反馈,并努力编写符合中医护理学双语教材配合涉外护理专业学生使用。

(袁亚美、朱文莉、施慧,《世界最新医学信息文摘》,2016 年第 16 卷第 34 期)

讲好中医故事
——构建中医对外传播的新体系

党的十八届三中全会的重要决定以及习近平总书记关于"加强国际传播能力建设,精心构建对外话语体系,发挥好新兴媒体作用,讲好中国故事,传播好中国声音,阐释好中国特色"的指示为处于困境中的中医对外传播指明了方向。中医对外传播的历史最早可追溯到两汉之后经历各

朝各代直至今天,中医从来没有停止过走向西方世界的脚步,可是遗憾的是从本质上讲,中医对外传播的途径、方式和思想从来没有发生过质的改变,基本都是通过翻译中医的经典学术著作、培养留学生或者中国的中医医师到西方国家行医、学术交流等方式,简单地希望以中医的疗效说话。虽然近年来,西方社会对中医的关注愈加密切,对中医也越来越感兴趣,可是中医作为一门科学的诊疗技术并未真正引起西方普通民众的广泛关注,进入主流社会。今天中医的对外传播仍然存在众多阻碍,例如,国际上官方认可度低,局限性大,传播力有限等。在中医对外传播的悠久历史上从来没有从一个宏观的高度,跨文化的视野对这个问题进行过探讨。如何提升中医的对外传播力和影响力,为中医走向世界铺平道路,就成了当下的一个重要课题。中医界应该切实抓住国家大力推动中国传统文化对外传播的历史机遇,突破传统的思维模式大胆创新,讲好"中医故事",通过故事这种广受喜爱、通俗易懂、富含寓意的叙述方式把中医推向世界。

一、目前中医对外传播中存在的主要问题

1. 对受众定位不准确　受众即"听故事的人"是传播行为的接受者,是传播活动中信息流通的目的地,是传播活动的产生动因之一和中心环节之一。中医对外传播的主要受众究竟是西方国家的普通大众、专业人士、学术团体,抑或是主流媒体、政府机构等,在这个关键问题上负责中医对外传播的政府主管机构、专业学术团体或是大专院校到目前为止都没有进行过深入而详尽的调查和相关研究。没有对受众文化、社会、经济、大众心理等一系列情况的准确理解,只想简单地靠疗效说话,要想在西方社会传播中医以及中医文化,不仅传播速度慢、传播范围受限制,必定不被理解,障碍重重,举步维艰。

2. 传播内容繁杂、凌乱、艰涩难以理解　不知道故事要讲给谁听,那故事的内容自然就会杂乱无章。受众不明确,传播内容肯定就没有针对性。中医本身就是一门深奥、精妙的科学,中医对外传播(翻译)的主要内容有两类:一类是像《黄帝内经》这样的中医经典巨著。《黄帝内经》是中医的精髓和精神所在,就是在国内的中医界,各个流派之间都还有不同的理解和争论,对中国文化一知半解甚至不了解的西方人必定犹如天书,更别说各种不同版本翻译中会有的错漏;第二类就是介绍和总结中医基本理论的各类翻译资料,这类资料主旨都是对中医的各种基础理论、诊疗方法、辨证思想等进行简明扼要地介绍,但是这种没有任何前后背景,点到为止,满篇专业术语晦涩难懂的外文介绍,连国内正规中医院校的本科生都要学习一至两年的中医基础后才能触及更遑论西方大众。

3. 传播手段和渠道滞后　目前中医对外传播主要有 3 种方式:① 通过到中国求学的留学生和国外的中医从业者来推广中医。② 大量翻译中医经典文献,只通过文字或简单的图片讲述中医的基本原理和疗效,希望以中医卓越的疗效扩大在国外的影响力。③ 政府部门间、研究团体或高校间的交流和合作。这些传播方式从本质上说都属于人际传播,在"媒体全民化"的时代,这样的传播方式和渠道就更加凸显出其信息保留时间短;覆盖面小,信息复制能力弱,只能一时一地,无法集约化、规模化;适应面小,传播速度慢,效率低等缺陷。

4. 要解决以上这些问题,就要转变观念,从讲好"中医故事"入手,以全新的方式去推动中医的对外传播,为中医的对外传播创造一个崭新的局面　故事,记忆和传播着一定社会的文化传统和价值观念,描述某个范围社会的文化形态,通过叙述的方式讲述带有寓意的事件。世界上任何一种文化究其根本都是对人性的关注和表达,不论是什么样的民族文化只要基于这个共性就能为不同文化所接受。中医几千年传承过程中始终坚持对"人"而不是"病"的关注,中医故事可以

串联出人与疾病、人与药物、人与自然、人（病人）与人（医者）之间微妙的关系，可以以最平实感人的方式生动地传递中医的精髓和思想，从而将中医最本质、最核心的理念巧妙地涵括其中，借以让西方能真正地理解中医所体现的人作为大自然的一部分，与其相融合，和谐相处的先进理念。据此，中医的对外传播应该改变那种枯燥，学究的说教取而代之一个个精彩的"中医故事"，立足不同文化，用世界的语言向世界推介中医，构建中医对外传播的新体系。

二、如何讲好"中医故事"，构建中医对外传播的新体系

1. 深入了解受众，准确定位　西方普通民众的广泛认可和需要，对中医在西方社会的地位提高将有着巨大的推动作用，这种自下而上因关注、兴趣和需要产生的传播力和影响力是不可估量的。要讲好中医故事，先要了解"听故事的人"也就是说"受众"是中医跨文化传播的关键，因为传播者只有提供那些符合受众实际需要或趣味的信息才会被受众接受，取得好的传播效果。大众传播的受众能够决定一个传播内容、媒介甚至传播本身的发展前途。从这个角度出发，中医的对外传播中应该先从社会文化因素和心理因素对受众进行分析，如接触中医的可能动机，获取信息、好奇或获取知识等；从哪些媒介接触中医的可能性大；接受中医相关信息对受众工作、生活可能的影响；中医信息进行再加工和反馈的模式；不同层次受众的需求和喜好。还可以通过实际调查或采用国际权威调查公司的数据和结果，从中挖掘出中西方文化中的共同观点，同时更要"辨证施治"，在"中医故事"核心不变的基础上根据受众文化和社会现实情况，对故事进行不同的改编，诠释，用国际化的视角以受众喜爱的叙述方式表达，增强故事的吸引力和感染力，以此潜移默化地传递中医的基础知识、基本原理、治疗方法、价值观念等有效加强传播效果，将中医介绍给世界。

2. 跨越文化的藩篱使传播内容大众化、人性化，语言通俗化　首先，要使传播内容大众化、人性化需要做到以下两点：① 全球化的视角。跳出原有的传统观念，选择一个更人性化、国际化的关系视角讲述中医故事，着力讲述人与中医、人（病人）与人（医者）、人与自然、中医与自然的关系，探索中医如何从大自然中获取灵感，因地制宜地从植物、动物甚至各种矿物质中选取药材，将人视为不断变化的大自然中的一部分，以最自然的理念和方式进行治疗，更深层次地揭示中医的哲学、文化等基本内涵。② 具象化的传播。信息爆炸的时代，空泛地说理，专业晦涩地专业探讨已经无法引起公众的兴趣，在中医对外传播的过程中具象化的表达就显得尤为重要，可以将中医宏大、深奥的主题浓缩在一个个中医代表者和缔造者的故事中，中医的发展过程中出现了无数的杰出人物和代表，从古代的扁鹊、华佗、孙思邈、王惟一、李时珍到现代的国医大师，每一个代表人物背后都有无数的精彩故事，这些故事串在一起就是一部鲜活生动的中医发展史，最准确地解读着中华医药的人文精神和与大自然和谐发展的生态医学的思想精髓，再通过情感丰富的诉说，引发西方社会普通人的情感共鸣和社会的普遍关注。其次，将"中医故事"的受众定位为西方的普通的民众，在翻译前，就要将中医中大量的文言文、隐喻、四字词组、意象思维表达、专业术语等中医特有的行文方式转换为通俗易通、具有时代感的白话文，以减少错译、误译带来的理解障碍，实现不同医学思想的对接。

三、以符合时代潮流的传播方式和途径传播"中医故事"

文化传播力是指文化通过多种多样的组合方式对外传播而得到彰显的能力。一个国家文化的影响力，不仅取决于其内容是否具有独特魅力，而且取决于是否具有先进的传播手段和强大的

传播能力。因此,中医以及中医文化的对外传播除了要有吸引人的内容之外,更需要跟上时代的发展借助先进的传播手段,提升其传播力和影响力。

首先,要有专业化的分工,打造国医大师、中医专家与传播界人士的合作交流平台,优化组合中医界与传播界的资源,甚至可以与国际顶尖的传播专业人才和团队合作,制作出既能反映中医核心精神又有国际水准的"中医故事"。其次,要加快新型传播媒介的创建。中医的对外传播一直比较依赖语言,针灸之所以成为国际上最为流行、接受度最高的中医治疗技术,其中一个主要的原因就是其可操作性强,可以通过图例等多种直观的方式进行学习,对语言的依赖较低。在跨文化宣传中,中医需要更多地借助绘画、音乐、影像等直观的方式迅速、经济、便捷地进行传播。十七届六中全会明确提出将电视纪录片作为国际传播的重要传播载体,传递中国传统文化价值观、引领世界文化的重要工具。因此,适时拍摄讲述"中医故事"的纪录片用精美的影像、融洽的音乐、深情的解说,通过电视媒体将中医生动地传递给西方社会,再配以相关的图书、报刊、动漫、网络等各种媒体宣传,打造中医对外传播的立体平台,形成一股中医潮,让西方普通大众真正认识到,中医不是遥远东方的神秘医术,而是有着几千年历史传承,有着深厚的哲学基础、丰富的实践经验、系统的理论体系和独特诊疗方式、与大自然相结合的中国独有的科学技术。

四、结论

我们要在西医垄断的世界,发出中医的声音,塑造中医的良好形象,跨越重重障碍,就要立足全球通过"中医故事",以人性化的视野、专业的制作,揭开中医的神秘面纱,向世人展示科学的中医,为中医的对外传播开辟一条新的通道,同时借助先进的传播技术和理念挖掘出中医的魅力,让中医可以毫无阻碍地直达全世界。

(徐爽、莫锦利,《世界最新医学信息文摘》,2016 年第 16 卷第 84 期)

中医慕课国际化传播中的
语言障碍及对策研究

中医学是一门融合了人文、自然科学的医学学科,其植根于中国传统的中医文化,并在中华文明的传承与复兴中起着非常重要的作用。近年来,随着我国对外交流与合作的不断深入,中医被越来越多的国家接受和认可,如许多国家通过立法承认中医的法律地位,有的国家还将中医服务纳入医疗保险范围。此外,在当前全球文化大融合的背景下,信息技术的发展促使新媒体不断出现,其为中医药的跨文化传播提供了新的渠道,如现阶段新型的教学形式——慕课,正逐步成为中医国际化传播的一个有效途径。

一、中医慕课的发展现状

随着经济全球化尤其是高等教育的国际化发展,越来越多的海外人士对中医药知识和文化产生了浓厚的兴趣。2008 年,大规模在线开放课程慕课(MOOC)的推出,为中医药文化的对外传播提供了一个新平台,其所具备的双向互动性有助于消除跨文化传播的误区,进而促进传播的有效性。2013 年 12 月，上海交通大学彭崇胜副教授率先开发了中医慕课课程《中医药与中华传统文化》，标志着中医慕课的产生；随后，不少知名大学先后开发了中医慕课。2016 年，《中医药与中华传统文化》(*Traditional Chinese Medicine and Chinese Culture*)英文版在上海交通大学慕课平台上线，作为首门英文中医慕课课程，迅速吸引了来自全球十几个国家的众多学员参与学习，推进了中医慕课的国际化进程。目前，中医英文慕课的数量正稳步增加。

但是，由于中医药本身的复杂性和中西方文化差异，中医慕课的国际化传播面临诸多问题和障碍。其中，最突出的问题就是语言障碍，这是在跨文化传播中存在的一个共性问题。一旦突破语言和文化障碍，实现中医药文化的广泛传播，对促进中医药文化的发展、推动中国传统文化的全球化进程都有积极意义。

二、中医慕课国际化传播中的语言障碍

中医是中国传统文化的精髓，是一门兼备人文与自然科学双重属性的学科体系，其博大精深且具有自身的特色规律。中医学传承和发展了 2 000 多年，其与中国传统的宗教、哲学和社会人文都有着极深的内在联系，中医理论著作的思想和语言都承载了大量的文化信息和思想内涵，并沿用了众多的文学、哲学和宗教术语。很多中医所涉及的概念，不具备相关知识的中国人都很难理解，而对于不同语言、不同文化的其他国家学习者而言，则有着相当大的学习难度。比如，中医所说的"肾虚"，英语中有"肾"，也有"虚"，但两个字连起来，英语却无法表达。

语言是文化的载体，文化又深深植根于语言中，文化的误解会潜移默化地体现在语言的表达上。由于中西文化中有许多相异、相斥的地方，这些对中医英语的传播与发展带来了消极影响。在当今中医英文文献中，质量较差的译文和误译现象并不鲜见，比如，"三焦"被翻译成"三个功能合成器"，"五脏六腑"则被译为"5 个仓库和 6 个宫殿"，等等。翻译的偏差常常会引起文化交流的失误和误解，并导致有效沟通无法进行。

目前，国内中医翻译缺乏统一的标准，且在结合中医语言的实际、建立具有中医特色的翻译理论方面，还没有形成完整的理论体系，这是中医翻译所面临的主要难题之一，也是目前中医慕课面临的主要语言障碍。

三、中医慕课国际化传播中语言障碍的对策

在中医慕课的设计和教授中，我们需要综合运用多种现代翻译理论，克服语言障碍，提高中医知识传递的准确性、完整性、内蕴性，进而达到推进中医慕课国际化传播的目的。从根本上来说，严复翻译思想的"信、达、雅"则可作为中医慕课的翻译总体原则。其中，"信"指慕课所表达的中医内容的准确性，"达"指慕课所表达的中医思想的完整性，"雅"指慕课所表达中医文化的内蕴性。

1. 信——运用"功能对等理论"提高中医慕课的内容准确性　奈达"功能对等"理论的提出是对翻译学的一个重大贡献。奈达指出："所谓翻译，就是指从语义到文体在译语中用最贴切而又最自然的对等语再现原语的信息。"针对文化性较强、较难理解的中医概念，形式对等的"直译"往往不能很好地阐述其中的内涵，甚至会让学习者陷入误区。因此，不同语言之间要进行"有效地"交流，即要求采用功能对等的翻译方式，在慕课的表达中尽量使用学习者熟悉的语言习惯和逻辑思维习惯，摒弃格式化的条条框框，准确地表达课程的内容。译者应尽量使译文符合目的语的规范与风格，淡化源语文化色彩，突出基本信息，从而减少异域文化读者的认知负荷，如中医术语"神

水将枯"，在英语表达中，可以忽略中文的比喻修饰，直接将其表述为"dry eye syndrome"（干眼综合征），以准确地传递信息，更好地帮助学习者理解原文的意思。

2. 达——运用"关联理论"传递中医慕课的思想完整性　语言交流是一种有目的、有外延的信息传递过程，其传递的不仅仅是语言表面的意思，更重要的是通过语境诠释了人的思想。关联理论的翻译观为中医慕课语言翻译中对于文化语境的完整表达提供了新的理论框架。由于学习者存在语言、文化、思维等的差异，其认知环境不可能完全一样，因此，应根据相关医学知识与信息对译文进行最佳关联的取舍，为学习者提供最佳关联语境，并灵活运用替换、改译、增译、补译等翻译策略将信息进行重组，以达到有效交流的目的。

关联理论认为，言语交际的顺利进行，是因为交际双方都遵循关联性原则，且听话人理解话语的过程也就是重新建构话语语境的过程。在慕课的讲授中，我们可以采用增加阐释的技巧，对中医概念的外延进行解释，以将文化中所蕴含的深层意思表达出来。例如，在讲述中医术语"天人相应"（correspondence between nature and human）时，可进一步阐述词语的内涵，即"one of the basic concepts in traditional Chinese medicine which emphasizes that humans are in adaptive conformity with the natural environment"（中医学的一个基本概念是强调人类与自然环境的适应性）。如此处理，可让学习者对中医术语的来源以及所表达的思想有更加客观的认识，进而保证了中医思想的完整性，加强了学习者的理解。

3. 雅——运用"图式理论"驱动中医慕课的文化内蕴性　中医发展背后有着深厚的文化内蕴，从更为广阔的视角来看，作为中医学科重要构成部分的文化内蕴——中医起源和发展的文化背景、中医学科中蕴含的阴阳思想、五行学说等理论需要得到同等重视。因此，在中医慕课的开发过程中，应详尽阐述课程内容中所蕴含的文化与思想，并通过系列课程的讲授逐步为学习者构建中医知识及中国传统文化的图式，以最大限度地保留中医的自身规律和文化特色，进而让其他国家的学习者能够深度了解中医知识的产生以及中国的传统文化背景。此外，博大精深的中国传统文化和哲学体系本身的神秘性，同样会增加中医慕课的吸引力，反过来也会成为世界各国的学习者学习和推广中医的动力。

综上所述，针对中医慕课国际化传播中的语言障碍，应灵活运用"关联理论""功能对等理论""图式理论"等现代翻译理论进行中医慕课的开发，从而达到中医慕课表述的"信、达、雅"，以为中医学科的发展与国际化传播开创新的途径，为中国传统文化的国际化传播做出应有的贡献。

（邓珊珊、董宁、梁小栋，《开封教育学院学报》，2017 年第 37 卷第 1 期）

探求中医文化对外传播的有效方式

中医作为中华传统文化的一股中坚力量，拥有中华文化悠久历史的神秘魅力，吸引着众多外国友人。中医是由于古代人们需要与疾病抗争产生发展而来，在实践中不断被丰富，得到了升华。由于中医的历史太悠久，充满了神秘的色彩，在历史之中的一段时期曾被视为不科学。中医是在探索病症产生的过程中发现治疗规律，由实践发展为理论并被不断完善。虽然由于历史环境的限制中医不可能在发展过程中达到完美，可是它根据理性分析科学实践这条道路前进是不可否认的事实。所以中医学是一门饱含了古人智慧的科学学科。

一、中医文化对外传播注重包容性

随着科技的发展,现今网络已经把世界连接得越发密切,地球在虚拟世界中的距离变得越来越短。不同地区的人类从最初的物质交流逐渐向精神文化跨地区交流的需求发展。不融入交流共通的大浪潮中就会被历史的巨轮无情碾压。在中医学习中需要加强对跨文化传播意识的培养,使跨文化传播在最初就拥有坚实的根基。当今社会各个民族都已不可避免文化的交流,并且意识到不同文化的交融会产生奇妙的化学反应,催生出更多更伟大的新发现。可是不同的文化造就不同的世界观、价值观,如何打破文化壁垒形成和谐的文化交流环境,这就需要我们秉承和而不同的智慧,使文化传播充分具备包容性。中医文化的对外传播是希望得到世界的认同,也饱含了将我们民族自己的文化转变成为整个人类可以共同享有的美好愿望。经济全球化使得民族文化也互通有无,其联系变得越发密切。同一性不代表要抹杀差异性,全球化不是单一化,而是充分认识差异化的前提下尊重其差异化,全球化才可能真正实现。在文化传播过程中要尊重双方文化的差异性并以包容的态度对待,这样跨文化交际才能有效实现。

二、中医环境下的外语教学

文化的一个重要载体就是语言,语言承载着文化同时也限制着文化,想要顺利地进行跨文化交际,语言就是一个不可避免地必须要克服的障碍。外语教授者在传授基本的外语知识时,也应该具有中华传统文化的坚实底蕴,所以中医学专业的外语教师不仅仅需要具备优秀的外语技能,中医文化知识内涵也应该成为一个必要的标准,这是进行中医跨文化交际教学的必要前提。中医文化源远流长,不仅具有严谨的科学性,同时也具备人文化的哲学性。所以中医学的外语教师应具有中医方面权威的价值取向,这是培养学生中医文化学习能力的促进条件。现在大多数中医学习注重强调理论知识的累积,而轻视对外传播实践能力的培养,这对于中医文化走出国门走向世界是一个巨大的障碍。如果中医文化的教学仅仅局限于对理论的绝对顺从,而缺乏教学方式的灵活多样性,就会陷入固定模式的泥潭中,等到幡然醒悟之时,再想改正,付出的代价未免太大。被传播地区的语言与传播出去的文化是两个不可分割并相互辅助的方面,在外语教学中应融入对文化的认识,使学生在学习外语同时明确认识到自己肩负着对外传播中医文化的重任。中医文化教学是一项有计划有目的的教学活动,因为其包含了文化与语言的双重性,也就决定了其教学任务的复杂艰难性。在一般化的外语教学过程中,语言技能的学习是教学实践的重点,文化融合在语言教学中自然形成文化与语言相一致的教学成果。但是跨文化教学,文化应是整个教学过程中的重中之重,其主角性质不可取代。语言作为一门工具应为文化而服务。中医跨文化交际学习者应在学习中医的同时,注意传播目标地的日常生活和习惯,注意本地的风俗文化,这样被传播目的地的人们才会愿意学习了解中医文化,也才能真正理解中医文化。

学生在学习中医的同时,应时刻不忘自身肩负着对外传播的重大使命,因此不仅要精通中医这一对外传播的内容,也必须要了解被传播国家的政治、经济、文化和风俗。把学生跨文化交际的意识培养起来,这才是外语教学的根本目的。语言和文化不可分离,是一个问题的两个面。如果只注重语法技能而忽视风俗文化,就会很容易造成文化矛盾,这也是跨文化交际之所以困难的一大原因。所以我们应该在跨文化交际的大环境中建立起外语教学的框架,这样才能实现文化交流的根本目的。

三、中医对外传播注重方式的多样化

科技缩短了地球的空间距离,多种文化在"地球村"这样的概念中激烈碰撞,这就注定了对外文化传播的方式也必定走向多元化。在中医文化的传播方式上,"多元化"这一概念也应得到充分应用。首先我们应考虑充分运用多媒体发挥它们各自的传播优势,对传播对象有明确的定位并对传播内容精挑细选,做到传播效果的最优化。中医跨文化传播的一个重要群体就是学生,不仅是针对广大在中留学生,国外的中医文化爱好者,对内我们国家自己的大学生也是一个重要的受众群体。我们不能因为"跨文化"这样的字眼就局限于外国友人而忽视掉文化传播的根本是我们自己的国人。只有自己了解精通自己的文化才有可能成为真正的文化传播者。在华留学生是基础受众者,在此基础上因力求扩大其他年轻的受众群体得以实现中医跨文化的最大宣传效果。中医跨文化能力的培养不应局限在课堂教学上,生活中存在着各种各样的培养方式,应该引起广大教育者和学者的重视。传统的传播方式比如图书杂志、广播电视,加之现如今已非常发达的网络通信,这一切都是可以开发的能力培养方式。传播的过程也是能力培养的过程,这两方面可以兼得。

四、及时获取反馈,强调传播效果

我们还不因局限于仅仅传播中医文化,而不顾传播效果。只有真正达成了中医跨文化传播成果,传播过程才算有效,否则过程再艰辛再努力都是枉然,没有结果就没有意义。在上文已经提到中医文化传播要重视多样化的传播方式,那么在传播的过程中,因为有明确的群体划分定位,所以也就为之后内容反馈的分析记录打下了基础。定期的数据分析和多方位的读者意见反馈,为进一步的中医文化对外传播有着必要的指导意义。随着科技的发展,中医文化传播也不应被禁锢在传统的纸质媒介里,这样对传播效果会产生不好的影响。所以传播者应时时不忘创新,富有开拓进取的精神,在日新月异的现代社会中不断学习,仔细观察受众群体的接受状态,适时转变传播的方式,力争提高传播效果。中医传统文化应与新兴多媒体相结合,在传统文字传播的基础上注重更有趣味性的视觉效果。视频这样的动态趣味化传播是中医文化对外传播的一个良好的发展方向,在展现中医深厚文化底蕴的同时能够更多地吸引国外友人对此的关注,这对之后更大面积地推广创造了新的可能。

五、结语

近年来,中华民族的伟大复兴取得了一定成果,经济的快速发展使我们国家屹立于世界强国之列。经济发展达到一定水平之后,中华博大精深的传统文化也不应受到冷落,文化强国这一发展战略要求更多的国人把目光转向传统文化对外输出这一领域。跨文化交际是一个很大的命题,不可心急心燥祈求在短时间内取得辉煌成果,只求一步一个脚印稳扎稳打,逐渐使我们的传统文化被更多的外国友人认识并接受。要想中医传统文化得到有效传播,首先我们国人就必须对中医文化有着深刻的认识,并且把目光放之全世界,在中医求学过程中,夯实自己的外语交际能力,时刻提醒自己肩负着中医文化对外传播的伟大使命。中医文化的对外传播需要每一位中医学习者、研究者、工作者的共同努力。

(龚颖雪、周爽、刘颖旭,《科技资讯》,2017 年第 4 期)

新形势下中医药文化的国际传播途径

作为中华优秀传统文化代表的中医药文化,在哲学理论、思维方式等方面始终是对中华文化的继承和发展,蕴含着丰富的哲学价值和智慧,是中医药学的灵魂,是我国文化"软实力"的重要组成部分。中医药顺应了现代健康医学的发展趋势,满足世界人民对养生保健的需求,弥补了西方医学的缺陷,因而在世界上影响力与日俱增。

在国家的重视和人民物质生活水平的提高下,中医药发展进入一个大好时机,但由于中医和西医在理论基础、思维方式等方面存在着巨大差异,中医在国外发展并不乐观。中医要"走出去",要被具有深厚群众基础的国外地区所接受,中医药文化必须要先行。在这个机遇与挑战并存的时代,我们要抓住机遇、迎接挑战,积极整合国内外的资源,探求多种途径传播中医药文化。本文从以下几个方面探讨了中医药文化传播的途径。

一、对外汉语教学融合中医药文化

国外的中医孔子学院是国际上推广和传播中医药文化的重要平台。中医孔子学院是将中医学科同对外汉语教学相结合的一大创举,它以汉语为载体,普及中医药知识、中医文化和中国文化,进而推动中医药学的发展。但是中医孔子学院在中医药文化的传播中倾向重实用而轻视理论教学。为了更好地发挥其平台效应,其在课程设置上要适度进行改革,增加中医药经典理论学习课程的比重,包括中医药文化课、中医药哲学课、中医药养生保健课、中医古籍阅读课、中医文化经典诵读课、中医药特色体验课等,让学生们不仅掌握中医实践,更是中医理论,培养他们的医德。在教学时,教师适时将中医理念贯彻到知识教学中,加强中医文化知识的传达。"神农尝百草""黄帝论医道""扁鹊展医技"等一系列中医文化故事,老师就可以讲授给学生,让学生思考体会,畅谈自己的感想。在当今社会医患关系紧张、医闹严重、医生收红包、患者托关系的背景下,中医的以人为本、仁爱孝道、大医精诚等德育价值观对净化医疗环境发挥着重要作用。

中医孔子学院要突破简单的院校教育,精化师承教育模式及个性化兴趣教育,通过多元化的教育模式进行中医药知识的宣传和普及。为提高学生的兴趣,增强课堂的趣味性,中医药文化与知识的教学不能仅仅是限于课堂老师在讲、学生在听的形式。学校应拓展多种不同的授课形式,如展示法、视频播放法、情境教学法、活动法等。展示法的直观性和深刻性适用于中草药的教学。视频播放法的便捷性适合针灸、推拿、刮痧等中医保健和治疗方面的教学。情境教学法的参与性,使内容寓于具体的情境之中,能给学生带来潜移默化的影响。如孙思邈的系列故事,可以让同学们先搜集资料,再通过角色扮演,让学生亲身体会中医的高超技术,用行动感触医乃仁术的高尚医德。活动法不仅具趣味性,更具感染性。学校应开设五禽戏、太极拳、八段锦、易筋经、龟形功等趣味课,多举办一些比赛活动,鼓励学生都参与,置身于活动中,让学生自己感悟中医是通过意、气、神、行四者统一,达到天人合一的状态,确保身心健康。学习的目的在于学以致用,学习中医,就要尝试自我养生,即运用自然的手段,通过饮食、运动、起居调养、情志平衡来达到身心健康。我们也要学会与四时阴阳相适应,这是达到健康状态的基本要求,春生、夏长、秋收、冬藏。

中医孔子学院和对外汉语课堂上,传播的不仅仅是中医药知识及中医药文化,更是中医药的医学思想、健康理念、哲学智慧和养生智慧。

二、新旧媒体推广中医药文化

中医药文化的传播主要有两种形式:国家层面的推广和传统媒体的传播。政府组织了大量的中医药科普活动和中医学术交流活动,但普及面太窄,多是医者和学者。在网络高度发达的今天,传统媒体的更新速度远远不能满足人们对知识的渴求。相比而言,网络媒体更有优势。

网络媒体,具有强大的传播力和辐射力,是传播博大精深的中医药文化最便捷的新的载体。其拓宽了传播渠道,实现了传播主体由被动的接收者向主动的传播者的转变。信息高速化发展的新时期,我们要将传统媒体和新兴媒体协调起来,优势互补。一方面,充分发挥报纸传播的权威性优势、杂志传播的前沿性优势、电视传播的强认可度和关注度优势,营造传承中医文化的良好的社会舆论氛围;另一方面,我们可以利用网络、微博、微信、Facebook、Twitter 等即时、快捷、互动、共享、自由的互联网宣传推广平台,打造一个综合文字、图片、声音、视频的中医药文化传播体系。通过强大的辐射效应,普及中医药信息,上传国外群众喜闻乐见、感兴趣的中医药文化作品,如中医养生小贴士、中医养生保健原理探究、中医国学大师讲座视频、系列杏林经典小故事视频、关于传统中医传统保健疗法的 Flash 动画等,形式活泼新颖、内容丰富充实,更能使中医药文化被海外大众接受和认可。

传统媒体和网络媒体相结合,优势互补,能为中医药的国际传播营造良好的社会氛围,打下扎实的群众基础,是中医药走上国际舞台的重要突破口。

三、通过国际合作宣扬中医药文化

首先,政府应在医学领域,尤其是中医、中药方面积极与世界卫生组织等国际组织开展更深一层的交流和合作。其次,巩固并拓展与世界其他国家的中医教育合作、中医药物研究合作、中医医疗合作和中医科研合作,树立良好的中医形象。最后,发挥以小球转动大球的效应,用民间的交流和合作带动中医药的整体的发展。据了解,目前我国的中医药科研机构已经与中南亚、南亚、欧洲等多国签订了 73 项中医药合作协议。海外侨胞、海外中医药工作者、海外医疗机构及海外留学生都是推动中医药国际化的进程不可忽视的力量。因此国家要提升中医药海外行业的整体水平,发挥中医药简单有效、操作方便、价格低廉的优势,进而能在当地医疗行业取得一席之地,进一步加快中医药及其文化走向世界的步伐。

通过政府宏观引导与市场自我运作相结合的方式,与世界各国在中医药保健、中医教育、中医药产业、中医药文化等多方面积极开展交流与合作,大力发挥中医药疾病治疗的独特优势,发展特色中医药,加快中医药的国际化进程。

四、中医典籍术语翻译凸显中医药文化

中医出不去,中药难出去,中医要出去,中文先出去。这四句话充分表明了中医翻译的重要性。中医药文化由于自身的哲学理念和厚重的文化内涵,在翻译过程中存在着很大的不规范性和难理解性。要让世界接受中医,看懂听懂是关键一步。这就对中医翻译提出了新的挑战。

解决中医翻译问题,首先,要实现中医术语的现代化。中医的经典文献形成于古代,多采取

古汉语的记录模式,本身晦涩难懂,内涵丰富;且由于自身的特色和哲学性质,中医在用语方面存在着很大的模糊性,因此必须进入原文特定的语境中才能更好地领悟。翻译的时候,必须深入原文,联系上下文,用中医的内涵和概念阐述中医术语,反复研读与推敲,实现对古文献语义现代语的转换,为英语翻译打下基础。其次,制定出标准化的英译语规范,尤其是译名规范和用语规范。有必要制定传统医学术语国际标准的中方蓝本和中医术语国际英译标准,矫正以前的不规范翻译。对一些使用频率极高的、具有中国特色和特定内涵的中医药学专门术语,为保证中医的原汁原味,应大胆开创新的翻译方法。最后,国家培养专门性的中医外语翻译人才迫在眉睫。中医翻译人才不仅要精通国学、西医学、中医学、英语及其他小语种、翻译技巧,在跨文化的背景下,还必须了解中西文化的差异,这样才能找到文化的切入点,减少文化排斥现象。

为了推进中医药文化的国际化进程,我们必须要做好中医翻译工作,达成传播者与受众间的相互识别的语义、术语、概念的默契,尽快实现中医从国内到国外的跨越。

五、利用中医药贸易传播中医药文化

中医药是重要的战略经济资源,为传播中医药文化,我们不妨转变思路,用中医药的贸易发展,带动中医药文化的传播,形成中医药贸易与中医药文化传播共同发展的良好局面。中医药贸易传播的不只是中医药产品,更重要的是在传播中医药文化知识和医学知识,传递一种健康的养生理念和价值观念。近年来,随着中医药贸易的不断发展,中医药成为许多国家新的经济增长点,这为拓展中医药国外市场提供了巨大的优势和机遇。

中药企业作为特殊的行业,蕴含着独特的中医药文化,为中医药文化的传播开辟了新的途径。中药企业以产业优势植入中医理念和文化观念,兼具文化和健康双重优势。中医药行业的老字号,对传播中医药文化发挥着举足轻重的作用。以饮片和中成药闻名的同仁堂和胡庆余堂,以中医药养生著称的鹤年堂,可以对其产品和疗效进行加工和推广,用疗效征服世界,必能成为宣传中医药文化的新亮点。近年来,作为中医药配方凉茶巨头王老吉,坚持科技创新、优质产品和文化输出,得到了国内外消费者的一致好评。目前,王老吉的销售网点已遍布全球大部分地区,出口国达到50个国家和地区,加快了中国传统凉茶文化的传播。中草药巨头,云南白药也一直在转变方式,积极开拓国外市场,把中草药远销国外。云南白药目前也在东南亚、欧洲等地取得佳绩。

中草药、中成药和中医保健品的输出,弥补西药的一些弊端,也让外国人看到了中医在疾病预防和治疗、养生保健方面的独特疗效和作用,激起他们学习中医药文化的兴趣,带动中医药文化的传播。中医药文化的传播反过来会让他们改变对中医的不公正看法,认可中医的诊断模式、中医的思维方式、中医的治疗模式,最终提高他们对中医和中药的认同感。

六、结论

中医药目前面临着巨大的机遇和挑战,中医药要造福全世界的人民,中医药文化发挥着先驱作用,只有中医药文化为外国友人接受、理解和认同,才能真正做到对中医药的信任,达到传播的最终目的。当下,我们要充分利用各种资源,创新多种途径来传播我们的中医药文化,以便提升中医药的国际影响力,提升中华文化自信心、文化安全感和文化"软实力"。

(赵娣、周亚东、李卓,《中医药临床杂志》,2017年第29卷第8期)

中医药文化国际传播现状研究

　　中医药文化与中华传统文化同源共生,是中华优秀传统文化的载体和结晶。而中医药文化兼具民族文化性与科学实用性的特点也使其能够成为中华优秀传统文化国际化传播的先导。因此,要充分发挥中医药文化作为中华优秀传统文化的载体以及先导的作用,就要加强中医药文化国际传播,提高中医药文化在国际上的认知度,进而使中医药的技术、理论及文化内涵逐步得到全世界的认可和接受,终臻提升国家文化软实力,造福人类。中医药文化国际传播的概念是指"在不同国家之间进行的以中医信息为内容的交流与传承活动"。当前,我国中医药文化国际传播发展势头良好,但还存在不足,还需要更加精进。

一、中医药文化国际传播的现状

　　1. 国家层面积极推动　近些年来,卫生部、国家中医药管理局以及国务院颁发了一系列有关中医药发展的政策文件。如在 2011 年出台了《中医药对外交流与合作中长期规划纲要(2011—2020)》,在 2012 年出台了《中医药文化建设"十二五"规划》,在 2013 年出台了《关于促进健康服务业发展的若干意见》,在 2016 年出台了《中医药发展战略规划纲要(2016—2030 年)》。这些文件都关涉中医药国际化发展及中医药文化国际传播。其中提出了中医药国际化发展及中医药文化国际传播的具体办法、措施以及在一定期限内所要达成的目标。国家除了出台政策文件外,国家领导人还亲自为中医药文化国际传播助力。如 2010 年,国家主席习近平出现在墨尔本理工大学中医孔子学院授牌仪式上;2014 年,习近平见证澳大利亚建立中医中心签署合作协议;2015年,国务院副总理刘延东在捷克参加中医中心揭牌仪式;2016 年,刘延东在俄罗斯参加"北京中医药大学圣彼得堡中医中心"揭牌仪式。国家一系列有关中医药文化国际传播政策文件的颁发以及国家领导人亲自参与中医药文化国际传播的活动都显示出我国政府重视并致力于促进中医药及其文化的国际传播与发展。

　　2. 各类组织发挥作用　国内外各类组织通过学术会议、论坛、科技合作等形式在中医药文化国际传播中发挥着重要的作用。世界中医药学会联合会担负了举办国际学术会议、开展国际培训、出版学术刊物、开展信息咨询、举办国际会展等职责。该学会现已发展成为覆盖 67 个国家和地区的 251 个团体会员、85 个专业委员会的具有一定影响力的国际中医药学术组织。世界针灸学会联合会担负了组织针灸学术会议、交流针灸学术经验、出版针灸刊物、发展针灸教育、提供针灸信息、制定针灸国际标准等职责。世界针灸学会发展了 194 个团体会员,代表了 53 个国家和地区。世界针灸学会包含了 13 个专业委员会,负责各项专业工作。全国各中医药大学也都承担起了海外传播中医药文化的职责。北京中医药大学、上海中医药大学、广州中医药大学等各中医药大学纷纷与国外众多高校和研究机构建立合作关系,开展中医教学和中医临床活动。孔子学院也积极参与到中医药国际传播的阵营。到 2016 年底,中医孔子学院有 4 个,开设中医课堂的孔子学院数有 7 个。全国众多的中药企业则通过国际广告宣传、中药产品的国际展销会、跨国企业的合资合作等,不断传播中医药文化。

3. 传播工作初见成效　2016年,《中国的中医药》白皮书指出,中医药已经传播到183个国家和地区。有103个会员国认可使用针灸,其中29个设立了传统医学的法律法规,18个将针灸纳入医疗保险体系。此外,中国已与相关国家和国际组织签订了86个中医药合作协议,中国与外国签署的中外自贸协定中有14个包含中医药内容。

二、中医药文化国际传播存在的不足

1. 从"传播者"角度分析,通才类传播人员缺乏　目前我国从事中医药文化传播的人员主要有：国内中医院、中医馆、国医堂及其他医院从事中医药行业的医务工作者;国内中医学院或学校从事中医药教学的教师;中医药资料翻译者;与中医药有关的媒体从业者;与中医药生产或销售有关的公司或机构;国外的中医药师、国外的从事中医药教学的教师。这其中,由于没有专业的中医药文化国际传播人才,往往是专门从事中医药的医务人员不擅长外语翻译,专门从事外语翻译的不擅长中医医理。简言之,在现如今,既了解中医药,又具有良好外语素质和现代科学素养的复合型人才不多。

2. 从"传播类型"角度分析,大众传播信息量不大,且形式相对单一　从传播类型视角看,中医药文化国际传播主要以中医药学会、中外合作办学、中医药教育国际交流、中医药救助以及国际中医药博览会、中医药文化节、名医诞辰周年祭祀大典活动等传播类型来实施,而这些类型或属于人际传播,或属于群体传播,或属于组织传播。换言之,当前对受众最广泛的大众传播运用得还不够。在大众传播中,主要是运用图书(包括电子书)、报纸(包括电子版)传播,杂志传播运用得较少,如《中医药文化》直到2016年才开始发行全英文海外版,电视传播和网络传播则运用得更为稀少。即使是图书传播,一般多是供专业人士阅读的中医典籍的外文翻译译本,而适合普通大众阅读的读物则鲜见。报纸(包括电子版)则表现出讯息量不大,且形式相对单一。如作为国外媒体转载率最高、中医药文化国际传播重要平台的《中国日报》在2002年1月1日至2013年12月31日10年间发表有关中医文化的新闻是135篇,而这135篇中大部分是短小精悍的消息,深度报道和新闻评论不多。虽然《中国日报》有网络版,报导形式比纸质版更多样,但报导的照片、视频、漫画、图示也只占很小的比例。中医药文化国际传播中大众传播的不尽如人意,削弱了整体传播力量。

3. 从"传播内容"角度分析,传播内容多注重中医药的自然属性及其功能,忽视其文化属性及其功能　中医药内含多种资源。当前中医药国际传播其传播内容更多的是注重其卫生资源、经济资源、科技资源的特性和价值,而忽视其文化资源和生态资源的特性和价值。同样,在中医医疗、保健、科研、教育、产业、文化各领域中,中医药国际传播更多的是关涉中医医疗、科研领域的内容,而对文化领域的内容关涉、传播不够。简言之,现今的传播更多的是注重中医药的技术层面,而对于中医药的哲学、伦理、历史、天文、地理、文学、心理学的内涵及价值传播不够。

三、对促进中医药文化国际传播的几点建议

1. 培养国际化复合型中医药文化传播人才　当前,要培养一大批有意愿也有能力从事中医药文化国际传播的专门人才。一方面要培养从业人员谙熟中国博大精深的中医药知识与文化：要通读中医典籍如《黄帝内经》《伤寒论》《难经》《金匮要略》《神农本草经》《备急千金要方》《本草纲目》《名医类案》,并要将这些医经、医论、本草、医方、医案、医话谙熟于心;要了解《易经》及儒释道传统文化。另一方面,又要培养从业人员的国际视野、国际观念、国际意识以及语言翻译技能。

总之,要培养出一大批既具有中医学文化背景知识又具有现代科学素养,还具有现代传播技能的中医药文化国际传播复合型人才。

2. 创新中医药文化国际传播形式 "讲好中国故事"是构建我国文化话语权及进行文化传播的有效途径。2015 年,"复兴路上工作室"推出了单曲 MV《十三五之歌》,即以动画形式用卡通人物把"十三五"概念向世界传播,因而引起广泛关注,一些外媒也积极参与评价和点赞。对此,中医药文化国际传播可以加以借鉴。事实上,中医药文化本身就涵盖许多"好故事"。如写作《难经》、创立中医四诊的神医扁鹊有"扁鹊见蔡桓公""扁鹊起死回生虢太子"的好故事;创麻沸散、行剖腹术、制五禽戏的神医华佗有"刮骨疗毒"的好故事;开辨证论治之先河的"医圣"张仲景有对王仲宣二十年后落眉而死的精准预言的好故事;倡"医易同源"的张景岳有"急智解危取铁钉"的好故事。而采用创新的方式方法把好故事"讲好",这无疑是中医药文化国际传播增大增强其传播力的重要手段。

3. 发展中医药健康旅游产业 当前,世界范围的旅游业蓬勃发展,旅游地成为展示民族文化的重要窗口。在观光旅游项目中融入中医药文化元素,既可以使旅游地的旅游资源和项目获得扩展和延伸,又可以使传统的中医药资源获得有效利用和大力宣传,还可以使广大游客获得更丰富的体验。因此,中医药文化旅游必将成为中医药文化国际传播的又一新兴的重要载体。

习近平指出:"中医药学是中国古代科学的瑰宝,也是打开中华文明宝库的钥匙。"而中医药文化的国际传播则是让世界分享中国古代科学的瑰宝、让世界分享中华文明的宝库,终臻中医药学是民族的也是世界的。

(董建华,《新西部》,2017 年第 27 期)

"互联网+"时代背景下中医药文化国际传播模式初探

"中医药学是中国古代科学的瑰宝,也是打开中华文明宝库的钥匙",关于中医每一项技艺背后的文化积淀均值得挖掘与研究,中医药文化传播对我国的发展意义深远。千年来,中医药学凭借其独具特色的方法与可靠疗效,为我国与世界的卫生事业与民众的生命健康做出了不可估量的贡献。随着"互联网+"的出现,中医药文化传播模式进入新的发展纪元,能否利用好"互联网+""大数据"等手段,以促进中医文化在传播中的创新与发展,不仅关系着我们是否能有效地保护中医文化,同时可以向国外展示中医的魅力,使得中医成为我国软实力的重要组成方面。"互联网+"时代背景下,有效的中医药传播模式如何构建?

在人类文明的进程中,文化与传播常常共生,传播是文化保存与发展的前提,而传播的过程中则必须有文化要素的参与。一种文化若是没有传播,必然走向消亡,唯有于不同渠道进行传播,同时于传播的过程中不断继承与创新,方能与时俱进,走向世界。由于传播环境的严峻,以及中医学界缺乏的文化主体意识和现代通俗的语言体系,中医药一直处于主要用于中老年疾病的治疗与保健、不被年轻群体承认的尴尬状态中。因此,如何实现信息的充分流通与交换,实现中医药文化的传播与创新,瓦解话语权,解构中医文化旧态势是值得深思的。

目前的传播模式来源于《传播在社会中的结构与功能》一书中的 5W 模式,包括传播主体、传播内容、传播手段、传播受众及传播效果五要素。传播主体对"互联网＋"的传播手段的有效利用,将利于扩大传播内容的受众群及提升传播效果。笔者从以下几方面提出思考以期能提升中医药文化主体地位和传播效果,从而为构建"互联网＋中医药"新传播模式提供参考。

一、传播主体主动化

国际传播学认为,传播主体是随着时代的发展而不断变化的,是指国际传播过程中信息的发出者。现代社会中,国际传播的主体主要包含政府、企业、社会组织以及个人等四大类。政府作为中医文化国际传播中的"强势主体",具备着传播、引导、管理以及监督的作用,如《国务院关于扶持和促进中医药事业发展的若干意见》(国务院,2009)、《中医药对外交流与合作中长期规划纲要(2011—2020)》(卫生部、国家中药管理局,2011),以及《中医药文化建设"十二五"规划》(国中医药办,2012)等纲领性文件的颁布,即是中医文化传播的指向标,极大地推动了中医药国际服务贸易的发展,促进了中医药的国际交流与合作,国家行政职能部门的各种举措必然极大影响中医文化国际传播进程与方向。

营利性社会组织——企业或公司在中医文化国际传播中发挥重要作用,此主体虽以盈利为最终目的,但是在其企业或者产品宣传过程中仍能通过不同角度及形式实现中医药的技艺或者文化的传播。而非营利性社会组织(包括中医药院校、各中医院、国内外相关组织等)则是中医药文化传播的主要力量,其教学与科研相关的信息发布,国内外不同中医药学院校、组织的合作与交流都是现代信息化时代的不同传播形式。与此同时,随着信息化技术与传播手段的不断普及与更新,QQ、论坛、微博、微信、Facebook、Twitter、Instagram 等社交媒体的发展使得大众转变成为传播受众与传播主体的复合体,成为国际传播不可忽视且日渐强大的关键力量。因此,传播主体主动化将是中医药文化国际传播的保障与助推力。

二、传播内容精准化

随着"互联网＋"模式的不断扩充与发展,中医文化国际传播内容同样受到影响,而"互联网＋中医药"新模式显现为形式多样,丰富多彩的特点,涵盖政策性信息、新闻性信息、知识性信息、服务性信息,甚至是社交媒体上极具个人烙印的通信性信息与评论性信息等。信息类型虽有不同,但是却需要确保其信息传播的精准性。尤其是政策性信息、新闻性信息以及知识性信息,以上内容是中医药文化传播内容中具有高权威、高转发、高影响力的信息,同时亦是服务性信息以及社交媒体上的中医文化信息传播的主要来源。基于此类信息的特点,必然要保证知识点的精准性,文化阐释的准确性,从而确保其权威性。

三、传播手段网络化

"互联网＋"的背景下,移动互联网及信息新技术深入并推动了经济与社会的转型升级与发展,中医药文化传播更是需要借势以推进中医国际化。"互联网＋中医药"新模式不仅关注健康管理、便捷就医、个性化诊疗与优质医疗,同时要通过网络化手段不断推进和深化中医传统文化的传播。

1. 变革中医药文化传播方式　"互联网＋"之前,信息传播方式有限,人们不能及时有效地接触新事物。中国互联网络信息中心(CNNIC)发布的第 38 次《中国互联网络发展状况统计报告》

显示,截至2016年6月,中国网民规模达7.10亿,其中手机网民规模达6.56亿,占比达92.5%。同时,2016年上半年,中国网民人均周上网时长为26.5小时。新浪微博等社交媒体用户超亿,更有中医药相关官方组织的注册与宣传,同步分享与介绍中医药文化知识,以及建议要专题网站的建立,中医养生、中医古籍、中医学堂、经络养生、推拿熊、小太医等手机App的推广及应用,微信公众号、网络云平台的建立无一例外,是"互联网+中医药"新模式的体现。因此,今后"互联网+"将是变革中医药文化传播方式的核心手段。

2. 丰富中医药文化传播内容与形式　"互联网+"的推动下,中医药文化传播内容将不再简单停留于文字与书本,视频、图片、文字和动画等多种媒体形式的综合运用,使得中医药文化的传播不再枯燥无味。通过社交媒体的实时更新,传播受众群只需要利用碎片化时间即可完成知识与信息的获取与传播。至此,传播受众群既是信息接收者,同时亦是信息的传播者,中医药文化的传播将成为大众行为,互联网平台逐渐成为有效的文化传播方式,并有效推动中医药文化走向世界。

四、中医药文化互联网平台传播存在的问题与建议

互联网平台是中医药文化传播中的双刃剑,中医药文化得以迅速传播的同时亦面临着不可估量的挑战。首先,网络中医信息的真实性需要验证。很多中医爱好者热爱中医药文化,但是由于缺乏专业知识与实践操作,认知呈现一知半解状态,对于信息的发布与转载可能产生不良影响。因此,政府、专业院校、专业组织应该联合商讨并制定相关法规进行规范信息传播,同时定期发布中医药相关文化内容,并及时关注与更新最新中医药动态,以期保证公众群信息获得的权威性与安全性。其次,规范甚至杜绝利用中医药传播捆绑的营销行为,从法律上进行控制,舆论上进行引导,建立良好的网络信息质量评价法律法规,避免公众的跟风转发与尝试,为公众提高信息真伪的鉴别能力。最后,中医药文化的传播始终应以政府、联合组织以及中医药学科的力量为主,尤其是专业院校的学生、教师和医学工作者。专业人群可转化语言表达方式,通过互联网平台、认证微博、专业网站、App等平台发布专业性视频、图文并茂文章等途径帮助大众理解中医名词和术语。

中医药最根本的任务是医疗保健,其核心价值是"以人为本,效法自然,燮理中和,济世活人",中医药学的核心理念、思维模式与我国传统文化密切相关。中医药事业的发展是实现中华民族伟大复兴的先行者,是"中国梦"的又一重要组成部分。"将中医药发展纳入国家战略"是造福子孙的大事,中医药走出国门,走向世界,既是传统医药学学术发展的需要,也是提高国家竞争软实力的需要。"互联网+中医药"新模式的持续探讨将有助于推动中医药国际化传播的进程。

(张宁、杨志虹、杨孝芳、陈波,《光明中医》,2017年第32卷第14期)

大健康时代背景下中医药文化
国际交流的机遇、挑战和对策

一、大健康与中医药文化国际交流

"大健康"的概念是依据时代发展、人类的社会需求与人类的疾病谱的改变而提出的一种自

我健康管理思维。它提倡人们在日常生活中注意各种影响人类健康的因素,并从生理、心理、社会、道德等多角度追求更加健康的生活方式。近年来,中国中医药大健康产业规模已突破万亿元,并成为中国新兴的重要经济增长点,这其中便包括中医药在世界范围内创造的产值。目前,中医药在世界范围内也不断掀起风潮。中国中医药国际化、现代化发展正迎来历史性机遇,并焕发出新的生机。2015 年 12 月 6 日,中国首次发布了《中国的中医药》白皮书,书中明确指出应加强中医药国际交流与合作,推动中医药全球发展。中医药文化国际交流已进入大健康时代。

中国中医药文化国际交流始于公元前 11 世纪的朝鲜,迄今已有 3 200 多年。目前中医药文化和技术已传播到 183 个国家和地区,据世界卫生组织统计,目前 103 个会员国已认可使用针灸,其中 29 个设立了传统医学的法律法规,18 个将针灸纳入医疗保险体系。中医药文化在国际范围内虽已受到一定认可,但大多还停留在中医技术普及和中药用药层面。对于中医药文化层面的传播仍受到以中西文化差异为主的等多因素的制约。在大健康时代背景下,中医药文化发展任重而道远。

二、大健康时代背景下中医药文化国际传播的机遇

国家大力发展中医药健康产业对中医药文化国际化传播起到了极其重要的推动作用。在国家政策扶持、企业对外拓展和信息技术革新等方面,中医药文化都迎来了向海外交流传播的极大机遇。

1. 利好政策不断被提出,为中医药文化国际传播提供新动力　2013 年,国务院发布的《医学科技发展“十二五”规划》明确提出“培育大健康产业、新型健康产品开发”的发展目标,这是国家对大健康产业的第一个规划,也是首个明确将大健康产业作为一个整体产业所进行的规划。在之后出台的国务院《关于促进健康服务业发展的若干意见》中都首次写入了“治未病”传统医药理论,“治未病”也是中国中医药文化的重要内容。与此同时,在《中医药健康服务发展规划(2015—2020 年)》中也指出国家需“培育发展中医药文化和健康旅游产业”。大健康时代背景下,促进中医药文化传播的利好政策层出不穷,为中医药文化国际交流提供了良好的政策扶持条件。

2. 中医药产业对外拓展,为中医药文化国际传播提供契机　近年来,中医医疗技术受到世界各国关注。中医馆、中医诊所在世界范围内开设速度呈逐年增长趋势。据不完全统计,2015 年主要欧美国家中医诊所数量已达 1 万余家。据世界卫生组织统计,目前 103 个会员国认可使用针灸,其中 29 个设立了传统医学的法律法规,18 个将针灸纳入医疗保险体系。中药企业也一步步打开海外市场,借助国家大力发展中医药产业的良好机遇,一批批优秀的中医药企业迅速崛起,其中不乏上百年历史的“老字号”企业。作为天然药物的重要组成部分,中药逐步进入国际医药体系,已在俄罗斯、古巴、越南、新加坡和阿联酋等国以药品形式注册。伴随着中医技术对外发展和企业拓展海外市场的脚步,传统中医药文化也得到潜移默化的传播机遇。

3. 信息技术的发展,为中医药文化国际传播提供了新渠道　信息技术的飞速发展为中医药文化传播搭建了新的桥梁,“互联网＋中医药”的新型网络平台日渐完善,为中医药文化传播提供了走向世界的新契机。信息技术的共享性、高渗透性、全球性等基本特征奠定了中医药文化全球化的技术基础。互联网资源为中医药国家化传播交流提供了更多更广的平台,加快了中医药文化的传播速度,也丰富了中医药传播内容和形式的多样化。“互联网＋”“大数据”等技术手段的出现,对促进中医药文化国际化交流的创新与发展和向世界展现中医文化魅力起到了举足轻重的促进作用。如何选择和使用新型媒介结合大健康观念去传播中医药文化也成了当今众多“中医人”研究的重点和方向。

三、大健康时代背景下中医药文化国际传播的挑战

纵然中国中医药文化正迎来其国际交流传播的最佳时期,也已经取得一些成绩,但一系列固有的和在大健康时代背景下产生的新困难却阻碍着中医药文化的正常有效传播,中医药文化国际传播仍面临着众多的挑战。

1. 中西医文化结合度不高,中医药文化被接受程度低　中医和西医文化立足于不同的文化体系,在文化起源、核心概念、哲学思想和研究对象上都有巨大区别。中医文化起源于中国古代传统文化而西医起源于希腊学术思想,中医的核心概念是辨证论治和整体观念,而西医核心则基于微观分子水平。且中西医分别基于中国古代哲学和古希腊哲学体系。理解中医文化时西方需在认识论、时空论、思维方式和价值观方面转换思维。中医观物取象,西医实体求原。中医在于研究生命的时间特征,西医在于研究人体的空间特征。中医讲究意象思维,西医讲究抽象思维。中医至善,西医求真。这样的文化背景差异引起西方对中医的认知困难。另外,中医药著作翻译不精,中医药术语翻译不统一等问题也极大地阻碍着中医药文化被欧美国家接受。目前很多中医药著作采用转译方法,如先翻译成德语再由德语翻译成英文。在转译过程中可能会出现更多的翻译问题,使中医药著作更加晦涩。

2. 文化传播平台开发仍不充分,文化交流受众面小　文化展现自身魅力需要通过建设合适的交流平台而实现,平台能够满足世界人民对中药知识的迫切需求,并且它在中医药文化国际传播过程中发挥着极为重要的作用。目前中国已建设一些中医药国际交流的渠道与平台,如:国内外孔子学院的开设和相关中医药慕课平台的建立满足了部分人对中医药知识的渴求;国际性的中医药交流会议也是中医药文化国际传播的中医药文化交流的重要渠道;中医药产品的海外市场拓展也在一定程度上促进了中医药文化的传播。但这些层面上的文化交流普遍呈现出平台小、渠道窄、受众面集中等特点,虽在一定程度上起到了文化传播的作用,但仍无法加深国际世界对中医药文化的理解,无法使国际大众对中医药文化产生认同感。现有的文化传播平台没有为中医药文化对外传播营造良好的氛围,中医药文化网络传播也欠缺优秀的媒介。文化传播平台开发仍不充分,需要得到更好的发展。

3. 中医药旅游发展存在质量问题,国际旅游发展困难重重　我国国内旅游产品中以中医药为主题的旅游产品就已屈指可数,而面向国际的中医药文化旅游项目更是鲜为人知。在现有的中医药旅游项目中,存在中医药旅游开发模式单一、内容枯燥、形式和路线千篇一律等问题,旅游中可供游客选择的中医药旅游纪念品也缺乏独特性、创新性。国际性的中医药旅游项目对于缺少中医药文化相关背景知识的国际游客更缺乏吸引力。这些旅游项目中也缺乏游客体验环节,缺少与国际游客的互动。与国际游客互动不佳和文化冲突,使游客无法对中医药文化有很好的理解,从而对中医药旅游失去兴趣,不能对中医药旅游产生足够的认同。作为展示中医药文化精粹的重要平台,国际性的中医药旅游项目本应成为提高国际游客对中医药文化理解、认同和培养对中医技术、中药兴趣的有效途径,却因为项目设计和活动宣传等问题没有达到应有的质量标准,更难以推进中医药文化国际传播的进程。

四、大健康时代背景下中医药文化国际传播的对策

中国的中医药文化是中国古代科学的瑰宝,亦是打开世界文明宝库的一把宝贵钥匙,大力推

进中医药文化国际交流是建设大健康产业的重要工作内容。中国建设大健康产业之际,面对当今国内外诸多机遇,中医药文化想要真正走出国门,走向世界需要认真分析国际交流中出现的问题,合理提出解决方案。

1. 借助"治未病"理念,缩小中西医文化差距　现今慢性病成为威胁人类健康的重要因素之一。在全球范围内因慢性病死亡人数占所有死亡人数的60%以上,其中心血管系统疾病、癌症、慢性呼吸道疾病、糖尿病等疾病是致死率较高的几种慢性病。因此,摆脱亚健康状态已经成为全人类共同的追求。众所周知,西医对于传染性疾病有着显著疗效,但对于慢性疾病的治疗效果则不明显。且慢性病人服用多种西药时,不同的物质相互作用会产生或者放大副作用,恶化病情。而中医提出的"治未病"概念则提出未病先预防、有病灶治疗、已发现病防病变、病后加强调养与护理的理念能够从机体功能和整体变化上阻止慢性病的发生、控制慢性病病情的恶化或减少慢性病的复发。而中药作为草本药材,副作用相较西药偏小,疗效且很显著。且当今草本药物也被欧美国家认同,甚至成为重要的保健品原料,成为欧美人民追求健康的新宠。以"治未病"为切入点在国际交流中强调中医的保健机制,宣传中医养生理念和功效势必可以提高亚洲甚至欧美国家的认同感。随着医学模式的转变,以中医对治疗慢性疾病的疗效为切入点宣传中医疗法的有效性,使中医药技术更好地走出国门,从而进一步提升中医药文化的世界知名度。

2. 利用新型传播路径,搭建中医药文化国际传播平台　在信息有效传播的过程中,传播平台是重要的桥梁和纽带。大健康时代背景下,中医药文化传播的主体和媒介都发生着改变。文化传播方式也由小众走向大众化,那么有效的中医药文化国际传播则需要利用先进的信息技术手段,选择多样化的传播路径。随着信息化技术与传播手段的不断普及与更新,新型传播方式渐渐形成甚至逐步成为主流的传播方式。比如利用"大数据"技术手段建立中医药数据库可以使中医药信息变得触手可及,数据库与现今国际流行的社交媒体如 Facebook、Twitter、Instagram 相结合,全球大众成为传播受众和传播主体结合体。又比如利用数字工具建立中医药数据库及出版中医药科普数字图书,这种新的出版方式打破了原有的传统出版模式,中医药文化信息经过现代信息技术进行数字化加工,如在文字基础上增加声音、图片、动画等元素,使信息更具趣味性。大健康时代也正值我国中医药企业大力拓展海外市场之际,在宣传中药产品和中医医疗技术的同时,也加强了对中医药术语的精准翻译。各种类型的国际性宣传展会也呈现出次数更多、内容更全、范围更广的发展趋势,提升了中医药文化的文化知晓度。

3. 借力大健康产业建设,发展中医药国际旅游产业　中医药旅游业是大健康产业的重要组成部分。2016年2月,国务院印发的《中医药发展战略规划纲要(2016—2030年)》提出,要大力发展中医养生保健服务,加快服务体系建设,提升服务能力,促进中医药与健康养老、旅游产业等融合发展,推动中医药健康服务与旅游产业有机融合。大健康观念下的中医药旅游业以传统旅游业为依托,结合中医药文化中的养生保健理念,而构建的一种以追求健康为主导,带有休闲、养生、养老、保健及康复疗养等特点的新型旅游模式。我国计划在3年左右的时间建成10个国家中医药旅游示范区、100个国家中医药健康旅游示范基地、1 000个国家中医药健康旅游示范项目。结合中医药文化亮点,开展中医药特色旅游项目如足部保健、按摩、温泉、药浴、药膳、中药材种植采摘、中医美容、理疗等可以提高中医药旅游的游客体验性和趣味性。同时针对不同省份的气候特点和中医药文化背景建设风格,创造不同的中医药旅游项目,开发多种多样的旅游纪念品,从而增强国际对中医药旅游的兴趣。大健康时代的中医药国际旅游业必将成为中医药文化国际交流的重要途径。

中医药文化是中国传统文化的重要组成部分,中医药文化国际交流对中医药产品走出国门,走向世界起到了先导性的作用。中医的核心任务是医疗保健,大健康时代将中医药的保健功能和对慢性病的显著治疗效果作为中医药文化的宣传点,可以说为中医药文化国际交流找到了新的切入点。对于消除文化交流隔阂将起到功不可没的作用。在大健康时代使用先进的信息技术手段,将中医药要文化的平台做大做广也将在很大程度上拓展文化受众面。在国际旅游方面增加富有中医药文化特色的项目,特别是让国际游客可以亲身体验中医药文化精粹的项目,可以增强国际游客对中医药文化旅游的兴趣,也是大健康时代提高中医药文化国际知名度的重要方式。中医药文化国际交流应紧抓大健康时代脉搏,针对固有的和新的文化交流阻碍采取相应的措施。在大健康时代背景下大力发展中医药文化国际交流应扬长避短,才能提高中国软实力,提升中国对世界的影响力。

(张恬恬、王晶晶,《现代经济信息》,2017 年第 20 期)

"文化空间"视角下的中医药海外
文化适应策略探索

跨文化学者 Judith Martin 和 Thomas Nakayama 认为:"文化空间是进行有效的文化交流的特定场所。"文化空间是某种文化在一定空间范围内的集中体现,不同的文化空间反映了不同文化形态,因此对一个国家文化空间的分析可以了解该国的文化发展态势。

中医药是中华传统文化土壤里孕育的一块瑰宝,是世界医学宝库的重要组成部分,作为具有鲜明民族特色的文化形式,从古至今,它以多种多样的方式和途径向海外传播,形成了各具特色的"文化空间"形态。尤其近年来随着中国软实力的不断提升和中医药的振兴发展及其国际化步伐的加快,中医药加大了对外传播的力度,其文化空间的形式和内容也在不断发生着改变。了解和研究这些文化空间形态在海外的适应现状有助于为中医药海外发展谋篇布局。

一、文化适应理论

文化适应(acculturation)是指"由个体组成的,且具有不同文化的两个群体之间,发生持续的、直接的文化接触导致一方或双方原有文化模式发生变化的现象"。加拿大社会心理学家 John Berry(1997)把客体文化(外来文化)对主体文化(本土文化)的适应情况分为四种类型,分别是同化(assimilation)、分离(separation)、边缘化(marginalization)和融合(integration)。该理论从移民文化的角度分析了客体文化与主体文化不同的适应关系,它们之间究竟是被同化还是被排斥,是偏安一隅还是积极主动地交流融合,通过分析两者之间的关系有利于制定相应的文化适应策略。

古往今来,中医药传播至海外,与当地文化产生了千丝万缕的联系,形成不同的文化适应类型。"跨文化适应需要一个空间,在此空间里,来自两种文化的交际者像队友一样通过彼此协商重新定义边际。"今天,中医药与海外主体文化之间究竟是"同化"还是"分离",是"边缘化"还是"融合"? 哪一种或哪几种适应类型最有利于中医药文化的海外传播? 这些都是本文将要探讨的问题。

二、中医药海外文化适应现状

中医药在海外的传播古已有之,从西汉张骞出使西域,到562年吴人知聪携带《明堂图》和《针灸甲乙经》东渡日本,到唐宋中外医药贸易的兴盛,再至明清脉学、针灸学和本草学向欧洲的传播,数千年来中医药始终以其丰富独特的文化内涵受到海内外的青睐。20世纪70年代随着中美恢复邦交,以针灸为代表的中医药大规模走出国门,40多年过去,"以针灸为先导的中医药已遍及世界各地,这是历史上最大的中医药针灸文化输出"。今天,中医药正以更丰富多样的方式向海外输送,形成了形态各异的"文化空间",如中医诊所、中医学院、孔子学院和中医中心等,其特点有:

1. 范围扩大,包容性增强　中医诊所和中餐馆一道被海外人士评为最给人以好感的中国文化符号。世界卫生组织统计数据表明,目前全世界(数据不包括中国)受过专业培训的中医针灸师有50多万名,其中大部分自开门诊,60%以针灸治疗为主,共有30多万家私人中医诊所。其中,在美国有7 000家中医诊所;加拿大有近百家中医诊所;英国有600家中医诊所,从业中医针灸师3 000名;墨西哥有针灸师500余人;新加坡有800家诊所,中医师1 500名;日本从事汉方医学的有15 000名;法国有2 600多家中医诊所,针灸医师近万名。

以中医诊所为代表的中医药文化已遍布世界各地,而且数量还在不断增长,范围也在不断扩大。这其中既有海外华人的身影,也有因为热爱中医药文化而投身中医事业的当地民众,中医也从纯粹的"舶来品"逐渐衍生出"本土化"群体,或称之为"西方中医"流派。西方也好,东方也罢,在文化交流过程中"有容乃大"不仅仅是指数量的增长和范围的扩大,更是指具备文化包容的态度。在中医药的独特"文化空间"当中不仅仅有华人的面孔,更有不同肤色不同民族的人在其间从事文化医疗教育活动。越来越多的海外人士参与到中医药文化活动当中,这体现的是一种积极的文化"融合"现象。

2. 形式多样,顺应时代需要　中医药在海外的传承除了传统的师承方式之外,学校或学院教育也培养了大批本土中医药人才。以往中医学校(院)开设的是私立的证书课程,它们有的依然在发挥作用,有的顺应时代需求调整了办学形式,有的则退出了历史舞台。20世纪90年代,随着中医作为补充及替代医学(complimentary and alternative medicine, CAM)地位的确立,中医也逐渐进入海外高等学府的学位及课程体系,"高学历中医师的逐渐本地化是20世纪中医走向世界的显著标志之一"。

除了本土教育之外,中国政府依托孔子学院向海外推广中国语言文化包括中医药文化。从2008年第一所中医孔子学院在英国伦敦诞生至今,全球已开设6所专门的中医孔子学院,分别位于欧洲、亚洲、大洋洲和美洲。近年来,由国内中医院校与海外相关机构按照商业化运作模式合作建立的中医中心也应运而生,它们致力于中医领域治疗方法的研发、培训和临床试验。目前海外中医中心已有10个,包括上海中医药大学附属曙光医院与赫拉德茨市医院合办的"中国—捷克中医中心"等。

如果说中医诊所和中医学院是20世纪中医药走出国门后,为了在主体文化中求生存和求传承而形成的历史产物,那么孔子学院和中医中心则是中医药顺应当今"国际化"的需要,以客体文化形态向海外主动传播的时代产物。无论哪种形式,都表现出顺应时代发展和主体文化需要的特点,向专业化、现代化、科学化迈进。与此同时客体文化和母体文化之间也加强了联系,比如海外中医学院与中国内地中医院校开展师资、科研、教学、临床方面的交流合作,孔子学院和中医中心更是从传统文化和现代医疗的角度与海外文化实现对接,它们从不同层面以不同形式发挥着文化传播的重要作用。

3. 阻碍犹存,寻求"和而不同"　虽然目前中医药在海外的传播生机勃勃,但同时也遭遇了被"分离"或被"边缘化"的处境,比如:受当地法律限制,海外中医师只能从事中医的治疗活动而不能采用西医的诊治手段;欧盟等西方国家依然执行严格的中药注册准入制度;世界每年 600 多亿美元的中药交易量中,我国所占份额较低,还不及日本、韩国等。又如:即使是已经获得广泛认可的针灸在美国也遭受到少部分人的质疑,他们精于挖掘实验数据中的瑕疵和研究成果中的问题,不断挑战针灸的可靠性和有效性,从而混淆视听、影响当地政府的医疗决策。

以上种种境遇的形成虽然有中医药自身的不足,但也受到政治、经济、文化等客观因素的影响。从文化层面看,除了客观存在的文化差异,"成见(stereotype)""民族中心主义(ethnocentrism)"等心理都会阻碍主、客体文化之间的交流。当主体文化带着这些情绪对待客体文化时,就把自己放在了高高在上的位置,一切从自己的标准出发,或戴着"有色眼镜"看人,或者对客体文化怀疑、排斥、拒绝。比如上文中提到的对针灸的质疑之声就出自西方医疗科学领域的某些当权派,他们在研究针灸的过程中始终带着"针灸不科学,是巫术"的观念,先入为主的成见自然令他们对既定事实也要鸡蛋里面挑骨头。中国文化讲究"和而不同",文化差异不可避免,但文化本身没有高低贵贱之分,面对差异和阻碍,寻求积极的解决途径是当前中医药"国际化"进程中亟待思考的问题。

三、中医药海外文化适应策略

在 John Berry 提出的四种文化适应类型当中,"同化""分离"和"边缘化",不是令客体丧失了自身的文化特质,就是使它游离在主体文化之外,失去了文化传播的意义。四者当中最理想的文化适应关系应当是"融合",即客体文化既重视保持自身传统文化的特点,又积极发展与主体文化之间的交流互通。以中医药在海外的传播为例,如前文所述其形式多样、包容性增强、适应时代需要,这都是与主体文化积极融合的表现,要打消由文化差异所引发的"成见"或排斥心理,形成"美人之美,美美与共"的文化"融合"关系,真正达到"和而不同"的境界,须以构建"融合"的主、客体文化关系为目标,中医药在海外的发展应当采取"文化整合"的策略,具体而言:

1. 构建文化认同　"文化认同是人对于文化的倾向性共识与认可,这种共识与认可可能形成支配人类行为的思维准则与价值取向,文化认同一旦形成,事实上也就在人们的头脑中形成一个支配人的行为、创造、左右人的观念的认同体系。"中医药在海外秉承自身文化传统和精髓的同时,应当积极挖掘和现代医学及主体文化的共同点、共通点,以形成文化共识、获得文化认可。

如果把中医药文化看成一座"冰山",它既有"海平面"上看得见、摸得着的"显性文化"部分,又有隐藏在"海平面"下不易被发觉、却发挥着基础性作用的"隐性文化"部分。中医的各种治疗手段、医疗器皿和临床效果以及形形色色的中医药制剂等,以实物形式和实际效用展示着中医药的文化特性,它们看得见、摸得着、感受得到,是"显性文化"层面;而其"辨证论治""天人合一""调和致中""阴阳五行"等的哲学观念和方法是支撑起中医生存发展传承的根基,虽然看不见、摸不着,却沁润在中医传统文化之中数千年,是代表着中医哲学思想和价值观念的"隐性文化"层面。作为两种具有文化特异性的医学范式,中西医在"隐性文化"层面的差异是导致它们南辕北辙的根本原因,也是相对而言难以融合的部分;但是在"显性文化"层面,尤其是临床层面寻找两者的共同点、共通点却是极其可行的。中西医在疾病诊治、疾病预防、保健养生、方剂药物、针灸及经络等领域可以互相借鉴、取长补短,比如中西医结合在活血化瘀治疗冠心病、针刺麻醉、中草药化学研究等领域都取得了显著的成果。

同时结合有效的文化宣传手段,除了新闻传媒、网络平台、官方及民间层面的文化交流活动之外,孔子学院、中医中心恰恰是宣传中医、构建文化认同的前沿阵地。作为新兴的中医药海外"文化空间"形态,它们在传播传统中医的同时,更要把最新的研发、临床和教学成果等"显性文化"内容展示给海外大众。

2. 提高文化信度　今天,在国际舞台上中医仍然以"补充医学"和"替代医学"的身份出现、中医药和中医师遭受一些质疑,究其原因既有"民族中心主义""文化偏见"等因素,也有海外人士对中医药文化缺乏了解。西医以二元论和简化论为基础,借助物理学、生物学、化学等现代学科知识和手段,集中分析、快速清除疾病或病原体。中医以整体观看待人与自然、人体内部各个器官之间的关系,将临床症状归咎为机体、情志及精神同社会、环境因素综合作用的结果,十分符合当今"生物—心理—社会医学模式"的需要。

"文化空间"的存在与发展离不开文化实践,人类的文化是在实践当中产生的,而实践是检验真理的唯一标准。文化差异虽然不可避免,但行之有效的各项文化实践活动却可以检验和反映中医药的疗效及科学性、提高其在海外文化当中的可信度。具体而言,首先应当挖掘推介经典的中医典籍,如《黄帝内经》《伤寒杂病论》《本草纲目》等,用史实说话。同时,还要用事实说话,临床实践和疗效是中医药疗法行之有效的最好佐证。此外,"以人之长,补己之短",利用现代化的科学手段通过实验数据证明中医药治病救人、保健养生的功效。比如中医学院作为培养中医药人才的摇篮,是践行科学化、现代化的"文化空间"典型。中国工程院院士张伯礼曾说:"中医药走向国际,更是世界需要中医药。科技是中医药走出去的翅膀,翅膀越硬,飞得越高越远。"

3. 制定文化标准　不以规矩不成方圆,中医药作为具有鲜明民族特色的医药文化要想获得海外文化的认可,就应当与国际标准接轨,用国际通用的语言和准则进行有效传播。"这是因为中医药国际化需要中医药的基本理论、基本知识、诊疗技术、中药药品在国际上的广泛传播,传播的过程就是沟通交流的过程,在沟通交流过程中需要对重复出现的概念和事物做出统一的规定,以便形成共识,避免产生歧义,这就是标准。"

以中医名词术语"三焦"一词的英文翻译为例,有"Triple Burner""Tri-energizer""the Warmers""the Heaters""Triple Energizer""the Sanjiao"等多种译法,既有直译,又有意译,还有音译,对这类概念性名词众说纷纭的译法势必造成海外受众的困惑。最终由 WHO 颁布的《针灸经穴名称国际标准化方案》确定"Triple Energizer"为其标准英译名称,虽然对这一译法的准确性和推广性还存在争议,但在没有任何一种译法是十全十美的情况下,应当选择相对而言较为妥帖的名词为标准,规范传播内容,避免产生歧义,并在交流实践中不断将其发展和完善。"科学、统一的中医名词术语标准是制定中医药国际标准的基础,并以此产生较一致的词典、教材,使得中医药的对外传播得以顺利进行。"

需要特别强调的是,标准的制定是为了避免歧义,利于传播,但在制定的过程中应当把握好文化多样性和统一性的关系。中医药具有鲜明的民族性,"阴阳五行""五脏六腑"等是其文化内核,而这些概念在其他文化当中很难找到对应的表述,因此在译介的过程中既要规范统一其表述,又要体现出独特的民族性,只有民族的才是世界的,只有保持了"文化个性"的标准化,才能创造出富有生命力的"文化共性"。

除了中医名词术语标准之外，中医翻译标准、中医药教育标准、中医从业人员标准、中医医疗机构设置标准、中药及设备标准等都是亟须在国际市场上建立和完善的。标准的开发和制定除了以政府和国际组织为主导以外，离不开中医学院等科研院所和中医诊所、中医中心等医疗实践机构的共同努力。

总而言之，文化适应是一个动态发展的过程，是主、客体文化在一定的空间范围内相互影响、相互作用的结果。"中医药学是中国古代科学的瑰宝，是打开中华文明宝库的钥匙"，从"文化空间"的视角分析其当下形态发展的特点，并据此提出：在保持中医药文化特色的前提下，通过构建文化认同、提高文化信度、制定文化标准等"文化整合"的策略，与主体文化积极沟通、有效"融合"，达到"和而不同"的境界，以期为中医药的海外发展及"一带一路"倡议的实施推波助澜。

（李芳、郑林赟，《中医药文化》，2017 年第 4 期）

传播学视阈下中医导引国际化传播的困境与思考

导引是中国传统文化和中医的重要部分，有着悠久的历史，首载于《素问·异法方宜论》。导引按蹻是中国传统的五种治疗方法之一，与针、灸、砭石和药齐名。唐代王冰注："导引，谓摇筋骨，动支节……（导引按蹻）中人用为养神调气之正道也。"

《国务院关于扶持和促进中医药事业发展的若干意见》《中医药对外交流与合作中长期规划纲要（2011—2020）》《中医药健康服务发展规划（2015—2020 年）》《推动共建丝绸之路经济带和21 世纪海上丝绸之路的愿景与行动》等一系列政策的颁布，为中医药事业的发展指明了方向。"一带一路"中所提出的"扩大在传统医药领域的合作"，更是为中医药文化对外交流与传播提供了重要的机遇。目前，国际对非药物疗法补充替代疗法日益重视，中医导引的国际化传播迎来前所未有的机遇。然而根据调研，中医导引的国际化传播仍存在多层障碍。本文对中医导引国际化传播所遇之困难进行分析，从传播学的角度进行思考，并提出可供借鉴的传播模式与建议。

一、导引的内涵与历史渊源

古代导引大约起源于上古活动在今山西一带的唐尧部落。《吕氏春秋·古乐》："昔陶唐氏之始，阴多滞伏而湛积，水道壅塞，不行其原，民气郁阏而滞著，筋骨瑟缩不达，故作为舞以宣导之。"这些用来舒展筋骨、解瘀通滞的舞蹈动作，就是古代导引的雏形和发端。导引是指"导气令和，引体令柔"，即按照一定规律和方法进行的肢体运动、呼吸吐纳及内气运行，用以防病、治病、保健的练功功法。普遍来讲，导引包含了形体运动（调身）和呼吸吐纳（调息）的内容。李小青通过对《诸病源候论》中 214 种导引法进行梳理分析，认为中医导引之外延肢体运动、呼吸吐纳、存想、自我祝由、入静、自我按摩、打坐、站桩，并认为最典型的复合型外延当属时下通行之"气功"。

古代导引对中国传统文化和中医产生的影响非常大。历代名家重视导引者颇多。汉代名医张仲景指出导引能疏通经络，如《金匮要略·藏府经络先后病脉证第一》"若人能养慎，不令邪风干忤经络,适中经络,未流传藏府,即医治之;四肢才觉重滞,即导引、吐纳、针灸、膏摩,勿令九窍闭塞"。华佗的五禽戏、陶弘景《养性延命录》记载的六字诀、八段锦等都是传世经典。隋代巢元方奉敕主持编纂的《诸病源候论》有200多种导引方法。孙思邈、金元四大家、张景岳、叶天士、薛雪、沈金鳌等也都精通中医导引。

二、中医导引在国内外传播中面临的问题

中医药的国际化推广成为国家战略,全球对中医的接受和认可度不断增加,据统计,至2016年中医药已经传播到了世界183个国家和地区。中医导引迎来国际化传播的机遇,与此同时,也面临着一些问题。

1. 国际知名度低 目前"中医导引"在国内外以"中医气功""医疗气功""气功"的名称出现。在国际上,医疗气功主要在日本、美国、欧洲等地普及传播。但"导引"的名称在国内外的知名度很低,虽然很多人听说过五禽戏、八段锦等,但并不知道导引是什么。在对5位外籍气功老师的访谈和55位学员的问卷中发现,所有人表示不知道"导引"这个名称,其中包括长期习练气功者。因此认为,如果既要保持中医导引本源的内涵,又要便于国际传播,以何种大家广为熟知又易被认可的名称如"导引""气功""太极"等,出现在国际舞台上,需要做进一步的调查反馈论证。

2. 师资认证缺乏 国家中医药管理局于2003年制定了《医疗气功知识与技能考试暂行办法》,开始医疗气功医师的认证,但是这套认证体系最终并未落实执行。在中医院校中,据2011年统计的数据,共有17个中医院校及相关单位开展中医气功的教学和科研,气功师资只有48人,有6个学校开展针对留学生的双语教学。目前国内外尚未有权威的中医导引或气功的师资认证体系,具有双语教学能力的国际型师资屈指可数。

3. 学科建设落后 卫生部于2000年发布的《医疗气功管理暂行规定》将"医疗气功"列入医疗机构诊疗科目的"中医科—其他"类中。在中医院校中,《中医气功学》属于三级学科。据2011年统计的数据,在开展《中医气功学》课程的17个中医院校中,有8个院校将其作为针推专业的必修课程,其他院校均为选修课程。而《中医导引学》仅在2016年作为创新性课程首次在上海中医药大学康复医学院开讲。国际上,中医气功主要在日本、美国、欧洲等地传播,但还属于普及阶段,主要由民间团体和个人进行。中医导引作为国际性的学科建设尚在起步。

4. 传播渠道不足 由于20世纪末伪气功的影响,国内医疗气功的传播渠道受到牵累,中医院校中的课程教学和医疗系统中的临床教学都出现萎缩,医疗气功与国外的交流传播也受到了影响。2000年后在国内的国际化传播渠道主要为世界医学气功协会、中国医学气功学会及中国上海国际气功研讨会,但新加入的国际人士组织有减无增。目前医疗气功传播的专业机构仅有上海市气功研究所和北戴河医疗气功医院两家,其他为中医院校的教研室和医院的科室,与国际的传播交流渠道不够宽畅。

5. 信息传播不畅 导致中医导引在国内外信息传播不畅的原因有多种。其一,由于20世纪末伪气功的影响,导致中医气功的信息传播受到严重影响;其二,中医导引本身的知名度不高,缺少清晰的传播主体和内容;其三,由于学科薄弱、传播渠道不足等原因导致中医导引的信息发布部门缺乏,信息发布渠道不多,信息化建设落后,主动拓展能力薄弱,信息反馈处理不足等。特别是国际语言体系的信息传播不畅通,国际化信息窗口不够开放,国外对中医导引有需求者不容易找到国际语言的信息渠道。

三、中医导引国际化传播的可行性模式探索

根据文献调研发现,中医导引国际化传播模式的研究领域相对空白。从健身气功、太极拳、武术以及瑜伽这些已有的成熟的国际传播模式来看,文化传播是进行中医导引国际化传播的首要任务,而对于传播者、传播渠道、受传者、传播反馈等都是需要进行深刻研究的重要内容。

1. 传播者:培养认证的合格师资　不合格的传播者会损害中医导引在国际上的信誉,依靠官方权威机构给出的认证,将能更好地规范中医导引传播者,也能更好地保证传播质量,在国际传播中形成良性循环。目前国内外还缺少中医导引或中医气功师资的官方权威认证,建立认证体系是中医导引国际化健康传播的有效手段。

传播者的培养人选大致可有三类:一是培养国内双语师资人才;二是培养国外当地爱好者;三是培养来中国留学的学生和旅居在中国的外籍人士。相比而言,前两类需要开拓和依靠国外的相关机构组织来开展,因此受限较多,而第三类外籍人士能更多地接受中国文化背景的熏陶,并且在回国后能够主动地实践组织中医导引的教学,参加医院的替代医疗项目,开设培训中心等,从而成为中医导引国际化传播的优质力量。

2. 传播内容:建设优质的国际课程　优质的国际课程是中医导引在国际上可持续传播的必要因素,但由于国内外的语言文化背景不同、学习模式差异等因素,特别是国内的中医导引课程基础的薄弱,建设适合国际化传播的课程将是一项艰难的工程。国际化课程建设需要在学科规划、师资队伍建设、教学内容及课程体系建设、教学方法与手段建设、教材建设、实践基地建设、科学研究等方面进行不断地实践修正。

3. 传播渠道:搭建开放的渠道窗口

(1) 依托气功相关机构:中医导引在国外以气功的名义传播,20世纪八九十年代,全球各地成立了不少气功协会和培训学校,有些仍在运作中。近几年健身气功协会在国外拓展也取得良好态势,据健身气功官方网站统计,截止到2016年,已开展健身气功活动的国家和地区达到56个,境外习练人数超过200万人,其中不少是通过当地原有的气功协会发展的。同国外相关组织和健身气功协会建立联系、保持沟通、错位互补将是中医导引国外拓展的捷径。

(2) 依托全球孔子学院:据孔子学院总部统计,2016年,应各国师生和民众的需求,全球78个国家240多所孔子学院开设中医、太极拳等中华文化课程,注册学员3.5万人,18.5万人参加相关体验活动,受到热烈欢迎。2016年12月9日孔子学院总部与国家体育总局签署战略合作备忘录,进行健身气功的推广。中医导引作为具有中医背景的健康锻炼技术同样符合孔子学院的课程要求。

(3) 进入替代医疗体系:中医导引的医疗功能具有其他功法不可取代的作用。瑜伽术已经成为国外常用的替代医疗,有少数国家也进行着中医导引的医疗实践和应用。在美国,医疗气功被归入替代医学疗法中的结构控制和能量疗法,德国政府已把气功列为国家医疗保健计划的一部分,法国正在申报医保准入等。作为替代医疗的传播渠道是中医导引独特的途径。

(4) 构建远程教育中心:国际化传播很大的问题就是空间距离,很多学员希望学到地道的中医导引,但空间距离成了最大的障碍。利用现代网络,可以构建一个适合中医导引教学的远程教育系统,让师生能够通过网络视频等方式,进行理论和实践的互动教学。远程教育中心的建立将降低地域限制,方便学员的学习和复习,有效扩大学员群体。

(5) 畅通信息传播渠道:多途径多形式畅通信息传播渠道,如通过相关研讨会、交流会传递

信息,通过网络搭建中医导引信息查询和传播渠道,利用官方媒体发布中医导引科普活动信息,利用现代化自媒体特别是基于手机 App 的科普宣传渠道,通过专业团队进行传播渠道的开拓维护等。如今信息化时代的传播手段和渠道不断地更新简化,也为国际化的传播带来了便利。

4. 受传者:定位合适的受众群体　中医导引是中医的治疗方法之一,在医疗健康服务上有着特定的适合群体;同时中医导引有着深厚的中医传统理论背景,使习练者对中国传统文化有更好的感性认识。与之相对应的受众群体便有两类:一类是对身心健康有需求者;一类是对中国传统文化有兴趣者。

5. 传播反馈:建立通畅的反馈机制　反馈有助于检验和证实传播效果,有助于改进和优化下一步的传播内容、传播形式和传播行为,并能够激发和提高传播者的传播热情,还有助于检查媒介信息所反映具体事实的真实度和准确度。所以主导中医导引推广的机构需要重视传播反馈,设置反馈信息收集部门,建立畅通有效的反馈机制,这将让中医导引保持活力、与时俱进,中医导引的国际化传播亦会得到可持续发展。

综上所述,本文对"导引"的概念和历史渊源做了介绍,总结了目前中医导引国内外传播存在的问题,如国际知名度低、师资认证缺乏、学科建设落后、传播渠道不足、信息传播不畅等,并从传播者、传播内容、传播渠道、受传者、传播反馈五个传播要素提出可行性传播模式的探索建议,提出培养合格的认证师资、建设完善的国际课程、搭建开放的渠道窗口、定位合适的受众群体、建立通畅的反馈机制等方面的建议,以期中医导引能够在新世纪难得的机遇中,在国内外得到可持续的发展,为全球人民的身心健康和中国传统文化的推广做出应有的贡献。

(孙磊、陆颖、李洁,《中医药文化》,2017 年第 6 期)

模因论视域下的中医药文化对外传播策略研究

一、引言

伴随中医药文化在全球范围内的蓬勃发展,它已经成为中国"软实力"的杰出代表。截至 2016 年底,中医药已经传播到 183 个国家和地区,67 个国家的政府正式承认中医药的合法地位。国内对中医药文化对外传播的研究主要围绕三个面向展开:以翻译学和跨文化交际学为基础,研究中医药的翻译策略;以人类学、社会学理论为基础,聚焦海外某一国家或区域,研究中医药文化在当地的传播历史和现状;以传播学理论为基础,研究中医药跨文化传播障碍、路径等。模因论作为一种新的研究理论,将模因类比基因,认为文化的生存与发展也遵循优胜劣汰的法则,有其自身复制和传播的生命周期。本研究从更为微观的"模因"层面剖析中医药文化及其对外传播的问题和解决策略,以期为相关课题提供新的思路与方法。

二、模因论与文化模因

1. 模因论　模因论(memetics)是在达尔文进化论观点的基础上产生的,用来解释文化进化规律的新理论。牛津大学生物学家道金斯（Richard Dawkins）在其著作《自私的基因》（*The Selfish Gene*）中将基因进化与文化进化进行类比，指出所有的生命都是由"复制"这一本质现象繁衍和进化出来的。基因是生物选择的基本单位，而人类文化的进化也有基本单位，即一种通过模仿对文化进行复制和传播的单位，并将这个单位命名为"meme"，即"模因"。模因是模因论的核心概念，牛津英语词典对"meme"的解释为："An element of culture that may be considered to be passed on by non-genetic means, esp., imitation."（文化的基本单位，通过非遗传的方式，特别是模仿而得到传播。）模因作为一种含有特定观念的文化讯息单位，通过人们的语言和行为，从一个人复制并传播给另一个人。

海利根（Francis Heylighten）从认知、行为模式的角度分析，认为模因在人类大脑中将经过同化（assimilation）、记忆（retention）、表达（expression）、传输（transmission）四个生命周期，完成被新的宿主选择后并继续传递到下一个循环，或直接被淘汰。模因在复制和传播的过程中压力极大，经过激烈的竞争后，生存下来的模因数量很少，个别生存下来的模因能够从一个人的头脑被拷贝到另一个人的头脑，进而拷贝到书本等载体上。这部分模因，即能在自我复制的竞争中获胜的模因，就是"强势模因"。道金斯主张用"保真度、多产性和长久性"来衡量模因的强势程度。"保真性"指的是复制的忠实程度。当一个模因复制得越忠实，原版的保真性就越高，也就越能保留。"多产性"指的是模因的复制速度快、传播范围广。"长久性"则是描述模因的存活时间长，比如人的大脑可以将许多印象深刻的模因保持很久，图书、影像资料、计算机硬盘等都可以长久地保存。

2. 文化模因　切斯特曼（Chesterman）认为"文化就是模因组合"。模因在社会上的传播，是从一个大脑复制到另一个大脑的过程，就像基因为了获得生存和复制的机会不停地竞争一样，它以不易察觉的方式塑造着我们的文化，是文化形成和发展的强大力量。"每一种文化都可以看作是一个模因复合体，包含着许多与他文化相似或相异的模因因子。"在异文化环境下，本族文化模因在人们的思想、行为上的深刻影响力就会凸显，成为外来文化模因复制和传播的主要障碍。

尽管世界各国和民族由于不同的历史、社会制度、经济水平、宗教信仰等原因，形成了内容各异的文化。但不可否认的是，文化本身就是复杂多面的，各民族文化之间仍然存在许多相似与共通之处，这就为不同的文化模因相互模仿、复制和传播奠定了基础。当今全球化进程的一个显著特征，就是各种文化频繁地交流与传播，并尝试最终达成融合与共识。本族群体对外来文化的理解和接受，或者采取"拿来主义"，加以模仿、借鉴；或者吸收外来文化中的精髓，与本土文化相融合，在模仿的基础上创新，形成带有异族文化特色的本土文化，这些正是文化模因的体现。根据"强势模因"的定义，一个强势文化模因的特点就是复制能力强、传播范围广泛，以及可以长时间存续和发展。当一种外来文化模因成为强势模因时，它就能在异文化环境中，在与其他文化模因的抗衡中获胜，从而得到不断的复制和传播。

三、中医药文化模因的分类及特性

1. 中医药文化模因的分类　中医药文化是中华文化宝库中的瑰宝，也是我国对外文化传播中的重要内容。2016年第四次中国国家形象全球调查结果显示，中医药被认为是最具代表性的中国元素。根据道金斯对"模因"的定义，笔者将中医药文化模因的内涵界定为：中医药文化模因是中医药文化传递的基本单位，它以一种讯息的形式，将中国传统文化中涉及生命、疾病、健康的内容,在不同人的记忆之间复制和传播。中医药文化模因是一个模因复合体,其构成可以划分为几个层次。《易经·系辞》云:"形而上者谓之道,形而下者谓之器。""道、形、器"是中国古代哲学系统中的基本概念和认知分类方式。"器"是本体之物,是有形的、看得见、摸得着的客观实在物;"形"是"器"在感觉中的存在样态,可被认知系统理解和传递;"道"超越于"形",比"形"更格式化,是世界存在物在人心思维中的抽象形式,以及在人心意识中相对稳定的记忆残留。以"道、形、器"理论为依据,可以将中医药文化模因划分为"道模因""形模因"和"器模因"三类。

"道模因"是由中医药文化的核心层内化而成的,表现为中医药的核心价值、根本观念和思维方式,及以这些为基础形成的精神、伦理与道德层面的内容所构成的讯息形式。"形模因"是在中医药文化之"道"的指导下,产生的可理解、可传递的认知与记忆综合体,包括中医理论体系、医疗技术与方法、制度、规范、习俗等内容所构成的讯息形式。"器模因"是以中医药文化中的可视化内容为内核的记忆综合体,表现为本草、金石、动物等各类中药材,毫针、拔罐器、砭石等诊疗工具,以及中医药出版物、博物馆、中医院等承载中医药文化物质成果的讯息形式。

2. 中医药文化模因的特性 首先,"道模因"具有独特性和普适性。中医药文化是中国传统文化的精髓,在数千年的传承发展中,逐渐形成其独特的核心价值观,有学者将其归纳为四个方面:① 生命价值观。人命贵如天,遵循自然界的四时更替规律顺时养生、扶正祛邪、燮理阴阳、身心共养的治未病健康生活观。②"仁、和、精、诚"的思想价值观。③ 科学价值观。中医药学是多种医学的整合,是融自然科学和人文科学、传统文化与现代医学于一体的东方科学。④ 伦理价值观。以人为本、济世活人的仁者品质,大医精诚、淡泊名利的崇高精神。一方面,异质医学文化不相容的深层次原因其实是不同社会和民族的宇宙观、价值观和思维方式的不同,而"道模因"所承载的正是这些核心观念,因此在异文化环境中复制和传播的难度最大;另一方面,具有独特性的事物更容易引发关注,而"被注意"是一个模因能够进入"同化周期"的重要前提。因此,要辩证地看待"道模因"的独特性在对外传播过程中的作用。此外,"道模因"的本质内容实际上具有极强的普适性:健康长寿、和谐幸福是各国人民对生命的共同的期许;可持续性发展是全人类对人与自然关系的共同目标;跨学科研究和多学科融合性发展是现代科学研究的重要趋势;医者仁心是不分国界的职业道德追求。因此,"道模因"的普适性也为中医药文化的对外传播提供了可行性。

其次,"形模因"的成熟性和先进性。中医药在几千年来无数医者的实践中不断发展,逐步形成了一套完整、系统的健康养护、疾病预防和诊疗的理论体系和医学模式,这是构成"形模因"的完整性和成熟性的核心内容。虽然西医为人类健康做出的贡献毋庸置疑,但当代西医的局限性也日趋明显。伴随着疾病谱和死因谱的改变,人们对病因和人的属性的认知变化,以及防治疾病的经验积累,现代医学已经从生物医学模式转变为"生物—心理—社会"的医学模式。有学者通过对中医医学模式与生物心理社会医学模式的比较研究,认为两者有很多内在共同点:研究对象一致,都把人作为医学模式的核心;医学模式的基本特征一致;思维方式基本一致。同时,中医医学模式比生物心理社会医学模式更丰富、更全面、更先进,表现在:中医学理解的"生命"比"生物"更深刻,"心神"比"心理"更丰富,"环境"比"社会"更全面。东西方两种医疗体系的融合发展,西方向中国传统医学学习,是现代医学向更高境界提升和发展的必然趋势,这归根到底是由"形模因"所承载的中医药理论体系的成熟性和先进性决定的,也构成了"形模因"对外复制和传播的必然性。

再次,"器模因"的庞杂性和灵活性。"器模因"是中医药文化的物质承载体在传播者记忆中形成的庞大讯息集合体。几千年来形成的中医典籍浩如烟海，数以万计的中药品种、主题多样的出版物等物质成果，通过观察、阅读、实践、体验等各种形式，以讯息的形式存在于中医药文化"宿主"的记忆中，从而构成了"器模因"博杂的特性。这一特性决定了新"宿主"需要通过大量、反复的强化才能形成牢固的记忆，这一定程度上增加了其复制与传播的难度。但从另一个角度观察，与更为抽象的中医药文化"道模因""形模因"相比，"器模因"在复制和传播的过程中可以为人的"五感"所觉知，因此在同化过程中更"易于理解"和"易于接受"；同时，丰富的中医药文化成果也为模因的表达周期和传输周期提供了更加广泛的物质基础，从而决定了"器模因"可以通过更加多样的表现形式和传播渠道进行复制和传播，这也是"器模因"在对外传播中灵活性的体现。

四、中医药文化模因对外传播策略

由于模因作为文化传递的单位，在复制和传播过程中必然存在讯息的变形和流失。因此，在中医药文化的对外传播中，中医药文化模因也绝不仅仅是从一个个宿主复制和传播到另一个宿主这样简单、顺利的过程。只有当一种中医药文化模因是强势模因的时候，在它传递到异文化环境后，才能够超越文化鸿沟，被"宿主"注意、理解和接受，通过长时间在大脑中的停留而被记忆，再凭借各种载体的表达而传输到更多新"宿主"，并再次被同化，开启新一轮的生命周期。因此，培育强势中医药文化模因是其在异文化环境中成功复制和传播的保证。围绕这一核心内容，可以采取以下三大策略。

1. 提升中医药文化模因的保真性

（1）促进中医药文化模因规范化、标准化的生成：中医药文化模因是存在于传播者（即"宿主"）记忆中的讯息形式，规范化、标准化模因的生成，是提高复制和传播的忠实程度，也就是保真性的基础和前提。在中医药文化模因的对外传播中，必须经历语境中的"二度编码"。比如"形模因"所承载的中医核心概念"气""阴阳"等，以及通过中医独有的取象比类方式命名形成的基础理论、病名、方剂名等，在编码时需要制定相关标准，才能保证中医药文化模因的生成有据可依、有章可循。以汉译英为例，国内外现存的中医药名词术语标准，就存在 WTO 制定的国际标准《传统医学名词术语国际标准》、世界中医药学会联合会制定的世界标准《中医基本名词术语中英对照国际标准》，以及国内至少出版的 28 部"汉英中医辞典"多个翻译标准，这显然会使中医药文化模因在对外传播中的保真度大大降低。只有保证中医药文化模因规范化、标准化的生成，才能让中医药文化模因具备认知的一致性和明确性，在模因生命周期的同化周期中，成功"传染"新宿主。

（2）建立中医药文化模因有机的复制和传播次序：根据道金斯的界定，模因复制和传播的"保真性"会受到其"可复制性"的影响。换言之，当一个模因越是"易被关注""易模仿"和"易理解"的，那么这个模因就越容易复制和传播。中医药文化的三大模因在复制的难易程度上高低有别。作为承载内容最具体形象、表现形式最灵活多样的"器模因"，是三大模因中在异文化环境中最"易被关注""易模仿"和"易理解"的。比如中医药文化博览会的展品丰富，观赏性强，可以凭借其直观、鲜明的视觉讯息引发观者的关注。相比之下，"形模因"就较为深奥，需要较长的认知过程，"道模因"则更加抽象和难以理解。因此，应本着先易后难、循序渐进的原则，合理安排"道模因""形模因""器模因"复制和传播的次序。比如心，在中医基础理论中描述的基本功能是主神明，主血脉，以五行之象类推，宇宙万物中的火、夏、热、红色、徵音、南方、苦味等均可归属于心。通过理解中医藏象学中"心"的相关内容，即"形模因"讯息，显然可以帮助目标对象认识中医取象比类的思维方式,即"道模因"的内涵。这里必须注意,中医药文化三大模因是一个有机的整体,建立先易后难的复制和传播次序,并不意味着在整个过程中机械性地割裂,刻板地分设层级,而是根据目标群体的接受能力,深入浅出、有机有序地进行中医药文化模因的复制和传播。

2. 提升中医药文化对外模因的多产性

(1) 优化中医药文化模因的复制和传播模式:模因的复制速度与模因的多样性成正比,而模因的复制模式是影响其复制速度的关键因素之一。互联网时代的传播渠道日趋多元化,为中医药文化模因对外的复制和传播提供了许多灵活、高效的新模式。除了传统中医孔子学院、大众传媒的复制和传播方式,应该充分借助互联网、手机移动平台上的新兴数字媒介,通过音频、视频多维度讯息,如中医药文化网站、中医药文化微博、微信公众号、中医药主题的专题纪录片、电影等形式,使中医药文化模因的对外复制和传播获得更多全方位展示的机会,吸引更多群体的关注,提高传播效率;通过建立中医药文献数据库、App 等应用软件、中医药电子书等知识产品的编辑出版,充分挖掘中医药典籍和著作的丰富内涵,提高中医药文化模因复制和传播的便捷性和即时性;此外,以传统授课方式进行的传播活动也可以进行优化和创新。充分利用新媒体的复制和传播优势,开发电脑、手机等终端的移动课堂,以主题多样、内容多元的网络课程呈现中医药文化模因,让更多目标人群能够以直播、提问、留言等多种在线互动的方式,随时随地关注中医药文化。总的来说,复制和传播模式的改进,不仅有助于提升复制和传播速度,中医药文化模因的传播效率也会更高。

(2) 提升中医药文化模因的"宿主"数量:首先,扩大中医药文化模因的散布范围。伴随着国内外文化交流的日益频繁和密切,中医药文化走出去的步伐不断加快,逐步深入人心。截至2016 年 12 月,全球已经有 4 所专门的中医孔子学院,7 所孔子学院开设了中医课堂,78 个国家(地区)240 多所孔子学院在 2016 年开设了中医、太极拳等中华文化课程,受到各国(地区)师生和民众热烈欢迎。在中医药对外传播中,要有三个视野,即本土视野、东方视野和全球视野。换言之,即以中国内地为复制传播核心,港澳台为一级辐射圈,日本以及新加坡、泰国、印尼等东南亚国家为二级辐射圈,美洲、欧洲及大洋洲为三级辐射圈。从模因论的角度,扩大中医药文化模因的散布范围,就是要不断跨越文化冲突的障碍,根据模因复制和传递的难易程度,将辐射圈层层扩大。其次,在原有散布地挖掘新"宿主"。目前,中医药文化对外传播的主体,即中医药文化模因的"宿主"主要存在 4 个方面的来源:一是国外中医孔子学院的志愿者、中方公派教师;二是短期前往国外进行学术交流的国内中医专业的学生或教师;三是华人中医师、针灸师;四是外国中医爱好者。其中第一、二类人员是具备较高"同化"水平,属于中医药文化复制和传播的主体。这两类群体可以通过加大宣传力度、举办社区义诊、中医孔子学院开放观摩等形式,吸引原散布区域中更多人的关注。此外,第三、四类人员也是数量庞大的"宿主"群体,是中医药文化模因对外传播的重要力量。应加强对这两类群体的关注,通过组织会议、联谊活动、免费培训等形式提高他们的"同化"程度,促进他们将中医药文化模因通过各种渠道扩散到朋友圈、家庭、同事等群体,从而促进中医药文化模因的"宿主"在原散布地向纵深方向发展。

3. 提升中医药文化模因对外传播的长久性　当中医药文化在异文化环境中存在的时间越长,它被注意、记忆的可能性就越高,成功被复制和传播的可能性就越大,这是提升中医药文化模因对外传播长久性的主要目标。"长久性"与宏观政策、对外传播的长效机制,以及国内外主要中医药文化模因传播机构的整体水平密切相关。

首先,2016 年是中医药发展的政策红利年。2016 年 2 月,国务院办公厅印发《中医药发展战略规划纲要（2016—2030 年）》》（国发〔2016〕15 号），其中"大力弘扬中医药文化"被列入中医药发展七大重点任务之一。2016 年 12 月，国务院首次发布《中国的中医药》白皮书。国家中医药管理局将"加强中医药文化对外传播与交流"列入中医药文化建设"十三五"规划。这些密集出台的政策，为中医药文化的对外传播奠定了坚实的基础。

其次，应当建立起以卫计委和国家中医药管理局为主导，文化部、外交部、教育部、国家旅游局、商务部等多部门有效协作的长效机制，以全面促进中医药文化的对外传播的为目标，按照各部门职能，列出工作目标、任务措施和奖惩规定，形成多部门联合推进中医药文化对外传播的强大合力，持续不断地为中医药文化的对外传播提供动力和支持。同时，也应充分重视品牌企业和社会组织的力量，加快中医药对外贸易、中医药养生文化旅游等产业的发展。比如天士力集团的复方丹参滴丸作为首个通过美国 FDA 临床用药申请的复方中药制剂，成功打开了海外市场，有利于推动中医药文化的对外传播。

再次，充分发挥国内外中医药文化模因传播主要机构的职能作用。一方面，国内的中医院校应加强培养兼具中医专业能力和国际视野的复合型人才。他们作为中医药文化模因复制的主要"宿主"，无论在国内中医院校还是境外中医孔子学院、中医课堂，都是向海外中医学习者和爱好者传播中医药文化的中坚力量。另一方面，目前全球中医孔子学院和中医课堂的数量还较少，办学经验尚不丰富，面临未知的困难也较多。应努力提高运营和管理水平，采取积极措施解决可能存在的宣传不足、资料欠缺、教师匮乏等问题，确保这些机构能在当地长期有效地发挥职能作用。

综上所述，中医药文化的对外传播是一个长期的系统工程，因此"长久性"是首要条件。如果没有政策支持和长效机制的保障，国内外中医药文化模因复制主要机构不能持续稳定地发挥作用，中医药文化模因的复制能力再强，"保真性"再高，也难以在国外成功复制和传播。"多产性"和"保真性"则需要相互协调、共同促进。一方面复制模式落后、复制速度慢，保真度再高也保证不了中医药文化模因对外复制和传播的基数；另一方面，复制数量再庞大，丧失了复制的忠诚度，复制和传播最终的效果也会差强人意。

五、结语

本文从模因论的新视角，在中医药文化对外传播的研究领域进行了一次探索性尝试。通过分析中医药文化模因的特性，围绕着建立强势模因这一核心，提出了增强中医药文化对外传播的保真性、多样性和长久性的三大策略。中医药文化模因作为中医药文化传承和发展的基本单位，肩负着将中华民族璀璨的文化复制和传播至全球的重任。只有在研究过程中不断探索，才能多维度促进中医药文化的创新性发展和创新性转化，推动中医药文化对外传播的顺利实施。

（曾钦、孙晓生，《临床医药文献杂志》，2018 年第 5 卷第 1 期）

基于传播学的英语国家新型社交网络中医热点研究

全球化是当今跨文化传播的时代背景，新媒体的出现加速了全球化，而全球化"重新定义了文化认同与公民社会,并要求寻找出一种新的跨文化互动方式"。中医作为中国传统文化几千年的积累和结晶,代表着中华文化独特及卓越的一面,虽然经历了 20 世纪短暂的低潮,却又凭借其实用价值及文化魅力重新焕发光彩。王国强(2013)先生曾经说道:随着健康观念变化和医学模式的转变,中医药越来越显示出其宝贵价值,独特优势和旺盛生命力。然而,中医文化传播路上仍有不少需要面对的障碍,如传播内容较为晦涩,不易于受众理解,传播对象涉及范围不够广,传播渠道及手段落后等。当下社交网络成为人们创造、传播和消费的信息的主要载体,它是涵盖以人类社交为核心的所有网络服务形式,是一个能够相互交流、相互沟通、相互参与的互动平台,在人们的生活中扮演着重要的角色,已成为人们生活的一部分,并对人们的信息获得、思考和生活产生不可低估的影响,成为人们获取信息、展现自我、营销推广的窗口,这一窗口可以为中医文化传播的大施拳脚提供良好的契机。

本文的研究意义主要在于充实了新型社交网络环境下中医文化传播的研究内容。通过对相关文献和研究成果的梳理发现:目前鲜有对中医在社交网络中的传播研究,仅有的也是对中医知识在微信朋友圈及公众号传播的探讨,且相关研究在 2014 年后才陆续有发表。而将国外社交网络上的中医热点做对比分析的研究目前尚缺乏。本文以英语国家主流图片社交产品为典型案例,结合定量与定性的方法,找出中医知识在国外大众传播中的特点及不足,为进一步研究中医文化传播发展提供理论依据,弥补相关研究的空白。同时,图片社交的发展前景大好,本研究提出中医在图片社交中存在的一些问题与相应解决方法,能为中医文化传播未来的优化发展提供一定的指导意义。

一、研究对象

本文选择的研究对象是 Instagram 上的中医传播热点,选择 Instagram 的原因有:① Instagram用户以西方英语用户为主。② 作为以移动客户端为主体,Instagram 完美地融合了移动互联网时代的社交性和移动性,与以电脑网页为主体的 Facebook 相比有着更好的前景,其方便快捷的分享方式是参与用户不断增多的重要原因,已经成为国外青年最喜爱的社交网络。③ Instagram的功能更简洁集中,主要为上传图片及小视频,通过其他用户的点赞和评论来达成互动。没有转发功能,反而能够更好地统计国外用户主观上传的信息。④ Instagram 是以图片为主要载体,文字为附属描述的社交网络。近年来视觉表达逐渐成为人们日常生活的主要社交方式。用户原创内容(user generated content)不再局限于创造与传播纯文本信息,Instagram 每天有 1.5 亿个活跃用户分享 5 500 万幅图片。

从中医传播角度看,Instagram 是一个崭新的传播平台,虽然其崛起时间较短,但其发展已经足够成熟,海量的用户能在统计中提供大基数的稳定性。因此,本文以该平台为研究对象,分析中医的跨文化传播要素等。

二、研究方法及过程

本文根据传播学 5W 模式,结合文献研究、个案研究和数据统计等方法,通过定量与定性相结合的方式,分析中医在英语国家社交网络的热点主体、内容、对象、渠道及传播效果五个要素,从多角度探索其中医药文化传播情况。

1. 将传播学应用于本文研究的原因 传播是一切社会交往的实质,而传播学又是信息科学中的一个分支,它研究的对象就是社会信息的传播规律,社会信息的基本形态是语言,语言形态也可以转换为文字和电磁波等形态。语言、文字、图像等等都是交流社会信息的载体。5W 是由美国学者拉斯韦尔于 1948 年提出的构成一个完整的传播过程的传播要素,即传播主体(Who)、传播内容(says What)、传播媒介(in Which channel)、传播对象(to Whom)、传播效果(with What effect)。它们之间的关系为:谁(Who)→说什么(What)→通过什么渠道(in Which channel)→对谁说(to Whom)→产生什么效果(with What effect)。此模式简洁明了,是传播学中的经典。

2. 传播主体　Instagram 上的中医相关内容上传者均为亚裔中医相关行业从业人员、国外针灸师及理疗师,接受中医治疗的患者和倡导健康饮食的用户。

3. 传播内容　在新型社交网络 Instagram 搜索 Hashtag(话题)♯TCM、♯CM、♯traditional Chinesemedicine 和 ♯Chinesemedicine,得到关联话题,分别为 ♯acupuncture(针刺疗法)、♯bigpharma(大型制药)、♯brainhealth(脑健康)、♯acupressure(指压穴位按摩法)、♯moxibustion(灸法)、♯cupping(拔罐)。通过其点赞数量和评论数量得出热门内容。其中,热门图片按数量递减排列分别为针刺疗法、拔罐、指压穴位按摩法、灸法、脑健康及大型制药。在这些图片下的用户文字描述分别与以下关键词有关:针刺疗法(主要是妇科疾病,如痛经和不孕、儿童脑部疾病)、整脊疗法(按摩)、拔罐、灸法、健康、健康饮食、关节疾病、替代医学、整体疗法、刮痧、推拿、草药。以上关键词同样为按数量递减排列。热门的小视频内容为教授其他用户简单的穴位定位,用以治疗无开放性伤口的轻度疼痛,如头痛或胃痛。

4. 传播媒介　由于 Instagram 的软件应用限制,传播媒介仅为图片及小视频。

5. 传播对象　在上传者中目前还没有中医相关的官方账号,均为私人自主分享。所以传播的受众不仅有对中医感兴趣的大众,还有上传用户的 followers,而此软件的特性又使所有账户使用者都能看到公开的任何内容,故所有账户使用者都可以说是潜在的传播对象。

6. 传播效果　由于调查的特性,传播效果仅通过用户的反映作为考量,在调查中发现 Instagram 中医相关内容的话题及图片热度逐年增长,最热图片前三名分别为 2016 年里约奥运会期间美国游泳运动员身上的拔罐印记;枸杞出现在热门的"早餐碗"中;一张满是针灸针的脸部特写。前两张热门图片的出现,掀起了其他用户的模仿热,分享自己拔罐的照片、分享和枸杞相关的内容在短期内出现了高峰,又随着奥运会和早餐碗的热度一起下降。

而第三张满是针灸针的脸部特写能够成为热门照片,拍摄的出发点不免有博噱头的意愿。笔者本科所读专业为中医,系统地学过针灸这门学科。在针灸治疗中,中医所采用的是穴位配伍,按疾病归经巡经选穴等治疗方法。即使有针刺痛点(阿是穴),也从未有同时针刺某一部位数十针的治疗手法。由此可看,或是国外针灸某一流派脱离了中医本真指导范围,或是单纯地国外用户对于针刺疗法的误解。

以上或可证实中医在西方的传播虽然有了可喜的进步,但范围和影响并不广并且出现了一些偏差。

三、研究结果

根据以上研究,我们可以发现 Instagram 上的用户对于中医的了解颇为片面局限,对于中医文化的了解更是少而又少。其中医流行趋势目前主要为针灸、按摩和拔罐,并且以上疗法的流行也是得于对某类特定疾病,如肌肉疲劳、头痛、痛经、小儿脑瘫等西方医学无法治疗或治疗效果较差的疾病。

在上文的传播效果中笔者也提到西方群众对中医及中医文化还存在误解,只有解除误解,改善印象,才有利于中医走出国门,这也是中医文化传播当前的主题。

四、结语

从本篇研究来看,社交网络作为文化传播和知识交流的平台,目前还没有得到中医传播相关部门的重视。需要加强各机构如政府、学校、文化机构和医院等的协作,加强中医药文化网络传播的力度,发展宣传平台,拓宽宣传渠道。可以制作与中医药有关的图文结合内容或视频来激发外国公众对中医文化的兴趣,加强他们对中医的认知与了解。

本研究通过文献研究、个案研究和数据统计,对新型社交网络上英语国家中医热点进行了研究。但由于时间与研究能力上的限制,本研究仍存在些许研究局限。

针对本研究的主要不足,对基于传播学的英语国家新型社交网络中医热点研究提出以下建议:增加研究方法的多样性,考虑采用网络调查问卷、多引擎平台数据搜集的研究方法,增加对用户倾向的了解。

设计精练的调查问卷,随时间及项目进展进行多时点测量,随时更新数据,以此规范研究方向。未来研究者可以在本文的基础上,设计问卷,以判别本文的研究结果是否正确,提出的建议是否可行。

增加样本数量。考虑到本研究包含的变量较多、较杂,今后研究者可以与国外数据网站合作,拿到更全面的数据趋势,对多平台、多搜索引擎,多新闻媒体跟进深入调查,并大范围发放问卷,增加样本数量,提高研究结果的准确性。

（许芷菲、钟敏,《现代交际》,2018 年第 2 期）

全球化背景下中医药文化产业传播研究

自改革开放以来,党中央、国务院支持和促进文化产业发展,为此制定了一系列的政策和措施。中医文化产业开创了崭新局面,国际影响进一步扩大,已形成了医药保健全面发展的新格局。在全球化背景下的中医药文化产业,面临着传播的困境和创新发展的问题,传统文化产业亟待解决传播和交流的时代命题。

一、全球化背景下中医药文化产业传播的意义

1. 从"文化安全战略"的角度理解中医药文化产业传播的意义　文化安全是整个国家安全体系的一个重要组成部分,和国家政治安全、经济安全、军事安全一样有着重要意义。在当前全球化背景下,发展中国家面临的文化安全问题更加突出。一个国家除了政治和经济影响外,文化还可以在很大程度上影响国际事务,是其文化价值影响文化传播程度最重要的实现方式之一。一个国家的文化创新、文化传承、文化认同和文化表达四要素构建而成的文化发展制度必然是国家整体战略的一部分。通过文化产品的形式输入文化,改变人们的精神世界和文化行为,然后再改

变现有的文化关系和文化秩序的能力,已经成为衡量国家是否有国际影响力的一项重要指标。

战后,美国文化进入欧洲。然而,欧洲在接受文化美国化方面绝不是被动的。法国、德国、加拿大和其他国家都致力于捍卫自己的民族文化。特别是在法国,为抵制文化入侵法国,针对文化产品贸易自由化问题上,法国制定了"文化例外"策略,反对将视听产品的规则和条例纳入世界贸易组织。法国对欧洲国家的不懈游说,最终导致 1993 年在欧洲议会通过了"文化例外"原则。美国以三大片(薯片、芯片、电影)征服了世界,自 1996 年以来,美国文化产业占其 GDP 的 25% 左右。

目前,中国政府对于文化问题有着自己的全球化时代观、安全观,提出了中国自己的文化安全战略。改革开放以来,历任领导人多次强调求同存异,鼓励加强不同文明对话的思想和社会制度。中国已经开设了孔子学院和语言文化学院,希望更多的外国人来学习中文、学习中国传统文化。然而,与周边的日、韩政府明确而积极的文化政策相比,中国的文化政策似乎不够明显。中国文化要传播出去,不能只停留在宣传口号上,也不能只停留在跟随国外文化传播机制的层面上,要发展文化传播研究,规模化发展文化产业,这既需要国家层面的文化安全战略,也需要研究符合中国文化传播体系的特点。目前,中国文化传播的问题是文化资源的缺乏、文化安全意识的缺乏、文化研究的缺乏、文化交流的不畅。

中国的中医药文化,是中华民族的优秀传统文化的重要组成部分,是中国医药发展的精神财富和物质形态,也是中医继承创新的源泉和动力。传承、弘扬、保护、发展中医文化,焕发其时代光彩和现实价值,是中医事业发展的迫切要求,也是繁荣中华传统文化、提高国民文化素质、努力建设社会主义文化强国、推动实现中华民族的伟大复兴的重要举措。通过开展"中医中药中国行"等大型传播活动,创建特色鲜明的中医文化产业,推进以中医医院为切入点的中医药机构文化建设等举措,逐步建立了促进中医文化产业发展的良性运行机制,中医药文化产业在国内外的作用与影响显著增强,中医药文化产业呈现出良好的发展态势。

2. 从文化"软实力"的角度理解中医药文化产业传播的意义　软实力(soft power)作为一个政治学术概念,最先由美国学者约瑟夫·奈在 20 世纪末提出,文化软实力是指在维护国家利益和实现国家战略目标能力的过程中产生的一个国家的文化资源和灵活运用,通常体现在民族文化的吸引力、影响力。在当前全球化、信息革命和互联网时代的浪潮中,硬实力自不待言。而软实力具有强大的传播性,跨越时空,对人类的生活方式和行为规范影响很大。

从学理层面分析一个国家的软实力,文化传播的影响力和导向性,一般会被作为一个重要的衡量指标,所以一个国家为了自身的文化安全战略考量,往往会通过制定整套完整的文化传播发展战略,进行合理有效的社会协调、社会合作、社会教育以实现其社会进步和发展,这种传播能力正是其国家软实力的外在表现,具有极其重要的社会意义,所以有学者提出"国家形象中软实力即是文化的传播"。

2007 年,中国政府首次提出了推进中医药国际化的宏伟计划。该计划以服务贸易模式,积极推动中医药文化产业传播发展,中医药文化产业在国际市场不仅表现出"绿色健康服务"的特点,同时承担着"回归自然、热爱生命"为主题的文化宣传使命,力求通过服务产业和文化传播两种形式拓展中医药文化的国际影响空间,这就是中医药文化充实国家软实力重要路径。近年来的实践证明,中医药文化的传播发展,有效地达到了这一具有战略意义的目标。

二、全球化背景下中医药文化产业传播的现状

1. **中医药文化产业面临全球化传播的问题** 在全球化的时代,文化的多元化,媒体传播手段日益革新,文化观念的冲突、传统文化断裂的危机等原因导致文化传播的碎片化现象越来越明显,虽然全球化是当今文化传播的宏大语境,但全球化背景下文化传播的悖论问题却层出不穷,中医药文化产业的传播遭遇的困境正在于此,这是我们研究和探索中医药文化产业传播必须面对的现实问题。

近年来,随着中国国家实力的提升,文化输出和交流活动日益增多,在经济高度全球化的背景下,中医药产业的发展不再囿于产值的问题,而是因为中医药文化的勃兴,带来了文化引领产业转型和创新的时代话语,这是中医药文化产业蓬勃发展的历史必然,也是中医药文化产业提升到国家新兴文化产业的一个重要机缘,但机遇与困难同在,中医药文化产业必须首先正视先天不足和后天不适的困境,口耳相传的原始传播方式无法适应全球化背景下的发展需要,现代"互联网+"时代的媒体变化,中医药文化产业何去何从?对变化的媒体时代稍纵即逝的发展机遇如何把握?对海量信息传播的自媒体时代如何引领中医药产业的文化导向,都是必须解决的现实问题。

虽然中医药文化产业已经被公认为具备国家形象性的文化符号,但是对中医药文化产业的传播应充分考虑到时代语境和现实意义,这既是对中国传统文化传播宏大语境的现实解读,也是发掘中医文化内在张力的文化阐释。

2. **中医药文化产业面临文化扩散态势问题** 文化扩散(cultural diffusion)被学界认为是区际文化传播的基本模式,主要指文化传播在区际空间的扩散影响,从传播学角度分析,这种理论着重突显区际影响价值,美国社会学家赫克托为此提出了"扩散模型",他认为"扩散模型"作为一个国家或地区文化传播发展的路径,在不同的文化区域和群体之间,互动、交流尤为重要,通过文化信息的渗透和交融,不同特质的文化才能实现区际整合发展,进而推动国家文化整体的融合发展。赫氏同时认为,在文化扩散过程中,经济产业的扩散往往优先于意识形态的扩散,综合国力强大的国家,它的文化也显示出强烈的自信。

在全球化背景下中医药文化产业的传播,除了代际传承的内向型文化传播形式外,我们在文化安全战略的时代背景下,在国家日益强大的经济实力支撑下的文化传播正面临一个传播方式的转型,这种扩散性的文化传播正在逐步纳入国家战略层面。目前,中医药文化已传播到世界160多个国家和地区,并且形式和规模空前壮大。截至目前,中国政府在海外支持建立了十几个中医药中心。随着中医药文化产业的发展,国际化的传播态势日益明显,但也出现了一个文化扩散的现象,那就是一些国家和地区开始尝试由"留学中国"转向"本土培养"中医药人才,这种文化的吸收和认同现象,正好印证了文化扩散的理论观点。中医药文化产业的传播提高了我国的声誉,增强了中国文化扩散的影响力。

中医文化产业传播的途径和方式是通过交流合作、教育培训、出国援助等手段吸引世界的目光,展现中医药的魅力。我们派出的中医药工作人员利用传统的中医治疗手段,创造了不少的医疗奇迹,得到国际社会的广泛认可。在类似的中医药文化传播的过程中,域外的传播受众逐渐了解、认可和融合了我们的传统中医药文化,从传播接受的效应而言,了解、认可和融合三者是渐进的关系,由此不难看出,这不仅是中医药文化传播的发展路径,也是文化产业走向壮大的必由之

路;中医文化产业在文化传播中应充分利用文化扩散的理论模式,首先通过中医文化交流互动,建立接触沟通、学习模仿、融合借鉴的传播机制,进而推动文化产业的规模化发展,在中医文化的基础上规范引导,消化吸收,强化深层认同,进一步推动中医药文化核心价值观的普及和宣传。

3. 中医药文化产业面临"互联网＋"的传播问题　从传统意义上来讲,中医药文化产业的传播与政策导向及社会政治制度关系密切,全球视野下的中医文化传播的主体能动性主要依靠国家政策的导向和社会相关制度来维系,因此在中医文化传播的社会主体层面上,政府行为是关键性要素,如果说受众需求是文化传播的动力源泉,那么国家政府行为则是文化传播的权威主体、主导推手。

最近十年来,随着"互联网＋"的出现和普及,网络传播吸引人们的强烈关注,传统文化及相关产业都开始涉足"互联网＋"领域,传播的效应出乎意料,已经成为受众的焦点话题,但其中也存在着不少问题。"互联网＋"时代,中医传播的传播主体已经开始发生了变化,不再是以政府主导,企业或公司等盈利性社会组织在中医传播中占据重要地位,它们是以盈利为目的的,传统意义上的中医药文化,在传播内容上所占的比率较小。由于媒体主体的转化特点,自媒体泛滥的现象已经司空见惯,在"互联网＋"时代,每个公民都可以成为独立的、自为的中医文化传播者,一方面促进了文化传播多元性,另一方面也干扰正确、客观信息传播,受众对中医药文化的认知存在严重的隐忧和不可辨识问题。在自媒体时代,如微博、大众微信号对中医文化的宣传和普及作用巨大,但是我们必须注意到一个严肃的传播形势,即面临着政府主导传播能力的弱化,传播内容的低俗和混乱,大量目的不纯者借助"互联网＋"的各种途径从事"造医""微商"等活动,导致政府和民间对中医药行业出现各方面标准认定不一等现象。

三、全球化背景下中医文化产业传播的策略

新中国成立后,政府在宪法中明确了中医药的法律地位,传统的中医药文化都受到了保护,我们国家的社会制度和环境都有利于传统医学的发展,带来了生机和活力。党的十八大报告中明确将大力扶持中医药和民族医药事业作为工作重点,提出"建设优秀传统文化传承体系,弘扬中华优秀传统文化"的任务要求。

目前由国家中医药管理局牵头组织,中央和地方财政投入专项资金,中医药知识宣传普及项目在全国开展起来,正在加大公共财政对中医药文化事业投入的力度及覆盖范围,并积极鼓励和引导社会资金参与中医药文化产业建设。随着中国经济社会的高速发展和人们健康意识的提高,中医药文化产业工作面临巨大商机,如果能采取科学合理的传播策略,必将取得显著效果。

1. 建立国家层面的中医药文化传播体系　中医药文化产业的发展,从文化安全的角度和文化软实力的战略层面而言,已经不是单一的经济产业问题,如何做好中医药文化传播这张中华民族的文化名片,如何在全球化背景下讲好中医故事,如何以中医药文化为传播话题吸引国际舆论和市场资本的关注,这需要我们建立一套国家层面的中医药文化传播体系。自改革开放以来,国家加大了对中医药文化产业和中医药文化的建设力度,但曾经一个时期里,过于强调经济利益的市场导向,忽略了文化传播的意义和价值。

今天,只有弘扬中医药领域所蕴含的文化价值,大胆吸收、借鉴一切有利于中医文化发展的传播经验,才能更好地实现文化软实力的转换,一些发达国家不仅积极立法保护这类具有非物质文化遗产性质的传统文化,而且有计划、有组织性地开展文化产业传播,好在近十几年的中医药

国际化交流取得长足的进步,我们已经改变了传统重产业轻传播的倾向,但相对其他发达国家文化安全战略和软实力的发展态势而言,当前最紧迫的任务是构建完整而务实的国家层面的中医药文化产业传播体系。

2. 积极完善中医药文化产业结构,提高传播动能　中医药产业具有高科技含量和巨大的增长潜力,是中国最具知识产权优势的产业,据专家预测,在21世纪中国产业结构调整中起决定性作用。中医药能够满足人们可持续发展和生活高质量的双重需求,这符合世界卫生保健的发展趋势,中医药将在新的健康产业发挥重要作用。但围绕中医药产业转型的文化传播却面临配套发展的问题。

目前国家开发中医文化传播产业主要有两种途径:一是以中医文化为主要内容开发广播电影电视、广告、书刊音像、演出活动和动漫等中医文化产品,通过生活化、时尚化的创作,在满足人们精神需求的同时,向人们宣传普及中医知识。二是开发有益于身心健康的中医文化服务,中医药养老服务、中医药文化旅游等新兴行业。这些行业已经在中医药文化产业的发展中脱颖而出,成为国家经济发展的亮点。

例如目前新兴的中医药旅游项目,正是因为中医药旅游资源是具有中国特色的旅游资源,所以它与中国传统医药产业现代化和全球化最具知识产权紧密联系在一起,拥有极大的发展潜力,更具挑战性。从政府层面将多个中药资源文化品牌,利用区域特色文化突出中医药文化特色,呈现出蓬勃发展态势。发展中医药文化旅游,将进一步推进旅游业的发展。

3. 合理利用"互联网＋"的技术优势,提升传播效应　2015年,李克强总理的《政府工作报告》和国务院《关于积极推进"互联网＋"行动的指导意见》都提到把"互联网＋"作为国家的发展战略,要让"互联网＋"的优势尽快在国民经济中发挥起来。"互联网＋"是目前关系我国经济命脉的重要一环。中医药文化产业发展必须要借助"互联网＋"的优势来提升传播效应,一方面应强化政府在传播主体方面的地位,清除不利于传播的各种因素,建立新媒体的传播规范制度,加强监管新媒体传播过程中的失范问题,洁净"互联网＋"传播空间;提高传播行业从业人员素质,建立专业行为准则和道德规范,提升媒体人自身素质,杜绝利用"互联网＋"的优势损坏中医药文化产业传播的形象问题,积极培养"互联网＋"时代中医药文化产业的专业传播人才,做到科学、合理、规范地掌握这块领地,建立"互联网＋"时代传播的话语权和主动权。

(冯春,《武汉商学院学报》,2018年第32卷第3期)

现代性视域下中医药对外传播策略转换

一、现代性的内涵

在人文学科领域,触及现代性态度、精神、知识等多维涵义的现代性(modernity)是一个宽泛的概念,哲学家吉登斯的观点是:现代性具有民族性、世界性、多元性与全球性的统一内涵;哲学家福柯认为现代性具有时间的"当下性"、空间的"敞开性"与人的"钦在性"特点;哈贝马斯在继承与发展了韦伯的哲学现代性与社会现代性观点后,主张重构立足于言语为基础的现代性层次与活力维度；事实上，这架构了一种新的、大相径庭的主要体现在精神文化变迁方面的语言环境即现代性语境。如果说社会的进步就是文化冲突的结果，那么在"东学西渐"的现代性语境下，我们可以将这种"冲突"表述为"东方化语境"，在向全球推介中华文明的当下，我们可以称之为"中国化语境"。

就认识论而言，现代性视域下的传播是人们之间精神交往和社会性体现暨观念和意义的传递过程，曼纽尔·卡斯特指出：由于在全球化、国际化和网络化背景下民族与个人身份受到了前所未有的冲击，国际性传播要创造社会认同以及保护文化的特性；值得重视的是，中医恰恰是人文与自然科学相结合的系统整体的医学知识体系；发展到今天的现代医学也认为人不仅是自然"成果"还包括了精神、思维和意识，而体现精神文化变迁的语言环境暨现代性语境给当下中医药对外传播注入了新的意识、观念、精神甚至审美理念，建构了传播形式与意义生成的"心理场域"与"话语场域"；进一步说，能够阐发传统文化独特色彩的中医药知识在对外传播与发展中可以不再执拗于毗邻西医而突出文化、思想甚至情感的联通，成为世界新医学生长点即"科学与人文统一"的关系媒介，这恰恰就是当代中医药对外传播现代性价值体现的根本所在。

二、中医药对外传播的现代性价值

传播是人类最基本的具有社会本质意义的生命活动和文化行为，中医药知识和文化在古代圣哲们"近取诸身，远取诸物"的思维模式与"人与天地相参""天人合一"的理念指导下，在把握精神与形体两个基点进而来探索身心健康的进程中发挥了不可忽视的作用；从某种意义上说，中医药知识所阐发的脏腑、经络、阴阳五行、形神论、气本论等古老文化概念以及辨证论治的诊疗思想渗透了古人对宇宙万物的客观认知和哲学思考，是中国传统文化模塑的产物。就方式、方法和效果而言，烙有"儒释道"核心价值理念的中医药知识是讲好中医药故事、唤醒中国文化认同、构建融通对外话语体系的急先锋。

就时间而言，早在秦汉时期便有了对外传播行为的中医药的影响不断加大；及至凸显科学与文化艺术结缘互补的 21 世纪，在"中学西进""中西医结合"的新趋势下，给对外传播注入了意识与精神涵义的现代性语境使全球对中医药深刻的文化内涵与传统优势空前关注。陈可冀院士曾强调：继承创新，提倡多元模式下弘扬中医药学，进一步合理完善语境沟通，适应国际化交流的需要；事实上，在各种迥异的传播符号或话语形式中，中医药以其专业性、人文性之特色，在由表及里地建设和播扬人文情怀与科学精神相互认同与并重，在构建"中国化语境"中发挥着重要作用；其蕴含的传统意识、认知思维、知识框架是现代"中国化"语境中叙事的一部分；从某种意义上讲，21 世纪基于现代性内涵的学界似乎是把自然科学思想植根于中国几千年流传的"天人合一"思想，相对于由西方发动和主导的现代化进程而言，倚重"四时五脏阴阳"这一智慧架构的中医药对外传播推动了"在西方话语之外表述中国""在西方中心主义之外认同自身"的世界新观念，给予现代人身体和精神的慰藉。

就空间而言，"现代性"所蕴含的"敞开性"基质具有鲜明的时代意义；全球化背景下各种精神形式越来越显示出相互依存、相互关联的互动性，文化传播的规模、速度与范围远远跨越了以政治经济为主体的"世界体系理论"；中医药正在多维度、多元化地在本土与海外、宏观与微观、主流与非主流的实践沟通中获得世界认同，在一定程度上逐步实现所谓传统文化与科学文化的相融合（cultural/scientific adaptation），实践我国数千年来传统文化倡导的"求同结合"与"求异结合"

的理念。

三、中医药对外传播的现代性语境

中医药对外传播使全球触碰到中医"阴阳五行""脏腑经络""辨证论治"等由身体诊疗思想衍生至认识世界的世界观，但正如哲学家玛斯特曼说："有着极大差异的中西方哲学孕育了二者不同的认知和心理范式。"不可否认，由传统文化制约与塑造的中医药在认知模式、价值观念以及成果形式上没有充分实现可为世界理解的表达形式，由此，中医药对外传播能否跨越不同文化和话语体系以使国外民众的认知习惯同中医表达对接是"澄源正本"的问题所在。如前所述，现代性内涵给中医药对外传播注入了意识、观念、精神与价值理念，建构了形式、意义传播的"心理场域"与"话语场域"，从而架构了基于现代性表达的"中国化语境"，而这恰恰可以为厘清阻碍中医药对海外传播有效性的问题与矛盾、实现其对外"大众化"与"规范化"提供了参照系；全面而论，基于现代性语境内涵的中医药对外传播主要表现两个维度：一是基于中医思维认知的民族价值传播；二是基于中医语言的话语传播。

推本溯源，基于东西方文化障碍的中西认知模式之不同是有效实施中医药对外传播的最根本障碍，中西不同的地理场域、心理结构和认知习惯，也就形成了迥异的"境界"冲突。譬如，倡导通过调和手段来获取和谐安定的整体环境的中医诊疗"八法"中的精髓之一"和法"，不仅代表了儒、道、阴阳先哲们执着追求和谐的思维路径，也映射了中国哲学和文化的主色调；"和法"真谛可归结为"平"，《诗·小雅·伐木》曰："终和而平。"《广韵》曰："平，正也。"反映了中医认知内涵的"不热不寒、不盛不衰、不塞不流"的"尚中求和"理念。一言以蔽之，以"天人合一"为主导的凸显"整体观"和"综合观"的中医逻辑思维与根源于亚里士多德逻辑思想的"分析式""解剖式"西方认知观可说是云泥之别，泾渭分明。由此，向西方展示了不同医学与人文景象的元气说、阴阳说、五行说、经络说以及气血、津液、六淫等携带"天地合气，命之曰人"的中医认知思想，在西方典型的分析思维范畴中得到很好的解读与诠释是中医药对外传播取得实践性意义的"本根"。

就思想外化的形式而言，体现为翻译的语言障碍成为中医药对外传播的瓶颈。中西哲学体系对"语言"这一基本传播媒介的看法有所不同，西方重视语言与语言分析的理性依据，而中医药话语仍贯彻了特有的"取象比类""立象尽意"的语言修辞特性，这恰恰为中医药对外翻译和交流的正确性与普适性增添了困难。例如，如果我们不把中国封建官场等级制度映射到人体各大器官的各司其职，就很难让西方人理解《灵枢·五癃津液别》所说的"五脏六腑，心为之主，耳为之听，目为之候，肺为之相，肝为之将"纳入"君主之官"而主宰精神思维的心之功能的隐喻性；再如，《灵枢·营卫生会》曰："余闻上焦如雾，中焦如沤，下焦如渎，此之谓也。""雾""沤""渎"隐喻性地揭示了上焦升华蒸腾、中焦消化吸收、下焦排泄沟渎的作用，如果我们不能从语言与认知视角很好的解构与诠释，则很难令西方准确理解本体和喻体的关系。正所谓"本立而道生"，按照哈贝马斯"重构立足于言语为基础"的现代性维度的观点，在"传与受"互动中，如何使得中医药潜在的隐喻意义通过"语言符号"转化为现实意义，通过有效翻译意义建构展示其独特形态和性质，从而实现可为世界理解的古老中华文化符号学的转换具有相当的紧迫性和重要性。

四、中医药对外传播策略转换

当前西方许多有识之士在经济停步、精神困惑中正对中国仰观俯察，择善而从，现代化、全球化的时代背景也促使我们重新审视中医药对外交流与传播现状与策略,以逐步在中西思想联通中处于主导地位。基于上述现代性语境内涵的两个维度,我们需要转换思想,转换方法,调整之前过度聚焦西方价值观的传播方式,强调从科学或医学的专业交叉转化到人文思想或精神的多元化融合,进而诉诸中医思维认知为主体的民族价值传播与基于中医语言表达为主体的话语传播。

1. 现代性价值转换:"民族的"即"世界的" 《吕氏春秋》认为"物合而成,离而生",这实则从更广阔的层面说明事物呈现为交叉、渗透、过渡或转换的态势,我们不妨借此来审视跨地域、跨语际、跨文化的中医药传播与交流;任何文明的历时性与共时性交织的结果是:只有体现出民族的、个性的、优质的,才可能是世界的、大众的、现代的,才能在新型交融性和多元性暨"世界性"的全球化背景下实现嬗变与创新,从而在广取博收中,逐步建立起立足于本民族深厚文化根基的独树一帜的中医药产业,进而在世界范畴内取得认同与共识;这既是体现现代性价值的内涵和要义,也成为当代中医药对外传播策略转换最根本的指导方针。

在表现重心从外在物质移向内在精神的现代性语境的要求下,发轫于传播者现代思维理念的中医药对外传播即便跨越了文化、语言等语境也不能抛弃"中学为体"的民族性宗旨,而应回归自我,建立传播符号的中国气派暨民族特性或中国作风暨民族情调;传播内容最能折射出气派所融会的民族特性,如思想、风俗、生活等,传播形式最能折射出作风所融会的民族情调,如趣味、风尚、语言技巧等,形式传达内容,而内容是决定形式的,中医药传播必须接受传统文化和民族价值观所赋予的表达形式才能存在,即将中医药文化注入传播者的主观情志后转化为信息而传给西方受众。

中医药在全球融合与碰撞的过程中可以通过以儒家思想为本质特征的"载道"思想的渗透与选择,把地域性医学与文化纳入全人类认同的基本价值和意识体系中,以"化"成天下,促成全人类借鉴、共享以"中国化语境"为特色的优质文明成果。《易·系辞》云:"物相交,故曰文。"所谓"交"就是交叉融合;又曰:"在阳称变,在阴称化。"所谓"化"就是演化转换;"文"与"化"展示出一幅动态的向外传递、播扬的文化图景。因为传播是人类文化得以传承、整合和创新的重要载体和积极推动力,这种突出葆有"民族化""个性化"的传播策略可以成为中医药走向世界的良性机制,当它富有成效地成为民族文化的输出载体时,便可以逐渐消解本身固有的独特性而成为全球性的共通链条。

2. 现代性语境转换:构建中医药话语体系 不同国家、不同话语体系之间的交流,重要的是从语言层面入手,通过语言形式的相互借用,镶入自己话语体系特有术语的交流策略,才能收到良好的对外传播效果。如同建构"具有中国特色的话语体系"如"政治话语""经济话语""外交话语"等,包罗别具一格的词汇、文体、语域等显性因素与葆有文化符号、民族特质、精神脉络的隐性因素的"中医药话语体系"的及早建立虽筚路蓝缕却势在必行。

鉴于中西方哲学体系对待语言形式的立场和态度有所不同,向全球推介蕴含丰富传统文化图式的中医药专属词汇,钻研一套能够折射出"中华意象"的译介语言,此乃荦荦大者。正如唐代白居易所说的"以意象为骨,以意格为髓",彰显了"天地合气,命之曰人"的哲学思想,"援物比类"的隐喻结构、"内外相合"的整体理念的中医药语言有一套匠心独具的术语概念和表达范畴,也成为中医药"表里""形神""虚""实"相生的外在形式。见微知著,在有的放矢的构建中医药话语体系过程中,根据意义表达与意义创生的需求,以"源语导向"为基础进行"破译""对译"是行之有效的策略,但首先是"言能否尽意"。季羡林先生曾说:自己先要说清楚,不能以"己之昏昏使人昭昭";例如,就四诊之一"闻诊"而言,含有"听"和"嗅"两层具体内容,在翻译中需准确规范地表达"auscultation and olfaction"或"listening and smelling"才不致歧义。实践表明,中医基本概念所包含的隐喻性和歧义性确实成为中医对外译介与传播的屏障,譬如,"冲任之脉起于胞内,阴阳过度则伤胞络"的"阴阳",如果离开了中医药文化背景,就无从令西方人理解其意指"sexual intercourse"而不再是哲学意义上的"yin and yang";再如,体现五行隐喻用法的"水不涵木"(failure of water to nourish wood)实际上是指肾与肝的关系(failure of the kidney to nourish the liver)。因此,"源语导向"的翻译方法可以尽显中医药概念深刻而独特的内涵,换言之,任何形式的中医药传播都需要没有概念损失或意义歪曲的表达,即使一些不同风格要成为西方主流,也不能完全脱离中医药的历史根源。

正如人类学家格尔茨所说,"文化"这个意义模式正是通过传播体系才得以存在和传递;中医药对外传播不仅要植根于中国传统文化与综合思维模式的传播语境,而且要基于现代契机、现代认知和现代语言将中医药固有的原生基因与现代诠释相结合,传播出中医药特有的"情""思""理""道",建构能与国际对话、同西方符号学表达接轨、既具同一性与普适性又拥有本土性与民族性的中医药情感空间,其与显性语义空间共同构成中医药话语体系的核心要素。

3. 现代性媒介转换

(1)语言媒介:蕴藏于人类内心的认知、思想、经验等谓之意,外化为声音或文字谓之言;正如同"橘生淮南则为橘,生于淮北则为枳,然者何,水土异也",现代性内涵所包含的历史、文化、思维模式、价值观念等因素实则构成了时代与地域的意识环境,潜移默化地制约着意义生产与传播中的态度、方式与走向。因而,在极具传统文化符号色彩的中医药对外传播中,语言形式(最基本的传播媒介)是此链条上的重要环节之一。西方语言分析法所倡导的"理性依靠语言而存在"与中华文化的"以象表意"在现代传播中存在一定的相悖性与差异性,这包括中西不同话语面对同一问题的共同言说、中西概念范畴互释与多角度话语的互译等。

例如,针对目前约有160多个国家应用诸如针灸和推拿等中医技术的现状,如何向西方译介富含隐喻内涵和文化色彩,涉及天象、地貌、动物、方向等意象的针灸穴位及针刺手法就是一个问题。事实上,我们正在试图将之前的使翻译结果与原文保持一致或完全以"目的语"为宗旨的译介策略转换为重视概念隐喻中本体与喻体之间的特征、文化、联想和意义,从而产生文化隐喻映射的现代性语境。比如,如果采用音译的方法将肺经之穴"少商"译成"Shaoshang"或"Lesser Shang"则无法激发西方思维中的喻体意象,无法使人理解其中所含的隐喻内涵,而"Lesser Metal"则可恰当地展示了肺属金的翻译特质;再如,用于补泻的"龙虎升降"手法源于我国古代建筑的"左青龙右白虎",我们不妨把完全放弃方位隐喻意象的直译"dragon-tiger-ascending-descending method"转换为强调运针方向的"left-right-ascending-descending method",使得译文与喻体内涵基本一致,文化意象转换也简洁清晰。

实践表明,突出翻译维度的语言媒介成为中医药对外传播策略转换的外化形式。传播是用语言形式进行思想和主张的互换过程,依托于术语和典籍译介的具有"虚实相生"的"意象"符号性质的中医药翻译在当代对外传播过程中应逐步成为示范性地创造中医药文化形态的重要载体,通过译入语形式被受众解读,成为消解其自身符号个性化与独特化的传播渠道,进而生成完整的符号意义或化为译入语的意象形式。

（2）数字技术媒介：正如汪晖所概括的那样："现代"概念是一个向未来的"新"敞开的时代，未来是现代化信息技术不可抗拒的时代，对任何从事精神生产的传播来说，数字技术在传播手段的可及范畴内可以控制意义的形式构建，将文化与科技以新的形式与结构融为一体。就中医药对外传播方式而言，电影、电视、互联网、多媒体、微视频等多样化的视觉符号或虚拟技术可以解放中医药知识信息在时间与空间两个维度上的束缚，在改变西方受众对"真实形象"的体验、重塑不同的"意义世界"中发挥着联通作用；日趋多样化的数字信息形式为我国传统医学和文化的译介与传播发挥了现代科学的创造性优势，提供了前所未有的传播可能性与文化艺术表现的广阔性，使其在当代历史阶段的传播别开生面，有的放矢。

现代数字技术和各种信息形式可以拓展中医药文化传播者的创造性思维空间，实现原有传统制作与传播方式无法企及的创意和想象。例如，可以提供"浸泡式"感觉的三维立体空间的虚拟现实技术在逼真地再现针灸穴位，展现中医药文化，使学习者获得听觉、视觉、触觉的感知上行之有效。这种现代化数字媒介必将构建新型中医药传播的受众主体，进一步深化现代化语境下中医药文化内核，在技术叠合、革新视阈下使得中医药对外传播变得更直观、更自由、更有文化与艺术审美力。

综上所述，当前需要跨越不同文化、语言和话语体系的中医药对外传播对调试中西思想体系、融合中西文化、促进中国传统文化对外传播的多样化与个性化具有高屋建瓴的指导意义。中医药对外传播的理论话语或实践体系，一方面，要转变现有的突出西方价值观的传播理念和思维，凸显基于"中国化语境"与不同医学或文化背景的人进行开放、有效互动；另一方面，要积极调整传播方式和途径，运用现代化手段为中医药与中国文化架构鲜活的精神形象。从长远来看，跨语际、跨文化、跨地域的传播与融合最终是建立在我们自身所具有的优质资源、专属场域与文化传统上，因而，充分呈现具有中国独特哲学韵彩的文化魅力才能为中医药对外传播提供绵延不绝的精神资源；同时，中医药最终也将由与多种思想和文化的交流与碰撞经对外传播而明晰其自身特质，继而在不断创新构建世界性与民族性、综合化与个性化的哲学与文化基础中得以延续与发展。

（程颜、韩淳，《医学与哲学》，2018 年第 39 卷第 10A 期）

中医文化核心价值观如何引导
中医跨文化传播初探

2017 年 1 月，全国中医药工作会议上首次提出把"中医药文化发展"上升为国家战略，同时《中医药法》也于 2017 年 7 月正式颁布。这是我国第一次从法律层面明确了中医药的重要地位、发展方针和扶持措施，对解决多年来制约中医药发展的问题做出了制度安排，对于促进中医药治理体系和治理能力现代化、保障中医药振兴发展、维护人民健康福祉具有划时代的意义。

中国作为中医药的发源地，正在有条不紊地构建着中医药发展的新篇章。而目前国际环境下仍以西医作为全球医学体系的核心，如何让以"天人合一"强调整体观的中医更好地适应以科学性、实证性为首的西医"价值观"，是当下中医人亟待解决的问题。

一、中医文化核心价值观发展现状

文化是一个民族的灵魂，是独立于世界民族之林的标记。中医文化是一种在中国传统文化思想指导下形成的科学文化，其中也涵盖了丰富的文学、历史、哲学等人文文化。中医文化研究涉及多学科、多领域的研究，其所提倡和遵循的核心价值观主要包含"天人合一、大医精诚、医乃仁术、治未病"等，在整体观指导下的中医五千年文化核心价值观，虽支撑了整个中医临床和科学研究的基础"体系"，但作为最有中国本土特色的医学文化研究，多年来仍局限于民间艺术、太极拳、诗词歌赋及文化环境营造等方面。虽然因国家大力扶持中医药文化建设，而使中医文化在社会范围内推广显著，但从学术角度对其深入研究和如何有效探究其主体部分和实力价值，并对其以何种姿态融入世界医学体系却仍旧是中医文化人的难题。

二、中医文化核心价值观在传播中的困境

1. 语言不通引发的传播障碍　中医文化起源于中国，中国是一个有着悠久历史的古老民族，上千年的历史积淀让古老的中医文化用语更加直观综合。然而模糊性思维的整体观显然与现代医学追求精准性、确定性和以逻辑思维占主导的意识形态相反，而地域间的语言差异更成为中医文化价值观传播的障碍。一些中医基本词汇，如"气、血、津、液"等，让以"实证"为医学理论基础的西方医学研究者很难理解其内在含义。传统文化指导下的中医是以"中和"为中医文化核心指导思想。因此一些经典的中医术语往往是古代医家经过斟酌精炼的语言，如"阴中求阳，阳中求阴""气血同源""气能生津""脾为气血生化之源"等，对西方学者而言几乎是无法理解的。

"文化"与"传播"自古不分家，传播是文化得以保存与发展的首要条件，同时传播的过程中也必须有文化要素的交流，一个丧失了传播意图、传播手段、传播受传者的"文化"，等待她的便只有消亡。因而这种因语言文化差异而带来的交流障碍成为中医文化核心价值观传播的主要困境。

2. "文化认同"基础差引发的传播障碍　中国古代哲学体系、学派的创立及春秋后期"诸子百家之学"的兴起，是对中医文化影响最大的历史阶段，"儒""墨""道""法"四大学派的学术思想深刻地渗透于中医文化核心价值观，中医学奠基之作《黄帝内经》便是在这种学术思想构架下诞生的。从春秋至明末，中医文化始终在中国传统文化的价值取向标准指导下发展生长并日臻成熟。但明末西方传教士开启的西学东进，让整个社会思想趋于西化，以中国传统文化为基础的中医文化核心价值观开始被国人质疑，甚至遭到批评与攻击。年轻学者更愿意去了解、学习先进的西方医学，渐渐形成的西式思维成为民国时期主流的思维方式，而中医文化渐渐萎缩，受众更是越来越少。中医文化的形成，受到时代与漫长的自给自足经济时代制约。当时人们对大自然有着本能的敬畏与崇拜，因此一切无法解释的医学现象都被古代医家转化为对自然的感知。当抽象的、宏观的、整体的中医思维面对现代科学时便显得落后、缺乏说服力、理解困难等，这也是成为中医文化核心价值观传播与发展的阻碍。

三、中医文化传播的有效途径

当前探寻中医文化核心价值的框架体系，加强中医文化核心价值体系及其现代转型研究，解决中医文化核心价值体系与建设社会主义核心价值体系、提升中华文化软实力、建设创新型国家等现代思想价值体系的对接、融合问题，是中医学、中医文化传承创新与传播的关键。2010 年，

习近平主席为南京中医药大学和澳大利亚共建的中医孔子学院揭牌；2014 年 11 月，习近平主席与澳大利亚总理在澳大利亚首都堪培拉共同出席并见证北京中医药大学与西悉尼大学签署在澳大利亚建立中医中心合作协议的签订仪式。国家在"十九大"会议中更明确提出了构建"国际化传承中医药文化"的多元传播模式，国家对中医文化的大力扶持，优秀平台的构建，说明中医文化已成为中国文化国际化的重要品牌。但如何使中医文化的基本价值观被世界认知、认同，如何将中医文化核心价值观作为中国文化的共同价值观推广至世界？一直是中医文化传播的最终目的，笔者在多年中医文化领域研究中总结出如下三方面途径。

1. 传承　"师承"作为最原始的中医药文化传承方式，延续了上千年，但随着教育大众化、规模化以及班级授课模式的产生，"师承"渐渐不再适应社会发展的需要。然而学习中医精髓在于通过长时间的实践积累和对老师治疗经验的揣摩，才会最终形成自己的知识体系，这"一套"知识的积淀，是很难从书本授课这种规模化教学模式下获得的。因此建立良好的"师承"教学制度是更好地推广中医文化的一种手段，对于医学院校的学生而言，这个阶段可以在学生完成专业课学习后，通过临床实习展开传承学习。开展国际化的传承是我们最终的核心理念。基于语言交流的障碍，不同宗教、文化背景的差异，民间参与力量薄弱等因素，"师承"推向世界的想法，一直以来是中医文化传播的难题。

日趋完善孔子学院和成长起来的各种中医药合作机构是中医文化传播的优秀平台。我们可以通过趋于完善的孔子学院为平台，通过简单易懂的各种中医文化趣味课为推介手段，如五禽戏、八段锦、太极拳、易筋经等，让世界从运动中了解中医、感悟中医。随着针灸在海外的应用普及，推广推拿、刮痧、药膳、足疗等非药物疗法的传播，也会让世界各地更多的人体会中医的道法自然、绿色治疗的理念，久而久之认同中医的价值观是通过意、气、神、行四者统一构成天人合一的理念。有了切身感受，再进一步通过系统化的学习中医药文化课程，以尽可能地了解中医文化经典古籍的内容，而授课模式以"师承"的方式展开，必然会收到意想不到的效果。

一个组织的力量很微弱，单纯依赖官方组织的师资队伍去传播中医文化是无法真正把这种传播普及开来的。加强民间交流，鼓励支持热爱中医文化的人士去传播、传习我们的文化，才便于让更多的国际中医爱好者们深刻了解中医文化，懂得中医治疗，切身感受"内经如何论医道""扁鹊如何展医技""神农如何尝本草"这些经典中医文化的深刻含义。

2. 融合　融合一直是中医人长久以来面对西方文化最为无奈的一件事。各种中医院校几乎都有中西医结合专业，但教学内容却往往以西医为主导，如何恰当地将两者融合是当前中医文化的难题。"名词术语"建设应该是完善融合的首要任务，西医人看不懂中医典籍，自然就无法理解中医最具特色的世界观、方法论及思维方式，而"辨证论治""审证求因"更无法被植入思想中，这种现象也导致大量中医院校的学子们不再关注中医典籍，反将学习精力都投入到中医模型下各种微观领域的研究之中，而对真正的中医思想知之甚少，更别提建立中医思维、熟悉中医文化了。因此，在传播过程中，中医语言应尽量以简单易懂的现代科学语言表达出来，毕竟沟通是关键，最终目的是文化思想的传播。术语翻译一直是国家大力扶持的课题，笔者也参与到相关课题的实施中，深感语言翻译的困难所在，文化背景知识的差异使这种困难无疑很难跨越。但医疗的终极目标是对疾病进行研究，对患者展开治疗。中医通过自己的思维方式，用最朴实的医疗理念救助了无数人，这一结果也被国际社会所认可。中国人提炼的青蒿素更因为对疟疾的有效治疗而获得了诺贝尔生理或医学奖。因此，虽然中西医两种体系对大部分医学名词的界定有所差异，但本着取长补短、融会贯通的目的出发,参照自然科学名词术语对中医名词形象性翻译,也是一种帮助异质文化人士了解、接纳新文化的最佳方案。

融合意味着相互间平等的渗透,包括思想、思维方式等多层面,而不是一方引导另一方前行,因此掌握好融合的尺度,加强世界范围内广泛开展中医文化的宣传及中医传统经典著作的翻译,让国际社会真正认识中国的传统文化和中医文化是一件长远但却需要整个民族共同努力的重要事情。

当下从娃娃抓起,中医文化进小学成了一股时尚清流,从小注入传统中医文化理念必将受益于长远。中医人必须加深对中医价值的认知,传统中医文化有不足之处是源于它建立在原始农耕文明的基础上,所以如何发扬中医优势文化,如何从西方文化中取长补短,真正顺应历史,发展祖辈们传承下来的中医文化,让它在"梳洗"后以完整的理论、概念、思想体系展现在国际舞台,不再一味地推崇西化之风、以西研中,而要让中医文化主导中医教育,通过借鉴西方先进技术为中医诊疗服务,实现平等融合才能真正双赢。

3. 共享　"世间百态,有容乃大"。在中医跨文化传播的过程中,同样也会发现和西方文化相似的价值观,如仁爱、和谐、美等。"治未病"也与西医模式的未来治疗发展趋势不谋而合,医学的最终目的都是救死扶伤,缓解病人痛苦,为病人治愈疾病,这是全人类范围内的医疗宗旨。因此,求得文化认同,必然要进行文化共享。一些传统中医人的深层观念里往往充满着"权威主义""唯我观",这些思想让他们无法真正分享他们所掌握的中医技能,让后来者们觉得这些"权威"高深莫测,但这种做法却阻碍了中医文化的推广,阻断了中西文化的交流,是一种在自己的世界里偏执地对任何"异己"思想进行排斥的狭隘思维,让西方学者很难真正分享到中医的文化核心价值观。

单一的以教育形式传播中医文化是缺乏活力和持久性的。要将中医文化核心价值观作为东方文化的共同价值观推向世界,需要一种充满活力的商业手段。纵观古今,丝绸之路、茶马古道、印加古道等古代贸易交流长廊上无不留下文化交流的痕迹。文化也是通过这种经济往来、社会活动,从民间、政府多层面渗入到每一个贸易出现的地方。国家和整个社会只有大力拓展中医药服务贸易,发展中医药海外产业,推动中医药文化创意产业、健康产业的兴办,才能使得中国传统文化的精髓、中医文化的核心价值随着商业渗透传播。

中华民族、每个中医人都需要提高自我,带着包容与豁达的态度,带着主人翁的精神,用真心和诚信才能真正复兴我们这个伟大民族的中医文化。

(尚冰、鞠宝兆、刘自力、辛哲、刘娟、王铎,《中国中医基础医学杂志》,
2018 年第 24 卷第 6 期)

"西方中医"之鉴

中医作为世界医学的一部分,在数千年的发展历程中不断向世界各国传播,成为中国文化走向世界的一张名片。屠呦呦教授摘取了诺贝尔生理学或医学奖桂冠,为中医药科技争得了国际话语权。青蒿素的发现是西医理念之胜,还是中医文化之胜暂且不论,而事实是中医传播在第三世界国家推动易,在欧美国家推动难。可从具体实践看,中医传播的最大障碍是不了解"听众"需要,中医走向世界特别是走向西方时,传统文化话语权会被"淡化""去中国化"。一些海外文化传播研究,由于语言便利只看到汉字"标签",数据来源也只限于海外华人中医或者网络,很少涉足真正的异文化的田野,这在大数据时代也是研究的盲区。

在近十年间,云南中医学院对法国、英国和美国等地开展了人类学实地调查,不仅涉足当地的华人中医群体,而且深入访问了当地的有一定文化隔离的"西方中医"群体,收集了几千件文物手稿、图像、音像资料以及田野访谈,发现大量不为国内熟知的多元化的中医药文化现象,在过去并未引起国人的了解和重视。

一、东西方对"中医"概念认识的差异

1. 中医　中医(Chinese medicine),国内习惯翻译为(Traditional Chinese medicine,TCM),TCM 翻译的字面意思为传统中国医学。中医药文化的产生历史悠久,古代"中医"指的是中等的医术或医生。但近现代"中医"概念产生与中华民族和中国的概念生成几乎同步,只有近百年历史,颇具国家和民族色彩。一百多年前这种医学或被称作"岐黄""医学""青囊"。韩国、越南称之为"东医",日本称之为"汉医",千百年来一直是东亚医学的最有影响力的一支。当近代遭遇外来的西医后,这两种医学体系的不同日益凸显,才因对比被附上"中医"之名,其中"中"自然有中华民族之意,与西方对立。

中医的尴尬在于其定义存在的汉文化中心主义,乃汉医之代名词,即使汉医,也只把道医作为其正源,有意无意淡化了其他医学。定义不知道是何人所下,自然也逃不出时代的烙印,"唯物化""汉化""去封建化"和"正统化"明显,"藏医""蒙医"等少数民族医学和民间医学因关注和研究较少,话语权式微。由于中医的神秘性和保守性,外界也无力指责。当走出国门时,问题就会凸显,人们拿着这个定义放眼世界,更加尴尬的局面出现了,许多在定义出现前或定义以外流传海外的"中医"或中华医学遗产,只能相逢而不识或不敢识:无法得到文化认同;或者对方欲与你相认,你也不知如何应对。在我们海外研究中的例子比比皆是,这客观造成国外中医界的不和、中医西传的阻力和海外中医的研究局限。

把中医叫作 TCM,英文直译"传统中医",是改革开放后我国中医界对外交流所用的一个新词汇,但是由于新中国成立后我们与西方社会的隔离,也因"文革"推行的中西医结合和反封建迷信运动,致使中医药遭受过度打压,文化断层的产生,中医(TCM)虽然翻译为"传统中医",却令西方人感觉传统大失。当 TCM 这个新名词于 20 世纪 80 年代传到西方的时候,与当地已经扎根的传统东方医学 TOM(Traditional Oriental medicine),或古典中医(Classical Chinese medicine,CCM)对比起来有很大不同:善于开中药,讲究辨证论治,讲究科学化,却缺失了很多洋人好奇的传统中华文化元素,如风水、星象,包括带"封建迷信"标签的祝由术。而 TCM 一词在欧洲会带有几分讽刺的口气,仿佛是一种文化缺失的中医。

2. 西方中医　西方中医(Western Chinese medicine 或者 Occidental Chinese medicine),顾名思义是指发生在西方社会特别是欧美国家的一切中医现象,这里的西方既可以是地理上的西方欧美国家,也可以是文化上的西方社会。西方中医在海外呈现多元化,有古代自中国传入继承的流派,有东亚汉文化国家和地区传入的流派,也有移民和跨文化交流带入的中医,更有当地民众结合当地文化资源创造的"西式中医(Western-mode Chinese medicine)"等,它们比现在国内看到中医类型更丰富、更多元、更有文化张力,理解和研究起来也更加有趣和困难。还有个海外(oversea)中

医的概念,可以泛指一切境外(abroad)中医现象,西方中医便为其中一个部分。

通过海外的实地调研,我们归纳了西方中医模式(表5-7),将一些有代表性流派的形成时间、地点、人物和特色等列入其中,反映该国语境下中医文化的多样性。因当地不同社会模式,而造就了不同中医类型:比如在法国无中医立法,只有注册的西医生才可以合法使用中医;但在英国,虽然中医也没有国家立法,但是许多中医行业协会,例如 BAAB、ACCP 等,保证了中医学校的教育质量和行医(西医和非西医)者的医疗质量以及保险报销。因理论不同,兴趣各异,有人用特别科学主义的方法在研究中医,如英国的医学针灸、法国的电针等;有将中医经典奉为"圣经"或"玄学",模仿古人,字斟句酌,天人合一,玄而又玄,讲究意形神的统一,如甲骨文针灸、古典针灸;有的又大开"禁忌",为避免药物的副作用为给孕妇扎针的产科针灸;有的又与其他文化元素结合,如英国的中医蓝调结合音乐治疗、法国的耳针结合了西方的反射疗法(reflexology);还有从国内及其周边国家传入的流派,如兽医针灸等,却在大陆几近失传。这些应接不暇的中医现象和文化碎片都与国内大相径庭,令我们不得不反思,如今国内学院派中医的传承和创新性以及如何与国际中医界兼容和对话。

表5-7　欧美西方中医模式归类

总体模式	本土化模式	形成时间	主要影响范围	代表人物	代表流派	代表组织	理论来源	古典主义	科学主义
西式中医	法式中医	1950s	欧洲	苏里耶	医学针灸	AFA	《针灸大成》等		✓
西式中医	法式中医	1970s	欧洲	腊味爱	中医甲骨文	SMAC	古汉语等	✓	
西式中医	法式中医	1970s	欧洲	腊味爱	天文针灸	SMAC	《内经》《洪范》等	✓	
西式中医	法式中医	1975	法国	贝尔特·萨拉那	产科针灸	卢昂大学医学院	脉经	✓	
西式中医	法式中医	1957	法国、中国	Paul Nogier	耳针	GLEM	反射疗法	✓	
西式中医	法式中医	2006	法国	Claude Simmler	AST	Cercle Sinologique	子午流注	✓	
西式中医	法式中医	1970s	法国、中国	Pialoux Jacques	古典针灸	SFERE	《内经》《易经》《针灸大成》	✓	
西式中医	英式中医	1960s	欧洲、美洲、中国	J. R. Worsley	五行针灸	T.A.S	《内经》、心理分析等	✓	✓
西式中医	英式中医	1960s	欧洲	Van Buren	天干地支针灸	ICOM	《内经》《淮南子》	✓	
西式中医	英式中医	1980s	英国	Fritz Frederick Smith	零点平衡	ZB	五行针灸	✓	
西式中医	美式中医	1980s	美洲、欧洲	沈鹤峰和 Leon Hammer	CCPC脉诊	DRCOM	家传	✓	✓
西式中医	法式中医	1800s	欧洲、中国	J. B. Sarlandiere	电针		科学实验		✓
西式中医	英式中医	1970s	英国	Felix Mann	英国医学针灸	B.M.A.S	科学实验		✓
西式中医	英式中医	1984	英国	Jennie Longbottom	理疗针灸	AACP	科学实验		✓
西式中医	英式中医	2000s	英国	Peter Firebrace	中医蓝调		流行音乐		
西式中医	美式中医	1973	美国、英国	Gene Bruno 和 John Ottaviano	兽医针灸	IVAS	TCVM	✓	
亚洲式中医	中式中医	1940s	英国	洪先生	跌打药	中华武馆	家传	✓	

（续表）

总体模式	本土化模式	形成时间	主要影响范围	代表人物	代表流派	代表组织	理论来源	古典主义	科学主义
亚洲式中医	中式中医	1970s	法国、美国	梁觉玄	澄江学派	UEMTC, USB	澄江学派	✓	
亚洲式中医	日式中医	1970s	英国	Sandra		Monkey press	日式针灸	✓	
亚洲式中医	整合式中医	1980s	美国	Peter Eckman	C/CA		TCM、韩国针灸、印度脉诊等	✓	
亚洲式中医	中式中医	1990s	英国	Hugh MacPherson	TCM	北方针灸学院	《内经》、核磁扫描	✓	✓

3. 西式中医　西式中医（Western-mode Chinese medicine）特指在西方国家特定时间形成的具有明显的地域文化特性中医新流派。它们形成时与中国大陆的中医鲜有交流或相互隔离，在当地产生了本土化的适应和发展，是西方中医的一部分。西式中医这个词汇更具有文化包容性和欣赏性。根据地域、国别与文化的特征我们称为：欧式中医（European-mode Chinese medicine）、美式中医（American-mode Chinese medicine）、英式中医（British-mode Chinese medicine）等，根据其理论来源，我们又可以大致分为古典（classical）和现代（modern），法式古典中医（French-mode classical Chinese medicine）、意式现代中医（Italian-mode modern Chinese medicine）等。

多元文化创造了多元概念，多元概念需要有多元的名词加以定义和解释。这些名词概念的提出并非有意将西式中医复杂化，而是希望能够更好地表达中医文化的多样性，以及用当地人的视角审视中医世界。也许真正的社会现象远比我们赋予的新名词要复杂得多，我们仅以有限的语言符号加以概括，作为理解异文化的工具和钥匙。

列举一些有趣的现象，与"西式中医"作对比：茶文化源自中国，当中国的茶叶被英国人所接纳，把粉末状的茶叶混合袋装，根据他们的饮食习惯加入了牛奶甚至豆浆，在下午饮用，创造了"英式下午茶"。这件事情我们国家很包容，并不强迫他们接受我们的饮茶习惯，也不要求他们改叫"英式中国茶"，但在中医的问题上就忍无可忍，十分担心去中国化。原因有几个：其一，我们没有一个强大西式的茶文化对我们进行冲击，逼迫我们定名中茶，只有日本的茶道引起国人反思，但国人貌似不屑；其二，中医有个天生假想敌西医，认为随时要被对方扼杀；其三，茶文化中带有被特意打压、改造、取缔过的迷信部分很少，而传统中医很多；其四，茶文化相对单纯，但中医组成分科复杂，自古医药不分家，甚至广义讲茶文化也是中医药文化的一部分，茶也是中药，所以概念越大毛病可能越多；其五，茶文化没有被选为中国文化走出去的主推先锋，虽然我们有茶马古道，也有因茶叶引发的鸦片战争，但倍受蹂躏的中医却被提上了国家战略高度，这也是中医尴尬的原因。

借"西式中医"概念用欣赏的眼光来看待文化，好比我们说"英式奶茶""意式咖啡"和"泰式按摩"，都有文化的尊重性和包容性。但是如果我们称其为"英国奶茶"，强调"国别"；"英化奶茶"，强调"主义"或者"英传奶茶"，强调"过程"，不同词意带来不大的细微差别，会让我们对它的接受态度产生差异。这也是在翻译、对外交流和介绍异国文化时候我们需要斟酌的地方。

4. 西化中医　西化中医（Westernized Chinese medicine）或者是中医的西化，这是中医捍卫者最担心的，所谓全盘西化。何谓西化（Westernization）？即做符合西医价值观的事，或模仿西方的制度、语言和生活方式。在谈及中医西化时不能不谈中医现代化。西化不等于现代化（modernization）？现代化一词在中国和欧美国家的理解也不完全相同。西方的现代化从18世纪工业革命开始，中国当时没有赶上，工业革命导致了西方社会政治、经济、科技、艺术和生活方式的空前巨变，同时造成了西方传统的缺失、信仰缺失、拜金主义，人成为社会制度的奴隶。如今提及的现代化是二次现代化（the second modernization）或者后现代化（post-modernization），则是对上一次现代化造成后果的反思和重构。中国目前的"现代化"节奏与西方的后现代时间上同步，杂糅着前现代与后现代的元素，还背负着古老的传统。所以中医希望实现的现代化，更应该是符合第二次现代化，是集大成者，包括对传统和现实的尊重。

那西医是否也有中化（sinicized）？答案是有的，也呈现多元化。西医中化有表现在意识形态方面，也有西医技术方面。比如：在法国只有西医师可以从事中医，他们在学习中医时候会暂时放弃西医的思维，融入东方思维世界。由于立法限制，中西医结合是以个体医师为基础的，东西方两种诊疗思路在医师脑中互不干涉，形成了很有特色的法式古典中医。也有通过技术层面结合，比如，针灸催生了西方注射器的发明，英国科学针灸和法国的电针都是以现代科学为主导，科技结合了针灸的临床，以疗效说话，甚至在中国现在的医院也受到欢迎。他们承认针灸来自中国传统医学，但是一定不相信穴位经络等，这是西医从技法整合中医元素，成为西式中医中具有科学性的代表案例。当然，"西化""中化"都有民族主义色彩，在跨文化交流时候应该避免使用，而宜提倡使用"西式""中式"这样具有文化欣赏情怀的词汇。

二、西方中医之启示

1. 文化海外传播　"西方中医"概念极大地丰富了中医翻译研究的内涵和外延，对"西方中医"和"西式中医"等新名词概念的提出和翻译，是我们对西方社会研究的产物。真正对其社会现实有所了解，才能借对方的语境，建立翻译的桥梁，进行文化有效传播。

能被对方社会接纳和运用的文化才是"活的文化"。中医的元哲学和理论起源于古代中国，漫长历史推陈出新，产生各种流派并散落世界各地，国内目前能真正运用的中医不敢称其为世界的唯一。结合各国地域、饮食、气候、人种等，带来了丰富的医疗实践；也结合当地社会的政治、经济、法律、文化和社会价值规则，发展出了新的模式；还结合各国医师的智慧和临床运用，创造出新的流派。即使同一个医生，到了不同国家，也会因地制宜地改变医技来对待患者。活的文化会发展变化，就可能被吸收和改造，这是文化的涵化，文化海外传播需要尊重这个规律。

2. 中医教育的借鉴　中医能在西方社会持续存在和发展的重要因素有三：师承、文献和学校体系。我们提到的各个流派几乎都有自己的教育模式，包括价值观和哲学观。中医中蕴含的深邃哲学与西方医学等极大不同，在西方互补得到了长足发展，成为其教学的优势。反观国内学院派中医教育往往忽视对经典的实践，却强化统一教材和对西医学习，对西医的弊病缺乏深刻认识，人文关怀缺失，近年爆发的医闹等问题已经敲响警钟。西方中医在西方的教育适应和发展，对我们具有借鉴意义。

3. 人类学的突破　国内人类学多以少数民族研究为主，与民族学界限不明显，已经逐步降格为民族学的代名词，或者民族学的学科分支。要么研究国内的边缘社会文化现象，又与社会学含混不清，其地位尴尬。对西方中医民族志的研究打破了这个僵局，"西式中医"的概念提出开阔了认知，伴随中国国际形象提升和中国文化走出去战略的开展，丰富中国人类学的内涵。

中医发展在历史上曾经历过三个重要节点：汉代经典理论的形成，宋代系统化整合早期的医学理论和实践，以及19世纪被西方医学的影响和冲击。而今中医发展正处于亘古未有的全新时代，一方面国内中医刚走出低谷，正在伴随中国发展而复兴，同时又肩负着中国优秀文化走向世界的任务；另一方面，中医在西方社会以多元化发展，而且嵌合在各自国家的医疗体系中，已经成为各式的"东方传统"。我们勿将"西方中医"简单看作同质化整体来对待，也不能忽视它们存在的客观意义。从历史发展角度和"他者"角度研究和认识这一现象，把握中医文化在当地社会的发生、组织和演替的规律。我们以"西方中医"为鉴，要反观自我，要借助海外中医药资源来丰富和完善国内中医；也要充分利用好这一资源，让西方人"讲中国故事，传播中医声音"，避免文化传播中的新殖民主义和文化霸权主义，倡导知己知彼，美美与共，促进中医世界之大同。

（吴凯、张蕊子、戴翥、贺霆，《中医药文化》，2018年第13卷第2期）

中医在欧美的创新

在国家"一带一路"倡议的指引下，国内学者越来越注重研究中医在海外传播与发展。但因研究定位或语言文化等局限，往往将视野放在以华人为主导的传播内，忽视了那些以西方人为主导的相关案例。部分人不能接受西方人在中医方面有创新和创造的提法，认为那是在"去中国化"和对中医的"异化"，并对此产生了担忧。

一、中医在西方的创新

云南中医学院中医西学（传）研究所，成立8年来，设有以欧美中医为题材的文化人类学博物馆和国家汉办的汉文化推广中心。根据研究旨趣，深入异文化田野，分别在法国、英国和美国等地开展实地调查，获取第一手资料。破除文化中心主义心态，对欧美的中医文化现象进行人类学解读，既扩展中医的视野，又丰富中医药文化的内涵和外延。

前期调查发现了诸多与国内不同的中医流派和奇特的文化现象，让我们的认知得到扩展：从"中医西传"——认为中医是由中国人向西方传播的；到"中医西学"——认为中医是由西方人主动学习的；再到本文重点讲述的"中医西创"——认为中医在西方的传播和发展离不开当地人的创新和创造。

二、中医创新的领域

中医在西方的创新/发明涉及了诸多领域，从对物的改造到思想到变革，甚至催生新的社会组织，以及诞生了新的艺术形式（表5-8）。

表5-8　中医在西方创新的实例

形成时间	影响范围	代表人物	代表流派	代表组织
1800s	欧洲，中国	J. B. Sarlandiere	电针	
1950s	欧洲	苏烈（Soulie de morant）	医学针灸	AFA
1957	法国、中国	Paul Nogier	耳针	GLEM

（续表）

形成时间	影响范围	代表人物	代表流派	代表组织
1960s	欧洲,美洲,中国	J. R. Worsley	五行针灸	T.A.S
1960s	欧洲	Van Buren	天干地支针灸	ICOM
1970s	欧洲	腊味爱(Jacques Lavier)	中医甲骨文	SMAC
1970s	欧洲	腊味爱(Jacques Lavier)	天文针灸	SMAC
1970s	法国、中国	Pialoux Jacques	古典针灸	SFERE
1970s	英国	Felix Mann	英国医学针灸	B.M.A.S
1973	美国,英国	Gene Bruno 和 John Ottaviano	兽医针灸	IVAS
1975	法国	贝尔特·萨拉那	产科针灸	卢昂大学医学院
1980s	英国	Fritz Frederick Smith	零点平衡	ZB
1980s	美洲、欧洲	沈鹤峰和 Leon Hammer	CCPC脉诊	DRCOM
1980s	美国	Peter Eckman	C/C A	
1984	英国	Jennie Longbottom	理疗针灸	AACP
2000s	英国	Peter Firebrace	中医蓝调	
2006	法国	Claude Simmler	A.S.T	Cercle Sinologique

1. 器物的创新（innovations of implements）　西方人发明了诸多针灸仪器,例如法国人苏烈的金针（图5-11）、18世纪开始研制的电针以及在欧美广泛使用的艾灸勺（图5-12,moxa-spoon）等。

2. 知识的创新（innovations of knowledge）法国的耳针结合了西方的反射疗法（reflexology）将耳朵联想成倒立的婴儿,进行针灸治疗,这一疗法20世纪五六十年代起传入并影响中国。

3. 社会结构创新（innovations of social structures）　从20世纪中叶开始,在欧美国家雨后春笋般出现了无数与中医相关的社会团体。法国人苏烈创办了法国最早的针灸学校,Roger de la Fuÿe（1890—1961）于1943年创立法国针灸联合会（Société française de l'acupuncture）,1946年又创立国际针灸协会（Société internationale de l'acupuncture）等,世界上最早的一批针灸组织,成为影响欧美中医的源头。1955年针灸被法国国家医学研究院认可为医学的一部分,只有注册的西医生才可以合法使用。1958年,费利克思·曼恩（Felix Mann）在伦敦西区开设英国最早的针灸诊室,并教授针灸课程。1960年,华士礼（J. R. Worsley）创立了英国最早的针灸学校（The College

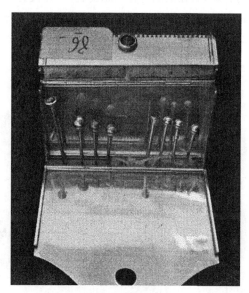

图5-11　苏烈金针

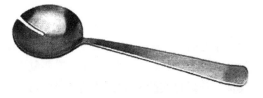

图5-12　艾灸勺

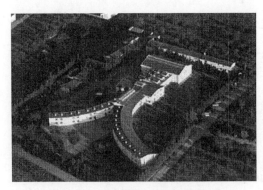

图 5-13　西班牙中医学校的"天"

of Traditional Acupuncture)传统针灸学院。

4. 艺术的创新(Innovations of arts)　中医在西方的传播甚至推动了艺术的创新。英国人Peter Firebrace 将中医和蓝调音乐相结合,创作了一系列诙谐幽默,又便于记忆中医知识的蓝调音乐。笔者在美国访问时,学校和诊所的张贴栏上随处可见中医的相关漫画,这应可缓解患者或者新生对陌生医疗的文化休克,在国内罕见。在西班牙,有一所中医学校将汉字"天"和风水等传统理念作为设计其校舍的灵感来源(图 5-13)。

三、中医创新的相关历史人物

上文提到的诸多创新,与具体的人物是分不开的。在这里,以我们博物馆陈列或研究过的重要人物举例说明。

1. 苏烈(Soulie de Morant,1878—1955)　苏烈是法国人,清末法国驻云南副领事,在中国习得针灸,后在法国进行临床实验,他并没有对针灸典籍进行大段翻译,而是根据法国医院的研究记录整理了《针灸法》并制作了金铜和银锌合金的针灸器具。他是"欧洲针灸之父",也是"中西医结合"第一人,1950 年获得诺贝尔奖提名(图 5-14)。

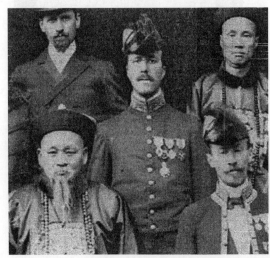

图 5-14　苏烈(中)在云南时的戎装照,
前排左一为时任云贵总督的锡良

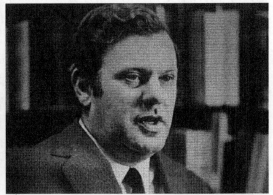

图 5-15　费利克思·曼恩

2. 费利克思·曼恩(Felix Mann,1931—2014)　费利克思·曼恩生于德国犹太家庭,是剑桥大学毕业的全科医生,创立医学针灸在法国接触针灸(图 5-15)。他发现有大量似是而非的穴位存在,很多时候一针见效,并不需要复杂的理论。一次他意识到,见效快是因神经系统,没有其他。他通过实验发明了"科学针灸",只教给医学生,一周就可掌握。他把经络和穴位不存在的研究结果在针灸会议上首次公开时,全场哗然,西方古典中医人非常愤怒,想把他哄下台,他很自信是因为他既可以拿出科学证据,又懂得传统的理论方法(内部资料)。

3. 华士礼(J. R. Worsley,1923—2003)　华士礼生于英国考文垂,二战结束后在法国、日本、韩国和中国台湾等地拜师学习针灸,形成了五行针灸的治疗体系,善于心理分析和使用五输穴和背俞穴等进行治疗(图5-16)。在英国创办最早的针灸学校,传统针灸学院(The College of Traditional Acupuncture),后又在美国迈阿密开办古典针灸华士礼学院(Worsley Institute of Classical Acupuncture),在欧美颇具影响。他的弟子Nora等近年来又将五行针灸推广到中国。

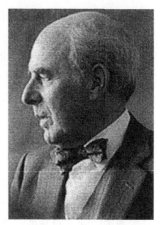

图5-16　华士礼

4. 爱可满(Peter Eckman)　爱可满生于美国,博士毕业于纽约大学的神经生理专业,从事针灸师40余年(图5-17),著有《沿着黄帝的足迹》(In the Footsteps of the Yellow Emperor)。跟随韩国医师Chae Lew学习针灸后,到英国跟随Worsley学习五行针灸,后接触了印度阿育吠陀医学,使其有机会将多门传统东方医学进行整合。诊断精益求精,用多种方法对疾病的不同层面进行揣摩,诊断准确性高,治疗效果显著。首创体质条件针灸(constitutional and conditional acupuncture),其代表作为2014年出版《完美针灸师》(The Compleat Acupuncturist)。

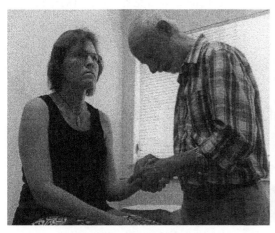

图5-17　爱可满在诊室中

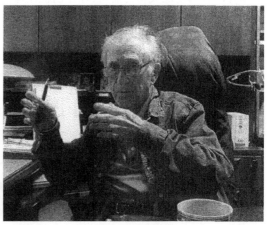

图5-18　汉默

5. 汉默(Leon Hammer,1924—　)　汉默生于美国犹太家庭,毕业于康奈尔大学的精神病学专业(图5-18),在英国随Van Buren学习针灸几年后,回美国在纽约遇到了沈鹤峰医师,于是开始了长达27年的中医学习,沈医师不懂英文,汉默医师不懂粤语,他俩就是在长期跟诊中肢体语言交流。沈医师仅留下一本薄薄的中医手册和一些药方。而汉默医师却将跟诊的心得整理出了一个复杂的脉诊体系,国人称其为"飞龙脉法",有多达72种脉象,开办了飞龙学院,著有《当代中医脉诊精华手册》《龙飞凤舞》等书,影响欧美。

四、思考

如何看待中医在西方的创新和创造? Rogers在《创新的扩散》一书中提到:当一个观点、方法和物体被人认为"新的"，他就是一项创新/发明。创新的定义和他是否客观上新、是否第一次使用无关。这意味着：当一个西方人把从中国学到的中医知识带回国，就等于给母国带来了创新/发明。但事实证明这样的"复制""粘贴"行为很少出现，真实的中医创新往往通过漫长和复杂的文化碰撞，在当地社会的实践中摸索形成的，以上的诸多例子说明了这些。适应和创新的潜力是中医在不同国家和社会存在的重要文化基因。

在中国对外开放之前，中医的海外传播大部分是西方人在主动完成，创新也伴随产生，社会和话语体系也在此时构建，那时鲜见华人主动地为异民族教授中医知识。如今的"中医药走出去"和"一带一路"是有计划性的发展战略，与以往中医传播不尽相同。传播（spread）分有计划性（transmission）和无计划性（diffusion），中医的海外传播早期更多是无计划的。在1950—1970年间，大陆中医界进行了一系列改造，也几乎与外界"失联"，恰逢中医在欧洲创新的活跃时期，无数流派涌现。除了自身的创造，他们奔赴日本、韩国、越南和中国台湾、中国香港等地区获得中医营养，逐渐形成与我们有所区别的中医形态。

这些自发形成的中医创新力量，在不知情的情况下，也许会成为我们传播的阻力，毕竟已有很大不同且有利益需被维护。贴有TCM标识的主动传播有许多成功案例，也遇过诸多问题，若一味地认为好的传播就是跟我们保持一致，只允许传承而否定创新，势必引发文化冲突，效果适得其反。"中医西创"应当看作中医在西方传播是否成功的标志之一。我们也相信，中医在除欧美以外的各国若能成功传播，将存在创新性适应，懂得对它们的尊重与宽容，才是当前中医外交应有的"大国心态"。

（吴凯，《中医药文化》，2018年第13卷第5期）

国际合作困境下的中医文化传播

国家主席习近平多次强调，要推动中医药走向世界，促进中医药的海外发展。这些为我们推动中医药国际合作与发展奠定了基础、创造了条件、带来了机遇。为加快中华文化走出去的步伐，早日实现中华民族文化伟大复兴，必须加快扫清中医文化海外传播道路上的障碍。

一、中医国际合作困境概述

近些年来，随着我国综合国力的不断提升和政府推进中医国际合作的步伐逐渐加大，以及中医良好的疗效和口碑的积极宣传，国际社会正在兴起一股"中医热"。但同时我们必须承认中医的国际发展仍然面临很多困境。制约中医药发展的因素是多方面的，如政策、法律法规、文化认同等。急需解决的困难有以下几点：一是中医执业许可，海外中医医院运行最大的困难就是中国医生难以获取作为医生的工作许可，而没有工作许可就没有居留和从事临床治疗的权利。二是中药的种类限制和质量认证。因为中药归属不明确和有效成分含量检测不达标等问题，以德国中药市场销售现状为例：德国有很长的植物药应用历史，许多都是非处方药物，在药店就可以买到。中草药归属尚不明确，有些品种有效成分含量不符合《中国药典》规定，成药因无质控标准可循也不能使用。进口中药饮片前德国药监部门要去中药生产企业进行GMP认证（除非已有美国、日本、澳大利亚等国的认证),对中药饮片的具体要求是:符合《中国药典》(英文最新版)规定;重金属、农药残留、微生物、黄曲霉毒素等需符合欧盟标准;且禁止放射处理及硫黄熏制等。三是海外中医教学和临床中普遍存在缺乏掌握真正的中医思维方式和中国文化的中医人才培养机制,与主流体系内的西医从业人员的深层沟通和合作仍有待加强。增进政府管理部门对中医药的认可和重视,最终进入本地医疗体系的工作仍任重道远。四是中医从业人员的素质,包括行医国家语言水平,中医文化和技术的领悟和掌握,为中医国际化事业而牺牲个人利益的奉献精神。五是不同国家语言《中医基础名词术语对照国际标准》有待解决。世中联的《中医基本名词术语多语种对照系列国际标准》为中医药国际发展起到了基础性作用,为响应中国提出的"一带一路"倡议,促进沿线国家中医药发展,做出了重要贡献,2017 年 10 月 21 日,在泰国曼谷第十四届世界中医药大会上,新一届理事会成员审议通过《中医基础名词术语中泰对照国际标准》,该《标准》是世界中联的第九部基础名词术语标准。但依然还有很多语种的《标准》有待推出;最后,海外中医药行业对中医特色诊疗的思路和方法要求较高,与国内相比,中医门诊诊疗与西医相对独立。而中医的两大诊疗特点之一就是辨证论治,讲求立体性的、个性化的诊断和治疗。正确的中医诊断与辨证是中医治疗疾病的前提条件,是取得良好疗效的关键所在。这也是影响中医药能否获得其他国家承认,在海外蓬勃发展的重要因素。

二、中医文化传播探讨

1. 提升中医文化的翻译质量　　文化传播的基本规律是这样的:通常物质层面的东西(脸)首先被另一种文化接受;其次是机构方面的、社会规约性质的(手);最后被接受的部分就是信仰或者核心价值观(心)。拿中医的"术"来说,针、药、罐看得见、摸得着,疗效明显,就立刻被海外患者接受。而从中医"道"上讲,阴阳中和、天人合一、仁和精诚才属于核心价值。传承和深化的应该是核心价值,其中"心"是中医药文化的核心,需要通过"手"和"脸"表现出来。笔者认为除了中医文化本身的深奥难懂的原因以外,被排斥的最大原因就是中医文化翻译不到位。解决翻译的问题首先要从中医英语翻译高精尖复合型人才(中医专业＋外语＋国际传播＋网络技术)的培养入手,因为特色文化翻译必须在知己知彼的基础上通过传播技能才可以实现文化接纳的桥梁作用。首先,翻译并传播中医药文化的经典著作,如《黄帝内经》《伤寒论》等是海外中医教育和大众科普的重要内容;其次,针对不同海外受众采用灵活的翻译策略,最终达到传播和普及中医文化的目的;最后,中医文化的海外传播是面向世界的,因此其他语种的翻译也有待快马加鞭。

就中医翻译来说,选择哪些内容进行翻译,对它的传播和输出至关重要。如果译语使用者属于非专业类大众或患者,当结合当地民众的人文和地理特点,把传播重心放在与日常生活密切相关的且容易操作的中医养生防未病的知识普及和简易自我疗法操作步骤上。其次,中医药文化的翻译应突破传统翻译仅局限于原语到译语的两极封闭状态,以发展、动态的视角去考虑翻译的策略,尤其对于中医文化特色词的翻译要在准确理解其内涵的基础上灵活运用直译、意译、音译,或音译加意译等方法。比如净腑、开鬼门、髓海等术语,抓住其内涵,即分别指膀胱、发汗、大脑,就能准确地把这些术语直接翻译为 bladder、sweating 和 brain。另外,为兼顾术语的中医文化和医学内涵,除了已经约定俗成的音译,如"阴阳""气"等,多数凝练简洁,意义复杂的术语翻译可以采用音译和释译或音译加直译加释译等相结合的方法。比如中医概念"火",一般都被直译为 fire,对于这种单个词素的中医概念笔者赞同在翻译处理时音译加直译再根据具体的语境在文后做详细注释。

这样简洁容易记忆的音译词素既可以让外国更多民众逐渐认识和普及中医词汇,又能真正了解具体语境下每个中医词汇的内涵。最后,中医译名标准化是影响中医药文化国际传播的重要因素,中医语言里包含大量的中医文化负载名词,这些名词翻译的成功和正确使用关系到真正实现中医译名标准化和其后的迅速推广。已经公布的《标准》依然存在对中医文化负载名词翻译上的缺陷。同时,这些《标准》还有待通过国内外、业内和政府等相关人士和机构积极的推广和应用做出进一步的取舍或更正。吸收中外中医翻译史中翻译大家的翻译理论、实践,此外借鉴 19 世纪后期到 20 世纪初西医传到中国后的西医名词术语翻译统一化和迅速推广的宝贵经验是必不可少的。

2. 重视国际学员在中医文化及汉语知识方面的学习   中国传统文化的思维方式是阴阳鱼太极图,西方文化的思维方式是二分对立的矛盾图,不同的思维方式反映在医学上,就是中医用整体思辨的方法看待人体生命与疾病,即“人体小宇宙,宇宙大人体”的生命观,西医应用分析还原的方法看问题,属主客二元对立的身体观。无论中医还是西医,都应该具备人文关怀、人文精神、人文品格,但阴阳五行的人文内涵是中医所独有的。中医药的科学研究和人文研究是相辅相成的,中医学发展的过程是不断汲取当时的哲学、文学、数学、历史、地理、天文、军事学等多种科学知识的营养的过程。今天,如果忽略中国传统人文文化教育和传播,对没有接受中国文化思维训练的人单纯传授中医诊断、方剂、针灸等技术,即便毕业持有很高的文凭,在临床上却往往力不从心,终究难以成为一代中医名家。没有文史哲等中华传统文化的滋养,中医理论很难以走上健康持续的发展,海外中医(针灸)教育尤其存在重术轻道现象。中医文化专家张其成在其论文集《中医文化精神》中提到:中华传统文化的教育在于研读经典,其核心可用四个字概括,“一源三流”,一源指《易经》,三流指儒、道、释。他提倡至少要读五本国学经典著作,即《易经》《论语》《道德经》《六组坛经》和《黄帝内经》;同时,要想学好作为中国传统文化活化石的中医文化必须在以下三个方面做出突破性的领悟:一是中医学的本体论,即气体轮,把“气”搞清楚透彻了,中医的一切认识都会明朗化;二是中医思维方式,象数思维是整体思维的具体体现,这种思维方式可以弥补西方科学的不足;三是中医文化的核心价值,也就是“仁和精诚”。那么,要想在熟读中华国学典籍的基础上领悟中医文化,就必须学习汉语,包括古汉语的学习和精通,只有这样才能有机会读懂和领悟原汁原味的中医智慧和文化。

3. 加强海外中医执业人员继续教育   正确的中医诊断与辨证是中医治疗疾病的前提条件,是取得良好疗效的关键。这也是关系到中医药能否获得其他国家承认,在海外蓬勃发展的重要因素。2017 年 10 月 16 日至 11 月 3 日,由上海市教育委员会主办、上海中医药大学承办的首届“一带一路”沿线国家医学高端人士中医药研习班在上海顺利举办。研习班以“中国中医药的传承创新与医学魅力”为主题,共分“中医药政策篇”“中医药临床篇”“中医药文化篇”三个模块。“一带一路”沿线国家的卫生部官员、知名大学医学部负责人及高级学者、公立医院科室负责人等共 16 名人士齐聚上海,近距离了解中国中医药各领域的发展现状和解决人类健康问题的中国方案和实践。在海外中医从业者对中医哲学与文化的理解能力依然是弱项,必须加强中医经典的学习;在临床技能方面,不能只学习中医技能训练比如针灸,而要了解整个中医药体系,加强准确的辨证施治、恰当地处方用药能力是提升中医从业者临床水平的方向;在科研能力方面,海外中医从业者要重视和积极参与继续教育项目培训,同时,善于在临床中发现问题,并积极地查找文献解决问题,不断地与时俱进,用新兴的科学技术来完善中医传统治疗的不足,在传承中创新,促进中医药文化良好的海外传播与发展。

三、总结

中医药学发展离不开中医文化,中医药国际化发展这一片新绿也需要中医文化之源的灌溉才能根深叶茂。文章基于中医药国际合作困境所在展开对中医文化海外传播的探讨,并坚信通过提高中医文化翻译质量,重视国际学员在中医文化及汉语知识方面的学习,加强海外中医执业人员继续教育等一系列措施的推动下,中医药文化传播在中华文化走出去战略中的地位和成效将逐步提升。

(张丽、张焱,《西部中医药》,2018 年第 31 卷第 8 期)

中华文化走出去之中医药文化旅游产业开发
——以陕西为例

2013 年 9 月和 10 月,习近平主席分别提出建设"新丝绸之路经济带"和"21 世纪海上丝绸之路"的倡议。经济发展,文化先行。中医药文化旅游产业是中医药文化产业与旅游产业相结合的新型产业形态。两者的有效融合让中医药文化通过旅游产业得到传播,又能为旅游本身注入高质量的服务内容,为发展地方经济提供有价值的新型增长点。陕西省作为古丝绸之路的起点,具有优厚的中医药文化底蕴,拥有众多的中医文化景观,因此加快陕西中医文化旅游产业发展,将为带动中医药文化传播做贡献。

一、中医药文化旅游的概念

近些年,随着科技进步和互联网的普及,全世界特别是随着发展中国家旅游者受教育程度和经济的提高,传统的观光旅游在整个旅游中份额大幅度下降,而文化旅游所占份额将在未来的旅游市场中越来越高,并会成为未来旅游的主导。中国作为世界四大文明古国之一,历史悠久,文化璀璨。中医药文化是中华文化的优秀代表,中医药文化的复兴是中华民族伟大复兴的重要组成部分。随着中国国际地位的日益提升和中华文化走出去的呼声,挖掘中医药文化内涵,全面传承和弘扬中医文化,强化国人对祖国文化的认同和自信势在必行。

通过合理的开发中医药文化旅游,凭借一定区域内的中医药自然与人文旅游资源,包括中医药教学研究基地游览、听课、体验,野生中草药种植和保护,中药制品参观,中医名人故居,中医学派历史,中医名人陵墓等,以及开发的旅游产品,如具有深厚文化内涵的载体或表达方式(吃、住、娱、游、购、行),以满足旅游者感受、了解、鉴赏和探索以文化(中医药生命文化、哲学文化、企业文化等)为主要内容的旅游形式。这既能推动中医文化的传播,又能拉动当地旅游文化产业的经济增长。

二、中医药文化旅游产业开发历史背景和现状

作为汉唐盛世之都和古丝绸之路的重要部分,古长安拥有得天独厚的地理优势和浓郁的历史文化背景。汉唐时期是中医学发展最为重要的一个阶段,其中药物学、方剂学、中医学理论,及临床各科都得到全面发展。"汉唐医学"是对秦代至汉代,以及晋代、隋代、唐代有代表性的多位

医学家、药学家,及其学术论著、学术观点、学术流派的总称。它涵盖了历史、人文、地域等。丝绸之路商业活动的往来,为东西方医学交流带来了便利。在中医古籍中,经常见到产于丝绸之路沿途的药材,来源于西域各国的方药和治疗手段。在"一带一路"背景下,依托大秦岭做中医文化旅游产业,结合其文化古都的盛名和据山带河的地理优势,把中医文化传播和旅游融合成新型产业,最终达到经济和文化并行发展的目标。目前,相关的工作包括:一是保护秦岭道地中草药生长环境,设立国家级、地区级自然保护区,并且明确采摘规范,走可持续发展道路;二是地方政府、企业加大在宣传中医文化和旅游的实践活动上的投入。比如中国秦岭商洛老君山中药药源基地建设和2011年西安世博园药草文化展示区都体现了中医天人合一的传统文化。

三、中医药文化旅游产业开发策略探讨

1. 借助一带一路战略优势,开发丝绸之路沿线旅游路线　中医文化旅游产业开发和实践必须实行区域一体化战略:以陕西为中心,辐射西部甘肃、青海、宁夏、四川等各省;以西安为中心,辐射周边地区如咸阳、宝鸡、铜川、商洛、汉中、安康等的医药文化旅游产业圈,结合各地区的中医药文化和旅游资源,实现点、线、面、体多层次发展的中医药文化旅游产业。根据陕西各地特色优势,开发中医文化体验旅游产品,如足疗城咸阳、温泉基地蓝田、药王孙思邈故里耀县旅游路线。再如拥有丰富的皇甫谧生活场所遗存、著作遗存的甘肃灵台县,以及作为古丝绸之路东段终点的甘肃敦煌,其藏经洞文化非常有历史意义。而新疆吐鲁番继敦煌之后,作为古丝绸之路分为南、中、北三道的中道,也是丝绸之路上的重要驿站,同样具有开发其旅游路线的意义。沿线旅游公司可以联合起来,将这些旅游经济要素转化为实实在在的生产力,开发出独具地方特色的中医文化旅游产品,努力打造出皇甫谧中医文化旅游的品牌。

2. 中医医疗和旅游巧妙结合　陕西拥有大批国内中医名老专家,他们医术精湛,在民间树立很好的口碑,加上古长安繁华盛世和丝绸之路起点的国际盛名,两者巧妙结合,形成一项很有特色的经济增长产业——医疗旅游。为加强各方的协调和管理,促使陕西中医医疗部门和旅游行业的共同发展,有必要专门成立中医医疗旅行委员会,每年来陕西旅游的中外游客逐年增长,如果能够提供高质量、高效率、低价位的中医医疗服务,那么充满东方情调的古朴风情以及汉语国际热趋势等都会成为增强陕西中医医疗旅游的重要因素。在这方面,我们应该向韩国和印度学习。韩国美容产业的发达迅速带动了韩国旅游业,最终为韩国经济增长提供了支柱。同时,到印度体验医疗旅游的外国人以每年至少15％的速度递增,印度医疗旅游的年收入可以超过22亿美元,并且有望成为印度主要的收入来源之一。那么,中医作为中国传统文化的代表是时候行动起来,借助"一带一路"和中华文化"走出去"的东风,大力发展和扶持中医医疗体系,让优秀的中医文化服务全人类。

3. 打造品牌企业,鼓励中外游客至企业参观　吸引游客到中医药企业,药市或商业场所等参观中药饮片、中药汤剂、中成药、中药膏方等的传统或现代制作过程。如到陕西中医药大学药厂参观其自发研究的蒲地蓝冲剂生产过程,从原料搅拌到颗粒,从精准检测到封塑包装。整个流程规范严谨,游客的口碑是中医药能够得到全面推广最基础和坚实的力量,也是游客对该旅游线路的肯定和宣传。

4. 中外游客走进本土中医药大学　陕西中医药大学校园特色游览,如中草药式园林绿色环境,中医典籍名言名句式路标,中医杰出代表命名特色道路,毕业于本校名老中医介绍和宣传等,为游客提供充满中医文化氛围的环境,从而对中医有了大致的了解。走进中医药大学里听专业讲

座,其中按摩、推拿、针灸、拔火罐、刮痧等传统中医保健治疗手法的介绍和现场治疗操作一定会让很多游客印象深刻,并对中医治疗产生更加直观的感受和进一步探知的欲望。参观中医医史馆、草药培育基地、图书标本展馆等能让游客获取更多中医传统文化熏陶和中草药知识。邀请本校留学生和中医英语科教人员加入中医文化旅游对外介绍和宣传。既能吸引更多对中医文化感兴趣的中外生源来校学习和实践,又在中医文化旅游的对外宣传上发挥积极作用。陕西中医药大学每年都面向陕西各级医院中青年医生开设中医课程,邀请本校退休名老中医讲课并每天随诊。这种手把手的师带徒式中医传承学习在西医占据大半医疗市场的今天已经鲜见。那么,在推广"一带一路"下陕西中医文化旅游产业的背景下,我们可以面向对中医文化、中医保健有兴趣的游客,在其计划游览期内设置合理有效的课程讲解,让游客对自己的身体和健康状态有全新的认识。

5. 开发有针对性的中医养生游线路

(1)针对中老年慢性病患者的中医文化养生游:中医学对慢性病防治有着系统的理论知识,并积累了丰富的经验,其完善的理、法、方、药的防治体系以及针灸、推拿、手法、刮痧等多种非药物治疗手段,都是防治慢病的优势。因此,针对年龄在40岁以上且患有各类慢性疾病的人群开发特色中医养生保健游很有意义。随行不但有专业导游,还要配备具有相关经验的中医师,充分考虑这类人群由于身体体能较弱等因素,合理安排游览作息时间,开设中医治疗体验游、中医文化知识普及讲座游、中草药园林科普游、中医食疗菜谱学习游等。

(2)针对城市亚健康人群的中医美容养生游:亚健康状态相当于中医学中所称的"未病"。《黄帝内经》云:"圣人不治已病治未病,未病已成而药之,乱已成而后治之,譬犹渴而穿井,斗而铸锥,不亦晚乎?"陕西本土名胜自然景区很多,随行导游和中医师应侧重向游客介绍各种防治亚健康的中医养生诀窍,如养神的重要性,教导大家安定情志,调摄精神;规律饮食起居的重要性,正所谓"五谷为养,五果为助,五畜为益,五菜为充";适量运动的重要性等。旅行中安排针对女性白领所关注的养颜妇科问题的系列讲座和现场演示。受西医疗效快的影响,老百姓尤其是一些年轻的城市高精尖白领对很多简单易行的中医保健小窍门非常陌生,甚至不屑和排斥。通过中医养生游,在其充分呼吸清新空气感受大自然的美景的同时,引导大家暂且放下所有欲望和烦恼,放慢各种节奏,关注身体的各种合理需要,回归最初的本真:天人合一,和谐自然。当然,不管是针对任何群体的中医文化游,每天的足浴、针灸、按摩等体验都是必需的,同时组建具备中药热敷、中药熏蒸、三伏贴、三九贴、穴位贴敷、冬病夏治推拿按摩等配套养生体验服务。游客下榻酒店可设置秦岭中草药展览馆,多国文字中医文化简史和相关知识介绍,餐馆饮食中配制中草药养生小菜,食疗文化的图片墙等。

6. 互联网联合中医文化旅游虚拟体验吸引游客　在互联网高速发展的今天,人们获取信息非常方便,文化通过网络得以广泛传播,游客通过网络等信息平台就能了解到异国文化,而这种对文化的认识和虚拟接触必然促使人们产生强烈的赴文化所在地体验、探索、考察的欲望。因此我们一定要利用好互联网传播中医文化,加快中华文化走出中国,走进世界的步伐。要成功地做好互联网联合中医文化旅游产业开发需要加大以下几点的改革力度:一是加大文化旅游热潮中医药旅游管理专业人才和政府、企业在资金、技术、管理等方面的投入;二是中医药大学尝试开设中医药文化旅游专业,培养兼备互联网、中医文化、旅游管理、外语知识的综合人才;三是各大旅行机构专设中医文化旅游网页、微信公众号等信息平台,宣传介绍最新旅游路线,特色介绍,游客感受留言板等;四是通过互联网做好国际文化旅游经验交流,及时了解和发现最新问题,通过合作把文化旅游产业做得越来越好。

四、总结

中医药文化旅游是旅游多元化发展形势下产生的一种新型旅游产业，既推动中医文化传播，又能拉动旅游经济增长。依托大秦岭陕西省丰富的中医药文化旅游资源以及得天独厚的地理优势，抓住"一带一路"国家战略机遇，积极开发陕西中医药文化旅游产业，既能再现古长安汉唐文化盛况，推动陕西经济文化发展，又为传播中医文化，提升国家软实力做贡献。

（张丽、张焱，《中医药导报》，2018 年第 24 卷第 5 期）

第二节 中医翻译与国际传播

为什么要研究中医英语翻译

为了促进中医药的对外交流,《中西医结合学报》开设了"中医英译研究"专栏。闻此消息,深为本刊编辑的远见卓识而敬佩不已。然而要为这样一个独具特色的专栏撰稿,笔者深感力不从心。

笔者从事中医英语翻译和研究工作近 20 年,说没有任何体会和感悟,那肯定是谦虚之辞。但要说有多么丰富的经验和深刻的认识,那自然是虚妄之说。笔者曾在《译海心语》一文中说:"我自己并非'象寄之才'(即翻译之才),从事中医英语翻译实在是'知其不可为而为之'。所以,尽管翻得'鼻青脸肿',仍然一路跟头地翻下去。"

笔者个人值得一说的,大概只有这"一路跟头"的实践和"鼻青脸肿"的体会了。然而在海内外中医英语翻译界,一批颇有造诣的翻译工作者和研究者不畏艰难,长期跋涉在中医英语翻译这条光荣的荆棘道上。他们所积累的丰富经验,是中医英语翻译理论体系赖以构建的基石,也是笔者今后着力向读者诸君介绍的内容。

笔者将借本栏目这个窗口,根据中医英语翻译在国内外的发展并结合自己别样的实践和体会,系统地介绍中医英语翻译的历史与现状、理论与方法以及中西方文化的差异对中医英语翻译的影响,借以传播和普及中医英语翻译的基本知识,促进中医的对外交流。

关于中医英语翻译研究的目的和意义,时下仍有不同的看法。下面笔者想就这方面的问题谈几点意见,借以抛砖引玉。

一、中医英语翻译研究是中华文化对外交流的需要

中国医药学是中国传统文化的一个重要组成部分,在中华文化对外交流和传播过程中,始终发挥着排头兵的作用。

近年来,为了促进中华文化的对外传播和交流,国家新闻出版总署组织实施了《大中华文库》的翻译出版这样一个跨世纪的文化工程,对中华文化的核心经典进行翻译整理。《黄帝内经》和《本草纲目》等中医经典著作也在遴选之列,翻译工作目前正在紧锣密鼓地开展之中。杨牧之先生在《大中华文库》的序言中说:"中国离不开世界,世界也缺少不了中国。中国文化摄取外域的新成分,丰富了自己,又以自己的新成就输送给别人,贡献于世界。"

中华民族有着悠久的历史和灿烂的文化,系统、准确地将中华民族的文化经典翻译成外文,这不但是中国文化对外传播的需要,也是中华民族走向世界的需要。

二、中医英语翻译研究是中医走向世界的需要

中医走向世界是我国发展和振兴中医的战略目标。中医是中国土生土长的一门医学体系，在理论与实践等方面与现代医学迥然不同，再加上中西方文化和语言的巨大差异，给中医的对外交流带来了很大的困难。要使中医能为海外人士所认识、理解和接受，就必须将其翻译成相应的外文。通过翻译，为中医走向世界架起一座坚实的桥梁。

三、中医英语翻译研究是中医药现代化的需要

中医用语的现代化也是中医药现代化的重要内容之一。我们知道，中医的经典著作都是用古汉语编写而成的，现代中医理论与实践中所使用的大部分用语都是从古汉语中沿习下来的。由于历史上各家学说的争鸣和师承传授的影响，中医用语的语言外壳与实际内涵之间发生了较大的偏离，给理解造成了很大的不便。如何用现代语言解释和表达中医的理论与实践，是中医药现代化进程中不可回避的一个现实问题。对于翻译来说，更是如此。对中医英语翻译过程中理解与表达的剖析，将为中医用语的现代化研究提供直接的借鉴。

四、中医英语翻译研究是培养外向型中医高级人才的需要

为了提高中医药对外交流的水平，20 世纪 80 年代中医界便提出了培养外向型高级中医人才的战略构想。所谓外向型高级中医人才，就是既精通中医又精通外语的中医人才。它要求学习者不但要掌握基础外语的基本技能，而且要熟练地用外语进行本专业的交流。

众所周知，中医是我国传统的医学体系，其用语在西方各国语言中一般都缺乏对应语。如何用外语表达中医的基本概念和治疗方法，是造就外向型高级中医人才的关键因素之一。要解决这个问题，就必须进行专门训练，使学习者能尽快熟练掌握中医英语翻译的基本技能。

五、中医英语翻译研究是完整、准确地对外介绍中医理论与实践的需要

经过中外翻译工作者多年的努力，中医英语翻译已取得了巨大的进展。但存在的问题也不少，突出地表现在译语不一、解释相异、不循本旨、横加文饰等问题上。这些问题的长期存在，使国外读者很难完整准确地了解中医的理论与实践。为了有效地解决这一问题，就必须对中医英语翻译在国内外的长期实践进行深入研究和总结，确立中医英语翻译的原则，厘定中医英语翻译的标准，使译者有法（方法）可依、有则（原则）可循。

六、中医英语翻译研究是改革中医传统教学模式的需要

中医传统教学模式的改革主要表现在以下两个方面：① 创立中医外语专业。这个构想始于 20 世纪 80 年代，90 年代便有个别中医院校率先付诸实施。目前，类似专业已在全国大多数中医院校开办起来。对于这个专业的设立，目前仍有很大的争议。但有一点是肯定的，那就是中医与外语的结合势在必行，其结合的过程其实就是翻译的过程。通过翻译，在相关外语中构建中医语言的术语体系和表达方式。② 中医外语研究生的培养。这是近年来中医与外语相结合的一个新发展。其雏形可追溯到 20 世纪 90 年代医学外语研究生研究方向的发展。目前我国已有个别中医院校开始招收中医外语专业硕士研究生，开展中医英语翻译的理论研究和实践总结。这方

面的探索其实就是"培养外向型中医高级人才"工程的进一步发展。

七、中医英语翻译研究是挖掘整理中医典籍的需要

在几千年的发展过程中,中医积累了大量宝贵的文献资料。中医文献的传统挖掘整理多限于版本的研究、校勘和注解。近年来的发展表明,要使中医药的理论与方法能完整、准确地为西方读者所认识和理解,有计划地翻译介绍中医核心经典至关重要。要做好这项工作,就必须对中医英语翻译问题进行深入研究,探索在译入语中重构中医基本概念的思路与方法。

八、中医英语翻译研究是中医英语翻译标准化研究的需要

目前中医对外交流遇到的最大问题就是翻译的不统一。如"三焦"在英文中就有 three warmers, three heaters, three burners, tri-jiao, Sanjiao, triple energizer 等不同翻译形式。如何使中医英语翻译标准化呢?这就需要对中医英语翻译的原则、标准和方法进行深入研究。朱自清先生认为,译名的统一需要四方面的力量,即政府审定、学会审定、学者鼓吹的力量、多数意志的选择。朱自清先生所提四点要求其实都建立在同一个基础上,那就是广泛深入的学术研究。

九、中医英语翻译研究是促进海外中医教育发展的需要

近年来,中医教育在海外发展迅速。然而,良莠不齐、滥竽充数等现象十分突出。要使海外中医教育健康发展,就需要我们不断培养和输送高层次的外向型中医人才,翻译和编写系统的、高质量的中医外文教材,使海外中医教育逐步走上正规发展的道路。

十、中医英语翻译研究是建立中医英语翻译学的需要

英国中医英语翻译家魏迺杰(Nigel Wiseman)曾说过这样一句话:"Chinese medicine is difficult to translate, and there are few people able — and even fewer willing — to do it.(中医很难翻译,几乎没有人能够,甚至根本就没有人愿意从事这项工作。)"

中医为什么难翻译呢?除了中医语言自身深奥难懂、其他民族的语言中缺乏对应语外,中医的多学科性也是造成翻译困难的重要原因之一。要解决这些问题,就必须从中医英语翻译的实际出发,按照翻译学和语言学的基本原理,建立一套适应中医英语翻译实际并指导其健康发展的原则、标准和方法,并使之逐渐完善,成为一个完整的理论体系,这就是中医英语翻译学。

从以上的介绍来看,中医英语翻译研究对于中华文化的对外传播,对于中医药的现代化与国际化,的确有着非常重要的意义。这就是为什么我们一再呼吁加强中医英语翻译理论研究、建立中医英语翻译学的原因所在。

我国著名翻译家王佐良教授说:"对于翻译,一个从事语言文学研究的人总不免有些想法。首先,它很值得研究,因为此中会合了许多东西:不同的语言、文化;口头语与书面语;技术和艺术;甚至人和机器。它直接有益于国计民生,没有它则无外交活动和科技、文化交流可言。它最结合实际,同时又包含很多深奥的理论问题。它的历史值得回顾,它的未来更是充满了各种可能性。"

中医英语翻译及其理论研究之所以越来越引起有关各方的关注,其原因也正在于此。

(牛喘月,《中西医结合学报》,2003 年第 1 卷第 3 期)

从西方第一次"针灸热"看语言与
翻译问题对中医西传的影响

　　我们在媒体上看到有关针灸的报道时,常常可以看到"针灸热"这样的字眼。给人的感觉是,直到现在针灸才引起西方人的注意,才为西方人所理解、接受和应用。其实这是一种误解。事实上,19世纪初西方就掀起了一次"针灸热"。然而由于种种原因,这一"热"仅仅持续了不长的一段时间便冷却了。对这一历史现象的分析,可以使我们清楚地看到中国医学在西传中所涉及的各种问题,特别是语言与翻译问题。本文试图根据西方第一次"针灸热"及其很快衰落的历史事实,分析语言与翻译问题对中医西传的直接影响以及深入开展中医翻译研究对中医走向世界的重要意义。

一、西方第一次"针灸热"的启示

　　在"早期中医西译者的翻译思路与方法"一文中,笔者谈到了17世纪初几位供职荷兰东印度公司的医生从日本将针灸传入西方的历史事实。此后这些西方学者关于针灸的介绍和研究著作相继问世,但并没有引起西方医学界的关注。因为此时的西方正处在专制向民主、迷信向科学的迅速转折时期。从认识论上讲,中国医学的思想与西方人所推崇的"科学观"格格不入,所以针灸最初不为西方人士所接受是有其深刻的时代背景的。这从拜尔敦(Baldry P. E.)的著作《针灸、穴位与肌肉骨骼系统疾病》(*Acupuncture, Trigger Points and Musculoskeletal Pain*)一书中即可看出。该书指出:"当中国医学传入西方时,正值盖伦禁锢人们思想的错误理论刚刚结束,哈维的新循环理论诞生的时期。而中医理论体系中的阴阳、气、精、经络等概念显得如此朦胧,充满了神秘色彩,很容易使人把它与长期束缚人们思想、刚刚被抛弃了的盖伦理论联系在一起,这无形中降低了中医的可信度,使那时大多数的西方人都将其拒之门外。"

　　然而西方人对待中医的这种先入为主的偏见并未从根本上阻止针灸在西方的传播。事实上从17世纪以后,特别是19世纪初,针灸疗法在西方得到了较为迅速的传播和较为广泛的应用,从而掀起了西方的第一次"针灸热"。但由于对中医和针灸缺乏深入系统的了解,再加上实验研究的片面性,特别是急功近利的功利主义思潮的影响,针灸被用来治疗一切疾病,其临床疗效也被有意无意地加以夸大,结果导致了针灸在西方的滥用。滥用的后果使得疗效难以保证。针灸的声誉也因此而一落千丈,曾一度风行西方的针灸疗法很快就被人们视为巫技和骗术。例如1869年出版的《医学辞典》在谈到针灸疗法时说:"针灸到今天已经失去信誉并被人们完全遗忘了,这是当初过分夸大其辞的后果。"西方掀起的第一次"针灸热"就这样被冷却了。

　　针灸在西方早期由盛而衰无疑是一件令人遗憾的事情,有很多历史原因和教训值得我们今天去探究和吸取。比如在中医的推广应用中要实事求是,切忌以点带面,夸大其辞;在中医的研究上一定要保持科学的态度,切忌弄虚作假;中医的国际交流与合作单靠民间自发进行难以深入、难以持久;学术界的广泛合作与政府间的介入必不可少等。还有一点需要我们记取,那就是有组织、有计划、高质量的翻译是高水平的中医国际交流与合作所必不可少的。从某种意义上讲,后一点对中医在西方的传播和应用的意义更为重大。因为没有高质量的翻译就不可能有高水平的交流。这就是学术界如此关注中医对外交流的语言问题的主要原因。

二、中医在西方传播中的语言冲突问题

语言冲突是中医和针灸西传中最为突出的问题。西方人对中医的误解和偏见以及中医在西方传播中的种种障碍,究其原因,在很大程度上皆源于语言的冲突。

中西方在语言上的差异是显而易见的,也是很正常的。世界上各民族都有自己的语言,自古以来民族与民族之间、国家与国家之间的交往都要靠翻译这座桥梁来进行。但在中医和针灸的交流方面,中西方语言的这种差异却有着更深层次的表现,翻译也显得尤为困难。这主要是因为西方各国语言中缺乏中医对应语。也就是说有很多中医针灸的用语均在人类共核词汇之外。有些中医针灸概念表层上看来在西方语言中有现成的对应语,但究其深层却大不相同。例如,"泻"多译作"purgation"(通泻大便),但这只是"泻法"的含义之一,并不能反映"泻法"的全部内涵。在中医的翻译上类似这样的情况可谓俯拾即是。这种状况的存在直接影响了中医对外翻译的质量和交流的水平。

"语言国情学"认为,世界上任何一种语言中的绝大多数词汇在别国的语言中都能找到对应的词汇,这些词汇是全人类语言的"共核",反映着世界各民族共有的事物和现象。这就是我们常说的"对应语"。但是一种语言中总有一些反映该民族特有的事物、思想和观念在别国的语言中找不到对应语的词语,如中国儒家的"礼",中医学上的"精""气""神"等等。一般来说,这类词汇在一国语言中所占比例很小,但它们的作用却极为重要。因为它们反映着一个国家和民族的文化特色,是一种文化区别于另一种文化的象征。由于中医是中国特有的医学体系,与中国传统哲学和文化密切相关,因此从整体上讲,中医学本身就是一个含有"国情"的医学体系,其理论、概念和用语自然都含有丰富的"国情"背景。如何将这些语义深奥、内涵丰富的概念和用语翻译成地道的西方语言,一直是困惑中外译者的一大难题。几百年来,中西方都有不少学者对此作了多方面的研究和探索,虽然还有不尽人意之处,但已经有了很大的进展,许多棘手问题已经解决或正在解决之中。

三、中医经典著作的翻译在中医西传过程中的作用

自17世纪中医针灸传入西方以来,西方出版了大量有关中医针灸的图书。这些著作大致可以分为四类:一类是民俗介绍,如早期来亚洲传教的西方传教士们的记述,像意大利传教士利马窦所著之《利马窦中国札记》等;一类是专题介绍,如早期来亚洲的西方医学家荷兰人布绍夫所著之《痛风论集》,法国人吉佛西斯所著之《灸术》;一类是西方各国相互转译的有关中医针灸著述;一类是西方人所翻译的有关中医针灸的典籍。

前三类著述很多,每年都有不少新作问世。这些著述多掺杂有作者个人的见解,甚至于断章取义、歪曲中医针灸的基本理论。第四类则较少,几百年中也只出版了为数不多的几部。但这一类著作的出版无论对中医针灸本身还是对于中国文化的西传都具有重要意义。因为这类著作能较为客观地、系统地将中医针灸的理论体系介绍给西方读者,这对西方人正确、全面地了解和学习中医针灸大有裨益。难能可贵的是,中医的一些经典著作(如《黄帝内经》和《难经》等)亦曾先后被译为西文,对中医的对外交流发挥了重要的作用。

第一位将《素问》翻译成西文的是美国学者艾尔莎·威斯(Ilza Veith)。她于 1945 年 2 月在约翰斯·霍普金斯大学的医学史研究所里承担了翻译《素问》的艰苦工作。经过 4 年的不懈努力,她译出了《素问》的 1~34 章,于 1949 年编为一集出版。该译本有详细考证和评论(约占全书的 1/3),译笔流畅,排版精美。威斯的这个译本总的来说是不错的,但由于《素问》涉及中国古代多学科的理论与实践,特别是古典哲学思想,所以在翻译成西文时很难做到绝对忠实准确。

现在可见到的较早的《灵枢》西文版本,是德国学者克劳斯(Claus C. Schnorrenberger)和中国学者蒋清连(据 Kiang Ching-lien 音译——笔者注)合作翻译的德文本,出版于 1974 年。笔者不谙德文,无由知其译文之优劣。但有中国学者参与,应无大偏差。《灵枢》语言较《素问》易解,且专论针灸,翻译起来应该比《素问》容易一些。

近年来又有一些中外学者出版了自己翻译的《黄帝内经》,但从翻译研究的角度来看,笔者以为 20 世纪 80 年代以前出版的译文更具有研究价值。

《难经》较早的西文译本为德国柏林大学医史副教授许宝德(Hubotter F.)翻译。译文首刊于《中华医学》,后于 1929 年在德国莱比锡出版单行本。20 世纪 70 年代德国学者文树德教授又将《难经》译为英文出版。

文树德教授的译本很有特色,每译一"难"便将古今各家的有关评述、注解及研究详述于后。所以他译的《难经》比《圣经》还要厚出 1 倍。这无疑是一本极有价值的译本。这样的译本有助于西方读者全面、系统地了解《难经》的学术思想及其历史沿革。值得一提的是,文树德教授在该书的前言中详细介绍了他翻译中医的体会,提出了一些切实可行的翻译方法。这是我们了解和研究西方人翻译中医的方法与实践的难得资料。

另外,法国人达布理 1863 年在其所著的《中国医学大全》一书中节译了《针灸大成》的部分章节。达布理本人不谙医理,所以译文多有讹误,影响不大。

四、早期的中医翻译人员及其翻译的目的

从 17 世纪到 20 世纪初,中医对外传播和翻译活动主要由到亚洲的西方传教士和医学家所承担。从 16 世纪起,随着西方商人和传教士的东来,西方一些科学和医药著作开始传入我国,我国的医学知识也开始传入西方。但应当指出的是,西方传教士们主要是利用医药活动在我国传教,他们向西方介绍中医药知识也主要是为教会了解中国文化,以便制定对华传教方略而服务的。

如美国第一位来华传教士裨治文就曾说过这样的话:欲介绍基督教于中国,最好的办法是通过医药;欲在中国扩充商品的销路,最好的办法是通过传教士。裨治文的自白明白无误地暴露了来华传教士的目的和企图。所以传教士不会,也不可能承担起向西方传播中医药的任务。他们充其量是向西方传递了一些有关中国医药的信息。可以这样说,传教士对针灸西传的主要贡献大概是提前了针灸的西传史。

真正向西方介绍中国医药的并不是传教士,而是到亚洲的西方医学家。这一点笔者在前文中已做了介绍。这里不再赘述。但这些西方医学家早期对中医药的介绍充其量是某种形式的记述,还谈不上翻译。如德国医生甘弗(Kaempfer E, 1651—1716)于 1690 年到日本,以后也曾来华。他在 1712 年撰写了《海外珍闻录》一书,其中记述了中国的艾灸疗法以及用针灸治疗下泻和肠绞痛等疾病。

真正意义上的中医翻译工作大约始于鸦片战争以后。鸦片战争使得中国成为半封建半殖民

地。这使得西方传教士和医学人员来华较前大为增多,其中不少人对中医药进行研究和调查。还有一些汉学家和外交人员开始关注中国医药并做了许多实际的翻译和传播工作。如法国驻我国领事苏理不但精通中文,而且对中国针灸非常感兴趣。在华任职期间曾学习研究针灸,回国后致力于针灸在西方的传播和研究工作。

五、小结

回顾中医对外传播的历史,我们会发现一个奇怪的现象:那就是在 20 世纪以前,从事中医药对外翻译和交流工作多为西方人士,鲜有中国人参与的记载。中国人直接参与中医药的对外翻译和介绍工作是 20 世纪以后的事情。如王吉民先生与伍连德先生在 20 世纪 30 年代用英文撰写出版了《中国医史》一书,较为系统地介绍了中医药学的理论与实践。50 年代,中国学者黄雯和梁伯强翻译了《素问》的主要部分并详加评注。前者系英文,发表于《中华医学杂志》第 68 卷 1～2 期;后者系德文,刊于 *Sudhoff's Archiv Geschichte Der Medizin Bd. Heft 2*。

中医要走向世界,有关经典著作的翻译至关重要。在西方,有关中医的论著虽然不少,但多非依据中文原本所译,错讹之处时有所见。这与西方人不谙中文有直接关系。这方面的工作我们自己应该主动承担起来。

王吉民先生 50 年前曾感慨地说:"考吾国经史各书,大都有译作。即小说一类,如《三国志》《红楼梦》《西游记》《聊斋志异》《今古传奇》等,亦有译本。独关系人类消长之医书,尚不多见。同志中有欲振兴中医,发扬国粹者,尽秉生花之笔,选重要之书,亟为移译,以供西方学者之研究,而促世界医学之进步,是以吾辈应负之责也。"

王吉民先生的呼吁今天仍不失其现实意义。

(牛喘月,《中西医结合学报》,2004 年第 2 卷第 1 期)

《黄帝内经素问》的译介及在西方的传播

《素问》与《灵枢》合称《内经》,为我国现存最早的较为系统和完整的医学典籍。《内经》集中反映了我国古代的医学成就,创立了中医学的理论体系,奠定了中医学发展的基础。2 000 多年来,一直指导着中医学的发展。直到今天,《内经》仍列"四大经典"之首,为学习中医者的必读之书,也是世界各国研究我国古代文明史、医学史的重要著作。

《素问》是《黄帝内经》的重要组成部分,详尽地论述了有关人体生理、病理、诊断、治疗等医学领域中的各方面内容,突出了阴阳五行的哲学思想,强调了人与自然密切相关和人体内部高度统一的整体观念。《素问》不但是中医基本理论的渊薮,也是我国优秀的文化遗产的重要组成部分。因其中保存了中医学丰富的理论知识和实践经验,已引起世界许多国家的重视,其部分或全部内容已相继译成英、德、法、日文出版。日本京都大学人文科学研究所也早就翻译出版了《皇帝内经素问》的日译本。该书将"黄帝"误作"皇帝",可能是据"Yellow Emperor"回译的结果。实际上,由于中国与日本、朝鲜等国均为一衣带水之邻邦,因此,《素问》对日、朝等国的交流与传播源远流长。现仅将其在西方的译介与传播情况,简述如下。

一、英译《素问》考

早在 1925 年,Dawson P. M.就在《医学史年鉴》(*Annals of Medical History*)上发表了介绍《素问》的学术论文,题为"《素问》,中医学的基础(Su-wen, the Basis of Chinese Medicine)"。之后,有机化学家林道(J. W. Lindau),对中国发生了兴趣,自学中文,并投身于一项他所能找到的最艰辛的工作——全译《内经》,并因此放弃了自己的专业。林道于 1942 年去世,并留下了大量的手稿。他的夫人将其手稿公布于世,引起了西方学者的注意。西格瑞斯特(Henry E. Sigerist)博士,曾任约翰斯·霍普金斯大学医学史研究所所长,认为翻译《内经》的工作很有意义,便想将林道先生的遗稿校对出版。在与原文核对的过程中发现,由于林道一边学汉语一边翻译使得译稿有很多前后矛盾之处,根本不可能在原译文的基础上编辑出版,唯一的办法就是重新翻译。于是,西格瑞斯特博士建议当时正在约翰斯·霍普金斯大学医学史研究所攻读博士学位的爱尔萨·威斯(Ilza Veith)女士翻译《内经》,并以此作为她的博士论文,并由此诞生了第一部公开出版的《素问》译本。

1. *The Yellow Emperor's Classic of Internal Medicine* (1949)　据现有资料,第一位将《素问》译成西(英)文并公开出版的是美国约翰斯·霍普金斯大学医学史研究所(Institute of the History of Medicine of the Johns Hopkins University)的学者爱尔萨·威斯(Ilza Veith)女士。1945 年 2 月,威斯女士在洛克菲勒基金会(Rockefeller Foundation)的资助下,开始了翻译《素问》的艰苦工作,译出了《素问》的 1～34 章,并以此作为自己的博士学位论文。该书于 1949 年由威廉姆斯·威尔金斯出版社(Baltimore：Williams & Wikins)出版,1966 年加利福尼亚大学出版社(University of California Press)修订再版。该书是首次公开出版的《黄帝内经素问》译本,当时,《科学》(*Science*)、《内科学档案》(*Archives of Internal Medicine*)、《美国医学会会刊》(*JAMA*)、《加州医学》(*California Medicine*)等权威杂志均给予很高评价,为中医药走向世界做出了很大贡献。

威斯女士是从一个什么样的出发点来翻译这部经典的呢?译者在序中说:"应该意识到,这部典籍的翻译,代表了医史学家的方法,而非汉语言学家的方法。希望这一初步研究能成为对该书原文进行进一步研究的起点,尤其是在众多的语言学问题上给予特别关注。"

笔者所得的是加利福尼亚大学出版社修订再版的版本,全书除了由西格瑞斯特博士所作序、译者前言及致谢外,共包括 5 部分:简介、附录、参考文献、译文和索引。

简介部分,包括 7 项内容,附图 24 幅,约占全书的 1/3。介绍了《黄帝内经素问》的成书年代及作者、《内经》的哲学基础(道、道家学说在《内经》中的运用,阴阳、阴阳学说在《内经》中的运用,五行与数、天干)、解剖与生理学概念、诊断、《内经》中的所描述的疾病、《内经》中的治疗观念、针灸。

附录,共 3 个,依次为《四库全书总目提要》对《素问》的评述、唐代王冰的《黄帝内经素问注》序、宋代高保衡、林亿等《重广补注黄帝内经素问序》,均为英译文。

参考文献分为 3 部分:中文参考书,包括《中国人名大辞典》《中国地名大辞典》《康熙字典》《国文成语辞典》《书目答问》《说文解字》《四库全书总目提要》《宋元以来俗字谱》《子史精华》;西文(以英文、德文为主,兼及拉丁文、法文)有关中国医学史方面的书及文章;西文(以英文、德文为主,兼及法文)有关中国哲学、宗教及历史的字典、辞典、参考书、著作。

然后是译文和书末索引,该书 32 开,共 260 页。

2. *Nei Ching*, *the Chinese Canon of Medicine*(1950)　王吉民曾提到,"广州孙逸仙医学院院长黄雯医师,颇有意翻译此书。据闻已译成二章"。历经十数载,黄雯英译了《素问》的主要部分,并详加评注,1950 年发表在 *Chinese Medical Journal*(《中华医学杂志》英文版)的第 1、2 期,共 33 页。

3.《内、难全集》(1978)　加拿大人亨利・C. 陆(Henry C. Lu)先生组织了一些人译了《内经》和《难经》,成为《内、难全集》。译者在序中说:"本书对中国经典的翻译是依循中国历史上就已经形成的对原文的传统的解释。由于中国学者对经典有各种解释的版本或者持有不同的看法和观点。然而翻译时有两条原则必须遵循,即保持原文的连贯性以及使之与中国医学的现代理论保持一致。"译者花了几年时间便把《内经》和《难经》译成一本全集,确实是中医经典翻译事业方面的一大成功。

4. *The Yellow Emperor's Classic of Medicine: A New Translation of the Neijing Suwen with Commentary*(1995)　1995 年,由美国山姆巴拉(SHAMBHALA)出版了 Maoshing Ni 编译的《素问》。之所以称之为"编译"而非"翻译",是因译者为了使译文上下、前后相贯并符合中医学医理而加入了一些对原文的个人理解,很像当今出版的某一古典著作的"今释"或"白话解"。译者在"翻译说明"中说:"这一译本,绝非是任何意义上的学术版本。因此,我确信汉学专家可以推出更完美的译本。而我是从一名临床医生的角度,从中医学及哲学学生的标准以及对中医感兴趣的外行人的角度来译释这一经典的。"可见,译者为了迎合西方读者的兴趣,以对中医感兴趣的外行人及中医学学生为读者对象,以一种轻松的笔调,对《素问》进行了"译写"。出版商也冠之以"中国健康疗法的奠基之作""道家最重要的经典之一""中医学最权威的著作"而后推之于世的。

译者 Maoshing Ni 博士,出生并成长于中医世家,现为美国加利福尼亚中医执业医师、讲师,且著述(译著)丰富,涉足甚广,包括针灸、中草药、治疗营养学、预防医学、风水、气功、太极等。从所列的"参考文献"来看,译者参考了包括王冰、张志聪等历代名家对《素问》的注释,对当代的研究成果亦有所吸收,并参考了西方名家,如 Ted J. Kaptchuk、满晰薄(Manfred Porket)、文树德(Paul U. Unschuld)等译介中医学的著作。该书 22 开,共 316 页,包括译者前言、翻译说明、致谢、发音说明、译文(1～81 章)、参考文献、译者简介及索引。

5. *The Yellow Emperor's Canon Internal Medicine*(1997)　在美国行医的吴连胜、吴奇父子,全译了《黄帝内经》(包括《素问》和《灵枢》)。该译本由中国科学技术出版社以中英文对照的形式于 1997 年 12 月出版。至 2002 年 8 月,已印刷 4 次。该译本无"序""跋",也无有关翻译的任何说明,译文中大量地加入了个人理解。该书 16 开,共 831 页,包括(译者照片)、目录、正文(汉英对照)及附录。

6. *The Illustrated Yellow Emperor's Canon of Medicine*(1997)　由周春才、韩亚洲编绘的漫画版《〈黄帝内经〉养生图典》,1997 年由北京海豚出版社出版,有英汉本、德译本及法译本,均未标明译者,至 2001 年均已印刷了 2 次。该书 16 开,共 209 页,排印精美,漫画生动、形象,是老少皆宜的普及版读物。封面将《黄帝内经》称为"中国古代延寿养生奇书",该书选取《素问》《灵枢》中有关养生的章节,绘成漫画,配以浅显的说明文字,酷似当年风行一时的蔡志忠漫画。

7. *The Medical Classic of the Yellow Emperor*(2001)　朱明将中医院校五版教材《内经讲

义》(程士德主编,上海科学技术出版社)译成英文。除了对中文的理解有很多不当之处外,该译本在英文表达方面也很不流畅。译者似乎对中医英译在国内外的进展不甚了了,很多术语的翻译有闭门造车之嫌。诸如"岐伯(Uncle Qi)""正确的气(Right Qi)"等便出自该君的笔下。

8. *HUANG DI NEI JING SU WEN*　　文树德主持的《黄帝内经素问》英译课题,在慕尼黑大学医史研究所通过国际合作,历时 10 余年才得以完成。2003 年出版的首册是多册课题成果中的第一册。文树德在"序"中说:"这项课题范围广泛。课题旨在产生出第一部语义正确的《素问》英文全译本以及一个有助于将来对原文研究工作的研究工具……译文将分 3 册出版。此外,Hermann Tessenow 还对构成《素问》的历史及结构层次的近 350 个不相连片段进行详细分析。这一研究结果也将分数册出版。"

文树德将 20 世纪中国作者发表的 3 000 余篇论文以及过去中日两国作者的 600 多部专著作为次要资料加以引用。他说:"我们对原文的理解和阐释反映在英译文中,同时,我还非常谨慎地引用了尽可能多的且合理的赞同以及反对的中日两方的观点。"可以说,他所主持的《黄帝内经素问》的翻译工作是迄今西方规模最大的中医典籍翻译工程,体现了翻译和研究紧密结合。

出版的首册长达 520 页,内容、体例酷似中国出版的高等中医院校使用的教材,其中夹杂有大量的《素问》引文,详尽地介绍了《黄帝内经素问》的源流、书名含义、历代相关著作、内容的全面评述(包括阴阳学说、五行学说、人体和藏府、气血、经络、病因、疾病、诊法、各种疗法)、跋、注释、附录——"《黄帝内经素问》中的五运六气学说"的介绍、参考书目、索引。在该册的"序"中,译者还对曾给予经济、组织及学术帮助的单位和个人表示诚挚的感谢。这说明《素问》的翻译不仅体现了译者的才能与辛劳,而且凝聚了许多人的智慧与努力。

此外,《汉籍外译史》还提到,中国科学研究院讲师罗希文曾翻译了带注释的《伤寒杂病论》、《金匮安略》("安"应作"要")、《皇帝内经第一卷》("皇"应作"黄")的英译本,向国内外发行,颇受欢迎。

二、法译《素问》考

据《马素氏花柳病学》(*Marshall's Syphlilology*)云:"据达比理氏(Dably)谓梅毒最早发现实在中国,盖纪元前 2367 年,黄帝著《内经》曾述及梅毒之症,此书由达氏译成法文云。"王吉民查达氏确有《中国医药论》(*La Medicine chez les Chinois*)一书,于 1863 年刊行。"此书是否将《内经》全部翻译,无由断定;但视其书名,显然非《内经》之译本,或者该书引译《内经》某一节,亦未可知。是马素氏颇有笔误之疑也。"应该明确的是,《内经》并未述及梅毒一症。梅毒于明代方从海外传入中国。

另据 1992 年 8 月 2 日法新社消息,法国尼斯市的一名医生塞内尔·德波尔特已将《内经素问》译成法文,书名《病状与根源》,因其为中医学的奠基之作,从而使中医不再具有神秘色彩。此外,1997 年,海豚出版社亦出版了《〈黄帝内经〉养生图典》的法译漫画本。

三、德译《素问》考

德国学者对中医学及中国医学史的研究由来已久,而研究或译介的成果或以德文或以英文发表或出版,如上文提到的文树德教授就用英文发表或出版了多部论文、专著或译著,包括英译

《难经》及《内经》。本文仅就以德文译介《素问》的情况做一介绍。

梁伯强德译了《素问》的部分内容，并加以评注，以《关于中国最珍贵的医学教科书〈黄帝内经〉一瞥》(*Ueberblick uber das seltenste chinesische Lehbuch der Medizin Huang-Ti Nei-Ching*) 为题刊于 1939 年的《Sudhoff 医学史及自然科学史档案》(*Sudhoff's Archiv Für Geschichte der Medizin und der Natruwissenschaften*) 上。之后，Kapferer R. 的德文论文《中国古代医书〈黄帝内经〉中所论及的血液循环》(*Der Blutkreislauf im alt-chinesischen Lebrbuch Huang Ti nei Ching*) 发表在 1939 年的《Müchener 医学周刊》(*Müchener Medizinische Wochenschrift*) 上。

1957 年，民主德国出版了该国莱比锡卡尔·马克思大学教授 Boenheim F. 著的血液循环发现史方面的《从黄帝到哈维》(*Von Huang-ti bis Harvey*) 一书，共 60 页。书内谈到中国人至少在 2 000 年前就已认识到血液循环，并且中国人始终认为呼吸与心脏之间有密切的关联。

又有许宝德(F. Hubotter)氏曾任柏林大学医学史副教授 10 多年，1927 年来华，在湖南益阳、山东青岛行医。回德后，节译《内经》《难经》与《脉诀》《濒湖脉学》合成《中华医学》一书出版。

此外，1997 年，海豚出版社亦出版了《〈黄帝内经〉养生图典》的德译漫画本。

四、小结

医学作为科学文化的一种，是全人类的共同财富。中医学对西方的交流与传播始自明代。意大利传教士利玛窦(Matteo Ricci，1552—1610)在其《中国札记》中，第一个比较准确地向西方介绍了中国医学。而真正全面介绍中医学的书是《中国脉理医钥》(*Clavis Medica ad Chinarum Doctrinam de Pulsibus*)，此书分六大部分，译有王叔和《脉经》、舌诊、气色诊病等医理及中药名 289 条。方豪先生认为此书译述成于卜弥格出使教廷之返华途中。卜弥格(Michel-Pierre Boym，1612—1659)，17 世纪来华的波兰传教士，熟悉数理、博物学。第一本将中国本草介绍到欧洲的图书《中国植物志》(*Flora Sinensis*，拉丁文，1656 年维也纳出版)亦出自他的译笔。针灸学之西传，最早始于荷兰人布绍夫(H. Busschof)，他曾用荷兰文著专门介绍灸术，此文后被译成英文，称《痛风论文集》(*Treatise of the Gout*)，于 1676 年在伦敦出版。

而中医古籍的早期译介，除了上文提到的王叔和的《脉经》，则要至少推后 100 多年。1812 年，法国学者勒牡萨发表了以《本草纲目》为主要对象来讨论中国医药的论文，获医学博士学位。1855 年，香港出版《洗冤录杂记》(*Notice of A Chinese Work on Medical Jarisprudence Entitled Se Yuen Luh，Or Records of the Washing away Injuries*)。最早译介中医学"四大经典"之首《黄帝内经素问》的，却延迟到 1925 年德国人 Dawson 的一篇论文。

中医学，最早是由来华传教士带着颇为好奇的心理或将自己的亲历介绍给西方的。19—21 世纪，译介中医学及中医古籍的人中，有不少是严肃的学者，如文树德、满晰薄，还有因研究、译介中医古籍而获得博士学位的，如上文提到的美国的威斯女士、法国学者勒牡萨等，还有浸淫于东西方两种文化背景、目前在西方从事中医学的教学与临床的中医师，如吴氏父子、Maoshing Ni 等。总之，无论从译介者的修养，还是翻译班子的规模，也无论是节译、选译、编译、全译还是译写，自 1949 年美国出版第一本《黄帝内经素问》的英译本以来，《素问》的译介事业正逐步走向高潮。

（兰凤利，《中华医史杂志》，2004 年第 34 卷第 3 期）

从传播学的角度试论中医药英译中的"忠实性"

——以"汤"的英译为例

一、中医药类英译亟待加强

中医药是中国的国粹,也是中华民族的优秀历史文化遗产。世界卫生组织的统计表明,全世界共有 40 亿人在使用中草药治病,占世界人口的 80%。2003 年,亚洲市场占了此类产品出口的2/3。但是在欧洲和北美市场的出口份额不足整个出口量的 1/3。虽然早在 20 世纪初中医药就零星地进入了欧美市场,但是直到今天中药只是在保健品商店、药房和邮购商店中作为保健品和食品营养补充剂出现。中医师在欧美地区执业不仅受到诸多限制,他们的服务范围也局限于华人聚集区。

中医药在欧美市场虽然已有了近百年的历史,但是其发展和普及却是差强人意。究其原因,北京伊济源面神经学研究院院长孙连桂指出:中医中药要走向世界,还存在着语言障碍问题。中医在国外被理解得并不全面,这是语言、文化上的差异造成的。为了让世人了解真正的中医,必须组织人力,把博大精深的中医典籍准确翻译成各国语言。

国家中医药管理局国际合作司王笑频副司长认为扩大中医药国际市场当前的一个重要问题主要是认识和法规上的问题。首先,是医学理论的差异。中西医在理论体系上有所不同,对疾病的认识也不同。所以让国外接受中医药需要一定的过程。其次,是药物差异。中药是多种植物组成的复方,西药是化学合成,但国外对药物的要求是必须知道其化学成分,而中药的化学成分特别复杂,目前还难以说清楚。再次,在国外基本上都是西医,中医在海外只是一种替代疗法,不是法律意义上的医生,没有医生应有的权利。

由此看来,要抓住机遇让中医药走出中国,特别是在欧美市场的发展壮大,中医药翻译至关重要。然而,中医药文献的翻译又谈何容易,译者除了要具有广博的语言、文化知识,娴熟的翻译技能外,还要遵循一定的翻译理论来指导翻译实践的进行。有了翻译理论的指导,翻译实践就有了努力的方向,可以让译者在翻译过程中迅速、准确地定位和采用相关翻译技巧,做好中医药类翻译,使中医药更快更好地走出国门。

二、传播学和德国功能翻译理论对中医药类翻译的启示

要找到对中医药文献翻译有用的理论指导,有必要先来看看翻译的本质。时至今日,翻译的意义已不再局限于传统理论中把一种语言的言语产物在保持内容,也就是意义不变的情况下,改变为另一种语言的言语产生过程。传统译学研究囿于源语与译语之间的两级界限,将翻译中的信息传递看成静态封闭系统,故而忽略了其过程中许多其他因素,同时也使许多学科的理论成果难以应用于翻译研究中。而传播学的理论框架为翻译学提供了一个开放的动态系统。传播学经典的 5W 模式(who says what in which channel to whom with what effect,即:谁以何种方式对何人说了什么,取得了什么样的效果)能为我们提供合适的框架。与 5W 模式相对应的传播研究

为：控制分析、内容分析、媒介分析、受者分析和效果分析，而借鉴这一模式，我们可以对翻译的主体、载体、客体、受体等诸方面进行系统性的研究。翻译从本质上看，是一种跨文化的信息传播。翻译具有传播的一般性质，即是一种信息的传递，但与普通传播不同之处在于，翻译驾驭于两种语言文化之间，操纵者必须选择文化换码，而并非原来的符号系统。简言之，翻译在本质上是传播学的一个特殊的分支。而传播学关照下的翻译本质应为："翻译其实是一种信息的传播或交际活动，即 communication 是一种跨文化跨语际的信息传播和交际活动。其原则是在过程中保持信息的内容和功能不变。它是一个涉及信源、信宿、信号、信道、噪声等要素，以及编码和解码的过程。"既然翻译是跨文化跨语际的信息传播和交际活动，而且是一种从信源到信宿的传播和交际活动，对翻译活动的研究就要涉及信源、信宿、信号、信道、噪声、编码和解码等动态要素，对翻译过程中译者是否保持了信息内容和功能不变的评价也就应该是动态的。

因此，翻译的忠实性原则应该得到坚持，但是对忠实的评价标准应该是动态和多元的。传播学关于翻译本质的论断和德国功能学派的翻译观不谋而合。20 世纪 70 年代，以威密尔（Vermeer）为代表的德国功能学派理论家提出了翻译行为论（theory of translation action）和翻译目的论（skopos theory），并将目的论确定为功能学派翻译观的核心理论。翻译行为论认为，从广义上说，任何行为都有其目的性，翻译当然也会有达成某种目的的意图。当译者有了意图就会设法逐步实现翻译的意图。一旦译者有了既定目标，受主客观因素的影响，他（她）就会自觉不自觉地在翻译文本（translatum）亦即目标文本（target text）中体现这些因素并使目标文本产生某种影响。这种影响被称为文本的交际功能。所以翻译就成为被赋予了某种功能和目的有意义的行为。威密尔认为："目的论是翻译行为论的组成部分。在此理论中，翻译被视为翻译行为中以源文本为基础的一种行为……任何形式的翻译，当然也包括翻译本身，可被视为一种行为。任何的行为都有目的、目标。"目的论对从事中医药类翻译的译者而言具有极强的指导意义和操作性。仲伟合在论及目的论对中医药文献翻译的现实意义时认为目的论为中医药类翻译从业者提供了下列启示："① 目的论创新性地提出了目的性原则，肯定了忠实性原则（fidelity rule），并提出了翻译标准多元化（poly-criteria）的观点；② 目的论强调了翻译工作者的地位；③ 目的论认为翻译不仅只是语言的翻译，而且也是文化的翻译。"

基于以上分析，笔者认为，在宏观上，中医药类的翻译应该是传播学的一个分支；从微观的角度出发，中医药类的译者可以尝试借鉴功能翻译理论的观点作为实际操作时的参照，通过对具体翻译文本的解读，特别是对文本受众，也就是信宿具体要求的分析，综合考虑信源、信宿、信号、信道、噪声等具体因素，采取动态、灵活的翻译技巧保证"忠实性"原则在不同功能文本中得到体现。以传播学和功能翻译理论作为中医药类文献翻译的理论指导是由中医药自身的特点以及中西医各自不同的文化、社会背景决定的。

中西医各自都有悠久的历史。中华传统医学在中国的发展壮大经历了几千年的历史，形成了不同于西医的独特完整体系。这个体系无论是在理论基础还是在治疗原则上都和西医有很大的差别。中医强调整体，讲究天人合一。西医重视部分，突出针对性药用功能。它们各自的特点决定了这两种医学体系在一个相当长的时期内会并存发展，互相交流共同为人类的健康事业做出贡献。

中医药的英译无疑会是中西医交流的桥梁之一。如前文所述，中医药在西方国家受到的种种限制在很大一部分上是由中西医间的巨大差异造成的。按照传播学的观点，这些差异就是信息传播中的"噪声"。不管是以何种"信道"来传播,"信宿"的接受程度以及"信源"的传播目的和预计的传播效果应该是决定中医药翻译的主要因素。也就是说,信源的信息目的和预计信息效果决定了译者在充分考虑信宿(即受众)特征、噪声(即中西医差异)等后应采取何种翻译技巧和方法来取得特定的传播效果。如果在(信宿)受众中达到了预定的传播效果,笔者认为译者就已经最大限度地保持了中医药翻译的"忠实性"。原因很简单,如果一味追求对原文字面上忠实,或者为了所谓的忠实,完全局限于中医药中的特定理论进行语篇翻译(即异化的方法),即使语句正确,西方国家的受众(信宿)也会因为对中医理论的不了解而觉得不知所云,从而对中医药产生怀疑和抵触情绪。当然,如果受众是对中医药理论有很好理解的西方专业人士,采用异化的方法也是加强中西医间高层交流的有效途径。简言之,中医药类翻译要采用的方法应是多元的方法,具体翻译策略的取舍应由具体的受众(信宿)特点、信源(原文本)的功能,以及噪声(中西医间文化及医理理论差异)决定,其中信源(原文本)的传播目的(即功能)起主导作用。下面我们就以中医药中汤剂的翻译为例看看中医药翻译如何在传播学关照下以德国功能派理论为指导保持"忠实性"。

三、从传播学和功能派理论看中医药"汤剂"的英译

汤是中药中经常采用的一种药用剂型。汤在《现代汉语词典》中有如下词条:① 热水,开水。② 专指温泉(现多用于地名)。③ 食物煮后所得的汁水。④ 烹调后汁儿特别多的副食。⑤ 汤药。在本词条下,对汤药的解释为:中医指用水煎服的药物。与本文的汤相关的词条还有一个,即汤剂:中药剂型的一种,把药物加上水,煎出汁液,去掉渣滓而成。从词义相符的角度来看,和以上中文词条相应的英文词条分别为:① 热水,开水 boiling water。② 温泉 hotwell,hotspring,thermal spring。③ 食物煮后所得的汁水。④ 烹调后汁儿特别多的副食 broth,soup,gippo。⑤ 汤药、汤剂:decoction。从汤的词条中可以看出与中医药汤剂词义相符的似乎只有 decoction一词。

《朗文当代英汉双解词典》(*Longman English-Chinese of Contemporary English*)中对decoction的解释为:a liquid obtained by boiling something for a long time in water,即将某种物质煮很长时间后得到的液体。因此,很多中药汤剂的翻译都采用了 decoction一词。如人参汤 Gingsen Decoction,大柴胡汤 Large Bupleuri Decoction,黄芩汤 Radix Scutellariae Decoction,人参养容汤 Gingsen Decoction for Nourishing,百合固金汤 Lilli Decoction for Strengthening Lung。从以上汤剂的译例可以看出,汤剂中药用成分的名词翻译多采用拉丁文,而对于"汤"的翻译则一律采用了"decoction"一词。那么在有关中医汤剂的翻译过程中是否"汤"就只能翻译成"decoction",而汤剂的翻译方法也要采用拉丁文加"decoction"这种形式呢?

文化特质特别浓的一些中医方剂是无法在拉丁文中找到对应词汇的。例如张仲景《伤寒论》中提到的青龙汤和白虎汤。对这两种常用汤剂的翻译,有专家提出可以直接翻译为"Blue Dragon Decoction"和"White Tiger Decoction",认为比直接翻译为"Qinglong Decoction"和"Baihu Decoction"更引人注意。该专家认为,此译名因其浓郁的异国风味能迅速在西方市场打开局面。情况果真如此吗?要回答这个问题,有必要看看这两种汤剂的功效、命名的依据、此种翻译方式会引起的传播噪声以及对信宿(受众)的影响。

青龙汤和白虎汤的药用成分均为草本植物。青龙汤功效为解表化饮,止咳平喘。白虎汤功效为清气热,泻胃火。这两种汤剂的命名和中国传统文化有着极强的联系。我国古代人民将他

们所喜爱的四种吉祥物称为四灵,即青龙、白虎、朱雀和玄武。四灵中的青龙是中国古代神话中的东方之神而白虎是西方之神。《礼记·曲礼上》说:"行,前朱鸟而后玄武,左青龙而右白虎。"在汉代,四灵之图像大量刻入印章之中,供人们佩带以避邪。因此,张仲景给中药汤冠以青龙汤、白虎汤、朱雀汤、真武汤等四灵的名称从传播学的角度来看既充分地体现了汤剂的药用功能又得到了受众的接受。

如何翻译这两种汤剂是一项艰巨的任务。用汉语拼音加上"decoction"的翻译方法对于一般的西方受众而言,达不到传播的效果。他们不懂汉语拼音,也不会知道 Qinglong 和 Baihu 所代表的字面意义和文化内涵。此种翻译虽不至于造成反感,但是却完全无法让受众通过药名了解药物的功效和治疗范围。直接翻译成"Blue Dragon Decoction"和"White Tiger Decoction"不仅不会让西方受众觉得新奇而引起购买欲望,还会对这两种汤剂的推广造成不可估量的负面影响。首先,由于动物保护运动在西方国家开展的历史很长,西方消费者看到青龙和白虎等字眼会不由自主地认为汤剂中用了某种动物的成分,从而产生反感。其次,龙在中国文化中是吉祥和力量的象征,但是在西方文化中不仅没有这种文化内涵,还有一点邪恶的味道。圣经中提到的龙无一不是邪恶的化身。再者,中西饮食文化习惯不同。近年来我国对外开放的发展使得对外交流日益增多。20 世纪 80 年代西方众多媒体对广州某市场的报道让很多西方消费者深信中国人吃猫和蛇并将它们称之为虎和龙。狗和猫在西方国家是很普遍的宠物。如果西方国家的受众误认为青龙汤和白虎汤是由猫和蛇制成,他们可能会发起抵制运动了。

实际上草本植物的应用在西方国家还是很流行的。笔者认为,以草本植物为主要成分国际品牌洗发水"伊卡璐"的汉译为译者克服汤剂英译中的"文化噪声"提供了很好的思路。保洁公司洗发水系列 Clairol 的一个卖点就是其宣称的"herbal essences"(草本精华)。那么,译者能否将汤剂翻译成"decoction of herbal essences for 药用疗效"的形式呢?笔者认为是可行的。此种翻译方法虽然看似没有忠实于原语的形式,但它却是忠实于原语的内容和传播目的的。

因此,从传播学的角度来看中药类英译的忠实性问题,笔者认为其忠实性是体现在传播目的和内容上,而不是体现在语言表面形式和意义上的对等。从这个意义上来说,decoction 一词并不是汤剂英译的唯一选择。例如,药食同源是中医理论中的重要思想,而一些汤,如人参鸡汤等中的"汤"就完全可以翻译成"broth"或者"gippo"。

当然,中医汤剂翻译的策略选择取决于传播的功能和对受众接受度的分析。如果受众对中医理论有较深的了解,将"汤"直接译成汉语拼音的"Tang"不仅不会造成传播中的噪声增强,还会进一步扩大中医的影响,加深西方此类受众对中医的理解。许多中医类期刊和中医医学论文中的汤就是采用了此种译法。如果西方受众对于中医理论略知一二,在汤剂介绍类文章中则可以采用直译和加注的办法,如上文提到的"Blue Dragon Decoction"和"White Tiger Decoction"。

四、结语

随着交流的增加,西方消费者对中医药的认识肯定会逐步加深。因而中医汤剂的翻译方法也会随之变化,其英译的忠实性也会在以传播功能和受众分析为依据的动态的过程中得到体现。本文对汤剂英译的讨论实为抛砖引玉,笔者希望广大的译者和专家都能参加到对传播学关照下的中医英译的讨论中来为中医药的繁荣、发展、传播做出贡献。

(庞影平,《湖北社会科学》,2005 年第 9 期)

文化与中医英译研究

一、文化

1. 文化的定义 何谓文化？据统计，现存对文化的定义不下百种。由于文化内容宽泛，包罗甚广，很难对其下一个严格、精确的定义。

我国很早就有了文化概念的雏形。《周易》云："观乎天文，以察时变；观乎人文，以化成天下。""天文"指天道自然规律；"人文"指人伦秩序。以"人文""化成天下"，使天然世界化成人文世界，即是文化的内涵。这里强调了文化的 3 种特性：① 文化是以人为中心的，文化即是一种人化。② 文化具有其作用范围，即"天下"。也就是强调了文化所属的社会性。正如美国社会学家David Popenoe 给出的定义："文化是一个群体或社会共同具有的价值观和意义体系。"不同的人类群体或社会之间，文化是有差异性的。③ 人文世界由天然世界而化成。天然世界是人对于客观世界的认识，即"天文""时变"，两者均属于知识体系，是"人对环境与自身的各种意识在头脑中的系统化"。而人文世界，文化，则是人类创造性活动及成果向外的一种形式化表现。

人类学鼻祖的英国人泰勒是现代第一个对文化进行界定的学者。他在 1871 年出版的《原始文化》一书中，将文化的概念表述为"文化是复杂的整体，它包括知识、信仰、艺术、道德、法律、风俗以及其他作为社会一分子所习得的任何才能与习惯，是人类为使自己适应其环境和改善其生活方式的努力的总成绩"。奥格本、亨根斯、维莱等人认为这一定义缺少了作为实物的文化部分，于是将其修正为："文化是复杂体，包括实物、知识、信仰、艺术、道德、法律、风俗以及其余社会上习得的能力与习惯。"也有的学者认为其不足之处在于缺少了语言这一最重要文化成分。

目前被大多数人认可的文化定义分广义和狭义。广义的文化大致可以分成三种：物质文化，指人类创造的各种物质文明；制度文化，指各种制度，如社会制度、政治制度等；心理文化，指人们的思维方式、审美情趣等。由此可见，广义的文化包罗万象，内涵丰富。从人们的生活、行为方式、衣食住行、风俗习惯，到政治制度、社会伦理、宗教信仰，再到人生观、价值观、宇宙观，人们的审美情趣、思维方式、语言，无一不在文化范畴之列。狭义的文化仅指社会习惯，如饮食习惯、婚丧风俗、生活方式、行为准则等。谈文化与翻译，笔者认为应当从广义的角度理解文化，即文化的方方面面均对翻译产生影响。

2. 文化与文明和知识的比较

（1）文化与文明：这两个词语经常被混淆使用，其实两者是有区别的。文化（culture）一词源于拉丁文"cultura"，其基本意思为"耕作、种植、作物"，而文明（civilization）其词根为"civil"，所以两者是有差别的。根据季羡林在《东方文化》中的论述，"两者的对立面是不同的。文化的对立面是愚昧；文明的对立面是野蛮。愚昧主要指智慧的低下，而野蛮主要指言行的粗俗"。由此看来，文化的产生先于文明的孕育。世界上各个国家各个民族均有自己的文化，甚至于在一个国家中也存在不同的地域文化，例如我国的巴蜀文化和齐鲁文化等。而世界上各种不同的文化大致被分为 23 种文明。

（2）文化与知识：知识是"人对环境与自身的各种意识在头脑中的系统化"，而文化是"外在的表现，把人按照生存与发展需求采取的众多创造性活动及其成果有条理地组织起来"。两者之间存在时间上的先后顺序，知识先于文化；文化具有时空性以及社会性，知识不具备。

3. 语言、文化与翻译　语言是文化的重要组成部分，属于制度文化的范畴。语言区别于其他文化成分，表现在语言记录了整个文化的发展历史，是文化传播及交流的途径，并且通过促进文化的交流与传播促进文化的发展。可以说没有语言，就没有世界上各个国家灿烂的文化。而语言又根植于文化，每一种语言都是在特定的文化背景下产生，被特定文化背景下的人所使用，文化的发展与变迁会对语言的变化发展产生深远的影响。翻译将源语文化引入目的语文化，或多或少地影响目的语文化。"五四运动"时期，大量西方文学作品被翻译成中文，以颠覆中国封建传统意识形态，传播民主革命意识。中国新文学由此产生，并且开启了中国文化现代化进程。所以翻译之于语言，之于文化均有重要作用。翻译是一种跨文化的活动，处理的是两种不同文化背景下的两种语言系统。

二、中医文化

中医文化是从文化视角解读中医的独特性，其目的在于谋求中医现代化的发展之路。中医文化包含广义和狭义两种："广义的中医文化指的是中医本身即是一种文化；狭义的中医文化指中医学的文化内涵，即中医学理论体系形成的社会文化背景以及蕴含的人文价值和文化特征。它只涉及中医学有关人体生命和防病治病理论形成发展的规律以及文化社会印记和背景，而不涉及中医学关于人体生命和防病治病的手段、技术和具体措施。"本篇讨论中医文化的英译考虑的主要是中医文化的狭义内涵。北京中医药大学的张其成教授认为，狭义的中医文化可以分为两类：中医文化的物质层面与中医文化的精神层面。物质层面文化如中药名称、中医医疗器具等所蕴含的文化含义；而精神层面是中医文化的核心，主要是指中医哲学，包括中医本体论、中医方法论、中医伦理学、中医价值论等，比如中医对于人的生命本质及规律、疾病发生发展变化过程的认识，以及对中医形成与发展产生重大影响的中国传统文化如阴阳家、道家、中庸之道、佛教等各家思想的认识。另外，中医文化还表现在中医经典著作的行文特点上，如大量使用隐喻、四字词组以及意象思维方法的运用（如取象比类法）。

三、中医文化与中医英译

语言反映着文化，承载着丰富的文化内涵，并受到文化的制约。所以翻译不仅是两种语言之间的文字转换活动，更是两种语言背后两种文化之间的交流活动。文化翻译并不是翻译文化，而是翻译蕴含着文化信息的语言。随着近年来研究文化翻译的人越来越多，翻译研究呈现朝文化转移而不是过去的朝语言转移。翻译过程被认为是一个文化交流的过程，而不是单纯的语码转换过程。

中医语言蕴含着大量的中国传统文化信息，给译者不论是在理解还是表达上都造成了很大的困难。把中医向英语读者译介，目的在于传播中医文化乃至中国传统文化。从文化角度讨论中医翻译，在于把它看成是中国文化与西方文化之间的交流，若仅满足于语言和文本的分析、比较、转换而忽视文化因素必定不能产生好的译文。

中医是一门传统医学，构成其理论基础的经典著作多为古籍。生僻字屡屡出现，语句常常晦涩难懂,行文有其独有的特点,加之大量典故、隐喻等;且众所周知,中医理论中充斥着中国古代哲学思想,想做好翻译着实不易。笔者认为,古籍的英译实际上是两次翻译的过程,首先要在深刻理解原文的基础上将古代汉语译为现代汉语,这是第一次翻译;其次,要将现代汉语译为英语。在第一次翻译中,理解是关键,译者必须具备深厚的古代文学修养。"翻译中医,首先要理解中医;而要理解中医,则必须理解中国文化;而要理解中国文化,则必须通晓诸子之学。不然对中医的理解,恐怕只能属海市蜃楼之类。"没有对原文的正确理解,就不会有理想的英文译文。由于东西方文化的巨大差异,在翻译过程中必然会面临文化链的缺失,能否处理好文化链的缺失问题是译文成功与否的关键。

中医名词术语英译规范化进程还有很长一段路要走,目前中医名词术语翻译主要存在以下三大问题。第一,盲目西化。比如"八法"中的"下法"(运用泻下、攻逐、润下的药物以通导大便、消除积滞、荡涤实热、攻逐水饮的治法)普遍被译为"purgation",然而"purgation"仅仅表示通导大便,忽略了下法还可以表示攻逐水饮(即投峻剂攻逐方以祛体内壅盛之水饮),造成了译文与原文功能的不对等。第二,对术语简洁性的重视不够。中医语言通常四字成句,简洁明了,读起来朗朗上口。由于英汉两种语言的巨大差异,有很大一部分术语在英美文化中找不到对应。我们不可能做到用四个单词清楚准确地表达中医术语内涵,但是简洁性应该而且必须作为一项考虑要素,这是由术语的特点决定的。然而在许多中医英文译本中,术语烦冗拖沓,完全失去了神韵。如"八纲辨证"有的人译为"analyzing and differentiating pathological conditions in accordance with the eight principle syndromes",不利于其在英语国家中的使用和推广,不如直接译为"eight principles of differentiation syndromes"。值得庆幸的是,WHO 已于今年公布了西太平洋区传统医学国际标准术语(WHO International Standard Terminologies on Traditional Medicine in the Western Pacific Region),但其接受程度还有待进一步证实,标准术语的使用还有待进一步推广。第三,音译的接受程度不一。最早使用音译的是玄奘。他在翻译佛经的过程中提出"五不翻",即:"秘密故,如陀罗尼(真言、咒语);含多义故,如薄伽梵具六义(自在、炽盛、端严、名称、吉祥、尊贵);此无故,如阎浮(胜金)树,中夏实无此木;顺古故,如阿耨提(征遍知),非不可翻,而摩腾以来,常存梵音;生善故,如般弱尊重,智慧轻浅。"音译可以保持中医的特色,避免在翻译中由于文化的不对等造成理解上的偏差。比如中医中的"气"就是一个音译成功的典型例子。"气"在中医中有十余种含义,"气"曾一度被译为"vital energy",取其构成生命本源之意,不失为一种准确的翻译。然而对于温病的"气血、三焦辨证"的"气",显然不适用。人们逐渐接受了"qi"这样的音译形式。音译还可以丰富译入语文化。现代英语的一个特点就是外来词汇多,这么多的外来词汇丰富了英语,也丰富了其文化。然而音译不能被滥用,音译其实是一种回避,也就是不译。如果我们一味音译而不顾读者的接受情况,翻译的意义也就不存在了。所以,多数翻译家对音译都采取比较谨慎的态度。

很多年来,中医翻译界一直围绕着是异化还是归化,是直译还是意译争论不休,谁也不能说服谁。有人认为,中医学属于医学范畴,是科技文体,科技文体翻译多以归化为主。也有人认为中医语言又具有文学性质,文化内涵丰富,应该尽量采用异化法传递中医文化特色。其实,在操作层面上,中医翻译永远不会有一条放之四海皆准的原则,在实际的翻译操作中,应该异化和归化并存。比如梁俊雄认为中医文献英译应遵循文化对等原则,根据不同的情况将直译、意译、音译相结合。李照国则主张用"语言国情学"解决中医中在英语里缺乏对应语的文化内涵丰富的词语的翻译问题。"语言国情学"的理论核心是：任何一种语言中都具有一些反映该民族特有的事物、思想和观念的并且在译入语中找不到对应语的词语。这些词语数量不大，但却反映了一个国家、一个民族的文化特点。比如中医的"气""阴阳"等。这些词语，在翻译方法上同样选择直译、意译、音译相结合。而张晶晶等认为应该从接受角度看中医翻译中的文化传达，指出"说到底在文化传达问题上的异化是为了最终使得读者做到真正的归化，也就是说使读者把原语译者所传达的异域视野经自身的文化视野过滤、对比、沉淀而后引起视野的重新定位，在对比中做到对自身文化和原语文化的再认识，即在文化意义上完成真正的归化"。Nigel Wiseman 作为致力于中医翻译事业的外籍人士，坚持认为中医文化因素在译文中的保留是最重要的。"在西传的过程中，中医并不能为了配合西方人的需求而有所改变。而西方意欲学习中医的人也绝对无法经由一种'以其本身较为熟悉的知识系统将中医学重新过滤'的学习方式获得成功，他们必须真正地进入中医的世界。"也就是翻译者要将中医原有的方式转移到译文中。

以上几位学者都是站在文化的高度对中医翻译的思考。不同文化产生不同的语言，译者面对的是两种语言，而两种语言的背后却是两大片不同的文化。从文化层面讨论中医翻译，并不是说在操作层面的讨论没有意义，目的在于使译者站在文化的高度重新审视微观的翻译策略。"翻译应充分考虑提高文化交流的空间，包括就源语及源语文化紧密相连的文化特性进行交流。"从文化角度研究中医翻译有其历史的必然性，并不是中医翻译研究的唯一途径，只是从文化泛谈而不进行具体操作是不科学的，我们通过文化解读，突破过去仅仅对文本进行比较、转换的狭隘见解对中医翻译具有指导意义。

四、结语

中医要走向国际化，中医英译必不可少。随着文化交流的不断增多以及译语读者对中国传统文化、中医文化了解的不断加深，越来越多的中医术语及表达逐渐被译语读者认可和接纳。经过国内外中医翻译界学者的共同努力，越来越多的中医经典著作已被成功地译介出去。相信在不久的将来，中医文化及中国传统文化会在国际文化中占据更加重要的位置。

（张璇、施蕴中，《山西中医学院学报》，2008 年第 9 卷第 4 期）

国际传播与翻译策略
——以中医翻译为例

中医有着悠久的历史和深厚的文化积淀，一直以来被我国奉为"国粹"。中医药被世人誉为继中国古代四大发明之后的"第五大发明"。但国外现在的中医诊所大都是日本人和韩国人所开。韩国在 2005 年将"端午节"向联合国申请"世界文化遗产"获得成功之后，又开始将"中医"改称"韩医"正式提出"申遗"。中医药翻译中国不做，韩国人会做，日本人也会做。但"中医走向世界"，却"遭遇翻译障碍"（龚瑜，2006）。一是中医英语本身缺乏统一的标准和规范，译法莫衷一是；二是译者无法在医学和外语两方面实现双通，致使中医的国际传播和输出前景堪忧。

一、中医翻译研究现状

当前国内对中医翻译的研究主要集中在中医名词(如命门、三焦等等)和术语(如小儿营养不良、痹症等等)的翻译上。论及的译法主要有四种:① 西医术语替代,如心悸 palpitation,便秘 constipation 等。② 意译,如小儿营养不良 infantile malnutrition,肝不藏血 liver failing to store blood/inability of the liver to store blood 等。③ 音译加解释(也叫"双译法"),如命门 mingmen, gate of life, vital gate,三焦 sanjiao, three warmers, triple burners, three heaters, triple energizers 等。④ 解释译,如辨证施治 diagnosis and treatment based on an overall analysis of symptoms and signs, the cause, nature and location of the illness and patient's physical condition according to the basic theories of traditional Chinese medicine(意为:将四诊所搜集的临床资料,运用脏腑、经络、病因等基础理论,加以分析、归纳,从而做出诊断和定出治疗措施)。中医翻译专家李照国教授在 1991 年提出的著名的中医英语翻译三原则:① 薄文重医、得"意"忘"形"。② 比照西医、求同存异。③ 尊重国情、保持特色,主要也是围绕中医名词和中医术语提出的翻译原则。

从研究现状审视,笔者认为,中医翻译的研究范围需进一步拓展,研究视阈应进一步拓宽,停留在微观层次(语言内部)的翻译探讨已经不能适应新时期中医传播的国际需求。所谓"不谋全局,不足以谋一域",即是说,对文化的国际传播和输出的重要性、历史意义和现状没有深刻的认识和把握,对中国作为一个文化大国在国际社会中的国家形象没有清醒的认识,对中医和西医的医疗体系及其运作没有整体的了解,一味按照自己主观"美好"愿望行事,则势必使中医翻译这"一域"的国际传播和输出受到影响。

二、国际传播和传播内容

国际传播学(International Communication)是我国近年来兴起的新学科。该学科的兴起是全球化和信息化时代的客观要求和必然结果。国际传播通常是指以民族、国家为主体而进行的跨文化的信息交流与沟通。与"国际传播"同义互用的词还有"对外宣传""对外传播"和"文化输出"等等。因此,当谈到"传播"时,我们通常已赋予该词以"宣传"或"输出"相同的意义。

"传播"可以是多指向的,既可以指大众媒体的传播活动(如新闻报道),也可以指个人活动(如说话、写信、旅游访问)、商业活动(如经贸往来)和文化活动(艺术演出、交流)等。(郭可,2004:4)电影输出是一种文化传播。一部《刮痧》(*Gua Sha Treatment*)的电影,讲述从北京移民到美国后许大同一家的遭遇。五岁的丹尼斯闹肚发烧,爷爷采用自己拿手的中医疗法"刮痧"给孙子治病。可没想到,第二天丹尼斯额头磕破,母亲送他去医院看急诊时,被认真的美国大夫以孩子受到家庭虐待为名打电话报了警,让这个幸福的家庭从此陷入一场荒谬的官司之中。一部电影,既揭示了中医在西方可能或必然产生的误解甚至冲突,但同时也让西方了解了中医的一种传统疗方。图书外译也是一种传播方式。一部《碧奴》小说的外译,也是一次古典文化的输出。作家苏童以丰富的想象力重塑了"孟姜女哭长城"的历史传说,由此,让西方见识了中国古代神话在当今的演绎。可见,国际传播的形态可以是多种多样的。传播既可以看作是促进国际交流,宣传某种思想的方法、手段或途径,也可以看作是目标或一种衡量指标。对一个国家来说,尤其是一个发展中国家,能在国际上以多种方式传播自己的声音,展示国家形象,为国家利益服务,它就实现了某种目的,并能以此为指标来衡量其在国际体系中的地位。

传播学中,内容是传播的中心环节,传播的质量很大程度上取决于传播的内容。内容传播过程就是对大量的素材加以判断、筛选,再经过写作和编辑最后传送给受众的过程。内容的掌控涉及六个部分:谁说的、说什么、对谁说、怎么说、有什么效果、为什么(陈卫星,2003:29-30)。"谁说的、说什么"是说传播内容是否具有代表性、权威性、合理性;"对谁说"是指传播中要明确传播对象,即受众是哪些机构和人,要对受众进行分析;"怎么说"是指传播要注重策略,这里既包括采取何种传播手段和方法(外部的)又包括采取何种传播的用语和措辞(内部的),"怎么说"是达到传播效果的关键;"有什么效果、为什么"则是对传播效果的分析,即对采取一定传播方式和措辞的传播内容是否会产生正效应或负效应进行预测,分析其中原因,反过来再对前面几个环节进行干预,以保证正效应的产生。

就中医翻译来说,选择哪些内容进行翻译,对它的传播和输出至关重要。中医诊疗中的确有不少匪夷所思的东西,在国内就有很多不被接受的地方。鲁迅提到老中医给他病重的父亲开的奇特药方:冬天的芦根,经霜三年的甘蔗,蟋蟀要原对的,结子(籽)的平地木……鲁迅无法弄到这些东西,"父亲终于日重一日亡故了",于是"便渐渐悟得中医不过是一种有意的或无意的骗子"(鲁迅,2006:2-4)。当然鲁迅的结论未免以偏概全,但中医某些药方和诊疗方法的确需要斟酌或验证。某些我们自己都存疑或还未定论的东西,一味地要作为文化进行输出,受众自然无法理解和接受,传播出去不仅没有好的效果甚至还会产生负效应,这正好违背了中医的国际传播和输出的初衷。

三、从"原型翻译法"到"边缘翻译法"

20世纪70年代开始,国际间的交流日益频繁,翻译学呈现出突飞猛进的发展势头,翻译研究实现了对原语中心论的突破,开始向译语和译语文化的深度和广度推进。

最初,人们对翻译的认识很直观,认为翻译是把一种语言文字转换成另一种语言文字,译者围绕着原语展开翻译,开始是字随句从,亦步亦趋;后来则笔随意从,直译意译兼而有之。翻译直接呈现的是语言形式的转换,内容不换,译者是原意的传达者,译文要"忠实"原文的意义。道安要求佛经翻译"尽从实录,不令有损言游字",义正词严地维护原本的权威。中国译论中的"神似"论、"化境"说,强调"传神""出神入化",但都旨在保留文学原作的神韵、风格等。这些译论,都撷取或暗含原语中心论的思想,原语成为衡量译语好坏的最高标准,并认为只要有"理想"译者的存在,就可以产出一个与原语完全"对等"的译本来。正如卞之琳所说:"原作者是自由创造,我们是忠实翻译,忠实于他的自由创造。他转弯抹角,我们得亦步亦趋;他上天入地,我们得紧随不舍;他高瞻远瞩,我们就不能坐井观天。"这是对原语中心论的最佳描述(葛校琴,2006:261-263)。

但是,原语中心论的翻译标准在实践中并未得到贯彻。林(纾)译170余种小说,对中国文学产生了重大影响,而谁又会想到译者竟然不通原语。以"信达雅"说法闻名的严复,其翻译的《天演论》原是一部体例谨严的科学著作,经他"达旨"式的翻译,给原书增添了浓厚的文学形象性,从而成为一部批判现实主义的文学佳作(杨正典,1997:412)。翻译中严复往往联系中国的社会实际,对原著思想进行阐述发挥,反映他的政治主张和经济思想。可见,翻译的理想是对等同一,但翻译的现实却不尽如人意。

以色列特拉维夫大学的翻译理论教授吉迪恩·图里(Gideon Toury)在对大量译本进行描述

性研究后,提出了译语文本理论(Target Text Theory)。他说,翻译活动实际上是由译语文化里的各个系统所决定的:什么会被翻译出来,怎样去进行翻译,都是由译语文化的需要或译语文化的规范决定的(Gentzler,1993:107)。图里在研究中发现,译文不具有"固定的"同一性,它总是受特定时期特定因素的影响,因而具有多种的同一性。由此,① 译语文本理论颠覆了原语中心论的意义观,确认意义的不定性;传统的原语中心地位受到挑战,"忠实"的翻译标准也受到质疑。② 翻译开始从译语文化角度来予以定义,只要译语文化中出现并被认可的跨语转换的文本即属翻译。翻译概念的外延由此而大大拓展。

对翻译这种认识上的转变,带来的意义是重大的。翻译研究的关注点,开始从原语转到了译语,这是一次研究视阈和范围的拓展。到了 20 世纪八九十年代,翻译出现了"文化转向",这是"译语文本理论"基础上的又一次重大突破和推进。翻译因此成为文化中的症结性存在,与社会历史中任何文化现象发生着关联;各门学科开始研究翻译,翻译成了它们绕不过去的问题。难怪有人说,哲学、社会学、人类学、文化研究等领域都出现了"翻译转向"。

当翻译无处不在,并成为一种日常存在时,我们发现,翻译的转换方式原来也是非常多元的。翻译可以包括从亦步亦趋的逐字转换(如机器翻译)到灵活变通的改编、重写甚至创作等各种形式。只要是跨语转换,都是翻译研究的问题。朱蒂(Judy Wakabayashi)在 *Marginal Forms of Translation in Japan*(《边缘翻译在日本》)一文中将翻译分为两大类:① prototypical forms of translation(原型翻译法/形式)。② peripheral/marginal forms of translation(边缘翻译法/形式)。她将 adaptations(改编)、imitations(模仿)和 pseudo-translations(伪译)都归入"边缘翻译法"中,探讨了日本当下"边缘翻译法"的现状(Bowker,1998/2007:57)。这里,译语文本和译语文化取向的翻译研究开始关注"边缘翻译形式"的功能和作用,翻译研究的视阈因此更加开阔。

四、"边缘翻译法":面向受众,重在效果

中医要走出国门,翻译这一瓶颈需要突破。中医译者必须实现英语和中医的双通,这是中医的国际传播对译者的基本要求。在此基础上,中医翻译的实施策略可以从"原型翻译法"和"边缘翻译法"两方面同时推进。

"原型翻译法"倾向于原语中心的译法,也是目前国内关注或探讨较多的翻译方法,如中医专著和中医典籍的翻译,专有名词和术语的定译等。这类翻译作品的受众是一些特殊读者,即主要是一些从事中医药研究的学生和专业人士,再加一些翻译文本的研究者。受众数量有限,但这类翻译法历来被认为是翻译的正宗而受到普遍的接受和认同。

中医翻译亦可取译语和译语文化取向的"边缘翻译法"。"边缘翻译法"历来未被正统译学认同,正如 marginal 和 peripheral 对它们的定位,它们一直处于"边缘"状态,得不到翻译研究者的关注和认可;在"译语文本理论"出现之前,"正宗"译学对它们非常排斥。而事实上,它们却大量存在并一直默默地工作着,它们对不同民族间的有效沟通,不同文明之间的跨语和跨文化交流,对世界文化的代代传承,做出了比"原型翻译法"更多的贡献。

因此,笔者认为,目前中医的国际传播更应该强调在"边缘翻译法"上的推进:面向受众,重在效果。"面向受众",即是要将中医输出的国际接受纳入我们翻译的思考之中,充分考虑普通受众对中医文化的理解和消化程度;强调"边缘翻译法",是要强调文化传播和输出的策略,有效的策略是达到目的的途径和手段。由于"边缘翻译法"的灵活性和多样性,受众的范围可以从特殊

的专业读者扩充到普通读者,受众数量因此大大增加,从而可以更好地达到"重在效果"的目的。

中国红学会副会长胡文彬在谈"红楼梦与中国文化"时说:在国外,中国古典小说《三国演义》比《红楼梦》的传播要红得多。为什么西方人感到《红楼梦》不好接受呢?这是因为,《红楼梦》采用的写作风格和故事进展的节奏,是一个农业文明的文化程度,所以西方人阅读《红楼梦》时感觉太缓慢,读起来觉得沉闷(文池,2007:84-85)。所以,早期《红楼梦》的翻译,如德国库恩的删节本,把大量的诗词、大量吃饭的过场,通通删去了,就是考虑到了译本的受众和接受,该删节本在 20 世纪三四十年代一度成为其他语言翻译的底本。

《围城》的翻译也是一个很好的例子。在国内,学界和译界对《围城》的翻译都相当认可。但在国外却有不同的声音。《亚洲书评》(*The Asian Review of Books*)编辑、2007 香港国际文学节总监彼得·戈登(Peter Gorden)认为,《围城》的翻译太过学术气,脚注过多,语言生硬。朱丽亚·罗弗尔(Julia Lovell,中文名蓝诗玲)是张爱玲小说《色戒》和韩少功《马桥词典》的英译者。她认为,《围城》中对话的翻译太过死板,不够口语化,脚注过多;频繁使用 simply 和 really 之类的副词。从这些评论中我们不难发现,国内国外的评价标准不尽相同。以笔者之见,国内受众主要是双语读者、翻译研究者,遵循的是原语取向的翻译标准;国外受众是单语读者,部分翻译研究者,遵循的主要是译语取向的可读性标准。可见,要让英语读者接受,除了遵循忠实的翻译标准,还需要兼顾文本的可读性,即读者的要求。这就要求在翻译输出过程中采取向译语归化的策略。

五、结语

对中国文化的需求,不同的文化,不同文明程度的民族或国家,有不同的要求。有的想了解中国文化的概貌,有的想深入了解,有的甚至拿来做研究。很多取"原型翻译法"的典籍译本普通受众读来比较困难,因此可以采取"边缘翻译法",如译介的方法,或用英文创作一些中医相关的普及性读物,以适合更多的普通受众。

复旦大学黄霖教授(2006)曾说:"要让中国古代小说在全世界广为传播,除了依靠翻译、讲解,让普通百姓直接阅读、欣赏和接受之外,用中国古代小说中的人物、故事、精神来诠说当今现实的一些问题以及扩大到形成各种文化产品,似乎也有它的必要。"中医的传播如果也能融古于今,并产生出各种文化产品(如集中国美食和中医精神和文化内涵于一体的韩国《大长今》,只可惜是韩国的),那么,这类文化产品的输出和传播,其影响将是长久而深远的。中国传统医学对世界的影响,要从普通大众的接受中得到检验,要不断地唤起普通大众的记忆和热情,才有长久的生命力。这其中,翻译非常关键;但翻译需要眼光,更需要策略。

(葛校琴,《上海翻译》,2009 年第 4 期)

试论近代西医中译对当今中医英译的启示

16 世纪中叶,比利时科学家萨维里(Andreas Vesaliua)完成了《人体的构造》,标志着近代西医学的诞生。17 世纪初,显微镜被应用于生理学研究领域。18 世纪,病理学起飞。19 世纪,法国科学家路易斯·巴斯德(Louis Pasteur)在细菌学和防疫接种研究方面、德国科学家罗伯特·

科赫(Robert Koch)和鲁道夫·微耳和(Rudolf Virhow)在生理学与病理学以及病原体研究方面取得了突破性进展。在不断吸收物理、化学、生物等近代科学技术成果的过程中,西方医学在临床、护理、医药、公共卫生等方面不断成熟。工业革命后,伴随西方列强海上霸权的激烈争夺以及殖民掠夺势力的全球渗透,近代西方医学不断以翻译为媒介被推介到全世界。

一、以传教士为主体的近代西医中译

西医、西药传入中国的历史久远。早在唐代就有景教医病救人的传教记录,元代更有也里可温教士在京师开设西医医院的记载。但明末清初之前的基督教传教士们带来的西医主要是些浅显的解剖生理知识,在临床治疗技术上并不优于中医,故并未受到中国国民的重视。

1. 重要的翻译著作　作为西方殖民势力的急先锋,基督教传教士们在"走到哪里,就把他们的语言带到哪里"的同时,也把包括医学在内的西方近代科学技术带到了东方,以突显西方基督教文化的优势。翻译、著书是医学传教士在中国传播西医的重要形式。传教士翻译、编著的西医图书涉及解剖学、生理学、外科学、内科学、五官科、妇科、儿科、西药、医方、药方、卫生、救护等西医学诸多方面。

1835 年,美国公理会(The American Board of Commissioners for Foreign Missions)派遣的传教士伯驾(Peter Parker)以医生的身份来到中国,开启了基督教在华医疗事业。

最早从事翻译、编著西医图书的传教士是英国伦敦会(The London Missionary Society)传教士医师合信(Benjamin Hobson)。1851 年,合信在广州编译《全体新论》,1857 年到达上海后先后翻译了《西医略论》《内科新说》《妇婴新说》《医学华英词释》等著作。

翻译、编著西医图书最多的是 1853 年由美国北长老会(The American Presbyterian Mission)派遣来华的传教士医师嘉约翰(John Glasgow Kerr),其重要的著作有《病症名目》《体用十章》《裹扎新法》《割症全书》《花柳指迷》《皮肤新编》《西医内科全书》《内科阐微》《炎症全书》《热症全书》《西医眼科撮要》《妇科精蕴图说》《西药略释》《西药新法》《卫生要旨》《种痘捷法》《救溺水法》,等等。

除此之外,在整个 19 世纪,有影响的西医翻译和编著还有伦敦会传教士医师德贞(John Hepburn Dudgen)的《全体通考》《体骨考略》《西医举隅》《西医汇抄》《脉说》《药材通考》,英国安立甘教会(The British Anglican Church)传教士医师梅藤更(David Duncan Main)的《西医外科理法》《西医产科新法》《医方汇编》,等等。

在传教士医师翻译、编著西医图书的同时,一些通晓中西医学、精通外语的近代知识分子也尝试着通过翻译将西医介绍到中国。广州博济医院的尹端模便是其中之一,他在 1894 年前翻译的医学著作就有《体质究源》《医理略述》《病理撮要》《胎产举要》《儿科撮要》等。舒高第是上海江南制造局唯一不借外人而独立翻译的华人译员,共翻译各类科学图书 14 部,涉及西医的有《内科理法》《临阵伤科捷要》《产科》和《妇科》等 4 部。但这些国人的翻译在近代西医中译过程中处于从属的地位,因为他们的翻译或多或少地接受着传教士医师的影响或者或多或少地与传教士西人有着联系。

2. 医学名词和术语翻译的统一措施　由于从事医学翻译、著书的传教士隶属不同的教派,他们的翻译和著书基本处于各自为政的散乱状态。而且由于传教士汉语知识的匮乏,他们的翻译一般离不开中国人的参与和支持,翻译往往采取医学传教士口译、华人助手笔录的方式进行。

"译书之法,必将所欲译者,西人先熟览胸中而书理已明,则与华士同译,乃以西书之义,逐句读成华语,华士以笔述之;若有难言处,则与华士斟酌何法可明;若华士有不明处,则讲明之。译后,华士将初稿改正润色,令合于中国文法。要数要书,临刊时华士与西人核对;而平常书多不必对,皆赖华士改正。因华士详慎郢斫,其讹则少,而文法甚精,既脱稿,则付梓刻板。"

各自为政的翻译实践以及传教士口译、华人笔录的翻译方式带来了诸多问题,最突出的就是医学名词和术语翻译的不一致。由于西方医学与中国传统医学是两种不同的医学体系,很多西医图书的名词和术语难以找到恰当的、与其相对应的中医词汇,况且西医中还有大量的中医学里没有的名词,西医名词和术语的翻译相当混乱。如猩红热就有红热症、红疹、疹子热症、痧子、花红热症等多种译名。如何准确地用汉语表达西医名词和术语的意义是一个十分紧迫而棘手的问题。

传教士医师们意识到了统一名词和术语翻译的重要性。"医学教育这项伟大工作的第一步是形成统一的医学名词。没有这个基础,在华医生就不能协同工作,提高水平,这也将极大地影响中国学生学习西医的热情。"在 1877 年传教士第一次全国代表大会统一名词的影响下,1887 年,传教士医师在香港举办专题讨论会,探讨医学名词翻译的标准化问题。传教士医师强调了统一医学名词翻译在西医传播中的重要作用,认为没有准确的名词体系,就很难将西方医学知识准确地介绍给中国人,因此,提出编辑一本能获得学术界普遍赞同的医学词典,使它成为翻译者的手杖,使医学图书的翻译有章可循。

1890 年,中国教会医学联合会(China Medical Missionary Association,简称博医会)在上海举行第一届会员大会,统一医学名词和术语是会议的中心议题之一。会上成立了"名词委员会",负责统一医学名词和术语的工作。因为没有统一的名词和术语,翻译必将出现混乱现象;统一名词和术语须寻求中国学者的合作,因为没有中国学者的参与,要完成这项工作是难以想象的;可以将准确、简明、文雅作为名词和术语翻译的标准和次序;医学名词和术语的翻译更应考虑汉语的习惯和特征。

1901 年,博医会"名词委员会"在上海召开第一次会议,委员们完成了解剖学、生理学和病理学以及部分重要的组织学和胚胎学的名词和术语的审查。在审查名词和术语时,"名词委员会"遵循了以下原则:避免音译;不依照原词汇的原义翻译,而是根据词语最近和最权威的意思翻译;无法表达的词语选用《康熙字典》里用过的词汇,并努力选择用法或结构与所译词相近的词汇、选择涵义与所译词不相违背的词汇、选择其结构可以帮助理解其新涵义的词汇;如果既没有现成的词,而又别无他法,就造一个新词;尽可能使词汇系统化,在汉语里可以通过给它们加上某种偏旁部首来使它们系统化。最显著的例子是所采用的"骨"的名称和循环系统的部分名词:所有头部的骨头名词里有一个"页"字旁;所有的循环系统,包含在淋巴系统内的名词都有"血"字旁。

1905 年,中华博医会成立"编译委员会",决定出版图书时统一使用"名词委员会"所审定的名词。1908 年,"名词委员会"在长期统一医学名词和术语翻译的基础上出版《医学辞汇》,这是近代中国第一部关于医学名词的辞书,此后,医学传教士和中华博医会编译和出版医学图书均以此为准。

二、以翻译日文西医图书为媒介的近代西医中译

甲午战争后一场旨在救国救民的维新运动将学西学目光转向了日本,因为日本在 1868 年明

治维新后学习西方颇有成效,已跻身世界列强行列。在医学上,日本已成功地将西方医学移植到国内。由于中日相邻、文化相近,通过日本学习和吸收西方医学被认为是快捷、有效的途径。中日甲午战争后,国人独立中译日文西医学图书风行一时。

1. 西医翻译的新局面　甲午战争以后,我国逐步掀起了留日的热潮。1900 年以后,从日本转口输入中国的西学知识急剧增长,成为输入西学的主要部分。据统计,1902—1904 年,我国共翻译自然科学和社会科学等方面的西书总计 533 种,其中由日文翻译而来的习俗 321 种,占到了60%。以日文为主体的西书翻译构成中国近代历史上翻译西书的空前繁荣的局面。

在日文西医著作翻译过程中,通日文又精西医的专家翻译工作尤其令人瞩目。我国著名医学家、较早通晓中西医学的学者丁福保便是其时最杰出的一位。1909 年,丁福保在南京参加医学考试,被清政府派往日本考察医学,回国后致力于医学著作的编译刊印,仅在 1910—1916 年间,他所刊行的医书就达数十种,其后仍在陆续刊行,总称《丁氏医学丛书》。由于丁福保通晓日文,中西医学兼通,文史根底极佳,所以其翻译在内容上和准确性上均不同于较早时期传教士医师的翻译。丁福保的翻译均取日本人著译的 20 世纪初期前后西方医学之成就最新、且对临床有较高价值者,译文深入浅出,通俗易懂,内容实用,故当时《丁氏医学丛书》风靡一时,产生很大的影响。

1917 年,无锡人孙祖烈编著《生理学中外名词对照表》,列出了当时东西两派医学名词及西人原文,共 3 000 余条。孙氏在序言里慨叹:"余移译生理学讲义,未尝不叹其中名词之钩輖格磔,令人不易卒读也。考我国所译生理学书,宗欧美者,用博医会新旧二派之名词;翻东籍者,用日本创造之名词。揉杂纷纭,不可禅究。读者茫然如堕五里雾中,每有吾谁适之叹。"《生理学中外名词对照表》是近代十分重要的医学翻译参考书。

2. 医学名词和术语翻译的标准化审核　由于博医会的统一医学名词和术语的影响只限于博医会内部,而且博医会所订名词和术语的诸多翻译生硬,不符合中国人的表达习惯。此外,博医会编造的一些新字也不为中国人接受。博医会也意识到与中国医学界合作的必要性,"会名词委员会"曾多次与中国医学界、教育界和出版界商议医学名词和术语的统一和标准化问题。

随着日文译书的增多,大量的日译医学名词也涌了进来,医学名词翻译亟须统一规范。1915年,中华医学会在上海成立,着重统一和规范医学名词和术语的翻译。"吾中华医学会对于医学名词之翻译,应据如何观念,急须筹划,不能作壁上观",因为"西方医生无论多么博学,在翻译上仍然有着很大困难,在许多方面都只能依靠助手,这些人在这种工作上并不具备应有的高标准。因此,新成立的中华医学会无论如何应当在这方面尽一切努力来分担这项工作"。1915 年在北京成立的中华民国医药学会"亦注重名词"。中华医学会和中华民国医药学会的成立标志着中国人开始主动介入到西医中译的工作中来。

1916 年 2 月,中华医学会、中华民国医药学会、江苏省教育会、江苏医学专门学校、浙江医药专门学校等代表召开会议,讨论医学名词和术语的审查问题。会议决定成立"医学名词审查会"。同年 8 月,"医学名词审查会"召开第一次名词审查大会,通过了以下审查医学名词方法的议决:到会代表的 2/3 以上所同意的名词,作为统一的名词;经表决不满 2/3 的名词,取得票最多的两种名词,再表决一次。如仍不满 2/3,两者并存,但以得票多的名词列在前面;第二次表决时,如有人主张尚待考查,则该名词推迟到下一日再作决定。经过一周的审议,"医学名词审查会"通过2 200 条名词的审查。1917 年 8 月,"医学名词审查会"召开第三次审查大会,讨论通过了《医学名词审查会章程》。

1918年11月,教育部批准"医学名词审查会"改名为"科学名词审查会"。改名后,审查范围由医学名词扩大到各科名词。同年,修改了《医学名词审查会章程》,确定了科学名词的审定准则:用二字以上,少用单字,因单字同音异义者多,易混淆;立新名不造新字;名词取其应用,不可成雅俗成见,旧词与新意相合者应尽量采用,不再定新名;无相对之固有名词,可按意义翻译原词;音译多为不得已之办法,以药名居多,如吗啡、海洛英等;造新字,多见于化学名词,但要有极严密的原则。

由于汇集了中国医学界各方的代表,并且得到了官方教育部的认可,"科学名词审查会"的工作卓有成效,我国医学名词和术语的翻译有了统一的标准。

三、西医中译的启示

在近代西医中译进程中,名词和术语的标准化、音译、意译、造词等许多问题与当今中医英译所面临的问题极其相似。从近代西医中译名词和术语的统一和规范进程中我们至少可以得到以下结论:简单套用目的语中的旧有名词和术语翻译源头语名词和术语的不可行性;由单一医学人员主译的不可行性;译者必须精通目的语言所代表的文化;译文名称统一必须确立一定的标准原则;政府的支持是名词和术语翻译标准化和普及化的保证。

"他山之石,可以攻玉。"在我们提升当今中医英译层次,促进中医文化海外传播的进程时,近代西医中译的成就及其译名的规范化措施值得认真审视。

1. 确定中医术语标准的唯一性 在中医传播发展到新的时期,世界中医界必然会产生统一术语标准的需要。而当今的中医英译似乎仍然处于各行其是之中,关于中医名词和术语的英译标准、原则和方法存在众多分歧。世界卫生组织西太区《传统医学名词术语国际标准(IST)》和世界中医药学会联合会《中医基本名词术语中英对照国际标准(ISN)》两部中医术语标准没有解决中医术语英译的统一问题。尽管ISN的标准考虑了IST的标准,但两部标准的制订显然缺乏协商。从"标准"的规范功能看,成熟的"标准"应具有唯一性。两部中医术语英译国际"标准"表明,有利于中医国际传播的中医名词和术语英译的统一标准尚没有形成。

中医源于中国,中国应在这一优势、特色领域主导制定国际标准,使国际标准充分体现中医药的技术要求和经济利益。中国的权威性机构(如国家中医药管理局)应用法令或表态方式规定或建议人们使用某种统一的中医英译术语,实现中医英译的规范化,避免因中医翻译出现混乱局面而影响中医药在国际上更快更好地传播和应用。这种统一的中医英译术语更应该注重保留民族的文化内涵。因为中医是几千年来中国人民的文化结晶,是一门独立的完整的科学,只有尊重和保持语言特色和风格传统,同时定期对中医术语标准进行总结,分析问题,探讨解决办法,不断完善"标准",中医药学才会得以发扬光大。

2. 加强专业翻译队伍建设 中医文化博大精深,然目前国内外大部分中医英译工作者或是不具备中医专业知识的英语教师,或是懂中医专业知识但缺乏英语翻译技巧的中医医生,因而他们的翻译或是没有重视其译语是否符合中医的实际情况,或是没有重视是否遵循翻译的系统理论,不可避免地造成他们在中医英译过程中出现概念亏损和文化亏损。

中医英译绝不是一个把汉语机械转换成英语的简单过程。要实现中医药信息的准确传递,中医英译人员不但必须通晓中医药知识,而且需具有扎实的英语功底,同时具备丰富的古汉语知识,只有这样的中医英译人员才能在理解中医药知识的基础上,准确把握并用英语传递中医文化信息。

培养中医学专业翻译人才需要我们对中医英译队伍的培养进行全盘的统筹安排。鉴于教学和研究的客观实际,利用高等中医院校培养中医英译专业队伍显然是首要选择。目前,国内的中医药高校虽已逐步开展与中医相关的英语教学,努力培养既懂中医、又通英语的外向型人才,但普遍缺乏在实践中对翻译人员进行培养,提高他们翻译水平的有效机制。因此,建立教学、科研、实践相结合的长效机制是培养专业翻译人才的关键。当然,中医院校非英语专业研究生培养有选择地强化中医英译的培训内容,对中医英译专业队伍建设有着积极的促进作用。

中医学是一门经验医学,中医药英译要做到原汁原味,应不断通过实践的锤炼。只有越来越多的人从事中医药英译工作,不断发展壮大中医英译专业队伍,才会有越来越出色的中医英译文本向世界人民介绍中华民族的这一瑰宝,才会加快中医药的国际传播步伐,为跻身于世界主流医学之林奠定基础。

3. 推动中医传播事业进步　中医英译和中医传播相辅相成。中医英译不足,必然会产生对中医误解,而对中医的误解则必然降低中医海外传播的需求。而中医传播事业的进步则能有力促进英译事业的发展。

早期中医传播极其缓慢,中医传播至欧洲主要以传教士为媒介,中医英译处于萌芽状态;民国以后中医英译由于中医在西方传播和接受的停滞而几乎陷入停滞状态,中医英译的不发达,使得西方学者不能准确了解中医;新中国成立初期中医对外交往有其局限性,缺乏对西方资本主义国家的交流,影响了中医英译的发展;中医英译伴随尼克松访华而发展,由于宣传有效,中医疗效再次为世人普遍知晓。临床需求、学习需求、传播需求引发了国内大规模编纂中医英译辞书、中医英译丛书,开始中医英语教学,建立中医翻译的国内、国际组织,再次引起中医英译术语统一、翻译方法的讨论。

进入21世纪,中国传统医学受到各国政府的普遍关注和重视,天然药物市场也在迅速扩大,这一切为中医药国际化提供了广阔的国际空间。中国在国际舞台上越来越重要的角色成为中医走向世界最深厚的依托,中医药国际化正面临着有史以来最好的机遇。然而机遇与挑战并存,中医归根结底是一门有效的临床医学,如果中医的疗效能为世人认可,则这种疗效的理论基础和历史面目也必将为世人认可。为此,我们必须进一步加强中医药的技术创新,提高中医药的现代化水平,加强中医人才的培养,注重中医药知识产权保护,重视在国际社会中对中医药话语权与行为标准的掌握,同时发挥政府及行业协会的作用,加强中医文化对外宣传,对进一步发展中医药对外交流与合作进行战略思考。

中医药正加快走向世界的步伐,中医的英译工作必上新的台阶,因为中医走向世界是中医英译发展的决定性因素,而中医英译则是中医走向世界的桥梁。

四、结语

翻译活动本质上是不同语言之间人群的交流活动,它依附于人类的交流需要而存在。无论是西医中译还是中医英译,都是跨文化、跨语言的翻译交流活动。近代西医中译包括19世纪以传教士为主体以及19世纪末到20世纪初以国人翻译日文西医图书为主流两大部分,西医名词和术语的统一和规范促进了近代西医在中国的传播。在21世纪的今天,中国文化已迎来全面复兴。作为中国文化的瑰宝,中华传统医学应走在中国文化走向世界的前列,以不断增强世界对中国文化感性、具体、全面的了解。总结近代西医中译的成功经验,有助于理解并解决当今中医英译所遇到的问题和困难,寻找解决问题的方法,更好地促进中医文化的海外传播。

(姚欣、蒋基昌,《学术论坛》,2011 年第 1 期)

从模因论探讨中医术语标准化

术语,又称为技术名词、科学术语、科技术语或技术术语,是在特定专业领域中一般概念的词语指称,一个术语表示一个概念(维基百科)。中医术语是中医的精髓和基础。术语承载着中医理论和中国传统文化的重要部分,在中医的国际交流过程中,中医术语的翻译至关重要,正是由于中医术语的中国特色,在翻译过程中出现了许多混乱的现象,同一术语有不同英译形式,为中医的国际化带来困扰,因此中医术语的标准化日益受到学界的重视,众多知名学者为此做出了重大贡献。本文尝试从模因论的角度去思考中医术语标准化,提出自己的理解。

一、关于模因和翻译模因

模因(meme)这一概念最早见于生物学家 Dawkins 1976 年出版的《自私的基因》(*The Selfish Gene*)一书中。Dawkins 引用 meme 这一类似于 gene 的词汇希望描叙文化现象的进化。因此,他把模因定义为"文化传播的单位,或模仿的单位"。"在现实世界里,模因的表现型可以是词语、音乐、图像、服饰格调,甚至是手势或脸部表情。"模因的核心是模仿和传播。他认为一个成功模因必须具备三个特征即:复制保真度(copying-fidelity),指复制得越忠实于原版,保真度就越高;多产性(fecundity),模因复制速度越快、数量越多,其传播才能越广;持久性(longevity),指复制存在的时间越长,传播越稳定。切斯特曼先生首先提出"翻译模因"的概念,将翻译研究视为模因论的一个语用分支,他认为翻译活动是源语文化模因向目的语文化传播的过程。"在研究翻译理论的进化过程中他发现,一部分翻译模因处于弱势地位,由于不能被大众接受而逐渐消失;也有部分翻译模因曾一度流行但最终被取代;另有部分强势翻译模因具有旺盛的生命力而得以生存和发展。强势模因引导文化传播趋势,最终成为公众认可的翻译'标准'。"

二、中医术语的标准化

中医术语是中国文化的一部分,根据 Dawkins 对模因的定义,我们可以称之为术语模因,术语模因仍然遵循着模因的特征。术语在复制传播的过程中越忠实于原版,保真度就越高,因此术语定义必须明确,这样在术语复制过程中才可以尽可能地减少信息流失,保证复制的忠实性,术语的标准化势在必行。新中国成立以来我国在术语的标准化方面做出了巨大成绩,主要包含在:第一,迄今为止已经出版了 7 版全国中医院校教材;第二,各类工具书纷纷出现,如《中医名词术语选释》《简明中医辞典》《中药大辞典》等;第三,制定中医术语行业标准,如《中华人民共和国药典》《中医临床诊疗术语》。"这些工作以及所取得的成就为现在的中医药名词术语审定工作打下了较好的基础。"国际方面,1981 年世界卫生组织(WHO)颁布了针灸命名英文标准《针灸命名标准》(*Standard Acupuncture Nomenclature*)，并于 1982 年 12 月在马尼拉会议之后发行。它是中医术语的首个国际标准。2007 年 10 月世界卫生组织西太区颁布《传统医学术语国际标准》(*WHO International Standard Terminologies on Traditional Medicine in the Western Pacific Region*)，标志着中医名词术语的国际标准化工作取得新的成果。同时更多的国外学者研究中医并出版了学术著作。如 1985 年，Nigel Wiseman（魏迺杰）出版著作 *Fundamentals of Chinese Medicine*（《中医基础学》）；1986 年，Dan Bensky（班康德）与 Andrew Gamble 的合著 *Chinese Herbal Medicine: Materia Medica*（《中药学》）等；为中医术语的国际推广做出贡献。

三、模因论对中医术语标准化的解释

1. 术语翻译中存在的问题　由于中医的文化特性和独特的医学治疗手段，在国际上吸引着越来越多的人研究中医，中国和西方国家在医学方面的交流越来越频繁，而术语的翻译是中西交流要面对的首要问题，切斯特曼先生认为，翻译过程就是源语文化模因向目的语文化传播的过程。目的语的宿主复制模仿源语模因，并且以目的语宿主所认可的语言形式传播，不可否认的是，源语模因库和目的语的模因库有着巨大的差异，这种差异是文化差异的表现，是不可避免的。如"阴阳""五行"等源语模因起源于中国并且随中国文化一同进化，对源语宿主来说这些概念是可以接受的，然而当这些模因感染目的语宿主时，就会出现模因的空缺。如何实现术语模因在跨语音过程中能够成功传播是我们当前要考虑的问题。当前在中医术语翻译主要面临的问题有：① 同一术语的英译形式多样，如"清热"的译语形式有"reducing fever""clearing heat""clearing away heat""removing heat""removing pathogenic heat"等。又如"肝开窍于目"中医对这一词条的解释是肝脏的一些生理和病理变化在眼睛上有所反映，医生通过观察患者眼睛变化对肝脏做出诊断。其英译形式有：a. The liver opens into the eye. b. The eye is the orifice to the liver. c. The liver opens to the eye, the eyes as the windows of the liver. d. The liver has its specific body opening in the eye. e. The liver is reflected on the eyes. ② 术语翻译时望文生义，如"失笑散""带下医"曾经被翻译为"powder for lost smile""doctor underneath the skirt"。③ 术语照搬西医概念，如"春瘟"译为"epidemic meningitis"，失去"春瘟"原词季节的含义；"壮阳"译为"increasing male hormone"就脱离了中医理论。

众所周知，术语翻译的目的是为了传播中医和中国文化，是源语模因到目的语模因转换的过程，由于两种语言模因的不对等，才会出现上述现象，这些问题阻碍了中医的传播。术语的含义具有特定性，专业性以及语义的准确性。当中医术语被翻译成多种形式后，本身就背离了术语的含义特定性，同时这些不同的英译形式对目的语宿主来说代表着不同的含义，会导致宿主的选择性接受，这些英译形式本身就会出现一个选择性竞争，模因在复制传播的工程中出现了混乱，对术语的传播极为不利。同时应当明确的是目的语受众是在模仿和复制源语模因，因此就必须保证复制过程的忠实性，只有复制的越忠实，才越有利于模因传播。例如中医中的"阴阳、气、三焦"等模因无法找到对应的目的语模因，目的语中没有与之对应的模因，采取音译的形式是最佳选择即译为"yin yang, qi, sanjiao"。音译形式在翻译这些术语时体现的优势主要有：第一，由于目的语模因的空缺，因此无法找到一个合适的模因来表达这一概念，采用音译形式可以保证复制的忠实性，可以明显表现这一术语的中国特色；第二，可以扩展目的语模因库，当一个全新的模因进入目的语模因库，是目的语模因库吸收外来模因的过程，可以促进自身的进化。上例中的"阴阳"的

音译形式"yin yang"已经被收入《韦氏词典》。《韦氏词典》在西方有着庞大的读者群,它是权威模因和成功模因。《韦氏词典》收录"阴阳"这一条目标志着这一模因不但进入目的语中,并且生存下来,成为一个成功模因。这为我们在翻译中如何制造成功模因提供了借鉴。

2. 组织机构的模因论解读　　1982 年 12 月,世界卫生组织西太平洋地区办事处组织了针灸命名标准化工作组,在马尼拉举行会议,这次会议建立了针灸穴位和经络组织的命名,在 361 个经穴上达成一致。并且以英语、法语、日本语、韩国语和越南语推广出版了《针灸命名标准》。1991 年,"中国中西医结合学会"在山东济南召开了"全国首届中医英语研究会及中医外语专业委员会成立大会",会议的中心议题是中医名词英译标准化。中国中医药学会 1996 年成立了"中医翻译学会"。后改名为"中华中医药学会翻译分会"。2003 年 9 月 25—26 日世界中医药联合会成立,各国代表在"中医药国际标准化研讨会"中提出了研究制定中医名词术语英译标准的建议。2007 年 4 月 28 日,经讨论及表决,世界中联一届四次理事会各国代表审议批准了《中医基本名词术语中英对照标准(审定稿)》。并决定中医基本名词术语中英对照标准作为世界中联的国际组织标准,向其各国会员组织目前为 55 个国家和地区的 174 个会员组织推荐使用。

上述组织为中医术语标准化做出了巨大贡献。从模因论的角度来看,这些组织是有众多知名的学者组成,在中医界或者翻译界有着极高的威望,是行业的权威,从模因论角度看,这些学者属于强势宿主,强势宿主模仿中医术语模因,将其转换为其他宿主容易接受的模因形式,并且具有极强的感染性。正如世界中联通过的国际组织标准向 55 个国家和地区推广使用,这一推广的过程正是模因复制传播的过程,这一组织有庞大的受众基础,并且强势宿主与其他宿主拥有的模因库具有相通性,因此表现出极强的复制性,并且受众的接受意愿良好,这也正是我国学者积极参加这一组织的重要原因,掌握话语权,可以迅速地将中医推广到更多的国家,使中医模因在更多的国家生存下来,体现了模因的多产性,即模因复制速度越快、数量越多,其传播才能越广。

四、对中医术语标准化的思考

中医术语标准化的目的是实现中医模因的广泛传播,因此在中医的国际化推广中我们应当坚持源语中心论,保留术语的中国特色。李照国先生在研究中医名词术语翻译的原则时提出民族性原则即:中医学在思想原则、概念范畴方面,都有自身独到的规定性,在概念系统、理论系统与操作系统方面都有与现代医学强烈的不可通约性。就文化特征而言,中医学还只是中华民族特有的医学体系。因而具有鲜明的民族性:这一点在名词术语翻译上也应予以体现。因此中医术语标准化存在着度的概念,就国际范围来讲,中医的输出国主要有中国、日本和韩国,造成这一局面的原因从模因论的角度来讲是由于模因随着文化的进化而进化,并产生变异。中医起源于中国,并输出到日本和韩国,大约在公元 6 世纪,针灸学就被传到日本,朝鲜在新罗王朝时(公元693 年)就设针博士,教授针生;公元 562 年我国以《针经》赠日本钦明天皇,公元 702 年日本颁布大宝律令,仿唐朝的医学教育制度。日本、朝鲜通过模仿接受中医模因,模因在宿主大脑中生存下来,与宿主大脑中的其他模因相结合,"模因与模因之间会相互支持,集结在一起形成一种关系密切的模因集合,这就是模因复合体。模因的表现可以是单个的模因,也可以是模因复合体"。由于地域的差异,模因会随着当地的文化而进化,这也是产生韩医和日本医学的原因。虽然它们的核心模因仍然和中医相同,然而由于文化的进化,这些核心模因随着其民族文化进化,模因复合体已经与中国中医不同。正如在 2003 年世界卫生组织在马尼拉召开了第一次国际标准《经穴部位》非正式会议上。当时中、日、韩三个国家仍有 92 个穴位虽然名称相同，但位置不同。这正是模因进化过程中产生变异的结果。中医与韩医、日本医学共同的核心模因，为我们术语的国际标准化带来便利，同时如何保持民族性则变得更加困难。例如，当今对穴位的命名标准为"长强(Changqiang, DU1)"DU1 意为督脉第一个穴位，每一个穴位后面都配有汉语拼音。然而在笔者接触到的澳大利亚学生中，都是记 DU1，对汉语拼音所知甚少，这种对中医模因的弱化值得我们的反思。

五、结语

国际交流的频繁推动了中医翻译工作的开展，翻译过程中出现的问题是推动中医术语标准化的动力。中医术语标准化是中医走向世界的桥梁，只有正确的术语翻译才能有效传递中国文化和中国传统医学。本文通过模因论的视角解释了中医术语标准化的过程以及这一过程的必要性。提出中医术语标准化应该尊重中国特色，同时应当注意在标准化过程中对中医模因的弱化。

（王航领、马忠诚，《河南中医》，2012 年第 32 卷第 10 期）

小议中医跨文化传播术语英译原则

翻译是一种跨文化跨语言的信息传播和交际活动。中医的跨文化传播自然离不开中医药翻译。中医跨文化传播的实际效果如何，在很大程度上取决于翻译的质量和传播效果。而中医翻译中最为基础和根本的当属中医术语的翻译，因为中医术语翻译的好坏直接关系到目标语读者即受众对中医的正确认知与接受程度。

一、中医术语英译现状

美国传播学者 Harold Lasswell 于 1948 年在其《传播在社会中的结构与功能》一书中提出了著名的"5W"模式，即：谁（who），说了什么（says what），通过什么渠道（in which channel），对谁说（to whom），产生了什么效果（with what effect）。其中传播效果是"传播者发出的信息经媒介传至受众而引起受众思想观念、行为方式等的变化"，也是跨文化传播中"最具有现实意义的一部分"。在中医的跨文化传播中，我们关注的核心还是传播效果，即受众是否真正慢慢理解并接纳中医文化。然而受众的心理认知图式、传播内容及传播方式等都会影响对中医的认知。现实的情况是，作为承载中医文化的中医术语的翻译并不尽如人意，因此传播的效果也大打折扣。

深受中国古代哲学、心理学、天文学、气象学、逻辑学、养生学以及宗教的影响，中医既有自然科学属性又有人文科学属性，中医术语英译可谓难上加难。中医翻译专家李照国先生认为，中医具有医哲交融、模糊歧义、文学色彩浓厚而专业化、标准化程度低等特征。李静认为，中医药语言擅长取象比类，颇具有文学色彩和哲学思辨性等特点。英国中医翻译家 Nigel Wiseman 也曾说："中医翻译难。很少有人能够从事这项工作，乐意从事的就更少。"

虽译事艰辛，仍有众多译者前赴后继，翻译出版了多本中医经典，各类教材的英文版本也陆续面世。但囿于译者学科背景各异、水平参差不齐，虽然现在不会再闹出将"岐伯"译为"Uncle Qi"，将"带下医"译为"doctor underneath the skirt"，将"公孙（穴）"译为"Grandfather Grandson"的笑话了,但中医术语的翻译确实问题多多。首先是误译屡禁不止。如将"辨证"翻译为"dialectics",将"列缺"译为"broken sequence"都属于典型误译。再如将"贼风"译成"thief-wind"或者"wind-evil"都或有不当。其次是最基本术语的英译也是众说纷纭,争议颇多。如学界就连中医是用"traditional Chinese medicine"还是"Chinese medicine"还在争论不休。有关"黄帝"的翻译,也争论颇多,有人觉得应译为"Yellow Emperor",也有的觉得应译为"Huangdi Emperor",还有的人主张直接音译为"Huangdi"。第三是一词多译,关键术语莫衷一是。例如,仅"三焦"就有"triple energizer""tri-energizer""the Sanjiao""the warmers"以及"the heaters"等多种译法。第四是中医术语英译或过度使用拼音,或过度归化,译者进退维谷。由于中医术语特有的文化属性,翻译时如遇词义空缺已是必然,这就注定了很多词语在英语中找不到完全称心如意的对应项。不少中医术语,如"气""推拿"等词语直接用拼音"qi""tuina",已获得了国际学术界的认可,也已为受众所接受。但如果总是挥舞着保护中医特色的大旗,一味偏爱音译,如将"心""肝""脾""肺""肾"译为"Xin""Gan""Pi""Fei""Shen"抑或斜体,不仅增加了受众的认知负担,还不利于中医的快速传播。术语英译中的过度归化同样不可取。如中医的"伤寒"有 3 种意思,可指各种外感热病的总称,可指感受寒邪的一种病证,也可指冬天感受的寒邪。如果将中医的"伤寒"直接译成西医的"typhoid fever",会造成受众的错觉。在翻译这些词时,直接套用西医词汇,势必引发受众对这些中医特色认知不足甚至理解错误。

二、跨文化传播视野下的中医术语英译原则

中医术语英译不规范,甚至是误译,无疑会影响中医的跨文化传播,让受众难以理解,无所适从,效果自然会大打折扣,甚至会起到反作用。Nigel Wiseman 曾在其著作《中医基础学》(*Fundamentals of Chinese Medicine*)译者前言中指出:"理想状态下,(中医)翻译应该是合作完成的工作。"谢竹藩老先生也曾指出整合各家学说,促进中医药英译的标准化的必要性。李照国教授对中医翻译提出了 3 个原则:① 薄文重医,得"意"忘"形"。② 比照西医,求同存异。③ 尊重国情,保持特色。贺小英提出准确性和简洁性是中医药术语英译的原则。方廷钰提出了术语翻译的简洁原则、词义对应原则、约定俗成原则、可回译原则等。2004 年 9 月初,全国科技名词术语审定委员会和中医名词术语审定委员会主持召开中医名词术语审定会议,与会专家确定了对应性、系统性、简洁性、同一性、回译性、约定俗成等原则。李照国在《名不正则言不顺,言不顺则事不成——谈谈中医名词术语英译的原则问题》一文中结合其先前提出的翻译原则,又提出了自然性、简洁性、民族性、回译性及规定性等原则。以上各家学说极大地丰富了关于中医英译的原则探讨,建构了中医翻译理论的雏形,为从事中医翻译的人员提供了可资借鉴的理论武器。为了更好地实现中医的跨文化传播,笔者认为中医术语应着重遵从下列原则。

1. 统一性原则　中医翻译应遵从既定的术语标准。《针灸经穴的国际标准化方案》,世界卫生组织(WHO)西太区传统医学国际标准和世界中医药学会联合会(WFCMS)中医基本名词术语中英对照国际标准的颁布,表明了中医术语英译的规范化进程取得了巨大的进展。例如,在 WHO 西太区和"世中联"所颁布的标准中,将"温病"直接译作"warm disease"。鉴于这些标准的权威性,译者在从事中医翻译时理应借鉴这些标准化用词,保持译名的统一。这样便于受众对该词语的可持续认知,有利于信息的传播,从而"对于中医药现代化、国际化,中医药知识的传播,国内外医药交流"起到积极的作用。

2. 约定性原则　中医翻译应遵从约定俗成的译法。例如由中国中医研究院制定的《中医药基本名词术语规范化研究》规定，"五行"译为"five phases"，但由于"five elements"使用已久，流传甚广，WHO 西太区传统医学国际标准在翻译"五行"时，除了给出"five phases"外，也列出了"five elements"译法。李照国教授在翻译《黄帝内经》时仍然将"经脉"译为"channel"而没有用"meridian"，因为用"channel"已成约定俗成的译法，也为广大受众所接受。译者在翻译时，既可以使用标准术语，也可以使用约定俗成的译法，不必非要拘泥于某一特定的固定译法。

3. 简洁性原则　中医术语的翻译要在准确的基础上力求简洁，如此方能让学习者快速掌握术语的核心概念。如"入水伤心"曾被译为"person immersed in water when sweating, heart being affected"。与汉语原文相比，这个译文显得太过冗长。建议通过直接加注法翻译该词，即译为"damage of heart by water"（If a person immerses himself in water when sweating, his heart will inevitably be damaged）。再如，"辨证论治"一词过去被译为"differential diagnosis in accordance with the eight principal syndromes"，或者"analyzing and differentiating pathological conditions in accordance with the eight principal syndromes"等。该译文过于冗长，虽便于理解，但却不便于快速记忆并掌握该词。若译为"syndrome differentiation and treatment"则非常简练，便于学习者掌握该词汇。

4. 忠实性原则　准确是术语翻译的立命之本，既是对优秀的中医文化的负责，也是对受众的负责。例如，中医里的"休息痢"是指下痢屡发屡止，日久不愈。有人将其译为"chronic dysentery"，也有人将其译为"recurrent dysentery"。通过细细品读"休息痢"的定义，可能"recurrent dysentery"会更准确一些。只有对原文语义解析准确才会更加忠实于原文。再如，"津液"在通常情况下都会翻译成"body fluid"。但是在个别语境下要作细致区分时，需要将其分别译为"fluid"和"humor"，如此翻译着实比单纯的"thin fluid"和"thick fluid"要更"达"一些。

5. 综合性原则　翻译要中西兼顾，注重实效。中医的一些术语，如阴阳、经络、三焦、真气、天人相应、子午流注、灵龟八法等，足以让很多没有接触过中医的国人如坠云雾，更不用说采用英语或西医术语来准确表达了。译者一方面要顾及中医的文化特性，受众对异域文化的阅读期待，另一方面还要考量受众的接受程度，最大限度地淡化原文陌生感，从而提高跨文化传播效果。为此，译者可通过音译加注法，如将"精"译作"Jing（Essence）"，"神"译作"Shen（Spirit）"；音译加注英语和拉丁语，如将"厚朴"译为"Houpo（officinal magnolia bark；Cortex Magnoliae Officinalis）"，"甘草"译为"Gancao（liquo-rice root；Radix Glycyrrhizae）"；音译结合法，如"Five zang-organs（五脏）""six fu-organs（六腑）""primordial qi（元气）""Jing-well（井穴）"，将"青龙汤"和"白虎汤"分别译成"Qing Long Decoction"和"Bai Hu Decoction"；或者词层仿造法，例如"liverblood（肝血）""blood deficiency（血虚）""activating blood to resolve stasis（活血化瘀）"和"deficiency-flatulence（虚胀）"等。

三、小结

中医跨文化传播的目的是让受众认识中医、了解中医，从而为世界各族人民带来健康的福音。很多传播学者往往会忽略制约跨文化传播的最关键的要素，即语言差异，漠视翻译对跨文化传播的影响力。刘明东认为，翻译目的、翻译主体和翻译策略都会影响跨文化传播。英译术语的不规范不利于中医的跨文化传播，不利于中医药学融入世界文化。中医的跨文化传播关乎中国的软实力建设,关乎中国文化走出去的伟大战略。奋战在中医英译前线的同仁们仍需更加努力,不断健全中医英译的理论体系,以期为中医走向世界做出更大贡献。

(李思乐,《湖北中医药大学学报》,2013 年第 15 卷第 3 期)

中医脉学在西方的译介与传播
——以英文译介为中心

　　西方一直将中医诊脉视作一项精湛的技艺,诊脉是否精当也是衡量一名中医师是否正宗、优秀的标准之一。自 17 世纪卜弥格(Michel-Pierre Boym,1612—1659)首次用拉丁文译介中医脉学至今,中医脉学在西方的译介和传播已有 300 多年的历史,其间相继出现了大量脉学西文译作,体现了中医脉学在西方的译介、传播、发展进程,成为中医英译史上一道独特而灿烂的风景。霍尔姆斯(James Holmes)、埃文-佐哈尔(Itamar Even-Zohar)和图里(Gideon Toury)共同建立的多元系统论视角下的描写性翻译研究方法论,将翻译置于历史、文化背景下进行考察、研究,为中医翻译史学研究提供了崭新的视角和方法。在不同历史时期产生的西文脉学译作,十分适合采用多元系统论下描写性翻译研究方法进行研究。笔者以脉学的英文译介为中心,基于多元系统理论,采用描写性翻译研究方法,通过描写、分析,追寻影响脉学译作产生过程的社会历史因素,探究译者的翻译缘起、意图、目的与翻译策略,探讨主要译本在译入语医学文化多元系统中的功能、作用和地位,进行"全面历时性描述"(comprehensive diachronic description),并归纳出特定历史时期与文化系统中制约与影响翻译的因素。

一、脉学西文译介主要作品简介

　　1680—2008 年间,中医脉学的西文译作主要有以下 9 种(表 5 - 9)。

表 5 - 9　脉学主要西文译作简介

出版年代	出版地	译　者	译者身份	译语	译作标题	翻译底本	篇幅
1680	德国法兰克福	卜弥格	传教士、医生	拉丁文	不详	《脉经》,一说张世贤《图注脉诀》片段	不详
1707	英国伦敦	John Floyer (1649—1734)	医生	英文	不详	拉丁文《中国医法举例》(*Specimen Hedicinae Sinicae*)	208 页
1735	法国巴黎	赫苍壁(Père Jul-Placidus Hervieu, 1671—1745)	传教士	法文	《脉的秘密》(根据英文版译名 *The Secret of the Pulse* 转译)	高阳生《脉诀》传抄本	不详
1932	中国上海	王吉民(1889—1972)、伍连德(1879—1960)	医生	英文	《脉理》(*The Doctrine of the Pulse*)	全面介绍中医脉学,涉及《脉经》《内经》《金匮要略》《濒湖脉学》	10 页
1981	澳大利亚悉尼	黄焕松(Hoc Ku Huynh)、G. M. Seifert	中医师	英文	《脉诊》(*Pulse Diagnosis*)	《濒湖脉学白话解》	128 页

（续表）

出版年代	出版地	译　者	译者身份	译语	译作标题	翻译底本	篇幅
1995	美国	Bob Flaws (1946—)	中医师、中医教师、出版商	英文	《中医脉诊的秘密》(*The Secret of Chinese Pulse Diagnosis*)	根据古籍、论文和现代中文脉学研究著作	170 页
1997	美国	杨守忠	英语教师、职业翻译	英文	《脉经》(*The Pulse Classic: A Translation of Mai Jing*)	《脉经校注》	376 页
1998	美国	Bob Flaws (1946—)	中医师、中医教师、出版商	英文	《濒湖脉学》(*The Lakeside Master's Study of the Pulse*)	根据《濒湖脉学》古籍，参考《濒湖脉学入门》《濒湖脉学白话解》	130 页
2008	英国伦敦	Sean Walsh、King Emma	中医师、中医教师	英文	《脉诊临床指南》(*Pulse Diagnosis: A Clinical Guide*)	根据古籍、论文和现代中文脉学研究著作	248 页

二、脉学译介与传播的 3 个阶段

根据脉学译作的特征，结合各时期中医学西传的历史背景，可将中医脉学在西方译介与传播的历程划分为 3 个阶段。

1. 片段译介时期（约 1650—1707）　17 世纪以后，欧洲出现了前所未有的"中国热"，来华传教士成为东西方文化交流、传播的主要角色。传教士不仅将西方医学、天文、数学、地理等科学知识传入中国，还通过书信往来、翻译中国典籍等方式，将中国文化传播到西方。这一时期，中医脉学在西方的译介与传播以诊脉技术为核心、以片段翻译王叔和《脉经》中西方人感兴趣的相关章节为特点。

（1）多次转译卜弥格脉学手稿：传教士卜弥格受父亲影响，自幼学医，同为波兰王室的御医，曾多次往返亚欧大陆，在中国生活多年，译作颇丰。卜弥格是出于何种目的选择翻译中医脉学的呢？他由于自身的医学背景而对中医这门在欧洲从未接触过的医学学科极感兴趣，耗费 10 年时间撰写了一系列有关中医学的著作。他将研究重点放在《黄帝内经》和王叔和《脉经》上。他认为前者是中医学理论和早期临床治疗经验的总结，后者是中国古代关于脉学的唯一的经典。读了这 2 部经典，就会对中医有个较为全面的了解。这一时期中医脉学先后被翻译为拉丁文、法文、意大利文、英文等多种语言在欧洲大陆传播，而译介作品均源于卜弥格拉丁文脉学手稿。1658 年卜弥格手稿被荷兰东印度公司截获，不久卜弥格去世，他的手稿并未出版。1671 年法国人哈尔文（R. P. Harvieu）率先将卜弥格手稿转译为法文，题名《中医秘典》在法国格兰诺布尔出版；1676 年转译为意大利文在意大利米兰出版；1680 年，卜弥格手稿《医钥和中国脉理》(*Clavis Medica and Chinarum Doctrinam de Pulsibus*)才得以在法兰克福出版；1682 年荷兰医生 Andrea Cleyer（1634—1698）冒名在德国法兰克福出版拉丁文《中国医法举例》。1707 年英国医生 John Floyer 将转译的英文文稿与自己的文章辑成《医生诊脉表》(*The Physician's Pulse-watch*)，并予以出版，这是最早的脉学英文译介。

（2）与医学紧密联系：脉学的译介与传播从一开始便与医学紧密联系。卜弥格、Cleyer、

Floyer 均为对东方医学感兴趣的西医医生。在中医脉学的启发下，Floyer 发明了脉搏计数器，他主张运用脉搏计数结合呼吸诊断疾病。Floyer 写作《医生诊脉表》一书受到英国女王的资助，书中指出盖伦的诊脉方法已不能适应当时的需要，要按新传入的中医脉诊技术改进欧洲古代诊脉技术。中国古人对脉的观察、记录启发他运用脉搏计数器去观察老、幼、妇、孕的脉搏差异，以及四时气候、寒热交替对脉搏的影响。他将自己运用脉搏计数器的观察记录一并收录书中，并饶有兴致地将之与卜弥格文稿所述进行比较。这表明中医脉学在一定程度上促进了西方医学对脉搏的理解、认识和临床运用。

（3）译作的社会功能：这一时期中医脉学的译介仍处于西方医学文化多元系统的边缘地位。欧洲成为脉学译作的主要出版地。译介内容单一，均为转译出版卜弥格的脉学手稿。正是卜弥格这些片段式的脉学翻译为西方开启了认识中医脉学的大门。从其译作被当时众多西方医学家争先转译、出版的情况可见欧洲对中医脉学十分感兴趣，意图取长补短、弥补欧洲医学脉诊技术的不足之处。中医脉学的首次译介还促成了东方诊脉术与欧洲诊脉术的交流融合。

2. 完整译介时期（1735—1932）　这一时期中医学作为汉学的一部分继续迈进西语世界。法国成为汉学传播的重镇，奠定欧洲汉学基础的三大名著——《耶稣会士通信集》《中华帝国全志》和《中国杂撰》均首次于法国出版。汉学家成为译介中医学的主体，例如法国汉学家杜哈德（Jean Baptiste Du Halde，1674—1743）的《中华帝国全志》非常详实地介绍中国历史、文化、风土人情。中医学是其中重要组成部分，英文版的《中华帝国全志》（*The General History of China*，1738）第3册全册均在介绍中医药学。这一时期，脉学英文译介走过了转译传教士其他西文手稿阶段，以脉学典籍为第一手资料，译介内容渐趋完整。具体来说，这一时期脉学在西方译介呈现出如下特点。

（1）脉象术语翻译以直译为主，力求保留中医学文化特色：《脉的秘密》（*The Secret of the Pulse*）出自杜哈德的《中华帝国全志》，其脉象术语与脉象比喻描述的英译保留了中医学文化特色。原版法文《脉的秘密》由传教士赫苍壁翻译。赫苍壁的汉语文学造诣很高，还曾翻译了《诗经》《列女传》等中国古典文学经籍。与卜弥格的译文相比，他的翻译更能体现原作风貌。因此，《脉的秘密》比较充分地再现了中国文化内涵，能够反映中医学取象比类的思维模式和方法论。对于具有突出文化内涵的脉象术语，译者采用异化翻译策略，即以源语为导向的直译为主，注重译语意象与源语意象的一致性，反映脉象术语的隐喻内涵。例如七怪脉的翻译：雀啄脉 the pecking of a bird pulse，解索脉 a string that is untwisted pulse，鱼翔脉 the frisking of fish pulse 等。对于常见脉象的描述，译者同样采取直译，例如长脉 long pulse、短脉 short pulse、滑脉 slippery pulse 等。在描述脉象时译者注重保留其比喻意象原文，例如描述长脉“Tchang is when it yields a sensation like a staff, or the handle of a spear”。对比翻译的原文与译者评论可知：对于原文用比喻描述的常见脉象，译者尽量选取英文中的自然对等词直译，如：长→long、滑→slippery、细→slender、微→small；英文中难以找到自然对等词的脉象，译者根据比喻描述将其比喻意象某一方面的特征翻译出来，如：革→hard、濡→soft/fluid。

（2）首见中国学者的英文脉学译作：1932年，中国知名医史学家王吉民和预防医学创始人伍连德用英文合著《中国医史》。该书的写作动机是2位作者不满美国医史学家 F. 嘉立森（F. Gerissen，1870—1935）《医学史》对中医学介绍不足一页且有谬误。为“保存国粹，矫正外论”，王、伍二人花费16年时间，用英文写就这部医学史专著。该书是中国近代史上首部资料丰富的英文医史学术专著,包括 2 部分,第 1 部分介绍中医学的源流与发展(Evolution and Development of the Indigenous Art),第 2 部分介绍西医传入中国及其在中国的发展(Introduction and Development of Modern Medicine in China)。第 1 部分第 9 章《脉理》(*The Doctrine of the Pulse*)在王吉民先生 1928 年发表的一篇英文论文的基础上完成:*The Pulse Lore of Cathay* (China Med. Journal,Dec. 1928)。《脉理》提及杜哈德错把高阳生《脉诀》当作王叔和《脉经》,其译文的形式和文学风格欠佳,且其中一些内容与古籍有出入——The form and literary style are poor while some of the teachings also differ from the Classic. 可见王吉民和伍连德撰写本章的主要目的,除了全面介绍脉学知识与诊脉技术之外,还在于指出西文脉学译著中的错误和争议之处。

(3) 译本的社会功能:这一时期脉学译介处于从西方医学文化多元系统边缘向中心缓慢移动的过程之中,开始比较详实、全面地译介脉学典籍原文。中医脉学英文作品走过了转译传教士其他西文脉学资料阶段,而是以中文脉学典籍为第一手资料,直接由源语(中文)翻译为目的语,尝试译介脉学典籍的全貌而非片段,译介的脉学知识逐步由偏到全,脉象术语及脉象比喻描述的翻译以直译为主,翻译力求保留中医学文化特色,译文渐趋成熟,西方终于得以比较全面、详实地认识中医脉学。

3. 创新发展时期(1981—　)　随着《纽约时报》知名记者、专栏作家雷斯顿(James Reston, 1909—1995)和美国前总统尼克松(Richard Milhous Nixon, 1913—1994)分别于 1971 年、1972 年访华,中医药和针灸疗法再次叩开了美国和西方世界的大门。1973 年,美国创刊出版 *The American Journal of Chinese Medicine*(《美洲中医杂志》)、*American Journal of Acupuncture* (《美国针灸杂志》)。之后不久,美国本土还成立了以出版中医读物为主的出版社,如 Blue Poppy Press(蓝罂粟出版社)。该出版社策划了"大师系列"(Great Masters Series)项目,旨在译介、传播中医学典籍,其创始人 Bob Flaws 也参与到翻译中医典籍的事业中。这一时期,多部英译脉学作品相继问世。译介者结合自身的学术背景、临床经验和研究成果,以中医典籍的译介与传播为重点,将翻译与研究紧密结合,脉学的英文译介和传播进入了创新发展时期。这一时期脉学的译介呈现出如下特点。

(1) 脉象术语英译采用魏迺杰标准:在美国,魏迺杰(Nigel Wiseman)博士所提出的英文中医名词术语体系被 2 家中医文献出版社(Paradigm Publications 和 Blue Poppy Press)确定为出版物之英文词汇标准。故蓝罂粟出版的《脉诊的秘密》和《脉经》《濒湖脉学》英译本均以魏迺杰的术语英译体系为标准。Flaws 在自己撰写的《脉诊的秘密》中提到,并不是因为喜欢或者同意魏迺杰的所有翻译,而是因为当读者感到困惑时至少可以查询他的字典("I do this not because I like it or agree with every one of his choices. However, if one uses such a standard translation terminology and if anyone is confused or curious as to what the actual Chinese character is they can easily look it up in Wiseman's English-Chinese Chinese-English Dictionary of Chinese Medicine.")。他认为翻译中医术语最好、最保险的方式是使用拼音音译,"对于那些拒绝使用拼音的读者,作者建议考虑魏迺杰术语,尽管魏迺杰所翻译的术语或许听起来怪,但是至少含义清晰,因为读者可以容易地联系起术语的中文汉字"。("If one gets used to using the Pinyin, perhaps that is the best and safest way. For those who are resistant to that, then please consider Wiseman's terminology. Even though many of Wiseman's terms may sound peculiar, at least they are

unambiguous, because one can easily reference their Chinese characters.")

（2）精心选择翻译底本，充分利用当代脉学研究成果：《脉诊》（*Pulse Diagnosis*）是以北京中医学院中医基础理论教研室编的《濒湖脉学白话解》（人民卫生出版社，1978）为底本翻译的，不但内容编排与底本一致，而且行文翻译的是《濒湖脉学白话解》注释中的要义。*The Pulse Classic: A Translation of Mai Jing* 以沈炎南主编的《脉经校注》（人民卫生出版社，1991）为底本翻译。这两种中文底本均由国内享有较高声誉的人民卫生出版社出版，且均为同时期国内中医学院学生研读《濒湖脉学》和《脉经》的主要参考书。*The Lakeside Master's Study of the Pulse* 主要以蒋长远的《濒湖脉学入门》（科学技术文献出版社，1986）和《濒湖脉学白话解》为参考翻译。

（3）仿诗体直译《濒湖脉学》：Flaws 仿照原文诗意的语言直译《濒湖脉学》，其翻译很有特点。他在前言中提到，黄焕松的《脉诊》（*Pulse Diagnosis*）不是《濒湖脉学》原文的翻译而更像是其现代中文解释与评论的翻译，即《濒湖脉学》英文版白话解。他的 *The Lakeside Master's Study of the Pulse* 则更像是翻译（translation），其翻译目的是为西方中医临床医师及学者们提供研究原始资料、开展学术争鸣之用——"I have created this translation as a research source for other practitioners and Chinese medical scholars to comment on and debate"。为了能让不晓中文的西方读者阅读到原汁原味的《濒湖脉学》同时保留原文简洁文风，译者未加入自己对原文的理解，在一些译文处读者必须自行加进连接词才能使英语行文流利通畅。所以译者还提示读者可以借助黄焕松的 *Pulse Diagnosis* 和他本人编写的 *The Secret of Chinese Pulse Diagnosis* 来帮助理解。书中译文以直译（word for word translation）为主，十分注重译文的回译性。例如"It is like a faint wind blowing over the hairs (i. e., feathers) on the back of a bird, Press, press, whisper, whisper."（原文：如微风吹鸟背上毛，厌厌聂聂。）显然译者并未参照现代注解将"厌厌聂聂"的舒缓之意译出，仅是译出文字本身的意思，尚且不论译者翻译"厌""聂"时的理解与选词恰当与否，这种字对字的直译方法留给读者自我想象、思考的思维空间，同时可以兼顾体现原文的韵律，与其翻译初衷契合，但也在一定程度上加深了理解难度。

（4）为使脉诊更易理解，翻译辅以图示、脚注等补偿措施：《脉诊》（*Pulse Diagnosis*）被美国国会图书馆编目收录，该书一大亮点是所述 27 脉均配以插图帮助读者理解脉位、脉体、脉势等抽象信息，这是其翻译底本《濒湖脉学白话解》中所没有的。标登出版社（Paradigm Publications）网站介绍该书时引用了《美国针灸杂志》对该书的评价："书中配图使用线条描述了脉的位置、深浅、大小、快慢和手感。文字与图像的结合使得本书成为理解中医脉诊最好的参考书。"（"The graphics enhance the textual descriptions through the use of lines which represent the location, depth, size, speed and feel of the pulse. The combination of text and graphics makes this the most accessible reference to understanding Chinese pulse diagnosis."）

The Pulse Classic: A Translation of Mai Jing 至 2012 年已 7 次印刷，同年转译为葡萄牙文在巴西出版。书中出现许多大小括号，大括号内为《脉经校注》中注家的注解，译者认为有些注解无助于西方读者，同时为了不使翻译冗余，省略了部分注解。小括号内多为译者加入的古汉语中省略成分，或为使译文行文符合英文文法而插入的语句，或译者对原文指代不明处的理解与补充，其目的是使译作更具可读性。书中出现较多脚注，多为解释相关基本概念，或是点破异化译文所隐含的信息，例如："In female, there is menstrual irregularity and, in the months when (the bladder) is the king, menstrual block."（原文：妇人月使不调，王月则闭）king 一词译者添加脚

注,补充解释 king 的含义为:"The winter months are the months when the kidneys and the bladder are exuberant."这些补偿策略的运用能更好地帮助读者理解原文。

(5)西方学者利用当代脉学研究成果编译脉学教材:为了能使西方的中医学习者更好地掌握诊脉技能,西方的中医学者们利用现代脉学研究成果自己编译脉诊教材。

《中医脉诊的秘密》(*The Secret of Chinese Pulse Diagnosis*)是 Flaws 根据自己临床经验和现代脉学研究成果编写的一本脉学入门书。该书至今已 3 次再版,足见其颇受西方中医界人士推崇。该书题名为《中医脉诊的秘密》,实则是一本介绍脉诊基本理论的图书。作为一名中医教师,Flaws 总结自身脉诊学习经验将西方中医学生难以在理论上掌握脉诊、在临床上应用脉诊归因于基础不扎实,因此他在第 1 版前言总结道:"知晓其中的奥妙,中医脉诊将变得简单。这个奥秘就是掌握脉诊的基本理论。"(Therefore, this book has been written with one main intention in mind: to put forward the notion that the Chinese pulse examination is easy if one knows the secret. The secret is mastering the basic.)前言中 Flaws 评价道:"我并非试图去写一本详尽、广博的脉书,本书是对现有英文中医脉诊书著内容的补充和扩展。"("I have not tried to write an exhaustive or encyclopedic book on the pulse. Rather, this book is meant to complement and extend other books on Chinese diagnosis and pulse examination which already exist in English.")该书以中文脉学典籍为写作素材,翻译古今医家如滑伯仁、秦伯未等对脉象的理解,并援引西方知名中医读物对脉象的解释。同时作者结合自己的临床实践经验给予客观评价,例如:"由于我从未感觉到一种仅在关处出现的脉,也未曾体会到'转豆累累'的感觉,个人经验中没有这一脉象。"("Since I have never felt a pulse which appears only in the *guan* or bar position nor have I felt one 'like a bean chaotically stirring ', I have no personal experience with this pulse image.")"滑脉是另一种临床医生必须能够辨识的脉象。"("The slippery pulse is the other of the pulse images which must be pointed out by an experienced practitioner. ")

《脉诊临床指南》(*Pulse Diagnosis*: *A Clinical Guide*)是一本畅销的脉诊临床指南,大不列颠图书馆和美国国会图书馆将其收录,2009 年、2010 年分别转译为意大利文、西班牙文。作者 Sean Walsh 和 King Emma 均毕业于悉尼科技大学(University of Technology Sydney),主修针灸与中医学。前者获博士学位,后者获硕士学位。书中内容不局限于讲述传统脉诊医理,前 4 章作者花大量篇幅讲述脉诊的实践史及其可信性与准确性,后 5 章十分详尽地讲述了传统脉学理论。这是一本向西方全面介绍脉学理论的教科书。书中对 27 脉的讲解在继承传统的基础上有所拓展。作者不仅引用诸多英译中医古籍中的经典描述(classical description),例如《内经》《伤寒论》以及上文提到的《脉经》和《濒湖脉学》中的译文;而且借鉴现代中医脉学的研究成果提出了区别 27 脉的 9 个参数(pulse parameters):脉率、脉管紧张度、脉搏搏动的节律、力度、形态以及脉管的深度、宽度、长度、轮廓(rate, rhythm, arterial width, depth, length, arterial tension, force, ease of occlusion, pulse contour)。该书封底介绍道:"两位作者通过汲取传统中医学和现代生物医学知识深入理解脉与疾病、健康之间的相互关系。"("The authors draw upon knowledge from both Chinese medical traditions and the biomedical system to gain a deeper understanding of how the pulse relates to illness and health.")正如简介所言,作者在中西医学之间进行深入的比较,寻找各种联系和对应。例如在讲述数脉时,作者还提及与其相近的(疾)急脉,言其"病因和特点与心动过速相似,可见于甲状腺功能亢进、高热等,表现为代谢速率的增高"。("The racing pulse is similar to the biomedical definition of tachycardia, with a similar description of aetiology and conditions in which it manifests such as thyrotoxicosis and high fevers reflecting an increased metabolic rate.")类似的论述在书中比比皆是。

（6）译本的社会功能：这一时期中医脉学的译介加速向西方医学文化多元系统的中心移动。译者几乎全为研习中医的中医师，译介重点在于体现中医脉学的医学价值。译介作品的兴盛表明西方对脉学知识的需求越来越强烈。西方中医学著译者已不再满足于基于原著单纯译介中医脉学。在挖掘、继承古典脉学理论的基础上，以 Sean Walsh 和 King Emma 为代表的西方中医学者已开始从跨文化视角探索传统中医脉诊的现代理解与应用。

三、中医脉学译介历程的发展脉络

上文分 3 个时期对中医脉学译介历程进行了全面历时性描述，呈现了中医脉学在西方译介传播的历史脉络和规律：在脉学西传初期，即片段译介时期，具有西医学背景的传教士出于个人兴趣片段译介脉学典籍，通过介绍不同于欧洲医学脉诊的中医脉学，意图取长补短、弥补欧洲医学脉诊技术的不足之处、实现东方诊脉术与欧洲诊脉术的交流融合；之后，完整的脉学典籍译作问世，进入完整译介时期，译者们开始以脉学典籍原文为底本翻译，力求保留中医学文化特色，再现脉学典籍原貌并纠正第 1 时期译文纰漏；第 3 时期为创新发展时期，脉学译介事业全面繁荣，译介者多为西方中医师，他们借助当代脉学研究成果、结合自身临床经验和研究成果，译介作品从跨文化视角挖掘、继承中医古典脉学理论，探索传统中医脉学的现代科学理解与应用，体现着翻译与研究紧密结合。其实，中医脉学西传的历史脉络和规律，在一定程度上揭示了中医学西传的总体发展脉络和规律：译介内容从技术开始，逐步涉及中医典籍，发展趋势是从跨文化视角、基于中医典籍和中西医学文化差异对中医学从理论基础到临床技术的全面解读。本文研究结果还表明：多元系统论指导下的描写性翻译研究不仅适用于研究不同时期产生的同一作品的不同译本，还适用于对不同时期产生的译介主题一致的不同中医译介作品进行研究。

（梁杏、兰凤利，《中华医史杂志》，2013 年第 43 卷第 5 期）

中医药文化国际传播视角下
中医翻译的问题与对策

近年来，博大精深的中国文化、传统及风俗无不吸引着全球各国人民，越来越多的人急于了解中国。作为中国传统文化重要组成部分，中医药文化蕴含着中华文明独特的理论系统，草药的巧妙应用以及在疑难杂症方面的有效治疗手段在世界上愈益展现出神奇的魅力。随着改革开放的不断深入和中医药文化的全球流行，世界各国都迫切需求对中医药文化深入的了解和学习。可见，中医药文化在国际舞台上的影响和地位正在不断增强，中医药文化的国际化正面临着前所未有的良好机遇。然而，东西方文化的差异，包括语言上的障碍与思维方式的不同，成为阻碍中医药文化迈向世界的最大绊脚石。因此，中医药文化要实现国际化，更好地服务于全世界的人民，发挥其独特优势，中医翻译就显得尤为重要。

一、国内外中医翻译理论的研究

毋庸置疑,很多有识之士对中医翻译做了大量工作,深入地探讨了中医翻译的方法和理论。目前,对于中医翻译理论的研究主要借鉴翻译学或其他学科的研究方法,缺乏统一的翻译理论和翻译标准,还没有形成完整的系统。国内外主要的中医药文化翻译理论有:

1. 奈达对等翻译理论　美国翻译家尤金·奈达(Eugene Nida)提出了著名的对等翻译理论,即"动态对等"与"功能对等"。在《翻译理论与实践》一书中,尤金指出了"内容优先于形式的原则,适合翻译所有的文本"来指导中医文献的翻译。后来,尤金在《从一种语言到另一种语言:论圣经翻译中的功能对等》一书中,把"动态对等"改名为"功能对等";并指出,功能对等的翻译,"不但是信息内容的对等,而且尽可能地要求形式对等"。奈达对等翻译理论对以后的中医翻译理论的研究有借鉴和指导意义。李照国等早期认为:奈达对等翻译理论,同样适用于中医翻译;中医翻译首先向读者传达的不是文学或哲学知识,而是中国古老的医学科学知识。张玲等对中医翻译中原语与译入语的语义对应程度,以及中医古籍文献的文体特征进行了详细分析,提出了奈达对等翻译理论在中医文献翻译中的有效性和可行性。陈崛婕则认为,在翻译中医文献时,奈达对等翻译理论既能传达医学知识又能传播传统文化。

2. 文化趋同翻译理论　文化趋同翻译理论是中医药文化翻译的关键。文化趋同,就是从文化的角度上,译语应准确地体现出原语所要传达的意义、方式与风格,即译语应原汁原味地再现原语的"形"与"神"。英语界知名人士王佐良先生在《翻译中的文化比较》中明确提出,译者"处理的是个别词,而面对的则是两大片文化",因此,译者应以文化趋同为翻译原则,关注中医药典籍文献中的文化因素,保持中医概念系统性、完整性和独立性,以推动中医药文化的国际传播与交流。兰凤利指出,在翻译中医古典著作时,应特别关注原文所体现的人文、社会科学特征。梁俊雄认为,中医文献翻译应遵循文化对等原则,将直译、意译、音译相结合。在所采用的"异化"还是"归化"方法问题上,李照国、张璇等提出,在中医翻译中,"归化"与"异化"存在着相辅相成,互不排斥的关系。蒋学军通过中医典籍中的各种文化图式,认为中医文化图式的翻译应以异化为主、归化为辅。

3. 翻译适应选择论　清华大学教授胡庚申于 2004 年提出了"翻译适应选择论"。此理论以达尔文"生物进化论"学说为理论依据,将翻译定义为"译者适应翻译生态环境的选择活动"原则。一方面是"多维度适应",另一方面是与翻译生态环境相适应的"适应性选择",即为:"多维度适应与适应性选择"。具体是指:在翻译过程中,译者原则上在翻译生态环境的不同层次、不同方面力求多维度(语言维、交际维、文化维等)地适应,继而依此做出适应性地选择转换。赵丽梅通过对中医术语"同字异译"现象的探讨,分析了"三维"翻译法的有效性,从而论证了翻译适应选择论对中医翻译具有指导性作用。申燕辉等基于翻译适应选择论,运用"整合适应选择度"理论分别从语言维、交际维及文化维,对 ISN 及 IST 两标准中医名词术语翻译实例进行分析,指出在翻译过程中,应灵活运用音译、直译、意译及多种翻译手法,以适应翻译生态环境。

4. 功能翻译理论　20 世纪 70 年代,德国出现了功能翻译理论。此理论从功能角度上运用文献型翻译和工具型翻译的方法,明确翻译者的地位;以目的文本为导向,打破传统翻译的二元对立概念。陈怡华、施敏将这一理论引入中医翻译中。谭慧娟在其硕士论文中提出,从宏观角度,功能翻译理论为中医药文化翻译工作者确立了科学而又合理的翻译理论架构,其目的性原则和忠实性法则也对中医药文化翻译实践具有指导作用。

5. 李照国的中医翻译理论体系 李照国先生在中医翻译理论的研究方面做出了杰出贡献，其著有论文"论中医翻译的原则""中医翻译标准化的概念、原则与方法"等，及专著《中医翻译导论》《中医英语翻译技巧》《医古文英语翻译技巧》等。根据现代语言学和翻译学的基本原理，李照国先生总结了古今中外翻译工作者的经验，并结合自身长期的翻译实践，分析了中医语言的特征，提出了中医翻译的原则与标准，探讨了中医翻译的基本方法及翻译工作者应具备的素质。从一定程度上，这些研究成果初步构建了中医翻译的理论体系，从而开启了中医翻译理论与实践相结合的新篇章。

二、国际传播视角下中医药文化翻译的问题分析及对策建议

事实上，作为中医药文化国际传播的重要渠道，中医翻译理论研究仍面临许多实际问题。本文从宏观和微观两个角度，以中医药文化国际传播为视角，借鉴国内外有关中医药翻译的研究成果，在翻译者、翻译的内容、翻译的方法、译文读者及其反应等方面，对中医翻译过程中所出现的问题进行探讨并提出了对策建议，希望对中医药文化的国际化进程有一定的促进作用。

1. 对中医药文化知识的学习 众所周知，中医药文化在中外文化交流中起着举足轻重的作用，但其深奥的哲学辨证思维和优美高雅的古文风格令人艰深难懂，中医药理论系统和治疗方法和西方医学差别甚大，这些就增大了中医翻译的难度。中医药在医疗中强调整体概念，讲究天人合一；用药方面重视药的性味归经。而西医却从局部入手，用药方面往往是消灭局部有害因子为主。中医的五行学说和阴阳学说在西医中也根本没有对应概念。此外，为了体现中医特色，有人主张在翻译中医文献时要尽量保持其高雅优美的古典风格。但是，如果缺乏中医药文化知识，读不懂中医古文，更不能说把它翻译为其他语言了。如中医中的"心、肝、脾、肺、肾"不仅是解剖概念，也是功能概念，即"心主神志，肝主疏泄，脾主运化，肺司呼吸，通调水道，肾主精"。而在西医里，它们只被认为是器官，常常被译为"heart，liver，spleen，lung，kidney"。

因此，中医药文化要走向世界，与世界医学接轨，实现现代化，中医药文化的翻译工作者不仅要熟练掌握外语语言知识，而且更要加强对中医药专业知识的学习和熟练掌握。当前，中医药文化翻译工作者的主要任务就是：用现代化的科学体系，使中医药文化从古代自然哲学的思辨式论述中解脱出来，变成现代科学语言能表达的唯象理论，借助翻译这一途径来推动中医的发展。

2. 中医翻译的标准化和规范化 中医翻译研究起步较晚，仍处于初期阶段。许多翻译方法层出不穷，公说公有理，婆说婆有理，许多方面未达成共识；缺乏统一的标准，所能借鉴的资料和论著少而不系统，这就造成了国外中医药文化学习者理解上的困难和混乱。如"气功疗法"，有人译成"Qigong therapy"，有人译成"breathing technique therapy"，有人译成"fresh air therapy"等。究竟谁对谁错，没有统一的标准和规范。其次，中医药术语往往言简意赅，而其翻译常常表达比较冗长，这就不能完全彻底地表达清楚中医药术语的真正含义。如"健脾开胃"仅为四个汉字，往往被翻译为"invigorating the spleen and in accordance with eight principal syndromes"。此外，在中医药文化翻译过程中，有些人往往忽视了中医药文化本身所特有的特性，盲目西化，望文生义。如中医中的"失笑散"，"此药可令失笑者转笑"，故名"失笑散"，具有活血祛瘀，散结止痛的功能。而有人翻译成"powder for lost smiles"，可见，此种译法有欠妥当。

面对中医翻译缺乏统一标准和规范，极度混乱的现象，笔者认为，在中医药文化国际传播视

角下，中医翻译要遵循一定的原则，按一定的方法进行。

首先，保持特色，能中不西。中医药理论所特有的一些术语和概念往往在英语中很难找到对应词语，而要把中国传统的中医药文化以真实准确的本来面貌推向世界，需要当代译者对中国和中医的传统文化进行深入的研究。在对中医药文化翻译时，要以民族性为原则，保留其原有的特色，最大限度地再现原文信息，重视中医术语的社会和生活关联性。如具有典型的中国文化特色的"阴阳""气""气功""太阳"等术语，用直译或意译都无法准确地传达原文的内涵，而采用音译，译为"yinyang""Qi""Qigong""taiyang"就相对简单而容易理解了。又如"木克土"是指肝脏对脾的制约关系，而译文"the liver restricts the spleen"即没有保留五行隐喻的含义，又没有反应出五行跟五脏的关系，故译成"wood restricts earth"较为妥当。因此，以民族性为原则，保持中医药文化的"中国特色"和"中医特色"，能够促进中医药文化在世界各国健康地发展。

其次，参照西医，西学中用。在对自然科学领域认识的过程中，人类往往得出相似或相通的结论。比如在对人体器官及其生理功能的认识、日常保健等方面，中西医有许多相近、相同之处。在对中医药文化进行翻译时，可以利用医学的这种相通性，借鉴西医术语。如对中医中"候"与"证"的翻译，过去人们多译为"sign"或"pattern"，而现在，由于受到西医"综合征"的影响，多译为"syndrome"。诸如其他，"消渴"多译为"diabetes"，"骨折"多译为"fracture"等。此外，在中医药文化翻译过程中，可以应用西方普通语言。如"金、木、水、火、土"可翻译为"metal、wood、water、fire、earth"，"抑郁"可翻译为"depress"等。随着全球化的加剧和互联网的普及，使用西医学术语名词或西方普通语言来表达传统中医概念的趋势日益扩大。因此，以实用性为原则，大胆借用西医固有的术语名词或西方普通语言来翻译相对应的中医概念，能促进中西医的和谐发展。

再次，尊重读者，面向受众。这是译者必须遵循第三个重要原则，其要求以外国读者的可接受性为主要尺度来衡量译文是否标准。也就是说，在中医药文化翻译过程中，应充分地考虑到普通受众对中医药文化的理解程度和消化程度。如，中医中的"贼风"，曾被译为"evil wind"或"thief wind"。事实上，"贼"，有"伤害"之意；"贼风"，"四时不正之风，或穴隙檐下之风"，即引发人体伤风感冒的病因。显然，"pathogen"或"pathogenic factors"两种译法表达的意思更准确，读者又更容易理解。又如中医方剂中，以百合、地黄、当归、麦冬、贝母等多味药物配制而成的汤剂"百合固金汤"，主要功效是养阴润肺，化痰止咳。译文"Lily Decoction for strengthening lung"既包含了主药配方，又概括了该药的主要功用，更容易为外国受众接受。

3. 中医翻译人才的培养　目前，许多有识之士热衷于中医药文化的国际化传播，为中医药文化翻译工作做出了巨大的贡献，然而，翻译人才严重缺乏的现象仍旧非常明显。因此，中医药文化要实现全球化、现代化，就要建立一支热衷于中医药文化翻译工作的人才队伍，为中医药文化的国际化传播提供人才保障。在国内大中专院校尤其是医学类院校设立有关中医药文化、传播及翻译等专业，加大了外向型中医药文化翻译人才的培养力度；注重提高中医药教师的外语水平，克服语言障碍；通过短长期培训、出国留学等国际交流手段促进中医药文化翻译人才的培养。对于中医药文化翻译人才的培养，社会各界及政府有关部门也应该在政策、物力、财力等方面给予支持。

此外，多方合作平台的搭建也是尤为重要、有效的途径。2008年8月2日，世界中医药学会联合会翻译专业委员会（简称世界中联翻译专业委员会）在上海成立，提出了"以中医翻译为核心，加强与各国医务界、教育界、出版界、科研机构、学会、企业的联系与合作；活跃学术气氛、搭建多方合作平台、促进学术发展及研究成果的转化"的发展目标。在这一目标的指导下,建立海外"中医学院",对中医药文化感兴趣的西方人及在外华人华侨推行正规的中医教育;利用海外的300余家"孔子学院",在其教学过程中融入中医药文化元素;创建类似中国中医药翻译学会等机构,促进中医药文化的对外交流;在国内大中院校尤其是医学校开展有关中医药文化翻译的教学及交流工作;应用计算机网络技术这一高效的传播途径建立中医药文化翻译数据库、网站、微博等科技平台等。

三、结语

作为世界文化的瑰宝和中华民族的宝藏,中医药文化将为世界各国人民更加深入的了解和接受,并为人类健康做出更大的贡献。在此借鉴国内外中医翻译理论的研究成果,在中医药文化国际传播视角下,初步探讨中医翻译的问题与对策,以促进中医翻译理论研究的发展,推进中医药文化的国际化传播进程。

(马平,《环球中医药》,2013 年第 6 卷第 6 期)

中医药国际化中的译语话语权分析

中医药国际化翻译活动中的译语话语权涉及话语语言和话语文化,同时还涉及对外传播的经济、文化利益目的。中医学理论体系中包含着中国博大精深的文化哲理和养生之道,在中西文化观和审美价值观都存在较大差异的情况下,如何确保中医国际化的进程中既保全其中的民族文化而又不至于造成译语话语权过度而丧失自身真正的话语诉求,是当今中医药国际化中亟须解决的问题。

本文将通过中医药国际化翻译活动(translating)中的某些具体英译实例,探讨在译语话语体系构建的过程中,译者通过操纵话语符号和话语形式的转换活动,在译语话语中重构原语话语的话语权,建立起双向获益的外宣译语话语体系,以求得译语受众对译文最大限度地接受。

一、中医药国际化中中医文化的失声

中医学理论包含"阴阳五行""天人合一"等中国古典哲学思想,中医学在其理论形成过程中,也融入了道家的精、气、神思想,讲究机体的和谐统一,从而形成了自身独特的中医文化内涵。中医学理论的形成和发展,在某种程度上来说,就是一部中国的古典哲学思想史。中医学对外传播过程中除了要最大忠实而切近地传达其中的医学信息外,如何将蕴含其中的哲学、文学、宗教、价值观等文化信息适切移植到译语文化中去,避免原语中医文化在译语中的失声,一直以来都是译者不得不面临的重大课题。

综观诸多译者在翻译中医学中的"气""阴"和"阳"等文化术语时,简单套译哲学术语的译语形式"qi""yin"和"yang",甚至还有人将"脾气""肺气"和"肝气"等直接采用音译加意译的方法译做"spleen qi""lung qi"和"liver qi"。其实,中医学中指某种征象、药性或腑脏等器官功能之"气"乃道家"气"概念在医学领域中的具体应用,处在不同语境时,是完全有别于哲学万物源起之

"气"的,不可简单地译成"qi"。孔子、孟子、老子等代表的中国古典哲学思想在世界哲学史上影响甚远,套译中医学专门术语,有助于中医学理论的世界传播,获得话语主导权。但是,如果不问语境的套用哲学术语译名非但不利于中医学的世界传播,反而会导致受众接受心理的抵触。关于中医的"气",从谢竹藩在《新编汉英中医药分类词典》给出的定义——... qi in its physiological sense is referred to as the basic element or energy which makes up the human body and supports its vital activities ...——来看,既有中医学"气"之本质,亦保全了"气乃万物之源"的中国古典哲学思想。但是,中医学描述药物性能和气味的"四气五味"之"气"指的是药物的本质药用属性,同于英语语言中的 nature(天然或本质之属性),这与中国古典哲学中之"气(乃万物之源起也)"相去甚远,故而不能简单音译为"qi"。如李照国在译《黄帝内经·腹中论》中"夫芳草之气美,石药之气悍……"时,两"气"则被分别译为"Fragrant herbs is aromatic and mineral drugs is drastic"。针对不同症候之"气",应区别对待,像"疳气(指幼儿营养的轻度不良)"就可意译为"malnutrition",这样可以有效避免直接音译"qi"的意指模糊;又如,朱明在 *The Medical Classic of the Yellow Emperor* 一书中将"五藏"直接音译加意译译作"five zang-organs",实际上"藏"即"脏"指的是英语语境中的 the viscera (heart, spleen, liver, lungs and kidneys),而译名中 zang 的出现,将产生交际障碍,从而使该话语失去其应有的话语份额。

从中医文化或中国文化元素的对外传播来看,很多译文结构处理上出现轻重适当的现象,譬如马淑然所译《黄帝内经》为 *Huangdi's Inner Classic of Medicine*(*Huangdi Neijing*),就对外传播的术语专名移入角度来看,本译名应以 *Huangdi Neijing* 为主干,*Huangdi's Inner Classic of Medicine* 加以补充说明:*Huangdi Neijing*(*Huangdi's Inner Classic of Medicine*)这样更能拥有译语的话语主导权。谈到"黄帝"之译名,从目前已有的《黄帝内经》英译名看,王忻玥的观点在学界占有一定的市场,她认为"黄帝"的译名"Yellow Emperor"源起于"肤色黄(yellow)和河水黄(yellow river)"和"土色黄"的崇拜情结而"尽可能地保留原意"。黄色在中国从古至今均乃"高贵"的象征,故而很多译者在译《黄帝内经》书名时均采用"Yellow Emperor"直译"黄帝":如李照国于 2005 年将《黄帝内经·素问》译作 *Yellow Emperor's Canon of Medicine Plain Conversation*,2008 年译《黄帝内经·灵枢》为 *Yellow Emperor's Canon of Medicine Spiritual Pivot*。笔者以为如此译法的源起更多可能是受到了德国译者 Ilza Veith(1915—　)的影响,他在 1949 年将《黄帝内经·素问》译作 *The Yellow Emperor's Classic of Internal Medicine*。殊不知,亦有国外译者,如 Paul Unschuld(中文名"文树德"),他就直接将该书名音译为 *Huang Di Nei Jing Su Wen*。姑且不论两个译名的语言运用和语义表达孰优孰劣,从文化传播和文化移植的对外传播活动中这一不可忽视的主题来看,笔者以为,huangdi 译名就优于 *Yellow Emperor* 一说,这也从诸译本文内"黄帝"之译名多为音译词"Huangdi"得以验证。译名 *Yellow Emperor* 虽已为不少西方受众所熟知,似乎成了一种约定俗成,但如此纯属字面的义译名,造成了译文形式与原语内容的完全脱节,无助于译语受众充分了解和把握该译名概念的深厚内涵,也无法充分体现出汉语的语言优势和文化寓意。所以,从中医文化传播效果看,文树德的 Huang Di 译名更能彰显该书的中国文化属性。

二、中医药国际化标准制定时译语用词的失切

中医药国际化中的行业标准制定到底是由"我来说",还是"为人说"尤为关键。谢竹藩对

2005 年 3 月由中国科学技术名词审定委员会公布的《中医药学名词》规范进行较为细致的研究发现该书中诸多中医药名词的规范译名其实极不规范。中医药名词的英译套用了大量的西医学术语,完全忽视了两者之间内在的文化差异;另外,中译标准中大量译音不译义的汉语拼音译名形式,往往容易导致该名词语义传递的缺损或误传,甚至会导致译语受众的理解困惑,无法充分展示中医药学的神奇美妙之效。名词音译的方法在某种程度上对译界亦会产生翻译方法上的影响或误导,造成译者传译活动中遇到难以简洁明快英译时不问传播效果而盲目音译的急功近利思想。这样大量采用音译的所谓国际标准从根本上来说,不但丧失了我们自动设置交际主题的主导权,无意的语符形式更是严重地阻碍中医药国际化的进程,最终"我来说"不达意,就只能"为人说",从而彻底丧失了中医药国际化进程中的国际话语主导权。要想中医药获得像西医药那样的国际话语份额,中医就必须制定出自己切实可行的中医药理论与实践及研发标准,摒弃原有的经验式行医理论,建立中医药推广中可具体试验数据操作式的、科学性的规范和标准并及时对世界公布。截至 2014 年 2 月,世界中医药学会联合会已经发布和推介使用了 11 部中医药国际标准。这些标准的制定和推广,为中医药在其国际化途中获得更多的国际话语权奠定了坚实的基础,确立了中医药中专门术语的英译策略及译语表达规范,同时也促进了中医药名次术语国际规范译名的使用,促进了中西医之间的学术交流和理论探讨的科学依据,扩大了中医的国际影响力和世界更为广泛的传播,加大了中医药在国际医药话语体系中的话语份额。

中医学各种标准的世界推广、中医药对外传播的效应和受众的认同程度,很大基础上决定于该标准及相关中医学医理英译时译语处理的适切程度。规范而科学的译名必将促进中医药国际化的进程,而失切的译名则只会导致受众认同心理的障碍,甚至是抵触。2007 年世界卫生组织西太区组织联合制定的 *International Standard Terminologies on Traditional Medicine in the Western Pacific Region*(《西太区传统医学名词术语国际标准》)收录了 8 大类 3 543 个词条,为世界从事传统中医学的从业人员以及为传统中医学研究者和传播者提供了一个统一可行的规范译名使用标准。该《标准》中的"traditional"一词使得国内译者在中医学对外传播的英译活动及国际会议上或撰写的相关学术论文中将"中医"或"中医药"均译作 Traditional Chinese Medicine (TCM)。该译名无论从语义准确传递的角度还是从达到中医学文化的有效对外传播之目的来看,都是值得商榷的,尤其从受众话语语境下的接受心理来看,该译名更是不利于中医学和中医文化的国际话语权获取。对此笔者曾在《译语话语权研究——中医药英译现状与国际化》中剖析过译名"TCM(中医)"的失切与中医药国际化中国际译语话语主权丧失之间的偶然和必然的联系:

… Traditional Chinese Medicine 中的 traditional 一词源于 tradition,在英语语境中表述的是: a cultural continuity transmitted in the form of social attitudes,beliefs,principles and conventions of behavior etc. deriving from past experience and helping to shape the present. 译成中文就是"传统的中国医药"或"中国传统医药"。"传统"是一个民族在长期的历史过程中潜移默化而形成的某种生活态度、社会观念、信仰或行为规范。但是,在一种文化传统中为人们所接纳的生活态度和行为规范以及价值理念,在另一种文化中可能恰恰相反,甚或引起误解。即使在同一种文化之中,传统也会经历变革的冲击。所以说,将"中医药"译成 Traditional Chinese Medicine,给译语受众传递的意象并不全是可行和可接受的概念,或许它代表的是落后,甚或说是不科学或迷信,并不能代表中国医学中最先进的医疗技术及手段,无形中将致使译语受众对中国中医药的拒止。

而译名 Chinese Medicine 更能传递给译语受众一个正面的意象,那就是,中国人正在流行、运用的医疗技术、手段。如此,笔者以为,"中医药"或"中医"的英译名,使用 Chinese Medicine 比 Traditional Chinese Medicine 更能发出中国医药的声音,利于中医药的国际认同。

中医术语译名使用的连贯性、一致性和适切性,除了需要建立相应的翻译标准外,还需要有相应的行业推广的行为规范来加以约束。规范、科学而统一的中医学和中医药的名词术语的世界译名,是中医走向世界,成为国际医药大家庭中的一员并广为受众接受的必要前提,也是中医国际标准化的首要任务。这里所说的规范,即译名语言及附着于语言之上的文化要合乎译语受众的语言行为规范,契合受众的审美文化需求,其中所附着的原语文化移植要做到隐而不现,现而不悖。前文已经提到过,中医学理论因为缺乏科学的实验数据支撑,导致了中医在世界医学领域内的失声,所以就译名的科学性而言,除了语言层面的合规,必要的数据支撑和药理分析在中医的对外传播过程中至为关键。而中医术语英译名统一性指的是该译名使用的连贯性和一致性。对外传播过程中,中医药企业和所有海外中医从业人员,不能各自为政,译名乱用。当然,必要的释译还是很有必要的,在确保其医理核心统一的前提下可以各有特色。

三、中医药国际化英译策略的失衡

根据纽马克(Newmark P.)的交际翻译理论,中医药国际化的英译方法和语言形式的采用及语义和文化的传递和移植目的,应以交际译文为译语受众带去何种社会价值为中心。而中医药国际化的译语话语权,就是要在目的语语境下,通过研究适当的翻译方法、翻译技巧及策略,找出最为切近的译语话语形式以掌控交际互动的话语主导权,达到交际活动中原语语义的真实再现和中医文化在世界医学领域内的确切移植,更好地向世界主动传播中华医学,呈现中医学原理和中医药理论的医学思想内涵之恒久魅力。如中医学中的心、肝、肺、脾就不能因中西医学中所指差异(中医重指抽象意义上的器官功能,而西医强调的是解剖学意义上的具体器官组织)而直接音译为"xin""gan""fei""pi",此时两者语言及文化中存在同指性,所以笔者以为,直译"heart""kidney""liver""spleen"更为贴近译语受众而获得受众的认同与接受。

除了上面提到了中医学著作或中医药对外传播中的音译过度的问题外,中国古典文学作品中的海外传播——如同中国武术一样,随着李小龙、成龙等主演影片的海外传播,在一定程度上扩大了中医药理论的世界影响,促进了中医药文化的海外传播。但是,文学作品翻译过程中讲究行文之"雅",迫使译者面临文学作品中所涉及的中医药理论和专名的英译时,无论是国内译者还是海外汉学家们,通常会出现意译过度。意译过度的致命弱点在于不利于中医学中专名核心要义在译语中的表达,从而将严重地影响到中医药术语在译语受众中的广泛传播和中医学理论的受众接受。下面试以大卫·霍克斯(David Hawks)与杨宪益、戴乃迭夫妇所译《红楼梦》中的"传经"译语为例:……幸而发散得快,未曾传经……——... the illness had not yet established itself in her system ...(霍译)——... the viscera proved to have been unaffected ...(杨译)。两者对中医学名词"经"的理解分别为 system(整个身体)和 viscera。朗文辞典中对 viscera 的解释为:the bodily organs occupying the great cavities, esp. The stomach, intestines etc. which occupy the trunk, such as the heart, liver, and stomach. 实际上中医学里面的"经络"指的是经脉和络脉的总称:main and collateral channels, regarded as a network of passages, through which energy circulates and along which the acupuncture points are distributed. "经脉"为纵行干线,一般多用

meridian channel/vessel/system，而"络脉"为横行干线，多用 collateral channel/vessel/system。本句中的"传经"的"经"既非抽象的 system 总称，亦非具象的 viscera 细指，而是 meridian channel/vessel/system。所以两译本中的译法均未能保持原作风味，忠实再现其中的中医文化，笔者将之试译为：Jing Mai(meridian channel/vessel/system)，如此，音译利于中医术语的受众识记和译文之经济，而括号中的释译，便于译语受众的理解和认知。当然上述译本的失误主要在于对中医原理认识的欠缺所致。译者在遇到此种文化具象深含的专门术语词，可使音译或零翻译之法以保留原语之具象，再注以相关之阐释，切不可任性而为之。

当然，如果在尊重原语文本的基础上，确保译本的不歪曲、不走样，适当意译还是可以加强译本的"可接受性"的，譬如霍克斯所译"肝木克脾土"：reduced the inflamed, over-active state of your liver so that it was no longer harming the earthy humor of your spleen，其中西医学术语 inflamed 和 overactive 的比照译法（或者说只译其意）反而更便于西方受众的理解。

在中医药国际化的进程中，译者面临"东学西渐"的传播宗旨，那么就必须要以原语文本为中心，英译策略的使用不能脱离原语文本的核心要义和文化之本，否则，其译本必然会丧失原本之精髓。目前中医药的英译策略或方法过于单一，有时甚至可以说得上是武断或粗暴。遇到不可译之词，不妨借鉴"西学东渐"过程中的音译、直译、零翻译或造词的策略，暂且搁置其译语定名以待日后学者赋予其新的时空含义和更佳的译名，或许今日不译之名乃日后不可替之译名也，更能体现该译名之话语权。当然，无论采取何种外传播的英译策略，主动诉求，自我设置议题和由我表述，依然为掌控中医药对活动中的译语话语主导权的核心要素。翻译中医文献，只有成立既精通英文又具备相当中医专业知识的翻译团队，方能确保高质量的中医译本，更好地向世界推介中医文化。

四、音译、直译中话语预设的失准

中医观念中包含着丰富的反映出中国古代阴阳五行等辨证施治的哲学思想名词以及民族特色浓厚的专有名词，所以，英译时很难在译语语言和文化中找到能够与之准确对应的文化意象词，故而为了最大限度地实现中医药对外传播时自我意图和自我文化世界传播的根本诉求，中医药名英译时，国内译者通常采取音译(transliteration)或直译的翻译方法。很多人认为，既然话语权包含了话语的自由表达权，同理，中医药国际化的译语话语权必然也就离不开译出语的译者关照，盲目夸大对外传播时自由选择目标语表达方式、方法的权力。

任何话语的异语表述都是在译语活动的话语预设基础之上，为了达到某种特定的交际目的。音译确实可以从译语形式上让译语受众更多地感受其中的异域特质，熟知中国话语表述时的话语策略，从某种程度上来说，不难获得一定的话语主导权，如命名权等。译者，传播活动中的话语主人，要想在原语的译出过程中达到传播的特定目的，就要能做到翻译活动中的"美己之美、美人之美，美美与共"。尊重自己的话语自由表达权的同时还得充分考虑到译语受众的接受心理。像 *Nei Jing*(《内经》)，*Nan Jing*(《难经》)等孤立语境下的音译名，虽然说有助于西方受众诵记和传播该译名，也达到了翻译的经济原则，但是，这样的译名实质上脱离了中医药的汉语言语义跟文化，完全忽视译语受众感受，属于译语话语权的滥用。实施译语话语的强导（强行推介某一语用）只会造成受众对译文的抵触，进而妨碍到中医药的国际化进程。中医药对外传播的根本目标就是要让译语受众像知道、了解和接受西医药一样知道、了解和接受中医药的功效和作用，促进中医药的世界传播和发展。

中医术语音译词的首次出现只有跟上了利于译语受众理解的释译方可使之为译语受众真正接受。李照国先生就曾将"三焦""腠理""飧泄"和"神明"采用"音译加注"的方法分别译为"Sanjiao(Triple energizers)""Couli(muscular interstices)""Sunxie(diarrhea with undigested food in it)"和"Shenming(mental activity or thinking)"。如此译名,既保留了原语语音(汉语发音)风格特色,又通过释译准确无误地再现了原语语义,从而达到了对外传播的最佳效果:既传播了中国语言,又方便了受众对中医学理论的理解和迅速的把握。当然,注解的方式可以采用序解、夹注、尾注、脚注或文内注等多种形式,其目的都是在不折损原意的前提下尽可能地帮助受众理解其译名(或译文或译本),让受众更好地明白译文所使用的译语语言,了解中医药术语译语的内在声音,获取中医药国际化过程中的话语主导权。

如果将中医学理论中某些文化词中所蕴含着的丰富的哲学概念词通过简单而粗暴的音译或直译形式强行塞入到西方受众的思维体系中去,并不利于中医学核心医理的传播,只会造成更大的文化错位,甚至破坏受众接受美学的生态环境。譬如,如果将"肝木""脾土"译为"wood in the liver""earth in the spleen(脾里面的土)",不但中医博大的"五行"哲学之美荡然无存,更会令西方受众百思不得其解。为此,中医英译过程中,对那些具有丰富文化内涵的音译词采取适当的补偿策略,运用多种翻译中的异化策略以最大真实地保持中医文化中民族文化色彩,将沟通和交流过程中的障碍和思维理解的误差降到最小,尤其是像"气""阴""阳""五行"等玄虚的中国古典哲学词汇在中医学理论英译的具体实化补偿尤为重要,化抽象为具体,凸显中医学理论及其核心要义,这也是增强译语话语权必不可少的一个环节。如"肝火"就不能简单直译为"fire in the liver",而需要在 fire 之后采取必要的补偿"internal heat"释译为: fire (internal heat) in the liver,何敏则主张将"肝火一平"中的肝火套译为"Yang is reduced"。当然,如果某些哲学词汇或术语词的音译或直译确已为西方受众广为接受,或者说在序里已交代清晰,则在文中无须赘述了,此处之"Yang"即属此范畴。

笔者以为,音译和直译是保全中医药国际化中译语话语权的最佳途径,音译和直译可以很好地保留中医的东方特色,同时展示中国语言、文化和行文结构之美,但切不可因此而采取不顾译语受众接受心理、简单而粗暴的文化移入,没有合理预设的音译和直译,无论其译语形式如何经济,均只会导致受众的心理抵触,削弱中医的国际话语权。

综上,中医药对外传播的根本目的就是通过采用受众容易明白、理解和接受的译语表达方式,使中医学理论走向世界。1978—2013 年关于我国传统中医学对外传播的英译教材总计不过14 部,无论是这 14 部教材还是相关中医药的国际标准(即中医学及中医药术语的英语命名标准),均存在着这样或那样的药理翻译不到位、文化移植走样、选词失当和表意模糊等问题,因为东西方在语言、文化、价值取向和医疗认证体系等诸多方面存在着的差异,再加上人类在不同时期对哪怕是同一事物的理解和认知水平上存在着时空差异,导致了中医药国际化进程中的译语话语权的份额考量和译语效果的角度权衡的差异。所以说,只有通过研究适切的译语话语运用,构建新的中医学译语体系,方可使中国医学彻底融进国际医学体系,拥有更多的世界医药市场的话语权。

(熊欣,《中国中西医结合杂志》,2015 年第 35 卷第 11 期)

中医文献英译史研究

中医药文献是了解、学习并掌握中医药技能的知识来源,而英译则是架起中医药通向国际的桥梁。笔者通过对 17 世纪开始的中医英译文献进行整理,将整个英译的历史划分为四个阶段进行梳理,以期为读者提供一个清晰的历史过程。与此同时,笔者对中医文献英译的现实意义也从两方面展开分析。

一、中医文献英译史

1. 第一阶段:以外国人为主体的中医西传(17 世纪—1840 年)　此时期中医英译文献主要是针灸与诊脉方面的作品。这要归功于文艺复兴与欧洲新商路的建立,使得欧洲信息交流迅速,从而使中医能够在欧洲得到传播。公元 1677 年,英国外交官坦普尔(Temple W.)在新西兰的奈美根参加国际会议时,痛风发作而靠针灸取效,他撰文介绍针灸,特别是艾灸术(Miscellana)。公元 1683 年,荷兰医生瑞尼(Rhyne G. T.)在伦敦出版了《论关节炎》一书,介绍了中国针灸治疗关节炎,瑞尼给针灸以肯定的评估,并把中医的"风""阴阳平衡论"与希波克拉底的理论和四液说联系起来。书中还提到了针灸铜人与针灸有效的病种。该书引起了欧洲人对中国传统医学的兴趣,为随后的针灸临床实践和中医药传播打下基础。公元 1682 年,Cleyer 又用拉丁语介绍中医、经络、气、针刺技术。

17 世纪以后,欧洲新商路开通,文艺复兴时期医学的中心转向英国,人们的思想得以高度解放,并且愿意接受并研究各种可以治病的医学,所以针灸在英国得到了早期的传播,出现了一些针灸学有关的著作。此时期最为重要的中医古籍翻译当属《中国通史》(*The General History of China*)和《中华帝国全志》(*Description of the Empire of China*)。这两本书实际上都是法国编著者杜赫德(Jean-Baptiste Du Halde,1674—1743)于 1735 年法国出版的《中华帝国全志》(*Description de I'Empire de la Chine*)的英译本。

此时期的中医著作,主要是向欧洲人普及和介绍中国文化。如《论关节炎》一书,主要是为了介绍中国针灸可以治疗关节炎这件事,并未对其中的病因病机等做详尽的解释说明,为了能让西方人有更好的理解,作者通常还会把中医的一些理论与西医的理论联系起来介绍,书出版后所起到的效果就是使欧洲人对中医有所了解,甚至一些人产生了兴趣。《中华帝国全志》更是开始就定位为一本科普读物,以传播中国文化为目的。

2. 第二阶段:中医英译的实践探索阶段(1840—1949)　鸦片战争后到 1949 年以前,中医文献英译作品多向药学偏移。主要原因是,历经朝代变迁与中西经贸频繁,尤其是鸦片战争以后大量西方人涌入中国,古老的中药学成了列强关注的重点,他们希望本草的神奇效果能为他们所用。19 世纪中叶以后西方实验室研究的迅速发展,使得药物学成了一门专门的学科,20 世纪初基础医学的建立,使得西方人希望能够寻找到更多更好行之有效的药物来研究并应用,中国博大精深的本草医学自然成了西方关注的焦点。故此时期出现了大量的英译本草著作,且基本上为外国人翻译。

由于中西医学两者本质上存在差异,中医靠临床观察诊疗积累出的医理药理西医无法认同,西医要求通过受控实验进行标准化的理论与技术的整合才能被其他人认可,所以在当西方人翻译中医时,必然会打上西医理解的烙印,此时期西方人翻译中医中药时,更加注重的是中药成分的分析,旨在为西方药物学研究提供参考。被誉为"远东植物学权威"的贝勒(Emile Vasilievitch Bretschneider)对《本草纲目》的评价是:"《本草纲目》为中国本草学名著,有此一书,足以代表……李时珍不愧为中国自然科学界卓越古今的代表人物。"被翻译成英文的《本草纲目》从西方人的角度来看也许更像是现代植物学和营养学研究著作。其中中药的四气、五味、采收、功效与主治、炮制以及复方等都未见其翻译,译者有选择性进行整理,对于出现的中医学概念也多采用以归化法为主的翻译方式进行解释。所以说此时期的外国人的著作仍未起到中医学研究的作用。

这一时期出现了中国人自己的英文中医学著作,《中国医史》(*History of Chinese Medicine*),该著作对中国医学史的研究与弘扬做出了重大的贡献。书中王吉民与伍连德对中国医学史进行深入详实的研究,但对于中医学的临床应用提及较少,主要是将中国医学历代之发明创造的宝贵内容,向中外人士进行介绍和宣传,比较扼要地描述了中国数千年医学史,并介绍了近代西洋医学传入中国的历程。

3. 第三阶段:中医英译理论研究初显端倪(1949—1989)　20 世纪 50 年代至 70 年代期间国外中医英语文献整体不多,基本上为一些中医爱好者的零星之作,只有一部巨著就是英国著名科学家、皇家学会会员,研究中国科技史及医学史的权威李约瑟(Needham, J., 1900—1995)博士的《中国科学技术史》。李约瑟博士早在 1942 年曾作为英国驻华使馆参赞来中国,先后 8 次访华,随即对中国文化产生浓厚的兴趣,通过反复与中国学者交流,编写成一部巨著《中国科学技术史》,并于 1954 年开始陆续将这一巨著问世,引起了全世界对中医的关注,中医经典著作的翻译由此被提上了议事日程。50 年代,美国人 Veith 将《素问》1~34 章译为英语并详加注解。与此同时,中国学者黄雯也将《内经》的一些重要章节译成了英文。这意味着中医英译的水平又上升了一个层面,对于此后中医英译者的学习和翻译都有很大的帮助。

20 世纪 70 年代以后,中医学的发展开始突飞猛进。此时,中国与欧美等国家的关系开始解冻,随着中国与各国的邦交正常化,中医药又重新在欧美各国兴起,中医学独特的理论体系和临床上所收到的显著疗效引起了世界各国越来越多的医学人士的关注和重视,并以惊人的速度在民众中得到了传播和认可。1972 年,美国总统尼克松访华后,彻底开始了中医学在全球的传播,其中有官方渠道的交流,也有民间的友好往来,更出现了越来越多的国际学术会议、学术期刊、学术著作等有关于中医学传播的广阔平台。

此时期各国对中医的研究不再仅限于针灸和本草。而是对中医在临床各科都开始了研究和应用。研究的广度和深度也由浅入深。20 世纪 70 年代到 80 年代,西方各国开始陆续研讨中医基础理论,如阴阳五行、脏腑、气血、六淫病因等。1980 年前后,美洲中医学院的中医出版社陆续出版《药典概要》《辨证施治原则》《合理正确组织处方》《中医治疗精神疾病》《中医对放疗和化疗毒副作用的治疗方法》等。西方人开始对中医进行深入细致的研究。重在探索宿病沉疴,疑难杂症和心身疾病的中医治疗规律与机理,如戒毒、减肥、治疗艾滋病(AIDS)和脑系疾病。对于临证各科的研究增多。1988 年,作者 Julian Scott 在伦敦出版 *The Treatment of Children by Acupuncture*,中文名《针刺治疗儿童疾患》,意味着中医已开始在西方临证各科都得到了关注。1975 年,中国第一本由中国中医学研究院编著,北京出版的纯粹研究中医针灸学理论的英文著作诞生,名为 *Essentials of Chinese Acupuncture*,中文名《中国针灸学基础》。这标志着中医翻译纯粹的实践探索阶段已宣告结束,理论研究初显端倪。

20 世纪 80 年代以后,各种经典著作的英译本不断出现,各种辞书也应运而生。如 1986 年,欧明主编《汉英中医辞典》(*Chinese-English Dictionary of Traditional Chinese Medicine*);1987 年,人民卫生出版社组织编写的《汉英医学大词典》(*Chinese-English Medical Dictionary*);1984 年刘必先主编的《汉英中医辞典》(*Chinese English Dictionary of Chinese Medicine*)等。这代表着中医学英译工作面向全球日趋规范化。

自 20 世纪 70 年代出现的世界性的"中医热"浪潮后,其势头始终不减,中医药、针灸收到各国政府及公众的普遍关注。许多由外籍从事中医事业的华人组织兴办的社团和学术组织不断出现,并日益发展壮大。中医学的英译工作已不再仅仅局限于极少数人的长期研究成果,时效性、及时性和开放性,已经逐渐成了中医英译的一个趋势。

4. 第四阶段:中医英译"百花齐放"(1900 年至今)　20 世纪 90 年代开始,构建中医翻译理论体系和设计中医名词术语翻译的标准化模式被提到了议事日程上。

1991 年,世界卫生组织出台了中医针灸穴位标准化方案,并颁发了《标准化针灸经穴名称》(*Standard Acupuncture Nomenclature*)。在国内,继 1991 年 2 月"中医外语专业委员会"在山东济南宣告成立后,1996 年 12 月,"中华中医药学会翻译分会"在上海正式组建。第一届中医翻译学会研讨会在上海召开,并首次推出国内探讨中医药翻译论文集。各出版机构先后又推出了二十多种版本的中医药类的翻译词(辞)书,影响较大的有 1997 年李照国先生担任主编的《中医药大词典》和 1998 年黄钟老先生任主编的《汉英中医辞典》。大量汉英英汉中医学词典的出现,激发了中医翻译人员的热情。1992 年以后,《中国中西医结合杂志》开设了"中医英译"专栏,为中医研究人员提供了一个固定的理论研究平台。至此开始,随着各大中医院校及各种中医学术团体的成立与发展,各类中医英语的报纸杂志不断涌现,加之网络力量的日益强大,中医英文成果如雨后春笋般不断出现。

中医文献英译工作日趋规范化,具有代表性的专著如 2003 年谢竹藩主编的《中医英语标准化》以及 2008 年李照国主编的《中医基本名词术语英译国际标准化研究》,都对中医英译中常见的术语加以规范化翻译,尤其是后者,对世界卫生组织(WHO)西太平洋区 2007 年所颁布的《传统医学名词术语国际标准》和世界中医药学会联合会所主持制定的《中医基本名词术语中英对照国际标准》中收录的 4 000 余条中医基本名词术语的英语翻译进行了系统的比较研究,资料详实,分析客观,实用性强,对于中医英译工作者、中医院校师生、中医和中西医结合工作者,有一定的参考意义。

与此同时,系统的英汉对照中医教材也相继问世。1990 年,上海中医药大学出版社出版了张恩勤同志主编的《英汉实用中医文库》系列丛书。同年,高等教育出版社推出了徐象才先生主编的《英汉实用中医药大全》丛书。1995 年,西北大学出版社出版了国内用于中医专业英语教学的《中医英语教程》(李照国、张登峰主编)。目前,可供选择的中医英语教材很多,针对各高校的使用情况和关注度较高的是 2000 年李磊、施蕴中主编的《新世纪中医英语教程》和 2009 年李照国、张庆荣主编的《中医英语》。这些系列丛书和教材全面系统地向国内外读者用英语介绍了中医理论体系和治疗方法,是中医对外翻译史上史无前例的壮举,对中医翻译及中医走向世界起到了积极的推动作用。

二、中医文献英译的意义

1. 以史为鉴，确定新的历史任务　对中医文献英译历史的研究，可以为当今中医文献的英译工作提供鲜活的历史范本，并能够更好地指导中医文献英译工作，提高英译的质量，从而有力地推动中医学的对外传播以及最终实现世界医学的共同进步。与此同时，中医古籍英译历史的梳理，可为当今中医名词术语英译标准化工作提供借鉴和参考。

了解中医文献英译的历史，正视中医文献英译的现状，明确中医英译中取得的成绩和不足，能够更好地确立翻译中应当完成的任务。如在不同历史时期，中医英译总会出现不同的历史特点，根据这些特点我们可以推测接下来将要出现那些时代特点。根据不同历史时期中医文献英译取得的成绩，我们还可以确定下一个历史时期的奋斗目标，并更好地去实现它。

2. 推动中国文化的对外传播　当今，全球化浪潮推动着各民族文化的融合交汇与互补共存，民族文化只有在世界范围内被认识和理解，才能最大限度地体现出它的人文价值，中华文化"走出去"已成为一项国家战略。翻译是文化间沟通与融合的重要媒介，中医是极具中国特色的中国传统文化的一部分。通过对中医文献英译史的研究可以从一个侧面反映中国文化在世界上传播的情况。中医传播的广度和深度与中国在世界上的地位息息相关，通过对中医文献英译史的研究不难看出，中国强大则中医推广深远。目前，随着祖国日益昌盛，中医在世界范围内的传播已经不容忽视，这就要求中医英译人员更加努力地去完成中医对外传播的任务，以期从中医这个角度为中国文化的推广做贡献。

三、结语

综上所述，通过对中医文献英译历史的回顾与梳理，使我们能够更清晰地了解中医文献英译的历史过程，进而为中医英译工作者未来更好地实现中医传播工作提供便利。

（付明明、常存库，《中医药学报》，2016 年第 44 卷第 2 期）

国际出版视野下的中医文化译介策略分析

伴随着中药针灸在世界范围内的广泛传播与应用，中医文化成为中华文化走出去的重要组成部分。中医文化的海外传播可以传承和弘扬中华优秀传统文化，助力"一带一路"倡议的实施，进一步提高国家文化软实力。这一进程需要通过翻译来协助完成跨文化交际，从而真正实现不同民族文化的交流。但如果只重视如何忠实地转换原文等"译"的问题，忽视译本的接受、传播和影响等"介"的问题，译本很难真正进入译入语文化系统从而实现文化间的有效交流（鲍晓英，2015：78）。本文就中医国际出版现状及中医文化"走出去"进程中的译介策略进行一些初步探讨。

一、中医国际出版现状

1. 国外外文中医图书出版现状　外文版中医图书出版历史悠久。通过使用北京外国语大学建设的"中国文化海外传播动态数据库",检索到国外涉及中医主题的出版商主要有荷兰的爱思唯尔(Elsevier),德国的替玛(Thieme)和美国的东域(Eastland)、标登(Paradigm)、蓝罂粟(Blue Poppy)、七星(Seven Star)等数家出版公司。进一步以"中医"作为主题词检索,查询到国内外2011年之前出版的与中医主题相关的英文出版物有130多种,也发现了一定数量的德文、法文、西班牙文、丹麦文版中医图书和屈指可数的阿拉伯文、罗马尼亚文、俄文版的中医出版物。通过整理发现,两家最大的涉及中医英文出版的国外出版社为爱思唯尔和蓝罂粟出版社,他们发行的中医出版物既包括《神农本草经》《脉经》《脾胃论》《针灸大成》等古典医籍,也包含中医治疗的专病专论,如中医治疗小儿支气管炎、糖尿病、肠易激综合征等;有涉及健康养生的普及读本,如讲中医饮食智慧、中国药茶等内容的著作,也有略带东方神秘色彩的《帝王健康长寿的秘密》《中国手相学》等出版物。

　　比较而言,爱思唯尔出版社涉及针灸理论及针灸现代研究的较多。如《针灸大成》英译本(1991)、《重要经络:针灸的现代探索》(1991)、《中国针灸与艾条》(1993)、《针灸疑难奇症医案荟萃》(1994)、《穴位组合:临床成功关键》《穴位横断面剖析》(1995)、《针灸与相关理疗技术》《实用针灸:西方历史案例见解》(1997)、《理解针灸》(1999)、《针灸脉络:络脉和奇经八脉的临床应用》(2006)、《针灸研究:效用基础策略》(2007)等。该出版社是一家荷兰的国际化多媒体出版集团,是世界领先的科学、技术和医学信息和服务提供商。该社的出版物有一些是通过中外译者合作完成的,如《实用中医诊断学》(1999)。该书中文版由邓铁涛撰写,翻译由尔吉(Marnae Ergil)和衣素梅两位译者合作完成。不过该出版社的大部分著作仍为外籍人士直接编写,如英国马万里医师(Giovanni Maciocia)就编写了《中医基础:针灸和草药的综合文献》《中医诊断学》《针灸脉络:络脉和奇经八脉的临床使用》等多部著作,其中《中医基础》于1989年出版第1版,到2015年已修订出版第3版。

　　同样,创办于1982年的蓝罂粟出版社其很多著作也是外籍作者直接撰写,仅有一部分出版物是通过出版社购买国内已出版中文图书的外文翻译版权,重组或重新编排内容后翻译而成。如《神农本草经》(*The Divine Farmer's Material Medica*)就是根据上海科学技术出版社1987年出版的《本草经》进行翻译的。弗劳斯(Bob Flaws)作为出版社的创办人、主编,同时也是高产作家,他先后出版了《健康膳食之道:中医的饮食智慧》《中医药酒和药方》《中医事实陈述》《中药260要点》《中药粥》《中草药630问与答:工作学习手册》《中国脉诊的秘密》《帝王健康长寿的秘密》《如何开中草药处方:步步制定的合理的方法与中草药汤的给药管理》等多部著作。

　　2. 国内外文中医图书出版现状　　国内出版社的操作模式基本上是挑选已经出版的优秀中文版图书,组织专家进行翻译、改编(沈承玲、刘水,2011:46)。国内出版中医类图书的出版社包括外文出版社、学苑出版社、北京科学技术出版社、中国中医药出版社、上海科学技术出版社等。

　　以外文出版社为例,通过"中国文化海外传播动态数据库",查询到有包括《健康食法:中医饮食疗法》(1988)、《中医儿科精要》(1990)、《中医临床案例研究》(1994)、《手疗法:中医药》(1997)、《中风偏瘫中医康复术详图解》(2004)、《中医防治流行性感冒保健新法》(2010)等十多本中医相关出版物。从检索出该社出版的中医图书来看,除个别涉及术语讨论及中医导论的介绍是由国内作者直接用英文撰写,如《英文中医名词术语标准化》《打开中医之门:针对西方读者的中医导论》,其余大都是由国内译者来翻译完成。

　　3. 中医出版物市场占有情况比较　　出版物的接受如何,是否受读者欢迎,在一定层面可以通过图书的发行销售来获知。阿里布里斯(Alibris)作为涉及图书、音乐及影片的重要市场，收集来自成千上万的独立销售商数据，并按主题进行排名。通过检索 www.alibris.com(检索时间 2016 年 9 月)查到的中医畅销书，排名前十分别是：《天地之间》(*Between Heaven and Earth*)、《天然食物疗法》(*Healing with Whole Foods*)(2003 版)、《中医——一张没有织工的网》(*The Web that has no Weaver — Understanding Chinese Medicine*)、《整体健康之邀》(*Invitation to Holistic Health*)、《中医学基础》(*The Foundations of Chinese Medicine*)(2005 年第 2 版)、《中医学基础》(*The Foundations of Chinese Medicine*)(2015 年第 3 版)、《机器闪光》(*The Spark in the Machine*)、《气治愈之诺》(*The Healing Promise of Qi*)、《天然食物疗法》(*Healing with Whole Food*)(1993 版)、《不孕症治疗》(*The Infertility Cure*)。

　　另外通过检索亚马逊畅销书榜，发现虽然榜单顺序不尽相同，但是销量靠前的书基本都在阿里布里斯榜单上有所列出。亚马逊中医类畅销书 2016 年 9 月榜单上《天然食物疗法》《中医——一张没有织工的网》排名第二，《天地之间》排在了第七。不难看出，国外大部分中医畅销书均为国外作者编写，国内出版界也注意到"虽然全球外文中医出版物累计有近千种，但在国外中医图书市场占据主流地位的产品，依然是那些由外国人编写出版的中医图书"(周春桃、郑俏游，2010：38)。那这些"外国选择"和"外国阐释"的中医出版物，其译介策略上和国内出版的译本是否有所不同？笔者选取《天然食物疗法》《中医——一张没有织工的网》以及《天地之间》这三本畅销书，做进一步的分析。

二、中医文化译介策略

　　传播学模式认为，传播由"谁说""说什么""对谁说""通过什么渠道""取得什么效果"五大基本要素构成。中医文化译介作为文化传播行为同样包括五要素，即"译介主体""译介内容""译介途径""译介受众"和"译介效果"。所选择的三本著作，其译介途径(由国外出版机构出版发行)和译介效果(在畅销书榜中名列前茅)已经在一定侧面得到了反映，故本文聚焦译介主体，并重点关注针对西方读者所选择的译介内容及采用的译介策略。

　　1. 译介主体　三本书的作者都是外籍人士；对西方的读者而言，他们算是"自己人"(即有着共同信仰、价值观、语言、种族、文化、宗教背景的人)，他们译介的作品相对来说更容易被接受。(鲍晓英，2014：67)三本书作者除了具备以英语作为母语写作的优势，在专业上也颇有造诣。如《天然食物疗法》作者皮奇福德(Paul Pitchford)学习研究古典中医、营养学、太极及坐禅，并长期担任营养学课程的讲授任务。《中医——一张没有织工的网》作者凯普查克(Ted Kaptchuk)于 1968 年在哥伦比亚大学获得东亚研究本科学位，在澳门学习 5 年后获得中医学位，现为哈佛医学院医学及全球健康及社会医学领域的教授。《天地之间》两位作者早年曾在英国传统针灸学院学习针灸，其中一位还在昆明和上海学习了中药，现在均已从事中医临床实践经验 40 多年。三本书作者的学习经历和专业修养，使得他们可以从更宽广的视域来认识中医及其所代表的东方文化。在对于西方读者细微的用语习惯、独特的文字偏好、微妙的审美品味等方面的把握上，他们具有相对的优势。

　　2. 针对国外受众所选用的译介策略　中医的国际传播更应该强调面向受众、重在效果。面向受众，即要将中医输出的国际接受纳入我们翻译的思考之中，充分考虑普通受众对中医文化的理解和消化程度；重在效果，我们就需要讲究策略和方法(葛校琴，2009：9)。我们在进行中医对外传播时,不能一味强调译者在文字层面处理的对等性,而要审视与研究如何在不同的文化背景下开展交流,促进更广范围内的读者对中医的理解与认识。"过度强调译文的原汁原味,对不了解中国文化的外国读者来说阅读犹如喝下难以下咽的中草药,若人家没有喝这苦汁的习惯,那也只好作罢。要想突破僵局,取得预想的效果,需要了解译入语读者的审美习惯,变逆为顺,适度妥协,向译入语读者提供他们可以接受的跨文化产品。"(孙艺风,2012:18)而创造出这种可接受的跨文化产品,要求我们有眼光,还要讲究策略。

(1)选择性使用:中医在海外会有不同层次的读者,这些读者有不同的认知水平,亦有不同的阅读需要。三本书在介绍中医时,都各有侧重地就中医相关知识进行了选用。如《天然食物疗法》作者在介绍西方营养学的很多概念,如食物搭配时,选择性地介绍了中医阴阳的概念来区分食物的阴阳属性,并借用五行的概念,来指导不同季节中食材及烹调方法的选用。《天地之间》的作者在前言中明确说,对于介绍中医时应该包括哪些内容,摒弃哪些内容,以及如何表达中医思想,他们进行了选择性的安排。作者选择介绍了中医的理论,标示性地构建了符合五行特点的五种人格特征,并简要解释了针灸、药物及药膳等内容。在介绍中药时作者也进一步申明:"为了帮助美国读者认识中药是什么以及中药是如何在处方中配伍的,我们选择了一些概念性的语言来阐释、简化和释疑。"这样选择性的使用,当然不能呈现中药的全貌,但"正如在一个短短的音乐欣赏课程里,我们要教的不是作曲和技巧,而是帮助理解,让参与者耳朵更为敏锐"(Beinfield、Korngold,2013:269)。所以我们不难理解,作者在这样的一本中医普及读物中,出发点绝不是让读者学会处方用药,而是对于药物的性味更为敏感,在一定程度上满足他们对中医中药的好奇。

同样在作为中医普及读本的《中医——一张没有织工的网》中,作者除了常规介绍了中医气血津液的概念,中医的藏象、经络、六淫七情等致病因素,四诊、八纲、气血脏腑失衡常见的证型之外,也对中西医学思维方式的不同进行了哲学思辨。最有特色的是,作者选择性介绍了现代医学研究对自身模式的反思,如引用1997年美国医学会杂志 *JAMA* 发表的《现代医学的混乱与局限》一文中的论述:"我们采用线性、还原论的方法来描述自然现象存在局限……我们已敏锐地意识到现代对科学的崇拜给西方主流意识带来的巨大破坏……科学不能告诉我们更多个体的情况。科学讨论的是概率、均值和标准差,群体的行为……关注的是人群,而不是个体。"(Kaptchuk,2000:301)作者也敏锐地捕捉到著名的综合性医学期刊《新英格兰医学杂志》对于西方身心二分法局限性的认识:"现代科技及病人的需求,把医学推进带入新领域。要更好地认识病痛及考量医生如何减轻患者的病痛,要求医学及其批判者克服身心二分法,把主体客体,人与物联系起来。"(同上:302)这种对于西方前沿科学研究的关注及信息的选用,有利于西方的读者以更开放的心态来认识与理解中医。

(2)时空构建:找到原语文化与目标语文化的共同点:三本畅销书的作者在传播中医文化时,尽量寻找两种文化的共同点,把西方能与中医发生联系的人物、事件、思想或观点放在一起,从而减少陌生感。传播对于西方民众来说都比较陌生的中医概念,他们往往借助一些西方读者熟悉的内容,通过类比、比喻的方式,让受众更自然地理解走近中医。

如《中医——一张没有织工的网》在介绍《黄帝内经》时,对《黄帝内经》在中医学中的地位,作者直接用《圣经》进行类比,将《黄帝内经》之后很多的中医著作类比为对《圣经》条文的阐释:正如在犹太传统中,很多权威都需要解释圣经旧约之首五卷的经文;很多后世的中国人也需要注解内经,来解释或补充内经中开创性的想法(Kaptchuk,2000:25)。

在《天然食物疗法》中也有借助圣经来说明的相似的例子："阴阳的起源,和所有二重性的起源一样,是统一和不改变的。圣经中也有表达这个概念的句子:'我是主,我不变'。"(Pitchford, 2002:49)

《圣经》作为世界上发行量首屈一指、译本最多的图书,对西方文化产生了全方位的影响。两本书的作者都借用《圣经》讲了中医的概念,这类似于"借帆出海",借人家的"帆",把我们的东西送出去,更容易获得读者的认同与好感(王志勤、谢天振,2013:27)。

在《中医——一张没有织工的网》中,论及中医不同朝代、不同地域、不同流派的医家对传统的创新与修正时,作者将古代医家具体名字暂略去不提,而是列举了古希腊的哲学家、医学家盖伦(Gala),中世纪阿拉伯医学家、哲学家阿威森那(Aricenna),生活在 15 世纪将炼金术引进制药化学领域的帕拉塞尔斯(Paracelsus)等,这些为西方受众所熟悉的、在不同阶段为西医学发展做出过巨大贡献的人物,来帮助读者建立对等的概念(Kaptchuk,2000:25)。

《天地之间》一书在论述五行属性时,作者提到水与希腊神话中的酒神相似,与潜意识、自然的原始力量有关;火与希腊神话中的太阳神相似,代表着清醒、智慧与同情的发展。借助希腊神话中这些赫赫有名的人物,让读者对水和火的属性和特点有了更进一步的认识。

在论述中西医区别时,两位作者把中医类比为园丁,西医类比为机匠。"园丁并不能使花园繁盛,自然使之。园丁就是一个助手,松土、播种、浇水、除草,把植物之间间距设好,使之充分享受日照。如果园丁没有看顾好花园,花园就会失去其特征,疯长野草,与周遭混成一片。""园丁保护花园的完整性,就是有的地方要帮帮忙,有的地方要管一管,堆些肥来让土地肥沃。他观察并看护着花园与环境之间的互动。"(Beinfield、Korngold,2013:33)通过这样的类比,作者再来叙述中医师关注自然的周期变化,关注人作为一个完整的系统,在形式与功能的联系中来认识人体气血津液的生成与运化,就比较容易被读者理解与接受。

另一个例子见于《天然食物疗法》,在论述中医所讲"心"的概念时,作者提到:在中国治疗传统中,心包含了具体的脏器,也包含了一个西方人的共识,即心脏亦是精神和情绪的中心,这一认识蕴含在我们的表达中,如"have a heart"(发发善心吧)、"Put your heart into it"(全心投入),以及"Learn by heart"(学习要用心)(Pitchford,2002:332)。在这样的描述下,再来介绍中医中的"心主神志",就少了生疏感,而多了几分亲近感。

(3) 标示性构建:标示性建构是一个话语过程,是指用单词、术语和短语去描述叙事文本中的人物、地点、团体、事件或其他关键要素。命名是标示性建构的有力手段。《天地之间》的作者在前言中即说明,书中将中国的理论与西方心理学的观点结合起来,以超越西方文化中把心理与生理状况分割的状况,从而把身心整合起来。作者构建了一个图示类型,用五种比喻包含了情绪、生理和精神的态势。依据五行理论,作者把木火土金水分别对应成五种特质的人,并分别命名为 the Pioneer(富有行动力的先锋者)、the Wizard(寻求魔力与激情的巫师)、the Peacemaker(促进和谐的调停人)、the Alchemist(纯善技艺的炼金师)和 the Philosopher(终其一生追求真理的哲学家)。应该说,这些命名并不存在于中医传统理论中,是作者根据自己对五行的理解,并结合自己的临床诊疗体会所进行的创造性"改写"。作者通过特征性命名的方式,帮助读者以新的方式来认识中医五行的整体架构,从而使人们以更综合的方式来认识与接纳自己。

另一个标示性构建的例子在于对中医脏腑的命名。中医和西医有关人体器官名称相同,但所指却有很大差异:西医的脏器为解剖实体所指,而中医的脏腑则偏向功能与关系。对于这种不同,《天然食物疗法》和《中医——一张没有织工的网》两本书进行了不同的标示。在《天然食物疗法》一书中,作者对中医的"脾"使用了 spleen-pancreas 进行了特殊的命名标示。作者认为,使用西医脾脏的术语 spleen 来描述中医的"脾"是误译,他在中医"脾"的概念中加入了现代所认识的"胰腺"相关功能。而在《中医——一张没有织工的网》中,作者则采用大写首字母的方式对中医的脏腑进行标示。如在描述脾胃关系时:"The Stomach likes Dampness and is sensitive to Dryness, while the opposite is true of the Spleen. Thus, Deficient Yin of the Stomach is a common pattern, while Dampness disharmony is typical of the Spleen."(笔者译:胃喜湿恶燥,而脾喜燥恶湿。因此,胃常见阴虚,脾常见湿困。)(Kaptchuk,2000:159)作者对脏腑、六邪等中医特有的概念都采用了首字母大写的方式,这种标示不尽符合英语语法规则,但确实能给文本的阅读者带来一种陌生感,并在一定程度上对读者所建构的中医术语概念进行提示,从而避免进入西医学所设定的概念范畴。反思西医在中国的传播,实体脏器的概念因借用中医语言中原有的"心""肝""脾""肺""肾"等来介绍很快得到了接受,也带来了一些认知上的混乱。如果我们有意识用不同的词汇、用语把中西医的概念进行区分,帮助厘清两者的区别,或许会减少无意识地张冠李戴。(钱敏娟、张宗明,2016:2950)

三、小结

通过对三本中医英文畅销书所采用的译介策略进行粗略分析,我们不难看出,和西方读者有相似文化背景的几位作者,在传播中医的术语、基本概念时,选择性使用了不同内容,积极进行了时空构建,并采用了一些标示性的命名方式。当然,中医在西方的译介,除了普通大众,也有专业读者。针对如《黄帝内经》一样的中医经典,以原语为导向的翻译或更能满足专业读者;但对于西方普通民众,因为译作的受欢迎程度仍取决于他们的价值观与审美观,我们需要尊重目标读者,考虑译入市场的可接受能力,采用更为灵活、多样的译介方法(卢安、姜传银,2016:93),循序渐进地推广中医文化。通过分析探讨西方学者在中医传播中使用的策略,我们认为应以开放包容的态度建立与他们的对话和互惠性理解,帮助我们更好地发展自我、丰富自我,也帮助他们更准确地构建对中医的呈现。我们执着地期待,随着中医在国外的进一步发展以及西方人对中医文化的广泛了解,中医在对外传播中可以减少改写和归化,以更本真的面目被世人所理解与认识。

(钱敏娟、张宗明,《东方翻译》,2017 年第 1 期)

跨文化视角下中医文本的"丰厚翻译"述评

进入 21 世纪以来,中医药的跨文化传播受到高度重视。语言是文化传播的载体。翻译既是一种语言转码活动,也是一种特殊的跨文化交际活动。"文化空缺"(cultural lacuna)与"文化缺省"(cultural default)体现在不同语言交互阶段,是跨文化交际活动的最大障碍。在中医药跨文化交际的大背景下,针对"文化空缺"与"文化缺省"补偿策略的探讨成为中医翻译研究关注的焦点。"丰厚翻译"(thick translation)是一种有效的文化内涵再现方式,为中医翻译中"文化空缺"与"文化缺省"的处理提供了确有价值的策略。

一、中医药跨文化传播

1. 中医药跨文化传播现状　根据中医药在世界各国和地区现状的编译报告可知,目前中医药已经传播到世界上130多个国家和地区。中医药跨文化传播在蓬勃兴起,但是仍然受到源文化、传播媒介以及西方文化的制约。翻译在中医药跨文化传播中发挥着举足轻重的作用,但"中医药翻译理论的不完善,高素质翻译人才的相对缺乏,中医药语言自身的虚化和模糊性及中医文本含蓄委婉的表达方式等语言障碍会造成中医药跨文化传播不准确"。李和伟等提出注重对中医经典著作的准确翻译、加强中医药人才国际交流、重视中医药院校学生的英语教育等对策来促进中医药跨文化传播;刘水等提出建立中医术语及教材的国际教学标准、翻译模式等方式来加强中医药的跨文化传播。这都是对中医翻译的宏观指导。

2. 中医翻译遭遇"文化空缺"与"文化缺省"　中医文本,尤其是中医古籍,承载了密集的文化信息和内涵,行文中的修辞、习语及文化负载词存在着文化层面的不可译性。这是"文化空缺"造成的。Hockett C. F. 于20世纪50年代最先提出"偶然的缺口"(random holes in pattern)这一概念;索罗金解释为"存在于一种局域文化而缺省于另一种局域文化的东西"。中医文本创作时的意向读者群体以中国本土的文人医者居多,一般不包括外国读者。作者根据自己对意向读者文化经验及知识储备的判断会省略共同的背景知识或语用前提。那么,由于译文读者与原文读者文化的不对等,原文作者创作时省略的文化内容会在翻译中造成"文化缺省",使译文读者遭遇"意义真空"。语境缺省的内容尚可通过上下文推断,文化缺省的处理则相对棘手。"文化缺省"发生在文化内部,因作者与读者的文化背景共享而缺省;而"文化空缺"发生在不同文化之间,因文化差异导致源语文化的内容在目标语文化中无对应。两者的存在都会影响跨文化交际活动的效果。

目前翻译学界从不同切入点对中医翻译"文化空缺"及"文化缺省"现象及补偿策略展开了探讨。第一类,引入跨学科理论阐释。有研究指出关联理论和文化图式理论相结合能够为中医翻译中的文化缺省提供解释力和解决办法。或以接受美学理论为指导,以译文读者获得原文美学价值的享受和让译文读者获得文化探索的享受为原则,提出直译加注、增译、音译、意译等翻译方法以促进中医医学知识及民族文化的有效传递。第二类,限定具体研究对象。有研究以中医典籍为研究对象,将中医文化缺省划分为静态文化缺省和动态文化缺省,提出直接删除法、意译法及加注法等英译策略;或以中医术语为研究对象,主张以异化翻译为主流以保持中医文化特色。第三类,示例说明补偿策略。通过丰富的例证提出针对中医文献翻译的文化缺省可采用文外夹注、文内明示、归化等策略。由上所述,"丰厚翻译"的方法在以往的研究中多次提及,但是这一概念却未明确提出,来探讨中医文本翻译中的"文化空缺"及"文化缺省"现象。

二、"丰厚翻译"是中医跨文化翻译研究的重要工具

"丰厚翻译"由美国学者Kwame Appiah首次提出。他认为,"丰厚翻译""通过注释和伴随的注解将文本置于一个丰富的文化和语言的环境中"。Hermans T首次将"丰厚翻译"引入跨文化研究中,认为"丰厚翻译"作为跨文化翻译研究的工具,可以避免翻译研究中术语的枯燥性及格式表现上的缩减性,并促使多元化词汇的产生。在中医翻译领域,申光首先引入厚重翻译法,提出中医典籍的隐喻特征造成完全翻译的不可能性,采用厚重翻译法是最佳选择。"丰厚翻译"已在

国外翻译界得到认可及应用，并日益受到国内翻译研究者的关注，目前研究已具有一定规模，研究焦点呈现多样化，在处理中医文本翻译的"文化空缺"与"文化缺省"时具有一定优势。

1."丰厚翻译"是再现中医文化的有效途径　"丰厚翻译"是一种文化再现的方式，通过在翻译中加入详细的文化评注资料增进读者对原始文本所包含文化特点的了解，阐述深层内涵，为译文读者填补因"文化空缺"与"文化缺省"造成的意义真空。在中医翻译领域，"丰厚翻译"能够尊重中医文化的特殊之处，把中医文化与西医文化的差异作为一种文化现实保留在译文文本内，通过序言、脚注、尾注、文内释义、文外说明、按语、附笔、词表等阐释性文本提供背景信息，使译文读者有机会了解中医文化，激发译文读者挖掘中医文本内所蕴含的源语文化的兴趣，帮助译文读者领会中医文本所包含的文理医理，从而实现在译入语国家再现中医文化。

以中医术语"温病"为例，西医没有与之完全匹配的病名。这种"空缺"会给译文带来很多争议。从字面解释，"温"取"温热"之意，译为"warm"并无不妥。世界中医药学会联合会（以下简称"世中联"）所编纂的《中医基本名词术语中英对照国际标准》将"温病"直译为"warm disease"，该译法已被广泛使用。但对于目标语的读者来说，该译文无法引起共鸣，亦无法追溯该病名所蕴含的医理。WHO所编纂的《西太平洋地区中医术语国际标准》将温病译为"warm disease"，并描述为"a general terms for acute externally contracted diseases caused by warm pathogens, with fever as the chief manifestation, also known as warm pathogen disease"。WHO所提供的译文显然更倾向于"丰厚翻译"策略，通过对"温病"的解释性描述使读者能够更好地理解该术语所包含的医理，即是"一种急性外感热病的统称"，是"感受温热之邪而发"、以"发热为主症"的疾病。从"发热"去理解，"febrile"放入语境更为恰当。根据 *DK Illustrated Oxford Dictionary*，"febrile"解释为"of or relating to or characterized by fever; feverish"由发热引起的；发烧的、发热的意思。因此，笔者认为"温病"译为"warm febrile disease"更为恰当。由于"温病"具有传染性、流行性、季节性、地域性的特点，由此引申出的"warm seasonal disease"或是"epidemic warm disease"亦是可取的。另外，笔者认为，如果加入对"温病"这一病名背景的追溯（如"温"病名最早见于中医典籍《黄帝内经》），更有助于激发译文读者对其起源、发展脉络、文化内涵的深度挖掘。当然，"丰厚翻译"的运用还需考量翻译目的、译文读者群及篇幅限制等因素，亦不是愈丰厚愈佳。

2."丰厚翻译"使中医译文具有译者个性　"丰厚翻译"充分运用序言、注释、评论、附录等文本方式将译者的声音带入到译文中，使描述具有"他者"的视角。译者的个性及自我意识也通过序言、注释、评论、附录等方式得以传达，尤其是在"文化空缺"与"文化缺省"的处理上，"丰厚翻译"的引入能够使译者获得更大的自由度。

以"白虎汤"为例，"白虎汤"在温病治疗中应用广泛，主治邪热炽盛于阳明气分，壮热面赤，烦渴引饮，汗出恶热，脉洪大有力。中国本土的读者对"白虎"这个意象有共同的认知，作者自然无须赘述。世中联所编纂的《中医基本名词术语中英对照国际标准》将"白虎汤"直译为"White Tiger Decoction"。该译法简单明了，但译入语的读者往往无法体会其背后蕴藏的文化内涵。在汉族民俗文化中，东之青龙，西之白虎，南之朱雀和北之玄武称为四象，为四方之神灵，有祛邪、避灾、祈福的作用。从中医五行理论解释，西方对应白色，故称为白虎。白色对应五脏为肺脏属金，与秋气相通应，故有清代医家柯琴注"白虎为西方之金神，取以名汤，秋金得令，而炎暑自解"。白虎汤作为清热剂的代表方，也有译者取"白虎汤"之作用，译为"decoction for eliminating heat"。然而，该译法不仅完全丧失了"白虎汤"的文化内涵，还模糊了"白虎汤"的特殊性，使其成为众多清热方剂之一。若引入"丰厚翻译","白虎汤"译为"White Tiger Decoction",加注释"a formula for eliminating excess heat in the Qi phase pattern, presenting symptoms of high fever, reddish face, agitation, great thirst with desire to drink, profuse sweating, aversion to heat and a floating, surging and forceful pulse. Baihu, literally means white tiger, the symbol of the west in Chinese mythology. According to the theory of five elements, the orientation of west is in correspondence with the color of white, the viscus of lung and the season of autumn."当然,"白虎汤"所蕴含的文化内涵及中医医理是很宽泛的,注释中无法全部囊括,从这个层面上也能体现出译者使用"丰厚翻译"的自主性和自我意识。

追根究底,中医文本原作者与尝试跨文化传播中医文本的译者在创作意图上就存在不一致。译者只能根据预定的译本功能,比如说跨文化交际、再现中医文化等,选择相对最合适的翻译策略,而这种选择很可能会产生出与原著不一样的新作品;或者说译者需要在追求译文完美流畅的阅读享受与保存原汁原味的中华文化之间寻找平衡点。"丰厚翻译"为译者提供了足够的自由度去寻找这个平衡点,这个自由度正是译者个性化与自我意识的体现。

三、结语

严格意义来说,"丰厚翻译"再现中医文化的程度只能无限接近真实,永远无法达到绝对真实。实践"丰厚翻译"策略所需把握的度亦很难量化衡定。正如张佩瑶所言,"丰厚翻译既能明确地标明译者的意图,又能幽默而不无嘲讽地表达出一种自我反思、自我批评的意识"。其实,这是对承担中医跨文化交际任务的译者提出更高的要求。因为翻译策略的选择是一个主观的过程,最终决定因素还是译者本人,译者的文化态度会很大程度上影响翻译策略的选择。"在翻译过程中,除了语言操作平台在起着显性的作用之外,还有一个意识形态的隐性作用也在对翻译行为施加压力。"优化中医跨文化交际效果,要从审慎挑选适宜对外传播的中医文本着手,召集具有语言优势及中医学科背景的译者,在尊重原著的基础上发挥译者的自主意识,采用适宜的翻译策略,而这些方面的判断标准还有待进一步调查商榷。

(杨星君、叶进、丁年青、任荣政、朱爱秀,《中华中医药杂志》,2017 年第 32 卷第 4 期)

论中西"场域观"视角下中医翻译的意义建构

近年,随着中国文化"走出去"、"一带一路"倡议的实施及"中医热"的全球升温,中医药医疗体系和中医药文化迎来了世界性传播和推广的"黄金时代"。为此,起于 20 世纪 80 年代的规模性的中医翻译活动和翻译研究越来越受到国内外专家学者的重视;30 多年来,学界多倾向于将中医药翻译作为语言文本,集中于语言学理论或翻译策略方向的多维探索,如功能翻译论、模因论、图式论、释意论以及归化和异化、关联理论等;翻译策略研究常选取直译、意译、音译、借用、词素造词法等,但跨学科方法论研究较少。

事实上,中医英译作为一种翻译行为,明显具有传播的特质,而传播就是用语言形式进行思想和主张的互换过程。因此,联合西方传播学理论,中西并蓄,推进中医药由"对外宣传"向"国际传播"转型,从新的视角来培育中医翻译理论势在必行。

一、场域和意义是传播的基点与归宿

传播是主体间进行的信息交流。符号学家查尔斯·皮尔士认为"传播即意义和观念的传递过程",其目的是将源语信息和意义传递给目标读者,就本体特征而言,传播是意义的生产、交换与协商过程,意义是传播的归宿。英国修辞学家艾弗·理查兹指出"传播即意义的生成";可见,意义生成与建构在传播中的地位至关重要,而翻译传播旨在依据一定原则将语言文字的形式外壳同意义内核紧密结合;英国语言学家威尔斯指出"跨语言翻译是一种特殊的传播",目的在于强调翻译研究应充分考量其传播的重要属性和范畴,明确了可以打破语言文字隔阂和文化壁垒的翻译是人类传播手段之一。翻译传播中意义的建构使得读者在清晰文本含义的同时,达到理性认知,甚至参与意义生产,译者进而潜移默化地将融入其中的各种意义传输给受众,实现意义与价值的转换,从而完成意义传递的终极归宿。

那么如何把握翻译文本意义的完整的生产与构建过程,把握意义生成的基本特征和形态,这就要仔细考量其意义产生自哪些场域,进而确保意义在翻译构建中具有整体性、准确性、实效性及价值传播的特点,并使传播者脱离语言形式的羁绊,进而汲取知识以寻找到准确的意义建构形式。中医翻译的意义生成与构建亦如此,中医或中医典籍翻译有着其他翻译范畴不具备的特殊性。众所周知,中医药学和中医文化与中国传统哲学一脉相承,中医翻译不但涉及传统的医学体系、概念术语及诊治方法,而且关联到两种存在明显差异的文化内涵和思想观念;词语和文本只有在其作用的文化背景中才有意义,因而中医翻译不仅仅是语表指称意义的转换,更是两种文化的移植和介入。

《素问·脉要精微论第十七》有:"诊法常以平旦,阴气未动,阳气未散,饮食未进,经脉未盛,络脉调匀,气血未乱,故乃可诊有过之脉。"如果译者在处理本段经文中涵盖儒家、道家、天人合一观、养生观等哲学思想的中医术语如"气""阴阳""经脉""络脉"等词语及行文的翻译时,遣词造句、语法结构、修辞等翻译形式既能符合译入语的行文规律,又能渗透出言简意赅的中医源术语的特点及传统文化内涵精髓乃是最终目的。进一步来说,如在翻译中不忘翻译的归宿点即意义传播,将文本翻译上升到意义层面进而深入到意识和精神领域,才是翻译传播学研究的内在范畴。

因此,对比中西"形不同,意相似"的意义源头,探索中西文化的契合点,从中西各自不同的传播学"生成场域"视角下对比意义生成与构建的"场域"及其相依、相接关系,是确保中医原语信息准确传递和传播的根基,并在当前中医药传播大趋势下为中医译者决定中医翻译理论、目的及翻译策略的选择提供了"地理—自我—行为"等进行交互作用的"场"。

二、中国传统"场域观"——"三个自然"

在传统文化中,"天地四方曰宇,往古来今曰宙"的说法于汉唐时期就逐渐构成以"万物自然""物性自然"和"妙造自然"为核心的中华宇宙文化观,这为中华文化价值体系构架及其意象、形式及美学的构建和传播奠定了扎实的"场域观"哲学基础,同时也为我们认识和理解西方传播学中的意义生成场域、过程及内在特征提供了相应的对比理论依据。

医道植根于文化,中医学是中国传统文化的缩影;文化载体于语言,中医语言彰显了"天人合一"的哲学思想、"援物比类"的引喻结构、"内外相合"的整体理念。譬如,"万物自然"源自汉代《论衡·自然》中的"天地合气,万物自生",认为"气"是构成宇宙万物的基础,而《素问·四气调神大论》亦言"天地气交,万物华实";中医学中天有"风气、寒气、湿气、燥气、火气,基于'天人合一'提出天邪发病,多在上";地有"水气、雨气、土气,地邪发病,多在下";人体有"心气、肝气、脾气、肺气、肾气,人邪发病,多在中";在治则上指出"可汗而出之,可涌而出之,可泄而出之";可见,传统文化的"自然场域观"为有效整体的中医翻译和传播,为全面把握典籍文本的意义生产和翻译再创造,为掌控译入语意义构建的基本形态和特征,为主体有效传播及受众正确理解,提供了丰沃的土壤。

三、"三个自然"与西方"场域观"

传播学"场域论"可以追溯到格式塔心理学代表人物库尔特·考夫卡和传播学及场论创始人库尔特·勒温的"心物场";在考夫卡筑造的"心物场"(psychophysical field)理论中,人类的心理活动被定义为"心理场"(即自我)和"物理场"(即环境)的结合,环境又可以分为"地理环境"和"行为环境"两方面因素;在勒温看来,"心理紧张"决定着人的心理和潜在行为因素,"生活空间"是人的行为发生的心理场域,人与环境构成一个共同的动力整体,从而蕴涵了"整体—结构"与"动力—功能"的统一。

事实上,从西方库尔特们的传播学场域概念来审视中医翻译,不难看出西方的场域论同样适用于对中医翻译传播中文本意义生成及意义建构的阐释;融合中华文明涵盖的"三个自然"和西方的"场域"理论共同观照中医翻译,建构中医翻译中意义生成的"三个场域",可以更清晰地揭示在典籍文本翻译传播中,意义及其形式建构与"生成场域"的互动互依关系,确立翻译与传播学结合研究的视角,以意义传播为研究核心,从传播学"场域观"研究视角为中医翻译提供基点和动力,在全球化语境下找出中西方不同领域理论的内在联系,进行可能的对话与衔接。

1.*"万物自然"——物理场* 春秋时代的《文子》《亢仓子》曾提到过"天地之自然"即第一自然———一个拥有自身规律、富于变化的物象世界,它是一切意义生成和传播的"物理场"和源头,它滋生了传播动机,是艺术与非艺术传播中意义建构的"第一生成场域",它将为传播内容和意义生成提供形形色色的物质性建构材料,同时也成为辨别传播文本或传播内容是否具备真实性及风格属性的参照系。事实上,物理第一生成场域即"自然场"是受众审阅文本的形式与内容真伪、美丑的客观坐标系。

在当前中医伴随中国文化进行世界性推广传播的形势下,原本就葆有源自"万物自然"即"物理场域"的时代、地域色彩的中医典籍文本的翻译建构亦应据此有所提炼;以"象"为表,以"实"为里,可以化为中医翻译传播的重要形式,即内容、意义和文本形式以及翻译创作动机应首先考虑来自物理场域的大环境背景;意义建构所必需的翻译形式,无论是通过"纪实"还是"妙造引申"都应源自第一自然场域;唐代画家张彦远曾说:凡是艺术形式务须"详辨古今之物,商较土风之宜,指事绘形,可验时代"。由此,翻译文本的形式和意义构建应如在艺术传播中一样,具有形式感、表象性和有序性,为后续的美学建构即"妙造自然"提供可能性。

从中医语言的发展来看,其术语和基本概念来源主要有三个方面,即中国古典文化和传统哲学思想、传统医学体系以及日常生活。以"阴阳学说"为例,《上古天真论篇第一》有:"上古之人,其知道者,法于阴阳,和于术数。""二八,肾气盛,天癸至,精气溢泄,阴阳和,故有子。"其中"法于阴阳"中的"阴阳"代表传统哲学意义上的阴阳概念,所以翻译中"yin and yang"的拼音形式最原汁原味地保留了意义建构空间,而"阴阳和,故有子"中的"阴阳"指男女交媾,"copulate"一词的使用简洁直接。又如,《调经论篇第六十二》有:"夫阴与阳,皆有俞会,阳注于阴,阴满之外,阴阳匀平,以充其形。"其中,"夫阴与阳,皆有俞会"的"阴与阳"经过与"俞会"的网织,建构成"阴经与阳经"即"yin channel (meridian) and yang channel (meridian)","阴阳匀平"中的"阴阳"表现的是自然界的"yin and yang";再如"夫邪之生也,或生于阴,或生于阳,其生于阳者,得之风雨寒暑,其生于阴者,得之饮食居处,阴阳喜怒","或生于阴,或生于阳"的翻译已然应根据语境中的"邪之生"所涉及的"邪气"之意,翻译成"yin pathogen and yang pathogen","阴阳喜怒"的"阴阳"可以构建成"sexual activities"或"copulation"等译法。

由此,在源语形式一致的"阴阳"一词进入目标语的意义生产过程中,译者首先要完成"阴阳"的意义建构,使其潜在内涵被解码,才能完成意义生成过程。事实上,其文字内涵的解码本质上来源于第一生成场域,即自然语境所提供的意义指代和思想精髓,以此保证文本的"可理解性",正如上文对"阴阳"一词的译语解构完全贯穿传统文化背景及中医语言词汇意义的引申途径,迥异的译语形式也从传统医学视角传达出"阴阳""形""质"等变化的古代哲学思想。

2.「物性自然」——心理场　"物性自然"来自王充所说的"物性亦有自然",它包含两层涵义,首先是指第一自然的"自然之道",其次是指"精神之道"即人类对自然界的主观感受和主观经验。这与勒温的场论"人就是一个场"不谋而合。心理场也可称为第二自然,它是一切传播中意义建构的思想源泉和内涵"提炼场",是译者"稀释"文本词汇的密度,赋予文本一种个人精神性语旨及进一步提高译本可理解性的有效途径;它给文本与符号表征的能指结构注入了意识、观念和审美理念,是促使其意义建构与生成的"心理场域";换言之,"意义"所蕴含的"道"决定着传播中意义建构的基本走向和价值取向,它是传播者对材料实行由具体到概括、由个别到一般、由实到虚的本质的认识和掌握。正如英国学者 Basil Hatim 所指出的"译者的观念和精神圈养着材料的意义生产,对同一版本的文字和结构不同意义的阐释及翻译受制于不同传播者,取决于他们不同的历史观和审美观"。

如用场域理论观照,传播者的意义构筑与价值判断在很大程度上由传播者的个体需求和他的心理环境相互作用的心理场决定,并且涉及传播者个人的主观经验,至于其意义建构能否深刻成功,取决于它与"意义的潜势"相贴近的程度。韩礼德对意义的潜势是这样界定的:"存在于这一体系中的以及一种文化的成员在自己的语言中能够使用的语义选择的纵聚合范围(paradigmatic range)。"不可避免的是,译者在处理文本词汇及语篇的过程中,在某种程度上,都反映出自己的态度精神,即使在风险被降到最低的医学文献中,这种翻译思想取向也会悄然潜入。

鉴于中医语言独特的风格色彩和内涵,特别是作为中医经典中阐释医理的重要手段——比喻修辞法的运用,其文学色彩浓重,译者在处理篇章结构安排或本体与喻体的过程中会不可避免地融入个人思想和感情色彩,基于主观认识取此祛彼,取喜祛恶,由此呈现出具有不同的语言特点,意义建构及文本风格的翻译形式。

以《难经》第八难的译文为例,原文:寸口脉平而死者,何谓也? 然:诸十二经脉者,皆系于生气之原。所谓生气之原者,谓十二经之根本也,谓肾间动气也。此五脏六腑之本,十二经脉之根,呼吸之门,三焦之原,一名守邪之神。

李照国的译文为：The eight issue：The pulse over Cunkou was normal，（but the patient）died. What is the reason? This is the answer：All the twelve Channels are connected with the origin of Shengqi. The so-called Shengqi refers to the root of the twelve Channels. （The root of the twelve Channels）means the active Qi between the kidneys which is the foundation of the Five Zang-Organs and the Six Fu-Organs, the root of the twelve Channels, the gate of respiration, the source of Sanjiao and the god against the Xie. 可以看出，译者在译入语词汇选择上秉承了保留中医语言和文化特色的倾向性，对于中医术语目的性的采取汉语拼音形式，如"Cunkou""Shengqi""Sanjiao"和"Xie"等，传播者的主体地位和倡导民族性原则的英译意图表现明确，确保了源语语言传达的文化精髓和传播诉求得以忠实再现，且结构紧凑，"长镜头"路径清晰，原文短小精悍的句子形式仍体现在译语中，同时在源语语篇和译语语篇之间尽可能地做到形式和内容对等，遵循了奈达提出的"formal equivalence"（形式对等）和"dynamic equivalence"（动态对等）的翻译策略，受众预期效果良好。译者的思想和阐释通过译文不仅与源语达到了内涵层面上的对等，而且最大限度地再现了原文信息，通过译者的心理选择保证了术语的隐喻性体现及其通过这种跨界互动中的话语权。

再看 Flaws B 的译文：Difficulty Eight says：The inch mouth pulse may be level，and still may be death. What does this mean? Answer：All 12 channel pulses are tied to the origin of living qi. What is spoken of as the origin of living qi is the root of the 12 channels. It is the moving qi between the kidneys. This is the root of the five viscera and six bowels, the root of the 12 channels, the gate of inhalation and exhalation，and the origin of the three burners. Another name is the spirit guarding against evils. Flaws 版译文语气平实委婉，措辞相对简洁，术语英译虽摒弃了拼音形式，但与源语交际目的较一致，译文的指代和意义建构形态完整。如果我们承认，意义是语篇的作者与接收者之间协商的产物，那么 Bob Flaws 在预设意义处理和隐喻意义的传递上均考虑到受众特别是西方读者在阅读中的内心感受，采用了表现出译者的意义和价值判断的译入语如"inch mouth""living qi"和"three burners"等简单直接的词汇翻译形式，特别是对应"守邪"的"evils"，西方文化色彩浓重，直接勾勒出"寸口脉"的隐喻作用。

3. "妙造自然"——心物场　"妙造自然"即第三自然，是一切传播文本实现意义有机融合的心物场，以客观的第一自然与主观的第二自然为基础，熔铸成信息的承载体即林林总总的符号或"意象"及其文本。其遵循一定的美学理念构成传播意义的文本，形式与内容、外壳与内核、表象与意义实现了有机的对接；传播文本经过传播者的创造性思维使所要传递的意义寓于形式建构之中，达到完美的匹配，形成三国时期王弼所谓的"象者所以存意"状态。

正如以"立象尽意"为主旨的传播美学，翻译文本"意象"通过译入语形式其实不必拘泥于抽象而概括的语言及其符号的模式化和同一性，而须有利于表现传播中意义及其形式与美学建构的个性化与独特性。具有"虚实相生"性质的中华文化或中医文化的意象，需依附于媒介文本并经过传播渠道被受众解读，进而生成完整的符号意义或化为译入语的意象形式，表现出丰富多彩的美学建构特征。

译者在中医翻译中需顺应原主体及受众体的认知模式和审美心理，与两者达成美的共识；换句话说，如果译者超越一切影响其心理因素的障碍，则主体在翻译过程中获取了审美化的高峰体验因而具有特别的意义。中医文本翻译意义建构之所以具有生命力，是源于可以彰显"形神合一,形不离神"哲学思想、"援物比类"等隐喻模式的中医语言。例如,中医以"末"指人的四肢,《左传·昭公元年》说:"风淫末疾,雨淫腹疾。"同时中医标病或标部,也称之为"末",如《灵枢·寒热》有:"鼠瘘之本,皆在于脏,其末处于颈腋间。"这些都体现了中医师法自然的引申比喻的惯性思维模式,中医翻译者或传播者需要把形式与意义有机融合在文本的整体构建中,从而使文本具有"美妙"的外在与恰当的内涵意义,使读者完整地体验出作品的意义、倾向与审美共鸣。

中医传统深奥的哲学思想和工整美妙的语言形式是翻译活动中译者发挥主动性和创造性的桥梁,也就是说,主体在意识到潜在表意效果的前提下可以赋予译文一种积极的"生命特征",而不必一直拘泥于对原文的物理的真实性的解说,使目标语受众从信息需求和价值观念及审美精神上接受和认同它,同其所表达的意义达到完美的匹配,进而把握翻译传播的话语导向。正如古人所言"按实肖像易,凭虚构象难",不论难易,中医传播和中医翻译传播的意义和价值则殊途同归,即实现其意义构建和传递进而完成价值的生产与转换。

综上所述,中医翻译作为传播活动的重要组成部分,实质是文本意义的建构、生产与流通。对于中医药学和中医药文化翻译来说,传播中意义的生成场域存在于第一客观自然、第二主观自然和第三妙造自然的交叉空间内,只有基于传统哲学思想的"意义建构"使具有潜在意义的文本被受众解码后,才可能完成其终极意义的生成与传播。而中西"形不同意相似"的"场域观"对于全面把握其完整的意义生成形态和特征至关重要。事实上,具有"虚实相生"性质的中医"意象"符号的翻译意义建构和生成不同程度地受到"场域"的规约作用,其不仅影响译者的"妙造"及译语形式选择,而且也限定了受众对传播文本的意义生成与价值转换。因此,传播学"场域观"为中医翻译提供了基点和动力,整合中华文化涵盖的"三个自然"观和西方场域理论,可以更清晰地展示中医翻译中有效意义建构与"生成场域"的互依互动关系,也为我们构建中医翻译传播及跨学科研究提供了扎实的理论依据。

(程颜、韩淳,《医学与哲学》,2017 年第 38 卷第 4A 期)

非物质文化遗产视角下
中医药文化英译问题研究

中医药作为我国非物质文化遗产中不可缺少的重要内容,是几千年中华文明的结晶和瑰宝。中医药文化博大精深、内涵丰富,但中医药本身在西方还存在诸多认识误区,很多地方至今尚不认可中医药在医疗领域的合法地位。从非物质文化遗产视角研究中医药文化英译问题并提出有效策略,能拓宽作为非物质文化遗产组成部分的中医药文化英译理论视野,丰富中医药文化的传播路径,促进中医药文化和非物质文化遗产的保护、继承、发展和创新。

一、非物质文化遗产视角下中医药文化英译现状

中国是世界上非物质文化遗产最丰富的国家之一,中国的非物质文化遗产也越来越多地展示在世人的面前。中医药文化作为非物质文化遗产,在全球范围内广泛开展中医药的传播已进入了新的发展阶段。西医治疗是针对病位进行对抗性治疗,其化学药物的耐药性及毒副作用日

益突出,有可能会损伤人体某些部位的健康,也可能引发其他疾病,其局限性已经有所共识;中医治疗的特征是整体施治、辨证施治,具有标本兼治、药取天然、治疗手段丰富、多向调节等优势。中医作为非物质文化遗产的一部分,经历了几千年的传承和发展,在汲取中国传统文化精华的基础上形成了独特的理论体系,在实际应用中除了能治病救人,同时还能起到养生保健和改善生存质量等作用。2006年,中医生命与疾病认知方法、中医诊法、中药炮制技术、中医传统制剂方法、针灸、正骨疗法、同仁堂中医药文化、胡庆余堂中药文化、藏医药等9个项目被列入第一批国家非物质文化遗产保护名录。20世纪70年代以来,"中医热""针灸热"在世界各地兴起,越来越多的中医医生走向世界,越来越多的外国人来到中国学习中医,研究中医学综合疗法和各种传统医学的学术刊物如《经络》《法国中医杂志》《针灸》等也在国外大量涌现。据官方统计,截至2016年底,中医药已传播到世界上183个国家和地区。中医药的多形式、多渠道的国际交流格局已初步形成,在促进中医药相关文化交流和经贸往来起到了桥梁作用。

　　然而,由于中医学是在古代朴素的唯物论和自发的辩证法思想指导下,通过长期医疗实践逐步形成并发展成的医学理论体系,在实践中对不同病症的描述、多种多样的诊断方法、千变万化的处方等,都与西医有极大不同。而且,中医的理论体系中引入了大量的属于哲学范畴的概念,思辨性思维成为中医学的主要思维方式,在进行医学描述时会加入大量的中国古代哲学的抽象思维与隐喻,使得中医经典著作看上去晦涩难懂,也大大增加了英译的难度,到目前为止,国内外每年会产生的上千种中医英语出版物,但其中的中医翻译作品质量都不高,无法引起英语读者的普遍关注与兴趣,导致海外人士对中医药的认可度不高。目前从非物质文化遗产视角来研究中医药文化英译在国内也极为少见,即使单纯的中医药英译研究也不系统,研究具有零星、随意、缺乏理论指导的特点。

二、中医药文化传播中英译问题和障碍

　　传统中医药是中国文化精髓的一部分,要让其在国际上发扬光大,在交流与传播的过程中克服语言障碍。但是,由于中医学理论体系融入了古代哲学和古汉语的哲学概念和词汇,使得中医的术语和药方显得深涩且难以理解,翻译成通俗易懂的英语难度很大,成为中医药英译工作的主要障碍。

　　1. 汉英译文混乱　中医学理论和实践中大量使用中国古代哲学中的语言来阐释人体的生理和病理,比如阴阳、五行、元气、精神等哲学术语,在翻译时很难使用适当的对应词译成英文。目前承担中医药英译工作的主要是国外对中医感兴趣的学者,或是没有经过英语专业训练的中医医生,或是国内没有中医专业知识背景的英语教师,他们往往借助于工具书加上自己的实践去理解和翻译,不能按照翻译学的基本原理和实际要求再现原文信息。同时,中医语言的模糊性也造成了理解的困难。例如:中医学中最常见的词条"气",就有 energy、vital energy、qi、chi 四种译法;中医学中强调整体概念、描述相生相克的运动变化及转化关系的"五行",常见的英译就有"Wu Xing""Five Elements""metal, wood, water, fire and earth"等几种,其混乱程度可见一斑。

　　2. 中西医概念混杂　中医与西医是两门拥有完全不同文化背景的医学科学,在各自的发展进程中深受各自民族的文化影响。虽然中西医都是研究人体生理、病理,探索人类生命活动客观规律的医学体系,但两者在认识基础、观察方法、诊断治疗等诸多方面都存在极大不同。中医是建立在整体观念的形象思维基础之上,利用人体的直觉、体验找出内在联系,并在此基础上建立

辨证论治的防病治病学说；西医则是利用抽象思维和试验为基础，建立对人体局部功能、病因和治疗方法的认识，是利用解剖、分解、分析等方法观察微观物质的实践总结。中西医对人体生理病理的认识不同，导致了翻译的困难。如在翻译"肝生于左，肺生于右"这一术语时，其中的"肝"不单纯是西医实质性器官肝（liver）的概念，实际上是，而是指具有生发疏泄功能的"肝气"，英文单词 liver 就不能解释这一概念；同样，西医的心、肝、脾、肺、肾是解剖概念，如用英文中表器官的单词 heart，liver，spleen，lung，kidney 也无法准确表达中医功能概念；另外，中医学中人体有一个重要组成部分称为"命门"，既指肾脏（即左肾右命门之说）也指督脉命门穴，但从西医解剖的角度看，其部位至今尚无定论，英文中也没有对应词，如译为"Life-Gate"会让西方读者难以理解。

3. 中医语言缺乏统一标准　　以中国哲学理论为基础发展而来的中医药学，在几千年的传承中主要靠各承师派，口传心授，中医文献中的术语也有不少一词多义，多词一义的现象，如"带状疱疹"，也被称为"缠腰火丹"或"蛇串疮"。这些原文本身都还未规范化的中医术语，就更难用英语进行规范的解释和表达。包括"五脏六腑""阴阳五行""气"等最基础的中医语言以及最经典的中医著作如《黄帝内经》《本草纲目》《伤寒论》等，都没有官方统一的英译标准，如"五味"的译法有 five tastes，five flavors，"三焦"的译法有 triple-Jiao，san-jiao，triple burner，three-jiao 等。没有规范化的翻译理论指导体系，缺乏翻译标准，必然会阻碍中医学科的持续发展，成为影响国内外医药交流以及中医药走向国际的瓶颈，影响作为非物质文化遗产的中医药文化的传承和传播。

三、中医药文化传播中英译问题的对策

中医药的理论及其著作带有浓厚的中国传统文化色彩，对世界其他国家尤其是西方国家人士而言，传统中医药学是一种异质文化，有着相当大的学习难度。要真正做到中医药学全面对外交流，实现中医药学完全走向世界，首要任务就是要准确有效地开展中医英译工作，将中医药学的理论体系、临床实践与科研成果规范系统地翻译成英文，宣传推广到国外。

1. 探寻非物质文化遗产传承与中医药文化传播的契合点　　中医药文化是中国传统文化中独具魅力的瑰宝，它作为我国非物质文化遗产的一部分，自古以来就是我国海外文化传播的重要内容，是中华文化走向世界的重要载体。作为非物质文化遗产，中医药具有系统性、完整性以及广泛传播的特点，已经被列为非物质文化遗产的中医生命与疾病认知方法、中医诊法、中药炮制技术、中医传统制剂方法、针灸、正骨疗法、同仁堂中医药文化、胡庆余堂中药文化、藏医药等项目，应该在行业普查的基础上建立评估标准和名录体系，按各项目的文化价值及其影响设立不同级别的非物质文化遗产保护和传播名录，总结中医从古至今的海外文化传播经验，寻求中医药文化价值观和非物质文化遗产传承的契合点，达到加强中医药文化海外传播的目的。

2. 加强非物质文化遗产和跨文化知识的理论学习，寻求文化趋同　　任何文化之间的差异都是建立在文化共同性基础上的，在全球化的今天，文化之间的交往与互动、趋同与融合越来越明显。作为非物质文化遗产的一个中药组成部分，中医药文化的表达形式是通过人文社会科学的知识来表达自然科学知识，具有显著的人文特征。要使具有丰富中国文化内涵的中医药翻译得既能准确表达其内涵，又为西方读者所接受，就需要同时具有中西方历史文化背景知识，跨越文化的鸿沟，寻求文化趋同。一方面，丰富的中国历史文化知识能对中医的体系和中医术语有准确的理解和表达，从而解决中医语言的不可译性，使中医翻译译本具有较大的可读性；另一方面，西方文化背景知识的掌握，又能解决译文不可靠、不忠实，原有信息和文化的流失等问题。因此，中

医药英译需要以跨文化知识和中医理论为基础,了解英汉语言差异,在信息的准确性和文本的可读性之间找到最好的平衡,尽可能准确地使用和翻译中医语言,同时又保留中医独特的哲学性和系统性(左伟、王芹,2015)。如张仲景的《伤寒论》中的青龙汤和白虎汤,会被西方人误以为是动物汤剂,受到西方人尤其是动物保护者的反感,可译为"Qinglong Decoction"和"Baihu Decoction"。

3. 注重对中医经典著作的准确翻译 《黄帝内经》《伤寒杂病论》《金匮要略》《本草纲目》等中医药经典著作,是传承中医理论的宝贵资料,直到今天仍然是指导中医临床实践的教科书,对这些经典著作进行准确英译无疑是中医药文化国际传播的有效途径。然而,由于时代变迁、文化负载词多、医学描述中带有大量中国古代哲学的抽象思维与隐喻等原因,使得著作中的语言显得意蕴深邃甚至是隐晦难解,无论是采用直译与意译、归化与异化等方式,都很难达到"信、达、雅"的翻译标准。因此,在中医药英译实践中要根据翻译的宗旨、语境、内容和文化差异等进行全面考量,分析和辨别中医语言的特点,针对其起源、背景、内容、文化信息等,运用相应的翻译原则和方法进行辨证的翻译,尽可能多地在译文中提供足够的信息给英文读者,使译文与原文在意义和功能上保持一致。

4. 规范中医英译翻译,建立统一标准 中医药的国际传播的实现,统一标准必不可少。研究、制定并发布中医药英译标准是推进中医药走向世界的一项重要任务。中医药英译标准的统一,应从语言学、文献学、医学角度进行考证和对比分析,结合翻译的一般通则,坚持准确、简洁、规范、统一的原则,完善中医翻译的思想、原则和方法,在确立中医药翻译标准的基础上收录中医基础理论、中医临床诊治、针灸以及中药方剂等基本词条,建设全世界统一的中医药英译语料库,结束中医药在国际交流中因翻译标准不统一一致使沟通困难的局面。标准化的中医药英译有利于西方人准确理解中医、传播完整的中医哲学与文化,促进中医药文化与世界医学接轨。

(左伟、王芹,《海外英语》,2017 年第 6 期)

中医英译历史文化传承问题研究

文化是人们通过长期的积累所创造出来的信念、价值观念、习俗、知识等,是社会的遗产。中医文化则是从文化的视角解读中医之独特之处,其目的在于谋求中医现代化的发展。广义的中医文化是指中医本身就是一种文化而狭义的中医文化则是指中医学理论体系所形成的社会文化背景及其蕴含的人文价值与文化特征。

一、中医英译的历史发展情况

中医英译历史经历了三百余年的历史,其中经历了从以外国人为翻译主体的探索阶段,到中国人参与并逐渐成为主体翻译人群的发展阶段,最后进入了中医英译的标准化阶段。

在初期的探索阶段,著名的药化学博士伊伯恩(Read B. E., 1887—1949)自 1928 年起,连续用十四年的时间翻译了《本草纲目》的兽、禽、麟、介、金石部;英国著名科学家、皇家学会会员,研究中国科技史及医学史的权威李约瑟(Needham J., 1900—1995)博士,历经近三十年,完成了巨著《中国科学技术史》。

在发展阶段,继王吉民、伍连德先生出版的研究中国医学史发展历程的全英著作《中国医史》(*History of Chinese Medicine*)后,许多中国人都开始加入到中医英译的队伍中来。如被誉为"中医典籍全英译本第一人"的罗希文先生,他是搭建中医走向世界桥梁之人。他在这一阶段英译了《伤寒论》和《金匮要略》,清晰梳理了经典脉络并汇集了历代名家的注释。李约瑟博士在为罗希文的《伤寒论》做序言时评价说:"在这部著作中,罗希文做出了具有异乎寻常价值的工作,这将对全世界的学者更好地理解中国医学史做出贡献。"

进入中医英译的标准化阶段后,大批的中医英译工作者开始致力于规范中医英译的词汇与用法的工作,大量的中医汉英、英汉辞书、词典不断出现,最具影响力的如 2004 年由谢竹藩主编,中国中医药出版社出版的《中医药常用名词术语英译》。该书在"2004 年 10 月 21—22 日制定传统中医名词术语国际标准第一次非正式研讨会"上,被确定为制定名词术语国际标准的主要参考用书。

二、中医英译历史过程中文化的重要性

1. 文化的吸引是促成中医英译作品出现的原因之一　纵观中医英译历史人物,无一不是对中国文化充满了热爱与敬仰之情。如国内的王吉民、伍连德先生,基于特定历史时期,介于中国文化,尤其是中医文化处于国际的劣势地位之时,为了向国际社会弘扬中华民族文化,挺身而出,编撰 *History of Chinese Medicine*,这是对中华文化的由衷热爱之举;国外中医英译的工作者在英译中医之初,亦是受到中国文化的感染,在深深体会到中华民族文化独特之时,希望通过各种方式对中国文化有更多更深的了解,最终助其传播。如与中国有着不解之缘的李约瑟博士,在他的巨著《中国科学技术史》中的第六卷医学卷中首先介绍的内容就是"中国文化中的医学"。其中涵盖了大量的中国古代历史文化,足以看出李约瑟先生对中医背后中国文化的重视与理解程度。也正是基于对中国文化的敬仰,才促使李约瑟博士能够愿意耗时近三十年来向世界介绍中国文化。

2. 文化是评价中医英译作品质量的标准之一　对于英译作品来说,"信、达、雅"是衡量优劣的基本标准。中医英译时,是否能够参透作者的写作意图,能否跨越时间与空间的界限,做到无障碍的传播,其中涉及的文化内容是评价中医英译作品质量的标准之一。中医作为一门极具中国文化特色的学科,它是我们祖先在日常生活中对抗疾病的经验总结。其中字里行间都是中国文化的体现,正所谓"一字一世界,一笔一乾坤"。中国文化在中医作品中可谓是体现得淋漓尽致。如中医的"气","气"是中国传统哲学中有着丰富内涵的核心词汇,它贯穿于中国哲学的始终。中国传统哲学用"气"来阐释宇宙万物的生成,解释生命的起源以及生命和精神的构成要素。中医学继承、发挥了中国传统哲学"气"是宇宙万物的本源和元素的思想,用"气"来指运行于体内的人体机能原动力。所以,想要将"气"准确的翻译成英文,对中国文化没有深入的了解,是无法准确把握的。

三、实现中医英译过程中文化传承的有效途径

自 18 世纪以来,古今中外许多中医爱好者都试图将中医这门传统医学传播于世,希望其能为世界人民所了解并应用,许许多多英译人员也倾注了毕生的精力去推动中医英译事业的发展,但历经百年仍困难重重。中医译事之难在于形神俱合,信达雅兼备,而译者之难在于融合东西方

文化精髓,通晓古今知识流变。

1. 重视中医英译人员的文化水平　20 世纪 60 年代以前学者们的研究大多集中于语言问题,往往忽视了人在翻译实践中所发挥的作用。事实上,从语言产生之日起就离不开人的参与,因为人就是语言的发明者和使用者。人的主观能动作用在翻译中起着至关重要的作用。如果一个译本还是不能具有与原文等同的质量,(通常)不是因为这种目的语本身的句法或词汇存储量不够,而是因为译者篇章分析的能力有限。作为科技翻译和文化翻译的结合体,中医翻译是我国文化传播的重要内容之一。中医英译不仅涉及语言而且还涉及文化因素。对于中医英译的工作人员来说,个人文化水平将会限制英译文本最终的高度和深度,换言之,译者是决定译著质量的关键。所以,一定要不断提高译者对中国传统文化的理解和掌握,才能不断出现更加优秀的中医英译作品。

2. 中医英译作品要注重彰显中国传统文化　中医学理论蕴涵了丰富的中国传统文化。其特点是从哲学的视角探索生命,将天、地、人完美地结合成一个整体。要对其进行翻译,就必然要考虑文化在其中所起到的重要作用。因为社会文化在一定程度上制约着语言使用者的思维方式和表达能力。若是翻译工作者欲进行中医英译工作,不论是中国人还是外国人,都应当系统地对中国文化进行学习。中医文化是西方人眼中东方主义的代表之一,具有神秘感。译者需要从文化身份的定位和中医文化认知等方面来提高自身的翻译素质,这样才有可能做到翻译的原汁原味。

3. 进一步完善中医英译标准化工作　2007 年 10 月 16 日 WHO 西太区在北京颁布首个《传统医学名词术语国际标准》。历经了数年的研究与探讨,对于英译的选择原则、西方医学名词术语的应用、标准名词术语与直译、标准化术语的内容、标准化术语的结构、标准化术语的注释等问题,《WHO 西太平洋地区传统医学名词术语国际标准》一书中都给出了标准。但虽然说是标准,却尚且存在许多不足。例如,作为制定名词术语国际标准的参考书目太少,主要是采用谢竹藩主编的《中医药常用名词术语英译》;另外,选取的标准化词条太少,第二次研讨会通过的词条只有4 200 条,且标准表述过于简单,衡量"标准"的主要依据是"约定俗成",所有的英文单词均来自被普遍认可的字典,对于一些虽词不达意的词条却仍继续使用,这就避免不了中医英译过程中出现文化缺失的现象。

肖平指出:"目前中医名词术语翻译存在的主要问题之一是'乱',几乎可以毫不夸张地说,有多少字典或文献,就有多少种表述方法,从用词到句式都不一样,令读者无所适从。"这种局面亟待解决,正所谓,没有规矩不能成方圆,中医英译也是,没有严格的标准,就没有办法将其准确的传播,会使得读者对中医困惑不解,甚至误解中医原意。中医标准化英译工作的有效开展,将会为全世界中医药的教育、科学研究、学术交流、信息传播以及各国间的经贸往来,都带来极大的便利和社会效益。

中医作为世界传统医学的代表,面对当下人类回归自然的医学理念,中医学以其独特的医疗模式和显著的医疗效果以及极小的毒副作用,再一次引起了国际社会的关注。随着中国共产党十九大的胜利召开以及面向世界"一带一路"步伐的稳步推进,中国与世界各国的文化交流日益频繁,强调中医学向世界传播过程中文化传播的重要性,既是世界的需要,也是中国人的责任和提升中国国际影响力的一个有效途径。

(付明明、袁福、张丽宏,《吉林广播电视大学学报》,2018 年第 2 期)

中医药国际传播背景下的中医院校
外语人才培养的战略性思考

一、问题提出的背景

"中医药振兴发展迎来天时、地利、人和的大好时机。"从国家层面看,党的十八届三中全会吹响了新一轮高等教育改革发展的号角,实施《国家中长期教育改革和发展规划纲要》和《国家中长期人才发展规划纲要》是最后冲刺的五年,高等教育发展进入战略性结构调整期。从行业层面看,十八大后,党和国家领导人非常重视中医药事业的发展,做出了"完善中医药事业发展政策和机制"重大部署。充分利用学科、技术、人才优势,依托中医的"五个资源"优势,拓展发展空间。解决中医药发展的瓶颈问题离不开中医院校的医疗服务、科技创新和人才培养。从时代层面看,未来5年是中国教育经历新一轮大变革、大跨越、大发展的时期。"转型升级"的新常态,迫使高等教育发展进行战略性结构调整,注重高校分类指导、内涵发展和特色发展,注重人才培养的实践性、实用性和创新性,特别是中医药领域要"以高度文化自信推动中医药振兴发展"(王国强,2017),因而务必注重中医药文化的对内传承和对外传播。从高校层面看,顺应大好形势,把握有利条件,依托优势学科,彰显交叉特色,深化教育改革,培养创新人才,推进创新驱动发展战略对高等院校的发展提出了更高的要求。"中医药是我国原创的医学科学,具有极大的自主创新潜力和前途,完全有可能在若干领域创造出世界一流或具有世界水平的奇迹。"(温长路,2009)"中医文化对外传播是提升国家文化软实力的重要途径。"(张其成,2017)如何体现中医药文化是中华优秀传统文化的代表,是中医药的灵魂和精神家园,是中医药学核心价值观、认知思维模式和行为方式?(毛嘉陵,2014)如何加快中医药发展的国际化进程,推动中医药海外发展,在服务"一带一路"建设上有所作为? 培养中医药国际传播人才至关重要。传播是一种文化行为,国际传播有全球化背景和国家民族背景,如果说文化是传播的基础,传播是文化的表征和积累(李岩,2009),外语人才最具备全球化背景,具有文化的积累基础和表现能力,他们的传播行为正是在强化和建构文化。

二、中医药院校的外语办学现状

自20世纪90年代,伴随着改革开放的需要,大多数高等院校开办了外语专业,为中西方的交流和贸易培养了外语人才。20多年过去了,随着外语人才的饱和和全民外语水平的提高,对纯外语人才的需求逐渐减少,对行业外语人才的需求日趋增强。除了综合性的名校纯外语人才培养尚有一席之地,行业特色较强的院校面临较大的挑战,纯外语专业的重心转向特色外语专业的办学势在必行。办学历史悠久的综合性大学和外语历史积淀深厚的语言型大学,即使专业和方向局限于语言文学,其师资力量也能够把本身就很有优势的人才培养成行业精英。理工特色较强的"一流"大学由于师资和生源的优越性,毕业生在就业市场也有用武之地。还有一些行业性较强的大学陆续使语言专业打上学校特色的印记。然而,在纯语言人才培养上,中医药院校没有发挥出特色优势，没跟上时代的发展，当初办学的目的是顺应社会需求，但伴随着人才市场的饱和，纯语言人才就业面临着市场的竞争风险。全国中医药院校中北京中医药大学已设置英语专业中医药国际传播方向，在教学模式上开始了一轮改革，北京中医药大学自主设置"中医药外语"独立硕士点，南京中医药大学建立了"中医外语"独立硕士点，上海中医药大学挂靠"中医外语"招收硕士生，有 MTI 翻译专业独立硕士点。河南中医药大学有 MTI 翻译专业独立硕士点，北京中医药大学和贵阳中医学院被国家中医药管理局授予"中医药英语"重点学科，成都中医药大学有挂靠的"中医药国际传播"硕士点。大多数中医药院校还未涉及中医药国际传播人才培育体系的建设。由于传播是文化认同和彼此了解的主要路径，这个路径需要外语人才去打通，所以依靠特色办学中医院校的外语专业会有较大的发展空间。

三、研究文献现状

目前已有学者展开了相关研究。司建平在《中医学报》发表了《三级架构视角下中医药文化传播策略分析》，提出微观层面凝练中医药文化精髓，加强中医药文化建设；中观层面拓宽中医药文化宣传渠道，注重中医药文化传播；宏观层面提升中医药文化竞争优势，加快中医药文化品牌构建。董薇在《跨文化传播视角下的中医药海外传播》一文中提出将跨文化传播的理念和方法引入中医药的海外推广，能够发挥中医药的文化特性，利用其传播方面的天然优势，推动世界对中医药的接受和认同（董薇，2014）。徐桢撰写了《中医药文化传播路径分析及对策研究》的论文。官翠玲对《中医药文化建设路径》进行了探析。刘殿刚、毛和荣从事了《一带一路战略视野下湖北中医药文化对外传播》研究。徐永红撰文《中医药文化对外传播研究》，从历史层面，理论层面，探究中医文化对外传播中的文化适应和文化间性。这些研究多集中在中医药文化国际传播的必要性，方法、路径和对策上，涉及中医药国际传播人才培养的中医药院校不多，更未谈及到该类人才的孵化问题。从国家需要到国际需求，从国家层面到中医药行业层面，从地方层面到高教层面，顺应大好形势，把握有利条件，依托优势学科，彰显交叉特色。建立校园培养＋基地孵化的双培养模式，培养"懂中医，通人文，精外语"并能从事中医药国际传播的复合型人是大势所趋。中医药国际传播建设虽然处于萌芽状态，但星星之火，可以燎原。

中医药学是中国古代科学的瑰宝，也是打开中华文明宝库的钥匙。培养中医药国际传播人才乃战略大计，文化主权的博弈，中华思想术语传播工程的启动，讲好中国故事，传播好中国声音，争取话语权，需要更多的国际传播人才。如果说中医是中国文化走向世界的桥头堡，中医药翻译是中医文化外宣的排头兵，那么中医外语就是中医通向国际的桥梁（李照国，2013）。培养集中医药学、外语学和传播学于一体的国际传播型人才很有必要。

大科学家钱学森有过仰望星空的秘密，他提出这样一个铭心刻骨的问题："为什么我们的学校总是培养不出杰出人才？"其实，我国高校人才培养的缺陷主要有以下几个方面：一是缺操作性：听听激动，想想感动，不知怎样行动；二是缺时效性：学者泛泛，习者寥寥；三是缺实践性：授业不传道，授业不解惑；四是缺创新性：重理论教育，轻实践创新。如果把我们的高校比作一个生蛋器，那它只具备了造蛋功能，还没有赋予它生命和生气。对蛋的孵化还缺少一个平台——那就是由校企合作建立的实践基地——孵化器。把人才放入企业孵化，人才成长和发展将更有前景。

中医文化对外传播是提升国家文化软实力的重要途径。以中医药文化传播为契机，以国际化传播人才培养为切入点,探究中医药国际传播的载体、传播型态和中医药国际传播人才培养模式。理清外语语言教学,基地建设、媒介运用的相互关系。探索建立校企合作,构建理论＋实践＋应用的人才培育框架以及学校与企业共建中医药国际传播孵化基地的道路。如此,既有利于中医药院校人才培养体系建设的完善,有利于推动创新创业机制的全面发展,又有利于高校和企业的合作与互动。

基于以上分析,对人才培养需重新定位:提倡依托优势学科,彰显交叉特色,秉持"拓国际视野,扬中医文化,育复合人才"的理念,培养"懂中医,通人文,精外语"的复合型人才,兼具培养多元文化人才。

四、改革措施

基于这样的定位,对中医药院校外语人才的培养给予全面的改革。

1. 培养目标改革　倡导中医院校的外语专业应依附学校中医药特色,探索培养和发展交叉学科的道路。在培养人才目标上倡导多元性和复合性,注重实践性和创新性。在人才培养方式上既注重"实基础、重应用",又兼顾"拓思维、强能力",既突显了语言特色,又彰显出中医药特色,培养适应社会主义现代化建设需要,德、智、体、美全面发展,具有良好的职业道德、知识、能力、素质协调发展的复合型人才。要求毕业生学生应具有较扎实的英语语言基础知识、熟练的语言技能和一定的中医药相关知识,具备良好的人文素养和跨文化交际的能力,能从事教育、中医药翻译、外事、旅游、商务、会议翻译和中医药对外传播。把"懂中医,通人文,精外语"和能对外传播中医药文化的复合型人才培养付诸实践,培养需具有扎实的英语语言基础和过硬的语言技能,以及广博的文化知识,既懂中国文化又了解西方文化,能够讲好中国故事,传播好中国声音,能够熟悉科技、经贸、商务、中医药等相关专业知识,能在教育、外事、经贸、文化、中医中药、新闻出版、科研和旅游业等部门从事教学、翻译、文秘、商务和管理工作的高级新型复合型外语人才。

2. 培养计划修订　围绕改革对教学大纲、课程大纲、教学计划、课程体系、师资配备、教材教法、实践教学环节、实习环节这几大要素进行大的调整和优化组合。对现有的培养模式进行改革,构建理论＋实践＋应用的人才培育框架,建立校园培养＋基地孵化的双培养模式。

3. 课程体系改革　凸显特色。专业以《英语精读》《中医药英语基础》《英语口译》等课程为载体,将"任务型教学""案例式教学"引入教学改革,使学生系统掌握英语基本知识,具有良好的听说读写译的能力,并熟知中医基础理论和中医临床特点,办学中探索出"懂中医,通人文,精外语"的复合型人才培养模式。

重视中医理论,弘扬中医文化。培养中医药国际传播人才课程体系上,注重将英语语言类课程与中医基础理论课程相结合,开设必修课《中医药学基础》和选修课《中药学》《针灸学》《中医内科学》等中医课程,介绍中医整体观念、辨证施治、特色学说、望闻问切等诊疗方法;开设《中医英语基础》《中医英语翻译》和《中医文化国际传播》,使学生掌握中医药英文术语表达,熟悉中医药在海外发展历程,夯实了中医药翻译人才学术基础。

探索教学规律,拓展培养环节。实现"语言—知识—文化"多模态立体化教学培养环节上,实施全方位改革,实现中医药学和英语语言教学的有机融合。以《英语精读》《中医英语基础》核心课程为语言能力培养平台,《翻译理论与实践》《医学英语词汇》优势课程为特色能力培养载体,加以《跨文化交际》《英美文学》等专业课程,辅以网络教学、语言测试教学(语言辅导与测试、英语专业四级、八级考前专题培训)、语言实践教学(暑期社会实践、学术论文指导、文献报告会、文化讲座与交流活动)等,将语言知识的实用性、中医知识的专业性和人文知识的通识性融为一体,实现多模态立体化的教学。

4. 队伍建设改革　鼓励学历进修,汇聚复合型师资,拓宽人才培养视野师资建设上,吸纳中医学背景且有英语特长的教师,鼓励英语背景的教师攻读中医学硕士、博士学位,对英语教师开设基础中医知识培训班,培养骨干教师具有中医学和英语语言学双层学术背景,并派出到英国、美国、澳大利亚等国访问进修,提升师资的胜任力,着力汇聚高学历、高水平的跨学科复合型师资队伍,为英语专业人才培养提供多元化的师资平台。

5. 培养模式改革　探索培养模式的改革之路,实行 3+1 模式,即 3 年课堂学习+1 年基地孵化。通过对高等中医药院校人才培养方案改革的探讨和对大学生实习基地的孵化作用的实践性研究,使培养对象系统认知中医药传统文化,了解中医药文化对外传播历史与现状,掌握中医药对外宣传和翻译的方法和技巧,了解中医临床及针灸学基础知识,掌握中医药文化中的外事礼仪接待的知识和特点并付诸实践。建立校园培养+基地孵化的双培养模式,培养"懂中医,通人文,精外语"并能从事中医药国际传播的复合型人才。

五、意义

通过探究中医药国际传播的载体、传播型态和中医药国际传播人才培养模式以付诸实践,从人才培养的新理念和重新定位牵引出对现有中医院校的人才培养计划的修订,培养体系的改革和新的培养模式的构建。通过研究,可以探明外语语言教学、基地建设和基地运用的相互关系对相关人才培养的作用。可以探索建立校企合作,构建理论+实践+应用的人才培育框架以及学校与企业共建中医药国际传播孵化基地的道路。通可以探究中医药国际传播人才的培养和孵化路径,构建中医药国际传播人才的培养体系,探索构建理论+实践+应用人才培育框架以及学校与企业共建中医药国际传播孵化基地的道路。理论意义上有助于高等中医药院校着力于中医药国际传播人才的培养体系建设以促进教改;实践意义上有助于学生就业后实现"零适应期",有助于毕业生的就业质量和就业稳定性的提高,有助于学生的实习就业渠道稳定可靠,有利于推动创新创业机制的全面发展,有利于高校和企业的合作与互动,对中医药高等院校的人才培养有一定启发和辐射作用。

(唐小云、王可、陈骥,《成都中医药大学学报(教育科学版)》,2018 年第 20 卷第 2 期)

从海外中医教育现状看中医文化翻译与传播

当今世界,文化传播能力已经成为一个国家文化软实力的决定性因素,文化只有传播才能使国家优秀文化具有持续影响力。党的十七届六中全会提出中华文化走向世界的号召,发展经济,文化先行。中医药文化作为中国传统文化的精髓,其地位显而易见。其发展和传播对国家软实力提升起着极为重要的作用。为加快中华文化走出去的步伐,早日实现中华文化伟大复兴,就必须加快扫清中医文化传播道路上的障碍。

一、海外中医发展现状

海外中医师包括海外中医院校研究人员,教师和管理者是在有关中医哲学思想、中医历史和中医治疗方法等研究和传播领域最活跃的专家,他们是国外传播中医药文化的一支十分重要的力量,发挥海外中医师在教育教学和社会文化活动的作用是中医国际传播的重要途径。其在海外教学行医的过程中面临的困境势必会阻碍中医文化的国际传播。因此,在不断清晰了解海外各国中医发展困境的基础上,联合中国内陆各方的努力和帮助推动中医海外发展是全球中医文化热爱者的共同愿望。近日,纽约中医论坛特邀美、加、澳 3 国的中医教育领军人物与众多中医群友共商中医教育的传承、融合与深化大计。美国中医校友联合会 TCMAAA 会长田海河在节目一开始对美国中医教育 40 多年来的发展和现状,风格和特色等做了肯定性的概述,并在此基础上,提出本次讨论的预期目标:在保持中医教育质量的前提下加大海外中医教育的深度和广度。并就海外网友呼声较高的海外中医公众科普教育的方法与技巧问题进行探讨。访谈共分三部分:第 1 部分的问题主要围绕海外各国中医学校的整体现状,包括教育目标,学校评估标准,各国的中医课程设计重心,中医针灸教育分类,考评体系,实习就业,临床疗效等。由此引出的焦点问题是如何避免重术轻道,去医存药,去医存针呢? 海外本土化的中医是继续完全承载着中国文化? 还是披上异国文化的外衣? 怎样避免中医国内开花国外香,医学的中医在海外,文化的中医在国内现象;第 2 部分问题讨论着重在海外中医教育的学力上,包括学生的入学门槛,对中医针灸和东方医学课程的理论基础掌握和实践操作能力,毕业后就业率和处理疾病能力等,由此引出的问题是学生走进正规医院实习难,学生入学门槛低,毕业又很容易通过执照考试的宽进宽出现象造成海外中医从业人员的素质无法和其他多数健康行业从业人员相比。个人不当行为影响中医行业的海外发展;第 3 部分讨论了中国内陆和海外中医教育的差异并由此引出的焦点是如何正式开启海外中医的科研工作和吸引海外患者看中医。

二、中医文化翻译探讨

文化传播的基本规律是这样的:通常物质层面的东西(脸)首先被另一种文化接受;其次是机构方面的、社会规约性质的(手);最后被接受的部分就是信仰或者核心价值观(心)。拿中医的"术"来说,针、药、罐看得见、摸得着,疗效明显,就立刻被海外患者接受。而从中医"道"上讲,阴阳中和、天人合一、仁和精诚才属于核心价值。传承和深化的应该是核心价值,其中,"心"是中医药文化的核心,需要通过"手"和"脸"表现出来。"授人以鱼不如授人以渔"是中国的最高育人原则。在今天急功近利的市场上,人们买鱼抢术,如何摆平道的位置,渔的处所?笔者认为除了中医文化本身深奥难懂的原因外,被排斥的最大原因就是中医文化翻译不到位。解决翻译的问题首先要从中医英语翻译高精尖复合型人才(中医专业+外语+国际传播+网络技术)的培养入手,因为特色文化翻译必须在知己知彼的基础上通过传播技能才可以实现文化接纳的桥梁作用。中医药文化的国际传播不仅仅是技术的普及,更要关注技术背后所承载的文化传播。首先,翻译并传播中医药文化的经典著作,如《黄帝内经》《伤寒论》等是海外中医教育和大众科普的重要内容;其次,针对不同海外受众采用灵活的翻译策略,最终能够达到传播和普及中医文化的目的;最后,中医文化的海外传播是面向世界的,因此其他语种的翻译也有待策马加鞭。

蒋基昌(2012)对《黄帝内经》的 4 种英译版本在广西中医药大学留学生群体的接纳度做过调查,统计出得结果是 Maoshing Ni 版的《黄帝内经》全文编译英译本,即融入作者对原文阐述的译释结合最受欢迎。与其比较的版本有吴氏父子版,罗希文版,李照国版。笔者分析 Maoshing Ni 版受西方读者接受度高的重要原因有两点:一是译者学习、家庭和工作背景让其在中医理论和实践、英语表达以及西方文化上都非常专业;二是其采用加入自己阐述的编译策略迎合了西方读者的阅读习惯和兴趣,所以达到了让更多西方读者了解中医的交际目的。结合目前海外中医教育开设的课程更倾向中医技术培训的现状,笔者认为校方在中医典籍课程中采用和推荐的翻译版本应适合学习者的身份特点和预期目标。要想学习和领悟到中医的核心价值,"译古如今,文不加释"即最大限度地在译文中保留原文的文化内涵的李照国译本是海外中医学生学习的终极目标,当然,学生可以在老师的引导下从编译本读起,随着理论和实践学习的提升,保留中医文化内涵最大化的译本必须荐读和体悟。以普通大众为接受对象,就多选用图文并茂,趣味性强的漫画对话形式,或用英文创作一些中医相关的普及性读物,以适合当地更多的普通受众。比如中医概念"火",一般都被直译为 fire,但这种翻译本身是不对等的翻译。Fire 不能涵盖中医"火"的全部内涵。火的认识大有学问,热气命之为君火,暑气命之为相火,这是人体阳气正常状态下的火(少火)分化出来的两个概念,即使如李照国教授《内经》翻译中分别译为 monarch fire 和 minister fire,不了解中医文化的人还是一头雾水。笔者认为直译加很长的理论注释对于不懂中医知识的人而言作用不大。不懂中医或生活常识不足的中国人都未必分得清哪种是实火,哪种是虚火或是阴火?何况外国民众乎?通过配有以公共英语和西医术语为主的漫画绘本或短片描述具体症状、原因和解决方案。比如婴儿在受热后出现排泄物状态、颜色、气味等变化判断是哪种上火;迈克因为工作压力大出现牙疼是哪种上火,比如秋燥引起的嘴角起泡又是哪种上火等。在解决方案的推荐上尽量以情志疗法和食疗为主,比如压力大建议中医音乐疗法,秋燥就用鸭梨炖冰糖等。

三、中医文化传播策略探讨

1. 精选海内外中医药教材,并且互相参考使用　海外中医教育教材的选用上采用国内和国外互为参考,两者必读的宗旨。国内权威教材的必读是确保其所蕴含的中华传统文化知识能够为海外学生学习和领悟中医精髓打下一定基础,并且促使中医文化的学习得到应有的重视。海外中医教材的必读是因为其在语言的运用、内容的选择、设计风格等方面更符合海外读者的学习习惯和兴趣,并且能够推动中医海外教育本土化。在此,笔者认为中医海外教育本土化在一定程度上是符合自然规律和中医核心价值的,就海外不同区域学生而言,其所属地区的气候环境、体制特征和人文属性等都会有很大差异,根据这些差异更加细致地择选出与其相适应的中医教育内容和治疗原则是有益于中医海外传播和发展的。目前,在海外中医院校中使用最普遍的教科书有 Giovanni Maciocia 的《中医基础理论》《中医诊断学》《中医疾病治疗学》《中医妇科学》《中医心神病学》;Dan Bensky 的《中药学》和《方剂学》;还有 Joseph Helms 的 *Acupuncture Energetics* 被医学针灸广泛使用。那么这些书会不会成为美国的《东医宝鉴》《医心方》呢?笔者认为中国学界可以高度关注,但中医药文化的根在中国,这个事实不会改变,所以无论何时,世界人民不得不承认日本汉方医学和韩国医学等都与中医这个源头密不可分。

2. 坚决执行严进严出准则,提高国际中医教育质量,培育海外中医科研土壤 在访谈的第 1 和第 3 部分,纽约中医学院院长陈业孟提到几点中美两国中医教育的一些差异和担忧,比如美国中医教育资源与中国不能相比,其中包括他们没有统编教材;美国中医院校的学生所选的中医是其第 2 或第 3 专业,大多数学生在完成 4 年课程学习后即可参加临床执业考试,成绩合格就能开业为病人治疗,因此中医学院的教育重点是培养其临床技能;美国中医药的发展是自下而上的,是按照市场经济的走向而决定的,只要有疗效,就有市场发展。笔者认为这些由于文化差异带来的海外中医教育客观现状势必会影响中医药文化在海外发展的平衡性。尤其在美国,医(包含针)过于药(中药);而中国,药(中药加西药)过于医(包含针);中医药是中国传统文化的一部分,而中医药教育在美国只表现出临床医学(中医针灸为主)应用的一面。而这种失衡的中医学习必然会降低海外中医教育质量,最终影响到学生就业和实际看病能力。很多海外中医教育专家曾做过相关的调查:由于美国针灸专业的课时设计注重临床实用性,缺乏中医理论对各科指导的深度,学生对整个中医体系的了解和掌握以及对西医的系统学习还有欠缺,尤其是学生的临床实习缺乏导致其实践经验不足。毕业生不能够灵活地运用所学的中医针灸知识正确地处理病人,不利于中医针灸的发展。又何谈推动中医药文化的传播呢?对此笔者提出以下几点拙见,希望能够对海外中医药发展有所帮助。首先,把美国现存小规模的中医院校在全国范围内重新组合,实现优秀中医资源的最大化利用,提高中医院校口碑。其次,提高学生入学和毕业门槛,对于入学门槛应该严格把关,学生必须有汉语基础,同时向西医的学位教育入学标准看齐。避免由于生源缺乏而对满足最低要求的合格申请者通吃。第三,建议校方从新生入校开始帮助和引导其建立科学的中医学习方法,在熟读和领悟经典理论基础上不断磨练其临床技能操作和中医诊断复杂病情等。经典理论和操作技能是相辅相成,共同学习才能前进的。另外,在其各项考核中应将中医典籍如《黄帝内经》等作为每学期的必考项目,并与毕业证及行医资格证等挂钩。为了解中医药领域发展的最新科研成果和更深的领悟中医古籍文化,海外中医学生必须学会阅读中医文献,毕业前需做出相关论文。只有通过踏实的实践和理论相结合,大量的阅读中医典籍,才能为日后的看病诊断做出正确的指导,具备有助于专业领域发展的独到认识和见解,这也是促进中医药现代化和培育海外中医科研土壤的方式之一。第四,定期由各中医名校包括国内中医药专家举办高质量的继续教育讲座及学习班,不但可以提高在职医师的整体水准,还可以在相互交流中碰撞出新的中医科研方向。第五,笔者认为在中医教学质量提高和中医师看病经验不断丰富的事实下,公众看中医的趋势就会加强。最好的中医文化科普就是作为病人前来体验中医。比如中药、针灸、推拿按摩、拔罐、刮痧、食疗、太极拳等体验让海外公众在实实在在感受到效果的情况下逐渐打消对中医药的疑虑,从而为接受中医文化打下基础。

四、小结

文章针对海外中医文化翻译和传播现状提出以上相关建议,并坚信在充分研究与传承中医药文化、技术、核心理念的内功操练下,在国家各级领导人海外传播中医药文化的引领带动下,在中医治疗和保健的良好口碑宣传下,中医药文化传播在中华文化走出去战略中的地位和成效将逐步提升。

(张丽、张焱,《中医药导报》,2018 年第 24 卷第 7 期)

释意理论视角下中医文化
国际传播翻译原则探析

伴随我国"一带一路"倡议施行,国际交流与合作的力度进一步加强,对外开放的大门越开越大,自信的中国走向世界,中医文化国际传播进程不断加快。作为最具代表性的"中国元素",中医文化的国际传播既是传播中医文化的手段,又是推动文化认同增加文化交流的重要途径。如何从中医文化国际传播的大局出发,把话说清楚并获得国外受众认同是翻译工作的切入点和着力点。

一、释意理论的基本观点

理解与表达是过去翻译理论普遍认为的两个过程,直到释意理论的诞生这一观点才得以改变。释意理论强调译者对于翻译活动的参与作用,认为翻译不是简单的语言转换,而是通过译者充分理解原文意义的基础上,摆脱语言的桎梏导求到实质信息获得重新表达,实现相互理解和思想交换。意义的传递是翻译的重要任务,因此不能受语言外壳的束缚,要把握文章主旨,传递有效信息,重神似而非形似。意义的翻译要忠实,忠实不等同于简单的字词对等,而应是风格内容文笔的统一,让读者了解到原语的信息。意义是核心,要在翻译中充分忠实于意义,寻求意义对等。释意理论的这一观点将意义置于翻译研究的重点,在理解—表达的思维模式中增添脱离原语外壳的过程,为翻译理论的发展做出了突出贡献。

二、中医文化国际传播中翻译困境

1. 语言翻译成难题,译者水平有高低 中医典籍浓缩了中医文化的核心理念,但文言文的语言构成却加大了翻译的难度,模糊性、隐喻性、哲学性和抽象化都使得翻译产生歧义,如何把文化信息让国外受众理解并非易事。此外许多译者无视自身中医文化的积累,草率翻译错误百出。于是"带下医"成了"裙子下的医生","大腹皮"成了"大肚子","白虎历节"变成"一只白色的老虎正在跑",而"开胃"成了"把胃打开"。缺乏中医基本知识自然会导致翻译出现错误,严重影响了中医文化的国际传播。

2. 人才缺乏待解决,标准不同难统一 中医药高层次人才缺乏成为中医药走向世界面临的制约和壁垒,如今美国社会和医学界越来越关注中医,但语言却成为中医有效传播的障碍。以中医教材为例,数十家中医院校使用的术语翻译不尽相同,而众多中医博士因为不懂中文,误解与偏差常常出现在研究和教学实践中,影响中医临床的实际效果。语言的障碍、标准的不一和不懂中文的中医博士,类似此等尴尬值得我们反思。

三、释意理论视角下中医文化国际传播翻译原则

1. 接受性原则 释意理论指出翻译是一种交际行为,其目的是促进彼此的交流与合作,表达是为了让读者理解和接受,既要传递原文意义又要兼顾读者听得懂看得明白。中医文化走出去

需要实现文化认同,要将读者的认同与否考量进去,说什么、如何说、对谁说、取得实际效果是翻译工作的侧重点。

例1:夫实者,气入也。虚者,气出也。气实者,热也。气虚者,寒也(《素问·刺志论》)。

原译:The so-called asthenia indicates the evilenergy has entered the body. The so-called asthenia indicates the healthy energy has exhausted inside. When the evil-energy is sthenic, heat will produce; when the healthy energy is asthenic, cold will occur.

要让读者看得懂,明白原文的信息,就必须将意义理解后重新表达,并切实考虑到译文读者的思维方式。

改译:The so-called Shi(Excess)means entry of Qi while the so-called Xu(Deficiency)means exit of Qi. If Qi is Shi(Excess), it produces Heat; if Qi is Xu(Deficiency), it produces cold.

例2:阳之汗,以天地之雨名之;阳之气,以天地之疾风名之(《素问·阴阳应象大论》)。

原译:The sweat of Yang in the name of rain and the qi of Yang in the name of wind.

要准确翻译本段文字需要对原文背景知识有所了解。中医认为人体为天地阴阳,所产生的汗和气为阳之汗和阳之气,为寻求国外读者认同就需要有所改变。

改译:To compare the heavens and the earth to Yin and Yang[in the human body], human sweat is just like rain in nature, human qi is just like strong wind in nature.

2. 增补性原则　中医文化翻译中常见词汇空缺,勒代雷认为当某一语言词汇在另一文化中无所指代时,词汇空缺就会影响翻译实际效果。为让读者明白,译者需要添加注释对原文进行解释。适当对文本调整加工补充以填补词汇空缺,为读者搭建理解的桥梁,使原文的文化信息充分被读者所了解。

例1:欲知背俞,先度其两乳间,中折之,更以他草度去半已(《素问·血气形志》)。

原译:If you want know the location of Beiyu, take a grass rope to measure the distance between the two breasts, then select the middle point of the grass rope.

五脏六腑之气输注于腰背部的俞穴,称为背俞穴,属足太阳膀胱经的经穴,翻译时需要添加注释将这一特殊含义译出。

改译:To know[the location of]the Back-Shu[five visceral acupoints on the back], [you can use a piece of grass]to measure the distance between the two breasts first, then break[the grass]at the middle point.

例2:伯高曰:其汤方以流水千里之外者八升,扬之万遍,取其清五升,煮之,炊以苇薪,火沸(《灵枢·邪客》)。

译文:Bogao said, [To prepare Banxia]Decoction, [one should first ladle out]eight Sheng (Sheng is a unit of capacity. Ten spoonfuls make up one Ge and ten Ge make up one Sheng)of water that has been running in the river for one thousand Li(Li is a length unit. One Li is equal to 0.5 kilometer). [the water is]stirred for ten thousand times. Then five Sheng of the clear part is ladle out and boiled by burning reed.

"升"和"里"是中国传统的容量单位和计量单位,为弥补这一文化空白,译者需增补信息帮助读者理解原文的意义,本译文有效地建立了意义对等,起到了较好的传播效果。

3. 变通性原则　释意理论指出,词的语言涵义完全不同于它语句篇章中的所指意义。翻译不是机械的语言转码,是理解之后的重新表达,是对意义的翻译,不能受字词所约束局限于一字一词的固定涵义,而应是理解之后的重新表达。如中医"虚"一词就有 asthenia, deficiency, insufficiency, weakness, debility, hypofunction 等多重涵义,不同语句中的意义可能完全不同,翻译时绝不能不懂变通一概而论,应该放之原文中联系上下文分析该词意义。

例1:咸知溯原《灵》《素》,问道长沙(《温病条辨·序》)。

译文:Famous doctors all know to seek for the origin of medicine through Lingshu (Spiritual Pivote) and Suwen (Plain Conversation), and to study medical theory from the books written by Zhang zhongjing.

文中《灵》《素》分别指《灵枢》和《素问》,译者通过音译加注 Spiritual Pivote 和 Plain Conversation 的方式便于读者理解书名内涵。张仲景曾任长沙太守一职,故此处"长沙"并非地名,而是借指张仲景。"道"是中医典籍中的高频词汇,本文中"道"指医道,此外还有道路、道理、原则、方法、理论和学说等意思。如"阴阳者,天地之道也"中"道"为规律法则(principle);"非其人勿教,非其真勿授,是谓得道"中"道"是指方法(method);"夫道者,年皆度百岁"中的"道"则是指掌握了养生道理的人(those who know to preserve health),因此不结合上下文很难准确把握其意义。

例2:恐惧而不解则伤精,精伤则骨酸痿厥,精时自下(《灵枢·本神》)。

译文:Chronic fear affects the renal essence, which gives rise to bone atrophy and cold limbs, causing frequent seminal emission.

文中"伤精"和"精伤"中的"精"是指"肾精""精时自下"中"精"的含义则是指"精液",此外"精"还有精气(vital essence)、精深(abstruse)、精力(vigorous)和精华(cereal nutrients)等含义,分辨其不同含义并灵活处理,需要译者正确理解原文中文化信息,才能避免意义传递失真。

4. 对应性原则　字词对应与意义翻译并非矛盾,意义是翻译的核心,但在语句篇章翻译中依然需要字词对应。表达追求的效果是意义对等,但是寻求意义对等之中总会有数字、专用词、列举词、特选词等字词对应的存在,如果在其他语言中存在对应语,便可进行对应词翻译。

5. 含蓄性原则　译者常常会一厢情愿地渴望本民族文化让另一民族接受,这种愿望有时会超越对方期望,而忽略对方是否愿意接受。此种行为不利于原有文化特点的传播,还会歪曲原文实质信息。中医药说明书翻译面向的读者,大多是普通群众而非中医专业人士,由于缺乏背景知识,他们关心产品的作用与疗效,清楚明白地翻译更有利于此类人群的接受。

例1:该药品具有祛风散寒、清热解毒、宣肺平喘等多种功效。

原译:It has the functions of dispelling wind and dissipating cold, clearing pestilence and removing toxin, diffusing lungs and discharging heat.

对购买药品的顾客而言,他们更关注于能否从翻译中获取关键信息,了解到药品疗效如何以及是否对症。针对特殊目标人群,直译未必是最佳选择,凸显医学信息强调药效,才能让中医药的魅力充分发挥。改译:It can be given to relieve flu.

四、结语

讲好中国故事、传播好中国声音是时代的呼声。译者既是翻译工作者又是文化工作者,他将本国文化推向异国,同时又将异域文化介绍到本国,依靠译者的语言我们了解到外国文化,也让外面的世界了解我们。释意理论降低了翻译中的文化亏损现象,有利于国外读者理解、认同和接受,为中医文化国际传播提供了行之有效的指导,实现了相互思想文化间的交流与沟通。

(石少楠、王银泉,《中国中医基础医学杂志》,2018 年第 24 卷第 6 期)

国际化视阈下中医典籍翻译与传播发展研究

　　我国《中医药创新发展规划纲要(2006—2020)》明确提出了"推进中医药国际化进程,弘扬中华民族优秀文化"的宏伟愿景。因此,植根于中华民族深厚的文化土壤、渗透融合着"天人合一""阴阳辨证""整体观""气一元论"等认知思维的中医药理论、临床实践和文化成为中华文明对外传播的重要载体,肩负着传播民族医学和民族文化的艰巨使命;而代表中医学科内涵不可或缺的中医典籍是中医药知识与文化对外传播的主要媒介之一,特别是具有里程碑意义的四大经典古籍,在对外推介的进程中备受关注。

　　所谓"善言古者,必有合于今",中医典籍翻译与传播的主要目的是将中医理论、临床实践和文化哲学准确形象地传递给国外读者,因此,如何立足于经典,让浸润了浓郁中国文化和哲学思想、载有丰富理论和实践经验的中医典籍走向国际,使之更好地为全人类的健康服务,成为一项具有现实意义和学理价值的研究工作。

一、中医典籍翻译与传播的国际化与挑战

　　从时间看,自秦汉时期就已经开展了中医对外交流和传播,早期传播主要集中在深受儒家思想、文化、语言影响的汉文化圈内;自明清开始,来华的西方传教士和学者对中医药文献和临床著作的翻译、出版和译介构成了"中学西渐"的一部分,极大地推动了中医海外传播和中西医文化汇通。譬如,在 17 世纪 50 年代,卜弥格(Michel Boym)以拉丁文出版了选编自《本草纲目》部分内容的《中国植物志》;18 世纪初,两种《本草纲目》英语全译本出版发行;18 至 19 世纪,欧美流行的以针、药为主的中医药译介图书达到几百种,如英国人德贞(John Dudgeon)的《医林改错》和《遵生八笺》的选译本等。

　　现当代中医典籍翻译的"国际化"更是全面拓展,而且,从 19 世纪末开始,一些中国学者逐步参与进来,以传播民族医学文化真谛为目的做了许多丰富而精彩的工作。及至 20 世纪 70 年代,除 291 部涉猎针灸、医学史、药学等译著外,中医典籍翻译的英译数量已达 60 余部,如 Veith 的《素问》英译本、伍连德、王吉民的 *History of Chinese Medicine* 等,当代学者黄雯到李照国等人的《黄帝内经》译本、文树德的《难经》、魏迺杰(Wiseman)和罗希文《伤寒论》译本等,都为中医经典翻译理论和实践研究提供了良好的借鉴。

　　经过 300 多年的经验积累和实践,中医翻译终于开辟了独具特色的发展之路;然而,由于其主要目的是将中国语言、医学和文化传递给西方,难度之大可想而知。到目前为止,对中医理论、实践和文化的译介功不可没的中医典籍仍然是我国传统文化对外翻译与传播中最为薄弱的环节,从总体来看,依然缺少有计划、系统完整和特色化地向国外读者译介的链条和体系,特别是进

入中医认识视野成为重要认识对象的内容,对西医认知主体而言,却完全不知其意义。这种困难和挑战更凸显了中医典籍翻译与传播研究的重要性和紧迫性,因此,准确把握其历史源流、明确其内涵,从不同层面切入其发展的理法观念、基本路径和宗旨无疑有着极其重要的指导意义。

二、中医典籍翻译的内涵

在中医不断迈向国际化、全球化的进程中,如何把中国传统医学的精髓准确地翻译给西方受众,成为中医对外传播的一道难题。

翻译的本体是将两种不同的语言符号进行转换从而实现信息的跨文化交流和传播。作为肩负着既是民族的又是世界的文化价值观重任的中医翻译工作者,不仅要在翻译中准确传递源语信息,更要有意识地将传统医学和文化的文学气息、人文精神和哲学认知译介出去。不可否认,将源语言(source language)即汉语译成目标语(target language)的中医典籍翻译也属于文学翻译范畴,正如李遇春教授所言:在各种迥异的话语或符号形式中,文学正是一种能够建构国家形象和话语体系的文字符号或编码系统。基于此,基于译者现代化的中医典籍翻译理念及民族化的形象与身份塑造是很重要的传播宗旨。

事实上,中医典籍翻译的精华包含了两个维度。第一维度是基于表达的中医语言的形式翻译。中医语言特别是中医典籍的语言形式汇集了古代哲人的不同言语范式,深奥抽象且文学色彩浓郁,譬如《黄帝内经》《难经》等就大量运用了"取象比类"修辞手法来阐释医理,向称奥雅、言简意赅、风格警秀、匠心独运,为我们描绘了一个以人体生理、病理、治疗及养生康复为核心框架的隐喻认知世界。试看:惊则心无所倚,神无所归,虑无所定,故气乱矣(《素问·举痛论》)。句中用词生动丰满,动词"倚""归""定""乱"生动地写出了受惊后心悸动荡、神无所归的情形;《灵枢·岁露论》中更有"诸所谓风者,皆发屋,折树木,扬砂石,起毫毛,发腠理者也"这样给人印象深刻的句子;也有"人有重身,九月而瘖""女子不足二节,以抱人形"这样讳而有致、雅而不俗的用词。由此,如何实现两种语言的形式与意义的转换是需要我们认真思考的。

第二维度是中医认知思维与哲学思想的译介。中西方不同的认知主体根据各自的思维结构对同一客体做出了不同的认知选择。在中医概念形成及理论系统构建中,中医思维认知发挥了重要作用。融合了儒、释、道三教文化的中医哲学思维与传统文化中文史哲元素有着多角度、多层面的联系,中医典籍所体现出的哲学思想内涵正是中医学体系得以构建的基础。如果不能正确译介将在很大程度上掩盖中医药文化的魅力,甚至会引起误解,进而制约和影响中医药的国际传播与发展。

三、中医典籍翻译与传播的宗旨

王银泉教授指出:中医语言的文化性、哲学性及语义的深厚性使其在目标语中缺乏对应的图式符号;钱超尘也曾提出:中医典籍行文风格凝练、词语艰深且兼具多样化和特殊化,这成为翻译传播中的最大障碍。如何解决这个问题?笔者认为中医典籍翻译与传播应采用科学的理论方法和恰当的分析研究工具,遵循"专业性、标准性、规范性"的宗旨,不断完善其理论和实践路径。

1. 专业性　传播本身是一个多层次、多结构的复杂系统,翻译亦如此,中医语言翻译更是同本质上属于科学技术范畴的中医理论一样,具体而复杂。具有高度浓缩性的大部分中医词汇虽都处于人类语言的共核之中,但其翻译与传播不但涉及独特的医学知识体系、临床诊疗实践及医学用语,还关照到中西方两种迥异的文化理念。所以,属于科技翻译范畴的中医典籍翻译与传播的着眼点要凸显其专业性特点,对原文的解析要专业、表达要准确,不能任意改变或歪曲原文地反馈给目标语读者。由于目前中西医之间还无法在理论上沟通,并且以不同的文化形式反映医学对象,所以要实现其专业性的翻译与传播非常具有挑战性。

2. 标准性　历代中医药翻译学者在孜孜不倦的典籍翻译工作中进行了全面的、系统的研究,引领和推进了中医翻译的发展,对中医药海外传播做出了巨大的贡献,但迄今为止仍存在一定的问题。首先,中医翻译理论体系尚在襁褓中,因而对其原则、标准及方法等问题的研究还有待于进一步厘清,特别是缺少恰当的研究方法和分析工具;其次,当前权威性的中医药翻译词典等工具书的术语翻译着眼点大相径庭,翻译标准不统一,即使颇具影响力的 WHO 和世中联颁布的中医名词术语英译标准也不尽相同,影响了西方读者对中医药译本的理解及引发对中医药学科体系是否科学的质疑甚至挑战。由此,从翻译和传播实践出发,确立高水平的中医翻译原则,厘定翻译标准,建立一套完整的翻译传播理论体系,使得译者"有则可循,有法可依"势在必行。

3. 规范性　随着近年来中医药作为"中国声音"的一部分向世界传播,由于缺乏规范的解释和翻译法则,一些具有传统文化特质与思维认知方式的术语及理念的翻译阐释不仅没有再现其特点和神韵,而且在一定程度上出现偏误,因而急需正确认识典籍翻译过程中形式和意义建构的重要性,通过规范化的翻译和传播手段重建形意张力。

四、国际化视阈下中医典籍翻译与传播路径

1. 国际化路径　中医典籍翻译与传播既要坚持民族价值观、突出传统文化的核心思想,又要中西兼顾、互通有无。从翻译角度看,国际化的典籍翻译不仅要建构语言形式,更要兼顾意义传递,从而切中肯綮。文本意义构建包括实现信息传递和文化互动的文本意义构建和科学意义构建;从传播角度看,制定合理的国际上广为接受的宏观策略、拓展形式多样的国际化传播渠道、谋求多方合力势在必行,譬如,为中医药"走出去"架构具有审美属性、文化属性的多样化的医学或文化产品,比如发行典籍翻译文本或制作通俗易懂的普及性读物及画册,形成便捷的诠释和传播路径。

并且,具有国际化背景的中医典籍翻译和传播人才的培养也迫在眉睫。正视全球化形势下中医药国际传播的问题和困境,建立长远的基于产业及文化战略的翻译人才培养目标,对有效推广传播和多元化发展中医药举足轻重。现在,对中医药国际化翻译人才的培养是决定我们构建话语体系、掌握国际话语权的关键。

2. 中医文化路径　中国历代医者和先哲们撰著的中医典籍作为具有"中国的"和"中医的"双重特征的载体之一成为我们传播弘扬优秀传统文化的基础,换言之,中医有别于其他科学的本质区别在于文化源流和形态。中医是受古代唯物论和辩证法思想的影响而连接秦汉以往诸子百家逻辑思维的宏观的医学体系,故中医典籍语言具有强烈的"语言张力",以中医特有的认知逻辑或隐或现地展示了传统文化的哲学内涵。因而中医典籍翻译传播应在翻译中保留原有概念的"原汁原味",采取一种有别于西医的、强调中医药特色如"整体"和"平衡"等"中医文化"性的翻译传播原则,以彰显中医药文化的华夏特色,使目标语读者真正进入中医的世界来,从而感受篇章之下所涵盖的中医药文化精髓,进而理解"中医化"思维形态和语言形式的应有之意。事实上,这也

是在对外传播中提高中医认知度和影响力的重要手段。

3. 信息化路径　毋庸讳言，处在这样一个不断变异的国际化、全球化发展历程中，中医典籍翻译传播不应仅仅囿于翻译层面，更要与不同学科相互嫁接，进而建构一种兼容并蓄的理论和实践范式，有力推动以"四时五脏阴阳"为智慧架构的对外传播。正如汪辉教授所言：信息化的数字技术在传播可及范畴内可以控制意义的形式建构。因此，发挥了技术优势的互联网、多媒体或微视频等现代信息形式可以进一步拓展中医对外传播的思维空间和拓展渠道，信息化的数字媒介可以进一步深化中医典籍翻译与传播的科学与文化内涵，为译者和传播者提供更广泛的创新空间。

习近平主席于 2017 年 3 月访问联合国教科文组织巴黎总部时发表了有关人类文明交流互鉴的演讲，提出"文明因交流而多彩，文明因互鉴而丰富""让文化为人类进步助力，推动中华文明创新性转化和发展"。蕴含着传统文化和哲学思想精华的中医典籍成为向文化和认知概念完全不同的西方输出"中国声音"、构建融通对外话语体系、包容豁达地推进国际传播能力的一座桥梁；在中华文明伟大复兴的浪潮中，拓展对外传播平台和载体，以中医典籍翻译为媒介，建构专业规范的传播模式，从而做好中医药推广和中医药文化的国际传播势在必行。

（程颜、李在斯，《世界中西医结合杂志》，2018 年第 13 卷第 10 期）

基于国际传播的中医经典翻译内涵、现状与原则探讨

毋庸置疑，蕴含中医学最基本核心理念和指导思想的中医经典，不仅集汇了古人丰富的医学成就，铸炼了中医特色的思维方式，而且秉承了深刻的中国文化和哲学思想基因，因而在中医对外推介的进程中备受关注。向海外传播蕴涵着"天人合一""阴阳五行""形神一体"等整体思维形态的中医文化，实现中医现代化与中医国际化，中医经典翻译是较为重要的内容。因此，从国际传播视角审视和研究其翻译内涵、现状与原则，进而促进中西医学与文化贯通具有良好的现实意义。

一、中医经典翻译内涵

中医经典翻译属于文学翻译范畴，就是将文本从源语言（source language）即汉语择成目标语（target language）的过程；在各种迥异的语言文字形式中，文学是一种能够构建国家形象和话语体系的文字符号或编码系统，中医经典翻译亦如此。事实上，在中医不断迈向国际化的进程中，如何把中国传统医学的精髓准确地翻译给西方受众，不支离，不曲解，保持概念的准确性、理论与实践的系统完整性成为中医对外传播的重中之重。

简而言之，基于国际传播宗旨的中医经典翻译包含了两个维度。第一维度是中医语言翻译，包括语言形式与意义在目标语中的建构。中西哲学体系对语言这一基本传播媒介的认识有所不同，西方理性思维认知使其赋予语言分析或逻辑等显性特征；而作为一种解释临床事实的语言，中医语言是中国传统医学体系使用的"私有且特色化"的语言形式，描绘了一个以人体生理、病

理、治疗及养生康复为核心框架的隐喻认知世界，汇集了不同时代学者的不同言语范式。譬如《黄帝内经》语词鲜明形象、整齐醇美、言简意赅。且看"夫精明者，所以视万物，别白黑，审长短，以长为短，以白为黑，如是则精衰也（《素问·脉要精微论》）"，句中表示观察、辨别和审视的三个动词"视""别""审"准确而形象，用得恰到好处。再看："寒气化为热，热胜则腐肉，腐肉则为脓，脓不泻则烂筋，筋烂则伤骨，骨伤则髓消（《灵枢·痈疽》）"，句子回环和联珠的修辞形式读起来抑扬顿挫、铿锵有声。同时，表现"取象比类""立象以尽意"的隐喻认知是中医语言的普遍特点。比如，以徐疾补泻为主的复式针刺手法"烧山火"就是运用了中医形神合一、援物比类的隐喻手法，如果译成"pyrogenic needling"则完全丧失了中医语境和文化色彩。其他如"上热下寒""六淫""心者，君主之官，神明出焉""君臣佐使"等也都是典型的带有隐喻特征的中医表达。不可否认，在中医与西医两种语言互译中，隐喻语言双重指称的投射映现是中医经典翻译的难点。

　　第二维度是中医文化翻译。中国传统文化以富于人文的精神力量对中医思维与理论系统有着全面规范的模塑作用，中医学从概念、理论、治则治法、表述到技术传递都承载着显著的传统文化特征。在《灵枢·岁露论》的"人与天地相参，与日月相应"的认知背景下，融合了儒、释、道三教文化的中医学以人文形式反映了科学内容；譬如《灵枢·九针十二原》的"以意和之，针道毕矣"就是根据《内经》提出的"上守神，粗守形"的思想原则，而这恰恰源自中国传统文化对神韵与空灵的审美追求。再如：中医将"藏血之脏"即肝脏称为"血室"，将冲脉称为"血海"，其他如"血气""血络""血胞""血脏"等皆出于传统观念以血表示近亲或家庭关系的"血肉相连"。事实上，中医经典所体现的哲学思想与文化内涵正是中医体系得以构建的基础，如果不能正确译介，将无法使西方读者构建"人有三百六十五节，因天有三百六十五日、人有血脉，因地有江河"的"天地合气，命之曰人"（the combination of *qi* of heaven and earth）思想的直观思维，中医特色和精髓无法透彻准确地传达，甚至会引起误解，这将在一定程度上制约和影响中医药国际传播与发展。

　　概念理解指导临床实践，而理解来源于语言；中医国际传播遇到的阻滞不仅在于特色化的中医语言形式、范畴和意义在目标语中的构建，也在于其植根于中国哲学思想的文化依赖性。因此，总体来看，站在国际传播角度，中医经典翻译涵盖两点：一是基于表达的中医语言的形式翻译；二是基于中医哲学思维认知的中医文化翻译与意义建构。解决好这两点即完成了中医经典翻译理论与实践一体化构筑过程，从而使之成为具有深刻学理价值和现实意义的研究工作。

二、中医经典翻译现状

　　作为中医理论、思想和文化的主要载体，中医经典越来越受到国内外专家学者的重视；在当前国际化与全球化背景下，将博大精深的中医医理医法、思想文化准确地传达到全世界，让其由"对外宣传"向"国际传播"转型尤为重要。

　　从时间来看，17世纪后，来华的西方传教士对中医经典文献和临床著作的翻译、出版构成了"中学西渐"的一部分，极大地推动了中医对外传播和中西医文化汇通，他们的翻译理念和方式也深深影响了后来的翻译者；及至19世纪，欧洲和美国流行的中医药译介图书达到几百种，如卜弥格（Michel Boym）的《中国植物志》、英国人德贞（John Dudgeon）的《医林改错》《遵生八笺》等；及至20世纪70年代，除译著了大量涉猎针灸、药学等中医药图书外，中医经典著作英译数量已达60余部，如 Veith 将《素问》的前34章译成英语，满晰博尝试以拉丁语为主语翻译中医经典，文树德（Unschuld）出版了极有价值的《难经》英译本并详加评述；20世纪80年代后，李照国等人的《黄帝内经》译本以及魏迺杰和罗希文翻译的《伤寒论》等，都为中医经典翻译理论的升华、策略的选择以及系统的实践研究提供了良好的借鉴，有助于其他学者更为积极地探索中西医文化的交流共生以及经典的翻译与传播。

历代中医药翻译学者进行了全面、系统的研究，引领和推进了中医经典著作翻译的发展，对中医药对外传播做出了巨大的贡献，但迄今为止仍存在一定问题。2005 年柏文婕撰文指出中医英译的突破主要在于经典著作的翻译，然而十余年过去，仍缺少有计划、系统的传播方式与链条；事实上，由于医学和文化体系的根本差异，中医经典翻译是中国传统文化国际传播中最为薄弱的环节。总体来看，问题和挑战主要有：第一，缺少准确性与规范性。当前译者们常常遵循自己的翻译理念，方式方法各不相同，结果产生很多基于不同认识论、含有不同术语形式的中医英文文本，使西方目标语读者无法正确理解中医内容；譬如，如何翻译经典中涉及的几十种脉象和舌象？如何向西方受众精确阐释诸如蒸蒸发热、骨蒸潮热、翕翕发热或寒极生热的热型？如果由于翻译不尽人意而造成概念理解不正确，则很难实现中医处方在国际上的应用推广或中医文化的精准传播。第二，缺少"中医特色"翻译体系。基于中西医不同认识主体，中医学鲜明的民族特色是显而易见的；如何遵循中医语言规律与思维认知，将语言视为知识获取的关键，从形式和意义两方面都保持原文概念与情感内涵？譬如，"wind-fire eye"是否比"acute conjunctivitis"（急性结膜炎）更能表现"风火眼"中医成分的重要意义？在中医中特指腹内结块、固定不移的"积聚"是否翻译为"abdominal mass"更有中医气质与特色？另如，以短句精炼著称的中医经典著作是否真需要在翻译中增补大量的介词和连词？越是民族的就越是世界的，合理建构中医化翻译策略与体系势在必行。第三，中医经典翻译的文化缺失。长期以来，由于蕴含丰富传统文化色彩的中医文化输出意识薄弱，造成西方对中医学术本体认识不准；毋庸置疑，中医经典中的理论与临床阐释无一不体现出中医文化的特殊概念与范畴，比如反映脏腑关系的十二官、"金木水火土"五行的借喻用法，《内经》针灸穴位的水隐喻内涵、涉及治则治法的提壶揭盖、补母泻子、滋水涵木、开鬼门等；正所谓"道可道，非常道"，如果由于翻译文本不能良好的阐释与译介，则更会增加西方对中医药的认知隔膜，造成对主题的歪曲，甚至有可能发生将科学性的传播中医知识转移为充满神秘感和半宗教的国际传播。

三、中医经典翻译的出发点

著名学者钱超尘指出："在特定语言环境的制约下，中医经典行文风格凝练简洁、词语艰深难懂、兼具多样化和特殊化的词义引申成为对外传播中的最大障碍。"如前所述，中医经典翻译内涵之一是基于表达的中医语言的形式翻译，中医用语高度的语义概括性、模糊性、虚化性、表层与深层结构之间的歧义冲突等都对翻译产生了极大的影响。由此，从翻译和传播实践出发，遵循"专门化、标准化"的翻译基点，正确解读原文内涵和具体语义，确立高水平的中医经典翻译原则，厘定翻译标准，建立一套完整的翻译传播理论体系，使得中医译者"有则可循，有法可依"势在必行。

1. 专门化　中医经典所用术语涉及的内容严肃而具体，涵盖独特的医学知识体系、临床实践及医学用语。譬如：《素问·厥论》曰："脾主为胃行其津液者也，阴气虚则阳气入，阳气入则胃不和，胃不和则精气竭，精气竭则不营其四肢也。"文中的"行"（transport）、"虚"（deficiency）、"入"（excess）、"和"（discomfort）、"竭"（exhaustion）、"营"（nourish）的物与名所指在译文中均需表达专业，概念准确，其中"行"指传送（transport）而不是简单地行走概念；比对"阴气虚"（deficiency of

yin qi)的"阳气入","入"翻译为"excess"而并非表层结构的"entrance";特别是本义"营垒"的"营"字,《灵枢·经脉》有"骨为干,脉为营,筋为刚,肉为墙"之说,认为经脉如"其气来沉以搏"之营垒般稳固,而在此则显示与"营气""营血""营阴"一致的"营养作用"(nutrient)。

因而,中医经典翻译首先要凸显其专业化特点,译文要专业准确、清晰规范,不能任意改变或歪曲原文,保证源语和目标语之间达成一种合理的对应,才能使西方读者在文本话语与自己的知识信息和认知语境之间找到最佳关联,从而科学化地理解与接受。

2. 标准化　截至目前,中医经典翻译理论体系建构尚在襁褓中,鲜有系统的理论升华,对其原则、标准及方法等问题的研究还有待于进一步厘清,特别是缺少恰当的研究方法和分析工具,更是缺乏宏观理论和微观实践操作的有机结合;其次,当前中医术语标准尚有争议,导致权威性中医翻译词典等工具书用词不一,即使颇具影响力的 WHO 和世中联颁布的中医名词术语英译标准也不尽相同。比如"针灸"在 10 余部词典中译名就有"acupuncture""thera needling""acupuncture and moxibustion""stylostixis"等,特别是有些学者对中医经典一些词句存在不同甚至相反的理解,从而影响西方读者对中医经典译本的接受,甚而引发对中医学科体系是否科学的质疑。譬如:《素问·生气通天论篇》的"六合之内",有翻译者将之校注为"东西南北上下"而译成"six directions";也有翻译者将"四时"译成"four seasons"。《素问·气交变大论》曰"通于人气之变化者,人事也",这里"人事"指的是"随四时阴阳变化的人体活动",可简略为"hunman activity";而《素问·疏五过论》的"凡此五者,皆受术不通,人事不明也"指"通悟人间之事"的"human affairs"。此类事例不胜枚举。

孔子曰"名不正则言不顺",囿于中医语词多义性,中医经典翻译标准化前提是要做到术语概念统一,定义恰当。概念理解可以指导临床实践,可以为标准化译语形式提供严格的语义框架,从而使译者有章可循,以此保证中医经典译本的标准化、系统化。文本的正确阐释是保证"标准化"翻译的源头,可以使中医经典文本作为科学媒介之一,从而促进中医药融入全球化医学发展体系。

四、中医经典翻译原则

基于中医已逐渐被国际主流世界认知和接受,迫切需要更精准地把中医知识和文化全面正确地传播给西方受众,因此,当今中医经典翻译应主要观照以下原则和宗旨。

1. 中医语境化　中国历代医者和先哲们撰著的中医经典具有"中国的"和"中医的"双重特征,不仅传递信息,还蕴含了丰富的传统文化图式,以中医特有的思维认知展示了传统文化的哲学思想和内涵,因而,中医经典应在翻译中采取一种有别于西医的"中医语境化"的翻译原则。以著名中医翻译家 Wiseman 对身体中"热"的用词翻译为例:"气血两燔"的"燔"指的是营血分热邪盛(blaze);《伤寒论》中的"身灼热"指发热壮盛,身如烧灼(scorch);"蒸蒸发热"则指内热持续向外蒸发(stream);《素问·六微旨大论》里的"火曰炎上"有温热、升腾的特性(flame upward);"心火内焚""心火内炽"则指心热过盛、心神受扰(deflagrate, burn)。再看"神"字根据中医语境中可以释义为"human spirituality""mind""spirit""divinity"等。事实上,中医经典翻译从风格、内涵、行文都需感知中医的精神真谛,按照中医的源流关系把原文概念与精气神韵传播给西方读者,使之明晰中医的理法方药,理解"中医化"思维形态和语言形式的应有之意,进而感受篇章之下所涵盖的中医文化精髓;中医经典翻译通过概念内涵与语词译介通过呈现中医的独特价值,从而保证国际传播中处方的正确应用、中医文化的贴切理解。

2. 国际化　虽然中医思想、语词与西医术语之间不可能存在一一对应关系，但"国际化"仍然是中医药在全球化浪潮中应确定的发展属性。比如，SARS 爆发时，考虑到中医防止 SARS 成果的国际传播与交流，最终采用了国际通用名称 SARS，而不是根据临床特征命名的"肺瘟"（lung pestilence）。由此，如何理顺"民族性"与"国际性"解读方式的关系，如何"对译""破译""诠释"阴阳五行、气血津液、五运六气、藏象、经络等概念与范畴，如何传递"通天下一气耳"的化生观，如何既要坚持本民族的文化价值观、突出传统文化核心思想，又要充分尊重价值观的多元化，这都是需要正视的问题。中医经典著作翻译不仅要建构语言形式，更要兼顾意义传递，做到中西兼顾、互通有无，从而切中肯綮，使之"放之四海而皆准"。

换言之，中医经典中极富抽象性与模糊性的语词、独特的语法和句法特征都要求译者一方面合理借鉴和利用目标语词汇，一方面采用译语句法和句型结构，使译文清晰易懂，起到更好的交流与传播效果。譬如：如果机械性翻译"大汗"为"great sweating"、翻译"带下医"为"doctors underneath the skirt"，就过于"民族化"或"异化"了。其实西医中的概念对等词汇"profuse sweating"和"gynecologist"（妇科医生）能够令西方读者一目了然，知其所指。再看句法：《难经·四难》曰"呼出心与肺，吸入肾与肝，呼吸之间，脾也其脉在中。浮者阳也，沉者阴也，故曰阴阳也"。为使西方受众熟悉和接受与之迥异的医学形态，不妨对译文结构采取国际化即"归化"的翻译原则，译为"The heart and the lung govern exhalation and the kidney and the liver govern inhalation. During the mechanism, the spleen is also manifested by the pulses. The floating pulse pertains to yang and the sunken pertains to *yin*, therefore, which is called *yin* and *yang*."这种由短句变为长句、主谓匹配的排兵布阵法使得句子紧凑、严密、清晰，符合西方"医学"或"科学"性表达习惯，很好地反映出英语节奏和韵律，便于西方受众阅读和理解。

3. 跨学科化　基于国际传播的中医经典翻译遇到的挑战不仅在于其"文化依赖性"，也在于承载了大量隐喻性与模糊性的语言修辞和句法结构。从语词角度看，中医经典翻译可借鉴语言学、翻译学、修辞学及术语理论来为当前正处于争议的中医经典翻译方法，即直译、音译、释译或西医术语来架构理论与实践框架，明确指导思想；从文化角度看，可从多层面语境如语文学、历史学、美学等学科方向和成果来阐发与传播中医知识，以彰显中医文化特征。

基于中医学科的人文性，中医经典翻译不仅涉及医学、语言学各分支，还关联到文化、历史、心理、认知思维研究。在这样一个不断变异的发展历程中，中医经典翻译应打破泾渭分明的研究界限，不仅仅囿于翻译学层面来观照微观、具体的翻译策略，更要建构一种兼容并蓄的理论与实践有机结合的研究范式，借鉴哲学、美学、社会学、人类学或传播学等跨学科知识，与不同学科相互嫁接，进而有力推动中医文化海外传播。

五、结语

随着近年中医药作为"中国声音"的一部分向世界传播，中医经典翻译成为向西方输出"中国声音"、构建融通对外话语体系、推进中国国际传播能力的一座桥梁，由于缺乏规范性翻译原则，一些中医经典翻译与阐释不仅没有再现其特点和神韵，而且在一定程度上出现偏误；所谓"善言古者，必有合于今"，鉴于翻译本身是一个多层次、多结构的复杂系统，即使对同样的信息，由于中西各自不同的主体认知，也会出现迥异的信息理解和认知整合，因而急需正确认识中医经典术语与文化形式重构的重要性,通过规范化的翻译和传播手段重建形意张力。以中医经典翻译为对话媒介,以中医文化沟通为旨归,推动国内外医药交流,建构中医专业规范的国际传播模式是当代中医药对外传播价值体现的根本所在。

(程颜,《环球中医药》,2018 年第 11 卷第 12 期)

从中医典籍翻译看中医文化传播
——以罗希文《伤寒论》英译本为例

近年来,随着一系列政府文件的出台,中医文化的对外传播受到了广泛关注。然而,由于文化冲突、翻译策略和传播内容等因素的存在,中医文化的国际传播依然面临很多问题。事实上,中医文化对外交流的基石是中医翻译,而选择哪些内容进行翻译,对其传播和输出至关重要。为此以罗希文教授的《伤寒论》英译本为例,阐述中医典籍翻译在中医文化国际传播中所发挥的重要积极作用。

一、《伤寒论》英译简史及罗希文教授译本简介

中医典籍是中医理论的载体,也是中医文化传播的重要载体,对这些著作的翻译将直接影响国外中医爱好者对中医理论的学习和理解。而作为中医典籍的代表,《伤寒论》在 1981—2007 年共有 4 种全译本,包括 1981 年许鸿源(Hong-yen Hsu)译本,1986 年罗希文译本,1999 年魏迺杰(Nigel Wiseman)译本和 2005 年黄海译本。《伤寒论》多个英译本的问世,对传统中医文化在西方的传播发挥了积极作用。这些译本中,罗希文教授的译本由英国著名汉学家李约瑟先生亲自英文作序,而译本的一大特色即为按照现在通行的宋本《伤寒论》原文(398 条)顺序进行翻译,受到西方中医研究者的广泛好评。1993 年再版时附加了古今医籍精选的 500 个医案,2007 年再版时增加了中文对照。可以说,该译本是现今所有《伤寒论》译本中很具代表性、水平较高、影响力极大的译本(为便于表述,将其标注为罗本)。

二、罗译《伤寒论》中中医文化负载翻译举隅

中医以中国古代哲学为基础,建立起自身完整独特的医学体系。而《伤寒论》作为中医典籍中的翘楚,成书于东汉末年,在文字语言上,以骈文成文,语言古雅,文采斐然。不仅将中医的理法方药详实阐述,还将中医的哲学思维融会贯通,使文中无论术语还是条文,都蕴含着丰富的文化色彩和人文内涵。鉴于罗希文教授所译之版本的学术造诣和影响力,现从其译本中遴选较为典型的可反映出中医文化负载的翻译以示详述。

1. 术语翻译举隅 由于不同的宗教信仰、传统习俗和价值观念,产生了不同的文化。而语言作为文化的载体,可能呈现出其文化信息在译入语中没有对应语的现象,这就是文化负载词。中医理论和文化独具一格,因而这样的文化负载词在《伤寒论》中比比皆是。

例一,如中医术语表示疾病之"霍乱",见于《辨霍乱病脉证并治第十三》,曰:"病发热头痛,身疼恶寒,吐利者,名霍乱。"这是猝然发作上吐下泻的病征,罗本采用的是音译加注解的方法。音

译为"huoluan"以保留中医文化特色，便于文化思维转换，同时注解西医词汇"cholera"以便西方读者从词汇意思对比理解中医之霍乱。相较于魏迺杰将之译为"sudden turmoil"而言，仅强调了突然发作之混乱和骚动，却并未表达出吐泻之症状，故可谓罗本在传播中医时更易实现文化内涵的交流。

例二，书中多见的描述脉象之"促"，本意为脉来急数且有不规则的间歇，罗本译为"irregular-speedy"，表达出不规则和快速之意，但脉有间歇的特点却体现得不足。若在译文基础上添加"skipping"一词，译为"irregular-speedy skipping"则能表达出跳动而有漏失之意，对该种脉象的特点就阐释得非常全面，可使西方读者对之有清晰准确的理解了。

例三，《伤寒论》以阴阳理论为主线，其中各章节均有关于"阴阳"之表述。作为阐释中国古典哲学思维的典型文化负载词，"阴阳"目前在国际上的统一译法为音译，即"yin"和"yang"。然而在书中的不同语境下，阴阳自有不同的含义，可分脉象，论病证，泛指阴阳之气，抑或特指气血津液、身体部位等，罗本也对"阴阳"之概念进行了动态释义。如《平脉法》第4条"阳脉浮，阴脉弱者，则血虚"中"阳脉/阴脉"乃为寸脉与尺脉，分别译为"cun pulse"和"chi pulse"；《辨太阳病脉证并治中第六》第99条"太阳病中风，以火劫发汗……两阳相熏灼，其身发黄"中"两阳"为邪风与火热两种阳邪，译作"two excessive heats"；《辨不可下病脉证并治第二十》第134条"……阳微卫中风，发热而恶寒"中"阳微"特指卫阳虚微，故又译为"deficient defense qi"等。所译皆力求准确解读其含义，并传播中医文化之精髓以免有误。

2. 条文翻译举隅　译者根据医古文原句中语言结构进行翻译，在翻译形式上注重译文与原文的字字对应。若古文文句结构欠缺，则在翻译时进行补充说明。这样的翻译自然是为了展现原文原貌。而罗本在翻译时注重科技英语的语言特点，多运用从句、被动句、动词名词化、定语后置等语法结构，则是考虑了西方读者的阅读习惯，从读者接受的角度酌情进行翻译，以便于其理解中医理论及其文化内涵。

例一：病人脉数，数为热，当消谷引食，而反吐者，此以发汗，令阳气微，膈气虚，脉乃数也。数为客热，不能消谷，以胃中虚冷，故吐也。(《辨太阳病脉证并治中》第122条)

罗本译文：A speedy pulse indicates an Interior Heat should promote digestion and whet the appetite. But the patient has nausea and vomiting, the reason being adoption of diaphoresis which had weakened the Yang Vital Energy and caused a Deficiency of the Diaphragm. A speedy pulse represents a "Guest Heat", which cannot help digestion. Thus a cold and deficient state of the Stomach causes vomiting and nausea.

译文之首未使用"病人"而选择了"数脉"为主语，而后描述实际呕吐症状时再以人为主语，虽主语相异，然文意准确而无歧义，译文自然而符合英语表达习惯。"reason being adoption of diaphoresis"为定语后置，说明患者出现呕吐症状的原因为误用发汗，再"which"引导定语从句说明误汗之后果，译句结构颇为紧凑。然条文第二句将"客热"译为"guest heat"却有不妥。因即便是"guest heat"也当能"消谷"，但此时见呕吐却是"胃中虚冷"，故该"客热"当为"假热"，译为"false heat"为宜。不过罗本译文此处采用非限定性定语句，以补充说明"客热"所致病理情况，翻译句式可取，亦符合英文行文习惯。

例二：寒实结胸，无热证者，与三物小陷胸汤，白散亦可服(《辨太阳病脉证并治下》第141条)。

罗本译文：When a Blocked — up Chest is of a Cold nature without symptoms of Heat，Decoction of Lesser Xianxiong with three drags can be adopted. Baisan Powder will also be a remedy.

"结胸"之释义"按之痛,寸脉浮,关脉沉"见于同章开篇第 128 条,罗本释译为"tenderness at the lower part of the chest and epigastric region, pulse floating under fore finger and deep under middle finger"。而将"寒实结胸"直译为"a Blocked — up Chest is of a Cold nature",实际上并未将该病征解释清楚,反而有可能造成西方读者的误会。考校原文准确性,不如参照"霍乱"之音译,将"寒实结胸"译为"Jiexiong syndrome of cold nature"。第 128 条译文实际上已先行对 Jiexiong syndrome 做出解释,在之后的条文中皆可援引,如此也更贴近原本的文化内涵,更有利于读者的理解。而"白散"乃是桔梗、巴豆和贝母三者磨粉呈白色,故有其名。有人译为"small white powder",虽言明了药物性状,但却少了些文化内涵。而作为一剂方名,译为"白色细小粉末"也是不妥,因而罗本译为"Baisan powder"既使译文达意清楚,又保留了原本的文化含义。再观全句,根据《医宗金鉴》考证,原文实际解读为"寒实结胸,无热证者,与三物白散","小陷胸汤"和"亦可服"本是衍文,实际翻译中当可去除。故全句参照罗本,可适当予以调整,在使用被动句型的基础上译为"Jiexiong syndrome of cold nature without symptoms of heat can be adopted with Baisan powder（of three drugs）"。句式简要,保留了原本中医的内涵,亦符合西方读者的阅读习惯。

三、中医典籍翻译之要义

文化的传播能力影响着一个国家和民族的软实力,通过文化传播可提升自身在世界范围内的影响力。中医文化是中国传统文化中的精髓,在 2016 年颁布的《中医药发展战略规划纲要（2016—2030 年）》中明确提出了要通过推动中医药参与"一带一路"建设,加强中医药对外交流合作。由于文化传播的质量很大程度上取决于传播的内容,而中医典籍正是中医文化的重要载体,因为其中既记述了医学理论知识,又寓有人文科学内涵,两者水乳交融、难以分割。因此,欲将中医典籍中富有中医文化特色之内容用现代语言更清晰明确地予以表达,挖掘其中对于世界具有普适性的科学价值和人文意义,正是翻译中医典籍的立义所在。

1. 中医典籍翻译的文本诠释　诠释学是对文本意义进行理解和解释的科学。中医学术发展史,可谓是对中医典籍的诠释史。中医典籍作为中医文化的载体,对其进行翻译应首先基于对文本的理解。然而,这些文本的涵义是多层面的,任何理解都是译者在其本身所处的历史背景下根据自身的主体性和创造性进行诠释。换言之,中医典籍的翻译会由于特定的时空以及不同译者的视域不同而产生不同译介。正是基于此,中医典籍的翻译才能不断从诠释学的角度被赋予时代的气息,让读者更加贴近原文的内涵,从而准确理解文本原义,并进一步推动中医文化的传播。

2. 中医典籍翻译的等值译介　中医典籍的翻译方法各家相异,译文质量良莠不齐,许多译文存在机械刻板的逐字逐句翻译或是用词晦涩难懂、歧义横生等现象。为使不同国家的读者对原文主旨和细节信息尽可能产生相同理解并在阅读时获得同样的心理感受,使用最贴切的自然对等语将原文译出是中医典籍翻译较为理想的效果。而这样的对等,首先应做到文章意义等值。考虑到中英语言体系的差异,在语法结构和修辞文法等方面难以实现绝对等值,应力求等值表述原著的基本内容。而对于中医典籍中大量存在的专业术语,则应尽量在目的语中找到等值同义词汇,以使阅读简单易懂。若无法找到同义词汇,则考虑使用近义词汇进行转换和释义,尽力做到与原文等值,从而顺利译介典籍原文,并实现文化交际。

3. 中医典籍翻译的语用顺应 中医典籍翻译是非文学性翻译中一个较为特殊的领域,是译者和原文作者、目的语读者之间进行交流,进而在目的语的认知语境中不断进行语言选择以阐释原发语文化、完成交际目的的过程。语言结构方面,中医典籍以文言文撰写医理,文简义博,术语常常一词多义或数词同义,文句善用修辞,译者需在动态语境中进行解读,并考虑目的语读者的认知水平,使译文从字面意思到语言风格都顺应于目的语文化的认知。然而,中医典籍的著述语言常使西方读者因文化缺失而感到无法理解或产生误解。如此,不若考虑将那些不影响原文意义传播的词汇和语句直接在译文中删除,从而避免强行使用晦涩难懂的语言或存在歧义的语言进行译介,有误中医文化内涵的传播。

四、结语

随着越来越多的中医理论通过翻译而逐渐被西方读者认可和接纳,世界各国人民对中医文化的了解也在不断加深。然而翻译不仅是两种文字的简单转化,更是要完成文化内涵在两种语言之间的阐释和传播。罗希文教授作为国家级有突出贡献专家和我国著名的中医典籍翻译家,为了让人们更清楚认识中医的价值,一直致力于中医医学文化的发扬光大。其《伤寒论》英译本虽然由于受到时代背景及其本身理解角度的影响,尚有不尽完善之处,但也正是由于他这样的翻译大家的参与,在中医典籍的翻译过程中,既不单纯视其为文学翻译,也不一味强调科技翻译,而是在翻译中既注重了中医医学信息的传递,又合理考虑了中医语言中的文、史、哲的影响,从而使不同译者在不同时期的译介令中医典籍翻译呈现出了动态完善的过程,并逐步使中医文化的传播更加准确和深远。

(唐路、陈骥,《中医药管理杂志》,2018 年第 26 卷第 11 期)

从翻译文本和译者选择
谈中医文化"走出去"

在全球化的大背景下,中医治病防病的理论正在世界上有着越来越高的接受度。随着我国"一带一路"倡议的实施,中国的优秀传统文化需要"走出去",从而提升国家文化的软实力。中医药是中华民族的瑰宝,是中国传统文化的精髓,也是中华文化复兴建设的重要组成部分,而中医英译的质量是决定中医对外传播的关键。

一、中医文化"走出去"的条件与挑战

中医文化"走出去"的基础是综合国力的提升,文化传播虽然有着自身的发展规律,与经济实力并不完全同步,但从最根本上说,中医文化的传播、发展归根结底会受到经济实力的制约。只有中国真正实现和平崛起,向世界展现出强大文明的形象,才能促进中医文化在国际上获得更进一步的关注。我国政府高度重视中医药发展及中医文化的对外传播,学界也有向世界介绍中医文化的热情。但是中医文化"走出去"的必要条件是了解动态发展的他国文化。当前,中医文化

传播的一个很重要的目的地就是西方国家,这不仅包括了以国家认同感及文化多元主义为典型特征的美国文化,也包括欧洲内部的多样性文化等。因此,文化要成功地"走出去",就必须做到"知己知彼",熟悉不同国家和地区的市场需求以及他们接受新文化的方式。

文化传播的一般规律是从强势文化走向弱势文化。因为"译入"语国家对外来的文化具有强烈的需求,认定对方的文化、思想是先进的,所以翻译学者只需要聚焦于如何忠实地把其思想和理论翻译过来即可。因此,在文化"译入"时,翻译优良的译本极易被读者接受,传播和产生影响也都很容易。但是,文化"译出"却不是这样,文化"译出"是要将自己的特色文化送给外国的读者,使其能够接受并在外国得到传播、产生影响。因此,使用"译入"时的指导思想来处理"译出",这是远远不够的。笔者在国外访学期间专门到大学图书馆实地考察中医理论英译图书的引进数量和借阅频率等数据,结果发现我们这样一厢情愿的"译出"行为,并未能取得预期效果。所以,我们虽然将中医文化翻译成了很绚丽优美的英文,但这并不等于我们真正走出去了。中医文化成功走出去的前提是国外读者有主动了解中医文化的兴趣和需求,这种兴趣和需求一方面有机遇的因素,往往可遇而不可求。比如,1972年美国总统尼克松访华团在北京参观针灸麻醉手术后促进了针灸的世界性普及。但是另一方面,有关部门可以积极在海外孔子学院设置中医文化课程、制定一系列优惠的招生政策吸引更多的年轻学生到中国短期交流或长期学习,通过实地体验中医文化,逐步培养其对中医文化的兴趣,但这是一个长期的过程。所以,中医文化走出去不是一朝一夕,而是一个长期的过程。

同时,我们也应该认识到中医文化"走出去"的过程,也是他国的文化"走进来"的过程。文化的交流与发展永远都是动态变化着的互动过程,不同文化的相遇,都会相互作用、相互影响。不过,在当前的国际文化竞争激烈的态势下,虽然西方国家的文化优势正受到挑战,但是其优势地位很难在短时间内被打破,西方国家也始终不会放弃通过文化的途径解构中国主流文化的战略。在"走出去"的过程中不断吸纳其他文化并不断推动中国文化创新,是我们必须具备的视角和胸怀。

二、中医英译文本的选择

语言具有承载和储存文化内容的功能,中医产生于古代,是中国传统医学,但中医的语言却具有文学色彩,承载着中国传统文学文辞古雅、行文简练的特点。可以说中医文化是披着文学绚丽外衣的科学文化,同时中医术语言简意丰,蕴含着丰富的文化涵义,英语中经常缺少对等词或同等的表达方式。正因如此,译者就必须创造某种符号来加以指称那些特有的文化事物,这一语言符号未必能够得到目标语言读者的认可,因此译者往往会采取加注释等辅助手段提升目标读者的理解,但是即使这样也不一定能够保证读者理解其文化所指。

当前最重要的任务是将中医文化的内容介绍到西方,真正为国际友人所接受和理解。一个好的译本,不论使用什么手段,能够将译词的内涵解释清楚,让读者理解,就达到了翻译的真正目的。费米尔认为,任何文本无非是"提供信息",每个接受者都从中选取他们认为有趣或重要的内容。按上述观点,考虑到中医文化的语言特性,译者应当努力创造一个对目标语言读者有意义的文本。考虑到当代西方读者在接受中医文化上存在的语言差异,照顾到目标读者的阅读取向和接受度,中医文化"走出去"英译文本的选择不应一味贪全、贪多。所以,在普通受众层面,不妨多翻译一些通俗易懂的中医养生、保健知识,使接受者可以更好地理解译文,了解中医文化;在学术、文化交流层面,不妨先翻译一些经典著作的经典章节或者对已经在国际社会取得认同的中医思想、理念、技术进行文本精编然后进行英译,也许这样的交流才算是成功的。

然而,文本的选择不是固定不变的。随着目标语文化接受者不断加深了解中医文化并接受中医文化,其会对中医文化内涵具有一定的理解力,这会使得那些原本暂"不可译""不选择译"的文化信息逐渐变得"可译"。

总而言之,中医文化"走出去"的第一步是选取合适的中医英译文本,努力提高文本的英译质量,促进中医文化在国外的接受与传播,这将大开方便之门,迎接潜在的海外中医药爱好者、学习者,也为提高中医文化在国外的接受度奠定基础。

三、中医文化译者的选择

为了确保中医文化真正地"走出去",译者的理性选择是亟须解决的另一个问题。业界对译者的期望是,其能在中医文化翻译过程中最大程度地保留并体现中医"原汁原味"的经典元素。如此一来,对中国文化从小耳濡目染的中国本土译者被想当然地寄予了厚望。可是很多时候,只在源语的环境条件下审视译作,并不能准确衡量其真正的翻译水平;我们必须通过目标语言读者的反馈,才能知道哪些译者的哪些翻译是可以被理解、能被接受的。笔者在国外访学期间发现,在国外接受度较好的中医英译版图书在内容和措辞上,并不是"中规中矩""一成不变"地将中医理论和其文化内涵输出给读者,甚至在国人看来他们的讲述方式有点"门外汉"。但是不可否认的是,他们着实在中医文化对外传播上起到了不可磨灭的作用。

英国翻译家魏迺杰曾说,世界上恐怕很少有人能够、甚至愿意从事中医翻译这项工作。对译者来说,英语里缺乏中医术语的对等词或者同等句式是他们所面临的最直接、最现实的难题,成功的中医译文主要取决于译者如何设法选取恰当的单词作为译入语,使其变得"读者友好"。因此,有学者认为,既熟悉中医的历史与现状,又了解海外读者的阅读需求与阅读习惯,同时还能熟练使用母语进行中医文化"译入"翻译的西方汉学家群体,是中医文化"走出去"理想的译者人选。不过,我们也不可忽视中国本土译者在中医文化"走出去"的重要作用,毕竟中医文化和思想起源于中国,具有高度的中华民族文化自觉的中国译者理所应当地更具有对中医文化的"解释权"。换言之,为了更好地实现中医文化"走出去",我们应该重视中外译者的合作。本土译者的翻译力求解决如何体现中医内涵和中医文化思想的问题;外国译者(汉学家们)着手解决语言文字的处理,减少中医英译文本对读者可能产生的理解障碍。这样中西合璧的翻译方式,不仅符合中国国情的需要,事实上,除去汉学家们(外国译者)天然的语言与文化背景优势外,他们的研究者与批评家身份,则可以在海外学术研究领域以及西方大众传媒中最大限度地传播和拓展中医文化的影响及社会效应。

四、结语

中医文化"走出去",是希望通过中医文化的译介让世界各国人民更好地了解中医、认识中医、理解中医;不是为了搞"文化输出",更不是为了搞"文化侵略",中医的跨文化传播本来就是两种文化的碰撞、交融和再造,我们需要从两种文化的共通部分引起共鸣。翻译从表面看是不同语言之间文字的相互转换,实质是促使双方能够进行文化沟通与交流。也就是说翻译的终点是停泊在读者身上的,而中医翻译更是针对读者的。因此,中医翻译的成败只能由读者来校验。由此可见,读者在翻译中的地位是绝对不容忽视的,中医文化走出去更应该是以读者接受度为第一优先考虑。

（曾凡、兰蕾、丁年青，《亚太传统医药》，2018 年第 14 卷第 11 期）

中医英译的跨文化因素研究

中医文化是中华民族历经几千年文明的积累与实践，得以传承和发展的人文瑰宝，其中的医学知识不仅包罗万象，更是我国古代社会发展的一种真实记载。虽然具有一定的地域文化差别，但中医学理论的传播现如今已经扩散到世界各地。在中西文化交流过程中，中医文化已逐步被西方世界所认知，并试图深入了解。因此为促进中医药在全世界的发展，跨文化翻译就成为至关重要的语言工具。虽然现阶段已有很多成功的翻译典范，如李时珍的《本草纲目》译本，但从整体发展水平来看，中医英译的领域仍存在一定的缺憾。

一、中医跨文化传播的现状

1. 中医语料库的创建现状　随着中医文化的不断发展，我国的中医语料库建设也取得了初步的成效。通过对经典文献的双语解读，很多中医翻译作品得以更好地传播和发展。这些语料库中不仅包含了简单的中医术语，同时也集合了我国重要的中医学理论和实践研究。但从其质量上来看，中医语料库的建设仍存在一定的问题。首先，语料库方面的学术质量仍处于初级水平。虽然我国现阶段的中医翻译语料库已初见规模，但从学术质量来看，核心期刊的发表内容单一、研究课题缺乏新意，很多研究的论证深度不够，难以真正解决中医跨文化翻译误区中的种种问题。其次，语料库的中医学科体系不够完整，造成译本内容芜杂，概念和学术用语难以实现知识架构上的统一。再次，中医语料库的研究分支虽多，但研究人员各自为林，研究成果难成体系，造成中医传播工具存在基础性的障碍。

2. "文化缺省"和"文化空缺"下的传播瓶颈　中医翻译过程的复杂性不仅是由于高素质翻译人才的缺失和自身表达的模糊性造成的，同时也是由不同文化背景下的"文化缺省"引起的。由于中医学在创作初期，医者主要根据同一领域的意向读者进行判断，因此会省略共同的文化背景和语用前提。但在中西方不同文化领域之间传播时，一些中医作品中的文化内容在翻译过程中就会出现"缺省"的状况，造成了读者在理解上的意义偏差。如中医理论中的"阴阳"，是由中国几千年历史凝练出来的人文精髓，它不仅用于中医学，同时在宗教、风水、文学、哲学等领域也有阴阳之说。这些对于中国读者而言是无需赘言的，但在西方文化中并没有相似的意象，所以在翻译过程中就出现了"意义真空"的现象。此外，不同文化之间的差异也会造成不同程度的翻译空缺，很多中医术语在英译过程中找不到合适的替换对象，如藏气、元气等中医术语，虽然采用了对应译法，但从语义上来看，这些词汇中蕴含的丰富概念，在英文表述中并没有真正表达出来，因此中医药在意义上的传达就大打折扣。

二、中医英译的原则

1. 对应性原则　在中医英译的过程中，西医术语的词义应该尽可能与中医相对应。只有在不同语言文化中找到一一对应的词语,才能真正实现语言之间的回译,促进中医在全世界的发展传播。如中医文化中的精和神,虽然有其引申的特殊含义,但在英译过程中,通常将"精"译为essence,将"神"译为 spirit,以及中文中的"道",在英文中也有特定的翻译,即 Tao。

2. 系统性原则 随着我国中医语料库的不断完善,翻译时应遵循中医药自身的系统性,保障中医理论的完整体系,使其在发展过程中自成一派。同时在翻译过程中,由于中医理论及药物有上下位的母子关系,所以在英文表达中,要注重双译法的使用。将中医译名与西医名称进行一一对应,使中医文化在传播中更为系统完整。

3. 简洁性原则 在中医文化中,很多专有名词的来源是多种因素的一个集合,如五脏六腑、任督二脉、十二经脉、阴阳协调等,这些词语在英译过程中,要想达到完整而准确的翻译效果,就必须逐一进行翻译,然后形成相对应的词组。但从传播学的角度来看,译名的简洁性是至关重要的。很多古老的文化难以广泛传播的原因之一就在于专业术语的晦涩难懂,无法契合全球化的认知。因此随着中医英译的发展,通过使用西医术语来解释中医概念的翻译方式,现在已经逐渐走向了由繁到简的过程。如名词"肝肾阴虚"的译法,已经由过去的"yin deficiency of liver and kidney",简化为现在国际上通用的"liver-kidney yin deficiency"。

4. 约定俗成原则 在中医英译的过程中,约定俗成原则指的是依据国际和我国的统一标准,在现有阶段的中医翻译中,对于不符合翻译规范的一些词语,如果已经开始通用,则仍然可以继续采用。但对于有明显错误的翻译,则不能被认可。如五脏六腑的翻译,虽然存在很多不合理,但由于人们长期使用,也逐渐被大多数人认可。再如中医中"气"的译法,由于"气"的含义比较抽象,无法用特定的英文单词来进行表达,因此很多译者在翻译过程中采用直接引用的方式。例如,元气的英译为"primordial qi",既符合了翻译标准的约定俗成原则,同时又尽可能地保留了中医术语中的原意。

三、中医英译的跨文化传播策略

1. "丰厚翻译"的跨文化传播 "丰厚翻译"理论的提出,其实是文化移情的一种系统性延伸和发展,主要是通过丰富的注释和注解将传播文本归位于原始文化和语言环境中。读者在了解中医知识之前,首先应处于一个原汁原味的中华文化体系,才能结合上下文进行知识的自我解读和内化。在中医英译过程中,由于"文化缺省"的现象,很多跨文化的术语知识难以归纳到中医专业领域,而"丰厚翻译"的方法正好解决了这个问题。如中医药"白虎汤"的翻译,直译过来的英文版本中缺失了很多背景知识的解读,很容易给读者带来了认知盲区,因此就需要一定的注释加以辅助理解,使读者明确了解"白虎汤"名称的真正由来。

2. 归化翻译与异化翻译的适当调节 归化翻译指的是在翻译过程中要向读者靠拢,用读者的思维方式和语言习惯进行跨文化传播。而异化翻译则恰恰相反,它是以作者的表达意愿为出发点,使用源语言中的语法习惯和文化传统来进行文本翻译。这两种不同的翻译方法在中医英译过程中都起到了非常重要的作用。随着中医在全世界的知名度越来越高,要想实现民族文化的跨地域传播,就需要进行适当的文化移情,将一些晦涩难懂的东西进行归化或等化翻译,如中医中的疳积在翻译时被归化到西医中的小儿营养不良。但由于中西方文化的差异较大,文化空缺的现象难以等量化地归类所有的中医药名称,因此就需要转变翻译方向,以作者原意为主,通过异化和丰厚翻译的结合来进行解读。

四、结语

中医文化的迅速传播是中国软实力增强的一种表现,同时也是民族文化传承与革新的一个必经之路。但在跨文化传播的过程中,中医英译要遵循一定的翻译原则,在保留原有文明的基础之上去粗取精、兼容并蓄,处理好归化与异化的条件界定,以科学专业的态度定位中医文化,从而有效提高中医在全世界的接受度和影响力。

(王前,《现代交际》,2018 年第 17 期)

中医药文化传播和中医翻译研究
——以中医翻译名家魏迺杰为例

中医药是中华优秀传统文化的瑰宝,通过翻译向世界宣传中医药知识和文化,是在国际舞台上展示中医技术硬实力和中华文化软实力的途径和重要内容。由于中医理论和中医语言的特殊性,"翻译"作为传播中医药文化的桥梁,也可能成为"拦路虎"。为了保证这座桥梁畅通无阻,中医翻译研究势在必行。近百年来,不少海内外人士进行中医翻译研究,包括早期向西方传递中医知识的传教士、医务工作人员及外交人员,其中具有代表性的一位中医翻译名家就是魏迺杰。在外籍中医翻译里,魏迺杰是一个典型代表,他有着丰富的语言学知识和对中医理论的深入研究,在中医翻译方面独树一帜。下面将从魏迺杰的个人背景、翻译内容、翻译思想、研究活动、主要成就及其学术影响等方面来全面、系统地评价他的翻译风格以及对中医药文化传播的深远影响。

一、评述中医翻译名家魏迺杰

1. 个人背景 魏迺杰(Nigel Wiseman, 1954—),英籍汉学家、语言学家,1976 年本科毕业于爱丁堡海瑞尔沃特大学(Herriot Watt University),获西班牙语、德语翻译学士学位。2000 年,获英国埃克塞特大学(University of Exeter)补充健康应用语言学博士学位(doctorate in Complementary Health and Applied Linguistics)。在我国台湾生活二十余年,任教于台湾长庚大学,从事中医英语和医学拉丁语教学,熟悉中西方的语言与文化,并且长期钻研中医理论知识及中医文化。他对中医的研究主要是介绍中医知识和中医英译,包括中医名词术语的翻译及其标准化、中医英语语言,其中他对中医英译问题的研究长达三十余年。

2. 翻译内容 魏迺杰在中医名词术语、中医典籍文献和中医学术著作方面进行了大量的翻译实践。他曾在 Mitchell C.和冯晔医师的协助下,翻译了中医典籍《伤寒论》,完成《伤寒论译释》(*Shang Han Lun: On Cold Damage*, *Translation and Commentaries*),这是他第一部经典著作的翻译,并于 1999 年 8 月由美国标登出版社(Paradigm Publications)出版发行。全书附简体和繁体全文,并以拼音注音结合注解。译本中的每一原文条目均采用四段式的翻译体例,简体汉语、繁体汉语在前,其次是汉语拼音的标注、英文翻译,最后是语言注解及历代医家对文献的阐述和思考。2013 年,魏迺杰翻译完《金匮要略》,名为《金匮要略译释》(*Jin Gui Yao Lue: Essential Prescriptions of the Golden Cabinet*, *Translation & Commentaries*),由标登出版社出版发行。

真正的翻译理论和思想源自翻译实践，又能反过来指导实践，魏迺杰有着丰富的翻译实践经历，这也是他翻译思想的基础与翻译理论的归宿。

3. 翻译思想　魏迺杰的中医英译主导思想可总结为三个方面：① 保留中医概念的完整性。② 提出系统化翻译原则。③ 独创的源语导向翻译法。在论文《应用系统化原则的翻译模式》中，他提出了"应用系统化的翻译原则"的中医英译核心思想，强调尽量保留中医概念的完整性。他认为中医术语翻译的指导原则是系统化名词翻译原则，亦即每一条原则均当说明适用于某一类型名词的翻译方法，将所有的原则集合起来应可处理任一类型的名词。魏迺杰在其博士学位论文 *Translation of Chinese Medical Terms: A Source-Oriented Approach*（《中医术语翻译——源语导向法》）中，提出并详尽介绍了源语导向翻译法（source-oriented translation），认为这是翻译中医术语的最佳选择。具体译法包括五种：直译法（一般人所熟悉的中医名词术语，可译成目的语非专业人士熟悉的普通名词）、仿造法（对于汉语词，以字作为翻译单位，每个字翻译为对应的英文单词，然后将英文单词组成词组）、造词法（根据源语的词义，用相关的英语词或词素造新词）、音译法（拼音翻译）和比照西医法（当中医术语在西医种有对应的概念时，将其译成现成的英文西医术语，前提是保证中医概念完整，且不引入西医概念）。为了保持中医概念的原始风貌，魏迺杰在翻译时以源语为导向，尽量使用仿造法（loan-translation）为主的系统化翻译模式，采取直译，这样能更加忠实完整地反映中医理论体系的特征，才能让读者在了解中医概念和医学信息的同时，领悟中医的特有原貌和深层文化内涵。

4. 研究活动　魏迺杰不仅重视中医翻译实践，同时也致力于中医语言、中医古籍文献翻译、中医名词术语翻译规范化、中医翻译理论的深入研究，发表了大量中医英译相关的学术论文，就中医英译原则、策略、方法、规范化及标准化等多方面提出了个人见解，并推出了一套中医名词术语翻译标准化方案。在《中医英文词汇规范化的一些经验》中指出制定一套规范化的中医英文词汇是中医英译标准化未来发展的趋势和努力的方向。此外，他还经常参加中医翻译相关的国内外学术交流活动，并且就中医英译和术语标准化问题进行主旨发言，与研究者们共同探讨中医英译的原则、策略和方法。

5. 主要成就　魏迺杰潜心研究中医翻译三十年，先后在美国、中国台湾以及中国大陆编译出版了数十部英文版或英汉双语版的中医专著，包括中医词汇、中医辞典、中医教科书、中医古籍翻译等。

1985 年，《中医基础知识》（*Fundamentals of Chinese Medicine*）是他出版的第一部著作。他的中医术语英译词典 *Glossary of Chinese Medical Terms and Acupuncture Points* 于 1990 年由美国标登出版社出版，之后，他对该词汇系统进行补充，修改为《英汉·汉英中医词典》，作为他首次在大陆出版的一部大型中医英汉双语工具书，于 1995 年由湖南科学技术出版社出版，收词 14 200余条，在中医翻译界有重要的地位和广泛的影响。1998 年，魏迺杰与他人合作出版《实用英文中医辞典》（*A Practical Dictionary of Chinese Medicine*）是他在中医翻译领域的代表作，由美国标登出版社出版，之后又于 2002 年由人民卫生出版社引进，该词典主要是为了推广介绍魏迺杰先生所提倡的中医翻译词汇及词汇所代表的概念，被美国三大出版中医图书的出版社中的标登出版社和蓝罂粟出版社（Blue Poppy Press）指定为中医类相关出版物的英文词汇标准，其中的词汇被许多中医译者采用，他是目前唯一制定并出版一整套中医术语英译词汇体系的以英语为母语的外国人。

此外，魏迺杰还出版了一系列中医医学词汇教材，如《中医英语术语介绍》（*Introduction of*

English Terminology of Chinese Medicine),《中医字汇》(*Chinese Medical Characters*),《中医语文：语法与字汇》。2003 年,《中医常用字第一册：基本词汇辑》(*Chinese Medical Characters Volume 1: Basic Vocabulary*)出版发行,目前该系列的第五册丛书已出版。这一系列丛书主要对不同分科的常用字给予解释说明,其他四册的中医常用字则涵盖了中医诊断学、中药学、针灸学和治疗学等多个方面。这些书在西方医学领域产生了一定影响,许多还被作为西方中医院校的教学丛书或课程参考书目广泛使用。

6. 学术影响　魏迺杰在《中医术语的源导向翻译》(*Source-Oriented Translation of TCM Terms*)的报告中指出,根据调查与分析,全世界主要出版中医文献的出版社中,大约 3/5 的出版物均采用了他的术语体系,而美国甚至有 2/3 的出版社以他的词汇体系作为出版标准。此外,采用他的术语体系进行中医翻译的作品数量也远远超过使用其他译者提出的词汇体系的作品数。国内中医翻译研究者陈可翼、谢竹藩、李照国、兰凤利等人均对魏迺杰的翻译思想给予过不同评介。多数专家都肯定了他在中医英译领域做出的重大贡献,支持他的简洁化和通俗译法,并且就一些术语的翻译提出不同的见解,同时也有学者对他的翻译思想提出不同看法,甚至指正批评。魏迺杰潜移默化地影响着中医翻译者的思路和方法,很多译者和研究者也充分地研究他的翻译理念和方法,并加以借鉴使用,这在中医翻译研究领域产生了良好的影响,并将激发更多国内外学者的研究兴趣,开发中医翻译研究新动力和新源泉。

二、结论

魏迺杰以其独特的个人背景和经历,同时熟悉中西方两种文化,在翻译中医时不会一味地按照西方语言标准和表达习惯来诠释中医,他力图保证中医基本概念和术语的良好回译性,提出中医名词术语英译的系统化翻译原则,采取以源语为导向的异化翻译策略以及趋向中医词语取类比象的仿造法,忠实地、完整地翻译出文化因素,让西方读者获取最真实最原始的中医风貌,真正进入中医世界来。作为外籍译者,他在中医翻译方面取得重要成就,在中医翻译学术研究领域产生重大影响,是中医翻译领域的引领者。

在中外人文交流日益频繁的新环境下,结合中国文化"走出去",讲好中国故事,传播好中华中医文化,需要更多的像魏迺杰这样的中医翻译者和研究者,持有中医文化态度和中国思想,表现出对中医文化和特色的高度认可和尊重来进行中医翻译实践和中医翻译研究,从研究的视角来看待翻译实践,并将翻译实践看成研究的必要条件,在实践与研究之间提高中医文化传播效果和质量,这对于向世界展示真实而立体的中国、赢得世人理解和认可以及提高国家文化软实力具有重大意义。

(周义斌,《中国中医药现代远程教育》,2018 年第 16 卷第 18 期)

权力与抗争：浅析后殖民主义翻译理论视角下中医文化负载词的英译

中医药文化是中华民族优秀传统文化中体现中医药本质与特色的精神文明与物质文明的总

和。随着经济全球化趋势以及我国"一带一路"发展倡议的实施,中医药文化的对外传播越来越重要。一方面,可以更大程度地吸引海外消费者,挖掘中医药的发展潜力;另一方面,这关系中国的国计民生、国际形象以及中国国家软实力的提升。因此中医药文化的翻译肩负重任,特别是中医药文化负载词的英译尤为重要。处理的好坏关系到整个文本的翻译质量。为了提高中医药影响力和国际话语权,必须做好中医药文化负载词英译。本文尝试从后殖民主义翻译理论角度来研究中医药负载词的英译,以期为中医药文化传播添砖加瓦。

一、中医文化负载词

语言是文化的载体。而文化负载词,顾名思义就是承载着独特民族文化和人文色彩的特有词汇,具有鲜明的民族特征。即,"原语词汇所承载的文化信息在译语中没有对应语的现象,或两种语言中文化意义不完全重合的词语"。

中医学具有科学和文化的双重属性,"中医药作为中华民族的瑰宝,蕴含着丰富的哲学思想和人文精神,是我国文化软实力的重要体现"。因此,中医类著作,尤其是古籍类,都包含着大量的文化负载词。将这些蕴含中华民族独特哲学和人文内涵的负载词翻译成地道英文而不失其科学和文化的双重属性,则是做好中医翻译的关键。

《黄帝内经》是中医理论基础之作,蕴含浓厚的人文色彩,有许多具有代表性的文化负载词。本文选取《黄帝内经·素问》和它的两个经典英译本作为主要语料,比较分析中医文化负载词的翻译策略。研究的理论基础为后殖民主义翻译理论。

二、后殖民主义翻译理论

1. 后殖民主义翻译理论的适用性　道格拉斯·罗宾逊归纳的三种后殖民主义理论的研究范围其中包括"所有文化、社会、国家、民族与其他文化的权力关系的研究:研究作为征服者的文化如何随意歪曲被征服者的文化;被征服者的文化如何回应、适应、抵抗或克服殖民文化的高压统治"。后殖民主义翻译理论关注隐藏在译文背后两种文化之间的权力争斗和权力运作,研究译者在翻译实践活动中的价值取向和策略选择。历史上中国虽未沦为殖民地,但却陷入过半殖民地的境地;而中医药文化的传播既是学术的也是政治的,是关系国计民生的一件大事。因此,笔者认为,从后殖民主义翻译理论视角研究中医文化负载词的英译是合情合理的,也是适用的。

2. 后殖民主义翻译策略　后殖民主义翻译理论关注的核心是强势文化和弱势文化交流时权力的不平等。权力差异在翻译实践中表现为弱势文化的翻译活动往往不及强势文化频繁;翻译文本所受待遇不同;弱势文化文本进入强势文化需烙上异国情调,甚至是落后野蛮以满足强势文化对弱势文化观赏性的窥视。因此包括韦努蒂、罗宾逊等都提出了消解和抵抗文化霸权的策略,其中最为人熟知韦努蒂的"抵抗式翻译",使译文读起来像译文,对原文中的观念或表达方式在译入语当中所空缺的,采用异化的翻译策略,向文化输入异质文化或者差异,以消解强势文化的霸权。

但是过度的异化,甚至走进狭隘的民族主义,都是不利于任何语言和文化的对外传播和交流的。后殖民主义学者巴巴将"杂合化"引入后殖民主义研究。他反对简单僵化的二元对立,希望在弱势文化和强势文化的两极对立之间找到一个"第三空间"。在当今局势下,世界上语言和文化的杂合已成必然,只是杂合的程度不同而已。就翻译而言,"如果译者主要采用归化的策略,译文的杂合度就低;反之,如果译者采用的主要是异化的策略,译文的杂合度就高"。因此,笔者认为,极端的异化或者归化都不利于中医药文化的传播和宣传,适度的杂合十分必要。

三、中医文化负载词英译策略及实例解析

本文选取《黄帝内经》一书中有代表性的文化负载词,以后殖民主义翻译理论为指导原则,对李照国先生和 Veith 女士两个译本中文化负载词翻译实例进行对比分析,以期彰显中医文化内涵,促进全世界对中医文化的理解、尊重、认可。(以下简称李译和 V 译)

《黄帝内经》中文化负载词主要分为中医基本哲学概念、人名地名、中医医学术语以及器官类,现针对每一类别中医文化负载词采用的翻译策略方法进行详细分析。

1. 中医基本哲学概念的翻译策略比较　这里的中医基本哲学概念类主要是中医学借以阐述医学的概念,如阴、阳、气、神明、八卦等,也是理解中医的基础。"阴阳"是《内经》中频繁出现的术语,现在音译已经为海内外所接受和认同,这也是一个将中医文化及其内涵成功推向世界的成功案例。

对于这类词李多采用异化策略,使用音译法,并在初次出现以及内涵有变化的地方加注释。

例1:阴阳者,血气之男女也。(《阴阳应象大论篇第五》)

李译:Yin and Yang symbolize [the opposite properties] of blood and Qi。并加注:"The original Chinese expression reads like this,'Yin (阴) and Yang (阳) are the male (standing for Yang) and female (representing Yin) of blood and Qi (气).'"

V 译:Yin and Yang [the two elements in nature] create desires and vigor in men and women.

这句话当中出现了四个文化负载词:阴、阳、血、气。李译将本句中的四个关键文化负载词都以音译的方式处理,并在文末加注。这样的处理既忠实于原文,有效地传达了原文的真实意义;又将中国的"异质文化"输入了目标语文化,保护了独一无二的中国文化及其在海外的真实形象。V 译同样采用了音译加注释的方式来处理阴阳这两个关键词,但是注释里的进一步解释则是误解;而后半句的翻译采用了归化策略,将"血气"翻译为"desires and vigor",通畅且易于理解,但是却背驰了原文的内涵,曲解了这两个文化负载词的意义形象,这是典型的霸权文化消除文化差异的一种处理方法。

例2:阳化气,阴成形。(《阴阳应象大论篇第五》)

李译:Yang transforms Qi while Yin constitutes form.

V 译:Yang causes evaporation and Yin gives shape to things.

例2是汉语中比较常见的对偶句,这是中文的另一个独特之处,在译成英文时不可避免地要损失其中的独特行文特色韵味,但要保留原文神韵内涵。李译和 V 译都做了这方面的处理。"阴阳"已在例1中做了讨论,再来看文化负载词"气"。李坚持一致性的原则,译成"Qi";而 V 依然采用归化的策略,用意译的方法将之译为"evaporation",有利于目标语读者理解,但是却是误译,损害了中医文化内涵,不利于展示中医文化在世界舞台上的真实形象。

《黄帝内经》还有大量的这类例子,如"神明""精"等。从以上翻译实例及分析可以看出,"翻译不仅是殖民的渠道,也是解殖民化的一种途径。"强势文化的译者在翻译来自弱势文化的文本时候,对于其中不同于本国的诗学理念、价值观、概念等,会采用归化、甚至删除改写的方式,这个

时候翻译就成了"殖民的渠道",是一种暴力工具;而根据韦努蒂的"抵抗式翻译",弱势文化的译者同样可以采用异化翻译策略,以彰显原文独特文化,并将异质文化带入主流强势文化中,这个时候翻译也成为"解殖民化的一种途径"。

2. 中医医学术语翻译策略比较　　中医医学术语这里主要包括器官类、病理、生理等临床术语。有些术语已经有了约定俗称的译法,而更多的术语则还需要进一步深入地推敲。中医深受中国古代文化和哲学思想的影响,很多术语内涵丰富,概念独特,体现中医独特的思维方式,在英译的过程中就产生了很多"文化空缺"地带。看下面一个例子。

例3:逆春气,则少阳不生,肝气内变。(《四气调神大论篇第二》)

李译:Violation of Chunqi (Spring-Qi) will prevent Shaoyang from growing, [leading to diseases due to] stagnation of Ganqi (Livei-Qi).

V译:... the atmosphere of their liver will change their constitution.

在中医药学中,"人体器官往往是一个概念,而不完全指的是器官本身"。如例3中的肝,除了具有现代医学中肝脏的功能外,还"与人体的目、筋、爪、泪关系密切,且又与胆相为表里,并影响着其他脏器的功能发挥"。李译采用归化策略,音译加注释,一方面保留了原文的形,另一方面较为完整地传达了中医文化,表达出中医的"肝"和西医学上的肝的微妙异同之处。但是,译者却没有在文末加注"气"的内涵,"气"是中国古典哲学概念,中医将其引入以阐释人体功能结构,如果不加解释,仅仅音译,这个对于目标语人群几乎是理解不了。也就容易造成理解不了交流不畅的后果,也达不到将异质文化输入强势文化的目的。

再看V译。该译本将"肝"译为"the liver",就完全用西医学意义取代了中医意义上的肝的功能。将"气"译为"atmosphere",这就曲解了"气"的功能和内涵。威斯采用了归化的策略,综合使用直译和意译的方法,虽然容易为目标语读者理解,但是却与源语表达的意义相去甚远。

例4:二七而天癸至,任脉通,太冲脉盛,月事以时下,故有子。(《上古天真论篇第一》)

李译:At the age of fourteen, Tiangui begins to appear, Renmai (Conception Vessel) and Chongmai (Thoroughfare Vessel) are vigorous in function. Then she begins to have menstruation and is able to conceive a baby.

[6] Tiangui (天癸) refers to the substance for the promotion of genital function.

[7] Conception Vessel and Thoroughfare Vessel are the translation approved by WHO. However Mai in Renmai and Chongmai in fact is not vessel, though literally vessel, but Channel.

V译:When she reaches her fourteenth year she begins to menstruate and is able to become pregnant.

这里出现了两个文化负载词,脉和天癸。"天癸"是中医里对人体生殖机能的独特概念,指的是"肾精充盈而化生的促进生殖器官成熟,维持生殖功能的精微物质"。李译采用音译加注释的方法,把"天癸"译为"Tiangui"加详细注解,既完整地再现了原文的形象和中医文化色彩,又将中医药医学内涵传播给了目标语读者。对于"脉"的处理具有同等的功效。

再看V译,威斯直接删除了这两个至关重要的文化负载词,并且漏译了其中的"天癸至,任脉通,太冲脉盛",只将大意译出,基本传达了原文的意思,却将最具民族特色的词汇给删除了,这也就是后殖民主义者所说的"暴力"所在。站在高高的强势文化之上,对源语进行随意的改写、删减,缺乏对源文文本的应有的尊重,也是对源文文化的一种压制。

可以看出,完全采用异化,虽然表面上强势地表达了自己的文化自信,但是不利于目标语读者的接受,最后也达不到文化交流的目的,不利于中医文化走向世界,甚至会走向狭隘的民族主义。任何民族和文化要生存和壮大,都不能故步自封,闭关锁国。而过度归化则会进一步主张西方文化霸权主义的气焰,不利于中国传统文化在国际文化舞台上的发展。所以,适度的杂合是十分必要的。

四、小结

通过对《黄帝内经》两个译本中文化负载词的对比研究,可以发现李译本主要采取异化策略,使用汉语拼音音译法,必要之处加上注释详解,并适当地借用现代医学语言,旨在传达中医科学内涵,保持中医特色文化,在强势的主流文化中开辟一片天地。威斯女士的译本以归化为主,也使用了一部分音译,对于译入语读者来说,易于理解,便于交流,但是由于种种原因,译者删除、改写了很多关键性的蕴含中医独特思维和文化的词汇,无法正确真实的传播中医文化和形象。

做好中医文化负载词的英译本质上也就做好了中医文化的理解和翻译。笔者认为,中医文化负载词的应该在不同的语境中采用异化为主,归化为辅,归化和异化互补的策略,灵活采用直译法、意译法、音译法、注释法等翻译方法,准确地传递文化负载词的医学和文化内涵,让译入语读者可以一睹真实的中医文化及其内涵,从而达到传播和弘扬中医文化的目的。

(徐雪元,《海外英语》,2018 年第 19 期)

中医英译研究回顾与反思

中医学是中国文化之瑰宝与精华,中医英译对中医的国际交流和文化传播至关重要。本文以中国知网(CNKI)为数据源,以"中医英译"为检索词进行主题检索。统计显示,2007—2017 年间,显示 610 条可查询结果,资源类型包括期刊、硕博论文、会议报道等。从显示结果可以看出,我国对中医英译的学术研究基本兴起于 20 世纪 80 年代,90 年代以后逐渐增多。本文将对近十年(2007—2017)CNKI 收录的中医英译相关文献进行回顾和分析,以期了解中医英译学术研究主要内容、现状及进展。

一、近十年中医英译主要研究内容

从发表文章数量看,2007—2017 年间共显示发表文献 610 条,其中 2007 年有 28 篇文献(4.6%),2008 年有 38 篇文献(6.2%),2009 年 32 篇(5.2%),2010 年 41 篇(6.7%),2011 年 35 篇(5.7%),2012 年 57 篇(9.3%),2013 年 69 篇(11.3%),2014 年 70 篇(11.5%),2015 年 80 篇(13.1%),2016 年 84 篇(13.8%),2017 年 76 篇(12.5%)。从以上数据可以看出,近十年间中医英译文献发表数量的大趋势是逐年增加、稳中有升的。

从收录中医英译文献的来源看,主要是学术期刊和硕博论文,且收录文献较多的期刊以中医药类期刊为主,如各大中医院校学报、《中国中西医结合杂志》《中西医结合学报》《中国中医基础医学杂志》等。少部分文章发表在翻译和语言学专业期刊上,如《中国科技翻译》《外语教学》等。

在这 10 年发表的中医英译研究文献中,研究内容主要分为以下几类。

1. 中医英译标准化研究　例如早期李照国的《关于中医名词术语英译标准化的思考》,李永安的《从西医中译看中医名词英译标准化》等。

2. 中医英译原则、标准、方法与策略　例如上海中医药大学任荣政、丁年青撰写的《音译法在中医英译中的应用原则与策略》,谢竹藩等撰写的《评魏迺杰先生的〈实用英文中医辞典〉——论魏氏直译法》,广西蒋基昌的《论中医术语英译的原则》。

3. 翻译语言学理论指导下的中医英译研究　例如蒋基昌的《中医方剂名称英译的归化与异化》,陈晓华、施蕴中的《从翻译目的论看 Nigel Wiseman 的中医英译翻译思想》。

4. 文化视角下的中医英译研究　例如兰凤利的《论中医文化内涵对中医英译的影响》,南京中医药大学赵晓丽、姚欣的《浅谈中医英译文化缺省及其补偿策略》。

5. 中医经典古籍的翻译研究　例如南京中医药大学施蕴中等的《〈黄帝内经〉首部英译本述评》,王少男、姚欣的《中医典籍中句层转喻的认知理解与英译》等。

除此之外,对中医英译发展史的回顾与思考,中医英语教学探讨与翻译人才培养和中医英译语料库及口译研究也是这十年来文献所涉及的范围。如罗磊的《10 年中医英译的研究回顾》、蔺志渊的《中医英译的语料库研究概述》等。

6. 多种研究方法组合研究　以上 5 点研究分类并不是绝对孤立的,很多英译研究将上述几种方法相融合。例如,北京中医药大学方廷钰等撰写的《中医翻译历史和中医术语翻译》是将翻译史和中医术语翻译相结合;黑龙江中医药大学郑玲的《传统文化语境下中医翻译策略》将文化视角与翻译策略结合;陕西中医药大学席慧等撰写的《从奈达翻译理论谈中医典籍名称的翻译》、河南中医学院朱剑飞的《〈黄帝内经〉英译研究的语料库视角》等,这些文章体现了不同理论视角和指导下的中医英译实践,进一步说明了中医英译研究的内容更广泛,研究视角日趋多样化。

二、近十年中医英译研究焦点

在上述提到的几类研究内容中,中医名词术语和中医典籍的英译是研究的焦点。

1. 中医名词术语英译　中医名词术语所包含的范围非常广,就学科分类而言,包括中医基础理论术语、诊断学名词术语、疾病名称、方剂名称、针灸推拿术语等。在中医术语中,大部分术语具有浓厚的中国传统哲学、文学和宗教色彩。这些都与西医学体系之间存在一定的差异。中医术语英译标准化和规范化研究是国内外学者一直以来关注的重点,国内外中医名词术语标准化工作也取得了重视,取得不少成果。但是这些术语的译名引起学术上的一些争议。比如 WHO 就针灸经穴名称颁布的国际标准化方案中,规定穴位的名称可由汉语拼音音译,并在音译的穴位名称之后附加所属经脉的英文缩写及编码。例如"足三里"是足阳明胃经的第三十六个穴位,足阳明胃经的英文缩写为 ST,因此"足三里"的国际标准译名为 Zusanli(ST36)。但有学者如黄光惠认为,这样的译法看似简洁,但丢失了经穴的文化内涵。兰凤利等认为众多版本的"汉英中医词典",数个版本的"标准化"方案如果不能付诸实践,就没有意义。

关于中医名词术语英译中存在的问题、英译原则、方法和文化因素也是学者们经常探讨的内容。大部分研究者都认为中医名词术语属于科技英语范畴,而且其中一大特点是语言高度凝练,用字少但表意深刻,应遵循科学性原则、准确性原则和简洁性原则。另外,因为中医术语蕴含文学、哲学、宗教历史等文化因素,所以应遵循特色性原则或文化性原则。作为语言社会性的本质体现，习惯性原则和回译性原则是众多学者所认同的。

中医术语英译的方法被经常提及，各类文献中提及较多的有音译法、直译法、意译法、释意法、词素仿造法、综合法、语境法等。对于中医术语中文化因素的处理经常讨论的是翻译中归化和异化的选择。

2. **中医典籍英译**　中医典籍是中华民族在几千年的医学实践中总结出来的重要成果，充分体现了中医医疗技艺和传统的精华，中医学核心知识和名词术语基本上源于中医典籍。中医药典籍的英译活动历史悠久，根据现有记录，最早者为法国人杜赫德编辑的《中华帝国全志》英译本的中医部分，时间大约为 17 世纪中期。现当代中医英译蓬勃发展，出现了多部英译本，不过大部分英译本局限于《黄帝内经》和《伤寒论》，其中尤以《黄帝内经》为主。在中国知网分别以"黄帝内经英译"为主题词检索，显示 198 条结果。《黄帝内经》英译研究内容一般包括研究进展综述类，结合翻译学语言学理论研究，文化视角下内经英译研究，三字格、四字格等术语研究，多个译本的比较研究，结合问卷调查语料库类的实证性研究等。例如张璇、施蕴中的《〈黄帝内经〉常用文化负载词英译》，蒋基昌、文娟的《〈黄帝内经〉四个英译本的对比研究》等。目前，对中医经典进行研究的英译本还有《难经》《脉经》《金匮要略》《本草纲目》等，但数目比较少，还有很大的拓展研究空间。

3. **中国传统文化传播与中医英译**　无论是中医名词术语还是中医典籍，都蕴含了大量的中国传统文化。中医与中国文化密不可分，可以说，了解中国文化是了解中医的重要基础。在"一带一路"建设的大背景下，"文化先行"是增强我国文化软实力的需要，也是中医药文化的传播和中医药企业的发展的良好契机。从文化或文化传播角度讨论中医英译，亦是近年来学者们关注的重要内容。从英译的角度看，中医文化内涵的处理是翻译的难点，处理成功与否直接决定了译文质量的高低。在中国知网以"中医英译＋文化"为主题词检索可以发现，关于中医文化的论文在 2008 年以前每年不超过 10 条结果，如果排除与主题不相关的文献，数量就更少了。从 2013 年开始检索结果才逐步上升到 30 条以上。从文化角度研究中医英译，大部分文献对中医英译与文化的关系进行了探讨性的归纳和总结，同时包括一些文本和句子的译文分析。中医名词术语中的基础理论诊断术语、方剂学名称、针灸学术语、中医典籍名称和术语等文化缺省现象是比较明显的。所以，中医术语的词汇空缺、文化休克、文化负载词的有效处理或文化补偿，以及对文化处理的模式和策略在发表文献中都有所提及，也必然会涉及相关语言翻译学理论，对译者语言学功底提出很高的要求。不管是西医东渐还是中医西传，都是一个相互交融的过程，必然会有中西方文化的碰撞，文化冲突不可避免。要把我国中医药文化的精髓真正传播到西方世界，任务艰巨性可想而知。但在跨文化交际活动日益频繁的今天，突破重重文化障碍，不断探索中医英语的翻译之路，为健康谋福祉，才每位中医英译学者的共同方向。

三、总结

从近十年来中国知网收录的中医英译文献看，中医英语翻译研究的视野扩大了，研究角度趋向多元化，不仅从翻译理论、文学、语言学、宗教学、历史学、医学等多层次探讨，还涉及学科建设、教育学和人才培养、教学和教材质量等内容。中医英译文章在核心期刊上发表的数量，有项目基金支撑的论文数量增加，能从侧面体现文章质量上的提高，这说明无论从社会角度还是从学者研究角度，对中医英译研究更重视，支持力度更大。

就研究方法而言,绝大多数研究为定性研究,研究方法单一,实证研究较少。研究大多以感悟、点评、随感等方式呈现,缺乏层层推进和条分缕析的论述,更鲜有系统的理论升华。这一提点与中医哲学性、文学色彩较浓厚的学科特点有关,还有一个重要原因是中医研究学者的学科背景,缺乏同时具有中医专业知识和语言学、翻译学背景的专业人员。

目前对中医英译的实证性研究主要运用的是建立语料库进行分析的方法,这种基于计算机和互联网技术的定量研究方法对于中医英译标准化和国际传播有着重要的意义,拓展英译研究的思路,但存在局限性,还有很大的研究和改进空间。

目前大部分中医英译研究以笔译研究为主,口译研究相对滞后。外国留学生来华学习中医人数的不断增多,国际性大型中医药会议的召开,口译都扮演着重要角色,中医口译研究是不容忽视的。中医药会议口译的要求比较高,一般由专业的同声传译人员担任这项工作,但鲜有同传人员具有中医背景,翻译质量难以保障。很多外国留学生来华学习中医会在门诊或住院部见习,这部分的口头翻译工作如果仅仅依靠临床医生或者护士就是不够的。从翻译实践来说,口译难度不低于笔译,这是由口译的特点决定的。在临床口译中,借助中医术语中英版的 App 软件是一种很好的方式,就笔者的临床口译经验看,国外有很多这方面的软件,值得我们研究和借鉴。顺应中医药文化国际传播的大趋势,必须克服困难,促进中医药英语学科发展,努力提高中医英译水平,逐步打造稳定的中医学术国际交流平台,使中医真正走向世界。

（周锋、柳江帆,《文教资料》,2018 年第 30 期）

第三节　中医各国传播事例

中医中药在东南亚的传播和影响

中医药是中华传统文化的组成部分。它不仅对中国人民的医疗保健事业起到了重要作用，而且对很多国家的医学产生了影响。本文从历史的角度，对中医药在东南亚国家的传播和影响，进行一些探讨。

一、传播历史概况

中医药传入东南亚国家的时间很早。由于越南曾经处于中国封建王朝的直接统治之下，因此最先接受中国医药的东南亚国家，就是越南。秦汉时期，中医中药已传入越南北部地区。三国时，中医董奉游交趾（今越南北部），曾为交趾太守士燮治病。南齐时，中国"苍梧道士"林胜也曾到交州（越南北部）采药治病。唐代中医申光逊用中药治好了交趾人孙仲敖的脑痛病。据史籍记载，唐代商人贩运到越南的货物中，就有中药材。

随着海外交通的发展，中医药在东南亚地区的传播范围日趋扩大。公元968年，越南成为独立自主国家。但是，中医药在越南传播的势头不仅没有减弱，而且得到进一步的发展。越南李朝时，中国高僧明空曾治好越南李神宗的重病，为此被封为越南李朝的"国师"。13—14世纪，中国的针灸疗法在越南广泛传播。越南人常来中国购买药材，中药大量输入越南，中医药在越南得到广泛的重视和应用。

宋代以后，中国医药开始传入新加坡、缅甸、泰国。中药里的大黄、麝香、人参、茯苓、当归、远志等，随着华侨的移入，被带到了新加坡，由于疗效显著，获得"神州上药"的美誉。1103年（宋崇宁二年），缅甸曾遣使节来华，除了索求经籍外，还得到药书62部。泰国早在素可泰王朝时期，即有中医中药传入。当时，除了旅居泰国的华侨普遍使用中药治病外，当地居民也非常重视中医。在泰国古都阿瑜陀耶城，最受尊敬的医生来自中国，国王的御医也由中国医师担任。

郑和下西洋时，每次都有中医师随船队前往，并带去人参、麝香、大黄、茯苓、生姜、肉桂等中药。明清时期，中国药材通过官方遣使赠送和民间贸易两种方式，大量进入越南。由于华侨不断增加，新加坡的中医师也随之增多，他们开设医院和药铺，治病救人。与此同时，中国医药也由华侨带到了马来西亚、印度尼西亚、菲律宾等国，并受到当地人民的喜爱和信赖。

近代以来，西方殖民主义势力侵入亚洲国家。在这个时期内，虽然西医西药在东南亚国家得到了提倡，但是中医中药仍在进一步传播和发展，并超过了以往任何时期。

越南沦为法国的殖民地后，尽管有殖民统治当局的限制，但是民间治病仍以中医中药为主。据统计，19世纪末，仅越南北部地区输入的当归、川芎、白术等中药材，就年约10万担。1935年，越南的西医师黄博良发表论文,提倡西医向中医学习。1950年,越南成立医药会和华侨中医师公会,开办东医学院,出版《东医杂志》。

早在1867年,新加坡华侨何道生、梁炯堂等人便创办了同济医院,促进了中国医药在新加坡的传播和发展。接着,又先后建立了善济医院、广肇方便留医院、普救善堂等中医院。第二次世界大战后,中医药事业得到更大发展。1946年,成立新加坡中医师公会。先后建立中华医院、中医学院、中华医药研究院、中华针灸研究院等,出版《中医学报》,开展中医门诊,培养中医师,与中国中医学界建立联系,参加国际中医药学术交流活动。20世纪80年代中期,新加坡的中医药商店已达千家以上,并且成立了各种医药团体,出版中医药期刊。新加坡成为东南亚中医药业的发展中心和中医药学的科学研究中心。

马来亚华侨古石泉于1796年在槟榔屿创办仁爱堂药材店,从中国采购中药运到马来半岛出售。这家药材店一直保持到今天,仍由古家后人经营。1881年,华侨叶观盛在吉隆坡创办中医院,名为"培善堂"。1894年,培善堂改名同善医院,规模不断扩大。1924年,华侨又在柔佛邦的麻坡市成立中医药研究所。第二次世界大战后,马来亚的中医师先后建立起许多中医药团体,开办了马华医药学院、槟城中医学院、霹雳中医学院、沙捞越中医学院、柔佛中医学院、诗巫中医学院和霹雳针灸学院等。其中,以马华医药学院最为著名,它是由全国性的中医药团体"马华医药总会"创办的。

泰国华侨刘继宾等人于1905年在曼谷创办天华医院,并布施中药,治病救人。1922年,黄其璋、郑鸿逵等人又创建中华赠医所,既研究医术,又赠医送药。20世纪50年代,泰国约有中医师2 000名。90年代,仅曼谷就有百余家中药店。在众多的中医院中,最负盛名的是天华医院。泰国重视中医学研究,成立了中医药团体,创办了《暹罗中医周刊》等医学刊物,出版了《中医历史》《中医基础学》《实用草药》《针灸学手册》等中医学书,发表了大量中医药学术论文。1983年11月,曼谷举行了"中国今日中药展览会",邀请中国专家、教授与会。他们在会上就中医药方面的学术问题做了专题报告,在泰国医学界引起很大的轰动。

中医药在缅甸的传播,与华侨有着密切关系。著名中医胡子钦侨居缅甸时,曾以中成药"玉树神散"为民治病。他还在仰光开设永安堂,行医售药。随着中医药事业的发展,中医师日益增多。1968年,缅甸成立中医协会,拥有会员400余人。

印度尼西亚华侨和当地居民都非常喜爱中医药。当地居民尊敬中医师,通常称之为先生。针灸疗法在印尼得到了广泛的运用。在各个大医院,均设有中医针灸门诊。中草药传入印尼后,成为印尼草药的重要组成部分。华侨华人开办了很多草药店,用中草药配制各种丸散,为人治病。早在1640年,巴达维亚(今雅加达)就建立了一家华人医院。19世纪末,雅加达经营中药的行会建造了药王宫,将药王奉为保护神,常年祭祀。

菲律宾华侨习惯于用中医中药治病。中药店遍及全国各大城市。旅菲华侨很早就成立了中华医学会和中华药商会,推广中医中药。1961年3月,马尼拉市成立中国医药研究社,免费培养中医人才。1982年12月,联合国世界卫生组织在马尼拉召开针灸穴位标准化会议,极大地推动了中国针灸疗法在菲律宾和东南亚国家的传播。

在柬埔寨,金边华侨于1906年创办中华医院,免费为人治病。为了从财力上支持中华医院,华侨华人又于1961年成立中华医院医疗协助会。这个团体定期捐款资助中华医院,并组成董事会管理该院事务。

二、著名中医事迹举例

从古代到近现代,有很多医术高超的中医师曾在东南亚国家治病行医,深受当地政府和人民的尊敬和爱戴。这里,仅介绍几位有代表性的中医人物。

1. 董奉　三国时期,名医董奉游历交趾(今越南北部)。在这期间,交趾太守士燮病死,可是董奉将他救活,并且治好了他的病。据葛洪《神仙传》载:士燮任交趾太守时,曾:"得毒病死,已三日。君异(即董奉——引者)时在南方,乃往,以三丸药内死人口中,令人举死人头摇而消之。食顷,燮开目动手足,颜色渐还,半日中能起坐,遂活。后四日乃能语。"这一记载虽带有神话色彩,但亦可从中看到董奉医术之高明。

2. 李松青　旅居泰国的华侨李松青,是一位中医师,祖籍广东汀海县东里乡。他在泰国首都曼谷行医时,不仅免费为患者诊断疾病,而且还帮助病人煎药。据说,李松青是"第一个代客煎药赠医药施诊"的泰国华侨。随着中医的传播,需要中药配合治疗。于是,药材业在泰国兴起。李松青在曼谷创办了一家药材店,名叫"李天顺堂",出售中药。李松青去世后,其后人继续经营药材业,成了远近闻名的"药业世家"。

3. 周光美　近代时期,印度尼西亚有一位著名的华人中医师,名叫周光美,有的书中译称周美爷。由于他的医术高明,受到荷兰殖民当局的尊重,给予他优厚待遇。凡是总督及高级官员有病时,都请周美爷医治。周美爷治好了很多人的病,被称为巴达维亚(今雅加达)的"第一位神医"。荷兰驻印尼总督范·霍恩聘请周美爷为他的私人医生。1709 年,范·霍恩因病退职。这年 10 月,他带着"已多年照顾他的周美爷"一起回国。在前往荷兰的航海途中,周美爷曾在船上向总督夫人传授中医知识。1710 年 7 月,他们到达荷兰。不久,周美爷又返回了印度尼西亚,继续行医。

4. 胡子钦　他是近代时期侨居缅甸的著名中医师,曾以具有清热解毒功能的中成药"玉树神散"为当地人民治病,疗效显著。胡子钦在缅甸仰光开设永安堂,行医售药,深受欢迎。1908 年,胡子钦去世。其子胡文虎、胡文豹兄弟继承父业,经营永安堂。他们改良"玉树神散",制成以老虎图案为商标的五种中成药,即万金油、八卦丹、头痛粉、清快水和止痛散。这些"虎标良药",不仅畅销缅甸全国,而且畅销东南亚。

5. 苏必辉　他是菲律宾著名华侨中医师,祖籍福建省南安县。其父苏应时,为当地著名中医。苏必辉继承父业,早年曾在家乡行医。1920 年,他 38 岁时到菲律宾挂牌行医。由于医术高明,声名日著。两年后,他在马尼拉创办鹤寿堂药店。该店不仅售药,而且设有诊所。又一年后,苏必辉组织了菲律宾中华医学会,并任会长。求医者纷纷慕名而来,苏必辉享誉遐迩。苏必辉除了行医治病,还热心公益事业,因而成为菲律宾的华侨名人。

三、中国医药学的重要地位

中医中药在东南亚传播的过程中,中国历代的一些医药著作也传入了东南亚国家,对当地医药学的发展起到了重要推动作用。

传入越南的中国医药著作种类最多。隋唐时期,《内经》《脉经》等中国医书就已传入越南。明清时期,李梴的《医学入门》、李时珍的《本草纲目》、张介宾的《景岳全书》、冯兆张的《锦囊秘录》等医药书,也先后传入越南。《内经》《脉经》成为越南医师诊治疾病的理论根据,其他医药学著作也备受推崇。19世纪越南阮氏王朝时期，曾建立"先医庙"，祭祀历代有功于医学的中国医师。阮氏王朝嗣德三年在越南京城内建立的"先医庙"，除正中设立太昊伏羲氏、炎帝神农氏和黄帝轩辕氏的神位外，还配祀很多中国医学家。左间有岐伯、仓公、皇甫谧、刘完素、李明之；右间有俞跗、扁鹊、张机、葛洪、孙思邈、张元素、朱彦修。由于李梴、张介宾、冯兆张三人有功于医学，因此又将李梴、冯兆张列在李明之的后面，将张介宾列于朱彦修之后，同享祭祀。

越南医师学习中医中药著作，并加以研究发挥，写出了不少著作，例如《本草拾遗》《中越药性合编》《南药神效》《仙传痘诊医书》《医书抄略》《海上医宗心领全帙》等。这些医学著作，都以中国医学著作作为主要参考资料。最明显的例子就是黎有卓的《海上医宗心领全帙》一书。黎有卓生活于18世纪，又名"海上懒翁"，是越南历史上最著名的医学家，号称"医圣"。他所著的《海上医宗心领全帙》，共66卷，内容丰富，被誉为越南第一部内容完备的医书。其实，黎有卓的医学理论，来源于中国的《内经》；他在临床诊断方面非常重视冯兆张的《锦囊秘录》；至于用药方面，除越南药物外，几乎有一半采用中国药物。他所开列的药方如桂枝汤、人参败毒散等，也都是中医的方剂。

除越南外，中国医药著作在东南亚其他国家的流传情况，由于史料较少，无法详尽叙述。但是，中医药著作流传到这些国家，则是可以肯定的。例如：宋代崇宁二年（1103），缅甸使节到达中国，求得很多中国经籍，并有药书62部。1795年，缅甸使者孟干来华，将《康熙字典》《渊鉴类函》等大批中国古籍带回缅甸，其中就有李时珍的《本草纲目》。在马来西亚，据统计有中草药456种，其中包括冬葵子、川加皮、牛七、菖蒲、沙参、党参、益智子、白豆蔻、白芷、苏木、柴胡等。《马来亚医药书》开列的马来药方中，也引用了不少中草药，如茄根、良姜、甘草、大茴、川芎、桂皮等。同样，许多中草药也成为印度尼西亚草药的组成部分，如大茴、胖大海、蕲艾、蓖麻子、佛手、菝葜、当归、桧叶、杜仲、藏红花、白花菜、茯苓等。这些中药材的采用，明显地反映出受到《本草纲目》和其他中国医药图书的影响，说明中国医药学在东南亚国家医药史上有着重要的地位。

四、多方面的深远影响

中医中药在东南亚国家长期传播所产生的深远影响，表现在许多方面。

首先，推动了当地医疗卫生事业的发展。在古代，东南亚社会经济发展缓慢，医疗卫生事业长期处于落后状态。中医中药通过华侨带到东南亚国家后，极大地提高了这里的医疗水平，对当地医疗卫生事业的发展起到了推动作用。

中国医师在为当地人民诊治疾病的过程中，也传授医药知识和技术，从而培养了当地的医药学人才。例如，在中国医学影响下，越南产生了一些著名医师。前面提到的号称"医圣"的越南名医黎有卓，就是其中的代表人物。越南医学家撰写的一系列著作，如潘学光著《本草植物纂要》、范百福著《仙传痘诊医书》、武手府著《医书抄略》（针灸书）、黎有卓著《海上医宗心领全帙》等，都是受中国医学影响而写成的。这些医学著作，在越南发挥了重要作用。又如，中医传入泰国后，泰国医师亦学习并采用中医的望、闻、问、切的诊治方法，提高了诊断的准确性和医疗效果。

古代越南还仿照中国建立医疗机构。越南陈朝时期，仿照中国设立太医，专为王公等上层人物治病。与此同时，又建立管理百姓医疗事务的机构，名为"广济署"。后黎朝时期，又成立太医院及其所属的济生堂。越南的这种官医制度，一直沿袭到阮朝时期。

近代以来，中医中药在东南亚国家传播得更快更广，对当地医疗卫生事业发展起到了更大的推动作用。例如，1975年，泰国学者洪声锐用泰文编著出版《针灸学手册》，有30多万字，向泰国人介绍和推广中国的针灸疗法。这部医学著作，以其较高的实用价值，不仅获得泰国医学界的好评，而且在实践中发挥了很大的治疗作用。新加坡独立后，中医药事业得到很大发展。中医院、中医科研机构、中医药院校、中医药学术团体纷纷建立起来。1979年建成的"大巴窑中医院"最为著名。1981年，新加坡五个中医药团体（新加坡中医师公会、新加坡中药公会、新加坡针灸协会、新加坡中医药促进会、新加坡中医中药联合会）共同发起成立新加坡全国中医最高理事会，决定出版中医药刊物，录制中医药电视节目，举办中医药展览等，并且将3月17日定为中医节。马来西亚以前的中医师多来自中国，后来自办中医教育，培养医药人才。1955年，在吉隆坡成立了马来亚华人医药总会，1964年改名为马来西亚华人医药总会。其宗旨是联络全国中医中药团体，共同促进中医学发展，并致力于社会慈善事业。据统计，20世纪90年代，马来西亚共有中医师1 500余名，中药店近千家。

其次，促进了经济联系和文化交流。随着中医药在东南亚国家的传播，中国与东南亚国家的药材贸易显著增加。在历史上，无论是官方或民间，中国与越南之间的贸易，中药材都是一种主要货物。宋代以后，中国政府在接受越南贡物的同时，常常回赐大量礼品，其中就有药物。明清两代，越南所需要的药物，都依靠中国供应。中国运去药材、布匹、丝绸等物，交换越南的大米、珍珠和宝石。自郑和下西洋后，中国与东南亚国家的经济联系和文化交流日渐增多。在贸易往来中，中国运到这些国家去的虽然不完全是中药材，但是中药材成为重要货物。这正反映出东南亚国家对中国药材的迫切需求。也可以说，对中医中药的需求，推动了多边贸易的发展。在贸易过程中，中国向东南亚国家输出很多货物，同时也输入了东南亚国家的不少货物，包括药材在内。例如，越南运往中国的货物中，除了珍珠、玳瑁、犀角、象牙等物之外，香料香药类的物品也不少，如沉香、檀香、苏合油等。泰国运往中国的货物中，除玳瑁、槟榔等物品外，也有许多香料药，如降真香、乳香、胡椒等。李时珍《本草纲目》中列有许多来自东南亚国家的药物，作为药物使用的乌爹泥、苏木等，就产自泰国和印度尼西亚。

经贸往来是互利的，文化交流也是双向的。中医药在东南亚国家的传播，推动了当地的医疗卫生事业，而东南亚国家运来的药材，也丰富了中医中药的内容。例如，清代从越南运来的丁香油、水安息、胖大海等药物，很快为我国医师所采用。越南医学家陈元陶著《菊堂遗草》、阮之新著《药草新编》等医药著作传入中国后，也对中国医药学产生了一定的影响。

特别是在现代，东南亚出现了经久不衰的"中医热""中药热"和"针灸热"。值得一提的是，为了推广中医中药，东南亚国家先后举办了一系列的学术活动。从地区来说，东盟国家已多次召开中医药学术大会：第一次于1983年在新加坡举行，第二次于1986年在吉隆坡举行，第三次于1989年在曼谷举行。从国别来说，泰国于1983年11月，在曼谷举办了"中国今日中药展览会"，新加坡在1992年召开了以"中医与针灸走向世界"为主题的学术研讨会。所有这些活动，对于中国与东南亚国家的医药文化交流，无疑起到了重要的促进作用。

再次，增强了中国与东南亚国家的友好关系。中医中药在东南亚国家的传播，以及由此而促进的经贸往来和文化交流，必然对增强各国人民之间的友谊作出积极的贡献。由华侨创办的新加坡第一家中医院同济医院，由于对新加坡的医疗卫生事业和人民的健康做出了重大贡献，因此独立后的新加坡政府将这所具有100多年历史的中医院旧址列为重点历史文物单位,加以保护。1905年华侨在泰国曼谷创办天华医院时,得到泰国国王拉玛五世的支持,赐泰国银币100斤作为建院基金,并亲临主持这所医院的落成典礼。1983年11月,泰国邀请由10名中医药专家教授组成的中国代表团,到曼谷出席"中国今日中药展览会"。在此期间,他们报告了九篇学术论文,不仅在泰国医药界引起轰动,而且加深了泰国人民对中医中药的喜爱和信赖。华侨在马来西亚吉隆坡创办的同善医院,历史悠久,深受当地人民欢迎,政府也极为重视。1983年8月,马来西亚卫生部长特别准许该院中医部免受私人医院法令的限制。1991年,马来西亚中医师公会与中国广州中医学院合作,在吉隆坡创办马来西亚中医专科研究院,培训当地中医人才,提高医疗水平。这些事例表明,中医中药成为友谊的纽带,对于增强中国与东南亚国家之间的友好关系,具有重要的意义和作用。

(许永璋,《黄河科技大学学报》,2004年第6卷第1期)

历史上中医中药在越南的传播和影响

中国和越南是山水相连的邻邦。中医药作为中华文化的重要组成部分,在两国的交往史中,扮演着重要角色,为两国传统友谊的构建和发展做出了突出贡献。本文拟就中医中药在越南的传播和影响做一简要论述。

一、中医中药在越南传播的原因

中医药之所以能够在越南得以传播并对越南产生影响,既有历史和地理的因素,又有社会和文化的原因。

从地理的角度看,越南与中国的云南、广西接壤,两国之间有着1 200多公里的边境线。既无高山大漠的横亘,也无大江大河的阻隔。两国人民有着悠久的友好往来的传统。

从历史来看,中越两国人缘相近。越南人认为自己是"神农"的后裔,中越两国之间存在相同的历史渊源。到了现代,越南人仍然认为自己跟中国是一家人。1945年9月2日,胡志明发表《致华侨兄弟书》说:"中越原是一家人。我们中越两民族,数千年来血统相通,文化共同,在历史上素称兄弟之邦。"

就文化的因素而言,越南在历史上长期使用汉字,是汉字文化圈里的主要成员。秦汉时,越南还没有文字。赵佗统治南越国时,把汉字传入越南,此后越南开始使用汉字。在整个封建时期,汉字始终是越南历朝政府的官方文字,13世纪,越南一度使用"字喃",但政府在颁布法律、公告、文书,民间人士在著书立说时仍使用汉字。语言文字的相同和共同使用,使中医中药可以直接地为越南官方和民间所接受。1945年,越南民主共和国临时政府成立,才把拉丁化的越南语定为官方文字。

二、中医中药在越南传播的历史

中国与越南的交往开始甚早。传说公元前12世纪末周公辅佐成周时,越裳氏就曾经到过中国。公元前 257 年,中国医生崔伟曾治愈雍玄和任修的虚弱症,并还写下一部医书《公余集记》,在越南流布。这可能是中医和中药传入越南的开始。

秦汉以来,中医和中药传入越南,形成了接受中医和中药的"北方学派";三国时代名医董奉游交趾,士燮"气绝三日",董奉进以丸药治愈。《三国志·吴书·士燮传》注引葛洪《神仙传》曰:"燮尝病死,已三日,仙人董奉以一丸药与服,以水含之,捧其头摇之,食顷,即开目动手,颜色渐复,半日能起坐。四日复能语,遂复常,奉字君异,侯官人也。"南北朝时期,南朝阴铿的妻子患病,被当时到越南采药的苍梧道士以"温白丸"治愈。中国科学院自然科学史研究所的杜石然先生据此推断,"此方也可能在越南流传"。随着海外交通的发展,中医药在越南的传播更加迅速。越南李朝时,中国高僧明空和尚曾经把越南李神宗从死亡线上救了回来,并被封为"国师"。13—14世纪,中国的针灸疗法在越南广泛传播。越南人经常来中国采购药材。中药大量输入越南,中医药在越南得到广泛的重视和应用。

隋唐至宋元时期,中医药在越南仍然保持着巨大的影响。《内经》《脉经》等中医药典籍,在隋唐时期已传入越南。唐代一些精通医药的学者,如沈铨期、刘禹锡、高骈、樊绰等人都到过越南。《历代名医蒙求》曾引用《玉堂闲话》的记载:中国的申光逊曾以胡椒、干姜等辛辣药物,治愈了一位越南人的头痛症。《大越史记全书·本纪·陈记》"圣宗"条记载:陈朝圣宗宝符二年(1274)曾经以"缎子、药材等物,买卖为市",四年(1276)圣宗陈晃"遣陶光往龙州,以买药探元人情状"。中国史籍对此也有记载,清代陆以湉的著作《冷庐医话》引《钱塘县志》说,南宋时期,由于越南人来临安(杭州)大量购买土茯苓,导致中国的土茯苓价格上涨。明清时期,中医中药在越南仍然受到重视。明代李梴的《医学入门》、张介宾的《景岳全书》、李时珍的《本草纲目》等先后传入越南。1403 年,越南任命阮大能为广济署长。后来,黎朝又成立了太医院和济生堂。1825 年,阮朝设立先医庙,1850 年参照明清典籍,对古代名医进行祭祀,其中包括了许多中国历代著名的医学家。

明清时期,越南不断从中国进口大量药材。《明史·安南传》记载,景泰元年(1450)越南曾"乞以土物易书籍、药材,从之。"《明实录》第 279 卷"英宗天顺元年"条记载,天顺元年(1457)越南使臣黎文老上表:"本国自古以来,每资中国书籍药材以明道义,以跻寿域。"请求以土物香料交换图书、药材,获准。

18 世纪末,越南出现了一位著名的医生黎有卓,他著有《海上医宗心领全帙》,共计 28 集,66卷,收有《药品汇要》2 卷,对以中药为主的各种药物的形态、功效等都有很多详尽的描述。

黎有卓,号"海上懒翁"。懒翁以医自许,积 30 年之功,完成越南医学史上划时代的医学巨著《懒翁心领》,在越南"东医"史上写下了璀璨的一页。此书的最后完成得益于清初浙江海盐冯兆张的著作《冯氏锦囊秘录》。他说:"及得《锦囊》全部,阴阳妙用,水火真机,方能透悟。"他善读冯氏书,且能得其真髓。既深入"透悟",又不囿于冯氏的圈子。懒翁潜研《内经》问对诸篇,融会贯通,分为阴阳、化机、脏腑、病能、治则、颐养、脉经七条;而在《药品汇要》中每品标明主用、合用、禁用、制法,比冯书眉目更为清晰。尤为可贵的是,他广搜民间验方,结合个人实践自创新方,将其宝贵经验写成《医案》,从而发挥、丰富了冯氏学说。我国著名越南历史研究专家张秀民说:"假使把阮攸比作越南的歌德,也不妨称黎有卓是越南的李时珍了。"

遗憾的是,这部著名医学著作长期未被中国医学界认识。1962 年,北京图书馆通过国际交换关系从越南河内国立中央图书馆获得这部著作 37 册。尽管稍有残缺,但总体上得以略窥越南医书面貌之一斑。这是中越医学交流史上的一段佳话。

越南沦为法国的殖民地后，民间治病仍以中医中药为主。据统计，19世纪末，仅越南北部地区从中国输入的当归、川芎、白术等中药材，每年就有19万担之多，1935年，越南的西医师黄博良撰文提倡西医向中医学习。1950年，越南成立医药会和华侨中医师公会，开办东医学院，出版《东医杂志》。

三、中医中药在越南传播的作用

历史上，中医中药在越南的传播，作用十分巨大。

首先，为促进越南的医学事业发展起到了重要作用。在古代，越南的医疗事业相对落后，先进的中医治疗技术和经过大量实践检验过的中药方剂传入越南，为改善越南人民的健康水平起到了很大作用。

《内经》《脉经》《医学入门》《本草纲目》《景岳全书》《锦囊秘录》等书的传入，把先进的医学技术带入越南，对他们的医学发展起到相当大作用。越南医师学习中国中医中药著作，并加以研究和发挥，写出了大量医学著作，如《本草拾遗》《中越药性合编》《南药神效》《仙传痘诊医书》《医书抄略》《海上医宗心领全帙》等。黎有卓的《海上医宗心领全帙》，其医学理论主要来自中国的《内经》，在临床诊断方面则非常重视冯兆张的《冯氏锦囊秘录》，用药方面，除了越南药物外，几乎有一半以上采用中国药物，他所开列的药方，也都是中医的方剂。

古代越南还仿照中国建立医疗制度和机构。越南陈朝时期，陈圣宗宝附二年（1274）仿照中国设立太医院，专门为王公贵族等上层人物治疗疾病；陈圣宗宝附四年（1276）建立管理老百姓医疗事务的机构"广济署"；通过学习、考试遴选医药人才，培养出一大批医生，著名的如郑仲子等。1362年，陈裕宗到天长府，看到老百姓有疾病，就赐给他们官药和钱米，其中的丸药有"红玉相丸"，据说能包治百病。后黎朝时成立太医院及济生堂。这种医疗制度一直延续到阮朝时期。

其次，中医中药在越南的传播，也促进了两国经济和文化交流。历史上，无论是官方还是民间，中越之间的贸易，中药材都是一种主要货物。明清时期，越南所需要的药物，都依靠从中国进口。中国向越南运去药材、布匹、丝绸等，交换大米、珍珠和宝石。自郑和下西洋后，中国与东南亚国家的经济和文化交流日渐增多。在贸易往来中，中国运往东南亚国家的货物中，中药材一直是最重要的货物。越南运往中国的货物中，除玳瑁、珍珠、犀角、象牙等，还有沉香、檀香、苏合油等香料香药类物品。

中医中药在越南的传播，使中国的医书、药物、医生和医疗技术不断输入越南，有利于越南医护水平的提高。同时，也丰富了中越两国人民的经济、文化交流的内容。在中国医药不断输入越南的过程中，越南医药也不断输入中国。有清一代，从越南进入中国的丁香油、水安息、胖大海等药物，就被中国医学认可，并应用于临床实践中。越南医学家的一些著作，如陈元陶的《菊堂遗草》、阮之新的《药草新编》等传入中国后，也为中国医学界所吸收，对中国医药的发展产生了一定的影响。

总之，在中越文化交流史上，中医中药作为一个重要的纽带，成为增强两国人民之间友谊发展的重要工具。

（马达，《医学与哲学（人文社会医学版）》，2008年第29卷第3期）

浅析中医药在东南亚的传播与发展

　　中医药是灿烂、繁荣的中华文化宝库中的瑰宝,是中国传统文化的精髓和重要组成部分。同时,也是世界文化宝库中一颗璀璨的明珠。数千年来,它不仅在神州大地上代代相传,帮助中华民族战胜了各种疾病,繁衍生息,更是走出国门,走向世界。在世界各地,都深受欢迎。

一、中医药的产生与传播历史

　　中医药最早在夏商周时期就已初见雏形,当时医巫并存,在很多卜筮史料中都有医药卫生的相关内容的记载。春秋战国时期,百家争鸣,百花齐放,医巫分离,中医理论开始初步形成。秦汉时期,伤寒、杂病、外科等临床医学发展达到了前所未有的水平,同时这一时期也是我国传统针灸医学的重要形成时期,形成了中国医史上的第一个高峰。此时期也有很多医药学巨作问世,包括产生于秦汉之际的《黄帝内经》《神农本草经》,东汉名医张仲景的《伤寒杂病论》等,这些都对后世医家产生了重要的影响。隋唐时期,国家兴旺,经济发达,文化繁荣,科学技术进步,医学也在这一时期得到了空前的发展,包括隋代巢元方所著的《诸病源候论》、孙思邈编著的《千金方》和王焘所著的《外台秘要》等,这些丰富的理论成果都是这个时代的产物,也使得中国传统医学发展史迎来了第二个高峰。宋金元时期,北宋政府重视医药的发展,组织人员编纂方书和本草,包括《本草图经》《太平惠民和剂局方》《太平圣惠方》等。同时还设立了和剂局、安剂坊、福田院等,促进了医药卫生的发展。金元时期,北方少数民族与汉族文化融合,也为传统医学注入了新的活力。到了明代,随着社会经济,科学文化的发展,医学上取得了很大的进展。李时珍的《本草纲目》问世,是药学史上重要的里程碑;吴有性撰写的《温疫论》,开创了我国传染病学的先河,而他提出的“戾气”致病学说,在世界传染病学史上也是一个伟大的创举;朱橚、滕硕、刘醇等编著的《普济方》,是中国历史上最大的方剂书。清代,医学经过了长期的历史检验和积累沉淀,传统中医理论已经趋于完善,具备了完备的医学体系。这一时期的代表作有赵学敏的《本草纲目拾遗》,它是对《本草纲目》进一步的补充和发展;在治疗温病方面的代表著作有叶桂的《温热论》、薛雪的《湿病条辨》、吴瑭的《温病条辨》以及王士雄的《温热经纬》。总之,中医药经过了几千年的发展,形成了比较完整的理论体系,积累了丰富的临床经验,对保护人类健康起到重要的作用,所以一直在古代处于领先地位。

二、中医药在东南亚各国的传播与现状

　　早在秦汉之际,中医药就已走出国门。由于当时局势动荡,王朝势力不断向南发展,大批中原人士纷纷南迁,使得中原文化也慢慢向南方渗透,很多中原文化被带到了南方,开始在东南亚地区传播,当然其中就包括中医药。

　　1. 中医药在越南　越南是最早接受中医药的国家。早在汉代,中医药就已传入越南。据《神仙传》《大越史记全书》等史料记载,三国时期,董奉游交趾(今越南北部),发现当地刺史杜燮已“死三日”,后董奉给其服用了一颗药丸,“以水合服,捧其头摇捎之,少顷即开目动手,颜色渐平。

复明日,旋能起坐,四日复能谈,遂复常"。可见早在1700多年前,中医药就已传入了越南。之后中医的多种医学著作《黄帝内经》《本草纲目》《景岳全书》等传入越南,对越南的传统医学也产生了巨大的影响,他们将自己本民族的传统医学与中医融合,形成了"东医",将西方的医学称为"西医"。19世纪中叶,越南沦为法国殖民地,在这个时期,虽然西医在越南被广泛提倡与传播,但中医药由于其"质优价廉"的优势,所以一直被广泛传播。1945年,越南独立后,政府部门在卫生保健问题上采取传统医学和现代医学相结合的政策。鼓励继承发展东医,进行东西医结合,并在1961年,将其作为条文写入宪法。从此,越南中医药的发展有了法律的保障。

2. 中医药在泰国　在泰国,中医药也是很受欢迎的。早在700多年前素可泰王朝时期,中医药就随华人华侨的移居而传到泰国。最开始,中医、泰医两方势同水火,但后来随着越来越多的华人移居到泰国,两国人员交往越来越频繁,两国医师开始相互学习,中医药逐渐繁荣发展。据《古代的暹罗华侨》中记载,阿瑜陀城中,不仅有华人出售中药材,有名望的医生是华人,甚至连国王的医生也是华人。李青松,是有据可考的第一个代客煎药赠医施诊的旅泰中医,他创办了"李天顺堂药材店",专门出售中药材。此后,中药店和中药诊所的数量不断增加,中医药在泰国得到了初步的发展。1906年,泰国华侨开办了广肇医院、泰京天华医院等以中医为主的私营医院,在天华医院开诊时,泰国五世王朱拉隆功亲自到场,并御批其"为病黎造福、永垂不朽"。1927年,当地侨商组织成立了泰京联华药业工会。1929年"暹罗中医药联合分会"成立,次年更名为"泰国中医总会",这推动了中医药在泰国的发展。1958年,泰国政权更迭,当时的政府颁布了《禁止与中国贸易条例》,中药也包括在其中。这严重影响了中医药事业的发展,导致中医药处于几近灭绝的境地。直到1975年中泰建交,中药再次出现在泰国的市场上。1983年,在泰国曼谷举办了"中国今日中药展览会"使泰国人民重拾了对中医药的信任。1987年,泰国国会正式批准可以使用中草药。2000年,泰国卫生部正式以法律形式批准中医药在泰国的合法化,从此中医药在泰国恢复了发展。而后,我国与泰国多次进行传统医药学术交流与合作。2004年,泰国华侨大学与上海中医药大学联合开办了中医本科专业。同年,中国中医研究院与泰国中医学交流中心针对关于如何发展,运用中、泰医应对SARS等方面进行了交流。

3. 中医药在新加坡　宋代时期,我国沿海人民开始移民到新加坡,中医药也随之传入。由于中医药安全有效的特点,所以在当地被誉为"神州上药"。1876年,新加坡华侨梁炯堂、何道生等人开办了同济医院。善济医院、普救善堂等中医院也相继创办。1929年,东南亚最早的中医药团体——新加坡中医中药联合会成立。1946年,新加坡又成立了新加坡中国医学会(后更名为新加坡中医师公会)。1952年,新加坡中医师公会建立了中华医院,成了新加坡中医药发展史上的里程碑。1953年,新加坡中医学院成立。1973年,新加坡中医药促进会又创办了中医学研究院。同时,新加坡中医杂志的出版也在蓬勃的发展,如《航医》《中医学报》等都是广为人知的中医刊物。这些院校和刊物的创立,积极地推动了中医药在新加坡的传播与发展。1999年7月22日我国国家中医药管理局与新加坡卫生部在北京签署了中医药合作计划书,方便中新两国在医疗、科研方面深入交流。新加坡方面希望引进中医药人才,帮助其制定中医药发展的政策。2000年,新加坡政府通过了《中医师法令》,确立了中医师在新加坡的合法地位,保证中医药在新加坡可以更深入的发展。

4. 中医药在菲律宾　从16世纪开始,已有华人移居到菲律宾。近年来,菲律宾的华侨数量已超过50万,他们普遍沿用中国传统的生活习惯,所以他们仍习惯用中医治病。1789年,旅菲华侨创立了中华崇仁医院,是菲律宾第一所使用中医药的医院。1922年,当地华侨成立了菲律宾中医师公会。1929年,中华药商会成立。1961年,中国医药研究社成立。这些组织的成立,培养一批中医爱好者的同时,也推动了中医药在菲律宾的传播与发展。长期以来,我国和菲方在中医学术交流上往来并不多,菲律宾尚无中医院校,也没有正规的中医教育,通常只是通过培训班教授针灸、按摩、推拿、正骨的方法和技巧。后经过中医人士等多方努力,菲律宾东方大学医学院终于在2005年开设了中医课程,揭开了中医在菲律宾发展新的一页。虽然中医药在菲律宾尚未获得合法地位,但是由于菲律宾人,特别是华人华侨对中医的信任,所以政府只能持默许态度。在中医团体的不懈努力下,中医药一直在菲律宾积极且艰难的传播着。

5. **中医药在马来西亚**　早在公元前1世纪到2世纪,中马两国就已经有文化上的交流和贸易上的往来。班固的《汉书·地理志》中曾记载中国商人途径马来半岛,到达印度的经历。到了公元7世纪,唐代有华人开始移居到马来半岛,也就在同一时期,中医药被移民者带到了马来半岛。15世纪,大批华人移民到马来半岛。明代郑和下西洋时,曾为马来半岛带去了生姜、肉桂、茯苓等中药材,中医药成为当地居民治疗疾病的首选。1796年,旅马华侨的古石泉在槟城创办了仁爱堂,这是马来半岛第一家中药材店。1881年,华侨叶观盛在吉隆坡创办了中医诊所,名为"培善堂",后更名为"同善医院"。1924年,又有华侨在当地成立了中医药研究所。第二次世界大战后,马来亚当局政府限制中医发展,故意增加课税,导致中医的发展遇到了极大的阻碍。为了维护中医药的正当权益,1955年中医人士成立了马来亚华人医药总会,对华人医生进行统一管理。之后创办了马华医药学院、槟城中医学院、霹雳中医学院等教学机构,培养中医药人才。但由于中医药在马来西亚始终缺乏法律的保护和相应的管理政策,造成了中医药市场的混乱,严重地降低了中医药的形象与地位。近年来,马来西亚政府开始重视传统医学的发展,加强了与中医方面的合作,积极与我国中医药院校和中医药机构进行交流。20世纪80年代末,马来西亚开始与中国中医院校联合办学,组织两国医生相互交流。这些都预示着中医药在马来西亚的发展具有广阔的前景。

6. **中医药在印度尼西亚**　据史书记载,中国与印度尼西亚(以下简称印尼)的交往始于东汉。到了唐代,中印交往频繁,大量华人移居到印尼,中医药开始繁荣发展,在当地被称为"传统医学"。由于中医药显著疗效,所以在当地一直深受百姓喜爱。近代有一位著名的旅印中医师——周美爷。此人医术高明,被当地民众称为"第一神医"。当时荷兰驻印尼总督聘请周美爷为私人医生,并向其学习中医知识。20世纪50年代,我国与印尼建交,当时印尼总统苏加诺曾多次访华,印尼人民学习中医热情高涨。但是60年代末,印尼发生政变后,与中国中止了外交关系,中医药也被限制了发展。到了20世纪80年代后期,随着我国改革开放,双边关系日益改善,同时也应印尼广大民众的要求,印尼政府于1985年批准成立了印尼中医协会,并且组成"中医考试遴选委员会",每年进行中医(针灸)考试,向考试合格者发放"证书",在当地卫生部门注册后方可行医。从此,中医在印尼获得了合法的地位。目前,印尼的中医教育机构只有一所中医学院,于1983年建校。此外,也有一些大学设有针灸专科,中医协会也会定期举办短期培训班和短期针灸进修班。据数据统计,印尼现在共有中医师千余名,大多为针灸医师,分布在全国各地。

7. **中医药在缅甸**　中医药在缅甸也具有很悠久的历史。1795年,缅甸使者孟干来华,带了大批古籍回缅甸,其中就包括《本草纲目》等医学典籍。近代著名的缅甸华侨,中医师胡子钦,在仰光开设了永安堂,为当地人民治病,深受尊敬。1908年,胡子钦去世,其子胡文虎、胡文豹兄弟继承父业,继续经营永安堂,后研制了虎标万金油,不仅畅销缅甸,更是闻名东南亚,远销欧美国家。1948 年,缅甸独立后,就很少与其他国家来往。缅甸的中医也很少与外界同行进行交流,因此中医在缅甸的发展比较缓慢。据资料记载,1963 年,仰光大约有十几间中药店,后归国家所有,但由于政府缺乏管理,中医发展陷入低谷。直到 1968 年,缅甸政府批准旅缅中医协会的成立,才使中医的情况有所改善。目前,旅缅中医协会大约有 400 多名会员,分布在全国各地。除了缅甸华侨喜欢用中医药,缅甸本地人也很喜欢用中医治病。但是缅甸的中药店数目并不多,中药价格比较昂贵。因此对于收入比较低微的缅甸人民,他们更倾向于价格低廉且疗效显著的针灸疗法。

8. 中医药在老挝、柬埔寨、文莱、东帝汶　中医药在老挝、柬埔寨、文莱、东帝汶的人才普遍短缺,但是这些国家对中医药非常关注。2012 年 6 月 27 日,"名医荟萃中医药东盟行"老挝站开幕式隆重举行。老挝卫生部传统医药研究所所长布彭表示,希望多与中国开展交流,认真向中医药专家学习知识,将中医药应用于老挝的医疗保健中,为老挝人民的健康服务。在柬埔寨,金边华侨于 1906 年创办了中华医院,免费为患者治病。又于 1961 年成立中华医院医疗协助会,为中华医院提供资金援助。近年来,我国经常组织中医专家组到柬埔寨开展义诊活动,为当地华侨、华人和普通民众提供医疗服务。提起中医药在文莱的传播,就不得不提起同仁堂。同仁堂文莱店成立于 2009 年 8 月。主要为当地居民提供中医坐堂、针灸、推拿按摩、代客煎药等服务,迄今已接待求医问药者 5 000 多人次,深受文莱人民的欢迎。东帝汶 2002 年宣布独立,医疗条件比较落后。2004 年 2 月 11 日,成都中医药大学林建华教授在东帝汶开设了针灸门诊,这是中国针灸第一次传入东帝汶。现在,已有数万人接受过林建华的针灸治疗,并且效果显著。

三、结论

近年来,由于现代医学和西医开始暴露出各种问题,人们也开始崇尚自然,意识到中医药是最佳的选择。中医药不仅为各国人民的健康做出了巨大的贡献,推动了当地卫生事业的发展和社会的进步,同时随着中医药的传播,也增强了我国与东南亚各国之间相互了解,促进了中国与东南亚各国文化的交流与贸易的往来,为增进中国与东南亚国家的友谊发挥着不可替代的作用。

(王锐、申俊龙,《世界中医药》,2015 年第 10 卷第 12 期)

新加坡中医药的传入与
中医教学的本土化变迁

随着近代史上的华人下南洋,中医药也作为华人移民的医药习惯被带入马来半岛。从英国殖民地时期到当今 21 世纪,中医一直是新加坡社会的寻常景象,但是针对新加坡中医的学术研究却极少。在这块空白之下,本文将讨论中医在新加坡情境(context)中的发展和特征。与中国及海外其他地区的中医不同,新加坡的中医在学理、实践和体制层面都有自身特色,逐步现代化,在原本的中国中医基础上既有延续又有转变,凸显出新加坡本土情境的重要性。从其本土化的过程可见,新加坡中医由民间先行、民间主导,再逐步过渡到官方管制,经历了由下至上的现代化发展,没有照搬中国的做法,而是根据自身情况、社会需求,不断学习借鉴、改革调适,发展出适合自身的路径。

本文以中医教学为例,讨论新加坡中医现代化的历程和特征。新加坡的中医教学体制和中国明显不同,在新加坡,直到 2000 年中医才受合法承认。之前,中医教学由民间组织推动,受本地社会情境的影响和条件的制约,以适应本地的实际需求为重点,逐步建立起一套现代化的教学体制。1990 年代后期政府介入后,官方民间通过协商、配合,将中医教学进一步制度化、统一化。笔者将其在 1892—2013 年间现代化进程分为四个时期,以讨论每阶段的特点和发展。

一、家传、师传、自学、进修班(1892—1952)

中医师来新加坡,有些是为了逃难、求生,有些则由新加坡的华人富商礼聘前来施诊行医。这些医师将中国中医的传承模式照搬来本地,大致分家传、师传、自学这三类。之后受中国 1930 年代中医兴学的影响,本地也出现了小规模的进修班。

1. 家传　新加坡早期家传学医有两种方式:第一种是家中有祖传或父辈编写的行医学习手册;第二种是仅凭父辈的口传和身体力行的示范。

首先来看第一种情况。笔者在本地中医师的遗物中寻得一本手写的《求安堂经验良方》。据该书内页介绍,书于光绪十八年(1892)编著,是求安堂陈氏祖传的簿子。求安堂是一家位于中国福建泉州府城内东门圣公宫附近的中药铺。该书为陈氏后人陈蕴玉持有。

该簿子的内容十分丰富[①]。就医药的部分来看,在经验良方部分,该书先按照儿科、妇科、内科、喉科、外科等分类,记载了不同种病证的验方,并注明此方是否验过。例如,"治男妇生寒发热骨头酸软欲呕……白花二钱、白芍二钱、苍术二钱、干葛二钱……冲水药服下,验过"。这类的经验良方还有"祖传救急症良方""少林寺秘传良方""误吞毒物落腹诊症方""福建泉郡南街香店庆春堂香末方"等。

针对外科的症疾,作者用图文并茂的形式呈现,用点标出了各种病证发生的部位,并附上了如何治疗的药方。

学医口诀的部分,则用便于记诵的方式教导望闻问切、五脏六腑、阴阳五行等理论学说。例如,"四季打伤五行、透五脏、认五色谨记。春伤肝经、是目穴、色青、东方甲乙木……"等。该簿子的作者也将古代中医大家的理论学说以口诀方式呈现,如张景岳分配脏腑、王叔和分配脏腑、李濒湖分配脏腑、经脉至息生死论等。

药材的部分分为两章。第一章介绍每种药材的学名和对应的别名,包括在福建地区对该药材的俗称。第二章以多种药材的名称、药性,编成歌诀,方便诵读记忆。如"金银花小姐书寄石榭榴秀才:夫君远志千里……三七年见,六可当归。女贞曰……"

以上这些内容未必都是求安堂祖辈的原创,有可能是从别的医书、药方册子上抄录、改编而成。但是,这本簿子是陈氏家传自编的手册,经过了筛选、编撰的过程,加入了自身的经验和秘诀,显示出和其他市面流通的医书不同的地方,属于家传授学独有的文本。

另外一本家传的医学课本是本地海南籍中医钟炎洲家族的祖传手册,称为《钟氏医法薪传》。钟炎洲家族称,钟氏祖先从明代开始就成为宫廷御医,世代行医。手册的最后也抄有家谱,标出

---

① 本文只讨论该簿中的医学和药物的部分,簿中还有与宗教相关的医疗内容将在其他文章中讨论。

了家族中历代行医者的辈分、姓名、教育程度和职位头衔。笔者所见的这本抄于 1940 年春季,在新加坡淮南医务处完稿。淮南医务处即是钟氏子弟在新加坡行医的医所。书的末页注明,后人继续努力研究,可增添内容于书后,不断扩充书的内容。

与求安堂手册相比,钟家的医书更有系统,更为专业,只包含了医药。全书有六大章,系统化地介绍了医学理论、各家学说、药物研究和钟家的行医心得等。章节安排包括:第一章笔记内外生理各名词及经脉流行之总研究,第二章笔记内外生理针灸穴图及症药治法之总研究,第三章笔记药物色味气形性及功用之总研究,第四章笔记江涵暾公医镜之总研究摘要,第五章笔记张仲景公伤寒论制方体用及方案之总摘要,第六章笔记钟善五公学医心得经验针灸方剂之总真传。

这本医法薪传更像一本学习笔记,其用词简单、清楚明了,少有长篇大论,均是用图表分类的形式总结重点要点,逻辑性强,非常系统化。书中也有手绘图片,与文字配合,将如何把脉、找穴位等解释清楚。

这本医法薪传的内容也可能并非完全原创,但其以笔记的形式摘抄总结,提炼浓缩,强调实用性。这样一种文本正反映了家传的特色,集百家之长,融合自身的经验,简明、便利,让后代子孙能够更容易掌握。

第二种家传的情况是没有文本,全凭口传。笔者用口述历史作为资料,说明这类的特征,以中医师邓嘉炳及其家族为例。

邓嘉炳是本地一位颇有名气的中医师,其家族从祖父开始行医,经营万生和药行。他和父亲一样,从小在家中的药行向父辈学医,从学徒开始,一级一级升为头手。据他回忆,在学徒升为二手的过程中,父亲已开始教他如何背药格,即背诵每个抽屉内放的药材。父亲会让他看、闻、尝、摸,感受每种药材,并教他背诵药性、禁忌等。父亲经常提问他,考验他是否掌握。邓特别指出,所有这些知识都从未记录下来,因为担心别人偷师。

成为头手后,父亲每晚在晚饭后、睡觉前,花四个小时,教他背诵汤头歌诀,学习望闻问切、经脉脏腑等口诀,例如《诊脉歌》。这些歌诀通常是用方言背诵,更便于记忆。如用潮州方言唱归脾汤歌诀,更为押韵。父亲格外重视医和药的联系,认为只有熟识药物之后,才能在行医时灵活变化。

父亲只推荐了《医宗金鉴》《伤寒论》等经典给他。父亲认为,医书读得越多,会越糊涂。行医最重要的是要形成自己的理论,有自己的思考、感觉,并在实际情况中灵活运用,而不是只知道别的医师怎么说。

遇到一些疑难杂症和特别病证时,父亲会用实际案例讲解给他听,让他慢慢积累经验。考核方面,父亲从未安排特定的考试,但经常在日常生活中,问他对病证的看法,并提问他如何开方、如何加减药物。邓嘉炳认为,到了学习后期,他和父亲已变成一种交流磋商,学医已经融入成为他的日常生活。

父辈口传、身体力行的示范、日常经验的累积,是新加坡早期大多数中药行中医师的学习模式。这一模式较为随性、松散,需要子弟的悟性和兴趣。这类模式 1950 年代之后就逐渐消失。这些药行的子弟转而投向之后成立的学校进行系统化的学习。

2. 师传　以中医师陈占伟的经历为例。陈占伟是新加坡中医师公会的发起人之一,他从 16 岁开始学医,跟随广东家乡的蔡衮如、丘伯琼二师,后于 24 岁南来新加坡,26 岁开始在本地开业诊病。

1938 年,已经开业数年的陈占伟,与厦门来新的名医吴瑞甫相遇,发现吴的药方案语精简、用药灵活,认为其学有渊源,深为折服。1939 年,陈正式拜师学艺,成为吴的入门弟子。

拜师后,陈诊病有疑难处必请吴师同诊,从中吸取其经验。师傅也慷慨倾囊,乐于与弟子讨论、分享其医病心得和思考逻辑。如陈回忆:"吴师谓《紫珍集》为喉科善本……而杜牛膝消炎解毒,尤为吴师常用之药……吴师治脑溢血,昏迷不省人事,痰声漉漉,常用正猴枣三分,另用全蝎尾五分,用开水泡去渣,调猴枣末灌下,即能降痰神清……吴师精通伤寒,谓伤寒一书脉络贯通,往往有言在此而意在彼之妙,对原文不可解处,从不加以强解。对于金匮更多怀疑……吴师用药,处处照顾病人之胃气……因任何药物,都靠胃气以运行,若滋腻太甚,则胃气窒滞,升降失调,即有良药,如何能发挥其功效?"

日常诊病之余,吴也推荐医书给诸位徒弟,如邓乐天、柳宝诒、何廉臣、张山雷、张锡纯等的大作。吴也要求弟子积极写作,鼓励他们在《南洋商报》和《星洲日报》上的中医版块发表观点学说,并亲自审阅文稿给予评论。

本地其他一些中医师也有类似的经历,如谢斋孙在 1940 年代从师陈少旸。陈少旸是岭南名医陈伯坛的入门弟子。这些师传学医的特征是,其学习过程并非系统化的课程训练,而是以师傅言传身教的方式进行,靠学生自身的悟性,自行研究。老师授业的内容并非一般的基础知识,而是一些观念见解、秘诀心得。师徒关系的亲疏也影响了学医体验,不同于学院的标准化训练。

3. 自学　自学和家传、师传并不冲突。据笔者搜寻的资料,有些家中经营药铺的中医师在习医方面,仍靠自学成才,博览医书。此外,许多中医师在拜师之前也先自读医书,掌握理论知识。尽管笔者找寻到极多早期中医师捐献的自学医书,但在医师回忆录及报章介绍中,极少看到医师自称是自学成才。这可能因为家传、师传的经历能让医师的资格水平得到背书,使其更能得到民众的青睐。

4. 进修班　本地在 1930 年开始出现一些小型进修班。其创办目的是让本地想学中医的人无须前往中国就能学医。根据其性质可分为两类。

一类进修班有些饱受争议,被视为骗财骗人的学店。一些中医就指出,这类开办学店的中医师,是为了借院长、校长、创办人等名义,抬高身份以招徕客人。这些进修班的特色是由师傅一人教授,招收学徒。但和师传不同的是,这些学生按照年度招收,每年招收一届,每月征收学费,按照规定时期毕业。

另一类进修班是当时中国内地及香港的中医教学机构设在新加坡的分部或函授班。这类进修班以针灸专科为主,这可能因为与复杂的中医学理论相比,针灸操作性和实用性强,更易教学。这类的进修班有:1936 年方展纶、陈济群合创的耀华针灸学社新加坡分社,1937 年何敬慈、邓颂如分别负责的中国针灸学研究社新加坡大坡、小坡分社,陈居霖所办香港现代中医药学院、在本地由曾志远主持的函授班等。

这类小班的特色是,其按照中国或香港的主校的学制安排、教学内容,毕业后还颁发主校的毕业证书,证明其资格。函授教学时,由主校向学生寄发讲义、考卷等,再由学生作答后寄回主校。这些进修班招生时,以主校的名义招生,介绍主校的发起人和历届学员情况。据广告称,中国针灸学研究社由承淡安在江苏无锡创办,经过主校批准后徒孙辈何敬慈、邓颂如等才在本地开课。

总体来看,这阶段本地尚未形成专业的学院体制,仍以中国的传统方式如家传、师传、自学为主要授学渠道,以诊所、寓所、中药行为教学空间。1930 年代,受到中国中医办学的影响,本地也开始出现一些小规模的进修班,但影响有限且颇受争议。此时,本地不少中医屡屡表态,希望能集合众力,兴办一所正规、专业的中医学校,但因为资源有限等原因,一直未能付诸实践。

二、中医专校成型期(1953—1982)

1953 年中医专门学校(1975 年易名为中医学院)的开办,标志着本地中医教育迈入新的阶段,开始通过专业化的学院体制来培训中医师。这一体制并非一日建成,笔者将其分成过渡期和调适期。前半段的过渡期,反映了从师传教学往学院体制的过渡、转型;后半段的调适期,体现了已有雏形后的学院体制如何根据实际情况不断调整、逐步完善。

1. 过渡期　中医专门学校(简称"中医专")由新加坡中医师公会创办。公会在 20 世纪 40 年代末就不断提议建立中医学校,但未曾采取实际行动。1952 年,殖民地政府收紧移民政策,公会认为法令将使得中国南来的中医师大幅减少,而本地原有的中医师逐渐年迈,因此培养本地接班人迫在眉睫。

公会对设立学校有颇多顾虑。委员会认为,"中医药在星马一带,被(英政府和西医)认为不科学、迷信与落伍的一门行业。我们若开办这样的一间学校,是否有人就读? 我们是一群自修与家传出身的中医师,且又无教学经验,这样的人才担任教导工作,会不会误人子弟? 今后的经费与设备怎样筹备? (英)政府对于学校的注册备案会不会有问题?"

这些问题显示出本地中医与中国中医不同的境遇。因为本地的社会情况、需求与中国不同,本地医师不能照搬中国的学院体制,而是需要因时因地制宜,创造一套新体制。

招生前,中医专先向殖民地政府教育局注册。因为政府未承认中医,因此中医学校无法以医科学校性质注册,而是以华校的资格,向华文教育局注册。1953 年学校开始第一届办学,只开设两年制的初级班。1954 年,因考虑到初级班学员即将毕业,遂从 1955 年开始设立两年制的高级班。

一开始,学校对入学者的学历并未作严格要求,有不少未受教育者也报名入读。学生年纪相差悬殊,有些是 60 多岁的老年人,也有刚满 18 岁的年轻人。其中有些是正在工作或已退休的华文老师、书记、汽车司机、三轮车夫、商人、小贩等,也有部分是来自中医世家或中药铺的子弟。第一届共 52 名入读。

1953 年后,学校开始举办入学考试,要求报名者通过考试才能入读。初级班的考试只考察参试者的中文水平、学医原因,不考任何理科或医科的知识。之所以设立这类考试,是因为校委认为中文程度是学中医的关键,能够阅读古文、中文流畅,才能阅读经典。以 1958 年入学考试为例,初级班考试有两题:① 不为良相当为良医论。② 学习中医的我见。

据历届毕业生的口述资料显示,新加坡中医学院(前称"中医专")一直到现在,仍然以招生背景多元化、年龄层和社会阶层分布广为特点。这样的招生情况与中医 2000 年前一直未受立法承认有关。因为中医未受认可,大部分报名者是因为对中医药的兴趣才入读,并非一意以中医作为从业追求。这也同时影响了学生毕业率。与正规的大学大专教育相比,中医专的毕业率较低,平均只有约一半的学生能够考取毕业文凭。有不少学生在第一年就选择退学,多数因为时间无法安排、认为课程太难等原因。历届毕业生中,也只有近一半选择作全职医师。没有行医的毕业生有些继续原先的工作,有些打算在退休后成为兼职医师,这些学生修读的目的更多是为了个人保健健康。

在教材方面,中医专的教材是由各位老师开学前自行编撰。这套教材从 1953 年开始使用,直到 1963 年才部分改用中国中医学院的课本。早期的自编教材反映出各位老师的不同特色。

此时的教材编写和学校的教育目标紧密挂钩。学校的目标是,培训内科中医师,既对中医药理论系统有深入和普遍的认识,也有实际临床经验,并具备一般的现代医学常识。因此,配合这一目标,此时的自编教材反映出科目全面、实用性强、简单易懂、混合西医理论等特征。学校还计划开设医学史、解剖学等科目,但可能因为不实用等原因而取消。

每位老师负责自己擅长的科目,自找材料,手抄油印讲义,在课上散发给学员。直到 1958 年,学院才统一用打字机打印,装订再分发给学员。

笔者认为,这些教材不太可能在短时间内完全原创写成,因此便将这些教材与同时期及更早期中国方面的医书进行了比对。经比较发现,有些科目的教材是从中国的医书改编而来。例如,游杏南编讲的中医专《中医病理学》讲义,改编自胡安邦著,上海中央书店 1947 年印行的《国医病理学》;中医专《西说病理学》讲义,改编自谷镜汧编著,华东医务生活社 1951 年出版的《病理学总论》;罗畅之编讲的中医专《营养学》讲义,改编自叶维法著,文通书局 1950 年出版的《现代营养学》;游杏南编讲中医专《儿科学》讲义,改编自时逸人著,千顷堂书局 1951 年出版的《中国儿科病学》等。

从 1955 年开始,随着中国方面新版医学丛书的出版,中医专也及时更新教材,对新出版的医书进行改编,代替原先的教材。据笔者比对发现,更新后的教材有:陈占伟编讲中医专《诊断学》讲义,改编自时逸人编著,上海千顷堂书局 1955 年出版的《时氏诊断学》;吴秉璋编讲中医专《妇科学》讲义,改编自时逸人编著,千顷堂书局 1955 年出版的《中国妇科病学》;许颖之编讲中医专《金匮要略》讲义,改编自原由陆渊雷编著,人民卫生出版社 1955 年出版的《金匮要略今释》;黄寿南编讲中医专《药物学》讲义,改编自胡光慈编著,锦章书局 1956 年出版的《实用中医药理学》等。

1959 年后,随着中国卫生部展开全国中医教材统编工作,新加坡中医专也开始采用这批教材,并对教材进行改编。

以上所说中医专改编教材,尽管以中国医书、教材为蓝本,但是根据每位老师的不同,改编方式也有不同。有些老师加入了课后提问,有些进行了大幅删减、篇幅调整,有些将原文改写成简单易懂的文字或制成表格,有些加入了自己的观点和经验。绝大多数的课本都补充了相关的西医知识。

除了以上这些改编教材,还有一部分教材应是由中医专的讲师原创写成,笔者未能找到和这类教材相似的文本。从这类教材的风格来看,其以通俗易懂的语言写成,融合了讲师所认同的诸家学说,并加入讲师本人观点,个人风格强烈。

早期教材中,还有一套《读过伤寒论》值得注意。该教材直接翻录了广东名医陈伯坛 1929 年所著的原书,没有进行任何改动,由谢斋孙主讲。谢斋孙本身师从陈少旸。由陈伯坛的弟子陈少旸向谢导读这本师门著作,可见一脉相承。这套教材在 1959 年之后就未再使用,而由中国中医学院的试用教材代替。

在教学方面,与中国全日制教学不同,新加坡中医专为了配合学员的时间安排,以夜间制和函授两种方式进行,属于业余性质。学校的初级班每星期一、三、五晚上 7 点至 9 点半上课,高级班每二、四、六晚上 7 点至 9 点半。每晚分三堂课,课间休息数分钟。据笔者查证,每届所学的科目并非完全一样，可能根据当时的师资力量而定。中医专的开学时间和新加坡中小学一样，每年1月开学，不同于本地大学或大专学府①。

对课程的安排，由于没有制定教学大纲，学校并未对教学内容设置规定要求。有些老师能够教完整本教材，有些只停留在前面数讲，后来的内容则因没有时间而匆匆带过。学生有时会抱怨老师讲课不够系统、没有条理。因为每位老师教课进度不同，考试的范围也有所影响。一些老师在考试前为学生划重点、限范围，告诉学生要特别留意哪些章节。从考题形式来看，有些老师以填空、短句问答为主，考察课本上的知识。有些喜欢以长篇问答进行，考验学生有否形成自己的理论观念。有些则以研究论文的性质，考查学生对某一学说、某一病症的看法和观点。评审时，论文分甲、乙、丙、丁等级，再附上老师的评语。

中医专还特别强调临床实习。历届毕业生认为，临床实习相对教材学习而言，更为实用，帮助学生掌握如何看病的基本模式。这也符合中医专的目标，为了培训新一代的中医师接班人。中医专的实习从第三年高级班开学便开始。实习的场所即中医专楼下的中华施诊所。临床实习时，施诊所由两三位义务医师即中医专老师值勤看诊。学生观察老师如何给病人看病，按脉、诊断、开方等。有些老师让学生尝试诊病，然后点评学生的表现。有些老师则自己示范讲解，让学生观摩学习。临床考试是抽取十个不同病例用四诊八法来诊断，再由数位老师根据临床表现和处方来打分评判。

与制度化的学院教育相比，早期中医专的教学模式更类似师带徒的方式，以老师为主，而非规定的教学内容。各位老师将自己的经验心得相授，以自己习惯适应的方式教学考核，而非拘泥于固定的学科知识或单一的形式。经过初级班和高级班的学习，毕业生一般能打下作为中医师的基础，掌握实用的中医理论和技术，具备一定的临床实践。必须肯定的是，中医专是当时新加坡唯一一所受业界和民众承认的中医训练学校，尽管其教学仍未规范化、制度化，但此时已设立起基本的雏形。

2. 调适期　有了基本雏形后，学校开始根据自身条件和本地实际情况，逐步完善学院体制。与此同时，为了适应不同时期的实际需求，学校也及时应变，调整修改。笔者将以历年来的学制调整、实习制度改革、学则设立为例来说明。

首先是将函授课程取消。中医专在成立之初即开设函授课程，以方便那些离学校远、没有时间参加面授的学生。函授范围之广，还包括了住在马来亚沙巴、砂朥越、雪兰莪和印尼等地的学生。学校向这些学生邮寄课本和考题，学生答好后再邮寄回学校评改。遇到疑难问题，学生一般将问题以写信的方式寄回学校，由各科老师回答后寄回。

但随着学校越来越重视实习，校委会讨论认为，函授课程难以检查学生的成绩进展，且又缺乏临床实习。一些已取得文凭的学生却缺乏学识和技能。为了让教学更规范化，统一学员水准，学校决定从1966年起停办这类函授课程。

为进一步规范教学，学校也从1968起取消初级班、高级班的设置，改为全部四年学制。学制改变，课程也需要相应调整。考虑到学校资源条件和新加坡社会需求，学校决定采纳中国中医院校部分课程安排，再加以调整。和中国学院相比，本地中医学校的中医课程差不多一样，但西医课程相较甚少。对于一些不太实用、强调理论的科目，如中国学院教授的解剖学、生物化学、寄生

---

① 开学时间从1995年开始，应政府要求，改为每年7月开学，与公立大学类似。

虫学、病理学、病理解剖学，以及西医临床课如X光化验科、西医内科学、临床外科手术等，本地中医专一概免去。免去的原因除了因为资源条件不够之外，也和本地西医系统成熟普及、法律不允许中医师使用西医仪器有关。

永久性改革外，学院也屡次推出新举措，以适应当时的实际需求。例如，因1972年美国总统尼克松访华引起的针灸热，新加坡旋即也引发学习中医的热潮。中医专在1972年年中招生时，竟有五百多名学生报名，约为往届五倍。院务委员会决定，在晚班教学外，开设下午班，分两个时间制教学。为了满足学生和民众对针灸的偏好，学校也从1974年起，将针灸设为重要科，将针灸增设为毕业临床考试必考科目。

再来看实习。原本只有高级班学员才须参加实习。改为四年制后，实习成为每位学员的重中之重。校委会针对实习如何进行展开了数次讨论，多次调整。学校认为，既然医专以培养实用人才为主，那么实习应尽早进行。早实习能帮助学员结合临床病例和个人的经验体会来理解、印证书本上的理论。经商讨，校方决定从一年级下半年开始让学生参加临床实习。

1972年起，学校更提早了计划，让一年级学生从上半年开始到医院实习。学校认为，虽然学生缺乏理论基础，但通过临床学习和老师指导，能够学到活的知识，加深书本的印象。

但在实习过程中，老师们发现了许多问题。例如，对于同一年级的学生而言，有些程度低的只能看老师如何诊病，有些程度高的、已有一定基础的学生的确能在第一年就学会四诊。整个实习显得混乱不齐、不够系统化。

学校也发现，前两年级的许多学生未能掌握基本的中医理论，临床时一头雾水，抓不到重点。提早实习并不符合他们的实际学习情况，反而事倍功半。学生之间因为水平进度不一，使得整个实习散漫无序。

有鉴于此，学校讨论决定，推出分阶段实习制度，明确各阶段学员和老师的任务，将临床实习制度化、秩序化。该项制度称为临床实习指导四阶段内容细则（表5-10）。改为五年制后，实习制度也随即增加第五阶段（表5-11）。前四阶段不变。

表5-10　临床实习指导四阶段内容细则

阶　段	期　限	学员之学习		导师之指导工作		备　注
		内　容	职责与方式	内　容	职责与方式	
第一阶段见习期	第二学年之首三个月	收集资料	看：观察导师在临床上如何运用四诊八纲诊病处方	利用四诊八纲，从脉舌等临床表现找出病因、病位与性质，归纳为证候加以论治	诊病	
第二阶段侍诊期	第二学年第三个月后	辨证	听：听取导师如何运用四诊对证候分析做出诊断之见解	向学员说明对病人的每一望一问之目的，与寻找证候有何关系。向学员分析四诊与辨证论治之关系	讲解	
第三阶段试诊期	第三学年	辨证论治	问：向导师提出，要求协助在临床上所遇到之疑难，包括实习表格之填写	解答学员们：① 在辨证、论治及处方立法时之疑难。② 在填写实习表格时之一切疑难	解答难题	年底举行测验
第四阶段襄诊期	第四学年	独立之辨证论治	诊：在导师之许可与协助下独立应诊	从学员诊病过程，观察其对四诊运用，辨证与论治上有无须要更正之处，协助其改进	观察与协助	年底举行毕业考试

表 5 - 11　实习制度第五阶段

阶　段	期　限	学员之学习		导师之指导工作		备　注
		内　容	职责与方式	内　容	职责与方式	
第五阶段见习医师期	第五学年	独立之辨证论治	除了在导师之许可与协助下独立诊治,还必须进行病案分析与总结	严格要求同学们进行病案分析,并加以批阅	监督与批阅	年底举行毕业考试

　　设立这一分段制度,一方面为了让学生有计划、有准备、有程序地按部就班学习,另一方面也让导师有步骤、有重点地因材施教。有了这一指导细则,整个实习过程更为系统化、制度化、统一化,临床工作有条有理进行,不再散漫无序。

　　与中国学院相比,中医专的实习安排从第二年一直贯穿到第五年。相比中国将教课和实习分开,新加坡显示出边授课、边临床的特点。这也使得新加坡的课程时间安排与中国有所不同。新加坡课程时间跨度长,有些课如针灸、伤寒、内科、温病等需要两三年的时间才教完,正因为中间穿插了实习。

　　再来看学则。与正规的中国中医学院不同,中医专一开始并未设立学则。随着学校在实际运营中发现问题,校方开始通过校委会议商讨推出各项规定,逐步完善学校的规章制度,逐渐形成制度化的学则。

　　学则特别重视学生的出勤率和考试缺席等情况。这和中医专属于业余性质的学校,且较多学生还有其他正职工作有关。1970 年代,学则几乎每两年都会进行修正补充,增添对缺席、出勤率不够等情况的考量,予以适度宽容。这些条款的设立,是考虑到学生经常出现这样的情况。有了学则的明文规定后,学校将按照制度执行,学生不再有借口向学校讨价还价。

　　学则还特别强调学费相关的问题。之所以看重学费,与学校资金紧张有关。因为中医专属于民间自办性质,一切经费开销全靠自力更生。成立最初,为了吸引学生,且因中途休学退学者甚多,学费和本地中小学一样,按月缴费。1953 年至 1966 年间,学费每人每月 10 元,讲义费 5 元。1966 年后,讲义费取消,课本由学校配给,学费改为 15 元。学费低廉的情况下,学校讲师一直只领取每节课的津贴,作为车马费补贴。学校的校长、秘书、行政等全部属于义务工作,不领取工资。

　　总结这段近 30 年的发展,新加坡终于创办了专业、正规的中医学院,逐渐取代了上阶段所提的家传、师传、自学模式。在没有政府助力的情况下,该学院的创办和发展,和其所属的中医师公会及公会属下的中华施诊所密不可分。正是因为其由民间组织办成,本地的中医学院体制呈现出与中国中医学院不同的特征。学院根据本地的实际情况不断调适,逐步进行制度化、系统化的改革。1972 年,中医专的部分老师联合其他医师,在本地成立另一所中医专校——中医学研究院(附属于中医药促进会,办大众医院)。中医学研究院和中医专的组织发展模式类似,本文不在此详述。

三、交流改革期(1983—1999)

　　随着中国在 20 世纪 70 年代末改革开放,加上全世界越来越重视中医等传统疗法,20 世纪

80 年代开始,新加坡中医界和中国大陆、中国台湾等地的交流明显增多。这些交流互动对新加坡中医教学产生了重要影响,推动了本地中医学院体制的改革、完善。笔者将通过新加坡中医学院(原称中医专)、同济医药研究学院两个例子来说明。

1. 中医学院 尽管政府未曾对民间的中医教学提出任何管制,但随着针灸热引发的传统医学兴起,政府开始呼吁,希望民间教学要提高质量,提高学员、讲师、导师的质量,以确保培养优质医师,为社会和国民服务。

随着 20 世纪 80 年代和中国中医界接触渐多,中医学院认为,应该向中国中医学院吸取经验,学习中国经验、利用中方资源,来提高改良本地的教学质量。通过和中国中医教学体制的接轨,中医学院也能因此得到中国中医界的背书,从而间接获得正当性,得到本地政府和民众的认可。

中医学院和所属中医师公会的领导者多次前往中国访问,观摩学习中国的制度和经验。以 1992 年为例,校务理事和公会理事多人访问中国卫生部、国家中医药管理局、广州中医学院、中国中医研究院等,并定下了学院未来发展的三大目标:建立完整的学位制度、建立完整的职称制度和提高本科生的学识水平。

首先来看学位制度。由于此时政府尚未对中医立法承认,因此中医教学也未能得到政府的评估。为了让学校的教学水准得到广泛认可,中医学院邀请中国方面的专家来对教学进行评估。

1993 年,广州中医学院(现广州中医药大学)对新加坡中医学院进行办学水平评估,并呈交了一份正式报告。考察评估的重点和中国学院办学评估一样。报告总结称,新加坡中医学院具备培养中医高质量人才的必需条件。通过这份评估,中医学院得到了中国官方机构的肯定。在本地政府未管制中医的情况下,这一肯定显得更为重要。

得到中国方面承认后,中医学院尽管在资格认证时仍属于专科文凭,但在实际层面,已相当于中国的本科生课程,即学士教育水准。学院从 1993 年起,开始邀请中国中医药大学的教授前来对学生授课和临床指导。这一举动间接证明了,中医学院的教学水准相当于中国的本科学位。这一互动也标志着借用中国高校教育资源的开始①。

为了建立完整的中医学位制度,中医学院从 1994 年开始尝试与中国联办学位课程。中医学院于 1998 年,和南京中医药大学洽谈联办学士学位。2001 年起,两校正式开始联办学士学位课程。之后,两校也于 2003 年和 2005 年开始联办硕士和博士学位。2006 年起,学院另开始与广州中医药大学联办学士学位。除了中医学院,中医学研究院也从 2001 年起,与北京中医药大学陆续开展联办硕士、学士、博士学位。

至此,新加坡中医教育已经形成一套完整的学位制度。相较于前往中国报考学校,本地和中国的联办课程更受欢迎。由于不少报读者还有其他工作,且考虑到家庭等因素,他们更倾向于选择联办课程。

再看职称制度。学院教学质量的一个重要指标是讲师水平。因为本地中医的情况和西医有诸多不同,学院无法套用西医评定标准,况且这一评定亦牵扯到讲师的实际利益,经过多次商讨,学院常委仍未能决定该如何建立这一制度。从 1989 年起,学院暂且用讲师服务的时间长短来划

---

① 实际从 1986 年起,学院所属的中医师公会就已开始邀请中国专家学者前来公会举办学术讲座和研究指导,但从 1993 年起,学院才正式以学院之间的交流互动,邀请国外学者在学院讲学兼临床指导。

分讲师的等级,但是这一划分并未能真正审核讲师的水平,因此学校决定向中国学院取经,再由中国方面为此背书。

中医学院最初希望由中国国家中医药管理局来评定,但是中国方面认为双方的情况不同,一个是国家指导、拨款的全日制学校,一个是民间自办的业余性质学校,因此决定不能为新加坡中医进行评断。考察中国各中医学院时,中国学院建议,新加坡应按照自己的实际情况,设立一套自己的标准。于是,中医学院最终决定,根据中国的经验和案例,自行设立一套学院讲导师评审制度,以讲师的教龄时间、论文发表、独特观点三个方面,确立评审正副教授的标准和条件。这一制度于1993年3月在院委会得到通过。

学院在1994年1月的记者招待会上,宣布评审学院四名医师陈必廉、李金龙、黄怀得、陈水兴为教授级医师。评定理由是根据其履历和中医学术的成就,学院特意邀请了中国9所中医学院的院长来见证这一教授职衔的颁发。同一活动上,学院也颁发学院客座教授的聘书予以这9位院长。这一仪式活动的意义重大。校方通过此举,让中国各官方学院给予肯定,确立这一教授遴选制度的正当、公正、专业。中国方面对此活动的支持,也体现出中国中医教学的专业权威对新加坡中医教学的肯定和认可,间接证实新加坡中医教学的质量和中国公立学院旗鼓相当。

2. 同济医药研究学院　中医学院的成功案例之外,笔者还将探讨一个并未持续发展的短期学院——同济医药研究学院(简称"同济学院")。该学院由新加坡民间慈善中医组织同济医院创办,1983年开始第一届教学,两届共6年后结束办学。这一学院的设立和结束,都和该时期的海外交流互动密切相关。

由于中国大陆刚开放不久,相较之下新加坡和中国台湾的互动更多。同济董事层认为,中国台湾中医界在中医科学化、中西医汇通方面比新加坡更有经验,于是决定汲取中国台湾的资源来提升本地中医水平。

同济学院有三点与本地已有的中医教学不同:一是同济并不提供基础的中医教学。学院招生简章指出,其招收研究生,入学资格是已取得四年制中医学校文凭的毕业生或具有五年以上经验的执业中医师。二是同济是当时本地唯一一间全日制中医教学机构,不同于其他的夜间制、半日制教学。三是同济所邀请的讲师主要是来自中国台湾、中国香港的知名中医学者和本地西医专业人士。学院的训练重点是中医科学化和中西医汇通,因此学校购置了大量科学仪器,作为培训设备。

但是,同济学院并没有按照原计划顺利开展。受政府签证条例限制,海外专家并未获得长期工作准证前来新加坡讲学。因此同济学院决定改变教学形式,以海外专家录音教学的方式来教导学生,并聘请本地有经验的中医师为学生导读。整个课程采用台湾地区的中国医药学院课程为蓝本,现代医学的部分由新加坡国立大学理学院的讲师教授。遇到无法解答或难以理解的部分,学生需要通过邮寄的方式和台湾学者联系。

行政出现问题之余,学院的学位也有争议。学院入学要求是中医学院的毕业生或从业中医师,同济仅招收研究生。但是,学院的学位并不作为研究生学位受承认。学院教授的课程只是台湾中医大学的学士课程,并非研究生课程。与联办课程不同,尽管同济的教学资源也来自海外中医学院,但是最后的毕业文凭却只有同济研究学院的盖章认可,并未得到中国大陆、中国台湾学校的官方承认。因此,学院的定位颇为模糊,其名称是研究学院,却未提供相应受认可的学位。

到了20世纪80年代后期,新加坡和中国政府开始支持民间交流、减少管制,这使得两国中医界的交流日益增多。在这样的契机下，本地中医师和中国中医药大学的专家学者得以直接接触，讨论报考研究生学位的事宜。有鉴于此，同济学院的吸引力不再，更多本地中医师选择直接去中国就读高等学位。同济学院也因此停办，改为由同济医院提供奖学金、贷学金给中医师赴中国进修。

总结这一阶段，由于受到政治环境的影响，新加坡开始与海外中医界接触，交流互动日益增多。这些交流互动有助于改革原本的中医教学，使得中医教学体制发展更加完善成熟、更为制度化、专业化。这些改革并非一味模仿、照搬，而是根据本地中医的实际情况予以调整适应、改造创新。这时期开始，本地也有意借用海外中医界的资源来改革新加坡的中医教学。中医学院、同济学院这两个案例正体现了不同方式产生的不同结果，反映出本地中医界在所处社会情境中做出的努力和尝试。

四、统一管制期（2000—2013）

1994 年，在政府要求下，民间中医组织统合形成中医团体协调委员会（简称"协委会"）。协委会成立后，即开始讨论拟定一份规章制度来统一管理新加坡的中医教学。经过不断商讨，协委会于 1995 年拟定《新加坡中医教育指导原则备忘录》，并于 2000 年 1 月推出修订后的版本。2000 年中医立法管制后，新加坡中医教学即迈入了新阶段，所有中医院校必须按照备忘录执行，受政府卫生部中医管委会统一管理。笔者将以学院教育和继续教育为重点，来讨论统一管制的特点和影响。

1. 学院教育　备忘录的设立与执行，使得本地民间中医教学统一化、规范化、制度化。从内容来看，备忘录对学院的培训方针、学制与课程、临床实习、师资、教学设备与门诊医院、考试评估制度六个方面制定了严格具体的规范。

备忘录要求，为了保证教学时间，本地所有中医学校的学制必须达到 6 年。原本中医学院和中医学研究院只开设 5 年部分时间制课程，受规定影响，必须延伸为 6 年。过去本地还有一些相对小型的中医学校，如康民医药针灸学院[①]、健民中医学院[②]等。这些小型学校教授的科目较少，入学标准较中医学院低，一般只有周末开课、学时少。因为无法满足备忘录的要求，这些学校纷纷停办。2000 年中医立法后，受政府承认的本地中医学校仅剩下两所：中医学院和中医学研究院。

为了统一民间的中医教学，并将其纳入正规的国家教育体系，备忘录对学员的入学资格、学校的招生日期、招生广告等都做出了具体硬性规定。按照规定，新生的入学资格须和大专院校一样。学校须在 7 月开学，与大专学府、大学相同，以使学院时制能融入国家大专教育体系。

课程方面，备忘录在原先中医学院的基础上进行了补充，在教材、教学时间分配、课程内容和学时等方面提出硬性的制度规定，对两校进行统一。学校必须采用中国全国中医院校的"高等中医药院校教材"。学制 6 年，每年教学时间和考试时间固定。专业课程必须设置 28 门，以中医课为主，现代医学课为辅，原则上按照 7∶3 或者 8∶2 之比例安排。

与之前中医学院的课程相比，新增设的课程分为两类：一类是中医专科，这些专科和新加坡

---

① 康民医药针灸学院原称康民中医学院，由蔡玉泉医师开办，从 1974 年起招生，1998 年结束。

② 健民中医学院设立于健民药行，学院提供中医培训课程，前三年为内科和针灸培训，在本地进行，后两年攻读中国医学院两年函授课程，五年课程结束后颁予毕业证书。

社会的常见病症,以及本地人群倾向采用中医疗法的病症有关,如老年病、骨伤、癌症康复等;另一类为基础的现代医学课程,补充了学员在西医学方面的知识和技能。

与中国课程相比,新加坡对《黄帝内经》《伤寒论》《金匮要略》以及针灸学、温病学、病案学等课程更为看重,对中医外科学、生物化学、西医内科基础、医用生物学、医用统计学的重视远不如中国院校。总体相比,新加坡6年部分时间制课程的总学时,约为北京中医学院5年全日制中医药专业课程总学时的80%。

这些条目的制定过程颇值得探究。据协委会成员透露,备忘录的拟定是一个不断协商、不断修改的过程,既要得到协委会内部中医学院、中医学研究院两校代表的一致通过,又要得到政府卫生部传统医药部门的批准。制定备忘录时,两校对课程安排也有不同想法。最后,协委会商讨决定,将有争议的课程列为选修课程,让两校有一定的自主权。中医学院认为应该加重西医学课程的比例,因此将西医统计学、医用生物学、生物化学列为选修课。而中医学研究院认为,应该打牢中医基础,否则会引起概念混淆,使得学生更难理解中医学理论,因此将病案学(传统医案)、中国医学史作为选修课。

制定教学内容时,协委会认为,中国的全日制课程内容多,并不符合新加坡上课时间少,且以实用为主的需求。因此,为了配合新加坡的目前条件和实际需要,教学大纲应由各科目的指导老师自行构思、编写,再由协委会评定、补充。各科老师先以学校原来的教学大纲为基础,再参照中国中医药大学的教学大纲,经过删减,再编写而成,以适应本地的实际教学情况。例如,西医内科学基础一课,新加坡的要求较中国低。

再来看备忘录提出的考试评估制度。政府除了开展"中医师注册资格考试"之外,对学校自身的毕业考试也设立了相关的考试评估制度,要求各院校严格执行。

与过去各学院的考试相比,新的考试制度加入了校外考委和卫生部代表的参与,以确保学院考试更加公正透明、规范统一,达到广泛认可的专业水平。备忘录规定,校外委员可为国内外知名中医学者,或由国外知名中医学术机构推选。校外委员的任务包括:① 负责审查及修正统一考试之命题范围。② 提供有关考试之意见呈交中医协委会。

民间学院受管制的同时,也意味着其得到政府承认,因此吸引了更多人报读。从六年制学位及相等课程的毕业人数来看,以中医学院为例,2004年①迄今,每年毕业人数在70至100名之间,几乎是立法前的两倍。

2. 继续教育　民间组织在政府的中医继续教育计划(Continuing Professional TCM Education,简称CPE)中也扮演了重要角色。CPE是从2013年1月起,由政府卫生部和中医管理委员会推行。学院教育、继续教育属于两个不同的阶段。两者相加,构成了完整的中医教育体系。

之前,本地民间中医院校、中医组织均开办各类短期课程、研讨会或讲座,邀请海内外专家学者前来讲学。这些中医机构也创办学术期刊,鼓励中医师发表。这些活动都任由民间机构自行举办,中医师自愿参加。

2013年起,政府制定了一套完整的继续教育管理规则和制度,将这些民间学术活动纳入政府的继续教育体系,成为正式制度。这一制度的规章条例都照搬了已有的西医制度。继续教育

---

① 2004年毕业的学生,应于1999年入学,此时学院已根据协委会要求进行部分改革。

的项目类型和相应学分、相关标准,都和本地已执行十多年的西医继续教育制度一样。项目举办和学分申报的程序步骤,也和西医制度一样。

唯一跟西医制度不同的是,西医继续教育列有 3B 阶段,即受认可的远程学习计划,包含可验证的自我测验,如 Mediscape 网站。政府认为,中医界尚未有类似受认可的网站,因此暂不设立 3B 阶段。

对于西医来说,2003 年起,参加继续教育是强制性要求。对于中医而言,政府给予了一个缓冲期。制度刚推出时,尽管已有明确的学分制度,但继续教育仍属于自愿性质。政府希望在这阶段,能够收集中医师的反馈,进行检讨,对继续教育框架予以改善、修正,确保能满足参与者的需要。政府明确指出,计划在数年后将中医继续教育列为中医师更新执业证书的必备条件。

在目前的试行阶段,一些中医师就提出对该制度的意见,主要包括三个方面:① 认为一些讲座课程水准不够,无法从项目中学到有益的知识或技能。② 年长中医师因为记忆力和体力衰退,上课有困难。据统计,本地 60 岁以上的中医师占了中医师总人数的约 1/4。③ 担心上课需要花费很多时间和金钱,影响中医师平日的工作。政府如何针对这些反馈进行调整修改,还有待以后新政策出台的观察。

继续教育制度的推行中,政府负责管理,民间中医机构才是项目的执行人、承办方,扮演了专业权威的角色。政府呼吁民间组织的参与和合作,希望中医教学团体及有关组织提供实惠、高素质的继续教育课程。经政府认证的提供继续教育的机构,除了公立的南洋理工大学生物科学院之外,全部都是民间的中医组织。这些机构举办的学术活动、出版的学术期刊,管委会均列入考虑。

新加坡民间中医机构的组织模式,使得其在开展继续教育时更具优势。这些组织一般有多重身份,以四位一体(医会、学院、医院、研究院)的模式运行。正是因为这样的组织模式,继续教育得以更方便开展,吸引更多中医师参加。例如,医会的会员能够及时得到医会相关学院、医院的信息。医会的平台,也有助于组织属下会员联合参加国外、国内的研讨会。医院和相应的学院、研究院之间也能进行资源共享。

总结来看,2000 年政府介入管制教学后,本地的中医教育更加规范、统一、制度化。和西医一样,本地中医院校形成了一套完整的专业教育体系。学校有较高标准的入学要求,规范系统的学位制教学和实习。中医师须通过统一规范的毕业考试和注册资格考试,再进行继续教育。这些制度的完善,由民间各组织和政府协商完成,是在已有的民间经验的基础上,根据实际情况进行改革,既借鉴了本地西医教育制度,又有意向中国方面吸取经验。

本文分析了中医药传入新加坡后,近百多年新加坡中医教学的发展变迁,强调其受到不同时代本土社会情境的影响,突出其与中国中医教学的相似与区别及其原因。整体来看,新加坡的中医教学从最初的多元形式发展,逐步演变为如今单一化的国家医学教育体系。中医教学越来越制度化、专业化、规范化。这个演变发展过程有其自身特色,并非直接复制本地的西医制度,也非照搬中国的中医教学体系,而是一个曲折、漫长的过程,经过了不断创造、调适、改革。这一发展演变和不同阶段的社会情境密切相关,由民间中医组织扮演了重要角色,又在新的时代由官方民间不断协商,推动形成了本地中医教学的现代化体系。

(杨妍,《中医药文化》,2018 年第 13 卷第 4 期)

弘扬中医学术,促进中医学传播

笔者 1953 年生于罗马,1976 年开始学习针灸,1980 年毕业于罗马大学医学院六年制医疗专业。1981 年到南京中医药大学参加第 1 期 3 个月的国际针灸班学习,共 19 位学员。笔者热爱中国,更热爱南京,笔者为了更好地学习中医针灸,又于 1982 年在罗马东方学院学习了 3 年汉语。汉语学习毕业后获得意大利外交部 1 年出国留学学习中医的奖学金,1986 年第 2 次到南京中医药大学第 1 期高级班(也是唯一的 1 期)学习针灸、中医、中医妇科,全班仅有 6 位学员,临床由梅建寒、夏桂成老师带教。1988 年带着笔者的 8 位学生来南京中医药大学针灸临床班实习 1 个月,同时讨论如何请老师到意大利罗马办班的问题,那次是笔者第 3 次来南京。1991 年笔者第 4 次来南京,跟夏桂成老师临床进修妇科 1 个月,后又去成都中医药大学再临床进修妇科 1 个月。1993 年笔者与格拉奇亚女士一起第 5 次来南京,再随夏桂成老师临床进修妇科 1 个月。

笔者爱中国,更热爱多次来中国学习中医的母校所在地——南京。从笔者第 1 次来南京学习后回到罗马工作,笔者做了两件事:第一件事,于 1982 年在罗马城的帕拉蒂区的台伯河边的加维拉那大街 2 号闹市区成立了针灸草药疗法诊所,命名为南京诊所,笔者的名片、处方笺上一律用南京诊所的名称。南京诊所在罗马地区比较有名,米兰到罗马 600 公里、西西里岛到罗马 1 000 多公里,都有病人来就诊,有的病人乘 7 个小时的火车来就诊,偶尔也有外国病人来就诊。前来就诊的病人中有工人、农民、政府官员、政治家、议员、教授、医生(西医)……罗马人对南京诊所的评价很高。在笔者的诊所目前 86% 病人用针灸疗法,10% 的病人用草药治疗,4% 的病人用针灸和草药治疗。第二件事,于 1983 年在罗马地区成立南京协会,是凡罗马地区在南京中医药大学学习过的学员都参加了该协会,大家经常不定期的交流经验,切磋学术。大家推选笔者担任南京协会主席,笔者的信笺纸上都印上了周仲瑛教授在罗马讲学期间写的"南京协会"四个中文大字。

中医药是世界传统医学中理论体系最完整的一支传统医学,笔者在意大利为传播中医药的工作到目前大体分三步走。

第一步,促进针灸在意大利的传播。开始针灸由越南人在意大利传播,笔者在南京学习针灸回国后,考虑邀请中国正统的专家来讲学,1984 年邀请邱茂良、丁晓红、金惠德从英国到罗马讲学,5 天有 65 位学员听讲。1985 年又邀请盛灿若、苏新民、李济人、陶锦文、金惠德到罗马讲学。中国正统针灸在意大利传播是从那二次讲学开始的。另外,1981 年笔者参与将《中医学概论》译成意大利文,1983 年开始办了 4 期针灸班计 80 人。

第二步,促进中医在意大利的传播。功能性疾病针灸疗效较好,器质性疾病针灸就不那么容易处理了,往往要借助于中医中药。笔者于 1984 年、1987 年又在伦敦马万里先生办的班学习中药。中药传播到意大利是 20 世纪 90 年代开始的,笔者于 1988 年回到母校高级班进修中医药,回国后于 1989 年在罗马开办中药班,有学员 14 人,也得到政府的支持。1990 年、1991 年、1992 年分别邀请陈松育、周仲瑛、尤松鑫、陶锦文每年来意大利 1 个月,开办中药、方剂、中医临床课程。同时格拉奇亚女士、卡特里娜女士在米兰开办李时珍学校,意大利各地也陆续开办了中医学校。中医药的学习传播，促使人们进一步加深了对中医的学习和理解，靠学习针灸时学的一点中医知识是远远不够的。1976年笔者学习针灸时无教材，当时在意大利只见到《中国针灸学概要》一书，近二十年很多中医书都陆续被翻译过来，西方也译了不少英文版中医书，当然还不够，还需要更多的中医书。开始翻译的书对中医的理解不好，不尽如人意，译得不好。目前，中医药进一步在意大利传播，还应翻译更多高质量的中医书，这是中医药进一步走向世界应该做的事，没有其他的事比这更重要了。海外普通中医教材在西方够用了，更深一点的古典医籍在西方看到的就少了，哪怕一年翻一本书在西方传播都是好的。目前在意大利对中医药需求相当大，西方人对化学药品的副作用有很大戒心，西医有点头痛医头、脚痛医脚，中医整体观念强，病人都希望治疗上像中医一样从整体上进行调整。其实在五十年前，过去西方很多老医生也注意整体治疗，可后来医学飞快发展，渐渐地失去了这个特点。如果中医能坚持整体观念和辨证论治，中医在西方发展会有很大前途。当然，也有困难，中医没有得到政府承认，所花经费不能用社会保险来支付，中药又贵，一般人付不起，这就限制了病人。在这种情况下，只要病人来看病，就必须精心辨证和治疗，必须都有疗效，否则私人医院、诊所无法生存。为了保证疗效，迫使医生在临床治疗中不断加强对中医的学习。

第三步，力争中医进入大学教育。意大利政府规定让西医学习针灸，否则不准开业。这样做更有利于把中医介绍到大学里去。笔者几年来一直努力为南京中医药大学与意大利乌尔比诺大学牵线，已达成为乌尔比诺办好中医系的10条协议还是初步的，这里能合作得好，迟早意大利有关大学都会接纳中医的。像南京中医药大学与乌尔比诺的合作能保证这里的教学大纲、课程安排、教学质量，肯定在意大利会扩大中医的影响及传播的。

为什么笔者还要介绍母校与意大利佩鲁贾大学建立更多的合作呢？除医药外，人文科学方面可以合作。乌尔比诺大学是建于1480年的大学，佩鲁贾大学建于1309年，母校与佩鲁贾大学接触在意大利的影响会更大些，从中可以找到与其他大学合作的可能性，可以从中医角度发展欧洲草药。希望母校可以从现在开始培养懂意大利语的中医老师，哪怕有一个也是好的。还望南京中医药大学继续送高水平的老师到意大利来，要保持中医的特色和水平，保持中医临床应有的疗效必须有高水平的老师，这十分重要。应该让老师了解意大利及欧洲病种情况，这里实证多、火证多、热证多、痰证多、虚证少，临床上还有一些奇怪的病难以解决和处理，如何在临床实践中探索其治疗规律，能有中国临床经验丰富的老师指点更好。

另外，将来努力要做的也可以说是第四步工作，通过官方的合作开展中医药的科学研究工作，相信这一步迟早会到来。最近笔者主编出版了《月经病》等3本著作，把前一段的临床工作做些总结，以利下一步中医药在意大利更深入广泛的传播。

［亚历山大·古丽（意大利），《南京中医药大学学报》，1997年第13卷第6期］

跨文化视角下的中医药在当代意大利

随着几年前电影《刮痧》在全球的热映，许多西方人开始认真审视自身生活中的中国传统文化元素，如刮痧疗法等中医治疗方法；许多人改变了对中医药异质文化载体的旁观视角，转而对其所反映出来的文化互动模式进行广泛的思考。如绵阳师范学院教授黄鸣也曾说："刮痧这个在中国极为平常的传统治疗法,在美国却引起了那么大的冲突与灾难,因为'说不清楚'。"此外,意大利著名中医文化学家鲁奇奥·索特(Lucio Sotte)在其撰文中所说:"针灸的其中一个优势,是其在同样条件下,相比于其他常规药物或治疗手段,产生较少的副作用反应。"目前,中医药已经不仅仅局限于纯粹的医药科技领域,而且还进入了文化研究学者的视线中,成为国际化战略中具有重要意义的跨文化研究主题。对此,我们也逐渐认识到加大力量推进中医药国际化传播与发展的重要性。

一、跨文化视角下的意大利中医药研究背景

目前我国针对中医中药在西方市场的国际化战略问题给与了高度关注,通过系统的、跨文化研究学习后,结合意大利语言学文化专业知识,笔者欲从跨文化研究的角度做一点个人的思考。资料显示,关于中医药国际化发展方面已经有较丰富的研究成果和相关报道,如李金良的《中药产品国际化的文化战略》,聂磊所著的《浅析中药国际化》,郑磊的《中药国际化:传统与现代的对峙》,王晓涛的《中药国际化在欧洲迈出一大步》,张东风的《中药走向世界的"坎"是什么》,王勇的《中药进入欧盟:主动,再主动!》,于志斌的《中药国际化的标准之痛》,刘国伟的《浅析中医跨文化传播》等;其中聂磊在其文中提到:"我国中药产业在走向国际市场的过程中,还存在着很多的问题。"虽然文化,特别是跨文化传播的作用和意义被许多研究者摆在了影响中医药国际化传播因素的首位,但是其立论主要仍着眼于中国文化,即中医中药的源文化;对目标国文化的相关研究和调查,往往流于轮廓介绍;如南京中医药大学王九龙在其《中药文化研究思路初探》一文中指出:"而影响深远的只是日本、韩国等亚洲国家,就是因为中药在这些国家的传播中,始终伴随着中药文化、中医药文化和中华文化的传播。"反观西方文化研究中"非主流"的意大利当代社会研究,研究者和相关研究成果寥寥无几。然而,伴随我国提出中医药产业"走出去"国际化战略,对中医药产业在对象国的传播与认知研究,渐渐进入了相关研究者的视野;对如何更好地推进这一战略,学界也开始展开更深入广泛的讨论。我国科技部副部长尚勇对此指出:"中医药国际科技合作发展形势喜人,进展显著。但这一工作还刚刚开始,真正取得预期的成效尚需付出巨大的努力。"

此外,意大利普通民众对于东方医药文化给予高度青睐,各式各样的按摩推拿店在意大利大中城市里蓬勃发展起来,甚至对许多生活在当地的华人而言,每年夏季8月份的圣母升天节假期在海滩度假胜地为意大利人进行"或真或假"的"中国按摩"已成为一个重要的谋生手段,而许多意大利人也乐此不疲地接受这一服务。而《中医基本名词术语中意对照国际标准》在意大利的正式出版,可谓是最佳例证。

二、中医药在欧洲及意大利发展史述略

西方世界对我国传统医学的认识始于古代,据考证阿拉伯学者阿维森纳(Avicenna)曾接触过我国著名医药学家王叔和成书于3世纪的《脉经》;然而,这类接触由于受到历史、地理、文化等原因的阻隔,多是零散片面的;西方世界真正意义上的接触与认识中国传统医学,是在第一次世界大战后才开始,这一过程在20世纪20—40年代不断得以加深。从70年代开始,特别是随着我国与西方国家关系的改善,使得西方有机会更广泛接触我国传统医学。在这一时期,对中医药

传播西方世界发挥过重要作用的是法国和几个主要英语国家。

作为西方重要成员的意大利,在中医药传入与认识方面,基本遵循了上述欧洲各国的历史轨迹。然而,作为与我国有悠久交往历史的国家,中医药进入意大利,并为意大利人所认知,自有其本身的特点。正如意大利著名学者鲁奇奥·索特(Lucio Sotte)在其关于针灸与中国传统医学一文中所说:"相比其他欧洲国家稍迟一步……中医药进入意大利基本始于二战战后,从 20 世纪 70年代起开始得以推广,80 年代得以扩张,而于 90 年代才作为医疗手段得以立足。"中医药首先出现在意大利的私立医疗机构,随后直到 20 世纪 80 年代(1984 年)才进入意大利公营医疗机构,此间具有里程碑意义的是 1982 年 11 月由意大利刑事仲裁法院及意大利高等卫生委员会(CSS)通过的裁决,由此作为中医重要医疗手段之一的针灸始获得其合法身份。此外,由于 20 世纪 80 年代早期意大利国家医疗系统(SSN)尚未完全成型,意大利各个大区拥有自行制定医疗服务收费标准的权力,其中意大利马尔凯(Marche)是第一个将针灸列入其大区医疗服务清单中的大区。然而令人担忧的是,由于缺少相应的行业规范,在意大利使用中医手段进行临床治疗,并不需要拥有相应的学历证书,只需获得医学或外科学本科毕业文凭,即可行医。据不完全统计,时至 20世纪末,在意大利使用中医治疗手段的从业者约为 5 000 人。

虽然中意两国的文化交往早在古罗马时期就已有零星记录,而且随着明清时期大批意籍传教士在中国生活与工作,许多有关中国文化的译介图书亦被传入意大利和其他欧洲各国。但是,中医药特别是针灸疗法在意大利的系统性传播,却有赖于一位被誉为法国现代针灸之父的前外交官乔治·苏理耶·德·莫昂特(George Soulie De Morant, 1878—1955);正如美国研究者达曼纳达(Subhuti Dharmananda)所说:"中医稍晚进入意大利,这主要归功于 20 世纪其在法国的发展。"随着 1968 年意大利针灸学会(Societ à Italiana di Agopuntura)的设立,各类相关组织、学会以及专门学术刊物亦在意大利得到广泛的发展,而中医疗法也作为一种辅助治疗手段在意大利被一般民众所积极接受。据不完全统计,"意大利已有 600 多名中医针灸师,其中 20% 以针灸为主业,每年治疗患者 200 万人次,仅帕拉切尔索研究院设在罗马和威尼斯的诊所,每周治疗的人数就达 1 000 人次。"在此情况下,意大利政府也不遗余力地推广中医中药文化,是"第一个欧洲国家的政府部门直接参与支持中医药文化在本国医学领域的传播",相关的图书、研讨会、讲座也得到了中意双方的大力支持,甚至有意大利议员为中医立法化问题大声疾呼。但中医中药在欧洲(意大利)的传播,并不是一帆风顺的,目前西方社会对中医文化的认同度不高……部分西方国家所认可的中医仅仅局限于针灸领域……对中药、方剂等方面的认识仍存在大片空白。

三、课题研究的发现与思考

"自然环境和社会文化中发展起来的两种医疗体系……(但)都曾由原来的以治疗疾病为目的的医学变为主流思想的附庸,成为一条认知的途径。"因此,对中医药文化在西方传播的研究,不仅让我们更加深入广泛地了解其历史,更为我们研究东西方文化比较提供了重要的参考价值。本文在意大利在跨文化研究理论的基础上,跳脱宏观角度的经济、政策性研究,以微观的视角,通过《日常生活中的中医药》(Medicina Cinese Nella Vita Quotidiana)调查问卷,探求中医药对部分意大利人生活的影响。调研的对象为多个年龄层次的意大利籍人士;主要针对"对中医中药的认识度""对中医中药的接受度""中医中药在意大利的合法化"三个方面进行信息采集,共选取有效问卷 106 份,数据分析如下。

1. 意大利受访对象对中医药的认识度　针对第一个方面,根据所回收的106份答卷,21.7%选择了"一般",另有68.9%的为"一无所知",这表明绝大部分受访对象对中医药的认识仍旧处于相当初级的阶段;另外,在认识渠道方面,66.9%的受访者选择了"电视、广播或互联网"或"报纸",而17.9%选择了"亲朋好友介绍",这准确地反映了当代许多意大利人对中医药的认识和了解主要来自大众媒体,因此中医药在意大利推行国际化的战略中,大众媒体将扮演一个十分重要的角色。

针对在何种情况下使用中医治疗的调查,4.5%的人选择了"严重疾病",而选择"舒缓轻微不适""保健"和"更好地学习东方文化"的人数皆较为接近,分别为25.2%、37.8%和27%;其中27%的人选择了"更好地学习东方文化",可见许多意大利人对中医药与其所代表的东方文化具有浓厚兴趣;故我们认为中医药的国家化战略不仅仅是实验科学和药理学的与国际接轨,亦要重视中国传统文化及基本哲学观念的国际化传播过程。

2. 意大利受访对象对中医药的接受度　从治疗形式的接受度来看,40.9%的人选择了"针灸",这也从一个侧面很好地反映了针灸是许多西方国家中使用最多及接受度最高的治疗手段,"在整个西方,使用中医手段的正规医生几乎仅仅只用针灸,而避免开草药的问题"。30.9%的人选择了"药汤或凉茶",可见中医药已经开始以多种面貌出现在意大利的寻常百姓生活里。

对于每年接受中医治疗的情况,87.7%表示每年接受中医治疗的次数小于等于10次;与此同时,亦有17%的受访者表示在特殊情况下,甚至会选择前往中国进行中医治疗。这一数据主要反映由于政府层面对有资质的中医诊疗机构的宣传力度仍显薄弱,导致许多受访者表示并不知道合格中医诊疗机构的存在(如受访者M说道:"我几乎从来不选择中医治疗,因为缺乏拥有中医治疗官方认证资格的公立机构……");另外一个重要的原因是由于许多意大利人对中医的了解仍旧甚少,常常将中医治疗与其他"自然疗法"或"替代医学"混为一谈,导致其"科学性"及可信度降低;此外,专业人员的缺乏和中医治疗昂贵的费用问题也是一个重要的原因。

3. 意大利受访对象眼中的中医药在意大利合法化问题　在选用中医药的原因方面,笔者发现了一个有趣的现象,即许多之前使用过或是身边亲朋使用过中医治疗方法的受访者都表示了对中医治疗的正面评价;关于中医治疗在意大利合法化的问题,虽然较多受访者(43.4%)表示了赞同,但是也有许多人持有顾虑,其中分别有46.2%和10.4%的受访对象对中医合法化问题表示了疑虑。与此同时,在选择"我不知道"这一选项的49名受访者中,有近半数的人对中医药部分或完全不了解。

四、中医药在意大利之现状

中医药进入意大利的历史始于明清之际,在意大利中医药长期被人们等同于针灸,对中医药的全面认识和系统化研究在意大利只有不到30年的时间。虽然从20世纪70年代开始,在意大利已有部分培训学校组织过三年制或四年制的课程,但是由于提供培训课程的学校资质参差不一,教学效果亦受到极大制约。在意大利的中医药教学体系中,主要有三个方向,即西方反思治疗(或分离式)、欧洲传统中医教学及传统中医药教学,其中只有最后一种教学模式与中国各地中医药专业大学开展直接接触。此外,由于中医药作为治疗手段在意大利的逐渐传播,部分大学也开设了1~2年制的毕业后进修课程,如罗马第一大学(La Sapienza)等。可见,中医教学在意大利仍处于较边缘的地位,或仅作为技能提升型课程而存在。在学科出版与研讨会议方面,可以说直至 20 世纪 90 年代以前,情况是十分糟糕的,只有数量很少的文章,而且科学价值很低,主要都是科普性质的读物。

在中医药科学研究领域,由于中医治疗方法对一些病症的特殊疗效,如针对神经损伤、脑血管疾病、肺部疾病及由于化疗和妊娠所产生的恶心与呕吐症状,包括世界卫生组织(WHO)在内的世界各国也加紧了对中医药及其治疗手段的研究和科学标准化实验。其中具有里程碑意义的是 1977 年 11 月 3—5 日在美国马里兰州贝特斯达(Bethesda)所举行的以针灸为主题的专题研讨会,在会上人们通过标准化实验,有力证明了针灸手段的有效性。1977 年报告也指出:"高质量的符合国际标准的疗效验证实验数量还十分有限,大部分的相关实验都基于临床个案或质量不高的个案研究,这些研究无法确定地证明中医治疗的有效性。"提醒我们不能忽视的是中医药疗效标准化领域的进展仍十分缓慢。

五、中医药跨文化传播的障碍与解决途径

综合调查所得,当代意大利在中医药国际化面前的最大障碍有三个方面。

1. 意大利民众对中医药的认识水平仍较低　"今天无法想象的是,在这个迅速进入全球化的世界,东西方知识的交流,特别是医学领域的交流,在 30 年前还如此地为人所忽视,然而这就是事实。"目前,由于经济、社会等原因,中药治疗所需要的各种药材长期无法通过正规渠道进入意大利市场,某些当地的中医药职业者,为了获得用以进行治疗或研究的中医药材,不得不委托来往中意两国间的友人携带少量的中药材入境,或者从中医药更为发达的英美国家进口。这个问题直至 20 世纪 80 年代,随着圣马力诺(意大利国土上一独立国家)开设第一家中医药材专营店,情况才得以部分改善。

由于缺少获取中药材的直接渠道,意大利普通民众对中医药的认知还很有限。应加大传播中医药及其深厚的传统文化内涵,或者定期举办以中药材、针灸治疗等为主题的推广介绍活动,让意大利民众有更多机会亲身接触中医药。与此同时,具备中医药专业知识的意大利语翻译,也在中医药向意大利"走出去"的战略背景下具有举足轻重的作用,正如法国学者香鲍德(de Chambaud)所指出:"中国的脉搏理论看起来并未与我们的观念相差太多,如果有些部分与我们的想法不同……更有可能是因译者的拙劣翻译所致。"

2. 缺乏经过正规认证的医疗服务机构　除了上述中医教学及研究在意大利面对的困境,许多私营中医治疗机构的资质参差不齐,服务质量无法有效保证,且有部分机构为了盈利,而提供"有色按摩",游走于意大利法律边缘;乱开方、乱收费等现象也成为阻碍许多意大利民众正确有效使用中医治疗的障碍之一;由于中医药知识体系与西方结构性、分析、实验型医疗模式存在巨大的差别,中西医之间缺乏医理上的沟通,理论上的交流很难深入下去。对此,中意双方可加强相关方面的专业交流与培训,建立相应的考核和互相认证服务等。

3. 缺少合格的中医药研究与执业人员　意大利普通民众对中医治疗的理解相当大程度上还局限于针灸治疗,而对其他治疗手段缺少足够的认知;甚至许多意大利人无法区分中国、印度、日本及其他亚洲国家间的治疗保健手段,而将其混为一谈,统称之为"东方医学或植物医学"。中医药研究在包括意大利在内的许多欧洲国家刚刚起步,以标准实验为手段的意大利当代科学研究,对中医药的国际化传播提出了许多难以超越的难题,亟待两国携手合作以解决之。中医"乃抽象的而非实质的。西医所讲,则视之而可见,触之而有物者也,在古代无此实验学说……"由于缺乏

有效的标准化机构,因此常常出现在中医治疗的过程中,开药剂量与搭配药物在中意两国间存在较大的差异。目前在意大利的中医药执业者许多并不具备足够的知识技能与资质;为改善这一状况,我国的中医药专业高等院校可通过校际合作等方式,在教学、临床实践、科学研究方面与意大利相关院校和机构展开更为广泛的接触和交流,促进意大利相关部门对中医理论的了解。

随着意大利民众对中医药的了解与认识不断加深,中华文化也必将伴随中医药这个载体,更深入全面地为意大利民众所认知;正如王明利、刘晓飞在其专题论文中所说:"中医药能为我国对传播中国文化、提高国家文化软实力提供经验和参考。"关于中医药传入意大利的研究,必将有力加强两国及两国人民间的交流与了解。

(高翔,《中医药文化》,2015 年第 4 期)

中医药在意大利的践行与思考

人类历史上自从群体社会形成以来,便本能地萌生了保护生命健康的原始医学,并在漫长的演变过程中,在各自的区域创造了不同的医学文明。欧洲文艺复兴以来,西方医学开始由经验医学到实验医学的转变,发展成为现代医学,即当今主导世界卫生体系的主流医学。而中医起源于东方古代农耕社会,其遵循大自然的规律,经历数千年的沧桑和发展,形成了理论经典、疗效确切的中医药体系。今天其在中国是与西医并重的医学,而在世界卫生组织(World Health Organization,WHO)中归属于传统医学,中医药在海外各国中属于一种替代医学或补充医学,其传播受到各种限制和挑战,面临着发展缓慢和不平衡的问题。在现代自然健康理念,整体医学大行其道之时,在海外传播了半个世纪的中医药也蓄势待发,呈现出世界范围内的百花齐放、百家争鸣的态势,进入了一个新的发展时期。各国的正反经验互相借鉴,将有助于海外中医药的健康发展。

一、崇尚医学的西方文明古国

意大利是一个历史悠久的西方文明古国,也是一个第二次世界大战后快速重建跻身世界列强的现代发达国家。这块土地上曾孕育过古罗马帝国的辉煌,策动过欧洲文艺复兴的浪潮,对人类历史的文明进步起过重大影响。在世界卫生组织《2000 年世界卫生报告》中指出,根据卫生状况,财政投入的公平性,和满足公众对卫生体系的期望等方面,对 191 个国家的卫生保健体系做了排名,意大利名列第 2 位。

根植于深厚历史文化底蕴的意大利人生活在学术自由的空间,尊重科学,思维活跃,对新生事物十分敏感,有着强烈的追求欲望。早在公元 12 世纪,威尼斯人马可·波罗经丝绸之路,向欧洲介绍了东方的中华帝国,对苏州杭州地区中药市场做了生动的描述。公元 15 世纪,意大利传教士利玛窦,这位被中外学者称为中西文化交流的先驱者,与大多数欧洲传教士把中医称为巫术不一样,他客观地向欧洲评价了中医,称其遵循规律、把脉诊断,使用草药和根茎类药物来治病,也相当成功,他的原著至今还保存在梵蒂冈图书馆中。由于意大利不是一个传统的移民社会,很久以来没有唐人街,没有中药铺,所以人们无法了解中医文化,无法体验中医疗效,更多的是怀疑和误解的负面印象。

二、中医在意大利民间的传播热

直到 1972 年初,美国总统访华后的 3 个月,意大利国家电视台派出了欧洲著名的新现实主义电影大师安东尼奥尼,来到中国拍摄了大型纪录片《中国》,其中有北京妇产科医院在针刺麻醉下对产妇进行剖宫产手术过程的全景实录,导演配上画外音说:"针刺麻醉建立的是一种更为直接、更具人性的医患关系",并称"人人都会针灸的赤脚医生是农业中国的医学脊梁"。当该片在罗马公映时,在欧美主流社会引起了轰动,安东尼奥尼向西方医学界直播了古老而依旧青春活力的中国传统医学,自此揭开了中医走向世界的序幕,并在民间掀起尝试中医的热潮。与此同时,产生的负面作用是欧洲医学界据此把针灸界定为单纯的外科镇痛医疗技术行为,意大利 1982 年的法令规定,外科医生、麻醉师、牙科医生可以行施针灸术,这又严重地束缚了针灸临床的应用。

1973 年米兰大学的翁贝托·索里梅内(Umberto Solimene)教授开始把《中国针灸》杂志译成意文,鉴于中国尚处于封闭状态,许多意大利医生到法国向越南华裔中医学习针灸。20 世纪 80 年代初中国改革开放后,才开始转向中国的中医院校学习。比较突出的有出生于都灵医学世家的乔瓦尼·马齐奥齐亚(Giovanni Maciocia),他从南京学习回来后,翻译编著了从中医基础到临床的多种教材,有英、意、法、西班牙等多种文字,相对系统和准确地传播了深奥的中医学,这在欧美受到了广泛的重视。其间,意大利各大城市也都相继开设了规模不等的私立针灸学校。

1984 年意大利巴维亚大学医学院的实验外科与显微外科专家、来自中国台湾的意籍华人潘贤义教授,首次成功地对不能接受药物麻醉的患者,运用针刺麻醉的方法,实施了体外循环心脏外科手术,他还就此在北京的世界针灸大会上向全球同行做了报告。其后,在 100 例使用针刺麻醉实施手术的临床统计中,除一例因技术问题导致病患大出血死亡外,其余 99 例均手术成功,病患迅速康复。

迄今为止在意大利全国各公办医疗机构中已有 150 家单位开设了中医门诊,且有 6 000 名意大利医学院毕业的外科医生使用针灸为患者服务。

三、意大利卫生主管部门接纳中医的尝试

2002 年 WHO 公布的《世界卫生组织传统医学战略》,倡导使传统医学、补充和替代医学在抗病防治方面起到更为重要的作用。2002 年冬季至 2003 年春夏之交,中国和东南亚爆发了非典危机,由不明病毒引起的严重急性呼吸系统综合征(Severe Acute Respiratory Syndrome, SARS)引发了一场烈性传染病疫潮,并引起全球恐慌。率先发现 SARS 病毒的 WHO 意大利籍工作人员卡洛·乌尔巴诺医生坚守在越南和柬埔寨抗击非典第一线,后因感染而英勇献身,他的事迹震惊了全意大利。在世界卫生组织和中国医学界的国际合作和援助下,传染态势被逐渐控制,广东首先允许中医参与治疗非典,创下了病死率和致残率最低的全球纪录。被称为"慢郎中"的中医药对烈性传染病的作用和疗效,又一次引发了意大利和欧洲医学界对中药的重视和兴趣,并直接掀起了中国和意大利卫生部门官方合作研究中医针灸的热潮。

2003 年 10 月在罗马大学医学院的中医针灸学术研讨会上,因发现神经生长因子而获得诺贝尔生理学或医学奖的意大利终身参议员丽塔·蒙塔尔奇妮教授出席演讲时,宣称针灸的疗效是肯定的,中医与西医在治疗疑难病症中起到了互为补充的作用,中西医结合将为全球医疗技术

的发展开辟新的前景。

2004 年 4 月,意大利卫生部和中国卫生部在米兰签署了《卫生和医学科学领域合作谅解备忘录》,双方同意在中医药医疗、教育、科研领域进行积极的合作,评价中医药产品的质量、安全性和有效性,以便在意大利和欧盟注册及正确使用。同年 5 月,意大利卫生部和中国科技部在罗马签署了《传统医学领域科技合作谅解备忘录》。提出优先合作的领域包括:① 传统药物与天然药物研究开发。② 中医针灸的临床与基础研究。③ 传统药物疗效评价方法与标准规范。④ 天然药物资源保护与合理使用。

2004 年 11 月,中国卫生部副部长佘靖与意大利卫生部西尔基亚部长在罗马共同签署了《中国国家中医药管理局与意大利卫生部中医药合作谅解备忘录的行动计划》。其一,提高意大利中医教育和实践水平。在意大利大学开设中医硕士课程,颁发中医资格证书,中方大学参与教学和临床培训的支持。其二是在欧盟新法律框架下促进中药产品进入意大利和欧盟市场的合作。选取对比中国药典注册的中药产品,使用 30 年以上,或在欧盟使用 15 年以上,进行重要的联合科学研究,知识产权成果共享,促进双方符合欧盟 GMP 标准的医药企业开展合作。

2006 年 3 月,意大利卫生部、教育部及大学联合代表团访华,中意双方就在罗马大学、米兰大学开设中西医结合研究生课程达成协议,课程计划由双方共同制定,培养对象为在职西医医生,部分师资和临床实习在南京中医药大学承担。随后,参与到“行动计划”的大学队伍再度扩大,包括佛罗伦萨大学、那不勒斯费德里克二世大学、罗马二大等均参与其中。据此,该项目完全得到落实,这是意大利主流医学高等教育领域中医学教育上的一大突破。

同年 6 月,意大利卫生部西尔基亚部长率政府官员有关大学、高等卫生研究院、企业家联合代表团访华,双方就联合办实验室、临床研究中心,联合办制药厂等进行了探讨,达成了共同研制开发青蒿素等达成了协议。

2006 年 7 月,中国科技部正式启动《中医药国际科技合作计划纲要》。2007 年 1 月,意中双方在中国天津签署了《关于建立中意中医药联合实验室合作谅解备忘录》,实验室设在天津,合作单位有意大利高等卫生研究院、米兰大学药学院、佛罗伦萨大学药学院、中国天津中医药大学、天津药物研究院、天士力医药集团。双方就合作的形式、内容、知识产权、欧盟注册等达成了一致,如 2008 年的研究课题为糖尿病、乙肝病毒、中药制剂现代化等。

2007 年 6 月,意大利卫生部、欧盟科技总司,和中国卫生部、国家中医药管理局、国家食品药品监督管理局、国家知识产权局、荷兰经济部、英国贸易与投资局,以及世界卫生组织,在罗马联合举办《中国欧洲中医药大会——国际科技合作与展望》,400 多名中国和欧盟 18 个国家的政府官员和专家、学者、企业家齐聚罗马,探讨如何优势互利,开展中医药科技合作。其中包括中医药行业国际标准的制订,相关政策法规的制订,知识产权的保护与分享,共建欧盟认可的 GLP 实验室,GCP 临床研究基地,CAP 植物药材基地,搭建传统医药研发信息数据平台,建立合作开发基金等,在欧盟第七框架计划(FP7)[①]下开展中医药的中欧合作,大会达成了重要的共识。

意大利高等卫生研究院正式承认中医药作为临床实验和研究管理的替代医学,并出资 50 万欧元,做了中成药有效成分分析,但未取得理想成果。之后做了中药食用安全性研究,然而中药

---

① 欧盟科技框架计划是世界上规模最大的官方综合性科研与开发计划之一。第一框架计划(1984—1987),第二框架计划(1987—1991),第三框架计划(1991—1994),第四框架计划(1994—1998),第五框架计划(1998—2002),第六框架计划(2002—2006),第七框架计划(2007—2013)投入经费 501.82 亿欧元。

复方往往含有超过 1 500 种分子,结构复杂难以定性。目前仍在讨论的课题是,在中国境内生产中药制品如何合格地销往欧盟国家。同年,卫生部图尔科部长签署了成立"发展西中医结合委员会"的文件,其成员有主管司司长,大学临床医学院、研究院的权威教授,以及意大利的华人中医专家。

这是在欧盟国家的政府部门中,意大利首先开创了先例,正式承认中医药对等的医学地位,并直接参与支持中医药学在本国主流医学领域的推广。

但是,随着此前欧洲顺势疗法的推广,草药产品已占领了意大利医药市场近 7％的份额。而随着中医药进一步在意大利推广,势必将无可避免地再度减少部分西药的使用,并使之销量下降。这所将造成的竞争态势,引起了西方利益集团的高度警惕,因此也使得中医药的推广遭遇了严重的干扰。

2008 年底贝卢斯科尼(Silvio Berlusconi)政府上台,实行大部制改革,卫生部与劳动保障部合并,原卫生部工作做了新的调整,在由意大利大企业和财团为背景的意中基金会的干预下,误导了意大利和中国双方有关部门,并通过总理办公室批文,有关中意政府间的中医合作项目全部划归民间组织意中基金会办理。实际上废止了两国官方的合作协议,导致中医发展的良好势头急转直下,一直到 2016 年在那不勒斯两国科技部主导的"中意创新周"上,才首次开设了中医论坛。这一教训清晰地告诉人们,中医针灸只能处于意大利卫生系统的边缘地带,一旦试图进入主流,即会受到利益集团的各种各样的阻挠和制约。2017 年意大利医疗支出占国家生产总值的 6.8％,医疗系统占公共支出的 14.1％,由于欧盟高福利国家用于医疗卫生的巨额经费,往往会涉及政界、医学界、医药工业、服务行业等部门的利益链。而中医针灸在海外毕竟还是一门新生的补充医学,其历史不长、根基不牢,还属于弱势群体,仍需要一个漫长的发展过程,避免操之过急、急功近利,而应把握自己的核心价值,持之以恒,水到渠成。

当年西学东渐,西医进入中国用了一个多世纪的时间,那么今天的中医走向世界,也需要一个循序渐进的过程。但是许多国家单一西医所主导的卫生体制,无法满足民众对健康的需求,加上当今世界是资讯发达的信息时代,这为加快中医国际化的进程提供了机遇。

四、推动中医发展的重要力量

1. 意大利的专业针灸医生　　目前注册约 1.5 万人。较大组织有意大利针灸学会(AIA)[①]、意大利针灸学校联合会(FISA)[②]、巴拉切索研究院(PARACERSO)[③]等,它们的会员分布在全国各地,开展针灸教育,针灸临床。他们拥有医生资格的社会地位、经济实力和群众基础,可谓天时地利人和。他们在主流医学领域属于边缘,在补充医学领域中却是主角。他们的弱点是没有经过正规的中医教育,特别是缺乏正规医院中的中医临床见习和实习,常常用西医理念来行施针灸和中药,或者自行发明背离中医经典的针刺技术,他们的教学质量和临床医疗往往存在着问题。为了弥补这一不足,他们正在积极地同中国的中医药大学和中医院的专家们进行交流与合作。2017 年 11 月,巴拉切索研究院和世界针灸学会联合会(WFAMS)合作,在罗马成立了"中国—意大利中医中心",这将有利于正规中医临床治疗样板的展示和学员的临床实习。

---

① 意大利针灸学会(AIA),全称"Associazione Italiana Agopuntura",总部位于意大利罗马。
② 意大利针灸学校联合会(FISA),全称"Federazione Italiana delle Società di Agopuntura",总部位于意大利博洛尼亚。
③ 巴拉切索研究院(PARACERSO),该研究院位于意大利罗马。

2. 外来的华人中医中药业者 这个群体比较复杂,自 20 世纪 80 年代后期,中国移民陆续涌入意大利,在罗马、米兰、那不勒斯等地华人聚集后相继开设了中药店。也有相当数量的中医、西医来意大利学习,或受聘于中医学校或私立诊所,其中不乏在中国受过中医高等教育、临床训练有素的专家,他们最接地气,又与中国医学界联系多,手头掌握有中医的核心技术,对疼痛、过敏、神经内分泌免疫紊乱等常见病、慢性病或疑难杂症,往往能运用中医的优势来获取良效,因而受到意国社会各界的欢迎,流行着"看中医要找中国医生"的说法。华人中医往往处于个体分散、缺乏管理、缺乏继续教育、缺乏资助等的问题,大家需要行业组织来抱团取暖。1998 年意大利中华医药学会(IIMTC)①成立;2001 年,IIMTC 学会加入了跨国的全欧洲中医药专家联合会;2003 年,IIMTC 学会作为创始会员加入了世界中医药学会联合会,其经过 15 年的艰辛发展,如今已经成为引领全球中医药健康发展的最重要的权威组织。近几年来,互联网的发展为群体传播提供了无时不在的空间平台,意大利的针灸医生团体多用 WhatsApp 联络,华人中医用微信(WeChat)把世界多国散在的中医个体联合了起来,发布新闻,互相交流各地的信息,交流疑难病症的治疗经验,组织参加学术研讨会和技术培训,逢年过节共同庆祝联欢,联络感情,这些全球性的互联网平台成了海外华人中医的大家庭,在许多方面超越了传统行业协会的作用。这对中医药在海外健康发展有着重要的积极影响。

3. 意大利国民与旅意华侨需要中医 据欧盟统计,替代医学的使用正在逐年增加,意大利高等卫生院的官方数据显示,2015 年 8.2% 的意大利人选择非传统医疗法(其中包括顺势疗法、手法疗法、针灸疗法、植物草药疗法、其他疗法),选择针灸疗法的占 2%,其中 78% 选择针灸疗法治疗疼痛病症,13% 选择针灸治疗慢性疾病,所有选择针灸治疗的患者中有 55.4% 认为针灸有很好的治疗效果。这一增长趋势与国家统计局的报告相吻合。许多大区政府已经把针灸纳入医保,主要是针对康复和疼痛治疗,如托斯卡纳大区卫生局批准了 60 家公立医疗机构开设替代医学门诊,依次是针灸、顺势疗法和植物疗法。地方财政覆盖了这些开支,制定的价格比私人诊所更有竞争力。

目前,中药的市场主要是华人群体,根据国家统计局数据,截至 2010 年,旅意华人 209 934 名,占总人口的 0.34%,这不包括加入意大利国籍的华裔和华人非法居留者。相对于西医而言,除了急性病症外,华人群体更愿意接受传统的中医治疗,许多肿瘤等疑难病种的患者也会寻求中医中药的帮助和治疗。随着欧洲民众对中医中药更多的了解和体验,中医药发展趋势可观。2015 年屠呦呦教授的青蒿素研究获得诺贝尔奖后,各地的中药店销售额马上激增,意大利通讯社(AGI)还就此向本人做了专题采访报道。

意大利作为民选国家,政治家需要尊重选民的意志,而选票的力量则恰是突破利益集团限制中医发展的一个重要因素。同时,选民的诉求也有利于推动意大利的中医立法,确立中医和中医师的合法地位,保护中医专业知识产权,将中医纳入医疗服务体系和医疗保险体系。

五、中医文化启蒙仍然必要

中医药是中国千年传承的民族瑰宝,在中国传统中医与现代科技结合,也在教学、临床和科研等多领域实现了新的创新和突破。而在海外各国,中医药作为一门外来医学而受到各种限制,

---

① 意大利中华医药学会(IIMTC),全称"Istituto Italiano della Medicina Tradizionale Cinese",总部位于意大利罗马。

至今还没有明显的跨越或发展。如何纵深发展,是全球中医人所面临的共同课题。

起源于中国古代的中医药,是中国人在辽阔的东方大地上下五千年求索得来的人体自然科学和医学真理。中国从南到北,跨越寒温热各种类型的气温带;从西到东,涵盖了高原平川、森林大海各种类型的地理环境。中国古老的50多个民族有着各自不同的历史传统和生活习俗,为这个庞大群体生存而服务的医学也必然是因地、因时、因人制宜的,中医学这种系统的整体观念,动态的辨证论治的特点,如上善若水,放之四海而皆灵验。古老的中医迄今为止仍是中国国家的主流医学,这是世界各国的传统医学中绝无仅有的。中医文化孕育和繁衍了中华民族,迄今为止中国仍是世界第一的人口大国,这又充分说明了中医的基础理论与临床实践的科学性与优越性。

近30年来,大批华人中医陆续走出中国,在亚洲、欧洲、美洲、大洋洲、非洲180多个国家和地区传播中医,对不同社会生态、不同肤色种族的人群实验中医,受到了所在国民众的普遍欢迎,同时也获得了大量中国本土以外的新的信息和正反经验,这势必将填补空白,充实中医药的宝库,实现中医药由东亚区域性医学到世界性医学的重大转变。

意大利和欧洲国家是历史文化的厚重地带,中医药要在这里期待大的发展,除了中医针灸技术和中医药系列产品的商业拓展外,不可或缺的还有中医文化的启蒙运动。

在人类文明发展史上,知识文化思潮的启蒙,常常使人们在认知真理的能力从不成熟的愚昧和错误状态中解放出来,从而开启一个新的发展历程。当今现代医学面临许多难以解脱的弊病和盲区,中医的整体调理、辨证施治的文化哲理,正在影响着西医学的改革思路。中医简易、廉价、高效的卫生服务为重负不堪的欧洲高福利卫生体制的改革,提供了样板和选项。这也是中医文化启蒙的重要契机。

今年1月召开的世界卫生组织第142届执委会议,新任的总干事特沃德罗斯·阿达诺姆(Tedros Adhanom Ghebreyesus)博士强调联合国可持续发展目标中,全球卫生工作的任务是确保全民健康覆盖,避免因病致贫,全民健康是所有努力中的重中之重,因为全球大约有4亿人仍然缺乏基本的卫生服务。我们也可以说更多的人仍然缺乏合理的和优质的医疗服务。因为以西医为主导的卫生体系无法包治百病,医疗和药物的价格昂贵也使发展中国家无法承受。西医的局限性使得人们势必寻求将传统医学作为重要的补充,而中医药是无可替代的最佳选择。

鉴于中医理论体系和医疗方法与现代医学的系统性的差别,中医在进入他国时,无法以西医的标准和评估方式来求证自己的科学性,这样严重阻碍了中医药融入世界主流医学的进程。在现阶段,民间为主的传播方式显得尤为重要,我们应按照自己的原始特性,全面地展现在世人面前。

经过海内外中医志士们锲而不舍的努力和铺垫,如今中医药已经成为中国文化的代表元素,成为国家形象的亮点。最近按国际标准的在线普查,全球22个国家1 100个访问样本的调查中,三成受访者接触过中医药文化,给予好评的在发达国家中占64%,在发展中国家中占73%,在老年群体中达70%。

2010中医针灸被列入《世界非物质文化遗产》,强调了中医针灸这一经过千年成果总结,并且难以用现代科技所替代的传统技艺,需受到重视和保护。2011年联合国教科文组织(UNESCO)又将李时珍的《本草纲目》列入《世界记忆名录》。今年4月20日,UNESCO总部召开了《保护非物质文化遗产公约》总体成果框架信息交流会,我们深切地感受到中医药不仅是中国人的智慧结晶和生命记忆,是中国老祖宗留下的遗产,同时也是签署公约的170个国家的共同财富,大家可以共同继承,共同分享,生生不息,代代相传。这表明,中医文化启蒙已经占据了制高点。

中医文化是中医药与文化的精良组合,中医文化的核心理念是大医精诚,即医道精微,仁心至诚。中医文化启蒙不仅仅是一种说教,更是一种实实在在的播种和耕耘。

从针刺麻醉的成功,到中药抗非典的贡献;从屠呦呦教授青蒿素研发获诺贝尔生理学或医学奖,到成千上万的海外中医用自然疗法治愈各种常见病疑难病,疗效便是硬道理。中医靠其疗效,从近代西医的强势挑战中顽强地生存下来,并与时俱进。在海外陌生的处女地上,更要靠其疗效生根发芽和苗壮成长。我们仍需不断加强中医学术研究,促进成果转化,推广特效疗法,发挥中医在常见病、疑难病和重大疾病防治中的独特优势,同时秉承中医"医乃仁术"的行医宗旨,其包含了儒家的诚信、佛家的慈悲与道家的正气,强调珍视生命、一视同仁、重义轻利、谦逊奉献的品德。这与现代西医之父、古希腊的希波克拉底的《医生誓言》有异曲同工之妙。中医古老的诊治手段,能让我们发现人类远古祖先的医疗能力,中医把人作为治疗中心,并不仅仅着眼于疾病本身,而起源于古希腊的西方医学也有着同样的宗旨,这与中医是何其相似。那么,传统中医的成功并不是对一种新的医学的认可,而是又让我们回到了医学的源头。从医学领域与人类科学的跨界结合来看,中西两种医学的交流与合作,为人类的健康做出了贡献,也为中西方文化的交流丰富了内涵。世人惊喜地发现了曾被忽略的中医文化理念。

目前,关于中医的非专业性文化交流传播已在世界各地广泛开展,除媒体刊物等的传播方式外,还包括:汉语学校课本里的中医故事;太极拳等中医体育养生群体性活动;关于养生保健的科普性中医讲座;华人大型节日,如春节庙会上的中医讲解和义诊等,开展中医知识普及和文化宣传,营造中医发展的社会文化环境。与此同时,中医应与意大利本土文化进一步融合,在各大学中西医结合研究生课程的基础上,创造条件,推动中医专科和本科的高等教育得以开设。

今年11月将于罗马举行的第十五届世界中医药大会上,我们将倡导设立一个"世界中医日",作为全球中医人的共同节日,在这一天里,热衷于中医文化的人们将云集响应,在各个国家同时开展中医宣传和节庆活动,共同沐浴于中医文化的浓烈氛围之中。

在意大利和欧洲,政治家常常容易名声扫地,但医生始终是最受敬畏的职业。所以华人中医药工作者个个都是中医的形象化身和民间大使,大家都有一荣俱荣、一损俱损的连带关系,所以更要严以律己,以一专多能的精湛医术和优良的医德来获取患者的信任,高山景行,口碑传颂,让中医名家效应遍地开花,迎来万紫千红又一春的新气象。

(何嘉琅,《世界中医药》,2018年第13卷第10期)

"不破不立",中医在法国的传播与接受

一种文化思想的接受与传播,有一个最为重要的标志,就是有关该思想的书刊、文献的出版,与之相对应的是日常生活的行为逐渐发生不同程度的变化,最后上升到制度层面。法国号称中医的"第二故乡",中医在法国的接受,通过欧洲商人、传教士再到医学专业人士的传播历经700多年,书刊的传播与日常生活行为已经接受,但制度层面至今依然毫无改变,充分体现了西方文

化的强势,换言之,西方文化在某种程度具有的封闭性。

一、中医在法国传播历经 700 年

最早把中医药介绍到欧洲的一批人,其身份先是与中国做生意的商人,此后是传教士,最后才到专业医学界人士,这个历程大约是 700 多年。

欧洲最早介绍中医药的时间可追溯到 13 世纪,最早的一批人有与东方做生意的商人、远航水手、船长等,意大利人马可·波罗是商人与旅行家的典型代表。这些人对于中医药的介绍大多散见在一些信札、异域见闻之中,多是湖光片影,语焉不详。直到 16、17 世纪,法国传教士成为继商人、水手之后向西方社会介绍中医药的主要群体,传教士把中医药作为一个与西方社会迥异的思想体系来观察研究,因此对于中医的介绍完整成体系。据记载,最早在法国介绍中医针灸术的是一位名为琼·休斯的传教士,时间约在 17 世纪,而有据可查的是法国人哈尔文(Harvien P. P)翻译了中医脉学著作,名为《中国秘典》,于 1671 年在法国出版。最早的是波兰耶稣会来华传教士卜弥格(Michael-Pierre Boym,1612—1659)1656 年出版的《中国植物志》,用当时欧洲医学通用的拉丁语出版,引起各国重视。这本书是欧洲介绍中国本草最早的图书文献,法国在 1690 年、1768 年、1813 年均有卜弥格拉丁文的译本或编译本。此外,在 1683 年出版的荷兰随船医生瑞尼(Rhyne G. T.)的著作也传到法国。据笔者掌握的现有材料来看,瑞尼可能是西方社会传播中医群体中第一位具有医学背景的人。

法国大量翻译中医文献的时间是 18 世纪,如 1779 年节译宋慈的《洗冤录》,刊载于巴黎《中国历史艺术科学杂志》。欧洲第一位汉学家、法兰西学院教授埃布尔·雷穆萨特在 1825 年发表《谈谈针灸》一文。1829 年曾经到中国的法国船长达布呈德·歇桑特出版了《中国医学》,其中 340 页记述内、外、妇、儿各科疾病的治疗,70 页解释经络,认为经络是气的循环途径,另有 70 页论述兽医学。1847 年法国传教士苏伯利昂(Soubrian. L)的《中国药物》出版问世,1849 年朱利安(S. Julien)的《公元三世纪中国所采用的造成暂时麻痹的麻醉药物》出版。1863 年法国驻华领事达布理(Dabry. P)的《中国医学大全》出版,其中节译了杨继洲的《针灸大成》,此书成为当时法国针灸师的案头读物。根据马堪温教授的统计,欧洲在 18 世纪出版的研究中医药书约 60 种,针灸书 47 种,其中以法国最多,达到 22 种。

直到 20 世纪初,法国介绍中医的群体中,专业医学界人士才成为主流。苏理莫昂(Soulie De Morant)于 1907—1927 年在中国任外交官,学会了中文与中国针灸,并亲眼目睹了中国医生用针灸救治了无数霍乱患者。回法国后,他继续在外交部任职,间或进行治病,不久辞职专门从事针灸临床与教学,并在 1934 年出版《真正的中国针刺术》。苏理莫昂在法国与欧洲声望很高,成为法国针灸界的代表人物。

苏理莫昂虽不是医学专业人士出身,但因为他的外交官身份和对中国医学的了解,使之成为中医药与法国医学界对话的关键人物。可以说,他的相关中医药知识的传播直接促成西方社会流行的顺势疗法的出现,标志着以针灸、推拿等中医疗法开始有规模地进入临床应用。德·勒·富耶(又译为"福逸")是法国顺势疗法的代表人物,其在临床工作中发现病人皮肤上的痛点与苏理莫昂所述针灸穴位相吻合,即与某一脏器经络有关,于是他将电针与药物穴位注射(水针)相结合,提高了疗效。他的声望与著述促成其于 1946 年创立"法国针灸学会"(AFA),同年他又发起"国际针灸协会""法国针灸中心学院",并任两个学会与中心学院负责人,直至 1961 年逝世。夏

姆福洛、霍尔德、尼伯耶、诺济等也是法国针灸界的著名人士,他们对针灸在法国的传播应用也有很大作用。

除了法国的一些医学界人士,此时还有华人和受中国中医影响的东南人开始在法国传播中医学。如旅法华侨黄光明,1957年开始在法国发表中医学以及中医史方面的文章,他的博士论文《中国的药物贡献和发展史》出版后,在法国医学界产生反响,还曾与巴黎医学院教授霍尔德合作出版《医学史》一书,是法国医学界研究中医理论的活跃人物。

1972年2月21日—28日,美国总统尼克松访问中国,中美发表联合公报,两国关系走向缓和,作为当时国际社会最为重要的政治事件,尤其是中医麻醉作为"新中国形象"被西方媒体放大之后,进一步推动了法国医学界与中医药的交流与沟通,中医针灸开始获得西方社会广泛的关注。此间一些法国医生来华进行短期学习,中国"赤脚医生"也成为针灸传播者,有些中国医生甚至走出国门,赴法进行中医医疗与教学。经过中国医生的言传身教,加速了中医在法国的普及,针灸有了更为广泛的应用。

据刘金生、侯泽民主编的《中医药在世界——建国60年中医药走向世界之路》的记载,1985年针灸师达7 000~9 000人,仅在巴黎电话簿上就可查到3 000多名,其中10%左右系统学习过中医(3年以上学制)。法国拥有近10个针灸专门学校,18个针灸、中医研究单位,出版了《法国针刺杂志》《针刺》《国际针刺学会杂志》《经络》等6家针灸杂志。法国政府还成立针灸专门委员会,此外还有"法国针灸协学会""法国针灸医学科协会""法国针灸医生协会""全国针灸医学协会联盟"等全国性研究机构。截至20世纪90年代,法国的针灸、中医从业人员达1万人。

进入新世纪后,尤其是随着中国经济的快速发展,2002年、2003年连续两年在法国举办中法文化年活动,促进了法国中医药组织的进一步整合。2007年2月14日,法国教育部和科研部长吉勒德罗宾在法国第五大学宣布,授予部分高校颁发中医针灸国家级学位证书,以全面提升法国的中医针灸教学及治疗质量。2011年3月3日,在法国国家药品食品监察署、巴黎国立医院总部、中国驻法国大使馆科技处和法国驻中国大使馆的大力支持下,由26名中法专家参与的《中医基本名词术语中法对照国际标准》出版,并获得由中国科技部颁发的2010年中医药国际贡献奖。该书在中医药学术体系的指导下,确定了适合法国和法语国家传播、运用中医药的翻译原则与方法。该标准并成为世界上第一部《中医基本名词术语中法对照国际标准》,向世界中联58个国家(地区)195个会员单位推荐使用。

梳理中医药在西方社会的传播历程可以发现,由商人、传教士再到医学界专业人士,大约历经了700多年,直到20世纪30年代才开始步入临床应用,中医临床应用至21世纪,又经过了70多年。法国属于临床应用较早的一个西方大国,但在如此漫长的历史进程中,中医在法国医疗体系中仍属于"替代医学",边缘地位没有丝毫改变的迹象,一些中药的临床应用受到严格的限制。比如法国中医的队伍主要是非医生的专业人士,中医没有被纳入法国医疗保险体系,中医的诊费完全由患者自己负担,这严重影响了中医药的普及。作为欧洲文化的中心——法国,对于中医药的接受所呈现的排斥性,与中国对于西医的接受相比,简直是天壤之别。

衡量一个文化的优秀与否,其中有一个重要的标杆就是吐故纳新的程度。所谓流水不腐,户枢不蠹。漫漫700年间,从欧洲文化中心的法国对于中医药的接受程度来看,让人不得不对西方文化的开放性产生怀疑。

二、对中华文化海外传播的启示

中医在法国临床应用过程中发生了一系列变化,研究这种变化可以发现某种思想传播效果所发生的关键因素,这对于思考中国文化的海外传播战略有重要的启发。

国内学界最早注意这种变化的是广西中医学院的贺霆教授。贺霆教授在法国高等社会学院获得人类学博士,1994—2003年在法国中医学界做过一次有关中医观念、器具以及行为的人类学研究,结果发现法国社会对于中医药的接受,具有非常浓厚"中国文化想象"。

第一,法国中医学界并不采用普遍消毒的办法。消毒技术本是西医独创的代表作,法国医疗保险部门直接把针灸术列入"小手术"类,按理当地针灸从业者应该严格遵守消毒规章,但是在法国的针灸行业中,法国从业者并无特别施术装备(外套、口罩、帽子、手套等),大多数从业者对自己双手及病人针刺部位的消毒草率或缺乏。与法国情况相反,中国内地的针灸从业者却积极从形象到技术上努力接近西医的治疗规范。但这些在法国中医从业者和病人看来,采取与西医相似的器具、举动会降低针灸术的威望,因此,法国中医从业者有意或无意地"忘掉"自己本来熟悉的消毒术。

第二,一次性针具的使用。在法国针灸业中,法国同仁们就储存针物达成共识:将病人使用过的针保存在一个玻璃管或信封内,以备同一患者下次使用。如果按照西医的医疗原则判断,这一行为已经犯了消毒理念的大忌,但是在法国针灸界却畅行无阻。

第三,新穴位的发现与命名。在中国,现代中医对新穴的命名观已经发生变化,这主要体现在中医不再按照传统的命名体系行事,而是更多借鉴西医的术语。但是,贺霆教授发现,法国针灸界也有自己发现的新穴位,但是他们并不按所熟悉的西方科学术语来命名,而仍旧依附中国传统穴位命名法,如命门(甲)、百会1、百会2等,法国针灸界、中医界恪守着中国传统。再如"幸福宝宝穴",贺霆教授在法国观察到的一个普遍现象是,许多孕妇到诊所定期针疗,所针刺穴位只是双小腿处"筑宾"一穴,据说此法除了安胎、顺产,还可使婴孩阴阳平衡,身心健康,进而一生快乐,故被称为"幸福宝宝穴"。在传统中医理论中,针灸的确能影响孕妇、胎儿,一些穴道能用来治疗滞产,胎位不正也能灸治,针灸还常被用于产后恢复。但是因为针灸能"滑胎",所以被传统中医列为孕妇"慎用"或"禁用"的穴位就不少。法国大盛的"幸福宝宝穴",其特异之处是刺母体穴位来调节胎儿之气血,而且是在孕程的某些时刻,一旦达到目的,对婴孩体质、情感的作用可维持一生。这些说法是传统中医没有的,属于法国自创,却使得传统针灸术在法国民众心中显得更加神奇。

第四,因为中医没有纳入法国医疗保险体系,患者看一次中医花费不菲,所以,中医在法国成为"贵族化医疗"。而且因为诊疗环境的私密化,患者可以半个小时或者一个小时向中医大夫毫无顾忌地倾诉自己的疾患和痛苦,并能够得到中医大夫的关注和同情,与西医的冷漠形成鲜明对比。贺霆教授在田野调查中发现,"中医诊疗过程中医患共同对西医生、西医乃至整个西方文化(罪魁是将灵与肉分割的笛卡尔)声讨,而一个由完全陌生的中医术语组成的病征诊断,竟会使病家感激涕零,自己多年的病痛终于得到合理化解释"。这些都成为中医在法国被广泛接受的原因。

贺霆教授认为法国中医学界对中医话语的全部接受,是由于"文化相似受罚,文化相异得奖"的文化潜规则的影响。但对于跨文化传播学而言,这却是考查传播效果如何实现的最佳案例。

　　笔者认为,西医在中国大行其道,是在科学的大旗下挥动着对传统中医的批判和讨伐而逐渐达到制度层面的,而今天法国中医要升华到制度层面也必须经历这样一个路径,中华文化的海外传播又何尝不是如此。以科学主义精髓建立起来的西医体系,把医患割裂已造成世界性公害,以至于今天中国医疗界积重难返的医患矛盾,几乎成为社会矛盾的焦点问题之一,但西医思想本身却很少受到批判。如今学术界已经充分意识到,由西方舶来的科学主义不是一把万能的钥匙,能够解决所有问题,而传统中医以人为本,保存了大量中华文化思想的精华,却是当代世界解决人与自然、人与社会、人与人之间矛盾的法宝之一。

　　因此,中医在法国的传播路径以及传播效果实现,都为中华文化的海外传播提供宝贵的启示:没有对西方文化思想某些缺陷的批判,中华文化难以获得更广大范围的接受。毛泽东《新民主主义论》有句名言"不破不立,不塞不流,不止不行",说的就是这个道理。

(何明星,《出版广角》,2012 年第 4 期)

从跨文化视角看针灸在法国发展概况

一、绪论

　　中法两国文化交流源远流长。每一次交流都是两种文化碰撞、融合的过程。中法之间的文化交流始于 17、18 世纪。当时法国派遣了众多耶稣会传教士来到中国。此时的中国处于清王朝统治初期,国家综合实力较强。这些法国传教士来到中国后,对中国的各种手艺和技术充满了兴趣。他们在写回法国的信中对中国的情况进行了较为详细的描述,在法国引发了一场"中国热"。他们在信中提到了中医的众多方面,其中就包括针灸技术和经络知识。针灸作为我国传统文化宝库中一份珍贵的文化遗产,经历数百年与法国文化的跨文化交流,已经在法国生根、开花。针灸在法国的传播、发展过程,为我们提供了一个极好的跨文化交流的成功范例。研究分析针灸的西传过程,能为我国对外传播中国文化、提高国家文化软实力提供经验和参考。

二、针灸在法国发展概况

　　法国是最早接受针灸技术的欧洲国家之一,也是较为重视针灸研究的欧洲国家。早在 17、18 世纪时针灸就已由在华耶稣会传教士介绍回法国,并由此在法国国内兴起过一股"针灸热"。但由于操作方法不当,加之针灸的相关知识并未得到系统介绍等原因,针灸治疗出现了一些负面疗效,这股"针灸热"便消退下去。

　　针灸在法国真正流行起来,要感谢乔治·苏里哀·德·莫朗(George Soulié de Morant)。德·莫朗在 20 世纪初曾任法国驻华领事馆领事,他对针灸治疗极感兴趣,便在中国学习针灸术。1927 年回国后,德·莫朗在法国开办诊所,实践自己的针灸技术,并在 1934 年出版了法国有关针灸的重要著作《真正的中国针刺术:学说、诊断、治疗》(*Précis de la vraie acupuncture chinoise: doctrine, diagnostic, thérapeutique*)。由此,针灸逐渐被法国人所了解和接受。"1952 年,法国医学科学院承认针灸疗法是一种医疗行为""1987 年法国医学界表示赞同针刺术及其管理措施""从 1990 年起,针灸便以大学校际文凭(Diplôme interuniversitaire)形式成为正式的教学科目。"近几年,随着"中法文化年"文化交流活动的开展,针灸教育在法国得到了进一步发展。2007 年,法国政府宣布将授权相关高校颁发中医针灸国家级学位证书。除了正规大学开设的针灸课程之外,法国还有"十余所私立学校或针灸学会组织教授非学历课程"。这些私立学校多由在法华人开办,招收的学生既有医疗行业的从业人员,也有对医疗一窍不通的普通群众。

针灸治疗效果显著且医疗成本较低,深受法国医生和民众的欢迎。根据 1983 年一名法国医生发表的研究报告,"50％的法国国民都接受过针灸治疗"。法国《医疗保险》(L' Assurance Maladie)机构的统计数据报告,1991 年至 2001 年十年间,在全国 14.5 万医师中,平均有"超过 11％的全科医师实施特别行医方式,其中超过 1/3 施行针灸治疗疾病"。

针灸在法国发展并被真正使用的时间较长,法国对针灸治疗的管理也相对严格。除了有越来越多的正规大学开设针灸或中医专业,法国还对能够实施针灸治疗的群体进行了严格的限定。按照规定只有拥有医学博士学位的医生、助产士和牙科医生才能实施针灸治疗。但是在法国,实际上为病人进行针灸治疗的人大都是个体行医者,且只有很少的人受过专业训练。例如在 2009 年,在法国提供针灸治疗的行医者约有 7 000 人,但其中接受正规大学专业培训的不到 1 800 人。为什么会出现这种情况呢? 这是因为"法国政府对非医师针灸从业人员极少处罚或处罚申请,使得'非法行医'反成了针灸业的主流"。所以尽管法国已有正规针灸教育,但是私立学校培训针灸师仍为主流。

近年来,不仅接受针灸治疗的法国人的数量开始增加,教授针灸、中医的培训学校在法国也逐渐增多,招生数量也在增加。但整体来看,针灸的实践主要以私人学校和个体行业者来完成,而且针灸也只是作为西医的辅助治疗手段,并未正式进入西医系统。

综观针灸西传的过程,我们可以看到,和其他中国传统文化对外传播不同的是,针灸西传,更多的是法国主动来拿,而不是中国主动送出去。此外在法国,"中医从业人员大多数是本地人,服务对象也是如此。这与英国唐人街的中国移民诊所相异,也与瑞士、德国等来自中国内地招聘针灸、推拿师不同……且主要由私人诊所、民办学校服务公众,后者的喜恶直接决定前者的行医和教学方式"。所以,我们如今所看到的在被法国人所接受的针灸其实是已被法国人按自己的喜好和需要改造过的,这恰好为我们进行跨文化分析提供了一个绝佳案例。

三、试用接受理论分析针灸在法发展过程

根据上文介绍的基本情况,我们可以看出,相较于其他文化形式,针灸确实在法国取得了较为成功的发展,跨文化交流可谓初有成绩。那么针灸是怎样逐步被法国人所接受的呢? 我们将试用"接受理论",对这一文化现象进行分析。

1. 接受理论　"接受理论",即"la théorie de la réception",是德国康斯坦斯大学博士 H. R. 尧斯(Hans Robert Jauss)在 20 世纪 70 年代左右提出的观点。尧斯的这一理论是基于研究文学作品接受情况而提出的,其核心观点在于强调读者对作品的重要性,认为如果没有读者的阅读和理解,作品本身是毫无意义的。只有经过读者的阅读,作品才获得了价值和意义。

接受理论的观点虽然是为解决文学问题而提出,但是我们将这个理论运用到针灸在法国进行跨文化传播这个案例上。按照接受理论的观点,在下面这个基本传播模式中,既然强调的是接

受,即 la réception,那么研究的重点就应放在接收者 récepteur 上。

传播者(émetteur)→接收者(récepteur)

图 5 - 19

不管是文学作品还是针灸,当它被传递给接收者时,决定它命运的是接收者的反应。接收者决定拒绝还是接受,这要看传递来的东西是否达到了接收者的期待视野(les horizons d'attente)。如果满足了期待视野,那么就会受到接收者的接纳和欢迎;而如果没有满足期待视野,那么就会遭到接收者的拒绝和漠视。

接收者→接受(réception)→消极接受(réception négative)→积极接受(réception positive)→影响(influence)

图 5 - 20

从图 5 - 20 我们可以看出,接收者的接受情况有两种:一种是积极接受,一种是消极接受。接纳和欢迎属于积极接受,拒绝和漠视属于消极接受。当外来事物已被接收者积极接受后,有可能进入"影响"阶段,这说明外来事物已经开始对接收者产生影响了。基于这些基本理论观点,我们来分析一下针灸在法国的发展和接受状况。

2. **针灸发展状况分析**   文化交流是产生在一定的时代社会背景之下的。对待同样的外来文化,不同时期的人们会采取不同的态度,也就是说对待同一个事物,不同的接收者会采取不同的接收态度。这是因为接收者总是处在一定的社会环境中。他们的思维模式和好恶选择都要受周围社会环境的制约和影响。因此当我们分析跨文化案例或是考虑文化对外传播问题时,应对受众进行仔细研究和分析,借用中医的说法是,号准对方的脉。由于针灸在法国的传播过程历经几个世纪,其发展过程并非一帆风顺,因此我们有必要从针灸初传入法国开始进行分析。

(1) **初入法国——短暂的积极接受**:针灸技术最初是在 17、18 世纪,借由在华耶稣传教士的书信传入法国。此时的法国正处在启蒙时期,启蒙思想家们对法国君主专制的社会感到失望,希望能从别的国家中寻找自己国家发展的新模式。而此时古老遥远的东方古国中国逐渐被人所知。传教士写回的书信中描述的中国既有异国情调。又拥有各种先进的知识和技术。启蒙思想家很自然将中国作为了一个文明国家的榜样,对中国进行了各种不合实际的赞扬和吹捧,甚至加入很多自己的想象,给法国人制造出一个理想中的中国:文明发达,技术进步,充满了异国情调,这正是法国人所期待的。因此当针灸被介绍到法国,这种以针刺皮肤而治疗疾病的手段是法国人从未见过的。对法国人来说,针灸显得既令人新奇又神秘。这恰好符合当时法国人面对东方文化时的期待视野:来自东方古老文明的神秘医术。因此在法国能够引起一股"针灸热"。我们可以看到,此时法国人对待针灸的态度是接纳的,并且乐于接纳和尝试,属于积极接受(réception positive)。

但是此时的接受局限在出于文化猎奇心理而接受了针灸的外在形式,这是面对新奇事物时的好奇心使然,是自然反应,并未触及针灸的文化内核,所以只能算是积极接受的初级阶段。由于接受的只是文化外壳,没有接触到文化内核,针灸这一来自异文化的事物并不能对法国人产生影响(influence)。所以当猎奇心理消退后,法国人对针灸外在形式的兴趣也就消失了,并未产生进一步了解其文化内核的想法。此时社会环境的变动非常容易影响接收者的接受态度。随着法国科技迅速发展,法国人看待中国的眼光已大大改变,中国在他们眼里成立落后和愚昧的国家。接收者受社会环境改变的影响,对待针灸的态度迅速由初级的积极接受转变为消极接受(réception négative)。

(2)重回公众视野——持续不断的积极接受:直到 20 世纪 30 年代以后乔治·苏里哀·德·莫朗回国开始开办自己的针灸诊所,针灸才得到了真正的发展。由于他在中国学习了近二十年针灸,学习较为系统也有临床经验,因此他的针灸治疗效果很显著。他在 1934 年又出版了《真正的中国针刺术:学说、诊断、治疗》。在他的努力下,针灸在法国又重新得到重视,并逐渐得到发展。到了 20 世纪 80 年代,针灸被法国医学界所接纳。

在这一阶段针灸对法国人来说并非完全陌生,但是无论是从以针刺皮肤来达到治病效果的文化外壳来看,还是从其强调辨证思维、主张天人合一的文化内核来看,针灸依然属于尚待传播和接受的外来事物。相较于文化内核,文化外壳较易被接受。首先此时针灸在法国的传播者是德·莫朗,在法国受众的眼中,针灸的传播渠道来自社会公信力较高的前政府公务员,可信赖程度高;此外,成功的针灸实践表明了针灸治病的有效性,加深了此时法国接收者对针灸的积极印象,减弱了他们对针灸的消极印象。客观条件加上接收者心理条件的改变,使得法国人重新开始积极接受针灸。但是我们应当注意,尽管此阶段法国人对针灸的接受相较于第一阶段有了更大程度的深入,但是依然停留在积极接受的初级阶段。即法国人此时对针灸的接受还是停留在对文化外壳的接受,即针灸疗法。他们接受针灸只因为针灸是一种有效的治疗手段,而对针灸这门医术本身所体现的中国文化价值观并未加以重视。但自此阶段起,法国人对针灸的积极接受态度是持续性的,这不断促进着对针灸的积极接受向更高级的层次发展。

(3)针灸学习和科研——由接受进入影响:当接受针灸治疗的法国人越来越多,法国社会对针灸的兴趣越来越大,这使得法国对针灸的接受进入了一个新的阶段,即影响(influence)阶段。影响主要体现在两方面:一是对针灸治病原理、新疗法、新穴位等方面的科研工作不仅在数量上更在质量上取得积极发展;二是针灸及中医学院数量增多,学员队伍也日益壮大。此时,针灸已经不再是一个仍处于接受阶段的外来事物,它基本已经完成了被"接受"的过程,是已被接受的了,即 déjà reçue。而一旦它已被法国人接受,就会对法国人反过来产生影响(influence)。针灸学习者和针灸科研工作者面对的不再仅仅是针灸的文化外壳,而要触及其文化内核,即针灸所体现的中国传统文化价值观。针灸属于中国传统医学的一部分,其根本思想是一脉相承的。针灸中所体现的最根本的中国文化价值观即强调辨证思维的整体观。辨证思维强调的是看待事物应用联系的发展的眼光,而且整体观不仅强调人是一个有机的整体,更强调人与自然也应是一个和谐的整体。法国的针灸学习者在学习具体的针灸技术之前,先要接受的就是这样的治病理念。由于西方的哲学思维注重分析,所以很多法国学生在刚接触针灸时,思维方式一时转换不过来,经常出现思考片面、无法作出整体性判断的问题,这是很常见的。而当他们接受了这种思维模式和价值观以后,类似问题就会减少,同时也加深了对针灸的认识。在这方面,法国针灸科研工作者走得更远,换句话说,针灸对他们的影响阶段已经进入了更深的层次。科研人员若要进行针灸的科研工作,首要的就是理解并接受辨证思考的整体观这一基本价值观。只有习惯了这种思考模式才能继续深入的研究。在这样的基本思想指导下,他们不仅探索出了许多新的针灸疗法,甚至发现了许多新的针灸穴位,并在国际上产生了一定影响,这一切反过来又会影响针灸自身的发展,改变其文化外壳。我们应当看到,发展至今,针灸已不完全是当时传入法国的原样,其文化外壳已经发生或多或少的变化。但中国传统文化价值观是不变的,即强调辨证思维的整体观。

四、对跨文化传播的一些思考和建议

基于上面的分析和思考,笔者对我国传统文化走向国外、进行跨文化传播提出了以下建议:

一对外传播推广传统文化是首先要让对方能够理解并接受。就像产品需要包装一样,对外进行文化传播也需要技巧。文化传播需要政府力量的支持,但是不能有太多政治因素的干预。否则文化尚未被传播,就已经先引起对方的反感,令对方产生文化侵略的错误印象。在进行跨文化传播时,要充分考虑到接收对象的"接受视野",思考以怎样的方式才能让对方认同我们的文化。在进行文化传播时,认同远比强加来的重要。因为不同的文化拥有不同的思维方式,接受一种外来文化实际上是接受了这种文化所蕴含的思维模式。通过分析中医在法国发展状况,我们发现,当外国人学习中医时,最初他们接受的只是中医治病的方法,可当他们想对这门医术有更深入的理解时,则不得不选择学习中文,试着去理解中医中所体现的中国传统哲学观点和思维方式。在学习中医的过程中,他们同时也受着中国传统文化潜移默化的影响。当他们认同了我们的文化,这种文化即是被双方共享的了。但是我们同时应当注意到,当我们为了让外国文化更好地接受我国文化而进行改变时,这其实已经是对本国文化的一种异化了。"包装"要有度,这就是下面要谈到的问题。

二对外传播需要策略,但不能在策略中失去自己本来的面貌。诚然,我们对外传播的目的是希望珍贵而古老的中国文化能被越来越多的民族了解,能在新的世纪焕发出新的活力。因此有时候为了获得他们的认可,为了迎合他们的口味,不惜对自己的文化做出很大的改动,将自己的文化弄得面目全非。笔者认为,在文化传播过程中,适度的文化异化是允许的甚至是必要的,但是这是有限度的,那就是以不能丧失自身的文化身份为前提。云南中医学院中医西传博物馆馆长贺霆教授有一番话说得很好,值得我们深思和警惕:"当前世界的格局使它们(非西方社会)好像注定要经由西方大众浮躁的口味。不过这种急功近利的结果往往使最终走向世界的还是西方文化,而它们自己则只不过成了其中的点缀。"要想扩大中国文化在世界上的影响力,除了注重对外宣传外,我们也不能忘了在本国发展自己的传统文化。如果中国人都不尊重自己的传统文化了,何来去影响别人呢?所以,强调对外传播的同时不应忘记对内传播。只有国内真正实践和发展着中国传统文化,对外传播才不会失去长久发展的动力。

三对外传播中国文化,重点在于对外传播中国传统价值观。中国文化博大精深,文化形式丰富多样,但所有的文化形式的核心是一样的,那就是拥有共同的中国价值观。中国文化强调的是求同存异、包容并蓄。就如针灸在法国的发展,法国人在自己的实践中对中医治病的方法有了很多全新的发现,但不论如何发展,其中最核心的观念是不变的,那就是辨证思维和整体观念。法国人接受了针灸的治疗形式,也接受了其中所蕴含的中国传统文化价值观,这样的跨文化传播才是成功的。因此在进行对外文化传播时,重点不仅在于使传统文化形式被接受,更重要的是使中国价值观获得更多文化的认可,成为多民族共享的价值观,这样对外传播工作才会有不竭的动力,中国的文化才能真正被世界所接受。

(王明利、刘晓飞,《法国研究》,2013 年第 2 期)

中 医 在 法 国

一、中医在法国的历史

中医在法国传播历经 700 年,最早把中医药介绍到欧洲的一批人,其身份先是与中国做生意的商人,此后是传教士,最后才到专业医学界人士,这个历程大约是 700 多年。欧洲最早介绍中医药的时间可追溯到 13 世纪,最早的一批人有与东方做生意的商人、远航水手、船长等,意大利人马可·波罗是商人与旅行家的典型代表。这些人对于中医药的介绍大多散见在一些信札、异域见闻之中,多是湖光片影,语焉不详。直到 16、17 世纪,法国传教士成为继商人、水手之后向西方社会介绍中医药的主要群体,传教士把中医药作为一个与西方社会迥异的思想体系来观察研究,因此对于中医的介绍完整成体系。

20 世纪初,法国介绍中医的群体中,专业医学界人士成为主流。苏理莫昂(Soulie De Morant)在 1907—1927 年在中国任外交官,学会了中文与中国针灸,并目睹了中国医生用针灸救治了无数霍乱患者。回法国后,他继续在外交部任职,间或进行治病,不久辞职专门从事针灸临床与教学,并在 1934 年出版《真正的中国针刺术》。苏理莫昂在法国与欧洲声望很高,成为法国针灸界的代表人物。

进入新世纪后,尤其是随着中国经济的快速发展,2002 年、2003 年连续两年在法国举办中法文化年活动,促进了法国中医药组织的进一步整合。2007 年 2 月 14 日,法国教育部和科研部长吉勒德罗宾在法国第五大学宣布,授予部分高校颁发中医针灸国家级学位证书,以全面提升法国的中医针灸教学及治疗质量。2011 年 3 月 3 日,在法国国家药品食品监察署、巴黎国立医院总部、中国驻法国大使馆科技处和法国驻中国大使馆的大力支持下,由 26 名中法专家参与的《中医基本名词术语中法对照国际标准》出版,并获得由中国科技部颁发的 2010 年中医药国际贡献奖。该书在中医药学术体系的指导下,确定了适合法国和法语国家传播、运用中医药的翻译原则与方法。该标准并成为世界上第一部《中医基本名词术语中法对照国际标准》,向世界中联 58 个国家(地区)195 个会员单位推荐使用。

二、中医在法国的现状

法国是欧洲乃至世界各国中使用中医最早的国家之一,具有临床意义的针灸始于 20 世纪 30 年代,发展至今,有案可稽的注册针灸医生 1 200 名,非医生从业人员估计是其 3～4 倍(法国人口 5 000 万)。近 15 年来,中医中药、推拿、气功亦渐为居民熟知。中医发展的具体标志有:各类中医学校、气功/太极班的数量增加,招收人数上升;中医在媒体上的曝光度增加,且几乎都是正面报道;每年的另类医疗大型展销会(如"软医学沙龙")上,中医展台、讲座比例逐年上升。此"中医热"现象,与欧洲其他各国相似。其特点为:

中医从业人员大多数是本地人,服务对象也是如此。这与英国唐人街的中国移民诊所相异,也与瑞、德等国自中国内地招聘针灸、推拿师不同。

法国医师公会于 1956 年即接纳针灸,并在 1989 年为其在医学院开设专科文凭,也正因此禁止非西医师使用针灸。但法国政府对非医师针灸从业人员极少处罚或处罚甚轻,使得"非法行医"反成了针灸业的主流。这与意大利针灸业的西医针灸师一统天下及德国针灸业由西医控制下的针灸辅助医疗人员组成均不同。

与对针灸非法行医极为宽容相反,法国对销售中药之控制较周边国家严格,致使业者往荷兰、安道尔、比利时等地邮购。

三、如何在法国有效推广中医

中医不仅仅是医学,更是哲学。中医的最高境界,也是中医的生命所在:它有通天的手眼,高明的中医可以"司外揣内",不需要现代化的检测设备就可以窥透人体内部的疾病。中医不仅可以在疾病的初级阶段发现它,还能提前消除疾病,这就是常说的"中医治未病"。中医还是一门哲学,一门关于人生的哲学。学好了中医不仅可以治病救人,还可以修身养性,成就人生的其他事业。

1. 利用名人效应来通过验证式传播 一个小故事:1972 年,美国总统尼克松访华,周恩来总理陪同尼克松参观了中医的针灸麻醉。我们的中医将一根又细又长的银针扎在病人的手上,通上微电流,然后便开始手术。整个手术不用任何麻醉药,病人却始终面带笑容,没有一丝痛苦的表情。看着那血淋淋的手术场面,尼克松总统惊讶万分,大惑不解。针灸麻醉震惊了美国代表团,其冲击波毫不逊色于中国原子弹的爆炸。

2. 利用中药界典型专家学者"发声" 国内学界最早注意这种变化的是广西中医学院的贺霆教授。贺霆教授在法国高等社会学院获得人类学博士,1994—2003 年在法国重医学界做过一次有关中医观念、器具以及行为的人类学研究,结果发现法国社会对于中医药的接受,具有非常浓厚的"中国文化想象"。

西医在中国大行其道,是在科学的大旗下挥动着对传统中医的批判和讨伐而逐渐达到制度层面的,而今天法国中医要升华到制度层面也必须经历这样一个路径,中华文化的海外传播又何尝不是如此。以科学主义精髓建立起来的西医体系,把医患割裂已造成世界性公害,以至于今天中国医疗界积重难返的医患矛盾,几乎成为社会矛盾的焦点问题之一,但西医思想本身却很少受到批判。如今学术界已经充分意识到,由西方舶来的科学主义并不是一把能够解决所有问题的万能钥匙,而传统中医以人为本,保存了大量中华文化思想的精髓,却是当代世界解决人与自然、人与社会、人与人之间矛盾的法宝之一。因此,中医在法国的传播路径以及传播效果实现,都为中华文化的海外传播提供宝贵的启示:没有对西方文化思想某些缺陷的批判,中华文化难以获得更广大范围的接受。

3. 广泛利用法国知识界传媒界的人脉 在一系列中国文化走向法国的过程中,比如,2003 年中国在法国举办"中法文化年"、2004 年法国在中国举办"法中文化年"等活动中,中医几乎成了"被遗忘的角落"。广东省侨办曾经带领过一些中医生来法国,广受华侨华人的欢迎。

那么,中国的传统中医文化,是不是可以借助于法国的知识界、传媒界等,像英国、荷兰等,做一个系统的战略策划和战术实施呢?还有,中医在法国临床应用过程中发生了一系列变化,研究这种变化可以发现某种思想传播效果所发生的关键因素,这对于思考中国文化的海外传播战略也有重要的启发。

(张国斌,《公共外交季刊》,2016 年第 2 期)

中医药在英国的传播与发展现状

　　中医药是我国人民在长期同疾病做斗争的过程中所取得的极为丰富的经验总结,是我国优秀传统文化的重要组成部分,为中华民族的繁衍昌盛做出了巨大贡献。随着经济生活的快速发展、文化生活的不断碰撞和融合,中医药不只在中国的国土上发扬光大,她像一颗璀璨的明珠在世界各地放射着光彩。本文对中医药在英国传播与发展现状进行综述,并浅析中医药在英国发展的优劣势以及相关思考。

一、中医药在英国传播和发展历程

　　对于中医传入英国的时间,据史料记载是在 17 世纪晚期,英国直接或间接地接触到中医和针灸。从现存史料看,《中国脉理医论》可视为中医学传入英国最早的著作,此书现藏于大英博物馆。最初对针灸进行直接报道的是英国外科医生约翰·丘吉尔。他于 1821 年发表了用针灸治疗风湿病和中耳炎的论文,成为针灸传播到英国的最早的确实史料。1958 年,费利克思·曼恩在英国伦敦西区开设针灸诊室,并在诊室里教授课程,成为英国针灸诊所的创始人。1960 年,杰克·沃斯利创立了传统针灸学校,这是英国最早的针灸学校,为英国针灸的传播与发展做出重大贡献,他也被认为是历史上中医西传的传承者之一。随后,1970 年英国针灸师行会成立,1980 年英国医学针灸学会成立,1986 年英国补充与替代医学委员会成立,1990 年英国针灸专业评审委员会成立,1995 年英国西敏市大学开设针灸专业……这些史实有力地说明中医在英国传播过程中稳步发展,逐渐壮大。虽然在此过程中饱受争议,但中医文化的包容性和多样性使得中医在英国发展越来越好,英国人民逐渐接受并认可中医医学。Chinese medicine is gradually being accepted and is practiced even in the Western world.(中医在西方国家正在逐步被接受和实践。)Over the last two hundred years, we have made huge progress in the clinical and surgical procedures in medicine.(在过去的 200 多年里,在临床诊断和外科方面都取得很大进步。)

二、中医药在英国发展现状

　　目前,中医药在英国发展状况良好。不少医院设有针灸科、针灸诊所,中药店遍布英国。中医在英国受到从皇家到平民的信赖,每年约有 150 万人接受针灸疗法。2008 年,英国卫生部在提给政府的建议中,针灸以独立的"名号"出现,将针灸"立法""注册",把中医推向主流医学位置,而不是替代医学。此外,中医药交流与合作日益增多。至 2006 年,英国有 11 所正规大学开设中医、针灸的相关本科或硕士课程。这些大学和国内知名中医院校如北京中医药大学、广州中医药大学等均有合作培养计划,每年有数百名学生到中国学习中医药知识,并参加临床实践技能操作。国内的老师每年也到英国进行授课,为中医药文化交流作出贡献。2011 年 9 月在英国伦敦开幕的题为"中医药有利于人类健康"的第八届世界中医药大会,进一步加强了中英、中欧之间的中医药文化交流。

　　随着中医药文化的传播越来越广,英国研究者的目光不再只停留在针灸上,他们更愿意发掘更多"中国特色"的东西，于是中药也走进了他们的世界。相比针灸，中药在英国的发展比较缓慢。长期以来，中药都是作为食品、营养品或者食品添加剂等进入欧洲市场。虽然如此，英国官方对待中草药的态度还是比较开朗的，政府允许草药和天然药物以非处方药产品的形式上市，经过英国卫生专业委员会登记注册的传统草药师可以继续使用无照草药制品，这为中药的发展提供了良好的机遇。另外，英国开始出现对中医文化感兴趣的研究人员，他们致力于中医理论体系的研究，对中医的未病先防、整体观念很感兴趣。

中药是中华民族几千年医疗实践的产物，是直接在人身上反复应用得到的经验结晶，这和西药的实验室验证截然不同，它不像西药是由动物实验到临床验证，然后推向市场。因此在临床应用中，中药的有效性和安全性受到质疑。2013 年 11 月，英国药监局宣布 2014 年 4 月 30 日起，禁止一切中成药在英国销售。12 月，英国卫生部宣布成立"草药和注册师工作小组"（Herbal Medicines and Practitioners Working Group），探讨所有被欧盟草药法影响的产品，预计 2015 年 3 月前能给出最终调查报告。

三、中医药在英国发展优势

西医学在取得卓越成就的同时，也表现出一定的局限性，遇到了许多棘手的难题，如疾病谱的变化、疑难病的增加、合成药的副作用、沉重的医疗费用等。中医讲求天人合一的整体观，认为"人体是有机的整体"，不论是辨证诊断还是治疗，都从这一观点出发，这与英国当下崇尚"回归自然"的热潮不谋而合。Traditional Chinese Medicine emphasizes a more holistic approach and aims to cure and maintain balance in the body through more natural treatments.（中医强调从整体观点出发，通过更自然的手段去治愈疾病，保持身体处在平衡之中。）中医的疗效和安全性经过了长期的实践验证，历经千年而心口相传。在辨证论治中的人文关怀也是现代医学理念中所不具备的，中医医生在辨证诊断中的望、闻、问、切，与病人沟通、关心病人整体上的病情，在一定程度上会缓解病人的精神压力。中医是中国传统文化一种富含智慧与哲理的医药文化积淀和独特表现形式，在形式上表现为技艺，但文化才是她的命脉，是传统文化思维、哲学思想、思维方式和价值观念的体现，中医学不仅是中国文化最优秀的代表，而且符合当代西方的价值观和后现代发展的需求，这才是中医的绝对优势。

四、中医药在英国发展的劣势

首先，中医药在英国缺少法律保护，尽管中医人士为此多方努力争取，但还没有得到英国政府对中医立法地位的落实。英国并没有专门针对中医师的认证资格，中医师只能通过针灸师和草药师来进入中医行业。欧盟的禁令中规定，中成药虽只限制在药店柜台零售，但凡是有资格的中医师，依然可以开药方，或者自制中成药开给病人。英国中医师学会主席马伯英教授认为，这条规定在英国没有意义，从根本上讲这是英国条例的一个漏洞。英国没有中医师立法资格认证，没有保护中医师头衔，就无从确认是有资格的中医师。其次，中医药在英国属于补充医学或者替代医学的范畴，并没有完全纳入英国国民医疗卫生服务体系，中医诊疗费用，保险公司往往拒绝支付，普通民众常常因为要自己支付不菲费用而对中医诊疗望而却步。最后，因为文化背景、思维方式以及语言问题，中医基础理论和中医文化难以广泛传播，如阴阳、五行、脏腑、经络、命门等概念，英国人很难理解。Western medicine and Traditional Chinese Medicine arise in different cultural backgrounds, they show different characteristics, especially in the thinking styles for making diagnoses.（西医和中医在不同的背景下形成，有着不同的特色，尤其是在做诊断时，思维方式截然不同。）许多中医经典，中国人都觉得高深，翻译成英文很可能词不达意，往往造成文化信息的丢失。目前，大部分英国人对中医的认识只停留在针灸、按摩等中医技术上，对中医理论感兴趣的人比较少，能研究透彻的人就更少，英国中医师在治病时也很少会进行辨证论治。

五、中医药在英国传播发展的思考

中医药如果想要在英国更加广泛的传播和发展，扩大文化的影响力，需要长期不懈的努力，目前主要可以从以下几个方面入手。

1. 弘扬中医药文化　中医不是孤立的，她具有自身完整的理论体系，其丰富的理、法、方、药理论知识和临床经验，蕴含着中国文化的深厚底蕴，中医是中国文化的重要体现，弘扬中医药文化，在一定程度上是中国文化走向世界的重要组成部分。做好中医药文化的宣传，使更多的英国人了解并接受中医的丰富内涵，改变"针灸就是中医"的错误观念。在中医翻译上也应注意文化的传递。

2. 重视中医教育并且加强两国交流与合作　重视中医药教育，培养更多的中医人才，改变中医师良莠不齐的现状，是进一步发展中医的必经之路。国内中医院校可以采用双语教学，开设对外中医专业，培养具有全球化视野、国际交流能力的中医药人才。要加强我国高等中医药院校与英国高校的合作办学，互派访问学者，师资交流，举办研讨会，共同编写教材，在英国的中医教育中，增加中医理论的学习比重，改变中医师只重技能不重理论的状况，进一步提高教学质量，促进中医药文化的正确传播与发展。

3. 提高中药产品的质量和安全保障　由于英国曾发生多起中药的医疗事故，中药需要在产品质量和安全保障上重新建立起良好信誉。质量和安全是中药在英国存在的关键。中国的中药企业要学习并积极引进欧洲企业的药品生产和质量控制体系，建立严格的中药质量管理规范。

4. 正视自身对中医的传承与发展　中医药文化是我国的瑰宝，只有我们自己珍视中医药这一伟大的财富，将中医药传承发扬光大，使中医药永葆活力，才是中医发展之本。用中医药防病治病，提高人民的健康生活水平，用事实和疗效说话，使得更多的人看到中医药的显著疗效，从而信任中医，这样才能持之以恒地推动中医药的传播与发展。The gradual development of Chinese medicine is based on constant accumulation and summary of experience in clinical practice.

总之，今后随着中医药在英国的法律地位的肯定，中医在国际的信誉会不断提升，相信中医药在英国会得到更加广泛的发展和运用，更好地为全英国的健康事业和世界医学贡献自己的力量。

（江南、张强、祁天培、吴永贵，《中国民族民间医药》，2015 年第 24 卷第 1 期）

推动中医在英国跨文化传播的几点设想

在主要讲英语的国家中，英国是历史文化传统最为悠久的一个，同时也是经济、政治等各方面政策最为保守的一个,中医在英国的传播效果并不理想。英国人对自己文化传统的归属感和自豪感非常强,比较不容易接受文化背景差异巨大的中医,同时,英国的社会福利和医疗保障体系比较完备,民众能够享受到比较周到全面的西医服务,而且由于移民政策等原因,在英国没有形成一个稳定的华人定居、聚居群体,这些都对中医在英国的跨文化传播造成了不小的困难,而要进一步促进中医在英国的传播,就要考虑这些因素,对症下药。

一、增强中医的文化品位宣传

作为一个君主立宪制国家,英国在长期的历史发展过程中逐渐形成了比较浓厚的贵族情结,这一点即使在普通民众身上也表现得很明显,所谓绅士风度,很大程度上来自普通人对于贵族生活的向往和效仿。总体上,英国人的生活是讲究品位的,送别人礼物时,哪怕只是个普通的小饰品,英国人也会郑重地向你介绍它的历史、珍贵之处和与众不同之处。就像他们喜欢关注王室成员的一举一动那样,有品位的东西总是更能吸引他们的目光。毫无疑问,中医的历史厚重感所孕育出来的文化品位其实是非常合英国人口味的,如果能够让英国人在接受中医治疗的同时感受到中医的文化品位,相信他们会更加容易接受中医。

首先,中医可以尝试走高端路线:中式的装修风格、中式的布局陈设,工作人员的一举一动都循规蹈矩、严谨而庄重,再配合上扎实的疗效,必定对英国各个阶层的民众都极具吸引力,然后他们会自然而然地将疗效与中医悠久的历史、深厚的文化底蕴联系在一起。而且从中医在英国传播的前景来看,吸引更多中上层人士的关注和支持非常重要,这对于营造有利于中医发展的舆论、争取有利于中医发展的政策都是必不可少的。目前看,发展这种高端中医院或者诊所的难度主要来自两方面。① 在英国的中医从业人员首先考虑的是经济问题,前期的投入和高运营成本是否在自己的承受范围之内,以及高端化带来的高收费是否会造成患者的流失等问题。② 目前从业人员本身的综合素质是否足以支撑这种高端形象。其实,由国内有实力的院校、医院甚至政府出资,在英国设立一部分高端的中医院或者诊所,选派高素质的医师和工作人员前往,就可以解决这两方面问题,等到示范作用形成后,后续的资金和人员跟进都不是问题,因为英国人的商业头脑还是很精明的。此外,走高端路线也并不排斥普通诊所、药店的存在,两者的目标患者群交集很少,不会出现利益上的冲突。

其次,中医诊疗要注重程序和仪式:自古以来,中国人是重实体轻程序的,认为只要结果是好的,过程怎样并不重要;而包括英国人在内的绝大多数西方国家都有重视程序的传统,他们认为如果程序没有保障,不可能达到理想的效果。因此,推动中医在英国的传播,必须重视这一点,应该建立起完整统一的工作流程甚至服装制度,否则,各个诊所、医院在程序上的差别会极大地影响英国人对于中医规范性的印象。这一点,通过行业协会的沟通与努力就完全可以实现,这些程序未必要与国内一致,只要统一、规范,符合英国人的习惯就可以了。仪式都是带有强烈象征意义的,很大程度上就是历史和文化的代名词,重视传统、讲究品位的英国人,对于仪式的重视程度也是很高的。就中医而言,如果能够在环境布置、诊疗过程中适当融入能体现自身历史和文化特色的仪式类元素,也能够有效提升中医的文化品位。

二、加强中医教育体系建设

教育水平的高低决定了中医在英国持续发展的能力,而目前英国的中医教育刚刚起步,必须要有计划地加以扶持和引导,通过加强我国政府公派师资力量的帮助和两国学校之间的师生交流及学术研讨,使英国的中医教育尽快规范化并且扩大规模,才能从根本上解决英国的中医人才依赖输入、自身造血功能不足的问题。目前,英国正规的中医教育主要采取与我国合作办学的模式,以此来保证教学质量,这种模式在未来相当长一段时间内仍然会是英国中医教育的主要模式。因此,还是要在更好地开发利用这种模式方面多做努力。

首先,要在合作培养学生之外,尝试帮助英国培养教师。经过多年的发展和积累,已经有为数不少的英国人从事针灸推拿行业,可以从中选拔一批理论基础和操作能力比较优秀的人到中国培训,进一步提高他们的理论水平,充实到英国的中医教师队伍当中,教学岗位可以从针灸推拿开始,逐步向其他领域扩展。教育的本土化是中医在异国他乡落地生根的重要标志之一。

其次,要为英国的中医学生创造更多的实践机会。作为一个医疗行业,中医的实践操作能力非常重要,而英国学生的实践操作机会是比较欠缺的。要解决这一问题,除了让更多人来中国之外,还要充分考虑到他们未来从业的服务对象,在英国多组织中医义诊活动,使他们有机会在自己熟悉的语言环境当中提高自己的实践能力。

三、充分利用留学生资源

英国高水平的教育正在吸引着越来越多的中国留学生前往英国。据中国新闻网 2012 年 2 月 27 日的报道,目前有超过 90 000 名中国学生在英国留学,其中有超过 70 000 人在就读高等教育课程,中国学生数量约占英国大学全部 445 000 名国际学生中的 1/5。在英国留学的学生当中,中国学生有着最好的口碑,他们学习非常勤奋刻苦,而且成绩优良。在英国的留学生群体虽然受到政策的限制,绝大多数最终会离开英国,但是这个群体也有着巨大的优势,有可能为促进中医在英国的发展做出贡献。首先,留学生的受教育水平比较高,并且能够与英国人顺畅的交流。其次,留学生的总体形象良好,宣传的可信度高。再次,留学生与英国的高等教育广泛接触,无论是教师还是学生,都有可能对未来英国的政策产生深远的影响。因此,中医在英国的传播要充分利用留学生资源。

首先,通过在国内对中医的宣传推广来普及提高留学生的中国传统文化素养,包括对中医的理解和认同。当我们遇到一个外国人时,能够打破僵局的最好话题就是彼此国家的代表性事物。例如,遇到德国人我们会很容易谈到啤酒,巴西的桑巴舞、古巴的雪茄烟、西班牙的斗牛等都是很容易联想到的话题,并且这些话题非常容易激发彼此的民族自豪感。而如果谈到中国,美食、乒乓球和传统文化必定是会被提及的,帮助留学生们多掌握一些传统文化知识,除了能够润物细无声地促进中医传播,也可以增长他们的爱国热情。

其次,在留学生中推广中医保健。在英国,居留时间超过 6 个月的留学生就可以享受到NHS(国民医疗保障体系)的免费服务,但是由于留学生的年龄构成特点,真正的大病相对较少,常见的多是因水土不服原因引起的腹泻等症状,而英国 NHS 的漫长等待是举世闻名的,因为这些轻微症状所能享受到的医疗保障其实非常有限。在这种情况下,可以由中医诊所或药店进行留学生的日常保健和治疗。这样一来,不但可以使留学生们的健康状况有保证,也能够为中医行业提供更多的发展空间。

总之,中医在英国的传播发展,首要的是继续培养群众基础,并在英国民众对中医认可度逐步提高的过程中稳步推进中医的合法化进程,这可能是一个漫长而艰难的过程,但只要各方面形成合力,方案得当,再加上其他国家的示范和带动,中医在英国必定能够有所作为。

(刘国伟、张晶、卢甜,《中医临床研究》,2015 年第 7 卷第 24 期)

英国天干地支针灸

针灸在海外的传播非常广泛,各个学术团体之间百家争鸣,英国天干地支针灸作为其中一支,传承完整连贯,学术思想系统,自成体系,本文主要介绍英国天干地支的基本情况。

一、针灸海外传播途径与部分人物梳理

针灸的海外传播史可以追溯到公元 6 世纪前后,白兴华在《针灸对外传播的分期及各个时期的特点》一文中,将针灸海外传播的过程划分为三个阶段:① 公元 6 世纪至 15 世纪末,通过人员往来向周边国家传播,以朝鲜半岛、日本和越南为代表方向。② 16 世纪初到 1970 年,前期由荷兰东印度公司雇员经由印度尼西亚和日本将针灸介绍到欧洲,后期通过中国政府派遣援非医疗队将针灸带到非洲。③ 1971 年以后,以中美建交为契机,借助现代媒介在世界范围内传播。

云南中医学院中医西传研究所对西方社会开展中医人类学研究,积淀已 20 余年,开展了对法国和英国的实地调查,收藏有几千件文物手稿和图像音像资料。笔者根据 Peter Eckman 所著的 *In the Footsteps of the Yellow Emperor* 一书及现代相关学者的一些论文,对针灸在海外传播的部分人物进行梳理,结果见表 5-12。

表 5-12　海外针灸部分人物梳理表

国家或地区	人物	主要事件
中国台湾	吴惠平	20 世纪 60—80 年代海外针灸的领军人物,海外最有影响力的针灸师,为针灸走向世界做出卓越贡献。其传授门生弟子逾 3 000,遍及世界各地,桃李满天下,达到 62 个国家之多
英国	James Tin Yau So	新英格兰针灸学校(New England School of Acupuncture)的创始人
	Harry Cadman	英国针灸开创者之一,1932 年师从一位远东殖民地的医生(Pakes),此后一直在英国从事针灸,英国牛津一所中国针灸学院执教,是传统针灸协会(Traditional Acupuncture Society,TAS)第一届会长
	Denis Lawson-Wood	Worsley 同事之一,与其妻子 Joyce 一同出版了一系列关于针灸图书,是英国出版针灸相关图书第一人,1969—1970 年担任英国针灸协会(British Acupuncture Association)会长
	Felix Mann	1962 年开始出版其一系列关于针灸的专著,包含 Soulié de Morant 和 Roger De la Fuye 的传统思想,用其在法国跟随越南医生 Van Nha 学习的内容做支撑,加上自己对中医的研究,传统的及当代的针灸成果。不过后来他放弃了最初对传统针灸的理念,转向现代医学基础上的诊疗方法
	Sidney Rose-Neil	英国针灸协会(the British Acupuncture Association)第一任会长,帮助针灸从德国向英国传播
	Kenneth Basham	与 Sidney Rose-Neil 一起在英国组织了第一届针灸研讨会。他为自己的妻子诊脉的图片中,他的诊脉手法成为英国针灸学院的标准手势

（续表）

国家或地区	人 物	主 要 事 件
日本	Ishizuka Sagen (1850—1910)	日本医师，在常年用自己做实验治疗自身肾病之后，开创了饮食理论。尽管深深受到传统东方医学的影响，但对东、西方医学一视同仁。他的理论可以归结为疾病是由于饮食中钠钾平衡产生偏差而逐渐形成，他称自己的疗法为"Shoku-yo"，意思是"营养的""食物疗法"，也因此，他被人们称为"味噌汤医生""萝卜医生"。尽管有这些绰号，但他还是迅速出名了，不能不限制咨询人数，每天只有 100 个名额
	George Ohsawa (1893—1966)	也叫作 Sakurazawa Nyoitchi，1947 年自己改名为 George Ohsawa，长寿法的发起人。年轻的时候，他通过实践日本医家建议的饮食行为，治愈了自己所患的肺结核，从此对东方医学兴趣大增，写了大量的书和文章将日本文化带入欧洲。对 Ishizuka Sagen 的观点非常推崇，并将东方医学中的阴阳理论再注入，他的饮食理论要在特殊的阴阳理论指导下进行运用，他对阴阳的解释与传统中医的解释相比是不同的，有其自身的特殊性
	Nakayama	日本医师，Soulié de Morant 和 George Ohsawa 曾合作翻译其著作
	Mme Hashimoto Masae	日本医师，与 George Ohsawa 一起在法国教学，但是 George Ohsawa 的方向错了，因此 Mme 特地写信给日本一个虽然年轻却经验丰富的针灸师，请他来法国纠正错误的针灸疗法。她受到 I do No Nippon 杂志主编的指导，学习了诊脉。她的诊疗方法是五行针灸的基础，但她却没有运用五行中的能量转化。她根据脉搏判断十二经络的盛衰，配合五行、时间节点，直接用少量的针治疗虚衰的经络，她确信自己的诊断是根据五行针灸的参数（如颜色、声音、气味、情绪、口味偏好等）而做出的
	Honma Shohaku (1904—1962)	很高名望的五行针灸老师，既是学者，也是针灸实践者，他所教授的内容是 Worsley 发展的五行针灸的基础
	Yanagiya Sorei (1906—1959)	Honma Shohaku 的老师，首名原是 Seisuke，他将其改为 Sorei，取一本书名的首字母，即 Simple Questions (Su Wen) and Vital Axis (Ling Shu)，以此表露他对经典的尊敬。是日本第一个针灸学校培养出的针灸师的儿子，17 岁时获得针灸医师资格，21 岁以"回归经典"为战斗口号，开办自己的学校，目的是复兴已经消失很久的经典模式。他是日本五行针灸复兴的开创者
	Sawada Ken (1877—1938)	Yanagiya Sorei 的启蒙者之一，传统针灸师，在欧洲享有盛誉。出生于日本武士家庭，少年时期，学习过柔道和正骨术后，开始在京都学习针灸。尽管诊疗技术非常成功，但其名声则赖于 Nakayama Tadanao 记者的传播
法国	Jacques Lavier	推崇吴惠平的学术思想，并助其传播，法国"甲骨文中医"的创始人
	Soulié de Morant (1878—1955)	从 8 岁开始学习汉语。最初在耶稣会上学，本打算学习医学，但因父亲过世而放弃。21 岁时，他因语言技能得到一份在中国的工作，此时北京正处在霍乱流行时期。Morant 认识了一位姓杨的医生，杨医生用针灸治疗霍乱病人收到很好的效果，Morant 的兴趣被激发，开始跟随杨医生学习，并在其指导下，对病人进行简单治疗。后来被法国领事团任命为驻华大使，前往中国各个城市。在上海时，他找到张医生学习针灸，在云南时也找到一位医生学习，只是没有留下名字。云南省与印度支那半岛相连，自然包括越南，越南医学对法国针灸的影响很可能是从 Morant 在云南学习针灸开始的。Morant 与众不同之处在于他接受并适应当地习俗，据说他穿戴整齐时，他的谈吐和地地道道的中国人没有什么差别，因此他赢得了老师的尊敬和信任。由于熟练掌握针灸，1908 年云南总督颁发给他"针灸医师"资格证——一个非同寻常的荣誉。Morant 受到东方医学的影响的另一方面来自日本。因为身体原因，Soulié de Morant 于 1906 年到日本居住 1 个月，所受的影响在 Soulié de Morant 后来的著作中有体现。因此 Morant 传到法国的针灸受到了中国、日本和越南医学的影响。事实上，Morant 也学习了一些韩国医学。1918 年，Morant 回到法国，但在 1927 年才开始行医生涯。1929 年写了第一篇关于针灸的文章，发表在 French Homeopathic Journal 杂志上。1934 年出版第一部针灸著作，此后陆续出版 20 多部图书和文章

（续表）

国家或地区	人　物	主　要　事　件
法国	Roger De la Fuÿe	师从 Soulié de Morant，继其之后，法国针灸的焦点人物，发展顺势疗法，将其形成体系。1945 年创办法国针灸团体（French Acupuncture Society，SFA），1946 年创办国际针灸团体（International Acupuncture Society，SIA）。学生包括 Bischko、Bachman、Stiefvater、Schmidt。曾委托 Denis Lawson-Wood 将其作品翻译成英文
德国	Elza Munster	德国针灸师，曾于 1958 年在东京跟随 Mme Hashimoto Masae 学习临床经验 2 个月以上

二、英天干地支针灸流派简述

针灸在英法等西方国家本土化的过程，为我们提供了中医海外传播的特殊案例。对于中医药文化的西传，目前国内外讨论的研究对象大多为两类群体，即移民西方的中医业者（中国人）和来华学习中医后带回本国的西方人。事实上，与中国内地无关联、通过自学中医经典后有所创新发展的西方中医业者在传播中医药文化中同样起着重大作用，特别是其根据中医理论模板、利用自己的文化资源发展并形成了独特的见解、理论、技术。中医及其文化的内在普世性，使西方居民对其学习、解读及创新成为可能；而西方独特的文化资源如汉学传统、"中国印象"及后现代思潮，使这种创新得以实现。学会理解、欣赏西方中医的特殊形态可以帮助我们发现其更深层次的社会文化意义。

国内中医医史文献工作者大多致力于国内传统文献研究，对于海外文献研究十分欠缺，而对欧洲中医的研究则更少。事实上，中医在西方国家的传播过程已有一定的历史沉淀，对中医药文化起到了重要的丰富补充作用。通过人类学研究方法——田野调查，深入研究英国民众与中医药的相关行为，对中医药文化感受和价值观，弥补中医药文化这一中医精髓在西方传播途径及其规律的相关空白。

英国天干地支针灸（Stems and Branches Acupuncture）诞生于海外针灸传播的第 3 阶段，伴随着东方医学国际学院（International College of Oriental Medicine，ICOM）的建立而产生。

目前已知的英国针灸流派主要有 6 种：五行针灸、零点平衡、理疗针灸、中国蓝调、英国医学针灸和天干地支针灸。天干地支针灸流派，也被称为五运六气针灸（以下简称干支针灸），形成于 20 世纪 70 年代，创立人是 J. D（Dick）van Buren 医生。

1. J. D van Buren 医生简介　J. D van Buren 医生，荷兰人，1952 年开始从事针灸学习，师从法国人 Jacques Lavier，1963 年从 Lavier 的培训班毕业。因 Jacques Lavier 的理论均来自中国针灸师吴惠平，J. D van Buren 医生于 1966 年到中国台湾跟随吴惠平学习，3 年后被授予台湾针灸医师学位。然后他又去韩国，跟随韩医 Chang Bing Li 学习五运六气针灸，并将其带回英国。回国后，创立东方医学国际学院（International College of Oriental Medicine，ICOM），将其所学尽数教授，尤其是干支针灸，倾注的心血最多，因而将干支针灸从理论层面运用到临床（Celestial Stems and Terrestrial Branches）。

2. 东方医学国际学院（ICOM）简介　东方医学国际学院由 Dr. J. D van Buren 创立于 1972 年，在英国和荷兰均设有分校，目前我们对其的了解均来自英国的东方医学国际学院。英国的东方医学国际学院是一所正规的，被 BAAB（British Acupuncture Accreditation Board）认证的机构，与英国格林尼治大学(The University of Greenwich)联合办学,是英国办学最悠久的一所针灸学院,同时也是英国唯一一所教授干支的针灸学院。学生经过学习后被授予针灸行医资格证和英国格林尼治大学科学学士学位。学习方式分为两种,全日制和非全日制,全日制需要3年时间完成学业,非全日制则需要4～5年。开设课程包括中医学1(中医医学史、中医哲学和中医基本理论)、中医学2(五神、五志、五行、六气等)、中医学3(五运六气理论)、中医应用[TCM(Traditional Chinese Medicine)、五行针灸和干支针灸]、个人和专业发展、针灸定位课、西医学、研究课、临床实践课等。

三、揭开干支针灸的"神秘面纱"

研读干支针灸的相关著作之后发现干支针灸本质上与中国传统文化息息相关,是在运气学说指导下,以天干地支为基本元素,以中医基础理论为根据,基于时间和空间而形成的一门针灸流派,虽然根于中医基本理论,但与现代中医不同,是经典中医或者古老中医的一种。根据ICOM招生简章的说明,干支针灸是研究自然界的气(或能量)在人与人之间、人与环境之间的循环、转化和相互作用的理论,包括阴阳、五行和天地人。

1. 中国传统文化遍渗其中　气、阴阳、道等基本哲学概念是中国传统文化的重要部分,也是干支针灸的基本法则。干支针灸认为气是天干的来源(Chinese Characters Lesson 98),"气"由游离之物于天地之间形成,并代表着万物最根本的属性。气反映在两个方面,气之阴为精,气之阳为神。阴阳是气的两个表现形式,这对对立统一的哲学观念在体质判断、疾病诊断和治疗中起着最基础的作用。道即自然是贯穿干支针灸的灵魂。*The Complete Stems and Branches* 一书的开篇即写到:"道是万物又是寓于无形。"干支针灸认为道即自然,只有理解自然,与自然和睦相处,才能生活得更好,即《素问》所说"其知道者,法于阴阳,和与术数"。因此,理解、感悟和顺应自然就成了学习干支针灸的第一步。于是学习昼夜交替、四季轮回、六气变化、月亮盈亏等自然现象是干支针灸的基础,这与中国天人合一的整体观是一致的,人与自然应和谐相处,顺应自然变化。

除此之外,研究汉字的构成也是干支针灸理解汉字的首要途径。如"阴"这个汉字,干支针灸先从它的四个造字结构解释,认为"阴"(繁体为陰)由"阜""云""上""今"组成,并对各部分的含义进行说明,进而完成对整体的说明。

2. 运气学说是干支针灸的起源前提　干支针灸的创始人 J. D van Buren 医生在韩国跟随 Chang Bing Li 学习时,首次接触运气学说,对此学说兴趣浓厚,刻苦钻研,并带回欧洲传播发展,J. D van Buren 医生在韩国学习时一直称干支针灸为五运六气针灸,回国传播这一理论时,才将其翻译为 Celestial Stems and Terrestrial Branches Acupuncture(后简化为 Stems and Branches Acupuncture),因此运气学说是干支针灸起源的前提。干支针灸认为五运是五行和天干的基础,六气是六部和地支的基础。这个也是"天干地支"的知识,在《内经》的《素问》和《灵枢》中都有解释,这也是针灸的基础。天干地支与气的循环运动和它们在宇宙、气候、人体中的变化有关。

天文星宿、历法物候、地理气象、八卦术数和天干地支都是运气学说的重要组成部分。干支针灸的研究者 Roisin Golding 说干支针灸的最根本的源头在天文学。"汉朝星空"详图解答了她很多困惑,如地支在木星和木星反向之间的运动。《黄帝内经》为什么以"黄帝"冠名,而不是"炎帝"。她认为是黄帝的名字——轩辕。轩辕是一个非常古老的由狮子座的十七颗星组成的星座,它形成一幅一条中国龙撞击到黄道的生动画面,充满力量(Celestial Stems and Terrestrial)。北极星是黄帝的战车,它是一个极圈,北纬30°以北的人们永远不会看到北极星落下,北极星的手柄几乎以每天1°的速度顺时针转动,每15°的转动需要15 d,标志着一个节气,每转动90°,标志着一个季节。这就像司马迁说的,黄帝骑在上面定四方,分阴阳,调四季,维持五行平衡,负责二十四节气和农历。另外,河图洛书、易经、天干地支也是各成章节进行论述。

五运六气针灸[或被叫作CCM(经典中医)]与所熟知的TCM(传统中医)有很多不同之处。其中一个区别就在于它们的治疗方式。假如是一个TCM的医生,他在诊疗肝气不足的病人时,会选择肝经的穴位来治疗。而干支针灸医生(即五运六气针灸医生)则会选择能补益肝经的经络上的穴位,或者是与肝经相反的经络的穴位来调节平衡,肝经的穴位反而不会被作为候选,因为肝已经不调了。在天干地支系统中,或五行学说中,有补益作用的经络是根据相生作用来选择,而相反作用则是指其他的脏腑可以对其进行反对,即根据相克作用来选择穴位,这也是一组阴和阳的关系。

在针灸临床过程中,操作原则都是建立在哲学理论上的。他们会描述宇宙,时间和空间的存在,天和地。这种隐晦的、被提出的原则描绘了宇宙运行的规律,就像是围绕其中心散发出的4个产物。最后一个基本原则用一种多形式的方法描述了人的产生,是建立在数字5(4加它的中心1)的基础上。在治疗中,所有的原则、规律都会被用于指定诊疗方案,而这些都是建立在宇宙的原则之上。

3. 中医经典著作是干支针灸的理论基础　《黄帝内经》是干支针灸的理论的基石。如讲到月亮对人体的影响时,即引用《素问·八正神明论》:"月始生,则气血始精,卫气始行;月郭满,则血气实,肌肉坚;月郭空,则肌肉减,经络虚,卫气去,形独居。是以因天时而调气血也。"在讲到四海理论时,引用《素问·海论》"得顺者生,得逆者败;知调者利,不知调者害"。诸如此类,不再赘述。《难经》《甲乙经》也是干支针灸的理论来源。

再者,《淮南子》《道德经》《易经》等中国古代经典著作亦成为干支针灸的理论来源。笔者认为外国人在研读中医著作时经常会遇到很难理解的概念,这与他们的思维方式有着密切联系,为了理解这些概念,他们就会找寻各种相关内容,于是中国古代的经典著作顺理成章地成为帮助他们理解这些概念和理论的源泉。就像我们学习英文,也会研究单词的构造,以求从根本上理解单词的含义。

四、结语

笔者认为天干地支针灸能在英国发展传播的原因主要有两个方面。首先,纵观中医学发展的历史,中医学术流派的形成与发展无不与社会经济文化的发展密切相关。英国高度发达的经济文化水平为针灸在当地的发展提供了坚实基础,其文化的包容性和学术的开放性也为针灸的发展提供了肥沃的土壤。其次,与中医药的实用价值和文化价值密不可分。现代医学在取得卓越成就的同时,也表现出一定的局限性,遇到了许多棘手的难题,如疾病谱的变化、疑难病的增加、合成药的副作用、沉重的医疗费用等。中医讲求天人合一的整体观,认为"人体是有机的整体",不论是辨证论证还是治疗,都从这一观点出发,这与英国崇尚"回归自然"的热潮不谋而合。中医强调从整体观点出发,通过更自然的手段去治愈疾病,保持身体处在平衡之中。在辨证论证中的人文关怀也是现代医学理念中所不具备的。中医医生与病人交谈、关心病人病情,在一定程度上会缓解病人的精神压力。最重要的是中医的疗效和安全性经过了数千年的实践验证,历经千年劳动人民的心口相传,是一种富含智慧与哲理的文化积淀,这才是中医的绝对优势。中医的疗效是有目共睹的,西医学难以确诊的胃肠不适、妇女痛经、不孕症、更年期综合征等都取得意想不到的效果。

虽然干支针灸根于中国传统中医,但其与现代中医体系差别较大,近代以来,中医有所"迷失",对英国天干地支针灸的学术思想和诊疗特点进行梳理和总结,探究其理论源头,不仅有利于天干地支针灸的发展和传播,扩大其影响力,而且笔者认为这是一个中医"回归"的突破口,有利于提升中医自身的价值,激发国人对中医原创思维的再研究,同时对西方社会中医形态的理解和梳理,借助海外中医药发展的经验,反过来又有利于推动了我们对国内中医理解的认知。

(江南、祁天培、王静平、于凡、吴永贵,《世界中西医结合杂志》,2016 年第 11 卷第 6 期)

中医德国传播考略

中医对外传播的历史悠久而漫长,在欧洲众多国家中,德国是中医传播较早的国家之一。17世纪以来,无数国内外学者投身于中医在德国的传播事业,通过介绍中医文化、翻译中医典籍、编著中医教材、开展中医临床诊疗活动等方式使中医在德国得到广泛传播与认可。以时间为轴线,分阶段对中医在德国传播的历史史实进行研究,有助于梳理过去几个世纪以来中医西传的脉络,发现中医对外传播的规律和影响因素,从而对未来中医对外传播有所启示。

一、17 世纪和 18 世纪中医在德国的传播

这一时期中医在德国的传播主要以针灸术和中药为主,在欧洲属于较早传播中医的国家,表现在相关著作的翻译出版和来华传教士对中医药的记载。

1. 针灸术的传播　17 世纪的欧洲人多患痛风,灸术治疗痛风便成为中国针灸术西传的契机,其最早可追溯到荷兰人布绍夫(H. Busscholf),他亲身体验艾灸治愈自己的痛风之后,用荷兰语著文专门介绍灸术,译成英文后称《痛风论文集》,1676 年在伦敦出版。在此基础上,德国人吉尔弗西斯(Geilfusius, R. W.)用德文写《灸术》一书,1676 年在德国马尔堡出版。之后 1683 年,德国人哥荷马(Gehema, J. A.)在汉堡出版了《用中国灸术治疗痛风》一书,认为灸法是治疗痛风最迅速、最安全的疗法。

德国医生凯姆弗(Engelbert Kampfer)是荷兰东印度公司医师,他首先跟从日本人学习针灸,然后著书向西方作介绍。1690 年他被调至长崎,随日本医生学习针灸,1692 年回到欧洲后著《海外珍闻录》(1712 年出版),对日本经历、皇宫内情况、中国针灸术等做了详细描述,其中有用针灸治疗泻下和肠绞痛等疾病的记载,并特别介绍了"艾",认为艾是最好的灸术材料。此书在欧洲流传广泛,1727 年被译成英文在伦敦出版,1729 年和 1732 年被译成荷兰文和法文出版(马伯英,2010)。

18 世纪德国著名外科学家赫斯特(Lorenze Heister)在所著的《外科学》(1718)一书中讨论过针刺问题,此书后来被译成六种文字,重印 20 版,极大地促进了针灸在欧洲的传播。另外,18 世纪一位荷兰人(George Eberhand Rumpt)将金陵版《本草纲目》带到德国,成为柏林国立图书馆稀

世珍藏,引发了德国人研究中药的兴趣。

2. 中药本草学的传播　17世纪对中医尤其是中药本草进行过认真考察研究的传教士当属邓玉函(Johann Schreck,1576—1630),他是天主教耶稣会德国传教士,生于德国康斯坦茨,在医学、天文学、植物学等方面具有较深造诣。邓玉函1618年离开欧洲,一路上对印度、越南、中国及其动物、植物、矿物进行标本收集考察,同时做气候和人种学研究,这些沿途见闻被一一记录,即*Plinius Indicus*(意思为印度的植物世界)两册,其中包括他对中国本草的研究,这两册书未译成中文,但他已寄回德国,成为西方人研究中国博物学之始。根据《明季西洋传入之医学》卷一的"邓玉函传"记载,所谓"玉函格究中国本草八十余种",就是由此两册书中编著而成。对这件事情,《帝京景物略》曾经记及:"邓玉函善其国医,言其国剂,草木不以咬咀,而蒸取其露。所论治及人精微。每尝中国草根,测知叶形花色、茎实香味,将遍尝而露取之,以验成书。未成也。"

邓玉函于1619年抵达澳门地区,之后到过杭州、北京等地,他将西方医学介绍到中国的同时,也向西方介绍古老而神奇的中医理论。对于中药和中国医生,邓玉函做了概括性的总结:"几乎所有的中药都要煎熬,它们是晒干的草药或剁碎的根;矿物质人们很少使用。医生自己是经验主义者,事先对病因毫无所知;但在切脉上他们非常擅长,他们在把脉时,什么也不问病人,而是讲述另外毫不相干的事情,似乎在读一本书,像吉普赛人看手相一样。其中的道理我不明白,但有一点我明白:人们把动脉分成几段,离大拇指最近的一段治头病,第二段治心病。从它们推断出相应部位的疾病。"邓玉函对中国的针灸也饶有兴趣:"中国人不用烙铁,而是用苦艾灸皮肤,通常很有效。他们用一根长长的针刺入皮肤,扎得很深,并不断转动。据我所知,它能驱湿治瘤,但这一切我只是道听而已,未曾亲眼见过。"这些生动的描述对于欧洲人认识中药和针灸非常有帮助。

可以说,17世纪到18世纪欧洲特别是德国对中国的针灸术已有了较多了解,尽管当时也有人反对使用针刺疗法,但毕竟针灸给西方人留下了不可磨灭的影响,中医学在西方堪称枝繁叶茂的一株,首推针灸。

二、19世纪中医在德国的传播

19世纪,翻译介绍我国法医学、炼丹术以及本草学的著述逐渐多了起来。炼丹术过去多由阿拉伯文献转述,1809年德国学者克拉普罗特(H. Julius Klaproth)在俄国彼得堡科学院学术会上宣读一篇关于中国古代化学知识的论文,所根据的是唐代抄本《平龙论》,该论文次年以法文发表于《彼得堡科学院院刊》。1870年德国人毕施奈德(Emic Bretschneider)将吴其濬的《植物名实图考》译为《中国植物学文献》出版,并称该书图形刻绘精美,可鉴定出其科或属。19世纪末,德国一些厂家通过将中药加工销售,获利甚丰。如1899年德国怡默克药厂将中药当归制成流浸膏,后改为片剂,用以治疗妇科病,取名"优美露"(Eumenol),畅销世界各地。

这一时期热衷于东学西传的德国传教士主要是花之安(Ernst Faber,1839—1899),他深谙中国传统文化,是汉学家和植物学家,奉行"孔子加耶稣"的传教政策,提出利用儒家思想来传播基督教文化。花之安的中外文著述甚多,包括用德文著述的《儒学汇纂》和《孟子思想》,分别在1872年和1877年出版,将中国儒家学说和中国历史向德语和英语国家进行了比较系统的介绍,在西欧颇负盛名,被誉为"19世纪最高深的汉学家"。

由于花之安在大学读书时曾对植物学有一定的研究,在中国曾经协助俄国著名植物学家贝勒编写《中国植物》一书,并写了《中国经书中的植物学》一章,附有注释、附录和索引,于1892年出版,在客观上向西方介绍了中国植物的品种和特性,促进了西方读者对部分中药本草的理解和认知。

三、20世纪中医在德国的传播

1. 20世纪上半叶中医在德国的传播　20世纪初期西医学在我国得到广泛传播,医学界贯穿着中西医之争和中西医汇通两条主线,古老的中医药学显示了强大的生命力,一方面不断发展和创新自身的实践和理论,另一方面也不断吸收外来医学成果,建立新的医学模式。中医学这种宽广的包容性和适应性吸引了不少德国学者来到中国,对中医的文化底蕴、发展历史进行研究,并传播到远在欧洲的德国,促使德国民众对中医有了更深层面的了解。卫礼贤和许宝德是这一时期德国中医传播的代表人物。

德国汉学研究影响较大的人物当推卫礼贤(Richard Wilhelm,1873—1930),1899年他以一名传教士的身份来到青岛,却对中国文化、经典著作、社会历史等产生了浓厚的兴趣,并踏入了探究中国传统文化的门径,是中西文化交流史上"中学西播"的一位功臣。卫礼贤翻译出版了《老子》《庄子》《列子》《论语》等文化典籍,还完成了《中国的儒家》《西方科学与中国科学的区别》等研究著作,总数达30多部,发表研究中国的论文达百余篇,全面向德国读者介绍了中国的风土人情和历史文化。

最值得一提的是卫礼贤在中国师长劳乃宣的指导下完成了对《易经》的翻译。《易经》的德文译本是劳乃宣向卫礼贤进行详细而深入的文本解释的基础上产生的,也是卫礼贤耗费心血最多的一部作品,从开始学习、研究、翻译、出版,花了10多年的时间。该书自1924年出版以来,已再版20多次,成为西方公认的权威版本,相继被转译成英、法、西班牙、荷兰、意大利等多种文字,传遍整个西方世界。众所周知,《易经》是中医的哲学基础和思想来源,卫礼贤的翻译介绍工作为中医理论在西方的传播打下了坚实基础,功不可没。

20世纪前半叶,西方传播中医和研究东方医史的先驱要首推许宝德(Franz Hübotter,1881—1967),他是德国的医学和哲学博士,既通医术又懂中文,早在1913年就已出版《古代中国名医师》《寿世编:中国古代的接生术》等,后期还翻译了《针灸甲乙经》《仓公华佗传》等。1927年来华在湖南益阳和山东青岛行医,回到德国后,著述《中国药物学》,并节译《内经》《难经》《脉诀》《濒湖脉学》等合成《中华医学》一书出版,主要介绍中国传统医学从古代直至20世纪20年代的发展状况。《中华医学》于1929年由德国《泰东》(Asia Major)汉学杂志出版社出版,收入其"中国文库"第一册。它是20世纪上半叶德国乃至欧洲出版的有关中医的优秀著作之一。其中《濒湖脉学》《难经》和《脉诀》德文译文均属于较早的欧洲译本。

许宝德回国后在柏林大学任教,成为最先把中医搬上德国大学课堂的学者。许宝德从1907年接触中医,到1967年去世,均以翻译中医典籍、撰写中医药著作、争取中医针灸的合法地位、研究和讲授中医药学为主要职业,在欧洲影响深远。

2. 20世纪下半叶中医在德国的传播　中医药在德国的发展和传播是无数学者和中医从业者共同努力的结果。20世纪下半叶,涌现出一批有志于从事中医研究和中医传播的德国学者和华裔学者,例如德国哥廷根大学汉学家罗志豪(Erhard Rosner),潜心研究中医医史多年,近期尤对中国疟疾史进行了深入研究,涉及从宋到明清的疟疾发病情况;德国汉堡汉学家、医学博士R·季宁重点对金元时期的中国医学进行了研究;德国中医儿科专家沃尔克马(Babara Volkmer)

致力于中医儿科的发展史和学术交流;德国慕尼黑的中医眼科专家克瓦斯奇(Jurger Kovacs)翻译了中医古籍《银海精微》,该书 1995 年出版,为中医眼科的研究和学术交流做出了贡献。德国学者文树德、满晰博和德国华裔中医学者杜念春是这一时期较有代表性的中医传播者,他们的主要贡献表现在编译中医经典著作和教材以及开展中医相关研究。

20 世纪中期以来从事中医经典著作翻译的德国学者最负盛名者应为文树德(1943——,Paul U. Unschuld),他现任柏林洪堡大学下属的 Charité 医科大学中国生命科学理论·历史·伦理研究所所长,是国际著名的中医史学家,研究重点为中国与欧洲医学及相关生命科学的比较史,他精research古汉语、东方医学史和中医学,著述颇丰。早年撰写《本草史》《中医伦理学》《中医经典原著导读》等著作,用德、英文出版;1987 年出版英文、德文版的《中国医学思想史》,常作为大学讲座教材使用;1989 年出版徐大椿《医学源流论》的中文、德文对照本,并著有《被忘却的医学传统——关于徐大椿的研究》;其他著作包括《御制本草品汇精要——中国 16 世纪的国家药典》《中国医学——一部思想史》《医学在中国》《中国古代的医学伦理学》《本草经——中国两千年前的药物学文献》。

20 世纪 80 年代以来,文树德投身中医经典医籍的翻译和推广工作,认为中医国际化的最大障碍是语言文字。他在中医翻译方面的主要成就是翻译了《难经》和《黄帝内经·素问》。文树德翻译的《难经》(1986 年出版)译本很有特色,每译一"难"便将古今各家的有关评述、注解及研究详述于后,因此他译的《难经》比《圣经》还要厚出一倍。国内学者认为这样的译本有助于西方读者全面、系统地了解《难经》的学术思想及其历史沿革,无疑是一本极有价值的译本。此外,文树德在该书的前言中详细介绍了他翻译中医的体会,提出了一些切实可行的翻译方法,成为我们了解和研究西方人翻译中医的方法与实践的难得资料。

文树德主持的《黄帝内经·素问》英译研究项目历时近 20 年,是迄今为止西方规模最大的中医典籍翻译工程。他坚持翻译中医著作一定要反映那个时代人们的生活状态和对生命现象的认识程度,采取从历史的角度忠于原著的态度,保持中医的"原汁原味"。因此,文树德在翻译《素问》时不妄加己意,而是汇集中国古代医家和日本医家阐释《内经》的著作 800 余种,以及现代论述《内经》的代表性期刊文章 2 800 余篇,撮其旨意,各归于相关原文之下,力求理解之全面与翻译之公允。在翻译《素问》的过程中,文树德及其团队细心整理翻译素材,于 2007 年出版了《黄帝内经素问词典》,为西方读者理解和研读中医典籍提供了重要参考。

文树德于 20 世纪 80 年代中期任"国际亚洲传统医学研究会"主席、德—中医学协会副主席,还是德国政府有关中医问题的高级顾问。他多次往来中德之间,对中医发展和中西医结合充满信心。近年来他的中医医史研究领域有了新的拓展,将近 500 年间的文物与手抄本作为重要中医史料来源,并收集了大量的文物古董,多次举办中医文物类展览,显示出其非常开阔的研究视野,这也是中医在德国乃至世界发展的重要工作。

德国编译中医著作和教材的另一著名学者为满晰博(Mafred Porkert,1933——),他是德国慕尼黑大学东亚研究所所长,以在西方传播中医学为己任,把传统中医学誉为"现代的和将来的科学",他的名言是"中医是成熟的科学,是真正的生命科学"。他对中医藏象学说、阴阳五行以及中西医结合有自己独特的见解,并主张用现代科技手段来研究中医学,但又不能完全撇开其合理的论辨体系,应同时保留与发扬中医固有的特色理论。满晰博多次往返欧、亚、美各国进行广泛的学术交流宣传,为推动中国医学国际化不懈努力。

满晰博著述甚丰,1974 年结合个人研究成果出版的《中医诊断学》及《中医基础理论》等书流行于欧美,20 年来屡屡再版,被译成英、法等文字,是公认的范本;1978 年出版的《中医临床药理学》收入 600 余味中药;1984 年出版的《中医方剂学》收入常用方剂 400 余首;1985 年与学生合编的《系统针灸》,全面系统地论述了经络、腧穴、诊断、手法操作等,具有临床指导价值。他的中医学相关论文达数百篇,每有真知灼见,受到多层次读者的欢迎。为扩大中医在德国的影响,1978 年他在慕尼黑创办了"中医学会",开展专题研究和研讨会;1980 年创刊《中医杂志》,还发起成立"国际中医学会"。

为了翻译中医著作,满晰博用拉丁语为中医建立了一套术语系统,发明创造了很多新的对应词汇,如将"内关"和"足三里"译为 clusa 和 vicus terlius pedis,准确却难以推广。尽管这种用拉丁语创造的中医术语在国际上少有人用,但却给后人极大的启示:选用一种语言作译语时,必须考虑该语言的使用范围。目前,满晰博担任《国际中医规范词典》的执行主编,在中医理论的传播与翻译方面做了大量工作。

除了上述文树德、满晰博等德籍学者,华侨、华裔在中医对外传播中也发挥着重要作用,杜念春(1933—　)就是其中一位佼佼者。1959 年毕业于北京大学中文系新闻专业之后,他开始自学中医,悬壶济世。20 世纪 80 年代初杜念春赴德,致力于中医传播和学术交流。20 世纪 80 年代中期杜念春在德国汉堡成立了"赤心·杜中医研究所",他本人任所长,并与国内联合摄制了"20 种常见病的简明针灸疗法"视频录像,以中、德两种语言配音,供德国中医针灸的教学和传播使用。

杜念春的著作有《中医西渐之路》《中医药如何进入德国市场》《域外悬壶话岐黄》《再论中医药开拓德国市场》等。2004 年,中国中央电视台国际频道对杜念春和他的"赤心·杜中医研究所"做了专题报道,足见其在中医对外传播领域的深远影响。

纵观这一时期中医在德国的传播,主要以著述中医理论图书和翻译中医经典著作为主,国内外的有识之士已经逐渐意识到,中医对外传播应采取理论先行的策略,扩大中医的理论影响,国外的年轻一代接受了中医理论,并产生了长远的影响。

四、结语

综上,中医在德国的传播历史,可将其划分为三个阶段:第一阶段为 17 世纪至 18 世纪,主要以针灸术和中药的传播为主,代表人物为传教士邓玉函;第二阶段是 19 世纪,主要以译介我国法医学、炼丹术以及本草学的著述为主,代表人物为花之安;第三阶段是 20 世纪,主要以编译中医经典著作和教材为主,代表人物较多,包括卫礼贤、许宝德、文树德、满晰博和杜念春等。回顾这三个阶段中医在德国的传播内容、代表人物和主要译著,发现中医针灸术在德国传播历史久远且认可度较高,而中医基础理论的对外传播尚未引起足够重视,在一定程度上影响了中医对外传播的深度和广度。此外,中医在德国的传播群体主要以德国学者为主,本国力量较为单薄,亦应引起学界更多关注和思考。

回顾中医在德国的传播历史,有三点启示。首先,中医的神奇疗效是推动中医对外传播的最大动力,特别是针灸术在临床上的显著疗效使其深受西方民众的青睐和认可,但针灸只是中医学的一个重要部分,其他如中医基础理论、中药、中医哲学基础等是中医能够得以可持续传播与发展的基石,正如满晰博提出的"中医对外传播应理论先行",通过翻译中医的经典著作把中医的内涵介绍给世界,是当前也是未来必须要坚持的事业。

其次,从中医在德国的传播历史中可以发现传教士所扮演的重要角色,对此要客观辩证地进行评价。早期传教士邓玉函、卫礼贤、许宝德等最初抱着传教的目的来到中国,但是由于他们本身是专业学者,在某些领域有很深的造诣,因此对于中国传统文化和中医药的认识超越了时代的限制,并被深深吸引而热衷于从事相关的研究与传播工作,成为东学西传的先驱力量,客观上促进了中西医学和文化的交流,应给予充分肯定和认可。

最后,中医在德国的传播力量主要以德国学者为主,无论是早期的传教士和近代的译者,这与马伯英提出的"中医不是一个主动外输的体系,而是一个被动的开放体系"十分契合。西方学者学习中医、从事中医、研究中医的积极性日趋高涨固然让人欣慰,但毕竟中医是中国特有的、植根于中国土壤中的传统医学,只有掌握中医精髓的国人投身于中医对外传播事业中,才能保证中医传播中信息的质量和数量不出现失真和偏差,并在西方国家建立起完整的中医学医疗体系,这个体系应包括医院、学校、研究、卫生等一系列机构及其配套人员,从而最终在欧洲取得与西医同等的地位。

(范延妮,《山东中医药大学学报》,2014 年第 38 卷第 5 期)

以中医相关的机构为例探讨
中医在德国民间的传播状况

一、现状观察

中医在德国虽传播已久,但民众对其的了解和认知还是较为有限。在这种情况下,民间的私人中医诊所和各个中医协会就成了德国民众认识中医的重要窗口。私人诊所的个体性较强,而各个中医相关机构则已经是有一定规模的民间团体。因此,本文通过介绍各中医相关机构,简要分析中医在德国民间的传播情况。德国针灸医师学会(Deutsche Ärztegesellschaft für Akupunktur e.V., DÄGfA)创建于 1951 年,是德国最早建立的针灸协会。该协会位于慕尼黑,有会员约 9 000 人,具有公益性质。在针灸的实践、教学、研究和公共宣传方面都发挥着一定作用。

经典针灸和传统中医协会(Die Arbeitsgemeinschaft für Klassische Akupunktur und Traditionelle Chinesische Medizin e.V., AGTCM)创建于 1954 年。该协会是公益性质组织,成员包括替代疗法医师、医生、按摩师等。协会目标为支持中医教学、中医应用、保护中医学的传统价值以及介绍并推动中医的继续发展。

德国传统中医协会(Die Deutsche Gesellschaft für TCM e.V.)简称 DGTCM,是专注于各类传统中医疗法的科学性专业协会。最初是德国海德堡大学的一个小型工作组,经过 30 多年发展成为如今的德国传统中医协会。通过研究,提出了著名的"传统中医海德堡模式",得到了中国国家中医药管理局的认可,并被称为是"将中医融进了西方医疗卫生和研究中的未来模式"。

国际中医学会(Societas Medicinae Sinensis, Internationale Gesellschaft für Chinesische Medizin e.V., SMS)是一个致力于推动中医发展的国际性专业学会,总部在慕尼黑。该学会教授

中医知识和中医传统文化，从事中医全科的研究和培训工作，包括针灸、中药、营养学、气功（太极）以及推拿。国际中医学会时常发布重要学术论文、学术性出版物，如《中国人的医药》（*Die Medizin der Chinesen*）、《中国营养学——基础和实际应用》（*Chinesische Diätetik — Grundlagen und praktische Anwendung*）、《颈鼻耳治疗学中的中医》（*Chinesische Medizin in der Hals-Nasen-Ohrenheilkunde*）等 22 本。

德国中药安全性评估中心（Centrum für Therapiesicherheit in der Chinesischen Arzneitherapie，CTCA）是国际中医学会参与建立的一所评估中心。该中心由德国重要的中药专业性协会和杰出个人组成，致力于保证中药应用的安全性，同时也确保德国继续使用中医这一诊疗手段。

德国的中医相关机构还有很多，这里只简要介绍其中具有代表性的一部分。除了以上的专业协会和评估中心外，还有一家德国中医院扮演着重要角色。德国魁茨汀中医院（TCM-Klinik Bad Kötzting）是德国首家中医院，发端于 1991 年一个中德双方的合作项目。中方是北京中医药大学及附属医院，德国合作方是魁茨汀施道丁尔家族。该院还承担着北京中医药大学与慕尼黑大学合作的科研项目，进行着中西医诊断及治疗方法的研究与比较。该院是德国乃至欧洲唯一一所以中医药治疗为主、保险公司付费、收治住院病人的中医医院。

二、作用分析

德国的各个中医相关机构在推广中医方面起到了巨大的积极作用。首先，这类专业性的学会为德国民众介绍了中医疗法，使民众对此有了一个大概的较为理性的了解。传统中医在德国简称为 TCM（Traditionelle Chinesische Medizin）。针灸、中药、推拿（或按摩）、气功（包括太极）以及营养学被德国人称作是中医的五大支柱。

在德国，临床治疗中针灸占中医治疗的 80% 以上。针灸在西方主要有四大应用领域：慢性疼痛、运动器官病症、过敏以及哮喘。然而，许多医生使用的都是带有西方特点的针灸方法，依照西医开西药的治病观念，没有注重开药之前的中医诊断和对"气"的调节。一般情况下，医生经过 140 课时的"针灸基础培训"后就可以应用西式针灸术。而要使用中式针灸术，则需要经过至少 350 个课时的"针灸完整培训"。

第二，除了对中医在整体上的大致介绍，各中医相关协会普遍对中医疗法进行了更深一层的调查和分析。德国针灸实验（GERAC-Studien）的结果显示：长期来看，针灸对于慢性背痛的疗效是常见西方疗法的 2 倍，治疗膝盖疼痛的效果是常见西方疗法的 3 倍。对于头痛和偏头痛，6 周内 10 次或 11 次的针灸治疗效果会略好于 6 个月的西医标准疗法。而这里的针灸疗法还只是简单的西式针灸疗法，而非以中医诊断为基础的中式针灸。

德国柏林夏里特医院（Charité）的科学研究者曾受技术人员医疗保险公司（Techniker Krankenkasse）的委托，对针灸疗法的效果进行了为期 3 年的调查，共有超过 25 万病人和约 1 万名开业医生参与其中。调查表明，针灸在应对头痛、慢性颈痛和花粉热等疾病方面有着安全、长期的疗效。根据 2004 年公布的官方数据，90% 的过敏症病人、85% 的关节痛病人、82% 的哮喘病人和 85% 的痛经病人表示，在接受诊疗 6 个月之后病情还有明显好转。

此外，相关中医协会还对中西医诊疗方式进行了一些对比。首先，中医学是经验医学，从几千年总结出的经验中找出治病良方；而西医则习惯通过科学实验对每一种疗法进行研究、证明。其次，中医关注的并不是某一种单独的疾病或者病因，而侧重于将病人的症状综合起来，关注整个机体,找出病人所属类型(如是阴虚还是阳亏)。相比之下,西方临床研究者则试图寻找专门医治某一特定病症的特定药品,重视专药专治,局部用药。最后,中医对待同一种疾病的不同病人有不同的治疗方案,同病异治、异病同治。而西医则倾向于遵守统一的标准和规则,对同样的疾病做相同的处理。可以说,这些机构通过展开调查、进行对比,加深了德国民众对中医的理解和认同,为德国人接受中医创造了更多的可能性。

第三,各协会在中医教学与研究方面也起到了推动作用。德国针灸医师学会的科学中心支持了中医领域的一系列研究,并与许多德国内外的大学、科研机构保持了密切的联系与交流,如德国国内的慕尼黑大学、杜伊斯堡—埃森大学等,德国以外的天津中医药大学、福建中医药大学等。在前文对各个中医协会的介绍中也可以看出,各个机构十分重视中医的教学与培训,勤于建立与大学的交流与合作,在传播中医的同时,也在推动中医教学与研究。

第四,中医是中华传统文化的一部分,各个中医协会在推广、引进中医的同时,客观上也在传播着中华文化。在德国,中医常常与道家思想相关。在德国人眼中,道家是一种与自然相连的思想学派。阴阳五行学说也出自道家思想。阴阳学说是中国智慧,也是传统中医的根本法则。德国人在理解中医的过程中,也渐渐领会了万物相融、循环往复这样一种中国哲学思想。

各个德国中医协会发挥了广泛深刻的积极作用,但同时也伴随着一些局限性。仅从以上的介绍就可以清晰地看出,在德国,中医大多以针灸的形式出现,相比之下,中草药并没有受到太多的重视。在中国,针灸在中医的各类治疗手段中只占 20% 左右,大部分病人会选择服用中药来治疗疾病。这种以针灸代表中医的做法实际上是德国民众对中医的一个认识缺失,也显示出了中医在海外传播中的薄弱之处。

德国民众对中医的认识缺失背后有着诸多原因。以中草药为例,一方面,草药确实难以用西医的方法进行标准化衡量。西方研究者习惯通过细胞层面的实验来测定药物中的有效成分,但这一方法对中药材却不那么奏效。另一方面,德国在动植物种类保护方面有着严格的要求。许多中药材,如动物骨、犀牛角等,在德国都是禁止贩卖的。可以说,想要打开德国的中药市场、构筑德国民众心中完整的中医形象,还有很长一段路要走。

即便是德国民众较为熟悉的针灸,也因为立法方面的欠缺,出现了针灸从业者素质良莠不齐的情况。另外,科研投入不足、教育水准欠缺,也是制约发展的关键因素。针灸虽在德国传播历史久远且认可度较高,但中医基础理论的对外传播尚未引起足够重视。长久以来传播群体主要以德国学者、传教士为主,本国力量较为单薄。目前,在德国,中医只作为西医的一种补充,有的病人甚至是在西医疗法完全无望的情况下才会考虑尝试中医。中医被视为西医的"替代医学""补充医学""自然疗法"或是"顺势疗法",尚未得到德国政府卫生部门和卫生法规的正式承认。

三、小结

目前来看,尽管中医在德国的发展还有诸多问题,但德国各中医协会确实为中医在德国的传播做出了很大的贡献。2015 年,中国科学家——中国中医科学院屠呦呦女士获得诺贝尔生理学或医学奖,不仅鼓舞了国人,也激励了德国的中医爱好者们。借助青蒿素对抗疟疾的治疗方案结合了传统中医和现代医学研究,德国针灸医师学会对此大为关注,赞赏有加。

中医在海外的传播,除了可以借助此类专业性学术性协会的帮助之外,中方自己也可以采取更多行动。面对针灸成为中医的代名词这一局面,国家应该加大海外宣传力度,为外国民众塑造完整的中医形象,提供准确恰当的信息以及相应的咨询服务。在中医的宣传和传播这一方面,无疑中方自己最有发言权。有效的宣传和推广不仅有利于中医在世界范围的发展,也会提高中国文化的影响力。再者,加强海外医生的教育与培训也是促进中医海外传播的重要一环。目前,海外中医医师良莠不齐,严重影响中医的传播和海外民众对中医的印象。许多德国中医协会都提供了中医相关的培训课程,这虽然提高了中医专业知识的普及程度,但短短几节课不足以训练出一名合格的中医。许多中医医师只作为补充疗法医师(Heilpraktiker)出现,与德国一般所说的医生(Arzt)并不完全一样。德国的中医市场急需兼备专业素养、行医经验和跨文化能力的高水平中医。无论是合作培养还是中方派遣,都应有这样一批符合市场和时代要求的中医医师,在海外传播中医文化,寻找中西医融合的契机。

(张钰卿,《中西医结合心脑血管病杂志》,2016 年第 14 卷第 16 期)

"中国—卢森堡"中医药中心
传播中医药文化的探索

2013 年,国家主席习近平提出了"一带一路"发展倡议,兼具人文与医学科学的多重特殊属性的中医药是中华文明与"一带一路"沿线国家交流合作的有效载体。2016 年 12 月,国家中医药管理局、国家发展和改革委员会共同发布《中医药"一带一路"发展规划(2016—2020 年)》(以下简称《规划》)。根据《规划》,到 2020 年,中医药"一带一路"全方位合作新格局基本形成,国内政策支撑体系和国际协调机制逐步完善,以周边国家和重点国家为基础,与沿线国家合作建设 30 个中医药海外中心,颁布 20 项中医药国际标准,注册 100 种中药产品,建设 50 家中医药对外交流合作示范基地。

湖南中医药大学积极响应国家发展战略,于 2014 年联合卢森堡国家健康研究院设立了"中国—卢森堡"中医药中心。该中心作为国家中医药管理局遴选的首批 17 个中医药国际合作专项中的中医药海外中心,在传播中医药文化、辐射和带动中医药对外交流与合作发展方面进行了多方面的探索与实践。

一、"中国—卢森堡"中医药中心基本情况

"中国—卢森堡"中医药中心是湖南中医药大学联合世界顶级科研中心之一的卢森堡国家健康研究院而设立的海外中医药研究平台。该中心采取政府、大学和药企优势资源整合出资的形式,以中药产品欧盟注册上市、产品(药品和保健品)合作研发为中心,中医药文化为载体,借助卢森堡在欧洲桥头堡的有利地理位置,打造具有一定影响力的欧洲中医药科研、文化平台,为中医药服务贸易在欧洲的畅行提供技术保障,为弘扬中医药文化、提高世界对中医药的认知度夯实基础。

二、"中国—卢森堡"中医药中心传播中医药文化的探索

《规划》明确指出:"在中医药国际医疗服务体系建设方面,将加强中医药海外中心项目建设,

支持与沿线国家政府开展合作,本着政府支持、民间运作、服务当地、互利共赢的原则……建设30个中医药海外中心。"在发展策略选择与战略目标上,按照国家中医药管理局的要求,海外中医药中心应建设成为在"中医＋"发展模式下集医疗、教育、科研等功能为一体的中医药文化传播综合性平台。

1. 采取"医药结合""点面结合"走出去发展策略 "中国—卢森堡"中医药中心发展立足长远,以扩大我国医药企业在国际贸易中的份额为奋斗目标,采取"先药后医,医药结合"的发展战略,通过联合国内医药企业与卢森堡方合作,积极推进药品国际注册项目,选择成分明确、单味药少、疗效明确、在欧洲有一定使用历史的药品开展研究,同时推出针灸、推拿、武术、药膳、气功等中医疗法,实现"医药结合";利用卢森堡的区位优势,带动邻近国家参与,在邻近国家逐步建立连锁医疗中心,复制和创新在卢森堡的发展模式,逐步形成医疗中心网络,长期工作、层层推进,扩大中医药在欧洲的影响力。

2. 以科技攻关和文化宣传为长期战略任务 中医药在欧盟属于补充医学范畴,和其他补充医学一样,没有明确的行医资格标准和法律地位保障,行医者水平参差不齐,中药质量缺乏标准,这些因素均严重阻碍了中医药在欧盟国家的健康发展。这一现状强烈召唤中国中医药高校、研究机构、医药企业合作,利用集体智慧针对特殊壁垒进行科技攻关,推出具有更高质量、更高准则、符合欧盟国家规定的中药,打破制约瓶颈,打入欧洲市场。选择欧盟"心脏"的卢森堡作为突破口,借助卢森堡政府的支持,逐渐让中医药获得欧盟各国的认同。

在"中国—卢森堡"中医药中心建设中,湖南中医药大学一直把中国文化和中医药文化宣传摆在重中之重的位置,利用多种途径进行宣传,通过切身体验等方式,让外国友人感受中医文化和中医药在防病治病方面的魅力。湖南中医药大学联合卢森堡欧洲中医药协会于2015年5月签署合作协议,并于2015年6月在卢森堡与当地民众开展了中医药文化交流活动。活动由湖南中医药大学选派的优秀中医师团队根据当地实际情况,陆续开展了推拿整脊、针灸减肥、三伏贴等中医针灸推拿特色门诊工作,还开设了针灸推拿知识和健身气功八段锦等英文课程,并与卢森堡国家健康研究院一同开展多项社会公益活动。丰富多彩的中医药文化交流活动受到了当地民众的广泛认可和一致好评。根据卢森堡方的需求,湖南中医药大学增加了选派医师人数,于2015年9月继续开展了第二批中医药文化交流活动。

3. 采取多方合作模式,吸引多元资金投入 要打造中医药走出去的升级版,体现中高端引领的中医发展模式,需要探索兼有公益模式和商业模式优点的新模式。近年来国内外兴起的PPP(Public-Private-Partnership)公益和商业的合作伙伴模式,即是我们在"中国—卢森堡"中医药中心建设中探索的创新模式。在发展中积极响应国家PPP模式合作,湖南中医药大学联合国内5家优秀中医药企业开展项目,通过双方合作,实现产业和学术的对接,调动中药企业参与"一带一路"建设的积极性,体现了真正意义上的"产、学、研"国际合作。

三、"中国—卢森堡"中医药中心传播中医药文化发展对策

1. 对接国家战略,拓展周边欧盟国家市场 中医药海外中心应始终以对接国家战略为责任,以中医药发展大局为前提,务实稳健地开展中医药海外发展布局。根据国家中医药管理局"巩固重点市场、发展新兴市场、培育潜在市场"的发展对策,湖南中医药大学要顺应"一带一路"的发展要求,通过多种形式和举措,培养既具备扎实的中医药专业知识与技能,又有较强的语言及跨文

化交际能力的复合型人才,持续派出优秀医师,推进在卢森堡的中医诊疗工作,并逐渐向市场化运作模式转变;同时创新工作模式,引入"网络远程医疗会诊""全球医师招聘""本土化人才参与"等新形式,稳固"中国—卢森堡"中医药中心在卢森堡的医疗市场。

进一步拓展欧盟市场,形成联动效应,带动邻近国家参与,在欧洲逐步建立连锁医疗中心,复制和创新在卢森堡的发展模式,分享"中国—卢森堡"中医药中心医师、医疗资源和管理运作模式,利用信息化条件下的移动互联网和"智慧云"等技术,实现跨国医疗中心连锁式、立体交叉发展。

2. 着眼内涵提升,寻求高层次、高水平国际科研合作　中医药学的海外发展已经从初期单纯和碎片化的中医药教育输出,逐渐向与国际高水平大学、科研机构等建立优势互补的长效合作交流机制转变。高水平的国际科研合作有利于加快中医药国际化和中医药文化"走出去"的进程,并最终成为实现中医药跨越式发展的助推器。"中国—卢森堡"中医药要主动与国际科研机构、知名企业、名牌大学等开展科技合作,要有针对性地选择有一定的科研基础、在防治重大疾病和疑难杂症等方面有中医药优势和特色的项目作为联合攻关的重点方向。

3. 借力"中医＋"思维理念,跨界融入更多资源　现代社会越来越多的人在健康上追求返璞归真,崇尚自然疗法,这与中医学一直倡导的"天人合一、顺应自然"的观点不谋而合。当下互联网的技术革命对中医健康服务模式乃至中医药的国际化发展具有重要的现实意义,借力"中医＋"思维理念,立足中医药本色,充分利用信息化条件下的移动互联网技术,实现国内医院和境外医疗机构信息的交互与共享。

中医药文化分享的深度与广度取决于中医药文化和多元产业的巧妙结合。以卢森堡国家健康研究院为核心,基于"中医＋"思维理念,开放、多元地整合各种有利于专业和行业的资源来实现中医药突破发展。一方面以传统中医药文化基础教学为重点,开展中医药传统功法及中医药经典文化教学活动、以中医药体验馆筹建为中心开展人文体验活动等;另一方面发挥湖湘文化、中药资源等本土优势,将旅游产业融入该中心的发展,面向欧盟国家招收短期进修生,开展短期游学项目,学习中医药膳、针灸、气功、武术等科目,打造湖湘中医文化之旅系列活动。内外兼并,双管齐下,推进中医药文化的国际化进程。

4. 加强中医药国际化复合型人才培养　是否具备充足的中医药国际化复合型人才是海外传播中医药文化成败的关键。一方面,国内的中医药院校和相关机构要顺应国家"一带一路"的发展战略要求,建立多形式、多渠道的体系来培养既具有扎实的中医药专业知识又具有良好的跨文化交流能力的复合型人才,为海外中医药中心提供源源不断的人力资源储备。另一方面,人才培养还需做到因地制宜,也要着力培养"本土化"中医药人才,如依托中医药中心招募当地中医师,以医代教进行培训;双方选派博士和优秀教师到对方国家去交换和交流,举办中医药长期或短期进修班;为进一步明确中医药的优势,联合高水平的国际科研机构开展中医药临床科研,在国外的医疗学术期刊刊发论文,抢占海外的学术高地等,从而保证中医药海外传播的可持续性。

四、结语

当前海外中医药文化传播方兴未艾,不仅满足了当今国际社会人们对天然药物和自然疗法的需求,而且也顺应了党和国家发展大中医药事业的战略要求。随着我国"一带一路"发展倡议的深入推进,我国政府、各相关高校、中医药企业、医疗机构以及国内外学者应直面挑战,抓住机遇,通力合作,不断提高中医药对外交流与合作的水平,把向全世界传播和推广中医药文化的工作推向一个新的高度。

（胡以仁、何清湖、朱民、刘洁、严暄暄、丁颖、易法银,《中医杂志》,2017 年第 58 卷第 14 期）

匈牙利中医针灸发展和传播的研究

本研究从以下三个方面入手进行：① 以历史资料（文献、报纸杂志、学术刊物、政府公函和相关网页等）为主要研究对象,进行搜寻、查证、整理和研究,尽量客观地呈现历史。查证的范围为 1830—2015 年。② 从中医针灸组织、教育机构、诊所及著名中医针灸人物几个方面进行研究。③ 通过访谈中医针灸前辈、老师和学友同仁,记录下他们亲身经历的历史事件,得到第一手资料,并以此为佐证进行分析研究,力图探索得到规律及经验教训。

一、历史发展研究：萌芽、发展、成熟三个时期

1830—1986 年为萌芽期：以 1830 年安东尼兰纳（Anthony Laner）医生发表的针灸论文为代表,开始了匈牙利中医针灸发展的缓慢萌芽期。在 156 年间,针灸仅是零散的个人行为。

1987—2015 年进入成长期：以张缙教授率领的中国黑龙江中医药科学院专家团队与匈方合资,1988 年开办第一间中医针灸诊所为代表而进入了快速成长期。在这 28 年中,中医诊所从首都布达佩斯辐射到其他城市,中医教育进入四大城市的大学、全国 25% 的人体验过针灸和草药的治疗。

2015 年以后为成熟期：以 2014 年 12 月国会通过的"中医立法"案和 2015 年出台的执行细则为标志而进入立法成熟期。虽然其后还有若干的"建制"和"执法"的事情要做,但因国家立法,中医可跻身于所在国的卫生医疗行业中,而进入常态的发展。

二、中医针灸组织

1987 年匈牙利医师针灸学会（MAOT）成立,1996 年匈牙利补充和替代医学联盟（UHCAMT）成立,2002 年匈牙利中医药学会（HKOME）建立。虽然匈牙利中医药学会（HKOME）成立晚于其他两个学会,但更专业,在过去 13 年里,已经举办了多次国际会议,在匈牙利全国各地举办公益讲座,该协会的成员已累计治疗了超过 100 万人次的病人,显著提高了传统中医学在匈牙利的知名度。在中医针灸组织群体不断的努力下,政府管理机构和科学各界都对针灸有了更多的认可。

三、中医针灸教育机构

匈牙利针灸教育始于 20 世纪 80 年代,并在四大城市的著名大学中均出现过。一个国家有如此众多的著名大学进行针灸教育,除中国外,不仅欧洲,世界各国也绝无仅有,可谓开历史之先河！但因各种原因,现只有 2010 年 10 月开始的布达佩斯塞梅尔魏斯大学健康科学学院的中医课程,2015 年 9 月才启动的佩奇科学大学孔子学院的中医课程仍然存在。分析原因及总结教训,对海外针灸/中医教育发展将有益处。

非官方的针灸/中医教育非常活跃,主要有:加拿大安大略中医学院匈牙利分校(OCTCMECH)、健康培训学院健康记录和培训中心(ETI-GYEMSZI)、神农研究所(Shennong Institute)。在匈牙利境外得到的中医学位不获承认,曾引发各方不满和抗争。2015年中医立法后,该处境应该有转机和改善。

总之,匈牙利的中医药针灸教育可谓是百花齐放。但目前针灸不分教育程度的高低,证书并没有得到国家高等教育机构的认可,它只是在国家教育机构正式课程之外的一个补充。

四、中医针灸诊所

1. 经营形式　主要有匈中合资经营、匈方独资经营、中方独资经营三种形式。

匈中合资经营的主要诊所有:① 匈牙利第一间中医/针灸诊所,1988年12月匈牙利第一间中医/针灸诊所正式启用,开启了匈牙利中医针灸的新纪元。② 中匈康复中心(Chinese and Hungarian Healing Center),该机构是2014年2月中匈两国总理"长期合作协议"的内容。③ 考波什堡市卡波铁道部医院,匈方与甘肃省中医药学会将合作筹建。

匈方独资经营的主要诊所有:① 海湾研究所,1990年在布达佩斯开业,主要提供西药和替代医学疗法。② 匈牙利第一间中医/针灸诊所,1991年中方撤走后,匈方一直独立经营至今。

中方独资经营诊所具有代表性的医生(以抵匈时间和开业为序)有:① 邵百君医生(Dr. Shao Baijun)。② 张庆滨教授/博士(Prof. Zhang Qingbin PhD)。③ 王伟迪主任中医师和赵玉华主任中医师夫妇(Dr. Wang Weidi and Dr. Zhao Yuhua)。④ 于福年教授/博士(Professor Dr. Yu Funian PhD)。

自从1988年12月匈牙利第一间中医/针灸诊所出现,在匈牙利的其他各大城市陆续开设许多其他中医诊所,但其中的准确数字很难确定。这些城市有布达佩斯、塞格德、佩奇、德布勒森等。经历28年市场的洗牌,目前,匈牙利中医针灸诊所以中方独资经营为主力军,匈方独资经营次之,匈中合资经营仍在探索之中。另外,还有针灸和中医按摩(推拿)进入酒店、水疗中心和私人诊所,但不是主要经营项目,并且以推拿为主。

2. 收费情况　1次治疗费用在4 500~10 000福林之间($20~35)。治疗的常见疾病:疼痛外伤等痛症,高血压、糖尿病等内科疾病,焦虑或失眠等神经科疾病,月经不调、不孕症等妇科疾病。

五、中医药立法

1988年12月,匈牙利第一家中医/针灸诊所在首都布达佩斯开张。1990年,卫生部部长令中国医生在西医监督下工作,超过1年要续牌;随后,又陆续开了一些中医针灸诊所。2003年前总理麦杰西·彼得访华前,匈牙利中医药学会给总理的一封信中,列举了中医药在匈牙利行医遇到的困难,政府换届造成的行医执照发放起伏不定、缺乏法律保障问题,总理批复卫生部特事特办,临时批准了13位中国医生在匈医监护下的行医资格。

2013年11月26日3名来自青民盟(Fidesz)的议员(3名医生),向国会提交了一份关于对匈牙利医药卫生法第29条相关法律进行修改的议案"中医药立法案"。2013年12月9日,以257票赞成,59票反对,1票弃权顺利通过了议会表决。2014年12月17日最终表决,匈牙利国会正式通过中医药合法化的法律。2015年9月18日,匈牙利国家人力资源部又在该法律的基础上制定了 42/2015(Ⅸ.18.)号实施细则(讨论稿),对中医药从业人员许可证发放进行了详细的规定。2015 年 10 月 18 日正式实施。

自 1988 年第 1 批中医师来到匈牙利以来,经 28 年近两代中医药同行们的努力,终于使中医行医资格有了法律的保护。中医药立法成功是中医从业者、政府执政党、公民大众及国际大环境多方努力和影响的结果。

六、匈牙利著名中医针灸人物

1. 匈牙利本国著名中医针灸人物　爱瑞·额泥道科博士(Dr. E ryAjándok)在匈牙利中国传统医学发展进程中,做了许多开拓性的事情:他是第一位引进中国中医人才(张缙教授)到匈牙利的人,是匈牙利中医针灸诊所的先驱者。1996 年,他开始以世界卫生组织(WHO)的标准培训西医;他参与匈牙利科学院(MTA)的针灸科学基础研究;他的出版物,被视为匈牙利和美国在针灸领域的有益信息来源。最早发行匈文中医书的作者是伊什特万·帕洛斯教授(Prof Páloslstván,1922—2014),他于 1963 年出版了《中国中医药》。激光针灸始于 20 世纪 80 年代,最早使用的是彼得博士(Dr. Simoncsics Péter),他出版了 4 本针灸书。最早启动针灸培训的是道马斯医生(Dr. Nyitrai Tamás,1935—2014),1988 年在海纳伊姆雷大学健康医学院(HIETE)启动了针灸培训。2011 年夏天保罗佛教授(Prof Paul F. V lgyesi,1947—2011)从法语原作翻译出版了《中医经络诊断》的匈文书。2015 年马克(Mark Oravecz)中医师在于福年教授的主持和合作下,编译完成《中匈中医药词典》(即将出版)。

2. 来自中国对匈牙利中医针灸发展有影响的著名中医针灸人物　匈牙利中医药针灸开拓者张缙教授(Prof Dr. Zhang Jin)为联合国教科文组织任命的人类非物质文化遗产中医针灸代表性传承人、黑龙江中医药科学院前院长、国际著名的针灸手法专家,自 1987 年开始中医药针灸在匈牙利的传播和开拓工作,使匈牙利的中医药针灸发展在中东欧独领风骚。他也是匈牙利传统中医药学会(HKOME)的顾问,为针刺手法在匈牙利和欧洲的传承培养老师。

另一位开拓者吴滨江教授(Professor Dr. Wu Bin Jiang PhD),1989 年底曾访问匈牙利。次年到匈牙利开办自己的诊所,开创中国医生开办私人诊所之先河。1998 年,吴教授出任匈牙利第一任气功协会的会长,他创立吴氏头部推拿疗法并一直不懈地在世界各地推广,2006 年出任匈牙利国际吴氏头部推拿疗法学会的名誉会长。2005 年,在匈牙利开展中医传统医药教育,在布达佩斯建立起加拿大安大略中医学院的匈牙利分校。

开拓者之一的张庆滨教授(Professor Dr. Zhang Qing Bing PhD)1991 年移民定居在布达佩斯,是匈牙利传统中医药学会(HKOME)的现任会长、塞梅尔魏斯大学卫生科学系的客座讲师、加拿大安大略中医学院客座教授及世界中医药学会联合会的终身教授和主任医师。张教授一直在临床工作,具有丰富的治疗经验,现重点在做针刺手法国际传承工作,是《针灸大成校释》(第 2 版)的副主编,曾荣获黑龙江省科学技术奖,是人类非物质文化遗产中医针灸代表性传承人张缙教授长子,为嫡传弟子;是世界针灸学会联合会人类非物质文化遗产中医针灸“布达佩斯传承基地”筹委会主任。张教授在布达佩斯还成功开办了“光华中文学校”,为进一步传播传统中医药打下良好基础。

匈牙利传统中医药学会(KOME)名誉(前任)会长于福年教授(Professor Dr. Yu Funian PhD)1992 年移民匈牙利,在匈牙利大力促进中国传统医药文化的传播,他领导的协会 HKOME

与本地医生协会一直合作,已经举办了 7 次国际会议,促进了匈牙利及欧洲中医/针灸的发展。他还任匈牙利医学组织联合会学会(MOTESZ)的理事、塞梅尔魏斯大学卫生科学系的客座教授、世界中医药学会联合会的主席团执委。

陈震博士(Dr. Chen Zhen)于 20 世纪 80 年代末抵达布达佩斯,在中医药研发方面做了许多开拓的事情。他领导一家中医药产品公司,拥有自己的欧盟 GMP 标准的中药厂,开发了 300 多种中医药产品,成功销往匈牙利和欧洲其他国家。现为中欧中医药学会会长、匈牙利中医药学会秘书长,中国欧盟商会中国传统医学(ECC - TCM)董事会成员和欧盟优秀食品协会副会长,国际中医主任医师,匈牙利和欧洲著名的中医药专家和实业家。并获"欧盟优秀发展科技成果奖"及"中医药发展特殊贡献奖"。于 2002 年出版了匈文版的《药膳与验方》,2012 年出版了匈文版的《中药在中医临床上的应用》。

中匈中医针灸推拿医学会会长邵百军医生(Dr. Shao Baijun)1991 年移民来匈牙利,办有布达佩斯邵氏中医针灸诊所,是匈牙利中医药学会(HKOME)的副会长、加拿大安大略中医学院客座教授。自 2013 年,被选为世界针灸学会联合会(WAFA)的执委。

七、未来发展的趋势及预测

1. **临床方面**　① 因中医立法而告别西医监管,可以理直气壮地独立行医开业;开展专科专病的特色门诊,及与西医合作开设中西医综合门诊将是未来临床发展的方向。② 因已纳入医疗体系而常态发展,争取与西医同等地位的医疗保险付费,将是未来的长期工作。③ 立法后用匈语考中医行医执照已成定论。立法前已行医者,预测将会按各国惯例:新人新政策老人老政策,"祖辈优先"会继续允许执业;但也许会要求若干时期内通过匈语关,这将是已执业的中国人需要面对的极大的挑战!

2. **教育方面**　① 因中医已立法,将会有更多的官方或民间教育机构加入中医药针灸教育领域中。② 因中医已立法,在匈牙利境外(主要是中国)已获中医本科教育的学历可以获得承认。③ 在若干年后,中医药针灸教育有机会被纳入匈牙利本科和学位教育。④ 10 年后,匈牙利本国中医针灸师将会逐渐增多,它将改变现有的中医药针灸队伍,15 年或 20 年后将成为主流。

3. **科研方面**　因中医立法,除与中国和欧盟继续中草药科研外,临床及匈语言文献研究也会加强;增加了向匈牙利和欧盟申请科研经费的机会。

4. **国际交流**　国际学术交流将会更加频繁,除将国际社会的中医药针灸专家请进来,也会有许多匈牙利专家主动走出去;在国际社会的影响将逐渐扩大和加深,而成为欧洲中医药针灸中心之一。

八、中医药国际发展中的匈牙利模式

中医针灸在海外的发展经历了萌芽、成长、成熟的几个历史阶段,争取所在国立法则是中医针灸行业成熟的重要标志。在 20 世纪末及 21 世纪初的 15 年,澳大利亚、加拿大等英联邦国家率先对中医/针灸立法,因这些国家有着悠久的移民历史,有着广泛的华人基础,建立了中医针灸国际发展的"英联邦"发展模式。匈牙利中医针灸 20 多年的发展,打破了"英联邦"常规发展模式,开创了新的模式,学术界可称之为"匈牙利模式";为中医人数较少、中医发展起步较晚的"一带一路"国家和地区提供了可借鉴的经验。

九、对实现"一带一路"发展的影响

匈牙利中医针灸20多年的发展,实际上成为"一带一路"发展宏图计划的预实验,给沿途国家提供了可复制发展的模式,是"一带一路"发展的桥头堡;如在此基础上,加大外部投资发展力度,优化内部发展组合,将会开拓出新的一片天地。如能纳入中国国家的发展计划,在政策、资金、人才、技术方面给予支持,相信会快速发展!

[巴拉蜡·佳浓斯(Balla Janos,加拿大)、吴滨江、朱民,《中医药导报》,2017年第23卷第6期]

匈牙利中医药立法对中医国际化传播的启示

2013年匈牙利正式对中医立法,并于2015年制定了对中医药行医从业人员许可证发放的实施细则,该法案的出台,为中医在匈牙利的发展提供了法律保障,使匈牙利能成为欧洲第一个中医立法的国家。那么中医药是如何进入匈牙利,中医成功立法又会对中医药在欧洲及全球未来发展产生何种影响呢?笔者对中医在匈牙利成功立法的案例进行了回顾和研究。

一、匈牙利中医药传播的历史过程

1. 中医药在匈牙利的传播源起和发展过程 据文献记载和历史研究显示,中匈两国历史渊源悠久,两国人民在生活喜好方面有很多相似之处,因此中医药进入匈牙利后十分容易被当地人们所接受。早在中世纪,中欧通过丝绸之路开展经济与文化交流,中国古代医学也在这时传入欧洲。考古挖掘出的史料以及匈牙利医学历史博物馆藏书都有记录证明1 300多年前在匈牙利就有针灸有关疗法在使用,这说明针灸很早就传入匈牙利。

20世纪60年代,匈牙利就开始派遣医师来中国学习针灸。70年代起,中医药在匈牙利开始起步,针灸被作为医疗手段使用并开展了有关的临床与基础研究。此后,随着中匈两国民间学术交流活动不断增多,通过联合举办学术讲座、培训班以及开办诊所等多种途径的推广,使中医药在匈牙利当地有了一定的影响,掀起了一股"中医热潮"。

2. 中医药在匈牙利的现实发展

(1) 匈牙利中医药医疗:中医药在匈牙利属于传统医学补充医学或者替代医学(CAM)的范畴。虽然中医药在匈牙利发展时间不长,但近几年来,在匈牙利政府的推动下,新一轮的"中医热"在当地兴起。目前,匈牙利有近千名针灸师和中医按摩师,中医诊所遍布匈牙利全国。其中,有20余家诊所是华人医师合法注册的,当地西医医师开办的针灸诊所约有200余家。这些诊所以针灸推拿为主、中成药为辅。中医针灸诊所在匈牙利的运营主要有三种形式:中方独资、匈方独资以及中匈合资。但目前以中方独资为主,匈方独资经营次之,中匈合作经营的为数不多。

2014年1月5日,匈牙利境内第一家得到匈牙利公共卫生局批准成立的公立中国诊所——东华医院在匈牙利首都布达佩斯的亚诺什医院内成立了。这家医院为当地民众提供了一个正

规、安全和更专业的诊疗场所。2016年7月5日,由甘肃省卫生和计划生育委员会以及匈牙利东方国药集团联合组建的匈牙利岐黄中医药中心在布达佩斯揭牌,该中心主要从事中医药临床医疗以及中药产品和器械在海外的推广与销售。除此之外,传统养生运动在匈牙利也特别受欢迎,练习太极拳以及八段锦的人日益增加,每个城市都有能学习这类运动的培训班,自我按摩和导引学习班也同样很普遍。有中匈合办的组织,如匈牙利禅武联盟、匈牙利太极文化学会等团体,在宣传中医运动保健方面都非常成功。在匈牙利各个城市都有太极拳和气功培训班,仅在布达佩斯就有50余家太极拳培训班。这些组织在教练培养方面采用中国的考核指标,以保证教学质量。

(2) 匈牙利中医药教育与科研:1987年开始,匈牙利的一些医科类大学已逐步开设了中医药相关课程。1997年,匈牙利卫生部颁布法令同意在匈牙利大学中开设中医药学培训课程,但针对匈牙利医学本科毕业生或具有同等学力的医生开放报名,培训毕业后可以从事针灸治疗的工作。2003年开始,匈牙利的学术机构逐渐与中国国内高等院校和学术机构逐渐开展中医药专业教育的交流。2004年,中匈两国教育部签署协议互任学位证书和学历。迄今为止,已有4 000多名匈牙利医生接受过针灸培训,其中约半数在临床上使用针灸疗法。

虽然从20世纪80年代起,匈牙利就开始开展针灸教育,但由于多种社会原因,目前匈牙利的中医教育形式主要分为中医高等教育、行业学会的继续教育以及中医人才的传承教育等形式。现在匈牙利从事中医高等教育的院校仅存两所,即:位于首都布达佩斯、颁发5年制中医本科文凭的塞梅尔维斯大学健康学院(黑龙江中医药大学匈牙利分校),以及位于佩奇市、开设中医学分课程的佩奇大学中医孔子学院。

塞梅尔维斯大学健康学院(黑龙江中医药大学匈牙利分校)是匈牙利第一所具有正式文凭(颁发黑龙江中医药大学文凭)的中医教育院校,设有学士、硕士、博士学位。该校的教学内容和教学时数均参照中国国内教育部中医高等教育标准,同时按有关要求组织教师编写匈文版中医教材。本科学生前4年在匈牙利就读,最后1年需要到中国黑龙江中医药大学就读,完成毕业实习和学位答辩。目前已培养了2名士生、6名硕士生和40余名本科生。

2014年8月匈牙利中医孔子学院在佩奇大学成立,这是匈牙利第四所孔子学院,也是一所以中医为特色的孔子学院,该学院的建立为中医药文化在欧洲大陆的推广提供了良好的平台。2015年起,佩奇大学中医孔子学院面向佩奇大学所有专业学生招生,至今已运行了2年多。中医孔子学院自成立以来,相继开设了中国语言与文化、中医理论、中医临床理论、中医养生以及气功等10门大学学分课程。

在匈牙利除上述正规教育渠道外,非官方的相关中医或针灸的教育活动也很活跃,主要指面向物理治疗师、自然疗法治疗师的民间中医教育机构和专业团体,比如匈牙利生物物理协会、自然疗法学会、健康培训学院健康记录和培训中心(ETI - GYEMSZI)、匈中友协传统医学健康基金会等机构。

中匈两国一直以来在医疗卫生领域保持着良好的合作关系,特别是近几十年,两国在针灸研究、中草药科研研究、合作办学等多领域开展合作与学术交流。为了进一步加强两国在中医药领域的合作,2014年两国还签署了《中医药领域合作意向书》,计划成立专门的中匈联合工作组和在匈牙利筹建"中东欧中医医疗培训中心",进一步促进双方在中医药领域加强合作。

(3) 匈牙利草药应用:匈牙利全国各城市地区有3 000多家草药店、药店,100多种中医药保健品。现各大城市的超市里都能买到中医药保健品，可以说中医保健品在匈牙利已经得到了老百姓的普遍认可。在匈牙利的中医药市场上主要销售的产品是草药制剂。目前，约 200 多种药用植物被匈牙利药典收录。与中草药使用的不同之处在于，匈牙利直接使用药用植物的地上部分，且不经过炮制，也不用复方。

2004 年欧盟颁布了《欧洲传统草药产品指令》(2004/24/EC)，该指令中明确规定了任何草药产品进入欧盟市场必须注册，然后自从指令颁布直到实施，大部分的中药制品都未能满足条件进行注册，因此中药制成品很难进入欧洲市场。指令颁布后，匈牙利的药品法规相应取消了以前在注册名录中的药品，并规定将传统药品出口到欧洲市场的生产商须持有欧盟药品生产质量管理规范(GMP)证书。匈牙利作为欧盟药典委成员之一，自从实施《欧洲传统草药产品指令》2004/24/EC 指令后，当地多数生产商(经销商)因不符合该指令有关规定，纷纷撤销了中药产品的注册，转而作为食品补充剂在市场上进行销售。

(4) 与中医相关的自然疗法：在匈牙利，中医未正式立法前，耳针疗法未纳入针灸的范围，可以独立作为职业开展治疗，但是随着匈牙利法正式颁布执行，目前单独实施耳针的情况已经基本消失。此外还有些和中医相关的自然疗法在当地也十分盛行，例如，Herbal medicine/Phytotherapy(草药/植物疗法)、Massage(按摩)、足疗、医疗体操疗法、淋巴排毒按摩疗法等。这些自然疗法从业者必须获得合格的执业资格证书，通过学习参加国家委员会考核合格后方可执业。

二、匈牙利中医药立法过程

中医药在匈牙利的发展曾因法律问题长期停滞不前，中医在匈牙利立法也经历了一个漫长而曲折的过程。1997 年，匈牙利卫生部第 11/97 号法令和政府第 40/97 号法令规定，医生独立执业必须拥有医学学历，并通过医科大学的考试获取相应的医师资格，开设诊所的必须具有开业所需的相关医疗仪器设备。然后向国家公共卫生和医学人员服务局递交申请，审核通过后可获得短期或长期行医执照。除了满足以上条件外，中医师还必须参加经匈牙利医疗卫生学科和管理办公室备过案的正规中医药课程。

没有西医学历的中医师如要在匈牙利开展执业，主要有以下三种途径：① 获得人力资源部的特殊许可(该种情况只针对少数有特殊情况的人)。② 可以在一位匈牙利医生的监管下开展中医医疗服务。③ 获得匈牙利对等委员会(Hungarian Equivalence Committee)认可的证书。

有意向的申请人需要填写申请表，并附上经过公证的身份证、居住许可证的复印件，经过公证的学历证书复印件(翻译件)和由外交机构签发的文件[证明自身学习时间以及完成学业的条件(副本)，包括翻译件]以及申请费的发票等证明材料，并寄送至委员会。除此之外，申请人还需参加一些有关医学职业的考试等。在申请过渡期，申请人必须在一位高级医学专业人士的监管下才能从事医疗服务。

法律一经颁布，绝大部分中医师因不满足条件而选择离开匈牙利前往别国谋生，留下来的中医师要么转而另想办法考取自然疗法许可，要么放弃执业。中医在匈牙利的发展受到阻碍，前途渺茫。

为了争取中医师在匈牙利的合法行医权利，华人医师们自发成立了专业学会组织与匈牙利政府进行深入沟通与交流，开始了长达将近 20 年的中医立法征程。经过多方沟通，2003 年匈牙利卫生部根据总理指示，特别批准了 13 名华人中医师的行医许可。此后，又历经十几年的不懈努力，2013 年 12 月 17 日匈牙利国会终于正式通过中医立法的法案，2015 年 10 月 18 日具体实施细则正式生效,为中医师在匈牙利合法行医开创了新的局面,也使匈牙利成为欧洲第一个正式对中医药立法的国家,在欧洲特别是中东欧地区影响十分重大。

根据实施细则的规定,中医从业人员满足以下条件,可以向人力资源部(原卫生部)递交申请行医许可证:① 申请人需向国家医疗注册培训中心递交经认可的学历相关证明文件,且注册中心有权要求申请人当面解释其所提交的资料。学历文件包括中医药高等教育文凭(至少5年学历,国内的也认可),证明申请人在校所学的课程及课时数等。② 申请人需至少有5年中医药专业从业经历,并能用当地语言与患者沟通。③ 申请人需证明在祖籍所在国最后一个长期行医的工作单位无不良行医记录,没有被取消过行医资格,且无刑事犯罪记录。

中医从业人员许可证仅包含中医临床的行医许可,不包含西医的行医许可。行医许可范围为针灸、推拿、导引疗法和点穴。从业许可证有效期为5年,许可证到期后,如在此5年内有2/3的时间从事本行业的工作,才有资格申请延期。

三、匈牙利立法的优势与不足

与匈牙利不同,澳大利亚和加拿大是以移民立国的发达国家,鼓励和保护多元文化,形成了对异质文化很包容的社会体系。随着中医药在本国民间的普及,两国的地方政府以积极的态度,对中医药进行了整体立法,成为打破西方把针灸与中医药分离的立法先驱。因此,笔者在对匈牙利中医药立法案例分析的基础上,又对澳大利亚和加拿大两个中医立法国家的情况进行了比较研究,分析匈牙利中医立法的优势与不足。

1. 澳大利亚中医药立法　2000年5月,澳大利亚维多利亚州通过了《中医药管理法2000》,该法案标志着中医首次在西方国家得到了法律的认可,从此享有与西医同等的法律地位,该州中医师有处方权,且有资格使用医生(doctor)的头衔,中医治疗能享受澳大利亚医疗保险的赔付。2012年7月1日起,澳大利亚在全国范围内对中医、中药师进行注册管理,这也是西方国家第一次对中医药行业全国性的立法管理。

2001年澳大利亚成立中医管理局,进一步完善中医师的注册管理。根据规定,2015年7月1日起,英语非母语国家的申请人英语语言能力必须通过能力测试(雅思考试"学术类"四门各7分或以上或其他英语考试如"托福网络考试"等的考试成绩)后,符合学历要求并能提供相关证明文件者才可递交注册申请。

注册除了学历和语言条件外,还需要满足以下条件:① 每年至少参加20学时的继续教育。② 近期行医经历要求注册时进行年度汇报,多项行医范围分项满足要求,3年及以上未行医者重新行医需要提交建议计划。③ 同时需要医保注册。

2. 加拿大中医药立法　加拿大没有全国统一的中医管理政策,仅魁北克省、不列颠哥伦比亚省、艾伯塔省、纽芬兰省和安大略省五个省针对中医针灸进行了立法。卑诗省是中医立法较完善的省份,曾历经2次立法程序,是北美洲中医立法的先驱。1996年卑诗省成立中医针灸管理局,该局从1999年起对注册针灸师发放牌照。2000年卑诗省通过了"中医师及针灸条例",注册中医师有资格使用医生"doctor"的称号。2003年6月开始颁发第一批注册中医师牌照。该条例明确了中医的主要疗法包括以下五项:① 针灸、拔火罐。② 推拿。③ 气功。④ 太极拳。⑤ 中药处方、食疗。

根据规定,执业中医师申请执业执照必须有经认可的学历证明(可以是国内的)并通过相关考试。执照分中医师、针灸师、中药师,其执业范围和学历要求各不相同。中医师学历要求为5年,不但可以开中药还可以实施针灸进行治疗。针灸师只能做针灸,学历要求为3年。中药师只能开中药,学历要求为3年。执业考试分为三部分:安全课、笔试以及操作考试。要获得执业执照必须三项考试全部都合格。

在加拿大,针灸已被纳入国家医疗保险理赔范围,但针灸师与物理治疗师、脊柱治疗师共用理赔份额,且保险只针对低收入人群,并非全部覆盖。

3. 匈牙利、澳大利亚、加拿大三国中医药法规的差异性　与澳大利亚以及加拿大相比较,从立法内容上看,匈牙利的中医立法仍有值得完善之处。如:① 本次法案中规定的执业范围比较局限,仅包括针灸、导引等传统治疗手段,不涉及中药,中医师无处方权。② 未成立专业管理部门进行管理,且根据法案规定,中医师仅被称为传统中医治疗师,不能在名字前面加 doctor 的称谓(有医学博士学位者除外)。③ 国家医疗保险理赔范围仍未覆盖中医治疗,患者需要个人承担中医针灸治疗的费用,不利于个人长期接受中医治疗。

表 5 - 13　匈牙利、澳大利亚、加拿大中医从业者注册管理对比

	匈牙利	澳大利亚	加拿大
管理部门	人力资源部(原卫生部合并入该部)	中医管理局	省中医师及针灸师管理局
学历	认可国内学历,必须有中医药高等教育文凭(至少5年学历)以及至少有5年中医药专业从业经历	认可国内学历,必须完成所有与中医执业相关的课程并持有相关的学历	认可国内学历,针灸师、中医师、草药师学历要求各有不同
语言	掌握专业语言	通过相关英语考试	各省要求不同
执业范围	执业范围包括:针灸、推拿、导引疗法和点穴。无处方权,且不能在名字前加医生(doctor)的称谓	有处方权,且使用医生(doctor)的头衔	执业范围包括:针灸、拔火罐、推拿,气功,太极拳,中药处方、食疗。有诊断权和处方权,可使用医生(doctor)的头衔
是否加入医疗保险	否	是	是

四、对海外中医药传播的思考与建议

中医药在全球范围内广泛传播,目前已有 183 个国家和地区使用中医药或针灸。近年来中国政府大力推动中医药海外传播与合作,已与相关国家和国际组织签订中医药合作协议 86 个。根据世界卫生组织传统医学战略(2014—2023),目前共有 103 个会员国认可使用针灸,其中 29 个设立了传统医学的法律法规,18 个将针灸纳入医疗保险体系。世界卫生组织医学疾病分类第十一版(ICD - 11)中把以中医药为主的传统医学也纳入其中,2018 年即将正式出版。国际标准化组织(ISO)于 2009 年成立了中医药技术委员会(ISO/TC 249),目前已发布中医药国际标准 23 项,50 项国际标准提案正在制作中。

中医药虽然在全球传播与发展势头良好,但是对中医整体的认识尚不充分,再加上中医药标准的缺失,因此,海外各国对于中医药立法承认的程度也各不相同。为助力于中医药在全球的传播,结合目前各国中医药立法及发展的现状,笔者对未来海外中医药传播提出如下建议。

1. 加强政府间中医药领域的合作　习近平总书记指出,"中华优秀传统文化是中华民族的突

出优势,是我们最深厚的文化软实力","中医药是打开中华文明宝库的钥匙"。中医药海外传播是国家文化软实力的传播,也是国家重要的战略政策。中国政府和各国政府签署战略合作协议时除了经济领域的合作外,中医药领域的医教研的合作也是双方合作的亮点。例如中捷中医中心是"一带一路"第一个政府间合作的中医中心,建立至今,其在中东欧地区产生的效益和影响都是前所未有的。中国目前已在海外建立了 17 个中医中心,在 2020 年前计划建成 30 个海外中医中心。

中医药民间学术交流近年来活动开展频繁,但是推进力度仍不及政府间的合作与推广。中医药海外传播是一种文化的传播与传承,建议国家在签署有关政府间战略协议时,把中医药领域的合作作为战略协议中的一部分,通过中医药教育及科研的合作,促进中医药在海外的传播与发展。自上而下推动中医药走出去。

2. 以标准促发展,制定中医药国际标准加强中医药行业规范　中医药海外传播不但要寻求文化认同,更重要的是打破贸易壁垒,使中医药服务及产品能够走出去。中国虽然是中医药大国,但其产品和服务并非占据市场绝对主导权。因标准的缺失,使得中医药产品的安全与质量常常被海外市场所质疑,欧盟草药注册令的颁布也使得中药出口贸易额急剧下滑。国家中医药管理局局长王国强就曾指示:"要推动中医药对外话语体系建设,充分利用世界卫生组织、国际标准化组织等平台,健全双边多边交流合作机制,积极参与相关标准规范制定,在国际传统医药领域更好发挥作用。"

国际标准化组织(ISO)中医药技术委员会成立于 2009 年,是 ISO 中专门制作中医药国际标准的委员会。建议中国积极发挥中医药大国的带头作用,鼓励中药企业积极参与国际标准制订,加快产品标准、服务标准、质量标准的出台,掌握中医药国际标准的话语权与主导权,提升中医药国际竞争力,规范中医药行业及市场。

3. 创新中医药对外传播方式,加强中医药国际化人才培养　目前中医药传播进入了一个新的时期,多样的传播方式加速了中医药在海外的发展。建议在中医药海外传播的过程中,针对海外受众的接受习惯,加强中医药海外传播内容的设计和建设,充分利用孔子学院、海外中医中心等平台,用"国际化"的模式讲好"中医药的故事"。创新中医药对外传播的方式,要注重利用手机、网络、社交平台等新媒体方式,结合传统的报纸、杂志、电视等多形式多渠道进行传播,扩大传播的效果。

中医药对外传播过程中,既懂中医药专业知识又能讲流利外语的复合型人才的匮乏也是限制其发展的重要因素。文化认同首先要能用同一种语言交流,复合型人才的培养也成了当务之急。建议国内中医药高等院校能够完善中医药人才培养体系,如果条件允许,可以开设中医药国际传播的课程,拓宽中医药从业者的国际视野。或者根据国际传播的实际需求,定向培养一批中医药国际化复合型人才,与海外大学开展有目标性的短期培训与学术交流。

中医药作为中国最具有原创智慧的瑰宝,在我国"一带一路"以及走出去倡议的推动下,正在逐渐被越来越多的国家所接受,因此,在海外传播的过程中,要根据各国不同的国情和文化背景,因地制宜地不断创新传播方式;通过国际标准的制定与使用,使中医药服务与产品进入国际市场,使中医药能够造福更多的人。

(徐晓婷、沈远东,《中医药文化》,2018 年第 13 卷第 1 期)

中医药业在美国的发展与传播

中医药被世人誉为继中国古代四大发明之后的"第五大发明",它是中华民族文化特有的一个重要组成部分。随着中国人的出国,中医中药也逐渐由华侨传播到海外,并在海外经历了一个漫长而艰辛的发展过程。二战以后,尤其是 20 世纪 80 年代以来,海外掀起一个研究与发展中医药业的热潮。本文选择华侨、华人社会较为典型的美国为研究对象,就华侨、华人在美国发展与传播中医药的历程做一回顾,并就其发展中存在的问题及其前景做一分析,以期读者就这一问题有一较完整的了解。

一、中医药业在美国的早期发展

中医药业在美国的发展离不开华侨、华人的努力。19 世纪晚期,华工大量进入美国,中医也随之相继传入。早期在美国行医的华人有两种:一种是只给华人看病的中医,人们称之为"唐医生";另一种是主要给美国人看病,中、西医兼通,但主要仍用草药处方的所谓"唐蕃医生"。当时华侨多信中医,故中医中药在华侨中十分流行,但不太为西人所熟悉。19 世纪末叶,俄勒冈州的约翰·戴市和爱达荷州的波义西市是拥有技术熟练而又行医成功的"中国大夫"的两个社区,丁喜大夫(中文名字为伍于念)约于 1887 年来约翰·戴市,因为他医好当地一个牧场主儿子所得的一种病,那是一种在美国太平洋沿岸西北部的矿山和磨坊、牧场里常见的往往置人于死命的病痛——血中毒,他的医术才渐为西人所接受,差不多整个白人社区的人都来找他治病。而爱达荷州波义西市的卓亚方也是一位中草药医师,1889 年他携带家眷迁到波义西市后,很快成为当地华人社区的头面人物之一。

早期中医药在美国的传播一定程度上为华侨、华人的健康提供了保障。1918 年 11 月起,加州流行时疫,传自西班牙,全州患者 15 000 人,死亡 956 人。由于情形严重,州政府通令戴面具,违者拘捕,一时人心惶惶,当时有一中医师甄玉光,对此时疫作秋燥大热症医治,售草药每一帖一元,服者愈,获救无数,华埠得以无恙,甄医师也声名鹊起。1928 年 11 月间,旧金山流行伤寒症,蔓延全国,以加州患者为最多,而华人以服用中药的缘故,灾情较轻,甚至不觉得有任何殃及现象。中医药的早期传播不仅为华侨、华人的生命健康提供一定保障,同时中草药的疗效也渐为美国人所知,他们渐渐接受中医,这有利于中医药的传播。到二战前后,旧金山有中医师 20 名,药材店 15 间;纽约有中医师 9 名,药材及参茸店 11 间;洛杉矶有药材店 3 间,中医师亦如此;波士顿、西雅图等地有药材店 12 间。当时还有专医美国人的中医师,他们不须诊症,只问病售药,称为"草药医生",以洛杉矶为最多,其中有不少人因为开草药铺而发家。

早期美国中医药业多以私人开办小诊所的形式行医,很少有联合或建立医疗机构。1887 年纽约 PARK 路有一座华人小医院,名东华医局,却是由几位曾受西方训练的医生驻院应诊。直到 20 世纪初华人中药业者认识到要同西人对中医药的抵制与排斥作斗争,维护自己的利益,就必须团结起来,于是他们纷纷建立各种组织、机构、公会。1900 年旧金山东华医局创立;1912 年旧金山的中医师有医学研究社之组织,是同业会的变相;1925 年 2 月 6 日,加州华人草药公会成立,以维护同业之利益为宗旨,会长邓仙石曾抗争士密取缔草药案;1933 年 3 月 5 日南加州中国中医药会成立,其宗旨与加州华人草药公会相同。而我国台湾地区的国医馆驻美国旧金山分馆于 1936 年 5 月 30 日成立,该馆附设有国医研究班,由中医生担任专题主讲,如伤寒、疫证等问题,每日一次,战后不久该馆解散。

中医在美国的传播从来就不是一帆风顺,而是遇到重重困难的。上文提到的丁喜大夫在行医中就受到白人医务界的反对,因为白人西医忌妒他的医术,而美国医学会在 1880—1900 年期间,也以在全国颁发执照的方式扩展了对私人医生的控制。1905 年当地白人医生控告丁喜大夫非法行医,好在他已赢得了当地人民的尊敬,没有一个法官愿意治他的"罪",因为"他没干过任何错事,他们找不到一个人出来反对他,所以他什么也不怕"。而波义西市的中医卓亚方也遭到各种刁难,1899 年波义西市医疗督察署拒绝发给他行医执照,他只得向法院起诉,到 1901 年 2 月才取得行医执照,不久获得"合格药师"证书。1925 年 1 月加州议会下议员士密提出取缔草药案,提交医药及牙科股审查时,华人群起反对,经下议会讨论后取消。1945 年 2 月洛杉矶籍州议员密地提议,勒令中国草药医生(药材店包括在内)领照,但须经医药委员会考试及格,方准给照营业,由于华人反对,此议案也没有通过。

早期发展之所以遇到重重困难,是因为:① 中医药相对美国人来说较陌生,中医疗法不吃药、不打针而仅靠一些草药就能治病,在美国人看来似乎很荒谬,难以接受。② 早期中国移民的社会地位低下,在一些西方人早期的著作中,华人常被描写为衣着邋遢、不讲卫生,经常携带传染病菌的形象,因而华侨、华人是被歧视和排斥的对象,他们所带来的中医药科学必然遭排斥。如1900 年旧金山发生鼠疫,其他地区的美国人怕被传染,美京卫生总署特请麦利坚总统授权在俄勒冈、内华达与亚利桑那三州边界设立检查站,禁止加州的华人通过,而南太平洋铁路公司则拒绝售票给华人前往该三州地区,这措施有失公平,引起华埠中华会馆的上诉。由于对中医药的缺乏了解,在早期美国人的心中,华埠似乎就是一个疾病丛生的地方,美国人对中医的疗效更是持怀疑态度,以至于 1885 年美国监察团在其报告书中说"旧金山华埠虽肮脏,无疫病发生,至堪诧异"。③ 早期中医师行医仅限于华人社区,中医的疗效不为当地人所了解,华侨、华人又不注重传播,加上许多行医者没有受过正规训练,许多是为了生存而从事该行业,甚至根本不了解中医,有时难免出现些医疗事故等,这些都不利于中医药业的传播。

二、二战以来美国中医药业的发展

二战后,尤其是近一二十年,中医药业在美国取得巨大发展,促成其发展的原因很多:

一是战后,尤其是 20 世纪 80 年代以来,新移民大量涌入美国,加上我国台湾、我国香港地区和东南亚一些国家大量华人赴美攻读、实习、深造医学,毕业后留居美国,这为美国中医药业的发展注入新鲜力量。

二是随着中医药的传播,中医日益显示出相对于西医所独具的疗效,特别是中医在治疗某些疑难杂症方面拥有独到功效,造福于美国人民,这使得美国主流社会开始改变对中医的偏见,渐渐接受中医。

早在 20 世纪 80 年代中期,美籍华人温其坤在康州的几个市镇开办 5 家针灸诊所,把中国传统的针灸术创造性地运用于戒烟、戒酒、减肥、美容和不育症,由于西医治病靠吃西药,许多美国人怕吃药;西医讲究开刀,很多病人怕开刀,而针灸既不吃药,也不用开刀就能治病,被许多美国人视为神奇的疗法、患者的福音，深受美国各界人士欢迎，温其坤也成为当地著名的"中国医生"。

近年来就美国社会来说，艾滋病、癌症、吸毒等是几大医学难题，西医在它们面前束手无策，而中医则给这些病的患者带来福音。中医近几年来在治疗癌症、艾滋病等绝症的疗效渐为世人所知，据载，1998 年 5 月美国首屈一指的癌症专家，新当选为美国临床肿瘤学会主席的李赫特先生在 1998 年 5 月上旬在洛杉矶表示："拥有一种能治愈癌症的良药还仍只是一个梦想。"治愈癌症不易，退而求其次，抗癌、防癌也有益于人类，而中医却恰恰在这些方面有独到之处。如 1995 年美国印第安纳大学医学院放射瘤学教授申榕年发现一种叫"细胞介导素"的蛋白不但可以提高人体的免疫能力，甚至在人体对抗癌症和艾滋病方面，也可产生很大的作用。而近年来有关这种蛋白的研究，在美国发展得很快，在西药里未发现有"细胞介导素"，而是在中药中发现，其中在黄芪、女贞子、灵芝这几种中药里都发现有"细胞介导素"，因而美国目前除了利用遗传工程技术大量增殖人体的细胞介导素外，也开始从中药里提炼，这使得中药的作用更为世人所瞩目。再如中药材砒霜，早在我国古代就被用来治病，1999 年初，美国临床医学最权威刊物《新英格兰医学杂志》和我国香港玛丽医院均有用砒霜治疗急性早期幼粒细胞血癌取得成功的报告，但是砒霜为何能治病却是一个谜。该年旅美华裔科学家李永明揭开了砒霜治癌之谜，他经过研究发现砒霜之所以能治病，是由于砷作用于微管蛋白而引起白血病粒细胞凋亡，他率先揭示了砒霜治癌的机制，为砒霜治癌提供了科学依据，也为进一步扩大砒霜的临床作用，研制开发安全可靠的治癌新药奠定了基础。

中医在戒毒疗法上也有其功效，被海外誉为"东方戒毒神医"的杨国栋早在 1987 年采用中国传统古药茛菪类药为主要原料发明了杨氏"1＋1 戒毒法"，该法得到世界权威医学药理专家的认同，并先后在国内、国际获得大奖，1997 年他在戒毒疗法上又有新突破，可实现在 6～8 小时内戒除海洛因毒瘾，同年他获得"第 25 届日内瓦国际新发明和新技术展示会金奖"。

正是由于中医在美国的传播过程中日益显示出其相对于西医的优越性，美国当地主流社会逐渐接受中医，他们开始重视学习、研究与利用中医，中医药学的社会地位日渐提高。1985 年 3 月 29 日美国建立第一所中医学院，它以发掘推广中国传统医学、培养中医药人才、研究中医传统疗法为主要宗旨，创办人为中医师黄志伟。1987 年时，美国有 11 个州正式承认中医有独立治病的地位，有 12 个州规定中医在西医指导下进行治病，其余的州虽然未立法，但也承认中医是一种治病手段。1991 年经世界一流的生化专家确认，中医确实具有治病实效，而且将会被世界各地人士所信赖使用，成为安全又有效的药物，为此该年美国斯坦福大学新设立"中药科学研究中心"，该中心试图以科学方法分析中药，探查其治病效能，世界各大研究机构也主动要与该中心合作。1996 年美国食品和药物管理局（FDA）草拟了一份《有关植物制品和药物的指南》，为中药进入美国进一步放宽了条件。1997 年"丹参滴丸"成为中国第一个通过 FDA 审查进入美国市场的中药产品。世界卫生组织（WHO）已将传统医学列入议事日程，在五大洲建立了 26 个传统医学合作中心，1995 年夏首届世界传统医学大会在美国华盛顿召开，此后，历届会议依次举行，为促进中医的发展与传播起了重要作用。值得一提的是美国中医针灸行业经过长达 20 多年的努力与抗争，终于赢得胜利，从 1998 年 1 月 1 日起，美国全国中医针灸师可使用全新的《通用医疗程度编码》（CPT CODE）向保险公司申报医疗服务，这是中医纳入美国主流社会的又一个重要里程碑，它标志着经过长达 1/4 个世纪的争议，代表美国广大西医利益的美国医学会终于顺应历史潮流，改变立场，确认针灸是一种正式有效的医疗程序。与此同时，世界上一些国家正考虑对包括中医药在内的传统医药进行立法管理,为中医药进入医学主流体系打开了渠道。总之,近几十年来,中医药业在美国有了飞快的发展,中医药已逐步打入美国主流社会,成为当地人民生活的一部分,中医药的发展有广阔的前景。

三、美国中医药业发展所面临的问题

虽然中医药业已经渐渐为美国的人民所接受,中医药业在美国的发展前景乐观,但我们不能否认,中医药在美国的发展还是存在着一些问题的。

1. 中医药业的发展仍受种种限制　美国主流社会虽已逐渐接受中医,但并未置中医与西医于同样的法律地位。以针灸为例,1972 年针灸疗法重新传入美国,并在许多州取得合法地位,而《通用医疗程序编码》编辑部却一直拒绝将针灸服务列入其中;到 1995 年美国医学会始终坚持"针灸在美国还处于试验阶段"的官方立场,这严重阻碍了中医纳入美国主流社会的历史进程。美国保险业系统一直拒付针灸医师的医疗服务,联邦老人医疗计划也无法建针灸包括为福利项目;直到 1996 年 3 月美国 FDA 才正式通过"针灸用针"针的合法性和安全性,列入正式医疗器械。再如 1993 年美国食物与药物管理局(即 FDA)提出一项新法案,将维生素、矿物质及中草药列入药物管制范围,引起美国中医业人士反对,因为此法案一旦实施,购买中国草药,必须有西医处方,不但影响中药业,对华人生活习惯也有深远影响。此法案不但引起华人社区中医药人士反对,日本、韩国草药业人士也反对,认为美国人太霸道,强逼亚洲人放弃已采用了数千年的草药,选用价钱昂贵且有副作用的西药,所以亚洲社区草药业人士纷纷展开反对活动。

1994 年美国国会通过食补卫生教育法,允许制药公司从有益身体"结构及功能"的观点行销草药,如果从宣扬治病疗效的角度来行销,则会被联邦食品和药物管理局管制,因此在 1997 年 12 月,美国中医药界出现"红曲"事件。所谓"红曲",是一种草药,400 年前中国著名的医药书《本草纲目》中就有提到此物,书中称其"甜而无毒,助消化,活血,强脾,止泻",美国人将其视为降胆固醇的良品,约有 3 万多家商店销售红曲成分的 CHOLESTIN,如加州制造商 PHARMANEX 公司,该公司在中国有巨大的投资,PHARMANEX 公司与北京一家制药公司合作,每年行销 200 吨左右的红曲。该制药公司认为"红曲"是天然草药,理应属于食库补剂,而非应由联邦食品和药物管理局管制的药物;而联邦食品和药物管理局则认为它是打着草药的幌子,实际上是药物,加上该制药公司不以食补的方式行销红曲,却在美国大作广告,声称红曲能降低"恶性"胆固醇,增加"良性"胆固醇,这对联邦食品和药物管理局来说,像是药效治病的说法,1997 年该局禁止该公司供应红曲,使得北京的生产线大部分时间停工,影响了"红曲"在美国的销售。

2. 美国中医界面临断代危险　1997 年 12 月 15 日美国中医骨伤研究院院长刘大禾在旧金山对记者说:实际上中医界在美国面临断代危机,倘若不马上加紧培养美国华裔中医高级专业人才的话,10 年之后中医在美国就会丧失掉它所固有的东方特质。由于美国中医界多年的努力和不懈争取,使美国中医界人士现在尚能支撑一个较好的局面,但 10 年后老一辈华侨、华人中医界人士会陆续退休,同时美国主流社会人士正在迅速和大规模地进入中医领域,逐渐在把美国的中医变为西医的附属部分,也就是说使中医西医化。中医虽然进入美国高等医学院校,但也使华裔中医师面临丧失其优势的严峻前景,因为美国针灸等经两三年学习就授予硕士学位,尽管美国人临床经验不足,而他们却有语言的便利条件和很强的社会政治人际关系,再加上美国大行其道的高等学历资本,将导致华裔在美国中医界减弱或最终失去其竞争能力。如早在 1978 年纽约州

制定的针灸医师核发执照办法规定,西医只要 100 个小时的培训就可取得执照,而中医却需要办很多麻烦手续才能通过,且必须置于西医直接指导之下方能执业,这有利于美国白人医师从事中医。现在美国针灸委员会就已经以白人为主了,甚至一些中医术语也改变传统提法,如把"中医针灸"改为"针灸骨伤"等,华侨、华人中医师日益处于不利的竞争地位,因此一旦华裔中医师在美国中医界变成少数,就必然会失去争取和保护华裔中医师权益的机会。

3. 华侨、华人中医师素质急待提高　大量涌入的新移民中,不少人原先学西医,到了美国由于竞争不过白人西医或根本无法继续从事西医,为了生存需要只好改行从事中医,有的甚至根本就对中医一无所知却"赶鸭子上架"等,这难免导致医疗事故的发生,严重影响了中医药的声誉。所以如何提高华侨、华人中医业者自身的专业技能和学术地位,进一步了解西方医疗体系的运作,以适应已取得的身份和主流医疗社会的要求,便成为所有华裔中医师所必须面对的问题。美国华侨、华人社会已开始重视华侨、华人中医药人才的培养,1995 年在旧金山成立的中西骨伤研究院就是美国华裔中医界为避免上述危机出现所做的具体行动,该院通过举办现代中医骨科进修班,培养华裔高级中医人才。该院的未来发展是,第一步是使专业注册医师的培训步入正轨,第二步是开设东方医学博士,1996 年开始招生。研究院这十年树人的举措值得进一步推广。

中医药业在美国的传播与发展过程,实质上是中华文化与西方文化冲突、交融的一个表现形式,这注定了它不会是一帆风顺,但结局是美好的,中医药最终将在美国社会发扬光大,造福于美国人民。

(沈燕清,《南洋问题研究》,1999 年第 4 期)

从"巫医"到"东方神针",中医在北美的传播

今天再没有人怀疑中医在世界上的影响力。而图书、期刊的出版由于纸媒的稳定性,往往意味着某种文化思想的定型和知识场域的形成。那么,在北美地区,有关中医文献的出版到底是什么情况? 是否能够验证中医已经取得广泛影响力的结论? 笔者试图根据有限的材料给一个粗线条的梳理,并希冀为中国出版业正在热议的中国图书"走出去"路径提供一些启发。

一、中医曾经长期被认为是"巫医"

从 18 世纪到 20 世纪中叶,中医在北美的 200 多年间一直没有取得合法地位,中医被美国人视为"巫医"、不科学而遭到否定,对中医的这种偏见根深蒂固,一直到 20 世纪 80 年代还普遍存在。

中药材传入美国比针灸要早,最早可以追溯到 18 世纪的中期。明末至清初的 17 世纪,欧洲出版有关中医药的图书总共约有 10 种,以波兰耶稣会传教士卜弥格(1612—1659)所撰的《中国植物志》一书影响最大。欧洲医学家在临床应用针灸术取得良好疗效后,在 19 世纪初出版了一些有关著作,中医针灸术也随着欧洲医学文献一并传入美国。1820 年后,美国医学杂志开始选载欧洲应用针刺术的经验和学术报告记录,引起了美国医学界的兴趣,然而针刺术对美国医学界并无多少影响。直到 19 世纪 40 年代末,大批华人移居美国,尤其是 1848 年美国西部发现黄金

后,赴美华人中有不少中医药从业者,中医针灸、中草药开始流行,但只局限旧金山等华人集居地区。

笔者目前尚能找到截至 1972 年中美关系开始缓和之前,北美地区出版中医书刊文献种类,但可以肯定的是数量不多。

二、1972 年后中医逐步获得法律地位

真正改变中医药在美国社会地位的,是 1972 年尼克松访华以后,在美国掀起了一股"中国热"。尼克松的随行私人医生塔卡在华时参观了针灸麻醉手术,一名美国记者还亲身体验了针刺感受。塔卡回国后介绍他的见闻,"我看到的东西很少,但已足够使我相信其中有重要的东西存在,这是我们应当重视的,并在临床上应用它"。此后,美国一些著名医学刊物和报纸才开始经常刊登介绍中医、针灸的文章,中国针灸被媒体誉为"东方神针"。

在加拿大,加拿大著名医师、安大略大学医学院的教授斯鲍尔先生在 20 世纪 70 年代曾应周恩来总理的邀请前来中国进行考察。斯鲍尔回国后,对加拿大的中医工作大力支持,自此加拿大也开始中国针灸热。

作为对中美关系正常化的互动,此间中国也出版了有关中医的外文图书。根据笔者的统计,1972 年的《努力攀登医学高峰》(英文版)、《在打开聋哑禁区的路上》(英文版,1973 年又出版了该书的法文版)、1973 年的《中国的针刺麻醉》(德文版、西班牙文版)、1976 年《中国针灸史话》(印尼文版)、1977 年中国中医研究院编写的《中国针灸学概要》(法文版)、李经纬的《在创造中国新医学的道路上》(英文版)等六种,均为外文出版社出版。这些书通过当时中国对外发行专业机构——国际书店发行到世界各地。

尽管中医针灸随着中国与美国关系的好转而升温,但北美医学界排斥中医的思想没有得到彻底改变。直到 1981 年 9 月 11 日,在渥太华出现了历史性的转折点,一位法国籍针灸医生高林被安大略省西医公会两次告上法院,罪名为"非法行医""非法使用医生名衔",开庭审判结果是判高林医生无罪。1983 年加拿大针灸界一批志同道合的中医针灸师成立"加拿大中医药针灸学会",该协会的成立标志着加拿大中医和针灸工作的法律地位才正式确立,以中医针灸为标志的中医思想传播在北美才进入新的阶段。

三、1990 年后中医图书出版逐渐增多

真正产生重大变化的还是在 1978 年中国改革开放之后。随着中国经济的迅速发展,中国与北美地区的经济、贸易、文化、教育等领域的往来日渐密切。从 1978 年到 1990 年,经过十多年的缓慢升温,20 世纪 90 年代后期北美地区的中医书刊出版才真正繁荣起来。

1990 年之前有关中医书刊的出版物,根据"中医药在线"提供的材料,影响较大的有《简明人参手册》,由美国药物植物专家 James A. Duke 编著,1989 年出版。《精灵之药——灵芝》一书由 Terry Willard 教授编著,1990 年出版,据称这是有关灵芝的第一本英文专著。此外还有 Jake Fratkin 的《中草药专利处方》和 Subhuti Dhermananda 的《丝绸和纸张的处方》等书。Dhermananda 独特的贡献在于,他梳理了中国处方的历史,即从一个方剂学家的角度进行写作。有关中医类期刊有《美国针刺疗法杂志》,创刊于 1973 年;《美洲中国医学杂志》,1973 年创办;《传统针刺法杂志》,创刊于 1977 年;《国际临床针刺杂志》,创刊于 1990 年;《草药谱》,由美国植物学

会和草药研究基金会主办,创刊于 1983 年;《草药、香料与药用植物杂志》,创刊于 1991 年。

　　20 世纪 90 年代以后,中医图书出版迅速增多。1990 年,美国国立医学图书馆专门聘请中国文献研究专家赴美指导整理美国所藏的历代中医药学文献资料,《黄帝内经》在美国出版了三种译本。而且美国图书市场上专门出现了一些以中医药学书为主的出版公司,这些公司近年来大量出版中医类图书,至今已超过 1000 种。具有代表性的是美国马萨诸塞州的 Redwing Book Company 公司,这家公司网站上大约有几百种图书,既有内经、伤寒、本草等古典的译本,也有世界各国知名中医、针灸专家的论文集,这些书大多数都是 1990 年后出版。

　　进入 21 世纪,随着中国出版各类中医图书的增多,尤其是 2005 年中国图书"走出去"工程实施以来,中医外文图书的出版迅速增加,人民卫生出版社、中国中医药出版社的有关中医图书出版最为显著。笔者用"针灸"一词在亚马逊网站搜索统计,相关中医药图书已经超过 967 种,以 2000 年之后出版的最多,其中包含中国太极拳、气功、道教等相关图书。以"中国"一词搜索,可发现大约有 12 553 种,而中医类占据了"中国"主体词图书的 8% 左右。由此可见,中医类图书出版的大量增多,与中国经济发展在世界上取得举足轻重的地位有着密不可分的内在关联。

　　随着中医在美国社会逐步获得广泛认可,直接带动了中药在美国市场的销售。据统计,美国人每年要花费 60 亿美元用于营养保健品,而且这一市场以每年增长 20% 的速度拓展。美国约有 5% 的患者服用天然药物,其中 80% 的人在治疗过程中服用中药。此外,中国气功已被美国国家卫生研究院正式承认为替代医学的一个专业并开始进入研究阶段,美国许多中医和针灸学院设立了气功讲座。随着 2009 年奥巴马政府推进美国医疗改革方案的出台,改革方案明确提出要大力推进健康促进教育,这为历来以健康预防为主旨的中医提供了前所未有的发展契机。尽管如此,由于各种原因,美国国家食品药物管理局(FDA)对包括中草药在内的天然植物药法规,目前仍按食品或健康食品市售,不能在标签中称为"药物",并不准注明或暗示可治疗或预防某种疾病。

　　中医从最初传入西方到今天获得世界的广泛认可,大约经历了 200 年的历程。梳理中医在北美的传播历程,有个最为关键的因素,就是 20 世纪中国的政治独立和经济发展,它改变了世界政治格局与经济格局,中医作为中国哲学思想、社会伦理以及人生观念的代表,也在这两次世界格局的大转变中获得了发展空间。2008 年金融危机到来,人民卫生出版社以 370 万美元收购了加拿大 BC 戴克出版公司的肿瘤专业和口腔专业图书,收购以后,该社除了拥有一批国际著名医学专家作者群,还拥有一批最多长达 20 年可不断修订再版的医学图书精品,达到了世界中等出版机构的规模。亲自参与整个收购过程的人民卫生出版社总编辑胡国臣先生坦言,如果不是金融危机,中国不可能获得这样的机会。这句话背后的深意在于,文化传播永远是沿着一条由器到物的心理变迁历程,中医在北美社会的传播,正在这样一条路径上前行,只不过在 200 年的时间历程里,大部分时候是缓慢前行,而 20 世纪 90 年代以后的步伐突然加快而已。

　　而海外中医文献的出版,是中国医学思想在世界影响力逐步扩大的历史印迹。中医从被人讥笑、误读到最终能够被接受,梳理其不同历史阶段的数据变化,并探讨其与中国政治、经济的互动及促进,可能需要传播学界、中医学界的学人合力去研究才行。

(何明星,《出版广角》,2012 年第 1 期)

韦斯特利—麦克莱恩模式在美国近现代英文中医药图书传播研究上的应用

随着我国中医药学对外交流的加深以及海外临床医疗实践的开展,众多介绍中医药实践以及传播中医药学理论的英文图书得以在海外出版,这些图书能反映出中医药学在国际范围内的传播历程与概貌。本文运用韦斯特利—麦克莱恩模式分析近现代在美国出版的英文中医药图书传播的过程、要素及存在基础,指出中医药图书在美国传播的问题。

一、美国近现代英文中医药图书出版概况

作者以"Chinese Medicine"为检索关键词,以联机计算机图书馆中心(Online Computer Library Center,简称 OCLC)组织的"全球联合编目数据库"作为主检索数据库,结合谷歌图书和亚马逊图书搜索引擎作为辅助数据库通过滚雪球的方式添加关联信息,搜集整理了近现代海外英文中医药图书的出版情况。本文以近现代(1820—2014 年)美国出版的 732 本英文中医药图书为研究对象。

从数量上看,1820—1948 这一百多年间,检索整理出的出版于美国的英语中医药图书仅 8本;1949—1970 年,也只有 17 本;1971—2014 年,共 708 本,每年都有一定量的此类图书出版。

19 世纪初叶,欧洲医学家应用针灸术于临床取得良好疗效,欧洲相关医学文献传入美国,然而中医对当时的美国没有产生太大的影响,中医药英文图书的数量很少。中医药是从 19 世纪 40年代开始,由华人移民的带入美国的。但是,中医在美国一直未取得合法地位,发展艰难。到了20 世纪 70 年代,尼克松访华之后,美国出现了"针灸热"。在美国有识之士及部分官员支持下,针灸在美国很多州陆续获得合法地位,中医药在美国得到迅速推广和发展。此后中医药英文书在美国流行起来。

如图 5-21 所示,从内容上,732 本图书分为"英译、中医临床、大众普及、理论探讨、教学、研究"六大类。① 英译类包含 43 本中医经典古籍英译以及 14 本辞书类中医英译。② 中医临床类包含临床应用以及医疗规范等共 261 本,涵盖不同学科,其中针灸、内科、妇产科、中药临床应用等占较大比重,同时出现了一些专门的临床医案。③ 理论类包括对古典理论的探讨 6 本,含易经、道、古典中医和针灸以及与古典希腊医学的比较等;现代理论探讨类 70 本,包括中医基础理论;临床内外妇儿、情志病、皮科等;诊断学、针灸、气功;中西医结合等方面,以及中医英译相关理论探讨。④ 教学类共 16 本,其中主要为中医基础理论、诊断学、方

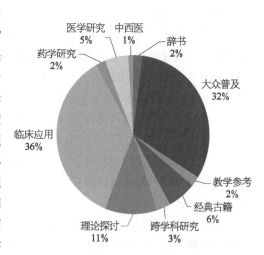

图 5-21　美国出版的中医药英文图书分类

剂学、中药学、针灸、中医英译等方面的教材,也有一些国外注册中医师考试的参考书。⑤ 研究类图书 72 本,其中中医医学研究 34 本,包括中医理论、医学史、医学文献、医学实验等方面;中药学研究图书 16 本,包括中药学、药理学、中药炮制、草药等。有些研究出现了跨学科研究的趋势,如医学人类学、生物学与中医药结合研究,跨学科类图书也有 22 本。⑥ 大众普及类书目 230 本,包括养生保健类(含养生、食疗、气功、推拿等 57 本),以及中医理论类(23 本)、临床应用普及类(86 本)、中药介绍类(25 本),有些书本同时介绍西方或印度等地传统药用植物,称作草药。

二、美国中医药图书传播模式

1957 年,美国传播学者韦斯特利(B. H. Westley)和麦克莱恩(M. S. Maclean)提出了一个适合于大众传播研究的有系统的模式。此模式同样适用于美国中医药出版物传播研究。

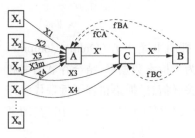

图 5-22   韦斯特利—麦克
莱恩传播模式

1. 韦斯特利—麦克莱恩模式及特点   韦斯特利—麦克莱恩模式如图 5-22 所示。

这个模式包括五个要素:X,代表社会环境中的任何事件或事物,传播这些事件或事物的信息要借助大众媒介。A,有意图的传播者,如政治家、广告客户、新闻来源等,是"鼓吹者"角色。C 指媒介组织或其中的个人,也称把关人(gatekeeper),它们从 A 或 X 处选择信息,传播给 B(受众)。B 指受众或"行为"角色,可以是个人,也可以是群体,还可以是一个社会系统。X'指传播者为进入信息渠道而作出的选择。X"指媒介组织向受众传递的加工过的信息。fBA 指受众(B)向原始信源(A)的反馈。fBC 指受众通过直接接触或受众的研究向传播组织的反馈。fCA 指传播者(C)流向传播者(A)的反馈。

这个模式的特点是:第一,信息选择具有多样性,传播来源可以在各种事件中进行选择,大众传播媒介由可以在各种信息来源中选择,同时大众媒介也可以在各种事件中直接进行选择。第二,传播系统具有自动调节性,社会上数量众多的大众媒介间存在着激烈的竞争,在这种竞争的过程中,它们也互相取长补短、自动调节,以适应社会优胜劣汰的发展机制。第三,信息反馈具有重要性,只有反馈才能真正保证传播过程中所有要素间关系的系统性。

2. 韦斯特利—麦克莱恩模式在美国中医药出版物传播过程研究中的应用   韦斯特利—麦克莱恩模式可以完整概括美国中医药出版物传播的过程和要素,并明确了传播主体即美国中医药文化传播者、中医药图书出版者和读者之间的关系。传播者是传播活动的起点,他们在控制传播内容的同时,也受到社会环境的制约。美国中医文化传播者 A 很复杂,包括政府、科研机构、商业机构、中医师、中医翻译者、爱好者等。他们向中医药图书出版者 C 输送中医药相关文本信息 X'。C 经过筛选、编辑,把 X'加工为中医药出版物 X",同时有意或无意地将信息反馈给 A,即 fCA;C 也可以直接从社会环境中获取信息并提供给读者 B,此时,C 也是 A。读者 B 既接受 C 提供的信息也可以把信息反馈给 C,即 fBC,甚至直接变反馈信息为传播信息,即 fBA,成为新一轮传播的源头。

其次,韦斯特利—麦克莱恩模式体现了美国中医药出版物传播的自动调节性和存在基础。先进性和科学性是一种文化体系向外传播的前提条件。中医的理法方药体系是数千年医学实践的积累与结晶,即便是在许多西方国家质疑、否认中医的大环境下,中医在很多领域具备西医无可比拟的疗效优势,针灸推拿等诊疗方法的疗效有目共睹。临床应用类图书也是占比最大的。其次,大众普及类图书的数量紧随其后,体现出群众对中医药文化传播的热衷程度。需要指出的是,一些中医药图书体现出跨学科的趋势,如量子针灸、天然药物与神经认知等等。一方面现代科学日新月异并互相渗透,另一方面,社会环境中的个体自觉或者不自觉地用自己原有的认知解释新的事物,体现出文化的交融,也使得传统中医药与现代科学文化融合,如何保持中医药的特色和优势,是需要努力的方向之一。

传播过程即信息流动过程,其根本是信息的理解和解释。虽然中医药海外传播的信息来源很多,但它是一种跨文化跨语境的信息流通,离不开翻译的沟通。早在 20 世纪初,美国的伊伯恩 (Bernard Emms Read)开始了《本草纲目》的翻译,Percy M Dawson 开始翻译《素问》,IlzaVeith 后来翻译了《素问》的前 34 章,由加州大学出版并广为流传。这些书本为中医药学在美国的近一步传播打下了理论和语言基础。对于不通中文的美国人而言,这些是他们接触中医信息的一手资源。20 世纪 70 年代开始出现美国开始出现针灸、中医术语相关辞书,对中医英译用语起到了一定的规范作用。学者们从 70 年代起,也开始了中医药术语词典、字典的编撰,以及中医词汇、文法方面的研究。随着中医药的流行,中医药经典古籍的翻译在 20 世纪 80 年代开始繁盛,Oriental Healing Arts Institute 出版了许鸿源先生翻译的《伤寒论》《金匮要略解说》,加州大学出版了文树德(Paul U Unschuld)先生翻译的《难经》。Institute for Traditional Medicine 出版了 Subhuti Dharmananda 翻译的《金匮要略》。《神农本草经》《格致余论》《针灸大成》《濒湖脉学》《银海精微》《奇经八脉考》《妇科心法要诀》等在 20 世纪末和 21 世纪初得到了翻译。这些典籍的翻译使更多的美国中医研究者、实践者和爱好者突破语言障碍近距离接触中医药经典,有些直接指导临床实践。另一方面,美国的学者从 70 年代起,也开始了中医药术语词典、字典的编撰,以及中医词汇、文法方面的研究,规范中医英译。与规模庞大的中医临床应用以及大众普及类图书相比,中医经典的翻译以及英译研究相关的图书是不多的。此外,中医药理论探讨以及教学类图书在美国出版的数量也不多,体现出对于中医药理论的理解和解释不足。

最后,韦斯特利—麦克莱恩模式也强调了反馈的重要性。拿中医翻译来说,如英国学者 Nigel Wiseman 通过学习和研究中医文献翻译,成为中医翻译方面的专家。他不仅翻译中医,还提出了中医翻译理论,他所提出的中医英语词汇被美国两家大型的中医药文献出版社 Paradigm Publications 和 Blue Poppy Press 指定为其出版物的中医英文词汇标准。这是一个从环境中习得,又进一步反馈提高的例子。同时,有一些中医实践者或者爱好者,对中医出于自己的理解,写出了 *Between Heaven and Earth: A Guide to Chinese Medicine*(《天地之间:中医导读》)甚至 *Chi Gong: Medicine From GOD*(《气功:来自上帝的医疗》)这样的书名。他们从周围的环境中,如书本及其他渠道了解到中医,又把自己对于中医的理解反馈给外界,不过有时他们的理解和中医文化本身存在差距,以不恰当的理解流传,是有悖于中医文化传统的。中医传统的保持需要规范的术语标准,以及对中医文化的深刻理解。

作为一种经典的传播模式,韦斯特利—麦克莱恩模式可以系统概括美国中医药出版物传播过程,体现传播基础及要素并反映传播的主动调节性,同时凸显传播过程中存在的问题,为系统研究中医药海外传播提供了新的研究视角。通过英文中医药图书在美国的出版情况可以看出,中医临床应用类图书以及临床应用类以及养生保健类的大众普及类图书在美国传播最广,体现出中医疗效在整个环境中得到一些人的认可。中医药理论探讨、经典古籍翻译以及中医药研究类图书规模不大,并且跨学科研究的趋势明显。中医药在海外传播需要面对如何发扬自己的先进性和科学性以及如何保持和规范自己的传统特性等问题。

(陆瑛、任荣政,《科教导刊》,2017 年第 20 期)

中医在澳大利亚的传播和发展

笔者在赴澳大利亚讲学和进行学术交流期间对中医在澳大利亚的传播历史和发展现状进行了考察,略述其下。

一、中医药传入澳大利亚

19 世纪中叶,在墨尔本附近和新南威尔士地区先后发现金矿,淘金热潮成了移民浪潮。1848 年第一批广东人 100 余名应募前往澳大利亚当劳工,此时距澳大利亚开国(1788)仅 60 年。此后移民澳大利亚的华人逐年增多,其中墨尔本附近的金矿区班迪谷(Bendigo)在 1858 年已有华工 4 000 多人,约占当时全城人口的 1/4。随着华工的涌入,中医药也传入澳大利亚,在班迪谷的华工聚居区有一位姓林的中草医开设了一间"林记保康堂草药店",面积约 15 m²,有中草药 200 味左右,还有切药刀、药碾、炒锅等简单的中草药加工工具。其店在矿区四处张贴中文的中医治病广告,多是治跌打损伤、五劳七伤的内容,这与当时华工的艰苦体力劳动易受损伤有关。现在这些历史遗迹在班迪谷中国城被修复并得到保护,这是中医传入澳大利亚的开端。

二、白澳政策时期的中医萎缩

随着澳大利亚的开发,1861—1881 年的 20 年间约有 4 万中国人移民澳大利亚。为维护欧洲白人移民的利益,19 世纪 70 年代新南威尔士州议会通过限制华工入境的议案,这是"白澳政策"实施之初端。1880 年在悉尼召开的澳大利亚殖民地会议将限制华工入境推向禁止华人入境,虽然已经移民澳大利亚的 4 万多华人未被驱逐出境,但其处境也极为艰难,中医药当然也奄奄一息。

三、中医药在澳大利亚的复苏

1972 年澳大利亚国会大选,工党获胜之后进行了一系列的政治改革,包括与中国正式建交,修改移民政策等,"白澳政策"正式结束。此时正值东南亚局势动荡时期,大批东南亚难民包括这一地区的一些华人相继移民澳大利亚,促进了中医药事业的复苏。在一些华人社区陆续有中医诊所、针灸诊所、有中医坐堂应诊的中药店开业。但其数量仍很稀少、药品缺乏、求医者亦多为华人。这时期的开业中医多数是东南亚华人祖传中医,所用中药多从香港地区进口,每年中草药进口仅数万澳元。

四、中医药在澳大利亚的发展

20 世纪 80 年代以来随着中国的改革开放,中澳文化交流增多,移民澳大利亚的中国大陆和香港、台湾地区的中国人增多,特别是一批中国大陆中医学院毕业生来到澳大利亚。其中有行医多年的中医主治医师或主任医师,他们丰富的中医理论和临床经验,对澳大利亚中医药事业的发展起到推动作用。中医药及针灸术的确切疗效,使中医治疗疾病逐渐为澳大利亚各民族、各阶层人士所接受。尽管澳大利亚政府尚未正式承认中医的合法地位,但也不禁止,而是把中医纳入"商业经营"的范畴。政府允许各州各地的中药店公开营业,因此中医诊所、中药店纷纷开设,多集中在华人社区,如墨尔本的史宾威路(Springvale Road)不足一公里的繁华地段上就有四间中医诊所,其中一间是广州中医药大学第一附属医院门诊部,也是中国中医院校在澳大利亚的唯一一所门诊部。像这样中医诊所比较集中的地区在墨尔本有三四个,其他社区也有中医诊所散在。在悉尼的阿悉菲尔德(Ashfield)有五六间中医诊所、中药店,整个悉尼地区不下 30 家中药店,各社区还有各种中医专科诊所,如皮肤、痔瘘、伤科、针灸、推拿等专科诊所,所用中药主要从中国香港进口,部分从中国大陆直接进口,质量上乘,尊古炮炙。近年来澳大利亚每年进口中药达数百万澳元,比 20 世纪 70 年代成百倍增长,针灸全部使用一次性针灸针。有的诊所还用电脑管理病历和资料,可见中医药已在澳大利亚人民的卫生保健上发挥着越来越大的作用。尽管如此,中医却不能注册为医生,病人看中医的医药费不能从个人所得税中扣回医药费。中医的病情报告、病假证明、工伤意外赔偿均属无效。1992 年某中医在名片上印上医生(doctor)的称号,立被查办上法庭,虽然无罪释放,也足见中医地位之低下。为争取中医的合法地位,全澳各州的一些中医药团体联合成立了"全澳中医药、针灸学会联合会"和"澳大利亚中医药协会"两个较大的中医团体,积极与澳政府卫生部官员联络,把中药性能、针灸、穴位、中医理论等译为英文介绍给有关官员认识。在 1991 年 2 月澳联邦政府通过的"药用物品管理案"中承认了中医是一个医疗体系,多个中医药团体得到列册备案。应政府要求,中医药团体于 1993 年底完成了统一的《中医药执业守则》送联邦政府审批。这为中医在澳大利亚的发展和规范化奠定了基础,为进一步争取中医在澳大利亚政府立案、合法登记,使中医取得与西医同等地位创造了条件。中医地位在澳大利亚的确立还需制定"中医专业能力及标准",这是一项巨大的工程,也是中医进行立案的必备条件之一。全澳中医药、针灸学会为保证会员的专业学术水平,在新章程中规定了入会条件:"必须具备中国正规中医院校相关专业三年以上全日制专科毕业或以上学历,包括西学中毕业者均可接纳为正式会员,其余的申请入会者需经过中医专业考试后决定。"这是为提高中医的学术形象,以及为能使中医合法登记进行中医资格考试奠定基础。1996 年上半年经澳大利亚中国中医学院校友会等的努力,维多利亚州联盟党政府已经率先在澳大利亚着手进行一个综合性的中医药回顾,展开大规模的调查研究,为中医的利益与危害作定论、了解中医注册和中药配药规范化的实际需要。其调查结果将向各州政府以及全澳的有关决策部门报告,届时维多利亚州卫生厅将与专家合作制定在维多利亚州中医执业的规范化政策、职业注册将可以被考虑,这是到目前为止澳大利亚卫生部门最明确的支持中医注册的表态,对中医界争取注册成功有重要意义,并将引起国际上的关注。目前澳大利亚全国各地有近 30 个中医药、针灸学术团体,但还没有统一的全国性中医联合组织,没有形成一股力量与政府对话,加之澳大利亚多数西医对中医不了解或存有偏见,且在议会中的影响甚大,使中医的立法和注册还有阻力。

中医要进入澳大利亚医学学术殿堂,还需要中医教育正规化、系统化。90 年代以前的澳大利亚中医教育多为私人办学或短期培训性质,其学历不被澳大利亚政府承认。随着澳大利亚政府出于政治现实的需要推行多元文化政策和澳大利亚中医界团体向政府的游说和努力,20 世纪

90 年代以来,墨尔本皇家理工大学(简称 RMIT)成立了中医部,维多利亚大学成立了中医系,悉尼科技大学成立了针灸系,其中 RMIT 与我国南京中医学院合作开设了中医学士、硕士课程,1993 年在全澳公开招聘中医部主任,在众多应聘者中聘任了一位 60 年代我国某中医学院本科毕业、在国内某中医学院任教多年、90 年代又获澳大利亚墨尔本大学医学博士学位者为中医部主任,具体负责中医部的教学组织安排。五年制中医本科教学大纲完全采用我国中医院校中医本科教学大纲,教材以五版教材为蓝本、自行编译为英文。教师采用聘用制,大多聘用留居澳大利亚的中国中医药博士、硕士,办学层次较高,师资教学、科研条件较好。澳大利亚政府承认其中医学士、硕士学历,这是中医在澳大利亚争取合法化的又一块基石。

随着澳大利亚中医界争取合法化的进程、中澳两国中医界的交流增多,特别是近年来澳大利亚卫生部和中国国家中医药管理局的官方接触增多,促进了澳大利亚政府卫生当局对中医药的了解,这无疑对中医在澳大利亚争取合法化起到了推动作用。澳大利亚中医界从法律上、组织上、学术上和中医正规教育上的种种努力成果表明:澳大利亚很可能成为承认中医合法化的第一个发达国家,这将是中医真正走向世界的重大突破。

(徐永昌,《中华医史杂志》,1998 年第 28 卷第 1 期)

中医药在澳大利亚的传播和发展

澳大利亚四面环海,是世界上唯一的一个国土覆盖整个大陆的国家。独特的地理位置使其长期与其他大陆隔绝,直到 17 世纪初,欧洲人发现这块大陆,取名"澳大利亚",从此澳大利亚与世界的交流才逐渐展开。

一、澳大利亚的中医药文化传播历程

1. 传入开端 中医大约在清朝时期传入澳大利亚。文献记载在 19 世纪 50 年代,维多利亚州和新南威尔士州境内金矿的发现,使得大批来自欧洲、美洲和中国的淘金者蜂拥而至。1848 年第一批广东人 100 余名,应募前往澳大利亚当劳工,此后移民澳大利亚的华工逐渐增多。当时华工从事着艰苦的淘金工作,身体受到很大损伤,对中医中药的需求逐渐强烈,有需求就有市场,因此在华工聚居的地区出现中草药店,以满足华工治病的需要。现在,澳大利亚的班迪谷中国城,被修复的"林记保康堂草药店"的历史遗迹内仍保留着当时中草药加工工具以及中文治病广告等。正是随着华工的涌入,中医药开始了在澳大利亚传播和发展的历程。

2. 萎靡时期 1901 年,澳大利亚联邦成立。联邦政府的当务之急是使国家在民族化的基础上法制化,以推进国家建设和进一步消除殖民主义的影响,因而制定了一系列的政策,颁布了一系列的法律,其中白澳政策(White Australia Policy)是制定这些法律和政策所遵循的基本原则和总方针。白澳政策的最终目的是将澳大利亚变成纯白种人的国家。因此,在白澳政策时期,排华事件屡见不鲜,排华法案更是层出不穷,如《联邦选举条例》《太平洋岛屿劳工法案》《限制移民入境法案》《邮电法案》。在这样的背景下,澳大利亚的华人锐减,未被驱逐出境的华人处境极为艰难,中医药在澳大利亚也陷入重重困境,进入萎靡时期。

3. 复苏时期　1972 年,在澳大利亚国会大选中,工党获胜。12 月份,工党政府移民部部长埃尔·格莱斯公开宣布表示接受并资助非欧洲移民入境,标志着"白澳政策"正式被废除。中澳两国的建交促进了中医药事业的复苏,在华人的聚居区,中医诊所、中草药店陆续开业。但在这个时期,中药品种稀少,且多从香港地区进口,每年中草药进口仅有数万澳元。中医诊所数量较少,从业者多为东南亚华人,求医者亦多为华人。

随着中国的改革开放,中国和澳大利亚的交流逐渐增多,移民澳大利亚的中国人逐年递增,这其中包括有着多年行医经验的中医医师和一批来自中国大陆的中医院校毕业的学生,他们的到来对中医药在澳大利亚的传播和发展起到了积极的推动作用。澳大利亚政府虽然没有正式承认中医的合法地位,但也没有明确禁止,而是将中医归入"商业经营"的范畴,中医诊所和中草药店可以在澳大利亚公开营业。这一时期,不仅广大华人非常信任中医药的确切疗效,而且越来越多的澳大利亚人民也逐渐地开始了解中医药,并且主动愿意接受中医药治疗。

二、澳大利亚实现中医立法

2000 年 5 月 16 日,澳大利亚维多利亚州总督签署最终文件,标志着中医注册法正式生效。维多利亚议会率先通过中医立法法案,这是一项具有远见的伟大创举,它开启了西方社会为中医立法的先河,也开启了全世界为中医立法的先河,标志着中医药事业在国际化进程中迈出了至关重要的一步。

1. 中医立法过程的艰辛努力　任何事情的发展都不是一蹴而就的,必然要经历很多波折,以实现波浪式的前进和螺旋式的上升。维多利亚州能实现中医立法,是澳大利亚的华人经过 15 年的艰辛努力和不懈奋斗换来的。为了推动中医立法,澳大利亚相关人士先是说服澳大利亚卫生部的相关人员前往中国进行访问,中国中医药管理局的高层领导也被邀请到澳大利亚进行访问,实现中国和澳大利亚官方的面对面沟通。另外通过多方游说上下两议院,以期取得议员们的支持。然后针对反对者对中医的指责和误解在电视台、电台据理力争,进行辩论,反复申辩。最关键的是将精力集中到创办中医高等教育的工作上。几经周折,终于得到墨尔本皇家理工大学的同意,在 1992 年正式招生,为西方正规大学设立中医本科教育开启了先河,因而得到州政府的承诺而进行了中医立法。

2. 中医立法的三个阶段　维多利亚州实现中医立法经历了三个阶段。第一个阶段是调查研究阶段,维多利亚州政府于 1995 年 8 月成立中医调研委员会,研究中医立法的可行性。1996 年年底完成调研报告之后,维多利亚州卫生部在澳华博物馆举行新闻发布会,由林子强(被人们称为澳大利亚中医立法之父)、Dr. Buchan、Dr. Mayer 和 Mr. Allan Bensossan 4 人向记者和公众答辩;第二个阶段是公众论证阶段,政府发布讨论文件,并且咨询相关业界人士,进行广泛的公众讨论,采纳具有建设性的意见;第三个阶段是立法实施阶段,立法草案由维多利亚州卫生部起草。2000 年 5 月 3 日至 5 月 9 日,经过上议院和下议院辩论通过中医注册法。2000 年 5 月 16 日,维多利亚州总督签署了最终文件,中医注册法正式生效,这是世界中医史上第一部中医法,是中医史上的关键一步。同年 12 月份,州政府拨款 10 万澳元,用于成立中医管理局,主管各种中医事务。

3. 维多利亚州中医注册管理局的职能　中医管理局也称为注册局,其职能主要是:一规范中医执业标准,二注册一切符合标准的中医师(包括针灸师),三审讫和批准中医本科教学以符合注册标准,四制定执业准则和纲领,五在法案授权下处罚一切违规者,六与警务部联合执法。

4. 中医立法后维多利亚州中医药事业的发展　首先中医立法后，中医和西医享有同等的地位，中医师的地位得到承认，保护了中医医生正当行医的合法地位，再也不会被认为是非法行医，对中医药行业秩序起着良好的规范和管理作用，一些打着中医旗号四处行骗的"江湖郎中"逐渐被淘汰。其次中医立法后，公众的健康利益也得到保证。立法后，患者到中医诊所就诊有了保障，而且多家保险公司愿意承保中医治疗保险，治疗者可以按比例由保险公司偿付中医药就诊和药品的费用，如此一来，治疗者不用再为独自承担治疗费用而对中医望而却步。更重要的是，维州中医立法为其他州提供模板，推动澳大利亚其他州对中医立法，以期实现澳大利亚联邦政府对中医师和中药师实现全国注册管理。

5. 澳大利亚成为首个立法承认中医合法的西方国家　澳大利亚成为世界上首个完成中医立法的西方国家，这是世界中医发展的里程碑。2009 年 5 月 8 日澳大利亚联邦政府宣布将在 2012 年正式在全国进行中医注册，并致函澳大利亚全国中医药针灸学会联合会长告知这一喜讯。自 2012 年 7 月 1 日起，澳大利亚职业中医师均需接受澳大利亚国家卫生职业者监管法的注册管理，澳大利亚中医管理局［Chinese Medicine Board of Australia(CMBA)］是制定注册标准和审理申请人注册申请的唯一管理机构，维州中医注册局(CMRBV)结束其在维州中医立法管理的历史使命，澳大利亚的中医发展进入一个全新的时代。

2012 年 1 月 16 日，澳大利亚联邦政府正式公布全国中医注册标准，包括《英语技能注册标准》《过渡期原有资格认定和普通注册资质标准》在内等六份文件。虽然澳大利亚政府对中医实现立法，但是并未给中医师带来多少喜悦。中医注册门槛之高，让很多中医师"望洋兴叹"，被迫接受严苛的行政管制，甚至丧失了行医自由。对于有经验且诊疗水平高的中医师往往因为英文水平不好，不能很好地为澳大利亚人民服务。然而中医院校毕业的学生，行医经验不足，但是因为他们英语水平高，却可以无条件的为病人治病，长此以往降低了澳大利亚中医界的水准。据澳中医学会所做的统计，2012 年底通过中医注册者仅为 13％，有条件注册者为 87％，其中限制注册者为 25％。根据规定，有条件注册者的中医师如果要为说英语的病人看病时，不管双方能否直接交流，都必须聘请英文翻译员；而有条件注册者中的限制注册的中医师，注册有效期仅为 1 年，然后中医管理局将决定其职业生涯。据悉，申请者的英语成绩下限在不久的将来还将提高至 7 分。高标准的语言考试，对不少上了年纪的中医医师而言难度很大。

三、澳大利亚的中医教育

澳大利亚的中医药教育已形成体系。澳大利亚是国外唯一在正规大学设立中医本科课程的国家，1994 年前，澳大利亚的中医教育大多为私人办学，但是这样的学历并不被澳大利亚政府承认，故影响范围有限。后来随着中澳两国之间学术交流增多，中医界为了争取在澳大利亚的合法化，成立了"澳洲全国中医、药、针灸学会联合会"，为中医的合法化打下基础。1991 年，在皇家墨尔本理工大学(RMIT University)成立中医教育课程发展委员会，决定在 RMIT 生物医学和健康科学学院成立中医部，开设正规中医学士和硕士教育课程，这是西方社会首次成功设立中医正规课程。另外还有维多利亚大学、悉尼理工大学、西悉尼大学、悉尼科技大学等先后开设了中医学系。求学者越来越多，初建时大多为华人或华裔，现在 80％以上是当地的澳大利亚人。这些大学的中医学部非常重视同中国的中医大学联系，如皇家理工大学中医学部规定，中医部的学生必须到中国，在南京中医药大学完成为期 1 年的临床实习，并接受临床考核。

四、澳大利亚中医学术团体

澳大利亚目前与中医药相关的学术团体有 23 个,其中大部分是在 1985 年之后建立的。其中为人们所熟知的有澳大利亚中医学会(CMASA)、澳大利亚全国中医药协会(ATCMA)、澳大利亚中医协会、澳大利亚针灸中医协会等。澳大利亚中医协会是澳大利亚主要中医专业团体,其会员大多数来自中国大陆,并有中国国内中医学科的教育和专业背景,会员约 800 人。澳大利亚中医学会成立于 1990 年,目前有会员 700 余人。澳大利亚全国中医药协会成立于 1985 年,由一批来自东南亚和中国香港等地的中医药从业者组成。这些中医药团体联合起来,可以反映行业呼声和愿望,集中人力和资源,加强行业与政府之间的沟通和协调,协助解决中医注册管理中出现的问题,为澳大利亚中医师提供一个与政府部门沟通的平台,使得中医药朝着有利于中医规范、健康、持续的方向发展。

五、结语

2014 年 11 月 17 日,中华人民共和国国家主席习近平和澳大利亚总理阿博特在澳大利亚首都堪培拉国会大厦共同出席并见证,北京中医药大学徐安龙校长和西悉尼大学格罗夫校长代表双方签署在澳大利亚建立中医中心合作协议的签订仪式。随着中澳两国领导人对中医药合作交流的重视和中医药在澳大利亚法律地位的肯定,中医国际的信誉不断提升,相信中医药在澳大利亚会得到更加广泛的发展,并且能够更好地为澳大利亚人民的健康事业和世界医学的发展贡献自己力量。

(江南、张强、王宪东、贺霆、陈林兴,《中国民族民间医药》,2015 年第 24 卷第 4 期)

中医药在澳大利亚和美国的现状及比较

中医药是一门具有旺盛生命力的科学,世界卫生组织在 2003 年发布的《全球传统医学发展战略》的报告中明确宣布启动传统医学全球战略,指出针灸、中药等传统医学在全球受到广泛关注,充分肯定了中医药在世界卫生健康事业中的作用。中医药在全球 170 多个国家和地区有不同程度的应用。澳大利亚和美国均是移民国家,随着华人移民越来越多,中医药的传播和发展更加迅速。据澳大利亚统计局(ABS)公布的数据,亚洲出生的澳大利亚居民从 2000 年中的 103 万人,增长至 2010 年年中的 201 万人,占总人口的 9%,这还不包括常驻澳大利亚的留学生和劳工。而在美国,亚裔已经成为第三大少数族裔,占总人口的 3.7%,而在亚裔中,中国是第二大族群。两国奉行多元文化政策,文化的包容性和政策开放的特性很强,对中医药的接受程度与其他国家相比是比较高的,因此中医在两国的传播和发展过程中颇有相似之处。

一、中医在澳大利亚的概况

中医药在 19 世纪中叶随着淘金华工而进入澳大利亚。历史遗迹表明,在当时的华工聚居区,一位林姓中医开设了一间草药铺为华工治疗跌打损伤等疾病,但当时中医多限于亚裔劳工使用,影响甚微。20 世纪 70 年代,尼克松总统访华,不仅打破了中美之间的坚冰,更是掀起一股"针灸热潮",并迅速在全球蔓延开来。中医在澳大利亚经历白澳政策的压制后逐渐复苏,并随着这股"针灸热"被广大澳大利亚人民所熟知,到重视和应用。80 年代以来,中国提出改革开放的国策,中澳两国之间的文化交流日益增多,中医药在澳大利亚快速的传播和发展起来。澳大利亚政府非常重视中医药的发展,将中医看作医疗保健的重要组成部分。2000 年 2 月 16 日,澳大利亚维多利亚总督签署最后文件,中医注册法正式生效,这是澳大利亚首个为中医立法的州。2009 年 5 月 8 日,澳大利亚联邦政府宣布在 2012 年正式对全国中医实行注册,使得澳大利亚成为世界上首个完成中医立法的西方国家。据统计,自 2013 年 7 月 1 日中医正式注册以来,已有 4 000 多名中医师获得澳大利亚政府的认证,其中约 1 000 人是澳大利亚白人。全澳中医诊所数量在 5 000 左右,其中约 1 000 家比较活跃。学术团体已经超过 23 个,一些大的团体有成员 600～700 人,如澳大利亚中医药针灸学会联合会拥有 700 多名会员,小的团体也有几十人。补充医学(辅助医学)年产值已经超过 20 亿澳元。2014 年 11 月 17 日,国家主席习近平与澳大利亚总理阿博特在澳大利亚首都堪培拉国会大厦共同出席并一同见证,北京中医药大学徐安龙校长和西悉尼大学格罗夫校长代表双方签署在澳大利亚建立中医中心合作协议的签订仪式,相信中医在澳大利亚的发展会更上一层楼。

二、中医在美国的概况

中医进入美国最初也是随着华裔劳工的输入,为劳工解决自身的病痛,那时候的中草药铺和针灸只在华工居住区内开设。中医在美国受到关注的源头是在 1971 年,美国纽约时报著名记者詹姆斯·赖斯顿(James Reston)报道了其在中国患阑尾炎并在北京协和医院做阑尾切除术,术后应用针灸疗法消除疼痛的治疗经过,这篇文章被公认为美国大众传媒首次向公众介绍现代中医针灸疗法。1972 年,尼克松总统访华,其随队医生塔卡(Walter R Thach)参观针刺麻醉手术,针刺麻醉过程在美国电视台公开播放之后引起极大的轰动,从而掀起第一次针灸热潮。尽管如此,针灸当时仍被很多官员和医生认为是巫术。直到 1977 年 12 月,美国国家卫生研究所首次肯定针灸这一古老疗法,针灸在美国的处境才开始慢慢好转,至 1986 年,全美 50 个州陆续承认并确立了中医针灸的合法地位。据 2008 年的一项统计结果显示针灸行业的年产值已经达到 16.5 亿美元,大约 70％的美国人接受过针灸治疗。随着针灸的传入,中药也受到美国人的青睐,全美各种中药店和含中药的保健品店有 12 000 多家,年销售额达 20 多亿美元,越来越多的美国人愿意接受中医的诊疗。

三、中医在澳大利亚与美国的比较

1. 传播历程比较　中医药传入澳大利亚和美国都是因淘金华工的涌入。1848 年,100 余名广东人应募前往澳大利亚当劳工,这是第一批到澳大利亚的中国人。同年,在美国西部发现黄金后,赴美华人也逐渐增多。在传入初期均经历了一段被当地人排斥和极力反对的暗淡萎靡时期。在白澳政策时期的澳大利亚,排华事件屡见不鲜,排华法案层出不穷。美国则视中医为"巫医"而多方否定。后都因尼克松总统访华,中医的处境才逐渐好转,并掀起一股热潮。随着民间对中医的认可度不断增高,官方对中医也渐渐重视起来。澳大利亚政府在 20 世纪 80 年代就将中医归入"商业经营"的范畴,允许中医诊所和中药店在澳大利亚公开营业。而美国国家卫生研究所在 1991 年率先创立了第一个中医针灸诊所,开创了美国国家医学最高权威医院启用针灸治疗患者的先河。

2. 中医立法的比较　中医在澳大利亚和美国发展势头良好,两国均有不少州政府对中医实现立法。澳大利亚的维多利亚州是澳大利亚首个为中医立法的州,开启了西方社会为中医立法的历程。并且在2012年1月16日,澳大利亚联邦政府正式公布全国中医注册标准,在全国进行中医注册,使得澳大利亚成为首个承认中医合法的西方国家,从此中医在西方世界开启了一个全新的时代。与澳大利亚不同,虽然全美50个州陆续承认并确立了中医针灸的合法地位,如早在1973年4月,美国内华达州立法委员会就几乎全票通过了将针灸、中草药及其他中医诊疗方法合法化的法案,但是一直到现在美国联邦政府尚未公布全美有关针灸或者中医方面的法律法规,仅以州立法的形式对针灸进行规范和管理。而各州政府对针灸立法管理上可分为两类:第一种是州政府专门为针灸立法并设立针灸师头衔,共计30个州。第二种是州政府不专门对针灸进行立法,也不设立针灸师头衔,但是可以在医师指导下应用针灸,共计20个州。另外两国的中医管理机构的影响力也是不同的。澳大利亚中医管理局[Chinese Medicine Board of Australia (CMBA)]是制定注册标准和审理申请人注册申请的唯一管理机构,申请人一旦通过,即享有在全澳行医的资格。而美国的中医管理机构,即美国国家针灸与东方医学委员会(NCCAOM),虽然在全美影响很大,已有98%的州要求申请中医师执照者必须通过NCCAOM考试或者持有NCCAOM证书,但是其仍为非正式的政府机构,有些州并不认可它的权威性。

3. 美澳中医教育的比较　澳大利亚和美国都十分重视中医教育,中医教育在两国已形成体系。澳大利亚是除中国以外唯一在正规大学设立本科中医课程的国家。1991年在皇家墨尔本理工大学(RMIT University)RMIT生物医学及健康科学学院成立了中医部,开设正规的中医学士和硕士教育课程,另外维多利亚大学、悉尼理工大学、西悉尼大学、悉尼科技大学等先后开设了中医学系。美国的中医教育目前有四种形式:一是中医学院,二是医学院里的中医教育,三是西医师的中医继续教育课程,四是美国国家卫生研究院(NIH)的中医博士后项目。澳大利亚的大学中医教育课程和美国中医学院的课程均为3年制的全日制学习,不仅要通过中医理论课程的考核,还要完成临床实践。然而,两国的中医教育均存在课程设置不全面或不系统、师资力量单薄、实习不到位等问题,为解决这些问题,两国中医教育界的有识之士均将目光投向我国的中医教育界,加强与我国的合作与交流。如皇家理工大学中医学系规定本系的学生必须要到中国南京中医药大学进行一年的毕业实习,并接受临床考核。美洲中医学院、中国传统医学院分别与北京、广州中医学院签订学术交流的协定。

四、结语

中医在澳大利亚和美国的传播和发展无疑处在西方国家的领先地位,尽管如此,我们仍需要看到中医在两国面临的种种问题。第一,中医依然是作为西医的"补充部分",地位没有改变。第二,虽有相关法律法规做保障,但处境不容乐观。澳大利亚对中医进行立法,但注册门槛比较高,很多年长的中医师面临重重困难。美国各州虽对针灸立法,但各州之间差异较大。第三,中药进入市场条件苛刻,无法发挥中药的治疗价值。但从澳大利亚和美国的中医药发展状况,可以看出中医药的独特优势已越来越被西方认可,随着其治疗机制的进一步阐释和被社会接受,中医药在世界范围内会有十分广阔的前景。除此之外,在研究中医西传的过程中可以适当运用人类学的方法。贺霆教授在文章中说过,被当地文化解读重塑后的"中医",不但是本民族文化想象力和创造力解放的产物,也是最能体现西方社会特点的部分,需要西方中医人类学研究者特别关注,对中医走向西方、走向世界最有意义。通过人类学研究，实地调查得到的第一手材料，能最真实地反映西方中医的现状，对我们认识中医在海外的传播和发展提供正确的资料，以使我们的研究更客观合理。

（陈林兴、江南、张强、贺霆，《云南中医学院学报》，2015 年第 38 卷第 1 期）

澳大利亚中医药发展现状调查及对中医药国际化教育与传播的思考

中医药文化是中国文化的精髓，在对外交流传播过程中扮演着不可或缺的角色。从 2003 年控制"非典"暴发到 2015 年屠呦呦获得诺贝尔生理学或医学奖，中医药的有效性得到越来越多人认可。同时中医药作为我国国际服务贸易领域中一个独具特色的行业，目前已经传播到 168 个国家和地区。据澳大利亚移民统计局（ABS）公布的数据，来自中国大陆移民人口从 1996 年的 118 640 人增长至 2013 年 427 590 人，排在全部移民国家的第三位。这还不包括港澳台以及常驻澳大利亚的留学生和劳工。近年来，大量的华人移民使得澳大利亚中医药需求激增，传播更为迅速。通过研究澳大利亚中医药发展的现状和问题，以期能为更好地推动中医药发展提供思路。

一、澳大利亚中医药发展辛路历程

1848 年，随着中国第一批劳工进入澳大利亚，中医药也随之传入，至今已有 100 多年历史。然而中医药治疗以及中医师在澳大利亚争取合法性的历程充满艰辛。1880 年，禁止华人劳工入境议案通过，使得中医药发展陷入低谷。直到 20 世纪 60 年代末，新南威尔士州悉尼出现第一所针灸学院。1972 年中澳建交，中医药才开始缓慢复苏。1989 年，澳联邦政府通过了《药物管理法》，于 1991 年 2 月实施，该法将中草药列入辅助药类管理，与维生素、矿物元素、植物等同列。澳大利亚成为全球第一个承认中药为药物的西方国家。1995 年 8 月，维多利亚州卫生与社会服务部决定，对有关中医在澳大利亚的现状进行调研，并开始对中医药如何立法管理进行论证。1998 年 8 月，维州政府宣布：将在澳大利亚首先立法管理中医。2000 年 5 月，维州议院终于通过了《中医药管理法》，成为西方国家第一部中医法。中医行医的合法地位从此获得与西医同样的法律保护，中医师同样被称为医生，并可以加入澳大利亚医疗保险体系。2012 年 7 月 1 日，澳大利亚联邦政府完成注册全国中医师，中医在澳大利亚获得法律认可与保护，这也是中医首次在西方国家获得正式承认及注册。

二、中医师澳大利亚注册现状调查

截止到 2016 年 1 月，澳大利亚卫生局公布最新中医师注册人数：4 588 人，其中包括了 178 人允许注册，但不能行医。中医师注册人员年龄在 35～60 岁之间，其中绝大部分人同时完成针灸师注册。中医师行医地点主要集中在新南威尔士州、维多利亚州和昆士兰州（表 5 - 14、图 5 - 23、图 5 - 24）。然而不少在澳大利亚执业多年的中医师对政府的管理条例也提出质疑，比如注册条件比较苛刻，需要提供医保注册、英语能力、无犯罪记录证明、继续教育学分、一个注册

表 5-14　澳大利亚各州注册情况（人）

注册中医师划分	首都领地	新南威尔士	北领地	昆士兰	南澳大利亚	塔斯马尼亚	维多利亚	西澳大利亚	非上述地区	合计
针灸师	26	439	10	568	104	25	437	98	11	1 718
针灸师和中药配药师				2						2
针灸师、中药配药师、中药医生	9	454		44	9	2	127	28	7	680
针灸师、中药医生	37	924	4	220	62	11	669	113	41	2 081
中药配药师		35		1	1		3	2		42
中药配药师、中药医生		10			2		1		1	14
中药医生		16		7			25		3	51
总　数	72	1 878	14	842	178	38	1 262	241	63	4 588

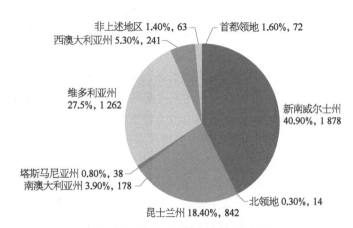

图 5-23　澳大利亚各州中医师构成比

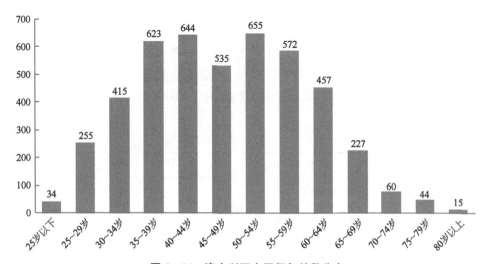

图 5-24　澳大利亚中医师年龄段分布

周期内临床工作不得少于 152 小时等,而且审批过程冗长复杂。但主要的抱怨则集中在中医药师的英语水平要求上。根据相关注册标准,针灸师和中医师的雅思考试从开始每科达到 6 分提升至7 分,使得一些临床经验丰富、年纪较大、英语一般的大陆中医师很难注册,往往英语较好的华人(澳大利亚、马来西亚、中国香港等)和西方人容易注册,但这群人中有一部分人并未长期全面系统地接受中医教育,临床经验有限,甚至只把中医或针灸作为辅助或盈利手段之一。因此有部分澳大利亚中医协会的人士认为,将中医纳入立法管理本身是对中医地位的确认,但同时也是一把双刃剑,可能会限制中医的发展,澳大利亚政府如何管理,才是中医药在澳大利亚前途的决定性因素。

三、澳大利亚中医药教育现状调查

澳大利亚中医药教育除了皇家墨尔本理工学院(RMIT)、维多利亚科技大学(VUT)、悉尼科技大学(UTS)和西悉尼大学(UWS)以外,还有一些教育机构承担中医教育工作,如悉尼中医学院、悉尼东方医学院、新南威尔士自然疗法学院等。获得澳大利亚卫生部官方认可的共有 14 个院校和机构累计可提供 28 个中医药专业教育文凭。另外,澳大利亚没有设立中医专业的不少大学也正在开展中医相关研究,例如悉尼大学信息科技学院、健康科学系等开展了与中医药相关的科研工作和研究生教育。

澳大利亚中医院校的教育课程设置并不相同,还没能完全统一。西悉尼大学健康科学院提供中医学本科专业,并于 2014 年 11 月在中国国家主席习近平和澳大利亚总理阿博特见证下,西悉尼大学与北京中医药大学建立合作关系,联合成立集医疗服务、教育、研究与文化交流为一体的中医中心。皇家墨尔本理工大学中医系是皇家墨尔本理工大学与南京中医药大学合作办学,五年制本科教学大纲完全采用南京中医药大学本科的教学大纲,教材以五版教材为蓝本,自行编译为英文,中医课程占 50％～65％,西医课程占 35％～40％。中医课程师资由南京中医药大学选派,学生的临床实习也在南京中医药大学完成。悉尼科技大学针灸系是 1994 年由针灸学校私立形式转入该大学进行正规教育的,经教育部评估承认授予学士学位,学制 4 年。课程设有解剖、生理、微生物、药理、临床技能、经络、疾病的临床特征、按摩等。悉尼科技大学与广州中医药大学结成姊妹大学,学生可于最后一年申请到广州中医药大学进行实习。

澳大利亚卫生部要求中医师注册还需完成一系列教育课程,包括澳大利亚医疗环境、限制性中药、内科学和临床实践共四个方面。被认证的教育机构分别是皇家墨尔本理工学院(RMIT)、西悉尼大学(UWS)、维多利亚科技大学(VUT)、悉尼科技大学(UTS)、奋进自然健康学院(ECNH)、南方自然疗法学院(SSNT)、悉尼中医学院(SITCM),各院校按照这四个方面承担着不同的教学任务(表 5 - 15)。

表 5 - 15　注册中医师教育课程

教 育 机 构	课 程 内 容	针灸师	注册分类中医师	中药配药师
悉尼中医学院	(1) 澳大利亚医疗环境 操作管理与专业事项;医疗保健护理的专业操作和伦理法律事项	✓	✓	✓
奋进自然健康学院	临床操作的建立与管理	✓	✓	✓
悉尼中医学院	(2) 限制性中药 澳大利亚限制性中药的管理	✓	✓	✓

（续表）

教 育 机 构	课 程 内 容	针灸师	注册分类中医师	中药配药师
悉尼科技大学	澳大利亚中药管理和健康护理	√	√	√
	（3）内科学			
悉尼中医学院	西医内科学、中医内科学	√	√	
皇家墨尔本理工学院	中医临床学	√	√	
奋进自然健康学院	中医临床学	√	√	
南方自然疗法学院	中医内科学	√	√	
悉尼科技大学	中医证候学	√	√	
西悉尼大学	中内科学	√	√	
	（4）临床实践			
悉尼中医学院	临床练习单元 VIVA 考试	√	√	
皇家墨尔本理工学院	监督下临床操作、临床实习	√	√	
南方自然疗法学院	临床实践	√	√	
西悉尼大学	中医临床练习	√	√	
悉尼科技大学	中医临床练习	√	√	
奋进自然健康学院	针灸临床学习	√		

四、对中医药教育国际化发展和传播的建议

1. 加快中医药国际化教育理论化向实践化转变　由于东西方文化背景的差异，中医学认知疾病是以中国古代哲学思维为基础，采用整体观、天人合一，应用取类比象等方法认识世界，是辨证思维的模式。西方人多以逻辑思维方式分析问题，所以在学习中医阴阳五行等基础理论时，感觉很抽象，难以理解，也往往难以引起他们的兴趣，但对中医疾病治疗方法和具体技术操作如推拿手法、针刺技术等积极性更高。所以对外教授中医教学过程中应该让中医基础理论有抓手，不应纯粹地传播基础概念，应将抽象的阴阳五行等基础理论与具体的问题分析和临床实践相结合，完成基础理论教育向实践化转变。

2. 完善中医药英语课程体系标准化建设　目前，澳大利亚的中医院校的课程体系架构已经完成，但由于不同院校合作单位不同，课程体系和教材分别参照南京中医药大学、北京中医药大学、广州中医药大学等中医院校。从教学大纲和考试试卷，尚无一套统一规范的中医对外教育系列教材。鉴于这种局面，全国中医学校应形成构建标准化对外教育中医英语课程的共识，尤其是中药学、经络腧穴学、推拿功法学等中医各学科专业术语翻译的标准化，以免在国外传播以讹传讹。仅"点穴"一词，在笔者国外教学过程中发现有多种翻译，有用"acupressure""acupoint pressing""pointing therapy"、汉语拼语音译"Dian xue"，也有粤语音译"Dim Mak"。规范化的中医英语课程体系构建不是一日之功，很多术语翻译需要经过多次推敲和讨论才能取得共识，全国中医院校应尽早共同组建中医药英语课程体系标准化构建工作，并与外语院校开展合作。为加快建设速度应鼓励高校教师从事中医英语的教学工作，并对教师进行绩效奖励，激发他们积极性。

3. 增强中医药市场化运作与宣传，推进与世界知名大学的合作共建，提升中医药专业地位　澳大利亚的悉尼科技大学、西悉尼大学等高校在办学过程中也遇到过一些问题，本科学生数量较

少，研究生时常有生源不足的情况。招生和今后就业前景、兴趣密切相关，可以根据现在遇到的情况调整，进行市场调查，调整研究方向，更应该与世界知名大学开展中医相关的研究合作，目前以太极拳、针灸研究最为广泛。鼓励国内顶尖中医研究专家与国际知名大学学院或教授合作，逐步提高世界人民对中医的科学性和实用性认识。国家应成立中医药文化对外教育传播机构，将有一定临床经验的人员集中培训，开展对外中医药教学、医疗和科研工作，从而培养一批高素质的复合型中医药人才充实海外师资队伍，派遣国内优秀中医药教师赴澳中医机构任教进行指导，改善师资力量薄弱的问题。

4. 中澳双方应建立官方卫生合作关系　建议国家中医药管理局与澳大利亚卫生部直接建立合作关系，以提升澳大利亚中医师技术水平，保障澳大利亚患者利益。可直接从国家层面由中国派遣高水平中医师赴澳从事医疗工作，并组织培训澳大利亚中医师。目前，绝大部分澳大利亚中医师都是单干，尚未形成正规的中医医院，国家可帮助卫生部建立一定规模的中医医院，也可与感兴趣的西医医院共同组建中西结合医院。合作同时要注重市场化运作，要让澳大利亚老百姓得到益处，以群众需求为根本保障。例如，中医院与绝大部分医保挂钩，在检查和治疗方面提供相关的优惠政策，定期举行公益性的常见病中医保健讲座，提高中医在澳大利亚老百姓中的认识度。

5. "一带一路"的建设文化需先行，扩大中医文化传播的影响力　澳大利亚是英联邦体系国家，所以在政治军事上密切依靠英国、美国，而在经济上依赖中国。随着中国的崛起，习近平主席提出"一带一路"构想，除了经济上对外经贸合作，要想使两国关系更稳固，需不断提升中国软实力，重要是中国文化的传播，让中医药文化先行。回顾中国古代数千年的文明传播史，中医药文化是先驱力量。有史可查的范例，可以追溯到公元前219年，即秦始皇二十八年徐福东渡扶桑，首次将中医药带出国门。从公元6世纪起，针灸学开始传向国外，先是朝鲜、日本，17世纪后传入欧洲。因此，重视中医药文化传播作用，才能扩大中国影响力。政府可为澳大利亚优秀学生提供中医和传统文化奖学金，使其来到中国学习进修，感受传统正规的中医药文化，积累临床实践经验，将来成为中医文化传播的推广者和话语者。也可让中医药进入澳大利亚小学生课堂，根据澳大利亚当地生长植物特点介绍相关的草药和作用功效，从小就培养其对中国文化的兴趣等。

（方磊、Boya Wang，《中医药文化》，2016 年第 3 期）

从澳大利亚干针的发展看中医针灸
海外传播的未来

干针（dry needling）治疗疼痛在澳大利亚变得越来越流行。干针操作非常简单，只要找到疼痛点用针具刺入，做强烈的提插手法，缓解疼痛效果明显。许多医学教育机构开展了一系列的干针的培训工作。越来越多的物理治疗师、骨科整脊师、运动队医开始使用干针的方法给病人治疗颈肩腰腿痛，他们只需要参加几天的强化培训就可以在病人身上做治疗。在 PubMed、ScienceDirect、The Cochrane Library 等数据库中设定检索词为"dry needling"，检索时间从建库至截至 2016 年 3 月，共检索到临床试验文献和系统评价文章 229 篇，最早是 1979 年 Lewit 发表，其中 83％文献是 2006 年以后发表,表明干针经历了理论和技术完善后在世界范围广泛传播,近十年来开始呈现爆发式增长(图 5-25)。

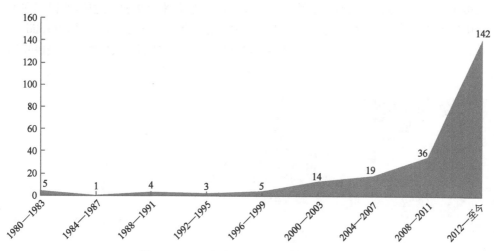

图 5-25　不同时间段干针发表文献量比较

　　许多临床随机对照试验和 Meta 分析都证实了它对缓解筋膜疼痛的作用显著。然而随着最近一段时间以来有关干针与针灸之争此起彼伏。不仅在国内争论激烈,在美国华盛顿州和北卡罗来纳州针灸师也提起诉讼,要求限制物理治疗师进行针刺的相关治疗,并获得法院判决支持。为什么干针会引起如此巨大争议,用的是类似的针灸针治疗,却不承认自己属于针灸疗法呢? 我们需要从它的发展、理论基础和治疗范围进行了解。

一、干针的发展和理论基础

　　干针理论基础源于美国医学专家 Janet G. Travell 于 1942 年提出的肌筋膜疼痛扳机点(myofascial trigger points,MTrPs)。她发现大多数颈肩腰腿疼痛患者以及肌筋膜炎患者的骨骼肌上都可以找到痛性条索结节,触压时可以引发局部疼痛和远处牵涉痛。MTrPs 可分为潜在MTrPs 和活化 MTrPs。一般状态下,骨骼肌上会存在一些因慢性损伤而引起的潜在 MTrPs,这些 MTrPs 长期处于隐性状态,并不会引起疼痛或只有轻微局部疼痛。但是它们可以被某些致病因素活化转变成为活化 MTrPs,例如创伤、疲劳、抵抗力下降、反复感冒、某些营养物质缺乏等因素。这些 MTrPs 在骨骼肌上会出现异常的挛缩结节样的病理性肌纤维,而且活化 MTrPs 常表现为自发性疼痛,并可激发局部或远处牵涉痛。针刺和触压这些 MTrPs 时会引发肌肉局部抽搐反应。这种反应被引出的越多,治疗疼痛触发点的效果越好,可以治疗任何一块骨骼肌MTrPs 引起的疼痛。所以在针刺过程中要保持"快进"和"快出"状态,以引发出被牵涉肌肉的局部抽搐反应,是治疗是否成功的指标之一。

　　刚开始 Janet G. Travell 使用的是局部药物注射治疗疼痛,但随着不断临床观察发现不使用药物注射仅通过皮下注射器针头扎入也可以治疗疼痛,逐渐为区别药物注射改名称为干针治疗。Janet G. Travell 本人从未用过针灸针,并认为它太细了。通常使用 22 号 1.5 英寸(3.8 cm)注射针头治疗浅表肌纤维疼痛,她认为该型号的注射针头无论在针的硬度上还是在诱发感觉反馈方面效果较好,同时保留注射功能,但她并没有给出详细的干针技术。现在干针技术基于传统和现代西方医学针灸技术。随着有针灸背景的医师进入到干针领域,在扳机点治疗上逐渐使用实心针,效果也很明显。在治疗深层的肌纤维结节时扎入不会偏离,带来更少的不适感,所以现在干针临床操作中针灸针和皮下注射针都是被接受的。目前,他们也发展自己实心丝状针(solid filiform needle),并反对 FDA 为他们指定的针灸针治疗,最终被 FDA 以针刺进入皮肤的 2 级医疗器具被管理(图 5 - 26、图 5 - 27)。

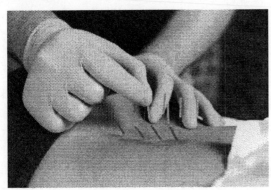

图 5 - 26 干针操作

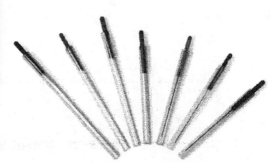

图 5 - 27 干针器具

当前干针支持者承认有些针刺技术受到针灸启发,有些中医或针灸背景的干针治疗师提出干针整合体系(integrative systemic dry needling),但他们认为该体系的干针技术源于针灸方法,而胜于针灸。因为干针疗法基于西方医学理论,有独立的专业术语和临床应用技术,不属针灸范畴,是一种新的独立的医学疗法,已成为干针推广的急先锋。然而事实上有大量文献却发现扳机点与针灸经络中许多穴位相同。2009 年,Peter 等人经研究发现已知 256 扳机点与针灸学穴位的解剖定位相关性高达 92%。

二、澳大利亚干针师与针灸师投入与产出比较

澳大利亚针灸师的标准较高,需要完成 4 年全日制学习和 1 000 多个学时临床实践才能拿到学位证书,再进行注册才可以行医,并且每年要定期参加培训获得继续教育学分。而干针治疗只用完成 16 个学时基础班学习就可以拿到证书进行治疗,而且医疗保险可以报销。虽然干针治疗还未收到澳大利亚卫生局认证或颁布标准,但在简单操作和巨大经济利益驱使之下,越来越多人愿意采用这种方法为病人治疗(表 5 - 16)。

表 5 - 16 澳大利亚针灸师与干针师投入与产出比较

类　别	全部学时	卫生局注册	学习费用	医疗保险	疼痛循证疗效	市场占有率
针灸师	4 年全日制和 1 000 多学时临床实践	需要	每年 6 256～10 440 澳元	可用	显著	每年有 1/10 澳大利亚人口接受 1 000 多万次针灸治疗
干针师	16 学时初级班 16 学时中级班 16 学时高级班	不需要	1 500～2 000 澳元	可用	显著	目前,多以物理治疗师从事操作,暂无卫生管理部门统计数据

三、干针崛起下针灸的未来

干针的快速崛起除了所谓的"技术创新,便于操作"以外,还有其背后蕴藏着的巨大经济利益。由于干针的快速发展已经侵犯到针灸师利益,侵占了让针灸师引以为豪的疼痛治疗市场。针灸师和干针师之间的官司今后还会持续不断。然而,针灸师想通过法律手段全面禁止干针是一项不可能完成的任务。针灸针不是干针针具的唯一选择,他们已经研究自己的实心针具,除非针灸师把针具从定义和外延通过医学和法律途径进一步规范。从经济效应方面看,针灸师培养的时间周期很长,投入和产出比低。干针16个学时就能操作治疗,且纳入了医保,在巨大利益的驱使下会有越来越多人加入。从临床疗效和科研方面看,全世界物理治疗师和骨科整脊师的规模庞大,又属于西方主流医学范畴,临床和科研水平较高,所以近几年科研文章呈现爆发式增长。而国外针灸医生人数少,例如,美国大约18 000多名针灸师,澳大利亚有4 500多名。相比起来处于绝对劣势,这对针灸治疗疼痛领域是一个巨大挑战,抢占不少病源。有针灸师甚至担心按照干针的发展趋势,在疼痛治疗方面有可能取代针灸。未来随着干针被治疗师广泛接受,不排除干针师会借鉴针灸临床和技术理论,不断从西医角度发展和完善其理论,在神经系统疾病、心血管系统疾病治疗等其他方面进一步侵蚀针灸的市场。

不可否认干针对针灸形成一定程度挑战和冲击,但从疼痛治疗以外形成新的理论和临床证据是需要一定时间周期。只要此时全国和全世界广大针灸师和中医人士从现在开始注重知识产权的保护,尽早制定相应针灸优势病种和技术规范,做好相关的法律界定,就不会引起很大危机。即使在疼痛方面,针灸相比干针仍有临床治疗优势,有它独到的地方。干针治疗师没有采用长针,而是选择了相对安全、方便透皮的短针治疗,有时为了更好刺入甚至使用皮下注射针头。而其理论的"快进快出"引起肌肉抽搐的方法,类似于针灸的泻法,多用于急性疼痛。中医学认为肌筋膜疼痛属局部筋经病变,在针刺方法方面针灸比干针更为丰富,多采用浅刺、齐刺、平刺、透刺等,取穴多为局部阿是穴。早在两千多年前《黄帝内经》的《灵枢·官针》篇中说:"半刺者,浅内而疾发针,无针伤肉,如拔毛状,以取皮气,此肺之应也。"与西方的体表感觉障碍和疼痛属于浅感觉,浅刺即可,快进快出道理相同。而针灸中的阿是穴本质涵盖了扳机点。但针灸对阿是穴的认识和治疗比扳机点理论更加深入。阿是穴三个特点:第一,痛点为穴。《灵枢·经筋》"以痛为腧",不一定是经络上穴位,而是指经筋为病时经筋上的痛点,或者说是"结筋病灶点"。第二,治疗后舒适感。《灵枢·背腧》篇曰"则欲得而验之,按其处,应在中而痛解,乃其腧也",临床以可以减缓症状的点为穴进行治疗,效果明显。其三,产生热感效果更佳。《素问·举痛论》"寒气客于背俞之脉……按之则热气至,热气至则痛止"。临床要求刺入不仅仅达到得气,或是干针的抽搐反应,更要有温热的浅感觉反应效果才会好。

四、针灸今后发展应对策略

针灸以及中医其他学科发展是时候要调整对外传播战略了。在对外传播和推广的过程中应该重新思考针灸教学的方式和市场运作,"不仅要有阳春白雪,也要有下里巴人"。干针与针灸之争大家看到的不应该仅仅是挑战,而是挑战之后针灸甚至中医今后发展和完善的方向,蕴藏的巨大潜力和机会。

第一步,建议针灸今后要加大非疼痛类疾病治疗的宣传和推广,尽早提出英文的技术标准和法律定义。第二步,进行针灸技术资质的分级定位。按照初级针灸师、中级针灸师、高级针灸师和针灸医生分级,前三种是技术分级,称为针灸技师,只涉及检查和扎针。而针灸医生是我们现在医生培养模式,具备诊断和鉴别疾病能力。按照不同的技术分级可以对应的不同范围的病种和治疗方法。例如,初级针灸师经过短期培训后可以进行四肢关节疼痛方面治疗,如腱鞘炎、网球肘、肩周炎等;中级针灸师可以扩大治疗病种和范围,如腰腹部疼痛治疗、肥胖、消化不良等;高级针灸师所学时间更久,掌握知识更多。当然治疗的部位和病种范围就越大,可涉及颈项和胸背部疾病针刺操作等。第三步,加快针灸技术的量化评分考核。中医很多知识需要靠悟性,这也导致针灸传播的受限,在对外传播中具体治疗方法和技术需要一个清晰明确的标准。第四步,对比干针特点利用针灸的手法技术巩固治疗优势。针刺技法种类繁多,针对不同程度的疼痛可采取不同的手法技巧,除了像干针提插引起肌肉抽搐以外,急性疼痛泻法还有苍龟探穴、青龙摆尾、摇大针孔等方法。相比干针仅仅是 1.5 寸的短针治疗,针灸针还具有优势,可根据不同部位选用不同尺寸的针具,直达病所。另外,中医整体观理论优势可指导针灸师远端取穴进行疾病治疗。除了体针,还有头针、耳针等治疗技术,这些都是干针无法比拟的。第五步,传统医药界应该迅速在世界范围内制定相关的医疗和法律标准,制定并规范行业标准。第六步,利用国内外最新科研文献和临床证据不断丰富针灸理论基础,在对外教学和传播过程中以现代科学的观点解释针灸作用机制。

(方磊,《中医药文化》,2017 年第 1 期)

中医药在澳大利亚的发展评述:
回顾、现状与展望

　　中医药是我国古代科学的瑰宝,是古代唯一流传至今并仍在发挥重要作用的科技文化形态,为中华民族乃至世界人民的健康事业做出了巨大的贡献。在澳大利亚,传统中医药技术作为补充和替代医学的重要组成部分,在临床上得到了较广泛的运用,为当地华人及各种族人民的健康保驾护航。在悉尼、墨尔本、珀斯等主要城市的街道上,特别是华人聚居的地区,随处可见大大小小的中医诊所、针灸诊所以及中药商铺。那么,中医药在澳大利亚的传播状态究竟如何,如何进一步推动中医药在澳大利亚的发展进程,可以从其历史脉络、现况分析和问题与展望三个方面做简要的论述。

一、中医药在澳大利亚传播的历史脉络

　　1. 中医药在澳大利亚的传入期　　中医药在澳大利亚的传播历史可以追溯到 19 世纪 40 年代。1840 年之后,在现今的澳大利亚维多利亚州及新南威尔士州地区发现金矿,于是 1848 年第一批中国广东的矿工 100 余人响应招募来到澳大利亚生产劳作。淘金热的兴起掀起了华人澳大利亚移民的浪潮。随着华人移民的涌入,中医药文化及技艺也随之传入澳大利亚,在当时被誉为"大金山"的班迪谷由一位林姓的草药师开设了"林记宝康堂草药店",经营中草药约 200 味,采用中医为华人劳工开诊治病,是中医药传入澳大利亚的开端。随后 20 年间,大约有 4 万华人移民

澳大利亚,中医药的需求相继增加,各地纷沓而至地出现一些中医医馆,为中医药在澳大利亚的发展孕育了基础。

2. 中医药在澳大利亚的萧条期　19世纪70年代,随着华人的数量逐步增多,欧洲白人的比例有所下降,新南威尔士州议会通过了限制华人劳工入境的议案,澳大利亚开始进入"白澳政策"时期。随后,1880年澳大利亚殖民地会员在悉尼召开,将限制华人入境改为禁止华人入境。尽管已经移民的4万华人并未被驱逐出境,但其处境也十分艰难,中医药文化的发扬也受到严重的打击,无法正常的发展,中医药在澳大利亚的发展进入了长达数十年的萧条期。

3. 中医药在澳大利亚的复苏期　1972年,澳大利亚国会大选工党获胜,其后进行了一系列的政治改革,包括与中国正式建交、改革移民政策等,"白澳政策"被废除,华人移民又开始逐渐增加,中医药的发展环境随之得到改善,各地陆续出现中医、针灸、推拿等诊所和中药店。由于当时的交通网络和信息技术水平的限制,这一时期中医药的药品较为稀少,大多从香港地区进口,而开业应诊的医师多数也为东南亚华人祖传的中医,而澳大利亚本土的针灸教育也开始出现,多为私人授课、师带徒、短期培训形式,中医药在澳大利亚的发展进入了复苏期。

4. 中医药在澳大利亚的立法期　随着中国改革开放政策的推行,中国大陆与澳大利亚文化交流逐渐增多,19世纪80年代以来,来自中国大陆和香港、台湾地区的华人移民数量进一步增多,其中有了第一批毕业于中国大陆各地中医学院的华人相继来到澳大利亚,也不乏在中国行医多年的高年资中医师,他们正统的学术背景、牢固的中医学理论基础和丰富的临床实践经验都为中医药文化和技艺在澳大利亚的传播和发展起到了积极的推动作用。澳大利亚白人和原住民、东南亚移民也逐渐认识到中医、针灸等特有疗法的确切临床疗效和独特文化魅力,澳大利亚政府开始把中医行医纳入"商业经营"的范畴中,允许各州、各领地的中医诊所和中药店开门营业。

随着从事中医药行业专业技术人员的增多,全澳专业学术组织应运而生,如澳大利亚中医针灸学会(Australian Acupuncture and Chinese Medicine Association, AACMA)、澳大利亚全国中医药针灸学会联合会 (Federation of Chinese Medicine and Acupuncture Societies of Australia Ltd, FCMA)等。这些中医药团体于1993年向澳大利亚政府提交了《中医药执业守则》,形成了中医药在澳大利亚规范化发展的基础性文件。与此同时,澳大利亚开始出现成体系的中医药教育,其中最具代表性的是墨尔本皇家理工大学(RMIT)成立了中医部、维多利亚大学成立了中医系、悉尼科技大学成立了针灸系,其中RMIT还与我国南京中医学院合作开设了中医学士、硕士课程。澳大利亚政府承认其中医学士、硕士学历,这不仅在澳大利亚是首创,在西方发达国家也是史无前例的,这是中医药在澳大利亚争取合法化的又一块基石。

1996年上半年,经澳大利亚中国中医学院校友会等的努力,维多利亚州联盟党政府率先在澳大利亚进行了一个大规模、综合性的中医药调研,为中医的利益与危害作定论,了解中医注册和中药配药规范化的实际需要,调查结果将向各州政府以及全澳的有关决策部门报告。其后的几年,在维多利亚州政府中医注册局林子强等学者以及中医药学会各界人士的努力下,维多利亚州于2000年5月通过了《中医注册法案(2000)》(*Chinese Medicine Registration Act 2000*),成为澳大利亚联邦第一个对中医行业立法并对其医疗行为进行规范的州。同年,维多利亚州中医注册局(the Chinese Medicine Registration Board of Victoria)成立,负责制定中医标准并监管标准的执行情况,至今已经颁布了17项规范、准则、政策,并开始对维多利亚州的中医师进行注册,成为当时全国唯一注册中医的州。随后,新南威尔士州卫生部(Ministry of Health, NSW

Government)和西澳大利亚卫生部(Department of Health Government of Western Australia)参照维多利亚州相继开展了中医针灸立法与标准制定工作,分别制定了《补充医学执业人员规范(讨论稿)》(*Regulation of Complementary Health Practitioners: Discussion Paper*)与《西澳中医执业人员规范(讨论稿)》(*Regulation of Practitioners of Chinese Medicine in Western Australia: Discussion Paper*),标志着中医药在澳大利亚已经全面进入了立法期。

二、中医药在澳大利亚发展的现况分析

1. 中医药执业的规范化问题　进入 20 世纪以后,随着中医药市场需要的增加,中医、针灸、推拿医师的数量增多,开业应诊的医师的专业素质和医疗水平良莠不齐。作为全澳最早对中医药进行立法的州,维多利亚州于 2000 年率先开始对中医医师进行注册,规范管理其执业行为;随后 2002 年,维多利亚州中医注册局又启用了中医药教育指南,从知识、技能和态度三方面规范和指导中医药行业教育。

10 年之后,2010 年 7 月 1 日澳大利亚建立了全国注册和认证方案(National Registration and Accreditation Scheme, NRAS),其具体执行部门是澳大利亚医疗人员管理局(Australian Health Practitioner Regulation Agency, AHPRA),AHPRA 支持加入 NRAS 的每一个医疗行业设立该行业的国家管理局(National Health Practitioner Board),旨在保护公众健康并为所有的注册医疗人员制定标准和政策。因此,澳大利亚中医药管理局(Chinese Medicine Board of Australia, CMBA)于 2011 年 7 月成立,其工作内容之一即"为中医行业制定与商讨注册标准、准则及指南"。两年后即 2012 年 7 月 1 日,澳大利亚本土的中医从业人员(包括中医师、针灸师、中药师、药剂师、东方医师)加入 NRAS,这一里程碑的事件标志着中医在澳大利亚与其他医疗行业享有同样的法律地位、遵循全国统一的中医注册标准。目前澳大利亚中医药管理局的主要职能范围是:制定中医药行业标准、准则和指南;同意认定中医学业标准和认定课程;注册中医医师和学生;执行监管、调查和处理投诉;评估有意在澳大利亚从事中医行业的海外受训中医师等。

2. 中医药从业人员的现状分析　2012 年 7 月开始,澳大利亚全国范围内中医药从业人员实行统一注册、监督和管理。全国中医药管理局公布的最新统计数字显示:截至 2016 年 9 月 30 日,全澳共有 4 825 名注册中医执业者,其中新南威尔士州人数最多,达到 1 921 人,其次是维多利亚州,达到 1 235 人,详见表 5 - 17。而早前的一份统计资料显示,1996—2006 年间全澳仅有 1 428 人从事中医药行业,对比这两个全国从业人数不难发现,在近 10 年中医药行业得到了快速的发展,从业者的数量较 10 年前增加两倍之多。

表 5 - 17　澳大利亚全国中医药从业者注册人数统计表(人,截至 2016 年 9 月 30 日)

中医药从业者注册类型	执业地点									
	ACT	NSW	NT	QLD	SA	TAS	VIC	WA	No PPP	总数
普通类	66	1 921	16	824	179	33	1 235	254	60	4 588
暂不执业类	1	58	0	44	5	0	67	7	55	237
总　数	67	1 979	16	868	184	33	1 302	261	115	4 825

从注册的类别看,全澳同时注册针灸和中医师的人数最多达到 2 176 人,仅注册针灸一种类别的有 1 739 人,同时注册针灸师、中医师和中药配药师的有 791 人。注册中医执业者的年龄呈

现正态分布,其中大部分人集中在 35～59 岁,各州女性比例略高于男性(女性:51.3%～62.5%; 男性:37.5%～48.7%)。

　　从业者的学历情况看,有调查显示,拥有本科学历的人数最多,占总数的 1/2 左右。中医师中本科学历者占 48.4%,研究生学历者占 16.6%,文凭及高级文凭拥有者占 15.9%;针灸师中本科学历者 53.5%,研究生学历者占 13.6%,文凭及高级文凭拥有者 22.0%。从工作的时间看,半数左右(中医师 56.7%,针灸师 48.4%)的中医从业者每周开诊超过 35 小时,而绝大部分从业者(中医师 85.3%,针灸师 85.4%)每周的薪酬在 1 000 澳币以内,说明目前中医师的工作时间和收入水平与主流医学的医生尚有一定差距。

　　3. 中医药临床诊疗能力、病种及疗效分析　在澳大利亚,中医从业者普遍认为拟定治疗计划、开方配药和实施针灸操作是临床诊疗中最为重要能力特征,而对信息技术的掌握、撰写课题计划和报告研究成果的能力最为次要。这可能与澳大利亚中医师的执业地点均为私人诊所和医馆,从业者绝大部分属于自营性质有关。从临床病种及疗效看,中医针灸在临床上被运用于全科疾病的治疗,其中有针灸科优势病种痛症最为多见。有研究显示,就诊的患者中,因背痛及相关的疾病就诊人数最多,约占 20.7%,肩痛就诊者占 15.5%,关节痛者占 8.5%,其他损伤占 7.0%,而其他内外科疾病较少。就诊的患者中,约有 90.1% 的患者对"针灸是否有效地改善了症状"表示肯定,主要表现在缓解疼痛,改善整体健康状况,解决了疾病造成的生活问题等。我们在悉尼各诊所实地的走访发现,在中药的使用上,虽然麻黄、附子、细辛、菖蒲、千里光等药物不被允许使用,其他的中药仍然较为广泛地应用于呼吸道、消化道、肿瘤、肝胆病、妇科病及心脑血管疾病的治疗,其中心脑血管疾病(如高胆固醇、缺血性中风、心脏病等)的治疗上患者普遍表示比西药效果明显且更稳定,同时中药也被运用于抑郁、焦虑及精神病的治疗上。

　　4. 中医药教育及学术进展　尽管目前中医药在澳大利亚还未被吸纳为主流医学,但其正规的本科、硕士到博士的中医药专业教育早在 20 世纪 90 年代开始已经被纳入国家正规的高等教育体系,墨尔本皇家理工大学、悉尼科技大学、西悉尼大学均开设有中医、针灸等专业,中医本科学制 4～5 年不等,也设有中医相关的不同研究方向的博士授位点。全澳其他有 20 余所院校或机构提供中医药、针灸的培训课程。在人才培养上,与国内南京中医药大学、北京中医药大学、成都中医药大学及河南中医药大学等展开密切合作。在学术研究上,除了针刺治疗肘外侧关节炎、面肌疼痛等镇痛领域的研究,近年来也在针刺治疗更年期潮热、催产、耳穴治疗过敏性鼻炎等取得了进展,而中药对于老年性痴呆、慢性阻塞性肺部疾病、哮喘、湿疹等老年病、慢性病的临床基础研究也有诸多的报道,为中医药提供一定的科学依据。

三、中医药在澳大利亚发展的问题与展望

　　迄今为止,中医药在澳大利亚经过了 170 余年的传播和发展,其身份已经从民间散在的医疗服务转变成为国家法律承认的补充替代医学,从不被认可到立法规范,从仅为小部分华人矿工诊疗,到辐射为多种族、社会不同阶层服务,中医药事业在澳大利亚的成长是显而易见的。然而,由于历史文化背景和国情差异,中医药在澳大利亚的发展也存在一些问题。首先,中医药文化价值观、中医哲学思维等还鲜有较深入的推介和传播,中医药在大部分澳大利亚人面前仅以诊疗技术和中药产品形态呈现,对于博大精深的中医药文化内涵还知之甚少。其次,由于前期行业准入门槛较低,不少缺乏正规中医教育,尚未纯熟掌握中医技能的从业者也在开诊营业,对中医的疗效

可能会造成一定的影响。澳大利亚中医药管理局 2015 年 7 月起停止对此类中医从业者进行注册（2012 年 7 月—2015 年 6 月间承认 grand-parenting 类注册），但无注册的从业者也没有被强制禁止诊疗行为，因而中医临床规范化的问题还有待进一步的解决。此外，有报道称澳大利亚绝大部分的补充和替代医学研究均有西医医师主导开展，仅少量的中医及自然疗法的研究等到国家健康与医学研究委员会（National Health Medical Research Council，NHMRC）的，中医药临床的科学研究还相对边缘化。中医从业者的学习主要来源于开诊或就业前的脱产或不脱产学习进修，其就业后因主要自营或者受雇于诊所，后续的学习创新意识还有待引导，其对包括信息检索、阅读文献和报告成果在内的中医临床相关科研能力还有待提高，以保证其中医药临床医疗水平能与时俱进。

因此，我们呼吁澳大利亚的高等院校更加开放的与中国的中医药院校合作开设"孔子学院"，促进中国传统文化、中医药文化理念的传播；呼吁澳大利亚中医药管理局在中医从业者注册的审批上引入国际化的从业资格考试等，更加严格的把握从业资质要求，促进中医临床诊疗标准化的进程；同时，呼吁通过澳大利亚全国性中医药、针灸学会、高校中医院系的力量，加强对中医药从业者的继续教育和科研创新能力培养，以便更顺利地实现中医药事业从"经验决策"到"循证决策"的转化，全面地推进中医药与主流医学的有机融合。

（陈骥、梁繁荣、Li Weihong、Chris Zaslawski，《中国中西医结合杂志》，

2017 年第 37 卷第 5 期）

中医药在非洲

非洲为世界第二大洲，面积约 3 020 万平方千米，人口约 15 亿，有 53 个国家与我国建交。传统医药是非洲传统科学文化的一个重要组成部分，民间有较长应用传统医药的历史，迄今 80% 以上非洲民众的医疗卫生仍依赖传统医药。非洲总体上经济不发达，医疗卫生事业落后，是艾滋病、疟疾、病毒性肝炎等传染病的高发区。

有关中医药传入非洲的最早记载是郑和下西洋时期，随船队医将其传入非洲沿岸一些国家。郑和之后的几百年，未找到中医在非洲传播的记载。直到 1963 年中国政府派出援非医疗队，才真正开启了中医传入非洲的大门。2010 年 11 月，在肯尼亚首都内罗毕举行的联合国教科文组织保护非物质文化遗产政府间委员会第五次会议审议通过了中国申报项目《中医针灸》《京剧》，将其列入人类非物质文化遗产代表作名录。凭借几十年医疗队打下深厚的群众基础，国内对非洲教育和人才培养的稳步发展，悠久的中非友好关系，中医在非洲的传播呈现出前所未有的发展势态。

一、中医向非洲传播的主要途径

1. 援非医疗队　自 1963 年 1 月，我国向阿尔及利亚派出第一支医疗队以来，已累计 23 个省市自治区向 46 个非洲国家派出 1.6 万人次的医疗队员，使 2.6 亿非洲人民得到无偿医疗援助。中国援非医疗队员克服医疗环境差、药品短缺等困难，不仅为非洲受援国带去先进的医学技术和精湛的医疗服务，还带去了中国传统医药、针灸、按摩以及中西医结合的诊疗方法，成功治疗了一

系列疑难杂症。援非的中医师、针灸医师也多次应邀为受援国总统、总理等高级官员进行诊疗。江永生教授曾担任莫桑比克希萨诺总统保健医生，并组建莫桑比克中国和平统一促进会。田圣勋教授曾经为赞比亚奇卢巴总统治疗，贺普仁教授赴西非布基纳法索期间，曾为拉米扎纳总统之子进行针灸治疗，并取得良效。在阿尔及利亚、埃塞俄比亚、突尼斯等非洲国家，针灸被誉为中国神针。

总的来说，中医对非洲的传播是伴随着援非医疗队的发展而逐渐发展，在中国医生到来之前，当地几乎无人了解中医，是医疗队的疗效在很多非洲国家确立了中医的地位。

2. 援非志愿者　2005年8月，中国向非洲埃塞俄比亚派出第一支志愿者服务队，其中也有两名中医医师，分别是北京中医医院夏淑文和北京中医药大学代金刚。首届援非志愿者赢得了广泛赞誉。胡锦涛总书记在2006年"中非合作论坛北京峰会"上宣布的中国政府对非8项承诺之一就是"3年内向非洲派遣300名青年志愿者"，截止到2009年11月，中国青年志愿者协会已累计向埃塞俄比亚、津巴布韦、塞舌尔、突尼斯、毛里求斯、厄立特里亚、利比里亚、加纳、贝宁、多哥、肯尼亚、尼日尔、塞拉利昂、马拉维、博茨瓦纳15个非洲国家派遣了16批为期1年的300名青年志愿者，每批志愿者中均有1~3位中医医师。

援非医疗队和援非志愿者中的中医医师是在非洲从事中医、针灸治疗的主体，中医在非洲已广泛治疗艾滋病并发症、腰腿痛、疟疾、营养不良、变态反应性疾病等，在一些非洲国家如阿尔及利亚、埃塞俄比亚、坦桑尼亚、赞比亚、莫桑比克、尼日尔等国中医都有非常高的声望，遇到疑难杂症，患者就会想到中国的中医大夫。中医在非洲的应用在一定程度上改善了当地的医疗条件，同时也为当地培养了一批医疗卫生人员，不少非洲人了解中医、针灸，为中医药在非洲的发展打下了基础。至今，中医、针灸对非洲各国的传播已初见成效。

3. 非洲中医教育　自20世纪60年代起，我国开展了不同层次的对非中医教育，北京、南京、上海、成都等地的中医学院(中医药大学)相继开展对外招收中医药留学生，其中也不乏来自非洲的学生。1975年受世界卫生组织委托，中国国务院批准在北京、南京、上海成立中国国际针灸培训中心，1987年11月，世界针联在北京宣告成立，2003年9月世界中联成立，也都开展了对外针灸培训工作，招收来自苏丹、南非、埃及、埃塞俄比亚等非洲国家的学员，参加短期培训。据统计，从非洲来华学习中医者已逾千人，几乎遍布非洲的55个国家和地区。这些人有的已经在当地开办了中医诊所，有的甚至当选了所在国政要，如曾经在南京中医学院国际针灸班就读的苏里南学员陈亚先曾于1980年8月当选该国总统兼总理。

我国商务部、教育部等自20世纪50年代就设立了中医药(针灸)领域的援外项目，中国中医科学院西苑医院、中药研究所、北京中医医院、天津中医药大学等单位长期承担了相关项目，为非洲各国传统医药官员、医生、护士等进行中医基础理论培训，并安排非洲学员在临床实习。2011年10月，由中国教育部主办、天津中医药大学承办、肯尼亚内罗毕大学协办的"非洲西医师针灸高级研修班"开班典礼在内罗毕大学卫生科学学院举行。

通过各种形式的教育培训，中医已成为中非友谊与健康的桥梁。让更多的非洲人民了解中医，为非洲国家培养应用型人才的同时推动中医在非洲的传播与发展。

二、非洲中医药社团

国际组织和社团在推动中医在非洲的传播方面也做出了重大贡献，世界针灸学会联合会、世界中医学会联合会都积极吸纳非洲会员国,通过国际会议、互访交流等方式加强中非中医药交流,目前世界针联在非洲有 1 个会员单位埃及针灸学会,世界中联在非洲有 6 家会员单位,分别是南非南部非洲中医药学会(Southern Africa Traditional Chinese Medicine Academy),加纳阿曼中草药医院(Amen Scientific Herbal Hospital),南非北京中医药大学开普敦学院(Cape Town School of Beijing University of Chinese Medicine),尼日利亚尼中自然医学研究院(Nigeria/China Academy of Natural Medicine),加纳 Adwenpa 复合体有限公司(Adwenpa Complex Company Limited),突尼斯针灸中医学会(Tunisian Society of Acupuncture and Chinese Medicine)。这些中医、针灸社团在当地定期举办中医药为主题的学术会议及相关培训,为中医药在非洲的本土化做出了贡献。

三、非洲部分国家中医药发展情况

非洲国家众多,各国中医发展不均匀,本文就部分中医传入较早,发展较快的国家如阿尔及利亚、坦桑尼亚、突尼斯、埃塞俄比亚、加纳等国中医发展情况进行介绍。

1. 阿尔及利亚 位于非洲北部,是非洲面积最大的国家。1962 年阿尔及利亚独立,在此前是法属殖民地,人们仅知道西医,自从 1963 年中国医疗队来到这里,也带来了中国的中医学、针灸。之后我国连续向该国派出医疗队,有时候甚至一年两三批。中国医疗队队部设在杜也哈,距离首都阿尔及尔仅十几公里。队部下面设若干个医疗点,这些医疗点分散在阿尔及利亚的各个省这些医疗点一般是省级医院和教学医院。基本上每个医疗点都有针灸科医生,一根小小银针对疑难杂症能迅速见效,使人感觉十分神奇。很多高层人士经亲身体验,都十分相信中医。来自武汉市第一医院的张唐法医生,他的医术与手中的"中国神针"名气很大,在阿尔及利亚工作的其他外国专家也纷纷慕名前去求医。有位德国专家,患坐骨神经痛多年,在德国、法国等著名医院诊治,均未奏效,经张唐法施治针灸后,消除了多年的痛苦,这位德国专家非常感激。

我国著名针灸专家、中国工程院院士石学敏教授曾于 1968 至 1972 年在阿尔及利亚援助,并任医疗队队长,当时阿国防部副部长萨布骑马摔伤后瘫痪,经欧洲十几位专家救治无效,石学敏用针灸为萨布医治,使他站了起来,轰动了阿尔及利亚。他援外期间,每天工作十几个小时,诊治患者 10 万余人次,他的患者甚至来自加蓬、刚果等 20 多个非洲国家。来自湖北的鄂建设和文碧玲在阿尔及尔穆斯塔法中心教学医院采用针灸、小针刀治疗颈腰椎病也取得了较好的疗效。中国的针灸医师用疗效打开了患者的心扉,在该国最大的医院穆斯塔瓦医院就是针灸医师们工作的地点之一,用中国中医针灸治愈了很多患者,赢得了阿尔及利亚人民的广泛赞誉,增进了两国之间的友谊。

2. 坦桑尼亚 坦桑尼亚联合共和国由坦噶尼喀和桑给巴尔联合组建,位于非洲东部、赤道以南,东濒印度洋,是古人类发源地之一。1964 年 8 月,中国援非医疗队抵达坦桑尼亚,开始了迄今已持续 40 多年的爱心传递。医生主要来自山东,主要在坦桑尼亚首都达累斯萨拉姆市莫希比利医院,中医刘振峰曾为坦桑尼亚前总统姆卡帕治疗关节炎,令其病情大为好转。还治愈一位 12 岁神经性耳聋的小姑娘,经 2 个月的针灸,小姑娘的听力逐渐恢复了,继续在原来学校上学。据《山东医药杂志》记载,仅 1973 年通过针灸治疗患者达 14 435 人次,因援坦桑尼亚医疗队工作业绩突出,20 世纪 70 年代的一部纪录片《中国医疗队在坦桑尼亚》真实记录了援非医生的工作、生活情况。

20世纪70年代初,江苏针灸科主任医师盛灿若曾赴坦桑尼亚工作,山东中医学院针灸教研室张登部1980—1982年在坦桑尼亚采用针灸治疗坦桑尼亚头痛患者78例,痊愈37例,大部分患者取得了较好疗效。郭宪启于1991—1994年在坦桑尼亚工作期间,采用针灸和穴位注射药物治疗非洲恶性疟疾48例,取得了良好效果。

中国在坦桑尼亚的医生除医疗队外,还有执行治疗艾滋病项目的中医师。坦桑尼亚总统尼雷尔于20世纪80年代来华访问,希望中国政府派中医药专家援坦帮助治疗艾滋病。1987年国家中医药管理局与坦桑尼亚卫生部签署《关于开展中医药试治艾滋病的双边协议》,由中国中医科学院(原中国中医研究院)与坦桑莫西比利国立医院合作承担。1987年至今,已派出9期50多名专家赴坦桑尼亚工作,中医专家在坦桑尼亚以治疗艾滋病为主,同时开展多种疾病的预防和治疗工作。围绕这一项目,双方政府部门有关领导多次互访。2003年,国家中医药管理局房书亭副局长率团访问坦桑尼亚;2006年,坦桑尼亚卫生和社会福利部常秘希尔达·奥西·公德维(Hilda Ausi Gondwe)访华;2009年,国家中医药管理局李大宁副局长率团访问坦桑尼亚。

海慈集团孙炜参加了第20批中国援坦桑尼亚医疗队,于2007年7月赴坦桑尼亚工作,她克服设备落后、医疗条件差等因素,以精湛的医术和热心周到的服务,赢得了坦桑尼亚民众的欢迎。孙炜医师曾在中国高校武术比赛中获得数个全国冠军,在她坦援助期间,恰逢胡锦涛主席访问坦桑尼亚,为了迎接胡主席,中国驻坦桑尼亚使馆在坦桑尼亚国家体育场举行了一次彩排活动。孙炜也被任命为武术教练,带领一群坦桑尼亚小伙子练习中国武术,在迎接胡主席到访的仪式上表演。孙炜两年的服务期满后,又递交了延期申请,希望继续在坦桑尼亚工作。这些医疗队员为中非友谊及非洲人民的健康做出了贡献。

3. 突尼斯　突尼斯共和国位于非洲大陆最北端,北部和东部面临地中海,隔突尼斯海峡与意大利的西西里岛相望,东南与利比亚为邻,西与阿尔及利亚接壤。中国向突尼斯派遣医疗队始于1973年,医生主要来自江西。1986年4月突尼斯第二届全国临床医学讨论会举办了针灸学术报告会,卫生部长雅戈贝赞扬了中医的疗效,并表示将针灸广泛用于医疗实践。上海第二医科大学的关建敏等于1991—1993年在突尼斯从事中医针灸临床,运用针灸、拔罐、穴位埋线等方法治疗支气管哮喘,平喘效果好,复发率低。2002年江西省吉水县人民医院李云赴突尼斯,采用针灸配合心理疏导治疗阳痿17例,疗效可靠。

1994年,我国援助突尼斯建设了第一个针灸中心,设在马尔萨医院,该中心是非洲乃至阿拉伯国家的第一个最大针灸中心。每天接诊约50例患者,由4个中国医学针灸专家担负临床医疗和培训工作。针灸专家陈余建曾担任中国医疗队针灸分队队长,针灸中心每年接待患者超过1万人次,包括突尼斯一些领导人。据患者反映,很多人都乐意接受针灸治疗。一位坐骨神经痛患者,多年来接受了很多疗法都未见效,来该中心经针灸治疗2次就产生了疗效。一位患者在报纸上看到针灸中心,便来减肥,治疗后食欲下降,体质量减轻。马尔萨针灸中心有多年的历史,已治疗过许多患者,培训了70多个医生从事针灸,这些被培训的医生来自其他地区的医学教学单位和临床医院。针灸中心在突尼斯及周边国家都具有很大的影响力。2009年2月3日,中国国防部向突尼斯国防部赠送了一批针灸器材,并希望进一步扩大两国在军事医疗领域的交流与合作。足以看出针灸在突尼斯的地位。

曾到广州中医药大学留学的热巴利博士开办了中医针灸诊所,同时他担任针灸学会会长、中突友好协会的会长。2011年"突尼斯针灸中医学会"在突尼斯首都突尼斯市举行学术交流会,来自突尼斯全国各地的 40 多名会员参加了会议。中国第 19 批援突尼斯医疗队针灸分队的全体专家应邀参加了会议。针灸分队队长许金水用法语向与会者做了"灸疗新方法——腧穴热敏化艾灸疗法在临床上的应用"的专题讲座。突尼斯针灸中医学会成立于 2009 年 7 月,80 多名在突尼斯医学院针灸硕士班学习过针灸的医生成为这个学会的第一批会员。在这次年会上,来自突尼斯各地区的针灸医生聚集一堂,用阿拉伯语交流各自的学习和实践体会,他们也用法语同与会的中国专家交流心得。突中友好协会秘书长、突尼斯针灸中医学会会长 Ezzeddine JEBELI 曾在中国学习针灸 11 年,对中国的传统文化,和中国针灸有非常深入的了解。

4. 埃塞俄比亚　埃塞俄比亚联邦民主共和国位于红海西南的东非高原上,领土面积 110.36 万平方公里。境内以山地高原为主,东非大裂谷纵贯全境,平均海拔近 3 000 米,素有"非洲屋脊"之称。我国政府于 1974 年向埃塞俄比亚派遣医疗队,医生主要来自河南省,医疗队工作的地点在首都亚的斯亚贝巴和纳兹瑞特阿达玛医院,纳兹瑞特是埃塞俄比亚第二大城市。李静报道,在埃塞俄比亚援助期间,对 200 例艾滋病患者在常规治疗基础上加用中医针灸治疗,一定程度上缓解了患者的痛苦。

2003 年,时任国家中医药管理局副局长房书亭与埃塞俄比亚卫生部签署了《中华人民共和国国家中医药管理局与埃塞俄比亚联邦民主共和国传统医药领域合作谅解备忘录》。埃塞俄比亚多次派员参加由商务部组织、北京中医医院、西苑医院等举办的对发展中国家传统医学研修班。

2005 年 8 月,中国政府首届援助非洲志愿者服务队就派往埃塞俄比亚,首批 12 名志愿者中有 2 名中医医师,是首批志愿者医生在阿达玛医院工作,经过筹备由志愿者坐诊的针灸科得以开张,医院特地配备了两名护士,帮助与患者沟通。医疗所需的一次性针具、耳针和手套都带自国内,医院有中国医疗队剩下的艾灸、电针仪等用具。志愿者采用针刺、艾灸、按摩、耳针、电针、火针、拔罐、放血等方法为患者诊治,就诊的患者有两三岁的儿童,也有 80 岁的老人,有当地人,也有从 800 公里外专门赶来治病的人;病种涉及脑血管病、截瘫、类风湿关节炎、肩周炎、桡神经损伤、面瘫等,经过治疗绝大多数病人都取得了良好的效果。志愿者为取得良好效果,避免交叉感染,使用一次性毫针代替火针,使用采血针代替三棱针,为针灸在埃塞俄比亚的传播做出了贡献。2006 年我国又向埃塞俄比亚派出了志愿者服务队,埃塞俄比亚是我国派出志愿者医生最多的国家。

目前在埃塞俄比亚工作的针灸师一部分来自中国派出的医疗队和志愿者,一部分来自国外的针灸医生,如在首都的俄罗斯医院就有俄罗斯针灸医生,虽有多位学员或官员来我国参加培训,不过因为没有针灸、中医基础,回国后较难独立开业。

5. 加纳　加纳共和国面积 23.85 万平方公里,人口 2 335 万。中国来向加纳派遣医疗队,2007 年卫生部副部长、国家中医药管理局局长王国强会见了来访的加纳卫生部部长,双方表示希望加强在中医针灸医疗、教育等领域的合作。2010 年 8 月,李大宁副局长率团访问加纳,与加纳卫生部签署了中医药(针灸)合作协议。2010 年 12 月,由中国政府援建的中国—加纳友好医院竣工并交付使用。马哈马副总统在交接仪式上发表讲话说,提高医疗条件和服务质量是加纳政府优先考虑的事项之一,由中国政府援建的这座现代化综合医院有助于加纳早日实现这一目标。这座拥有 100 多个床位的医院将使附近数万居民享受高质量的医疗服务,同时还可以把中国针灸、加纳传统疗法和现代疗法相结合,开展相关研究。医院位于加纳首都阿克拉东郊,建筑面积达 7 662 平方米。加纳的多位官员、理疗师曾参加商务部援外培训班学习针灸、中医知识,这为针灸在加纳的传播和应用奠定了基础。

四、结语

除了上述国家，中医医师也活跃在非洲其他国家，如摩洛哥、利比里亚、布基纳法索、圣多美和普林西比、多哥、纳米比亚、阿尔及利亚等国家。中国的医疗队、志愿者和曾经从中国留学过的当地人已经把中医针灸传播到了非洲大陆的大部分土地，20世纪60至70年代开始生根、发芽，80至90年代中医针灸的影响与日俱增、茁壮成长，21世纪，中医在非洲部分地区开始开花、结果。在政府推动下，中医药在非洲呈现出较快的发展势头，中医药国际合作工作者应该抓住机遇，促进中医药在非洲全面发展。

（代金刚、朱建平、宋丽娟、肇红，《国际中医中药杂志》，2014年第36卷第5期）

中医药在非洲的发展现状及传播策略研究

一、中医在非洲发展历史及现状

第一，中医在非洲的传播历史悠久。非洲为世界第二大洲，总人口约11亿。历史学研究表明，中医和非洲交流的历史悠久，最早可以追溯至明代郑和下西洋时期。但中医药在非洲的发展比其他地区相对落后，诊所数量、从业人数都相对较少，非洲国家对中医药的管理缺乏成套法规条例，医学教育也尚未形成自己的体系，中医师多由中国和其他亚洲国家培养。

第二，中药在非洲受到普遍欢迎。非洲国家普遍存在缺医少药的状况，简便验廉的中医药在非洲地区普遍受到欢迎。目前，我国中药出口非洲地区的37个国家，2012年出口总值达3 605万美元。以天士力集团为例，2002年，天士力集团在南非成立第一家海外分公司，并以此为起点逐步向非洲各国开拓市场，目前已在尼日利亚、科特迪瓦、贝宁、喀麦隆、南非、莫桑比克、赞比亚、刚果共8个非洲国家建立分公司和办事处，营销网络遍布非洲14个国家和地区。同时，为了更好地推动海外市场对中药产品的接受，先后在南非、尼日利亚、加纳等国开设了3家中医连锁诊所，并以辅助药品、保健品、健康食品身份注册中药产品达40余个，成立了7个分公司、20个办事处、200家专卖店，采取"培训＋体验""营销＋消费"的方式，造就了一支数量可观的营销团队，仅南非就达12万人。中药对非洲的出口对促进中医药在非洲的发展，进而传播中华文化都具有重要意义。

第三，中医药积极参与援外医疗工作。根据国家卫生计生委统计数字显示，目前我国在49个国家派驻有援外医疗队，其中在42个国家有中医师在援外医疗队里开展工作，尤其是派驻在非洲国家的援外医疗队，几乎每个队都有中医医生。常年将近1 200名中国医生和队员在非洲国家工作，就中医专业医师来说，占总数的7％左右。其中针灸和按摩尤其受欢迎，很多非洲国家，包括一些政要点名要求增加中医方面的人员。2013年8月16日，习近平总书记在人民大会堂会见了受到表彰的援外先进集体和个人，包括长春中医药大学附属医院医疗队以及5名中医医疗工作者在内的全国先进集体和个人代表受到亲切接见。其中江西中医药大学附属医院的许金水医生前后6次参加援突尼斯医疗队执行援外任务，获得"全国援外医疗先进个人称号"。

第四，中医药服务广大非洲民众，巩固了中非传统友谊。疟疾和艾滋病是整个非洲地区面临的重大政治、社会、经济、医疗问题，帮助非洲国家解决抗疟、防治艾滋病问题就是对非洲人民最有力的援助。多年来，中医药充分发挥在防治重大传染病领域的独特作用，帮助非洲国家抗击疟疾、试治艾滋病，为中国在非洲国家赢得了最广泛的民众基础。在50年援外医疗工作中，有部分中医师在任务结束后被派驻国邀请留下继续从事医疗服务，有些已成为外国政要的保健医，充当了中非外交独特使者。

我国自主研发的青蒿素类药品受到非洲国家乃至国际社会的广泛认可。据世界卫生组织统计数据显示，2010年全球共有约2.19亿疟疾病例，死亡约66万人，其中81％疟疾病例和91％死亡发生在非洲地区。近年来，在中非30个抗疟中心建设工作中，中医药发挥了重要的作用，我国自主研发的青蒿素类药品已经成为目前全球广泛应用的抗疟主打药。其中，广州中医药大学与非洲科摩罗合作的青蒿素复方快速控制疟疾项目已开展5年，有效地将科摩罗莫埃利岛和昂儒昂岛的疟疾发病率分别减少95％和90％，在上述区域实现了疟疾零死亡率，取得了令人瞩目的成绩，得到了国际社会尤其是科摩罗全国上下的广泛关注和肯定。青蒿素抗疟项目，不仅促进了中非友谊，还产生了良好的国际影响，同时探索出一条中医药防治重大疾病的新路径，是中非中医药合作的一大典范。中非中医药试治艾滋病项目为国际卫生领域治疗艾滋病积累了宝贵的经验。艾滋病自20世纪80年代中期开始在非洲蔓延，东非的坦桑尼亚成为重灾区之一。应坦桑尼亚前总统要求，在邓小平同志的亲自关怀下，国家中医药管理局和坦桑尼亚卫生部签署了合作备忘录，在坦桑尼亚开展中医药试治艾滋病项目工作。迄今为止，中方已共派出64位中医药专家赴坦工作，运用十几个中药复方和辨证论治汤药，免费治疗了1.6万例次艾滋病患者，在减轻或消除患者临床症状、稳定或改善免疫功能、提高生存质量等方面取得了较好的疗效。通过在坦桑尼亚大量的临床实践，了解了艾滋病流行病学特点和发生发展规律，运用中医辨证论治对艾滋病进行探索性研究，总结了中医药治疗艾滋病的方法。

二、中医药在非洲传播的机遇

第一，国家的重视与支持是开展中非中医药合作的重要保障。近年来，中央对中医药工作做出了一系列重要部署，大力扶持和促进中医药事业发展。国务院专门颁布了《关于扶持和促进中医药事业发展的若干意见》，明确了推动中医药全面发展的任务。国家"十二五"规划将支持中医药发展作为章节列出，作为完善基本医疗卫生制度的六项重点任务之一。国务院各相关部门大力支持中医药工作，出台了一系列符合中医药特点和发展规律、有利于中医药特色优势发挥的政策措施。中医药对外交流与合作是中医药事业的重要组成部分，国家对中医药发展的扶持政策为促进中医药对外交流与合作工作创造了良好的政策环境。

第二，中医药自身的特色优势为中医药对非交流与合作奠定了坚实的基础。近年来，以中医药为代表的传统医学发展得到世界卫生组织的大力倡导与推崇。世界卫生组织认为21世纪的医学将从疾病医学向健康医学发展，从重治疗向重预防发展，从对病源的对抗治疗向整体治疗发展，从对病灶的改善向重视生态环境的改善发展，从群体治疗向个体治疗发展，从生物治疗向身心综合治疗发展，从强调医生的作用向重视病人的自我保健作用发展，从以疾病为中心向以病人为中心发展。在这种趋势下，以中医药为代表的传统医学顺应了世界医药市场的新需求，展示出了强大的生命力和广阔的发展前景，受到国际社会尤其是非洲国家的普遍重视与支持。

第三,非洲国家特有的社会发展环境使中非中医药合作面临广阔发展空间。非洲是人类繁衍最早的大陆之一,在生存过程中,形成了包括传统医药在内的"本土知识",并世代相传,沿袭至今,深刻地影响着人们的生活方式。这个因素使得中医药在非洲国家接受程度较高,因而中医药在非洲具有比在西方国家更大的发展空间。尤其是非洲绝大部分国家经济水平低下,西医学治疗的高昂费用让许多非洲人民难以负担,简便验廉的传统医药治疗方式成为许多民众唯一的选择。

第四,非洲丰富的自然资源为中非中医药可持续发展提供了重要条件。以南非为例,作为世界上药用植物资源最丰富的国家之一,南非约 3 000 种植物具有药用价值,其中 130 余种植物广泛应用于传统医学领域,这是传统医药文化得以延续的物质基础,也为处于经济发展初级阶段的非洲民众提供了治疗疾病的现实选择。

三、中医药及文化在非洲的传播策略

第一,增设中医药援外中心。据援外医疗队了解,目前受援国民众不仅对针灸重视,对中医药治疗需求也日趋增加。建议设立中医药援外医疗队,增加中医师数量、提高中草药使用率,以促进更多中药产品走向非洲。同时,建议在非洲的肯尼亚和尼日利亚等国,建立中医药中心,为当地社区居民提供中医、针灸、推拿、养生等全面中医药服务或针对各国不同情况提供抗艾滋病、抗疟疾等专科专病医疗服务。

第二,制定专门的中非中医药合作国家战略。鉴于非洲在中国外交和经济战略中的重要地位,建议从国家整体战略角度出发,从国家层面尽快制订中非中医药合作战略,对现有重点项目继续加大支持力度。

第三,以非洲国家的需求为导向,分步实施,先在尼日利亚、坦桑尼亚、马拉维、马达加斯加等已经有意推动复方青蒿素清除疟疾技术方案的国家,选择研究区域,研究总结出适合各自特点的快速控制和清除疟疾模式,从国家援外经费中列项给予支持;成立中国—非洲疟疾防治研究中心,构建国家复方青蒿素援非抗疟协同创新机制,建立一支能够长期坚持本领域研究的专家队伍和可持续发展的长效机制。

第四,在中非卫生合作论坛框架下设立传统医药议题,开展传统医药的管理、政策和信息的交流,支持中国与非洲机构间进行传统医学医疗、教育和科研合作。在 2015 年 12 月召开的中非合作论坛峰会上,习近平主席宣布在未来三年内推行中非合作十项计划,其中非常重要的一个方面就是帮助非洲国家改善其医疗卫生现状。

（刘海舟,《科技视界》,2016 年第 4 期）

中医药在南非的发展现状及传播策略

一、中医药在南非的传播历史及发展现状

南非共和国位于非洲大陆最南端,面积约 122 万平方公里,人口 5 398 万(2014 年),为非洲

第二大经济体。中医药随着我国东南沿海的华人移民南非而逐渐传入当地，距今已有 200 多年的历史，历经缓慢发展的过程。与其他国家一样，中医在南非的发展并不是一帆风顺的，曾长期处于"非法"地位。20 世纪 90 年代初以来，中医在南非发展很快，越来越深入南非主流社会。鉴于中医药卓越的疗效，良好的口碑及受惠于中医中药的广大白人、黑人患者日渐高涨的呼声，在多位华人中医和一些感受过中医的国会议员的推动下，2000 年 10 月南非政府通过法令，确认了包括中医药在内的补充医疗的合法地位，中医师可以在南非申请注册领取执照。2005 年南非举行了历史上首次中医师永久注册考试，百余名华人通过考试获得南非卫生部颁发的终身中医师行医执照，此后南非卫生部每年都举行中医师永久注册考试。

南非成为除中国以外，世界上第一个以明确的立法形式对中医针灸进行管理的国家。南非卫生部下设卫生专业委员会和综合卫生专业委员会，前者负责西医的管理工作，后者负责包括中医、印度医学、欧洲草药等 11 个医学专业在内的相关管理工作。中医的具体工作由该委员会下设的"中医药与印度医学部"负责。

南非著名大学西开普大学自然医学院设立了中医及针灸系，开设有中医专业，与国内的一些中医药研究机构及中医院校开展了合作，进一步促进了中医人才培养，使中医药高级人才本土化，对中医药融入南非本土医疗保健体系有深远的影响。

二、中医药在南非医疗卫生体系中的地位

1. 中医药在南非医疗系列中具有举足轻重的影响　据统计，南非目前共有包括中医师在内的 20 多万传统治疗师（healer），这些传统治疗师都具有合法的营业资格，在南非的传统医药领域占据主导地位。有超过 60% 的南非人求治于传统治疗师，南非注册的中医师逐年增加。中医药在南非的整个医疗体系中"三分天下有其一"，即使在世界现代医学高度发展的今天，由于本土知识传统的影响、经济发展水平低下和丰富的自然资源等原因，传统医药在其卫生体系中仍然具有重要的地位。

2. 较低的经济发展使得南非人民对简便验廉的中药有巨大需求　在西医学技术的冲击下，虽然南非的医学技术得到迅速发展，并为更多的人所接受，但是许多疾病治疗的高昂费用让许多人特别是贫困地区的人们望而却步，尽管他们知道有些疾病必须用非传统的医药才能治疗，但因无力承担费用而不得不退求其次。在医药费用日益高涨的情况下，传统医药便成了他们唯一的选择。在这种情况下，简便验廉的中药在南非有巨大的市场需求。

3. 中医药获得了合法地位　南非从 1965 年开始制定一系列与传统医药有关或直接针对传统医药的法规，2000 年更是直接以立法的形式确立中医的合法地位。这些政策和法规都直接或间接涉及传统药物，对传统医药的有关问题，如传统医药的种类、药材界定、销售、注册、医师资格等做了比较明确的规定。在这些法规政策中，中医药被明确地列为传统医药，为中医药在南非的应用提供法律保障。中医师执照获得者在按要求参加在职训练后，可加入意外保险，发生医疗纠纷时可以获得保障；患者接受中医治疗所发生的费用将涵盖在医疗保险之内。

4. 丰富的自然资源为中医药发展提供了物质基础　南非拥有丰富的中草药资源，这是传统医药文化得以延续的物质基础，据有关资料，南非是世界上药用植物资源最丰富的国家之一，有约 3 000 种植物具有药用价值，其中 130 余种植物广泛应用于传统医学领域。南非地广人稀，大

量肥沃土地未被开发利用。复杂的地形、多样的生态环境为栽培中草药提供了良好的自然条件。种植的药材经加工后,除满足南非市场外,还可向其他国家出口。

三、中医药在南非发展的建议及对策

1. 发挥中医药的理论与经验优势,加强与本地传统医药的结合 中医药完备的理论体系和丰富的实践经验是中医药走向非洲的主要优势。近年来,南非政府强调"本土知识"的创新,其中传统医药是主要内容之一,希望加强与中国的合作,借鉴中医药的理论、实践经验及丰富的科研资源,开发其传统医药,这给中医药在南非的发展带来了难得的机遇。南非中医药研发力量较弱,国内中医药有关科研机构、公司、高校等可以联合南非当地的高等院校和研究机构,取得双方政府的支持,建立联合实验室,合作研究传统医药标准,以国际合作方式,形成所在国以中医药特点为基础的传统医药注册管理标准。另外,我们在利用中医药的这些优势的同时,也可对其传统医疗体系加以利用,借鸡下蛋,优势互补,实现双赢,推动国内中医药与南非传统医药的融合。南非有着丰富的中药资源,国内中药企业应加强和当地知名机构或社会人士的合作,增加南非当地对中药的研究、种植和培训,这有助于推动南非人民对中药的认同。

2. 加大中医药的宣传力度,增进南非对中医药的了解 一是利用政府渠道,增进双方行业之间的了解。例如,可利用中非科技伙伴计划和政府间科技合作项目,通过举办培训班、研讨会等方式宣传,商讨中医药进入非洲的方式、方法等。二是加强对本地中医药人才的培养,利用我国中医药院校的教育资源优势,主动为南非培训更多的中医药人才,形成一支高水平的中医药人才队伍,使更多的南非人民了解中医药,从而推动中医药及文化更好地在南非传播。

3. 争取当地政府支持,架起合作桥梁 国内中医药企业要想在南非开拓市场,离不开当地政府部门的支持。以天津天士力公司为例,天士力进入南非后,曾多次到政府机关讲授中医药文化,让患病人员尝试体验其产品,邀请南非政府、约翰内斯堡市政府及有关机构的要员到天士力集团参观,他们通过服药体验、社会反响和实地考察,对中医药文化和与天士力合作充满了信心。除此之外,天士力还与南非医疗保险公司合作,成为非洲大陆第一家被列入医保目录的中国中药企业。

4. 加强与世界卫生组织、非盟等重要国际组织的合作 通过与世界卫生组织、非盟等重要国际组织的合作,加强与南非在传统医学管理、法律法规等方面的交流与沟通;共同举办传统医学方面的研讨会;加大对非中医药文化的宣传,配合国家"一带一路"外交大局,举办中医药展览等活动。支持有条件的国内中医药机构与南非开展医疗、科研和教育培训等方面的合作;支持国内大型中医药企业开拓南非市场,提高中国药品在南非的声誉,杜绝假冒伪劣药品,加强宣传,尊重当地的文化习俗。

四、结语

南非是非洲经济、科技最发达的国家,在医学领域具有较高水平,传统医药在医疗卫生领域仍然占据着重要的地位,在传统医药的应用方面南非仍然发挥着非洲领头羊的作用。传统医药在南非医疗体系中占据重要地位的状况在未来相当长时期内将继续下去,近年来,随着中医在南非的合法化,中医在南非获得越来越多的认可。目前南非已有中医和针灸从业人员 300 多人,西开普大学医学院还设立了中医专业。国内某些药企将中药出口到南非,开设中医诊所,中医药在

南非的发展已经进入合法化、制度化的快车道。无论是南非本土中医的发展,还是国内中医药企业在南非开拓市场都将大有可为。同时国内中医药企业应抓住机遇,以南非为桥头堡,积极开展与南非的合作,对与非洲其他国家特别是南部非洲国家的合作具有重要的示范作用,有利于中医药通过南非走向整个非洲,走向世界。

（刘海舟,《考试周刊》,2016 年第 9 期）

第四节 孔子学院与中医传播

中医孔子学院视角下的中医药文化传播研究

一、中医孔子学院建立的时代背景

改革开放以来,在中国经济高速增长和中国国际地位迅速上升的背景下,中外经济文化合作交流日益频繁,相伴而来的是汉语使用价值的提高,国际"汉语热"持续升温为汉语的国际推广提供了难得的战略机遇。为此,汉语和中国文化的国际推广被正式纳入国家战略发展的框架,中国语言文化外交的代表性机构——孔子学院应运而生。自 2004 年中国在韩国首尔成立第一所孔子学院以来,孔子学院在世界各地呈现蓬勃发展之势,目前已达 300 多所。孔子学院的最主要功能是向世界推广汉语,弘扬中华文化,增进世界各国对中国的了解和友谊,促进世界和平与发展。在孔子学院成熟运作的基础上,由国外大学联合国内知名中医院校共同成立了中医孔子学院。

中医孔子学院是我国在海外设立的以推广和传播中医药文化为宗旨的机构,它建立的背景是"中医热"的全球升温,学习中医药知识和中医药文化成为世界各国的迫切要求。据统计,截至 2010 年,"全球已有 160 个国家和地区使用中医药和针灸,有 5 万个中医医疗机构,从业人员将近 50 万,其中洋中医占 70%,并且全球有 200 多所正规的中医药高等院校,他们的服务对象已经从华人华裔为主到为本土居民服务为主"。因此,中医孔子学院的设立必将推动中西医学文化的交流与融合,有利于促进中西医学之间取长补短、相互映照、和谐共生,共同为人类的健康和繁荣做出贡献。

二、中医孔子学院的发展现状

中医孔子学院是国际中医药文化推广和传播的重要基地。它以中医药为切入点推广中国文化,进而推动中医药学的发展,力求在国外以汉语言学为载体,普及中医知识、中国文化。中医孔子学院的设立是把中医学科与对外汉语教育相结合的一项创举,不仅开创了孔子学院办学的新模式,也为外国人了解中国文化打开了新窗口。正如习近平主席在澳大利亚皇家墨尔本理工大学中医孔子学院揭牌仪式上的讲话指出:"把传统和现代中医药同汉语教学相融合,必将为澳大利亚民众开启一扇了解中国文化新的窗口。"

目前,全球中医孔子学院建设正处于起步阶段。自 2008 年黑龙江中医药大学与英国伦敦南安大学共建伦敦中医孔子学院建立以来,国内多所高等中医院校与国外大学建立了中医孔子学院。如南京中医药大学与澳大利亚皇家墨尔本理工大学、天津中医药大学与日本东京神户东洋医疗学院、湖北中医药大学与菲律宾卡威迪国立大学等都建立了中医孔子学院或中医孔子学堂。

在中医孔子学院建设方面,国家中医药管理局副局长李大宁建议:第一,国内各中医院校与已有合作关系的国外大学、院校谋求建立中医孔子学院的合作可能。第二,可以通过加挂牌子、加入课程等方式在现有的孔子学院中加入中医内容,并力争在管理模式上使中医孔子学院实现社会效益和经济效益的共赢。

三、加强中医孔子学院建设,传播中医药文化

中医孔子学院传播中医药文化任重而道远。目前的当务之急是以普及中医药文化为主、激发外国人对于中医药文化的兴趣,为中医药国际化培育土壤。经过国内多所中医药大学的努力,中医孔子学院已基本形成了以汉语和中医药文化教育为内容,联络国外中医师,开展广泛的中医药文化交流和丰富多彩的中医药文化活动的基本模式。我们要在中医孔子学院的师资队伍、课程体系、教材、多样化教学手段和传播内容等方面不断推进这一模式的发展。

第一,应强化中医孔子学院的师资队伍建设。是否具备合理知识结构的师资队伍,是教育成败的关键。对于中医孔子学院的教育而言更是如此。海外传播中医药文化的特殊性对中医孔子学院的师资队伍提出了更高的要求。首先,中医孔子学院的教师不仅要具备对外汉语教学能力,而且要对中医哲学思想、中医药知识等有一定程度的了解。这对于大多文科学历背景的教师来说,需要补上中医药方面的基础知识,尤其是中医药文化方面的知识;对中医专业出身的教师则应强化对外汉语教学的能力。其次,无论是文科专业还是中医专业出身的教师都要对学院所在国的政治、经济、文化和医学发展现状等方面有一定程度的了解。只有这样,在教育教学中才能有的放矢,才能使中医药文化传播在一个坚实的基础上不断提高。此外,每位教师最好能掌握一些简单易行的中国传统保健技术、中医养生方法,如太极拳、推拿、气功等。在教授汉语之余,将这些养生保健技术传授给学员,让他们在亲身体验到中医文化的魅力后对中医发生兴趣。

第二,在课程体系和教材方面,中医孔子学院可以根据所在国的文化特点,开发运用适用于各年龄阶段的本土化教材,如有针对性编写《实用中医汉语》教材,可以分为初级、中级、高级中医汉语系列,以满足不同文化层次学习者的需要。在教材中多应用一些中医药知识,尤其是中药的药食两用价值、针灸穴位的保健技巧以及中医药养生文化和历史典故等,以充分体现中华民族的认知方式、价值取向和审美情趣。课程体系按中医与汉语文化相结合的方式,以传播中医养生保健文化、健康观念为主,以实用、活泼的形式满足人们的健康需求。

第三,除了课堂教学之外,中医孔子学院还可利用网络来传播中医药文化。使之成为中医药文化传播的重要途径。由于网络资源的共享性、便捷性和高效性等优点,可以有效地弥补课堂教学方法的不足,为全球中医药爱好者的学习提供一个良好的平台。中医孔子学院的教师可利用网络讨论的时空开放性、参与的广泛性和交流的平等性等优势,根据学生对自己“无声的反馈”来调整自己的教学行为,促进自己教学水平的提高。同时,中医孔子学院教师还可通过网络平台与学生信息互动、情感互动进而达到思想互动,从而提高课堂的教学效果、教学质量。

第四,中医孔子学院还可以通过举办系列中医药文化活动来达到传播中医药文化的目的。文化活动可以包括中医药讲座、学术性的研讨会、报告会,中医孔子学院的开放日、中国节庆周等。如天津中医药大学本着“传播中国传统文化、弘扬中医药精髓”的原则,与日本神户东洋医疗学院共同开展以中医药为特色的中医养生(中医药膳)活动、中医知识讲座,太极拳保健等活动,井然有序,合理交叉、生动活泼地向海外学员展示了立体式的中国语言文化和中医药文化教育。

此外,针对当地居民举办中医孔子学院的开放日活动,开放日期间,中医孔子学院教师可以在学院所在地设中医养生馆、中医诊所等,让当地民众亲身体验到绿色环保的养生快乐和中医"一见知病,出手即效"的医学成就,从而达到传播中医药文化的目的。还有,举办年度中国周活动,活动内容可包括刮痧、拔罐、针灸等中医保健和治疗方法比赛。这些文化活动具有很强的文化艺术感染力,并使国外社会各阶层都能了解和感受中医药文化,将会产生良好的社会效果。

第五,国外中医师是国外有关中医哲学思想、中医历史和中医治疗方法等研究和传播领域的最活跃的专家,他们是国外传播中医药文化的一支十分重要的力量,发挥国外中医师的作用是中医孔子学院教育教学和社会文化活动的重要方面。如爱尔兰科克大学孔子学院在举办"中医与中华养生"为主题的知识讲座时,就邀请了在当地富有声望的针灸医师马丁(Martin Fitzgerald)对中医进行了比较全面的介绍。通过他对中医理论和针灸的历史进行深入浅出和图文并茂的讲解,在短时间内使听众对中医有了一个全新的感性认识,拉近了民众与中医的距离。因此,中医药文化传播过程中要不断深化与国外中医师的合作,挖掘他们的潜力。首先,要加强国外中医师与国内中医专家学者的联系,从而在交流中互相学习,共同研究中医药文化传播中存在的各种问题。国外中医师有了解所在国情况的优势,国内专家学者有丰富的学术资源,可以取长补短。其次,可以实行课题培养计划。由国家汉语国际推广领导小组办公室、国家中医药管理局和各中医药大学资助课题研究,内容可围绕西方文化对中医的理解、国外中医药文化现状分析以及其他有关中医药文化教育和传播内容等方面来确定。

第六,中医孔子学院教学和传播内容还需要进一步拓展和深化。中医孔子学院的中医药文化传播应展现中医药文化独特的魅力,从而增强中医药文化的吸引力和感召力,培养外国人对中医药文化的热情,使其心悦诚服地认同中医药文化、接受中医药文化。中医孔子学院应拓展和深化的传播内容可包括这几个方面:以人为本、道法自然的价值观;顺应自然节奏的养生观;大医精诚、医乃仁术的职业道德观,以及天人合一、人我合一和形神合一的健康观等。中医药文化中的这些核心价值具有超越民族性、超越时代性的思想特点,具有重要的价值,中医孔子学院要把中医药文化中的精髓挖掘出来、传播出去,从而增强中医药文化的吸引力和影响力,提升我国文化软实力。

(张洪雷、张宗明,《南京中医药大学学报(社会科学版)》,2011年第12卷第3期)

中医孔子学院与中医药文化软实力建设研究

"软实力"概念是由美国哈佛大学教授约瑟夫·奈首先提出来的,约瑟夫·奈把国家实力分为软硬两个方面,软实力是相对于领土、经济、科技、军事等硬实力而言,以文化、意识形态、国民凝聚力等为主要内容,并能够通过软实力自身所具有的吸引力、同化力和感召力来影响并说服别人相信或同意某些行为准则、价值观念和制度安排等,从而获得理想结果的能力。文化是软实力的第一要素,没有文化,没有文化认同,没有文化(认同)力,就没有软实力。作为国家软实力的文化,一定是反映民族、国家创造力和影响的文化,一定要是反映民族、国家独特思想体系、核心价值观的文化。中医药文化是中华民族传统文化的精髓,是中国传统文化核心价值观的重要反映,体现了中华民族的认同感、归属感,反映了中华民族的生命力、凝聚力。中医药文化是国家软实力的重要体现。作为软实力的中医药文化,在传承过程中所形成的凝聚、吸引和动员的能力,就是中医药文化软实力。具体而言,主要是指中医药文化的民族凝聚力、中医药文化的创新力和中医药文化传播力以及由此而产生的吸引力、感召力和影响力。

一、中医药文化软实力建设现状

1. 中医药文化软实力建设的有利条件　中医药文化软实力建设的有利条件主要包括国家政策的大力扶持,中医针灸申遗成功的积极推动,人们健康观念的改变和西医学的发展导致海外民众在治疗过程中追求自然疗法、绿色疗法等几个方面。

(1) 国家政策的大力扶持:2009 年 4 月下发的《国务院关于扶持和促进中医药事业发展的若干意见》明确指出:"中医药作为中华民族的瑰宝,蕴含着丰富的哲学思想和人文精神,是我国文化软实力的重要体现。"文件要求必须"繁荣发展中医药文化,将中医药文化建设纳入国家文化发展规划……加强中医药文化资源开发利用,打造中医药文化品牌。加强舆论引导,营造全社会尊重、保护中医药传统知识和关心、支持中医药事业发展的良好氛围"。文件同时指出:"推动中医药走向世界,积极参与相关国际组织开展的传统医药活动,进一步开展与外国政府间的中医药交流合作,扶持有条件的中医药企业、医疗机构、科研院所和高等院校开展对外交流合作。完善相关政策,积极拓展中医药服务贸易。在我国对外援助、政府合作项目中增加中医药项目。加强中医药知识和文化对外宣传,促进国际传播。"国家政策的大力扶持,为中医药文化软实力建设提供了宽松的政策环境。

(2) 中医针灸申遗成功的积极推动:2010 年 11 月 19 日,联合国教科文组织将中国的针灸列入非物质文化遗产。联合国《保护非物质文化遗产公约》所定义的非物质文化遗产包括两类:一是濒危、亟待抢救的项目"急需保护的非物质文化遗产名录",一是历史悠久、具有民族特性的优秀项目"人类非物质文化遗产代表作名录",中医针灸申遗属于后者。中医针灸申遗的成功是国际社会对中国传统医学文化的认可,提高了国际社会对中医药文化的关注和认识,增进了中国传统文化与世界其他文化间的对话与交流。正如国家中医药管理局副局长吴刚所说:"此举一是增进中国传统文化与世界其他文化间的对话与交流,促进文化多样性;二是有助于在世界范围内整体地提高传统针灸的可见度和认知度。"中医针灸申遗的成功使世界上更多的人知道中医、认识中医,进而深入了解中医,加快了中医走向世界的进程,扩大了中医药文化在世界上的吸引力和影响力,有利于提升中医药文化软实力。

(3) 良好的外部环境:西医学的发展及人们的健康观念的变化为中医药文化软实力建设创造了良好的外部环境。世界卫生组织指出:"21 世纪的医学将从'疾病医学'向'健康医学'发展、从重治疗向重预防发展。"这与中医理论"治未病"思想类似;"现代医学强调从对病源的对抗治疗向整体治疗发展、从对病灶的改善向重视生态环境的改善发展",这与中医理论的"天人合一、人与自然和谐相处"思想相吻合;"现代医学开始从群体治疗向个体治疗发展、从生物治疗向身心综合治疗发展",这与中医强调的辨证论治,因人而异思想有相通之处,"现代医学从强调医生的作用向重视病人的自我保健作用发展、从以疾病为中心向以病人为中心发展"。这与中医理论的"讲究养生保健"和"以人为本"思想存在一致性。此外,随着人类渴望回归自然的意识不断增强,尤其是面对那些创伤性的检查与治疗、化学药物对人体"内环境"的严重污染与伤害等,使越来越多的患者在治疗过程中追求自然疗法和绿色疗法。而中医一般采取天然药物来进行治疗,相对于西药来说,副作用较小,这也使国际社会越来越多的人喜欢用中医来给自己治病。

2. 中医药文化软实力建设中存在的问题 中医药文化软实力在建设过程中既存在有利条件,也面临一系列问题。中医药文化软实力建设中面临的问题主要表现为以下三个方面。

(1)虽然我国拥有丰富的中医药文化资源,但这种优势并没有转化为中医药文化软实力:我国是一个中医药文化资源大国,两千多年的医学史积累下了丰厚的中医药文化资源,但自近代以来,这种丰富的中医药文化资源并没有得到更好的传承,在过去相当长的一段时间内,我们忽视甚至否定中医药文化的内在价值。对中医药文化的利用,也仅仅停留在对中医药文化遗产的保护与继承的层面上,没有上升到国家软实力的战略高度来认识和把握。如中医药文化所体现出来的"以人为本"的价值观、"医乃仁术"的道德观、"大医精诚"的职业观等思想,是我国文化软实力的重要体现,具有重要的价值,与当今国际社会呼吁的医学价值观、医学伦理观念相吻合。但中医药文化对国际医学价值观念、医学伦理观念的形成并没有产生广泛的影响。这说明在把中医药文化资源转化为国家软实力方面还有很长的路要走。

(2)中医药文化对外传播的滞后,导致中医药文化在海外的吸引力和影响力较弱:中医药作为中华民族优秀传统文化的瑰宝,是凝聚海内外中华民族的强大向心力、发挥我国影响力、渗透力的重要手段,理应发挥独特的战略作用。但由于我国中医药文化对外传播的滞后,导致中医药文化在海外的吸引力和影响力都不强。我们知道,"文化不是化石,化石可以凭借其古老而价值不衰。文化是活的生命,只有发展才有持久的生命力,只有传播才有影响力"。此外,当前中医药在海外的传播仅是中医药文化的一部分,而不是完整的中医药文化体系。正如学者黄建银指出:"目前我们所提到的中医药在海外普及和发展,其实应该主要是指中医针灸和部分以食品添加剂和营养保健品身份进入海外市场的中药饮片和中成药,它只是中医药文化和理论体系中的一部分,而不是广义上的传统中医药文化和理论体系的全部……中医药文化中的重要理念和价值观还有待于进一步深入传播。"因此,我们不难发现中医药文化对外传播的滞后是影响中医药文化软实力建设中的重要因素之一。通过中医药文化的对外传播与交流将丰富的中医药文化资源转化成软实力是中医药文化软实力建设的重要任务。

(3)中医药文化哲理性、抽象化内容阻碍国内外民众对中医药文化的了解:如有些中医药词汇,如阴阳辨证、五行相克相生、相乘相辱、中药君臣佐使配伍等,严重制约了海内外民众对中医药文化的理解,不理解就不会产生认同,没有认同就不会产生影响。因此,如何把中医药抽象化、哲理性语言翻译为人民大众所喜闻乐见的语言,是中医药现代化、科学化和标准化的重要任务,也是扩大中医药文化吸引力和影响力的重要因素之一。

二、中医孔子学院:中医药文化推广机构

改革开放以来,伴随着中国经济的高速增长和中国国际地位的迅速提升,中外经济文化合作交流日益频繁,相伴而来的是汉语使用价值的提高,国际"汉语热"持续升温为汉语的国际推广提供了难得的战略机遇。为此,汉语和中国文化的国际推广被正式纳入国家战略发展的框架,中国语言文化外交的代表性机构——孔子学院应运而生。自2004年中国在韩国首尔成立第一所孔子学院以来,孔子学院在世界各地呈现蓬勃发展之势,目前已达300多所。孔子学院的最主要功能是向世界推广汉语,弘扬中华文化,增进世界各国对中国的了解和友谊,促进世界和平与发展。

在孔子学院成熟运作的基础上,由国外大学联合国内知名中医院校共同成立了中医孔子学院。

中医孔子学院是以传播中医药文化为宗旨的非营利性公益机构,它建立的背景是人们健康理念的变化导致"中医热"的全球升温。"国际社会现行的健康理念是:不让人生病的医学是好医学,不让人生病的医生是好医生。中医讲究天人合一,人与自然和谐相处,讲究养生保健治未病。强调辨证论治,因人而异,正符合现代医学发展的趋势和理念。"

中医孔子学院是国际中医药文化推广和传播的重要基地。它以中医药为切入点推广中国文化,进而推动中医药学的发展,力求在国外以汉语言学为载体,普及中医知识、中国文化。中医孔子学院的成立不仅开创了孔子学院办学的新模式,也为外国人了解中国文化打开了新窗口。正如习近平同志在澳大利亚皇家墨尔本理工大学中医孔子学院揭牌仪式上的讲话指出:"把传统和现代中医药同汉语教学相融合,必将为澳大利亚民众开启一扇了解中国文化新的窗口。"

中医孔子学院还有利于增进中外人士之间的人际交往,促进中医药文化与世界多元医学文化之间的碰撞、交锋和融合,从而增强中医药文化的竞争力和吸引力。中医孔子学院为中外人士人际交往提供重要场所和平台,而人际交往是中医药文化传播的最基本途径。由于人际交往的直接性、基础性,它对人的思想及观念能够造成潜移默化的冲击,而这种冲击又极具稳定性。人际交往的中医药文化影响力要远远大于大众媒体等施加的影响。中医孔子学院的设立在促进中外人际交往的同时,也促进了中医药文化与其他医学文化之间的交流和交锋、碰撞和融合。通过交流和交锋,增加了相互理解,明白了彼此的优势和存在的不足;通过碰撞和融合,增强了自己的竞争力和吸引力。如果中医药文化资源只限于本国、本民族或是本地区,则不论她多么古老、多么辉煌,其软实力价值也是不可能充分显现出来的。

三、加强中医孔子学院建设,提升中医药文化软实力

作为中医药文化传播和推广的机构,中医孔子学院在提升中医药文化软实力方面任重而道远。目前,应重点强化中医孔子学院的师资队伍建设,加大本土化教材编写力度,采取多样化教育教学方法,完善教学内容,发挥国外中医药界人士的作用,增强中医药文化的吸引力和影响力,提升国家软实力。

1. 应强化中医孔子的师资队伍建设　是否具备合理知识结构的师资队伍,是教育成败的关键。对于中医孔子学院的教育而言更是如此。海外传播中医药文化的特殊性对中医孔子学院的师资队伍提出了更高的要求。中医孔子学院的教师一方面要具备对外汉语教学能力,另一方面要对中医哲学思想、中医药知识等有一定程度的了解。同时还要对学院所在国的政治、经济、文化和医学发展现状等方面有一定程度的了解。只有这样,在教育教学中才能有的放矢,才能使中医药文化传播在一个坚实的基础上不断提高。

2. 完善课程体系和教材　在课程体系和教材方面,中医孔子学院可以根据所在国的历史文化特点,编写一系列的本土化教材,以满足所在国不同文化层次学习者的需要。同时,在教材的编写中多一些中药的药食同源、中医药养生文化和历史典故等中医知识,以充分体现中华民族的认知方式、价值取向和审美情趣。

3. 利用网络传播中医药文化　除了课堂教学之外,中医孔子学院还可利用网络来传播中医药文化。由于网络资源的共享性、便捷性和高效性等优点,可以有效地弥补课堂教学方法的不足,中医孔子学院的教师可利用网络讨论的时空开放性、参与的广泛性和交流的平等性等优势,

为全球中医药爱好者的学习提供一个良好的平台。

　　4. 举办系列中医药文化活动　中医孔子学院还可以通过举办系列中医药文化活动来达到传播中医药文化的目的。文化活动可以包括中医知识讲座、学术报告会等,也可以是具有中医药特色的中医养生(中医药膳)活动、太极拳保健等活动,中医孔子学院通过举办这些文化活动向海外学员展示了立体式的中国语言文化和中医药文化教育。同时,中医孔子学院教师可以在学院所在地设中医养生馆、中医诊所等,让当地民众亲身体验到绿色环保的养生快乐和中医"一见知病,出手即效"的医学成就,从而达到传播中医药文化的目的。

　　5. 发挥国外中医药界人士的作用　国外中医师、中医药师是国外有关中医哲学思想、中医历史和中医治疗方法等研究和传播领域的最活跃的专家,他们是国外传播中医药文化的一支十分重要的力量,发挥国外中医药界人士的作用是中医孔子学院教育教学和社会文化活动的重要方面。

四、结语

　　中医孔子学院教学和传播内容还需要进一步拓展和深化。中医孔子学院应拓展和深化的传播内容可包括这几个方面:以人为本的价值观;顺势思维的养生观;大医精诚的职业观;医乃仁术的道德观、形神合一的健康观等。中医药文化的这些核心价值具有超越民族性、超越时代性的思想特点,具有重要的价值,中医孔子学院要把中医药文化中的精髓挖掘出来、传播出去,从而增强中医药文化的吸引力和影响力,提升中医药文化软实力。

(张洪雷、张艳萍,《中医学报》,2011 年第 26 卷第 11 期)

基于孔子学院的中医文化海外传播

　　作为中国政府指导下在海外推广中国语言文化的专业机构,孔子学院开创了中医文化海外传播的全新模式。对各地孔子学院业已开展的中医药相关课程教学与文化活动,尤其中医孔子学院成功运营的实践进行考察,明确其跨文化传播的功能,不仅可以为今后的工作提供参考,对进一步推动中医走向世界,具有更为深远的意义。

一、孔子学院视野中的中医文化海外传播

　　中医文化的海外传播具有久远的历史。据史籍记载,早在西周之初,即有"五行学说、阴阳概念以及选择卜筮之人等"传入朝鲜,而且"这些重要的交流在其 2 000 多年的繁荣发展中,从来没有停止过"。从邻近的朝鲜、日本、越南,到西亚各国和东南亚诸国,乃至欧洲、美洲各地,影响所及,"以针灸学、中药学、中医学为代表的中国传统医药学,目前在 140 多个国家和地区或多或少地为其医疗保健所选用"。其中,既有各个时期政府和官方的大力推进,也离不开民间组织和个人的不懈努力。但一个显见的事实是,中国国力昌盛时,传播的效果与影响就大,如盛唐;而国力衰微时,传播的进程则明显放缓,甚至于停滞,如晚清。新时期以来,随着世界经济的全球化和中国综合国力的不断提升,越来越多的海外人士希望更多、更好地了解中国传统医药,中医药专业

来华留学生人数逐年攀升便是一个明证。与"走进来"相呼应,中医文化"走出去"的步伐也逐步加快。孔子学院正是在这样的背景下建立的。

2004 年,全球第一所孔子学院于韩国首尔揭牌,其后便发展迅速,且产生了巨大的国际影响力。2008 年 12 月 18 日,《人民日报》评选的改革开放 30 年科教十大事件揭晓"孔子学院"名列其中。据孔子学院总部/国家汉办《2012 年度报告》统计,截至 2012 年底,"已在 108 个国家建立400 所孔子学院和 535 个孔子课堂"。中医是中国的国粹,也是典型的中国文化符号,中医药相关活动在世界各地的孔子学院时有举办。孔子学院总部还"鼓励兴办以商务、中医、武术、烹饪、艺术、旅游等教学为主要特色的孔子学院"。目前已经运营和获批筹建的中医孔子学院已达 4 所,分别位于亚洲、欧洲、美洲和大洋洲,它们所在的地域和文化环境不同,运行模式也存在着一定的差别,但在海外传播中医文化的宗旨则是同一的。

二、孔子学院传播中医文化的现状与不足

孔子学院的日常工作大体包括课程教学与文化活动两个方面,综观历届孔子学院大会的交流材料可以看出,中医文化的传播取得了较为显著的成绩,并且形成了一定的规模。从形式来看,既有中医和针灸专业的本科和硕士学位课程,也有短期培训课程,更多的则是中医药展览、义诊、讲座、论坛、沙龙、研讨会以及各种主题的系列活动,如养生周、中医药周、养生月、太极拳月等。同时,孔子学院的中医文化传播也存在着一些明显的不足。这主要表现在以下四个方面。

1. 传播内容不够全面　中医药学是一种包含了病因、治疗及预防等所有层面的完整、自足的医疗保健体系。但除了伦敦中医孔子学院的中医、针灸学位课程,各孔子学院开展的与中医相关的课程与活动主要集中在养生保健方面(包括食疗、美容、按摩和太极拳、太极扇、太极剑、易筋经等健身武术),而与诊断和治疗无关,偶有涉及,也多为理论介绍或研讨,少有诊疗实践。

2. 传播程度不够深入　与传播内容的单一相关的,是孔子学院的中医文化传播多停留在较低层次的展示与体验阶段,受众大多只能"蜻蜓点水"般对中医养生保健的方式方法产生一些直观的印象,而很难对作为医疗手段的中医药形成相对完整的概念。

3. 传播区域不够广泛　除中医孔子学院外,其他孔子学院开展的中医药相关活动极少。如2012 年,非洲 27 所孔子学院中,仅有坦桑尼亚桑给巴尔电台广播孔子学院举办了一次中医知识讲座;在整个大洋洲,也只有澳大利亚皇家墨尔本理工大学中医孔子学院组织过中医药相关活动。

4. 文化意识不够明确　在当今的全球化时代,"文化多样性已成为社会各领域极为关注的焦点,医疗保健领域的情况更是如此,原因就在于不同的文化经历会导致截然不同的期望以及形式各异的交流方式"。跨文化传播的属性使孔子学院开设的中医药课程、开展的中医文化活动不仅是一种知识的传授与技能的培养过程,更牵涉认知视角、思维方式乃至价值观念等深层的文化心态问题,但后者却远远没有得到应有的重视。

三、孔子学院传播中医文化面临的困难

在海外传播中医文化,孔子学院面临着不少困难,这些困难也是造成上述不足的主要原因。

1. 文化观念的差异　"现代医学与传统医学间的隔阂在美国表现得最为明显,尽管中医药的临床效果已被证实,但在美国,从整体上说,对中医仍持反对或歧视态度。"其他西方国家的情况

也大抵相似。即便单纯从市场的角度来看,中医药"出口"即已遭遇众多的"关卡",更别说孔子学院被西方国家某些组织和个人进行政治性考量,从而使中医文化的海外传播更为艰难了。2012年美国的"孔子学院事件"尽管最终得以圆满解决,却也提示我们,中华文化的海外传播任重而道远。

2. **医药政策的限制**　中医药不同于商务、武术、戏曲、旅游等特色课程与文化活动,后者不会产生政策方面的限制与约束,而中医药则必须通过所在国政府的"准入"方能取得合法地位,这便导致很多项目内容在某些国家无法开展。"世界各国陆续对中医、针灸立法是必然趋势,但求法—立法—执法是一条漫长艰难之路,需几代人不懈的努力。"孔子学院的中医相关活动多限于养生保健,也是一种无奈之举,因为这基本上与中医药立法无关,不会牵涉相关法律问题,同时显示出中医药与所在国主流医疗体系的显著隔阂。

3. **实用心理的影响**　在海外中医教育中,"课程结构基本上是实用性的,学生想学的是可以立竿见影、用之即效的应用性技术,不关心理论渊源"。受此心理驱动,内容相对枯燥且因文化观念的差异而产生理解难度的中医基础理论便很难吸引学员的兴趣,但这却是突破中医教学瓶颈的重要途径。对就医的患者来说,情况也大抵如此,影响他们做出选择的,在很大程度上取决于各种疗法显效的快慢。而这恰是不少中医疗法的"短板",其疗效需待坚持一定的时间之后方能显现。

4. **师资教材的缺乏**　中医药特色明显,但专业性也极强。一方面,除国内合作的中医院校派往中医孔子学院的极少数教师,一般孔子学院几乎没有中医药专业或具有相关知识的师资,何况有些实践性课程与活动的教师还需具备所在国的相关资质;另一方面,适用于中国学生和国内教学的中医药专业教材大多缺乏针对性,不能直接在海外孔子学院进行使用;再加上各国语言、文化上的差异,使大多数孔子学院很难进行中医药相关内容的课程教学与文化活动。

四、孔子学院传播中医文化的策略探讨

通过对存在问题及其形成原因的分析,立足于孔子学院中医文化传播的现状,可从以下方面寻求发展,获得有效突破。

1. **发挥中医孔子学院的区域辐射作用**　目前,各国孔子学院的运营方式多属各自为政,即便位于同一国家甚至同一地区的各家孔子学院,也大都缺乏相互合作的长效机制。但所有的孔子学院拥有共同的"指挥部"——孔子学院总部,具有共同的传播宗旨和理念,便理应加强合作,实现优势互补。已经运营和获批筹建的4所中医孔子学院分布于4大洲,这一格局为其区域辐射功能的发挥提供了便利与可能,从而可以不断扩大中医文化的传播区域和范围,以实现传播效果的最大化。

2. **联合中医"海外兵团"**　在中医文化海外传播的漫长历程中,世界各地已形成较为稳固的中医"海外兵团",他们是孔子学院传播中医文化的有力"同盟军",其中尤以移民海外的华人居多,也有在中国及港台地区进修中医或取得中医学位的外国人士。近年来,随着中医专业来华留学生数量的持续增长,不少国家或与国内中医院校合作,或独立开办中医、针灸专业的高等教育,培养了大批海外本土中医师和针灸师。这些"海外兵团",既有个体从业人员,也创办有不同的行业社团,与之展开合作,既能有效化解孔子学院中医药相关课程与活动的师资短缺问题,也能促进该地区中医、针灸行业的互动交流及资源共享。事实上,已有部分孔子学院开始了这方面的实

践,但还存在着巨大的发展空间。双方合作的逐步深入和加强,还可实现专业教材的国别化与本土化,为中医文化的传播奠定更为坚实的基础。

3.利用中方合作单位,尤其中医院校的专业优势　中医孔子学院的中方合作院校都是国内著名的中医药大学,在教学、科研方面均具有很强的专业实力和较高的国际声誉;中医院校的外派教师面向世界各国孔子学院,能在一定程度上解决中医相关课程与文化活动的人员和师资问题,知名中医专家的参与,则可增加文化活动的学术性和吸引力;以中医院校为主体或联办单位,把中医药内容纳入巡展、巡讲、巡演的"三巡"活动,也是扩大中医文化传播范围的重要途径;邀请海外中西医教学、科研及从业人员来华,造访中医院校和中医医院,会使他们对中医药及其在中国的发展状况产生更为直观和具体的印象,为双边乃至多边的交流与合作提供平台。

总之,中医文化的海外传播是一项综合性工程,需要来自各方力量的共同推进。孔子学院应针对不同的接受对象及其需求,采取不同的模式,最终实现传播效果的优化。

(周延松,《世界中西医结合杂志》,2014年第9卷第5期)

皇家墨尔本理工大学中医孔子学院
传播中医文化的探索与实践

皇家墨尔本理工大学中医孔子学院是全球第二所中医孔子学院,由澳大利亚皇家墨尔本理工大学和中国南京中医药大学合作建立。2008年10月签署协议。2010年6月20日,时任中华人民共和国国家副主席习近平亲自揭牌。正式运营以来,在中国语言文化国际传播的总体背景与框架下,皇家墨尔本理工大学中医孔子学院就中医文化的海外传播进行了多方面的探索与实践。

一、皇家墨尔本理工大学及其中医系

皇家墨尔本理工大学(RMIT University)建于1887年,是一所国际化程度很高的大学,学生总人数超过80 000人,其国际学生的比例高达40%左右。早在1993年,皇家墨尔本理工大学便与南京中医药大学签订了合作协议,成立了中医系,提供中医本科、硕士和博士学位课程,是西方国家第一所政府承认中医五年制本科学历的公立大学。2005年被世界卫生组织确立为传统医学合作中心。目前,是全澳规模最大的中医教学单位,培养中医本科、硕士及博士各种学历层次的中医人才。设有对外开放的中医教学诊所,就诊者大多为澳大利亚本地人。结合教学活动,2001年成立中医药研究中心,主要研究领域包括针灸和传统中草药治疗过敏性鼻炎、慢性阻塞性肺疾病、常见皮肤病以及慢性疼痛等疾病的临床研究、中草药质量控制和中药新药研发等,科研项目获澳大利亚政府部门及中国多家科研机构的支持和资助。

二、中医孔子学院的课程教学与文化活动

孔子学院是"以教授汉语和传播中国文化为宗旨的非营利性教育机构",汉语教学和中国文化活动是其日常工作中的两项主要内容,中医孔子学院的"特色"也体现于这两方面。在皇家墨

尔本理工大学,与中国语言文化关联较为紧密的部门除了中医系,还有语言系,后者从 20 世纪 80 年代起即开展中文教学,提供选修及学历文凭课程。因此,中医孔子学院需要从中医系和语言系业已开设的课程之外寻求新的教学"增长点",或者通过其他方式来拓展自己的业务范围。这里,主要介绍与中医相关的语言文化课程与活动的开展情况。

1. 中医相关课程教学　海外中医教育的媒介语言大多为非汉语,皇家墨尔本理工大学中医系以英语为授课语言。汉语既是传承中医药学的主要载体和工具,汉语教学也是孔子学院的主体项目,把汉语教学和中医药知识内容结合起来,中医孔子学院开设有《中医临床汉语》《中医经典文献选读》及《黄帝内经选读》等课程。

根据皇家墨尔本理工大学中医系教学计划,本科 5 年级学生需赴南京中医药大学附属医院进行为期 4 个月的中医临床实习。在实习前一个学期,中医孔子学院专门为这批学员开设《中医实习汉语》课程,以专题的形式,就日常生活及中医临床实习所需汉语基本口语展开教学。日常生活汉语包括交通、住宿、饮食、购物、旅游等内容,临床实习汉语则分为门诊、处方、住院、药房、针灸等部分。同时,中医孔子学院还针对没有汉语基础的中医系学生,讲授汉语拼音、汉语口语及汉字基础知识。汉语拼音是学习中药学和方剂学等专业课程所必须掌握的一种工具,汉语的基本词汇、语法和汉字对了解中医文化背景也有重要意义。《中医经典文献选读》和《黄帝内经选读》则面向具有汉语基础的学员,主要是来自东南亚国家及我国港台地区的移民学生和国际学生。通过中医古籍常用词汇及基础语法等内容的讲解,结合中国医学史基础知识的介绍,提高学员阅读中医古籍的能力,使学员了解中医文化背景,从而更好地学习中医专业知识。

除了汉语教学,中医孔子学院还提供太极拳、太极扇和中国烹饪等课程。二十四式简化太极拳是大学中医系的必修课程,每年均固定开设。为满足大学员工及周边社区人士的学习需求,中医孔子学院根据学员的具体情况,教授八式和十六式太极拳、八步拳、八段锦和太极扇等。为传播"药食同源"的中医养生理念,中医孔子学院在社区开办有中国烹饪系列课程,介绍各种食材的特性与搭配,现场教授烹饪方法,邀请学员品尝。

2. 中医文化活动　围绕"中医"主题,中医孔子学院面向大学中医系学生开展多种形式的中医文化活动,或在其他文化活动中融入中医药"元素"。"中医入门大家谈"邀请中医系高年级学生和往届毕业生,向一年级新生介绍学习中医的体会,交流学习中医的经验与方法;在"中国语言文化日",演示太极拳、中国画和书法,并进行现场互动,提高他们对中国文化的兴趣和热情;在书法讲座中,把"阴阳""金木水火土""得气"等作为演练的内容,借此介绍汉字的形体结构、发展衍化,以及这些医用汉字中所隐含的中医文化蕴涵;以"中医"为"汉语角"的话题,练习汉语口语,同时引导学员展开交流与讨论;面向赴南京实习的中医系本科五年级学生,征集中国与中医主题的摄影作品,在中医系展出并进行评比和颁奖;结合元宵节、中秋节等节日庆祝活动,开展中医药灯谜竞猜、中医故事会等活动,激发学员学习中医、探索中医文化奥秘的兴趣。

中医孔子学院还走出校园,融入社区,面向更为广泛的群体传播中医文化。一方面,联合维多利亚州执业中医师协会、针灸师协会等民间中医社团,邀请中西医专业人士,不定期组织举办中医文化沙龙、中医文化论坛等活动,促进本地区中西医从业人员及中医从业人员之间的相互联系与交流。如以"当西医遇到中医"为主题的系列论坛,从中西医不同的视角阐释同一疾病的发生机制及防治措施,既拓宽了思路,同时增进了双方之间的理解;关于"人参的功效与食用方法"的文化沙龙不仅有科研成果的介绍和展示,对参与活动的非专业人士也是一次认识上的普及。

另一方面,参与其他组织或单位主办的墨尔本老人节、中国文化节及社区健康论坛等大型活动,进行中药材的展示和中医养生与健康咨询,利用这些活动参与者众多的特点,向更多民众传递中医文化信息,传播中医养生理念。

通过中医文化海外传播的实践,皇家墨尔本理工大学中医孔子学院积累了一定的经验,有些课程和活动已逐步固定下来,成为常设的特色项目。而由于运营的历史还比较短,有些课程和活动还处于探索的阶段,并将在今后的工作中进行调整。同时,也会有新的项目产生,经受实践的检验。

(周延松、赵亭、Tony Zhang、Iris Zhou、刘嶷、Charlie Xue,
《世界中西医结合杂志》,2014 年第 9 卷第 8 期)

中医孔子学院的语言文化传播及其模式构建

随着孔子学院办学功能的逐步深入与多向拓展,各种具有不同特色的孔子学院应运而生。《孔子学院发展规划(2012—2020 年)》进而提出,"鼓励兴办以商务、中医、武术、烹饪、艺术、旅游等教学为主要特色的孔子学院",为孔子学院的"特色"化发展指明了方向。中医是中国的"国粹",与中医相关的课程教学与文化活动不仅在各孔子学院举办,更是中医孔子学院的常规或主打项目,其成功的运营实践,对中医文化的海外传播,起到了极大的促进作用。本文以孔子学院的汉语国际推广和中国文化传播为总体背景,在其"特色"化发展必然性认识的基础上,明确中医孔子学院的功能定位,提出中医孔子学院传播中医文化的不同模式,以期进一步推动中医文化海外传播的实践。

一、孔子学院的"特色"化发展及其必然性

《孔子学院发展规划(2012—2020 年)》把"坚持科学定位、突出特色"作为孔子学院今后发展的一项基本原则。作为致力于中国语言文化国际传播的综合性交流平台,各地孔子学院的宗旨是统一的"孔子学院要向世界传播的当然是中国文化中区别于其他国家的文化内容",从这一角度来看,孔子学院的发展也必然具有鲜明的中国"特色"。而落实到具体的实施过程中,则会面临各种差异:从传播环境看,世界各国国情不同,文化有异;从传播对象看,学员学习的目标不一,需求各别;从传播内容看,中国文化博大精深,丰富多样。因而在某种程度上,每一所孔子学院会各具"特色"。就必然性而言,"特色"孔子学院的创办,同样是多种因素共同作用的结果。

1. 中国文化的丰富多样　"中国文化是一个内涵十分丰富的概念。"一方面,中国具有悠久的历史,中国文化源远流长;另一方面,作为全球第二大经济体,中国的当代建设成就同样举世瞩目。相应地,中国文化的海外传播可从传统与现代两个层面进行,孔子学院的"特色"也在这两个方面得以鲜明和集中地体现:一是传统的中国文化"符号",如中医、武术、烹饪、戏曲等;二是当代中国的社会生活,如商务和旅游,这也是当今国际交往的热门领域。"特色"孔子学院的创办,也多围绕这些中国文化元素而展开。

2. 学习需求的多元分化　随着国际交流与合作的不断深入,世界各地对中国语言文化的学

习与了解需求逐步分化,趋向多元。《孔子学院发展规划(2012—2020 年)》明确要求"适应学员多样化需求",便是对这一趋势的积极回应。表现在经济领域,中外交流与合作呈现出全方位、多层次的发展态势,而欧美地区尤为显著。与此相适应,已经运营的 6 所"商务孔子学院"均位于欧洲或美洲。

3. 孔子学院可持续发展的战略需求　由于各种原因,孔子学院在全球的分布存在一定的不均衡现象,某些"热点"地区较为密集。以澳大利亚为例,维多利亚州和昆士兰州各有 3 家孔子学院,新南威尔士州则有 4 家,而且这些孔子学院多集中于首府地区。再如英国伦敦地区,也建有伦敦大学教育学院孔子学院、伦敦大学金史密斯舞蹈与表演孔子学院、伦敦商务孔子学院和伦敦中医孔子学院。情况相似的还有美国纽约地区。为保持可持续发展,这些地区的各孔子学院在建设的目标与方向上必然有所区别,否则会陷入重复建设、资源浪费乃至恶性竞争。伦敦的 4 家孔子学院便各具特色,构成一种优势互补的良好态势。

二、中国语言文化国际传播背景下中医孔子学院的功能定位

各孔子学院都是在中国语言文化国际传播的总体背景下展开各项活动的,对中医孔子学院来说,强调功能定位也是彰显其特色的必要前提。

1. 孔子学院的语言文化传播　《孔子学院章程》规定了孔子学院的 5 项"业务范围":① 开展汉语教学。② 培训汉语教师,提供汉语教学资源。③ 开展汉语考试和汉语教师资格认证。④ 提供中国教育、文化等信息咨询。⑤ 开展中外语言文化交流活动。其中,前三项与汉语国际推广有关,后两项则属于中国文化传播的总体范畴。这是孔子学院的两大基本功能。章程对世界各地的孔子学院具有一种普遍的约束力,中医孔子学院的"特色"也必然应与汉语国际推广和中国文化传播的总体框架相符合。设于北京的孔子学院总部同时为国家汉语国际推广领导小组办公室。《孔子学院发展规划(2012—2020 年)》指出:孔子学院的发展应"以汉语教学为主体"。着眼于机构名称,以及孔子学院的运营实践与长远发展,有学者认为:"目前孔子学院的'重语言轻文化'现象是非常严重的。""这一定位上的缺陷,将严重制约孔子学院的健康发展。"这样的担忧不无道理。但从另一个角度来看,"语言不仅是文化的载体,而且它本身就是文化的一个组成部分"。因而语言和文化又是不可分割的,孔子学院的汉语国际推广和中国文化传播实为一体,只是各有侧重而已。落实到孔子学院的工作实践,汉语教学和文化活动也能达到有机的融合,完全可以把汉语教学视为一种广义的中国文化传播活动。经由汉语这一"管道",同样能够引领学习者进入一个丰富多彩的中国文化"世界"。

2. 中医孔子学院的"特色"化功能　总体上讲,中医孔子学院的功能可定位为以中医为特色,进行汉语国际推广和中国文化传播。普通汉语教学及中国文化活动是孔子学院的一般功能项目,中医孔子学院的特色主要表现在包括中医特色汉语教学在内的中医文化传播。从 2012 年起,孔子学院总部在预算中专门列出"特色汉语教学"项目,以区别于"普通汉语教学"。中医特色汉语教学能够"把传统和现代中医药科学同汉语教学相融合",在进行汉语教学的同时传播中医文化。对历届孔子学院大会交流材料进行考察可以发现,中医孔子学院的运营实践于中国语言文化传播的共性之中体现出鲜明的中医特色。语言教学方面,中医孔子学院开设有不同类型与层次的汉语课程,显示出汉语作为孔子学院主体项目的特点;同时,中医临床汉语、中医古代汉语等课程的开设,以及中医汉语专题活动的开展,为中医文化的传播开辟了一条新的途径。在规模

和影响上,这些课程与活动的举办还极为有限,但具有较大的发展空间。文化活动方面,既有一般孔子学院的常规项目,也有中医孔子学院的特色项目,如中医针灸专业的学位课程、短期培训课程,以及各种中医药主题与系列活动。

三、中医孔子学院传播中医文化的模式

"文化是一个多重复合系统,具有复杂的层次结构。"在海外传播中医文化的过程,同时也是受众接触、了解、接受乃至喜爱一种异质文化的过程。着眼于文化的不同层次及受众不同的接受程度,适应受众在中医文化方面的不同基础和需求,中医孔子学院组织和开展中医相关的课程与活动可采取多种模式。

1. 体验—感悟　这是目前中医孔子学院开展较多的活动形式。学员通过食疗、按摩、太极拳等活动,初步感受中医文化。这种模式适用面广,不仅对场地、设备和器材等没有要求或要求极低,更重要的是易于操作,学员可以随时参与,现学现用。

2. 实证—效果　作为一种医疗保健方式,效果在一定程度上决定了中医文化传播的成败。无论日常生活中的保健和预防,还是对疾病的诊断和治疗,都与效果密切相关。在坚持打太极拳的过程中,或者经过一段时间的食疗,亦或者针灸、按摩之后,其效果会逐渐显露,能够促发学员进一步去关注和了解中医。

3. 专业—职业　中医孔子学院开展中医针灸专业的本科及研究生教育,培养本土的中医师和针灸师,开创了中医文化海外传播的新形式;提供不同种类的短期中医药专业课程,组织多种形式的中医文化论坛、讲座、研讨等,可吸引专业人士与从业人员的广泛参与和交流;中医教学诊所则为中医诊疗实践提供了一个较为稳固的场所。

4. 语言—文化　中医临床汉语、中医经典文献选读等课程,以及中医故事会、中医经典诵读、中药灯谜竞猜等活动,能有效促进中医文化的海外传播。以汉语为媒介,学员通过对医用汉字、中医术语、表达方式及语篇模式的学习,可理解和把握中医学的历史背景、认知模式及思维方式等,从而更为深入地领悟中医药学。

当然,上述4种模式并非截然对立,而只是一种大致的区分。前3种模式显示出受众在接受程度上逐步深入的趋势,"语言—文化"模式可作为前3种模式的必要补充;同时,各种模式之间时有交叉,且能够由较低层次向较高层次发展转化。如按摩与太极拳既可以体验或感悟,也能收到实证的效果;对患者来说,中医诊所既是检验中医实证效果的场所,对中医针灸专业学生而言,它又是进行职业训练的重要基地;中医特色汉语既可作为一种语言教学,也能弥补海外中医教育以外语为授课语言所必然带来的中医文化信息的失落。各种模式尽管存在差异,其最终指向却是一致的,即实现传播效果的最大化。

(周延松,《世界中西医结合杂志》,2014年第9卷第11期)

中医孔子学院可持续发展的对策

中医孔子学院是在孔子学院的基础上,以中医药文化的推广和对外传播为目的而建立的一

种非营利性教育机构。与孔子学院不同的是,中医孔子学院是以中医学为切入点推广中国文化,旨在向广大外国受众普及中医药知识以及介绍中国文化。中医孔子学院的成立是把中医学科与对外汉语教育相结合的一项创举,不仅开创了孔子学院办学的新模式,也为外国人了解中国文化打开了新窗口。自 2008 年英国伦敦南岸大学中医孔子学院正式成立以来,中医孔子学院已经在中医药文化对外传播方面发挥了重大作用。2012 年 6 月,在澳大利亚访问的习近平主席专门出席了皇家墨尔本理工大学中医孔子学院授牌仪式并发表讲话,他对中医孔子学院给予了高度肯定。作为尚处在发展初期的一种教育文化交流机构和中医药文化传播媒介,中医孔子学院要实现在全球范围内的可持续发展,还需要充分利用目前的国内外机遇,整合各方面力量和资源,努力提升其品牌效应。笔者正是基于这一目的对中医孔子学院的可持续发展进行初步探讨,以期更好地促进我国中医药文化的对外传播和交流。

一、有的放矢地推动中医孔子学院本土化发展

随着全球化的加剧和医学的快速发展,人们的健康观念和诊疗思维正发生着根本性的变革,回归自然、重视传统医学已成为世界潮流。与此同时,体现中国传统文化精髓的中医药越来越受到国际社会的广泛关注和重视。人们认识到西医在治疗复杂的病症方面缺乏整体性思维,往往在杀菌或手术切除病体的同时又破坏了机体的抵抗力。再加上西药的毒副作用与药源性疾病的日趋增多,其导致并发症的可能性也大大增加。相对而言,中医药学的特色是整体观念、神形并重、辨证施治、药取天然、治疗手段丰富。尤其是在治疗一些慢性疾病、养生保健等方面效果格外显著。近年来西方人对天然中草药需求的明显增加和对针灸的认同度大大提高也说明自然和绿色的健康疗法越来越受推崇。

中医药文化是中华民族的瑰宝,是中国传统文化核心价值观的重要体现,作为中国优秀传统文化的重要组成部分,它更是国家文化软实力的重要体现。2009 年,在有关“我国文化软实力发展战略研究”的国家社科基金重大项目的调查中,“孔子”和“中医”作为全国大学生眼中“最具代表性的中国文化符号”分别位列第二和第六。2013 年,党的十八届三中全会进一步强调要“完善中医药事业发展政策和机制”,中医药的发展再次被放在党和国家事业发展全局的战略高度部署安排。中医孔子学院的办学宗旨是向国外民众宣传中医药知识和中国文化,通过开设中医门诊、举办中医药知识讲座、介绍中医养生及食疗等多种途径让越来越多的外国人更加直观地感受和体验中医药文化的独特魅力,并进一步了解中华民族的认知方式、价值取向和审美情趣,最终增强中医药文化的国际竞争力和吸引力。可见,中医孔子学院的最终目标是为了推动中医药文化的对外传播,提升中国文化软实力。

跨文化传播是一项艰巨而复杂的系统工程,需要有长远的视角和科学严谨的统筹规划,需要认真研究传播目标群体,摒除传播过程中简单化的单边思维,还需要毫不松懈的持久努力。尤其是在信息传播异常发达、传播渠道愈加广泛的当今社会,我们更要深入思考和研究目标受众的实际需求以及他们的接受能力和接受方式等因素,有的放矢地传播中医药文化,宣传和推广中医药传统文化中仍然适用的、为外国受众所喜闻乐见的部分,剔除那些已经不适用的或是遭到外国受众排斥、质疑的部分,以此来推动中医孔子学院的本土化发展。

中医孔子学院存在着巨大的发展潜力和上升空间。中方管理人员和教师应积极全面地“了解当地的文化背景、医疗立法的规定、卫生保障体制的构建以及华人华侨的生活状况”,多站在对

方的立场上来思考和处理问题,并以友好、包容的态度化解中医药文化对外传播过程中与当地居民或当地政府之间的矛盾冲突。这样才能保证我国的中医药文化真正为当地政府和民众所接受。

二、积极促进中医院校与海外高校的合作办学

目前世界范围内共有 4 所中医孔子学院,分别是英国伦敦南岸大学中医孔子学院、澳大利亚皇家墨尔本理工大学中医孔子学院、日本兵库医科大学中医药孔子学院和美国佐治亚瑞金斯大学孔子学院。这 4 所学院均由国家汉办下属的孔子学院总部直接管理和指导。近几年来,国内还有湖北、河南、安徽 3 省的高等中医药院校先后与菲律宾、哥伦比亚和智利相关院校或机构签署了关于共建中医孔子学院的合作备忘录,越来越多的中医孔子学院将陆续出现在世界各地。

2014 年 5 月第 67 届世界卫生大会召开期间,国家中医药管理局局长王国强会见了参会的俄罗斯、捷克等 15 个国家的卫生部长,就推进中国与各国卫生领域交流与合作,特别是传统医学合作进行了深入探讨。各国卫生部部长都明确表达了与中国加强中医药合作的强烈愿望。匈牙利人力资源部副部长还表示欢迎中国的中医药大学来到匈牙利共同举办中医药学院,以培养中医药专业技术人才。

在目前有利的国际背景下,国内中医药高等院校均可考虑与已有合作关系的国外大学在中医中药、针灸推拿、养生保健等专业领域开展不同层次、不同规模的合作办学,同时积极探索和寻求中医药文化的对外传播以及本校国际影响力的扩大。在时机成熟的条件下,还可安排外国学员来中国本土感受和学习中医药专业知识和技能,例如让他们到国内各相关高校的附属中医院和中国学生一起学习和参与临床实践。通过在中国的学习和生活让越来越多的外国人对中国"以人为本、道法自然的价值观,顺应自然节奏的养生观,大医精诚、医乃仁术的职业道德观,以及天人合一、人我合一和形神合一的健康观等"有更真实、更全面地了解。在具备一定的中医国际教育的办学基础和经验后,各中医院校完全可以把谋求合作创办中医孔子学院(或中医孔子学堂)作为自己学院未来发展的一个重要战略部署。

截至 2014 年 9 月,中国在全球已设立了 400 多所孔子学院和 700 多个孔子课堂。国家可通过政策或行政手段,以加挂牌子、加入课程等方式将有关中医药文化的知识和汉语学习加以融合,纳入孔子学院的日常教学中,这也是推动中医孔子学院发展壮大最有效、最便捷的方法之一。与此同时,为提高办学效率,教育部、国家汉办和国家中医药管理局等相关职能部门也可考虑在中医孔子学院的办学审批、管理体制等方面给予更加灵活的政策,赋予中外合作方更多的办学自主权。

三、树立品牌形象,提升办学质量

中医孔子学院要增强国际竞争力,树立自己的品牌形象,在很大程度上要依赖于办学质量的不断提升。

1. 要建立并完善管理机制　要依据中医药教育全球化发展的实际情况,逐步建立起一系列较为完善的、能为国际社会普遍接受的办学标准、管理机制、师资认证和质量评估体系。为此,孔子学院总部可考虑增设一个专门的机构或部门负责对中医孔子学院日常的教学活动和管理工作

进行指导和监督,并定期对教学内容和教学质量等进行评估。

2. 要加强师资队伍建设　教师的素质和教学水平是决定教学效果和教学过程的关键因素,也直接关系到中医孔子学院的可持续发展。中医药文化对外传播的特殊性决定了中医孔子学院的中方教师必须同时具备较扎实、全面的中医药专业知识和过硬的对外汉语教学能力。同时,中方教师还应对学院所在国家或地区的政治、经济、文化、风俗习惯和医疗保健制度等有所了解,掌握一些对外传播的理论知识。当然,在目前师资力量相对匮乏的情况下,除了努力培养高素质的中医药国际教育的专业人才,还应加强对外方教师的培训,逐步实现师资的本土化。经过培训后的外方教师不仅可以提高教学水平,还可以在中方教师和外国学员之间架起一座沟通的桥梁,真正做到教学相长。

3. 要加强课程体系建设　中方可组织专家学者开发编写适合各国文化特点和不同人群、不同层次需求的个性化教材,甚至可以鼓励外方自主选择或编撰一些适合本国国情的教材,这样也有助于提高他们的办学积极性。而且,如果在教材中多展示一些中国传统文化中关于人生、社会、政治等方面的核心理念,多介绍一些中国古代的名医故事和历史典故等,那么就能更充分地体现中华民族的认知方式、价值取向和审美情趣,让越来越多的外国人领会到什么是真正的中国文化。

在中医孔子学院的日常教学活动中,相关管理者和教师还应注意保持与外国学生间的良好沟通,通过及时了解他们在学习过程中的问题和想法来因地制宜地总结和更新中医药文化对外传播的指导方针和教学策略,并对具体的教学内容和教学方法不断地进行调整和改进,这本身也是对中医药文化不断提高与完善的过程。

四、推动社会各界加强相关领域的研究与合作

为促进中医孔子学院的可持续发展,国内学术界应加大相关领域的理论研究,针对目前办学过程中出现的各种问题和困难及时进行分析总结,找到相应的解决办法。同时借助国外中医师更加熟悉本国中医药文化现状的优势,加强与他们在中医药文化对外传播方面的交流合作。国内外专家学者可就相关课题共同进行探讨,如东道国如何看待中医孔子学院在本国本土的发展以及如何改善中医孔子学院所在国家的舆论环境等。只有加强这方面的研究与探索才能做到知己知彼,及时调整和完善相关的外宣策略和战略发展规划,为孔子学院总部提供强有力的决策支持。

在互联网教育高度发达的今天,各中医孔子学院甚至可以考虑和国内各中医高等院校、中医药企业、医疗机构、媒体、网站等联合起来,利用国内丰富的中医药学术、教学资源组成专家团队开展有关中医药基础知识和中医药文化的大型开放式网络课程(massive open online courses,MOOCs)的平台建设,简称"慕课"。这种新型的网络免费课程不同于普通的网络公开课,其互动性更强,教师与学生、学生与学生间都可以非常方便快捷地利用网络平台互相交流、答疑解惑。相信这种全新的教学模式一定能给更多的中外人士提供系统学习中医药知识的机会,同时也将大大提高中医孔子学院的知名度和影响力。

五、结语

中医孔子学院作为我国中医药文化对外传播的重要基地,其建立和发展满足了当今国际社

会人们对于健康的渴望以及对天然药物和自然疗法的需求,顺应了时代潮流。在目前良好的国内外发展环境下,我国政府、各相关高校、中医药企业、医疗机构以及国内外学者应抓住机遇,通力合作,有的放矢地推动中医孔子学院本土化发展。同时还要加强相关领域的战略研究和学术研究,共同谋求中西方医学之间取长补短、相互促进、和谐发展的新局面,增强中华文化的国际影响力,为世界文明的多元性做出更大的贡献。

(邹爽、林飞、杨迪,《中医药管理杂志》,2014 年第 22 卷第 12 期)

中医孔子学院可持续发展的对策思考

中医孔子学院定位为中医药文化对外传播与教育机构,以中医药文化为载体,传播中国传统文化。自 2008 年 2 月由英国伦敦南岸大学、黑龙江中医药大学和哈尔滨师范大学三方联合承办的伦敦中医孔子学院开始,截至 2015 年 4 月,全球共成立了 6 家中医孔子学院,分布于欧洲、大洋洲、亚洲和美洲。抓住中医孔子学院尚处于发展初期的有利时机,着手对其开展系统研究,探寻其可持续发展的核心要素,是促进其有序健康发展的首要任务。

关于院校教育的核心要素研究,专家学者见仁见智。总的来说,专家学者普遍认为高校发展的核心要素主要有:管理制度、教学模式、师资队伍、学科建设等。中医孔子学院的发展尚处于起步阶段,其发展的核心要素除了具有普通高校具有的特征之外,还具有其独特之处,如所在国政策环境的影响、生源受众的招收、教学质量的控制、宣传推广等。

一、现状研究

1. 政策环境   国内外中医药的发展,从"疾病医学"向"健康医学"转变的现代医疗观念,为中医药国际推广提供了有利条件。当下,中医药走向世界有着宽松的政策环境,积极实施"走出去"战略,是加入世界贸易组织(WTO)以后中医药教育应对挑战的战略选择。国家的政策支持,为中医药推向国际提供了宽松的政策条件。20 世纪 70 年代开始,国外掀起"针灸热",让各国人民认识到中医针灸,并从针灸开始不断认识中医。据调查,美国青少年对中国的兴趣中,对中国文化的兴趣居于首位。中医药文化作为中国文化的典型代表,而且有实用价值,为中国文化的海外传播打开一个新的窗口。

2. 组织管理   按照国家汉办的办学精神和原则,各国中医孔子学院都建有理事会,而且多建在学校层面上,实行理事会领导下的院长负责制。理事会是中医孔子学院的决策机构,院长向理事会负责,执行理事会的决定,负责中医孔子学院的日常运行。中医孔子学院的资金主要来源于孔子学院总部的启动经费和项目经费,外方投入主要体现在场地、设施和行政管理方面。这种模式有利于教学的开展,增加校际交流。

3. 教学模式   现在的海外中医药教育由起初的短期培训发展到高等学历教育,学制由业余学习培训向全日制转变,学历层次已经发展到博士研究生。例如,北京中医药大学与英国密德萨斯大学在欧洲合作开办五年制中医专业。伦敦中医孔子学院开设有中医针灸本硕连读专业(学制 4 年)、中医研究硕士专业(学制 3 年)等 3 个学历教育专业。

4. 师资队伍　中医孔子学院开办时间不长，师资力量比较薄弱，如澳大利亚皇家墨尔本理工大学孔子学院中方院长1人、中方教师2人；日本学校法人兵库医科大学中医药孔子学院院长由日方担任，副院长2名，中、日双方各1名；美国佐治亚瑞金斯大学孔子学院，中方校长1名，教师2名，教学任务视情况而定。中医孔子学院除了本土的教师之外，多数是国内中医高校外派的志愿老师。

5. 生源受众　中医孔子学院目前多是与国外大学合作，开办中医专业的学历教育。现在中医孔子学院的招收主要由合作方负责，根据中医孔子学院的需求，招收相应的学生。也有中医孔子学院的课程为合作方认可的选修课程（课程考试合格给予学分），生源来自其他学院和系的在校大学生和研究生。不少中医孔子学院还推出社区教育课程，其生源大多为大学所在社区的普通民众。

6. 宣传推广　伦敦孔子学院定期在社区举办中国武术比赛、太极拳比赛，中国书法和中医养生知识竞赛等。皇家墨尔本理工大学孔子学院先后设计和开发了中医汉语体验营、中医文化沙龙及中医科普论坛等创新项目。学校法人兵库医科大学中医药孔子学院为医务人员及当地居民定期举办中医药健康养生讲座，开展体验中医药的特色系列活动。这些丰富多彩的活动让各个阶层都能了解和感受中医药文化的魅力，产生了良好的社会效果。

二、制约因素分析

1. 目标导向不清晰　中医孔子学院目前大多数仍然沿袭着以往国内中医药院校与海外高校合作办学的模式，主要开展各个层次的中医药学历教育，这与孔子学院的办学宗旨与模式存在着较大的不同。如何与海外中医药学历教育有所区别？如何体现其办学的公益性？如何将中医药文化更有效地传播到所在国民众中去？这是当前每一所中医孔子学院应该深入思考的问题。

2. 管理模式不成熟　2008年以来，中医孔子学院的管理模式尚在摸索阶段，没有统一的规范化管理模式。虽然各国中医孔子学院根据其自身状况，初步建立起了一定的规章制度，但仍需进一步明确岗位职责、规范工作流程、建立财务制度，逐步形成良性的业务氛围和建立高效的工作机制。

3. 教学模式不灵活　目前中医孔子学院的教学模式还是以班级授课制为主的院校教学模式，这与以文化传播为导向的多元化教学模式的要求存在一定的差距，积极探索灵活的、包容的、适合所在国文化接受传统和方式的教学模式仍然任重道远。

4. 质量控制不到位　教育质量关系着中医孔子学院的发展，中医孔子学院的质量控制在其管理模式中，需要进行详细的规定，目前没有完善的质量控制标准，都是各自进行一定形式的检查、抽查等，这些形式，尚不能有效地保证中医孔子学院的教学质量。

5. 师资培训不统一　目前，中医孔子学院尚未形成统一的师资培训机制，中方教师以外派志愿者为主，经过国内一定的培训，便赴外从事教学活动，期满后回国进行轮换。另外，对本地教师的培养和使用也缺乏一定的规范，师资质量参差不齐。

三、对策与建议

1. 管理模式统一化　中医孔子学院在各国的运行，需要有一个统一的管理模式，才能保证其可持续的健康发展。要建立一个层次清晰、权责明确、操作性强的管理机制,为不同国家开展中医孔子学院提供可以遵循的基础模式,从而有效地促进各方面工作的开展。例如实行理事会领导下的中外方院长共同负责制,中外方各推荐理事若干人(奇数),理事长采用轮值制度等。随着中医孔子学院不断发展,各中医孔子学院之间也要加强交流,建立起一套可执行、高效而灵活的常规互动模式,以有利于各地中医孔子学院的共同发展。

2. 师资培训规范化　建立中医药国际教育教师培训与共享平台。由国家层面的中医药教育管理机构出面,组织国内各中医药院校发挥自身专业优势和学科优势,打破校际的壁垒,建立中医药国际教育教师联合培训机制,统一中医药国际教育派出教师的质量标准,争取实现中医药国际教育教师资源共享,共同打造中医药国际教育品牌,推进中医药国际教育的发展。

逐步推进师资本土化。可以从当地从事中医医疗和教学的专业人员中挑选一部分优秀者进行培训,使其符合中医孔子学院师资的统一质量要求。也可以系统地培养一批本土的中医教师,借助他们对地方民众和文化的了解,来解决中医药文化传播中遇到的问题。

3. 传播途径多样化　可举办中医药讲座、中医药展览会、中医学术研讨会、中国节庆日等,立体式地展示中国传统文化及中医药文化,使中医药文化融入当地居民的生活当中。

成立与中医药文化相关的俱乐部,举办有关中国文化、中医文化、养生保健、药膳、太极拳、气功等系列培训,促进中医药文化爱好者的交流与沟通。

加强与当地教育部门联系,举办各类学校的短期培训项目,走进社区、企业、政府等机构,举办公益讲座,推动各阶层民众对中医药文化的了解。

积极利用互联网、新媒体推送中医药知识,传播中医药文化。

4. 教育教学模块化　需要适应不同层次学生的需求和不同国家的国情,因地制宜地采取灵活机动的教育教学模块。

(1)中医非学历教育模块:例如开设中医养生、中医基础、针灸、推拿、太极拳及武术等非学历课程,这些课程重视实践,互动性强,学员容易接受,有利于扩大中医药文化的影响。

(2)中医学历教育模块:可以与国外中医各类学历教育对接,开展学历教育合作、科研合作等,利用国内中医药大学的优势,针对海外中医药教育机构规模小、课程简单、师资力量薄弱等短板,提供相应的支持与合作,从中医学术的层面推动中医药在全球的发展。

(3)远程网络教育模块:利用网络资源的共享性、便捷性和高效性的优点,设置中医孔子学院的网络课程,为全球中医爱好者的学习提供一个良好的学习平台。

5. 质量控制程序化　建立院校评估制度。制定中医孔子学院规范化办学评估标准,定期组织海内外专家开展检查、评估,保证中医孔子学院的品牌质量与可持续发展。

开展教师教学质量评估,可以采用课程教学质量评估和综合教育教学质量评估相结合的方式,实行学生评教、教师互评、管理层评教等形式,建立教学质量全过程监控与反馈机制。

中医孔子学院方兴未艾,我们有理由相信,只要我们不断优化影响其可持续发展的核心要素,积极探索新路径、新方法、新思路,中医孔子学院就一定能在向全世界传播和推广中华文明和中医药文化过程中闪耀出更加夺目的光彩。

(赵丹、陆颖、周敦华,《南京中医药大学学报(社会科学版)》,2016 年第 17 卷第 2 期)

海外中医孔子学院的发展现状初探

中医药文化的海外传播由来已久。21世纪以来,随着中国经济高速增长和中国国际地位迅速提升,中外经济文化合作交流日益频繁,进一步推动了中医药文化在世界范围的传播。近年来,中医药在防治传染性非典型肺炎、禽流感和艾滋病等过程中,向全世界展示其独特的实力和优势。据中华人民共和国国务院新闻办公室2012年发布的《中国的医疗卫生事业》白皮书:目前,已有70多个国家与中国签订了包含中医药内容的政府协议或专门的中医药合作协议,中医药对外医疗、教育、科技合作不断扩大,已传播到世界上160多个国家和地区。"中医针灸"列入人类非物质文化遗产代表作名录,《黄帝内经》《本草纲目》等中医药典籍列入《世界记忆遗产名录》。国际标准化组织(ISO)成立了中医药技术委员会,并将这一委员会的秘书处设在中国。2013年WHO发布的《世卫组织2014—2023年传统医学战略》将中药、针刺、气功和太极拳作为传统和补充医学实践涵括在发展战略中。

一、中医孔子学院的发展历程

中医孔子学院是在孔子学院发展到成熟阶段,并寻求多元化创新与突破的过程中应运而生的。2008年前,虽然世界范围内还未有专门的孔子学院以中医药为切入点推广中国文化,但不少孔子学院已经开始教授中医养生内容,开展中医养生专家巡讲、举办书展、开展中医药体验等宣传中医药文化的特色活动,受到孔子学院所在当地的民众欢迎。以孔子学院作为平台推广和传播中医药文化和知识初见成效,是中医孔子学院的萌芽阶段。

随着世界范围内"中医热"持续升温,了解中医药文化和学习中医药知识越来越成为世界各国的迫切要求,孔子学院的发展越来越具规模,专业分化亦越趋明显。基于以上背景原因,在国家汉办的支持下,中医孔子学院应运而生。由英国伦敦南岸大学、黑龙江中医药大学和哈尔滨师范大学三方联合承办的世界首家中医孔子学院(Confucius Institute for Traditional Chinese Medicine at London South Bank University)于2008年正式启动运营。中医孔子学院的诞生表明孔子学院的文化使命开始从单纯的语言教学拓宽至更广阔的文化领域。

2010年,南京中医药大学和澳大利亚皇家墨尔本理工大学合作建立世界第二家中医孔子学院"皇家墨尔本理工大学孔子学院"(Chinese Medicine Confucius Institute at the Royal Melbourne Institute of Technology),由习近平主席亲自揭牌并投入运作。2012年,在国家汉办的支持下,由北京中医药大学和日本学校法人兵库医科大学合作成立日本第一所中医学教育的研究机构"兵库医科大学中医药孔子学院"(Chinese Medicine Confucius Institute at Hyogo College of Medicine)。这是世界上开设的第三所中医孔子学院,也是亚洲第一所中医孔子学院。

2013年初,教育部发布《孔子学院发展规划(2012—2020年)》,把"坚持科学定位、突出特色"作为孔子学院今后发展的一项基本原则,提出"适应学员多样化需求,鼓励兴办以商务、中医、武术、烹饪、艺术、旅游等教学为主要特色的孔子学院",为孔子学院的特色化发展指明了方向。同年8月,习近平主席会见世界卫生组织总干事陈冯富珍时,再次强调促进中医药在海外发展。

2014 年，在国家汉办的支持下，上海中医药大学和美国佐治亚瑞金斯大学合作建立美洲第一所中医孔子学院"佐治亚瑞金斯大学孔子学院"(Confucius Institute at Georgia Regents University)，这是中国中医药高等学府与国外综合性大学西医学院首次合作设立孔子学院。

2015 年，华北理工大学和匈牙利佩奇大学合作成立的"佩奇大学中医孔子学院"(Confucius Institute for Traditional Chinese Medicine at University of Pécs)在匈牙利揭牌，该校是中东欧第一所以中医为特色的孔子学院。由圣马力诺大学和中国北京城市学院合作创办的"圣马力诺孔子学院"(Confucius Institute at University of the Republic of San Marino)在圣马力诺揭牌，该校是第一所由中国民办大学与国外大学合办的孔子学院。

从以上情况可以看出，中医孔子学院酝酿成熟后，从 2008 年起有一个相对稳定的增长期。截至 2015 年 4 月，全球成立的 6 家中医孔子学院分布于欧洲、大洋洲、亚洲和美洲。按合作大学的类型来分，5 所学院为与国外综合性大学合作的中医孔子学院，分别是伦敦中医孔子学院、皇家墨尔本理工大学孔子学院、佐治亚瑞金斯大学孔子学院、佩奇大学中医孔子学院和圣马力诺孔子学院；1 所学院为与国外专业性大学合作的中医孔子学院，日本学校法人兵库医科大学中医药孔子学院。尽管目前中医孔子学院仍在探索与国外大学的合作模式，但根据调研资料，各所中医孔子学院在办学方向、管理体制、教学体系、文化推广、宣传渠道等方面已逐步形成各自的特色。

二、中医孔子学院的发展现状

中医孔子学院以汉语为载体，传播中医药文化，从 2008 年至今，不仅在世界范围内产生了一定的影响力，也积累了一定的办学经验，为中医药文化和知识走向世界进一步拓宽了道路。每所中医孔子学院在办学方向、管理体制、教学体系、文化推广和宣传渠道等方面各具特色，均做了有益的探索与尝试。

1. **办学方向**   伦敦中医孔子学院是世界首家中医孔子学院，其凭借独特的教学理念和课程设置率先走出了一条推广与传播中医药和中国文化的道路。学院先期从事汉语和中国文化教学，并利用伦敦南岸大学的卫生护理专业优势，开展针灸、按摩、美容养生等中医保健科目教学，实行中、英文双语教学，学生以学习中医为主，兼学汉语。经过多年的教学实践，伦敦中医孔子学院形成"以中医养生促进中华文化推广和汉语教学"的办院特色。在完成中医和汉语教学任务的基础上，伦敦中医孔子学院为全校师生开设汉语水平考试(HSK)课程，中国文化系列讲座和中医健康保健系列讲座。汉语教学规模扩展到整个大学，成为英国伦敦南岸大学整体课程体系的一部分。凭借鲜明办院特色，从 2009 年到 2013 年，伦敦中医孔子学院连续 5 年在全球孔子学院大会上获得"先进孔子学院"称号。

学校法人兵库医科大学中医药孔子学院是亚洲第一所中医孔子学院，也是日本第一家中医学的教育和研究机构。该院以"推进包括以近代西医为基础的医疗及传统医学在内的医疗的全面发展"为宗旨，将中医药教育和研究活动摆在首位，以中医药、针灸等教育研究、文化学术交流活动为特色，以西方医学和东方医学的融合为目标，推进与中医药相关的文化、学术及教育交流活动。该院提供中医教学、汉语教学、举办学术讲座、召开国际研讨会等为中日合作大学的教学、科研和人才培养等方面的交流合作提供有力支撑。学校法人兵库医科大学中医药孔子学院鼓励年轻科研人员参与中医药相关课题研究，通过学会和论文将研究成果推向社会，促进人们对中医药的理解。该院科研人员刊登在 *Journal of Neuroscience Research* 和 *Molecular Pain* 杂志的论文作为孔子学院的研究成果首次被收录进美国国立医学图书馆的学术文献检索 PudMed,业绩得到学术界的认可。

2. 管理体制 皇家墨尔本理工大学孔子学院实行理事会领导下的中外方院长共同负责制,理事长采用轮值制度。中医孔子学院的资金主要来源于孔子学院总部的启动经费和项目经费,外方投入主要体现在场地、设施和行政管理。2010 年,皇家墨尔本理工大学孔子学院完成《中医孔子学院建设规划》。中医孔子学院运行之初,着力拓展外部渠道、强化内部建设,一方面整合大学资源、联络当地社团;另一方面相继出台中医孔子学院《岗位设置及工作职责》《项目执行流程》和《财务管理制度》以明确岗位职责、规范工作流程、建立财务制度,逐步形成良性的业务氛围和建立高效的工作机制。

学校法人兵库医科大学中医药孔子学院成立之初,从中日合作院校中推选理事,理事长和副理事长由日中双方校长分别担任。学院下分事务部门、研究部门和社会贡献部门。

3. 教学体系 在专业设置上,伦敦中医孔子学院最具特色的是硕士生的培养。伦敦中医孔子学院目前设有中医针灸本硕连读专业(学制 4 年)、中医研究硕士专业(学制 3 年)、工商管理硕士专业(中国商务方向,学制 1.5 年)三个学历教育专业。中医药学历教育专业由英方院校与黑龙江中医药大学共同制定培养方案、教学计划,保证中医理论的系统性,综合英国高教特点及行业协会要求,采用以思维教育为核心的教学模式,突出实践性、注重动手能力和临床实践能力。同时,开设汉语、中医养生、太极拳、武术等非学历课程。此外,该院建立两所临床教学门诊,为专业学生提供了临床实践的良好平台,学习期间学生要到黑龙江中医药大学实习基地参加至少半年的临床实习。该课程设置已得到英国相关部门的认证,学生毕业后可直接获得针灸师执业资格。

在课程设置上,学校法人兵库医科大学中医药孔子学院为兵库医科大学和兵库医疗大学的学生设置课程选修登记制度。语言课程方面,开设汉语课和医用汉语为初学者教授基础的汉语和简单问诊会话;中医学课程方面,为不同年级学生开设不同的中医药课程:大学一年级开设中医学入门,大学三、四年级开设东洋医学入门,大学四年级开设中医治疗学、中医方剂学和临床中医治疗学;文化课程方面,开设太极拳入门。该院不仅对学生授课,同时也向大学教职工、医师、药剂师等开设中医药讲座、继续教育培训和中西医学术研讨会。

佐治亚瑞金斯大学孔子学院根据美国地域特点和专业应用前景,开设汉语、中医药、针灸和太极拳等相关课程。所有课程均有统一的教学计划和教学大纲。该院汉语教材主要由国家汉办赠送,中医教材主要由教师根据教学大纲选择具有英文版本的中医教材或专著作为阅读参考材料。对学生的考核采用多元化考核方式:除常规的笔试、面试、论文外,平时成绩(包括电脑小测试、演讲、作品、出勤率)也记入总分。

在教学内容上,皇家墨尔本理工大学孔子学院 2010 年针对部分具有中文基础的学员,从医学典籍和诗词歌赋中节选有代表性的篇章段落讲授“中医汉语”,帮助学员了解中医名词术语的基本含义和古代汉语的常见用法。开设“太极拳培训班”,培训简化二十四式太极拳。2011 年起开设中医临床汉语课和中医古代汉语课,探索汉语教学和中医学相结合的新模式。

在师资队伍上,2013 年起,伦敦中医孔子学院对新教师及志愿者进行“周训”。2014 年,伦敦中医孔子学院举办汉办公派教师和志愿者入职培训,培训包括中国文化推广和教材研讨两个部分。

4. 文化推广　伦敦中医孔子学院自 2008 年正式运营以来,在完成中医和汉语教学任务的同时,积极开展推广中医药文化和中国文化的各类活动。孔院品牌项目"中华养生周"2009 年首次在英国亮相后便受到当地民众的热烈欢迎。

皇家墨尔本理工大学孔子学院于 2012 年前后设计和开发了中医汉语体验营、中医文化沙龙及中医科普论坛等创新项目。皇家墨尔本理工大学孔子学院的特色活动在 RMIT 大学及周边社区产生了较大影响,2014 年成功入围"最佳志愿者集体"。

学校法人兵库医科大学中医药孔子学院为医务人员及当地居民定期举办中医药健康养生讲座,开展体验中医药的特色系列活动。

佐治亚瑞金斯大学孔子学院积极将中国文化、汉语和中医药推广到当地的大学生、教师、医生、社区居民,甚至小学生群体中,均获得参与者的好评。与此同时,积极与当地华人协会联系,扩大中医孔子学院推广和传播中国文化的民众基础。

5. 宣传渠道　伦敦中医孔子学院在全英范围举办"中华养生周"活动,该院不仅向英国当地政府部门发邀请信,向小学、中学、大学及机关单位送明信片,吸纳英国大学生志愿者发送海报,联络英国其他的孔子学院协助宣传,而且还借助新闻媒体为宣传造势,这不仅进一步提升了伦敦中医孔子学院的知名度,而且也扩大了中医和中国文化的影响力。

学校法人兵库医科大学中医药孔子学院开展的中医药的特色活动受到日本媒体的广泛关注,并给予相关报道。该院还制作网站、宣传彩页,发行"中医药孔子学院杏林新闻"刊登活动消息,使中医孔子学院影响力日渐扩大。

匈牙利佩奇大学中医孔子学院和圣马力诺孔子学院均于 2015 年 3 月底揭牌,其管理、教学及文化宣传尚在逐步发展。匈牙利佩奇大学中医孔子学院计划搭建起国内中医药高校和企业以及匈牙利高校和企业之间科研、学术交流以及中医药市场开发合作的桥梁,辐射到匈牙利乃至整个中东欧地区。圣马力诺孔子学院计划与圣马力诺及欧洲地区的西医机构开展交流与合作,建设海外第一家中药博物馆,并规划推动中医执证考试的海外设立。

三、对中医孔子学院发展的进一步思考

中医孔子学院的建设初具规模,前期工作取得了一定成绩。但综合调研资料,笔者认为中医孔子学院的发展尚存在一些问题,也有待进一步改进和完善。

1. 发展策略仍需优化　大多数中医孔子学院在正式运营前都曾初步制定两到三年发展规划,大方向为：以中医药为媒介,进行中国语言、文化交流和教学合作。然而,在实际运营和发展过程中,不少中医孔子学院逐渐意识到,其在成立之初对当地文化、医学、教育等情况的了解仍未够完整,对与海外大学合作办学的具体细节尚有欠考虑之处。因此,在推广中国文化、汉语及中医药的实际过程中,仍然还有许多实施的策略和细节需要不断地深入和研究。这些来源于跨政治、经济、文化、医学和教育等方面的差异,给中医孔子学院推广文化及开展教学带来了一定挑战。

各所中医孔子学院需进一步加强顶层设计,相互借鉴经验,系统谋划,进一步明确未来 5~10 年的发展目标,不仅要做到突出中医特色,而且与同类中医孔子学院相比,能"独具魅力"。在不同文化的碰撞和融合中定位中医孔子学院的使命,兼顾中医孔子学院办学的共性与个性,深耕细作。

2. 教学资源有待丰富　根据调研情况,目前中医孔子学院在实际教学中遇到的问题主要集中在教材资源、教师资源和学生资源。教材资源方面：汉语选用中国国内汉语言专业规划教材

和孔子学院统一的教材,中医药选用中国国内中医药院校规划教材、中方大学自编的教材和讲义及国外出版的中医药教材,不少中医孔子学院反应教材内容单一,不能满足不同层次学习者需要;跨文化教育针对性不强;版面不新颖;中医药专业针对性不强;没有针对中医入门级的英文教材和中医教材。教师资源方面:部分中医孔子学院认为,其面临的问题主要有两方面。一方面,教师承担的课时量仍有空余,可以承担更多教学任务;另一方面,中国传统文化和中医学术研究方面造诣深厚的优秀教师"走出去"的数量不足。学生资源方面:部分中医孔子学院目前存在选课学生人数少的问题,这与当初策划中医孔子学院时的发展设想有所差距。导致选课学生人数有限的原因可能包括以下几点:首先,在所在国,中医药作为完整的医学体系还未被全面接受;其次,中医孔子学院课程的时间安排与有些海外合作大学的学生专业课时间有冲突,如果学生学业重,则放弃选修中医孔子学院课程的可能性会很大;再次,部分中医孔子学院课程的学分不被有些海外合作大学的专业所接受,且学生选课需要缴费,这在一定程度上也抑制了一部分对中医感兴趣的学生的学习愿望。此外,境外学生对汉语和中医药的兴趣还在培养阶段,因为缺少系统、完整的学习,学习通常浅尝辄止,不能持久。

教师资源方面需拓宽师资队伍,提升教师素质,打造高层次的中医药文化传播与学术交流平台。通过吸引资深优秀教师,或挖掘、培养新生力量,壮大教师队伍。也可以采用轮流制的形式吸引在中国传统文化和中医学术研究方面造诣深厚的教师投到中医孔子学院中来,开展教学、举办专题讲座和进行学术交流。教材资源方面,需注重实用普及,完善教材质量。建议各地中医孔子学院的教师根据实际情况对现有教材进行"再创作",使得现有的教材更吸引海外学生,更符合当地的文化传统和接受习惯。

3. 文化传播亟须创新　中医孔子学院重视组织文化活动,通过中国文化表演、中医技能展示、节日联谊、讲座等方式,并借助网络、报刊、电视台,宣传推广中国文化、汉语和中医。但从调研结果看,与发展较为成熟的孔子学院相比,部分中医孔子学院开展的文化传播活动创新能力不够,品牌效果不够明显,仍停留在笼统的、粗放的、单一的层面。

需挖掘文化内涵,创新传播模式,才能提高传播效果。首先,撷取海外人群更易接受的中国优秀传统文化进行重点传播,使传播的文化内容与海外受众的生活、学习相关,只有融入他们的日常生活,才能进一步提高海外人群学习中国文化、汉语与中医的积极性。其次,要因地制宜。海外社会生活更注重社区的作用,中医孔子学院要扩大其在海外的影响力,必须走向社区,加强与社区居民的联系与互动,加强与兄弟中医孔子学院、华人社团的联系。通过社会资源的共享,为中医孔子学院学生开辟更多的学习和体验中医药文化的渠道。再次,新旧媒体联动,形成传播合力。建议中医孔子学院进一步重视网络传播的价值,逐步探索自媒体(博客、微博、微信等)、网络视频课程、网络周刊、微电影等新媒体在推广和传播方面的运用,通过优质的文化载体和丰富的教学内容吸引学生、教师、社区居民,搭建自己的宣传平台,打开外界认识中医孔子学院的窗户,增强传播力。

总而言之,中医孔子学院在海外的发展方兴未艾。为实现中医孔子学院的可持续发展,我们需要认识其发展过程中存在的问题,针对具体问题,加大研究力度,加强研究深度,及时采取相关策略解决问题,以促进中医孔子学院更好地发展,进而将孔子学院的语言推广和文化传播工作推向一个新的高度。

(陆颖、赵丹、李小青、周敦华,《中医药文化》,2016 年第 3 期)

中医药大学创建海外中医孔子学院的实践探索与研究

在世界多极化、经济全球化、文化多样化、国际关系民主化的时代背景下,"汉语热"在全球范围内急剧升温,"孔子学院"也在世界各地开花结果,成为各国学习汉语言文化、了解中国的重要场所。截至 2016 年 12 月 31 日,全球 140 个国家(地区)已建立 511 所孔子学院和 1 073 个孔子课堂。随着国家中医药国际化发展战略的实施,国内中医药大学也积极探索构建中医药国际传播的海外教育模式。天津中医药大学抓住机遇,创新开拓,分别于 2008 年和 2016 年在日本和泰国各创建了首家中医孔子课堂和首家中医孔子学院。在中医药文化教育教学与宣传推广、课程及相关项目建设、学历教育等方面进行了积极探索与有益尝试,取得了一定的成绩,在传播中华传统文化的同时,弘扬了中医药精髓。

以孔子学院为平台,在现有的孔子学院中加入中医内容或谋求建立中医孔子学院的合作可能,是推进中医药海外发展的有效途径,中医孔子学院的建设和可持续发展将助力中医药的国际化进程。

一、中医孔子学院成立的背景条件

中医药作为最具有代表性的中国元素(2016 年第 4 次中国国家形象全球调查结果),以其深刻的文化内涵和独特的诊疗优势,受到海外各国的关注,国际社会对中医药文化和知识的需求与日俱增。仅在 2016 年,全球孔子学院所开设的中医、太极拳课程已吸引注册学员 3.5 万人,18.5 万人参加了相关体验活动。作为国际中医药文化推广和传播的重要基地,中医孔子学院应运而生。截至目前,全球已经有 5 所专门的中医孔子学院,7 所孔子学院开设了中医课堂,全球 78 个国家 240 多所孔子学院在 2016 年开设了中医类课程(中医、太极拳等中华文化课程),受到各国师生和民众热烈欢迎。

1. 国家高度重视　党的十八大以来,以习近平同志为核心的党中央高度重视中医药的海外发展,指出:"把传统和现代中医药同汉语教学相融合,必将成为国际民众了解中华文化的新窗口。"国务院印发《中医药发展战略规划纲要(2016—2030 年)》提出"积极推动中医药海外发展,把中医药打造成中外人文交流、民心相通的亮丽名片"。教育部发布《孔子学院发展规划(2012—2020 年)》的主要任务之一就是"鼓励兴办以商务、中医、武术、烹饪、艺术、旅游等教学为主要特色的孔子学院"。第十一届孔子学院大会中医、太极等中华文化交流座谈会提出:"要大力发展开设中医、太极等中华文化特色孔子学院,充分发挥示范引领作用。"《中医药"一带一路"发展规划(2016—2020 年)》提出:"在条件成熟的沿线国家开设更多的中医孔子学院。"国家层面的高度重视为中医孔子学院的建立奠定了坚实基础。

2. 国际社会需求　近年来,随着医学模式和健康观念的转变,中医药在防治常见病、多发病、慢性病及重大疾病中的疗效和作用日益得到国际社会的认可和接受,老龄化社会来临,慢性病人增加,都给具有预防康复、养生保健等独特优势和文化内涵的中医药带来广泛的市场需求,中医药也因此得到越来越多国家和地区的重视,成为世界认识中国、了解中华文化的重要载体。据世界卫生组织(WHO)统计,目前已有 29 个国家和地区制定了中医药相关法律法规,18 个国家和地区将中医药纳入医疗保险。继澳大利亚之后,匈牙利实施中医立法。海外中医药教育机构已达到近 700 所,30 多个国家和地区开办了数百所中医药院校,专门用于培养本土化中医药人才,全球中医药教育发展迅速。中医药国际需求的增长,为其海外发展拓展了更大空间。

3. 中医自身发展　一方面,中医药已经传播到 183 个国家和地区,成为中国服务贸易的重要组成部分。屠呦呦研究员因发现青蒿素获得 2015 年诺贝尔生理学或医学奖,表明中医药为人类健康做出卓越贡献;中医针灸列入联合国教科文组织"人类非物质文化遗产代表作名录"。《本草纲目》和《黄帝内经》列入"世界记忆名录";国际标准化组织(ISO)成立中医药技术委员会(ISO/TC249),并陆续制定颁布 10 余项中医药国际标准;WHO 承诺将协助制定中药质量标准,以中医药为代表的传统医学首次纳入 WHO 国际疾病分类代码(ICD-11);中医药教育标准已被 50 个国家采纳,即将完成世界通用的中医药教材中英文编写。中医药作为国际医学体系的重要组成部分,正为促进人类健康发挥积极作用。另一方面,中医药走向世界仍面临制约和壁垒,国际竞争力有待进一步提升,中医药的国际普及和传播有待进一步加强。

二、国内中医药大学参与创建中医孔子学院的现状与实践探索

孔子学院是以开展汉语教学和中外教育、文化等方面交流与合作的非营利性教育机构,中医孔子学院顾名思义,就是在传播中华文化的基础上以传播中医药文化为重要内容。中医孔子学院以中医药为切入点推广中华文化,进而推动中医药学的国际发展,逐步形成了颇具特色的办学模式,受到当地社会各界的热烈欢迎。

目前,全球中医孔子学院正处于建设发展阶段,其建设方式主要为国内中医院校与已有合作关系的国外大学、院校强强联合,充分发挥各自的资源优势,共建中医孔子学院。截至 2017 年,已有专门(以中医孔子学院名牌命名)的中医孔子学院 5 所。国内 9 所中医药大学参与(中医)孔子学院/课堂建设。

1. 国内中医药大学创建孔子学院情况　目前,国内现有独立设置中医高等本科院校 24 所,其中中医药大学 20 所,中医学院 4 所。参与(中医)孔子学院建设的中医药高校已有 8 所,其中已建成中医孔子学院的中医药院校有北京中医药大学、黑龙江中医药大学、南京中医药大学、天津中医药大学、上海中医药大学;安徽中医药大学、陕西中医药大学和湖南中医药大学等中医药院校积极尝试建设中医孔子学院/中医孔子课堂;另有江西中医药大学、湖南中医药大学及浙江中医药大学等中医药院校参与了孔子学院建设(表 5-18)。

表 5-18　国内中医院校参与合办(中医)孔子学院/课堂一览表

国内中医院校	孔 子 学 院	所在国家	地　区	承办机构	成立时间
北京中医药大学	学校法人兵库医科大学中医药孔子学院	日本	西宫	学校法人兵库医科大学	2012 年
黑龙江中医药大学	伦敦中医孔子学院	英国	伦敦	南岸大学	2008 年
南京中医药大学	皇家墨尔本理工大学中医孔子学院	澳大利亚	墨尔本	皇家墨尔本理工大学	2010 年
上海中医药大学	佐治亚瑞金斯大学孔子学院	美国	奥古斯塔	佐治亚瑞金斯大学	2014 年
江西中医药大学	世明大学孔子学院	韩国	堤川	世明大学	2015 年

（续表）

国内中医院校	孔 子 学 院	所在国家	地 区	承办机构	成立时间
湖南中医药大学	韩国圆光大学孔子学院	韩国	益山	圆光大学	2014 年
浙江中医药大学	科英布拉大学孔子学院	葡萄牙	科英布拉	科英布拉大学	2016 年
天津中医药大学	华侨崇圣大学中医孔子学院	泰国	曼谷	华侨崇圣大学	2016 年
天津中医药大学	神户东洋医疗学院孔子课堂	日本	神户	神户东洋医疗学院	2008 年
辽宁中医药大学	斯洛伐克医科大学中医孔子课堂	斯洛伐克	班斯卡	斯洛伐克医科大学	2016 年

上海中医药大学与美国佐治亚瑞金斯大学合办佐治亚瑞金斯大学孔子学院（孔子学院总部官网显示为奥古斯塔大学孔子学院）是一所中医特色的孔子学院，除开展中医药文化讲座、交流活动，进行中医药历史与文化展示等，还面向该校医学相关专业学生开设中医类课程；为该地区的中医从业人员进行继续教育培训，提供来华学习机会；针对社区居民需求开设中医药知识普及班，宣传中医药养生保健知识。

湖南中医药大学、湖南师范大学与韩国圆光大学于 2014 年合办了全球首家研究型孔子学院，致力于中韩共同研究及中国相关学术研究，在韩医、中医、药学及人文社会领域开展更多结合各自优点的共同研究。通过定期举办中医药相关研究活动，突出中医养生、中医保健等技能教育，创办中医类短期课程及培训班，对接药学、护理、人文社科等相关学科以及中韩语言、文化、医药交流活动，推动中华文化、中医药文化的传播。促进中韩两国师生交流，搭建中韩传统医药高峰论坛平台，为中韩传统医药的交流创造更多机会。

2. 中医孔子学院特色及现状　目前全球已有 5 所专门的中医孔子学院，亚洲 2 所，分别设在日本、泰国；欧洲 2 所，设在伦敦、匈牙利；大洋洲 1 所，设在澳大利亚。另有中医孔子课堂 2 所，分别为天津中医药大学与日本神户东洋医疗学院共建的神户东洋医疗学院孔子课堂及辽宁中医药大学与斯洛伐克医科大学共建的斯洛伐克医科大学中医孔子课堂（表 5 - 19）。此外奥古斯塔大学孔子学院、圣马力诺孔子学院、施特拉尔松德应用科学大学孔子学院等孔子学院也以中医为特色。

表 5 - 19　全球中医孔子学院一览表（以中国孔子学院名牌命名）

国　家	地　区	孔 子 学 院	承办机构	合作机构
日本	西宫	学校法人兵库医科大学中医药孔子学院	学校法人兵库医科大学	北京中医药大学
匈牙利	佩奇	佩奇大学中医孔子学院	佩奇大学	华北理工大学
英国	伦敦	伦敦中医孔子学院	南岸大学	黑龙江中医药大学、哈尔滨师范大学
澳大利亚	墨尔本	皇家墨尔本理工大学中医孔子学院	皇家墨尔本理工大学	南京中医药大学
泰国	曼谷	华侨崇圣大学中医孔子学院	华侨崇圣大学	天津中医药大学

（1）学校法人兵库医科大学中医药孔子学院：学校法人兵库医科大学中医药孔子学院是亚洲第一所中医孔子学院，也是日本第一家中医学的教育和研究机构。该院以"推进包括以近代西医为基础的医疗及传统医学在内的医疗的全面发展"为宗旨。开展汉语教育活动的同时，以实施中医药教育和研究活动为重要内容，开展中医药相关的文化、学术交流活动，召开中医药教育、研究相关学术会议。其办学更加注重个人化和科学化，以中西医结合为目标，并通过"中医药孔子学院杏林新闻"刊登活动信息，推进与中医药相关的文化、学术及教育交流活动及影响力。

（2）佩奇大学中医孔子学院：佩奇大学中医孔子学院由华北理工大学与匈牙利佩奇大学于2015年联合建立，是中东欧地区第一所以中医为特色的孔子学院。匈牙利社会对中医的认可度较高，在匈牙利有25％以上的人尝试过中医疗法和中医药产品。佩奇大学有中医教学基础且是匈牙利唯一有权授予补充与替代医学学位的高校。该中医孔子学院开展汉语语言文化培训及面向大众的社区公益性活动，普及中医知识。还将在外方高校体系内纳入中医学分课程或专业，联合开展学历教育。以汉语语言为载体，在汉语教学、中医文化活动、社区中医咨询和医疗服务、当地中医师资培训及学分学位课程设置的基础上，利用当地中医药企业及研究院作为实习基地，搭建国内外中医药校企科研、学术交流以及市场开发合作的桥梁，并辐射到匈牙利乃至整个中东欧地区。

（3）伦敦中医孔子学院：伦敦中医孔子学院于2008年由黑龙江中医药大学、哈尔滨师范大学与英国伦敦南岸大学三方共建，英国伦敦南岸大学提供硬件设施；黑龙江中医药大学负责中医专业课程；哈尔滨师范大学负责汉语专业课程，是全球第一所以中医为特色开展汉语言教育和中医养生文化推广的孔子学院。开展针灸、按摩、美容养生等中医保健科目教学及相应的汉语和中华文化教学，有中医学历教育和汉语言教育，现设有中医针灸本硕连读专业（学制4年）、中医研究硕士专业（学制3年）等3个学历教育专业，2011年招收首批硕士研究生。在课程设置上根据所在国的文化特点，开发运用适用于各年龄阶层的本土化教材，并根据学生文化程度创新教学方法。学院专用教学楼设有中医教室、中医临床教学诊所、语言文化教室等，开展中华文化推广、汉语教学、中医教学与临床实习、文化活动等内容。黑龙江中医药大学申请设立伦敦中医孔子学院实习基地，每年接收孔子学院学生100多人进行临床实践、研修学习、参加夏令营活动。

（4）皇家墨尔本理工大学中医孔子学院：皇家墨尔本理工大学与南京中医药大学于1993年签署协议成立中医系，提供中医本科、硕士和博士学位课程，是西方国家第一所政府承认中医5年制本科学历的公立大学。目前是全澳规模最大的中医教学单位，培养中医本科、硕士及博士各种学历层次的中医人才。皇家墨尔本理工大学中医孔子学院从该校中医系和语言系课程之外拓展业务，如为该校中医系5年级来华临床实习学生开设《中医实习汉语》，面向来自东南亚国家及我国港台地区有汉语基础的移民学生和国际学生开设《中医经典文献选读》和《黄帝内经选读》。除汉语教学外，中医孔子学院还提供太极拳、太极扇和中国烹饪等课程，不定期组织举办中医文化沙龙、中医文化论坛等活动，部分已成为常设的特色项目。在外方院校已有相关专业课程之外寻求到了自身发展的"增长点"。

（5）华侨崇圣大学中医孔子学院：华侨崇圣大学中医孔子学院是天津中医药大学与泰国华侨崇圣大学于2016年共建的泰国第一家中医孔子学院，作为特色孔子学院，在推进语言常规教学的基础上，积极推广中医文化，普及健康生活方式，传播中医治疗方法，建成以来开展了中医针灸治疗肝胆病为主题的中医专题研讨会，在泰国金佛寺与岱密中学孔子课堂联合举办"中医养生保健讲座"，参加了曼松德昭帕亚皇家师范大学孔子学院举办的"走进中医的奇妙世界"专题开放日等相关活动，组织中医相关讲座、中医小常识现场咨询和中医诊治体验等内容，承办由天津中医药大学与泰国华侨崇圣大学合办的首届"中医师资培训班"，为泰国境内9所高校的中医学院的30余名中医教师培训，受到了泰国本土教师和社区民众的欢迎。作为刚刚建成的特色孔子学院，其运营的历史还比较短，管理、教学及文化宣传尚在逐步发展。

三、问题与思考

与孔子学院整体发展相比,中医孔子学院还处在探索实践阶段,近年来成果显著,但也存在着师资短缺、统一课程体系和教材缺乏、办学水平有待提高、资源整合有待加强等问题。

1. 明确中医孔子学院的办学定位,是其良性发展的重要前提　中医孔子学院作为孔子学院的延伸发展,将中医学科与对外汉语教育相结合,是孔子学院办学的新模式,也是外国人士了解中医文化的新窗口。中医学全方位蕴含着中国传统文化的内容,如何更全面更准确地传播中华文化和中医药文化,如何平衡中医孔子学院下汉语和中医的关系,是确保其良性发展的重要前提。首先应明确汉语教学为基础,中医传播为特色的办学定位。即立足语言教学的同时,以中医药文化传播和交流项目为先导,开展多角度、多层面的汉语和中医药文化普及、宣传与推广活动,以本校中医孔子学院为教学和传播的中心,将合作院校从单一的扩展至其他院校并逐步覆盖周边地区,进而辐射至本国,切实肩负起桥梁和纽带的作用,推动中国与世界各国在教育、医疗和文化等领域的沟通了解、交流合作。

2. 如何全面提高办学层次和水平,是中医孔子学院发展面临的主要问题　据统计,海外中医孔子学院的中方合作院校以中医药院校居多,相对综合性大学而言,专科性院校在专业发展上优势明显,但在整体发展上也有所不足,而中医孔子学院的创建不仅要求承办院校具有较高的中医药学科水平,还要保证汉语言文化教学水平和学校的整体国际化水平,如何将自身学科特色同汉语教学有机结合起来,走国际化发展之路,是国内中医药院校海外创建中医孔子学院面临的问题之一。对于没有语言文化教学等相关学院的中医药院校,可通过开展校际联合办学的方式,取长补短,促进办学水平的全面提升。

如何将中医药从单纯的讲座培训、继续教育发展为学历教育,也是中医孔子学院建设和发展需要思考的问题。目前,在已建成的中医孔子学院中,面向当地的中医药专题讲座、培训及相关活动还是开展的主要项目,部分孔子学院所在外方院校将中医作为继续教育学分课程,如泰国东方大学。但是距离中医药成为学历学分课程,乃至医学专业课程还相距甚远。作为特色孔子学院,推动所在外方院校中医药的发展也将提高自身的办学层次。

3. 切实发挥中医孔子学院的特色优势,是促进其可持续发展的保障　中医孔子学院的可持续发展,要充分发挥学科特色,将推广中医药文化作为一项长效内容,开展切实可行,受众面广的教学与培训项目,同时加强本土化教师培养,完善课程体系和教材建设,推动办学合作双方的学分互认,资源共享,保持中医药体系传播的完整性等。中医孔子学院不仅要"走出去",而且要"舞翩跹",通过不断丰富中医孔子学院的办学手段,突出特色,拓宽民间交流渠道,并试图谋求中西方医学相互融合的新形式,建立共赢并存的长久友好关系,促进可持续和谐发展。

四、建议与举措

1. 加强顶层设计,优化发展战略　作为中医药文化传播和推广的机构,国内中医药院校应通过中医孔子学院加强沟通联系,定期召开会议,相互借鉴,共同谋划,确立海外中医孔子学院的整体发展战略,加强顶层设计,统一办学定位,依托各中医药院校优势,兼顾中医孔子学院发展标准的前提下,突出各国中医孔子学院特色,发挥中医孔子学院在提升中医药文化软实力方面的推动作用,统筹各自办学特色,实现信息共享、资源共用、互惠互利、形成合力,加大与所在国的中医药教育发展合作,逐步实现中医药世界范围内由文化层面到技术层面的需求延伸。第九届中国—东盟教育交流周,由天津中医药大学和贵阳中医学院共同主办的"传统医学与卫生健康教育论坛"上,两校联合发出《立足孔子学院、融入中医元素、促进可持续发展》倡议书,获得国内各省市中医药院校及东南亚与会代表的一致认可。

2. 扩充人才储备,建设师资队伍　中医孔子学院发展,教学质量水平是关键,教育师资人才是核心。国家汉办孔子学院总部相关部门负责人表示建立面向孔子学院的中医专职教师队伍。各中医孔子学院应注重培养高层次国际中医药教育复合型人才,通过建立中医孔子学院师资库,积极培训培养既掌握中医药理论和文化知识,又具有一定临床实践技能,且掌握中外两种语言的高水平双语师资队伍。同时积极扩充人才储备,吸引和培养本土优质师资,使其成为各国中医孔子学院的骨干力量。

3. 完善教学资源,统一编写教材　各国中医孔子学院应整合教育资源及力量,对课程体系、教材编写、教学大纲制定及教学方法等进行深入探索研究,综合调研分析各国文化背景和特点,组织专家开发编写既有中医药基础知识和中医药文化专业性又具有汉语教学普适性的中医孔子学院系列教材,保证中医孔子学院汉语中医教材的使用。逐步建立健全中医药和汉语相结合的教学资源体系。

4. 调研受众需求,拓宽传播途径　基于中医药文化的专业性和承载中华文化的特殊性,各国中医孔子学院应根据所在国当地民众的实际需求,注重与本土文化相结合,通过文化背景、医疗立法、卫生保健等领域的深入调研,制定相应的教学及培训项目。同时,拓宽传播途径,充分利用互联网＋等新技术,共享优质教学资源。依托网络孔子学院的建设,开展远程教学。

此外,鼓励已创建孔子学院的国内中医药院校,积极加入中医药元素,将中医药文化教育纳入孔子学院教程中,助力中华文化的国际传播,使其更具亲和力。

中医孔子学院作为特色孔子学院,应当成为汉语国际推广和推动中医药文化传播,促进中外文化交流的海外主要阵地,其建设是一项动态的、长期的、复杂的系统工程,国内各中医药院校应深入研究孔子学院发展规划,整合学校优势资源,与海外友好合作院校探索实施中医孔子学院建设计划,借鉴已建成的中医孔子学院的优秀经验,扎实稳步地推进中医孔子学院建设和发展,举全国中医药院校之合力,努力构建遍布全球的中医孔子学院网络,促进中医药的国际传播与发展,为中华文化的海外传播助力,为国家经济发展和整体外交服务。

(潘淼,《天津中医药大学学报》,2017 年第 36 卷第 4 期)

基于"中医＋"思维探讨孔子学院
在中医药文化传播中的作用

孔子学院是我国在海外设立的非营利性公益机构,致力于世界各国人民对汉语学习的需要,增进世界各国人民对中国语言文化的了解,在进行汉语国际推广的同时,更重要的是承担传播中华民族文化和促进世界多元发展的使命。孔子学院的设立,正是顺应时代的潮流,为我国中医药文化输出、增强中医药文化的国际影响力提供了有力的平台。为更好地促进中医药文化的对外传播与交流，我们拟运用"中医＋"思维作为研究突破口，运用"中医＋"思维多方位、多角度剖析孔子学院在中医药文化传播中的积极作用，以期进一步推动中医药在海外的发展。

一、中医药文化国际传播的现状与问题

截至 2015 年，共有 135 个国家建立了 500 所孔子学院。孔子学院总部在 2016 年 12 月于昆明召开的"中医、太极等中华文化对外交流座谈会"上宣布，全球 78 个国家 240 多所孔子学院在 2016 年开设了中医、太极拳等课程，注册学员 3.5 万人，18.5 万人参加相关体验活动，受到各国民众的热烈欢迎。截至 2017 年 2 月统计，全球已经有 4 所专门的中医孔子学院，7 所孔子学院开设了中医课堂，成为各国民众了解中医药文化的重要窗口。孔子学院在中医药文化的国际传播方面方兴未艾，但也存在以下四个方面的突出问题。

1. 传播内容缺乏对中医药文化内涵的深入挖掘　除了几所特色中医孔子学院开设了中医、针灸课程以外，其余各孔子学院开展的中医药相关文化教学活动主要停留在养生保健层面上，如食疗、太极、武术等，而与中医的诊断和治疗无关，偶有涉及者也多为理论介绍或研讨，少有诊疗实践。其实很多外国人对中医学有着浓厚兴趣，但仅举办一些形式化活动无法让其领会中医药文化的深层内涵。比如，孔子学院里太极拳课程的开设不只是对拳法的练习，它还蕴含着对中医精髓"形神合一"的意念及柔"和"之术的理解。中医药学中蕴含的道法自然的生命观、形神兼顾的健康观、整体平衡的思维观、辨证论治的诊疗观和大医精诚的道德观等核心价值观念需要孔子学院在国际传播中探寻深入融合的切入点，不能仅仅停留在形式上，而是要通过形式挖掘出中华文化的深度内涵，并努力让学习者通过表象看到本质，这样才能将中医药文化的内涵深深印刻在他们的心中。

2. 传播中医药文化的师资匮乏　随着全球"中医热"的态势发展，越来越多的人希望能来到孔子学院了解中医药文化和学习中医药知识，然而目前世界各地区孔子学院传播中医药文化的师资匮乏。

目前国家汉语国际推广领导小组办公室派出的赴世界各地孔子学院（课堂）任教的优秀教师和汉语志愿者以对外汉语专业、英语专业、中文专业为主，具有中医药相关专业背景的教师远远不能满足海外进行中医药文化传播的需求，高素质的国际型中医人才师资队伍更是严重缺乏，这也一直是孔子学院进行中医药文化传播的瓶颈问题之一。

面对严重缺乏的国际型中医人才师资，孔子学院所在国本土化中医药教师的培养成了孔子学院推广中医药国际传播的必然选择。但目前世界各地的孔子学院本土化中医药教师的培养工作开展得并不理想，培养力度也很不够。当然这与大多数国家中医遭遇地位边缘、面临制度壁垒、中医教育尚未被合法化等问题相关。目前大部分孔子学院中医药文化传播主要还是依靠我国国内选派的师资力量，因此，中医药本土化教师的配备仍需进一步加快。

3. 传播方式存在程式化倾向　目前孔子学院传播中医药文化主要通过日常教学活动和开展相关中国文化活动来实现。迄今为止，孔子学院大多举办过多次涉及食疗、推拿、太极拳等中医药文化"体验—感悟"活动，在当地取得了很好的传播效果，为中医药文化赢得了更多的关注。但根据调查，只有几所特色中医孔子学院开设了"专业—职业"的中医、针灸专业的本科及研究生教育或是短期职业课程培训。在实际操作中，中医药的海外宣传多数情况下是以讲座形式为主。在这种模式下，难以让学生主动参与进来，师生双向互动不强，中医药文化传播活动往往陷入程

式化的藩篱,缺乏针对性和时效性。

4.传播效果评估机制不健全 目前各地孔子学院在中医药文化传播效果评估方面还未形成一套完整的体系,孔子学院总部也没有颁布专门针对中医孔子学院的评估章程,有些孔子学院文化课程、讲座及文化活动结束之后仅会通过发放问卷的方式对传播的效果进行简单调查,但没有长期的调查机制,甚至有些孔子学院还没有涉及这方面的工作。

二、"中医+"思维的意义与价值

"中医+"思维是建立在中医药学本身的学科特质及独特发展规律之上的,通过中医药学科内部的整合及实现中医药学外部与其他学科的广泛交叉来推动中医药行业进一步夯实学科基础,巩固学科特色、稳定学科核心而回归本色。这一创新性思维拟为中医药发展模式进一步的改革创新提供思路与方法。简单来说"中医+"思维就是在中医药行业发展获得重大机遇的今天,以中医药为概念核心,打破传统的学科壁垒,开拓创新,多元整合各种有利于专业和行业的学科资源以实现突破发展。

作为中医药文化传播的重要海外平台,孔子学院运用"中医+"思维传播中医药文化的价值集中体现在提高中医药文化传播的深度和广度方面。一方面孔子学院要争取更多来自政府、高校、医药企业、医疗机构和国内外学者的支持,整合中医药领域的内部学科和专业,不断完善和丰富中医药文化传播的内涵;另一方面,要打开思路,借助多元产业化的力量。

中医药与中华传统文化相融相合,相辅相成,在传播过程中是不可分割的一体两面。以文化先行为策略,为中医药的国际市场奠定基础;以医药健康为载体,为文化认同开拓空间。两者并举,孔子学院所承载的中医药文化的海外传播一定能冲破困境,取得突破性进展。

三、孔子学院在传播中医药文化中的对策

1.精准把脉,探寻中医药文化深入融合的切入点 中医药作为中华文化国际传播的最佳载体,在走出去的进程中也面临一定的困难和阻力。各国文化有着很大的差异,中医药和其他国家的文化并不能很快相通共融。"中医+"思维倡导开放、多元的思维观,一方面应加强对孔子学院所在国文化、教育、医学、法律体系的学习和研究,为开展深层次合作、找准合作契机奠定基础;另一方面文化先行,以文带医,在孔子学院平台以武术和太极文化为先导,通过拍摄武术、太极国际宣传片,制作教学微课,推广国际比赛等,让"一带一路"沿线各国人民逐渐了解、认可、接受武术和太极文化,从而带动中医药文化、中医诊疗技术走进国外视野。

2.以优质师资为基础,创立良好形象 高质量的师资是优质教育资源的核心和质量保障的前提。为输出优质教育资源、提升海外中医药教学的质量、确保孔子学院的良好声誉和形象,孔子学院总部需联合国家层面的中医药教育管理机构,组织国内各中医药院校发挥自身专业优势和学科优势,打破校际之间的壁垒,建立中医药国际教育教师培训与共享平台。

"中医+"思维强调整体观和系统观理念对于行业传承创新的重要性,体现出孔子学院在承载中医药文化传播方式上就是要整合行业内优质的中医药国际教育的教师资源,共同打造中医药国际教育品牌——孔子学院,推进中医药在海外的发展。

除了对外输出优质师资,"中医+"思维还鼓励实现中医药师资本土化,不仅可缓解紧张的中医药国际教育师资,而且能更广泛地传播中医药文化,增强中医药国际影响力。推进师资本土化

可从两方面着手：一方面从当地中医药从业人员中挑选一部分优秀者进行培训，使其达到孔子学院中医药教育师资要求；另一方面也可以系统地培养一批本土中医药师资，借助他们对地方民众和文化的熟悉，更好地解决中医药文化传播中遇到的问题。

3. 以特色教育为主线，实现品牌效应　《孔子学院发展规划（2012—2020 年）》把"坚持科学定位、突出特色"作为孔子学院今后发展的一项基本原则。2016 年 9 月中国国务院副总理、孔子学院总部理事会主席刘延东在江西省调研时也指出，孔子学院的发展要突出特色，应该借助孔子学院平台，让世界更好地了解、学习和运用中医。以孔子学院为平台，以传统中医药学和中国式健康养生方式为传播载体，各中医孔子学院和其他孔子学院在传播中医药文化过程中应积极探索弘扬中医药文化的新模式、新渠道，在办学中进一步提高中医药相关的教学与课程品质，提升孔子学院的品牌效应，使中医药成为中国对外文化传播的新亮点。

我们不但要输出特色中医学的专业教育，还需坚持与本土化结合，做到因地制宜，保证中医药海外传播的可持续性。孔子学院宜建立多渠道、多层次、多形式的中医药文化国际传播体系，丰富传播内容，开展多种形式的中医海外教育，提高中医药文化的国际影响力：在中医非学历教育层次板块，开设中医养生、中医基础、针灸、推拿、太极拳及武术等非学历课程，这些课程互动性强，学员通过实践易于接受，有利于扩大中医药文化的影响；在中医学历教育层次板块，可以与国外中医各类学历教育对接，开展学历教育合作、科研合作等，利用国内中医药大学的优势，针对海外中医药教育机构规模小、课程简单、师资力量薄弱等短板，提供相应的支持与合作，从中医学术的层面推动中医药在全球的发展。除了课堂教学以外，孔子学院还可借力"中医＋"思维，利用互联网的共享性、便捷性、高效性等优点，逐步探索网络新媒体（慕课、微信、微博等）在推广和传播方面的运用，通过优质的文化载体和丰富的教学内容吸引学生、教师、社区居民，打开外界认识孔子学院的窗口，增强传播力。

4. 以质量评估为保障，确保办学质量　质量是教育机构生存和发展的基础，目前孔子学院教育质量管理和监控的评估体系还处于发展阶段。为确保办学质量，我们要加强教育质量管理与监控，在中医孔子学院或其他孔子学院传播中医药文化过程中，建立规范化的办学评估标准，探索建立教学督导组，聘请富有中医药海外传播经验的学科专家、教授、教学管理人员等担任督导组成员，对孔子学院传播中医药文化的相关教师的教学活动进行评估和评定。建立学生教学质量评议制度，广泛听取当地学生对授课教师的评议和建议，不断改进孔子学院的教学和管理方法，提高办学质量。

四、结语

当前中医药文化海外传播不仅满足了当今国际社会人们对于健康的渴望以及对天然药物和自然疗法的需求，而且也顺应了党和国家发展大中医药事业的战略要求。在目前良好的国内外发展环境下，我国政府、相关高校、中医药企业、医疗机构以及国内外学者应直面挑战，抓住机遇，通力合作，通过孔子学院将向全世界传播和推广中华文明和中医药文化的工作推向一个新的高度。

（胡以仁、何清湖、朱民、刘洁、严暄暄、丁颖、易法银，《中医杂志》，2017 年第 58 卷第 15 期）

第五节 "一带一路"与中医传播

"一带一路"视域下中医药国际传播的
价值与策略

中医药学根植于中国传统文化的土壤之中,承载着中华民族优秀传统文化基因,是中华优秀传统文化的重要组成部分,是中华民族的独特标识。中医药学的繁荣、发展与走向世界,是增强民族凝聚力、推动中华民族优秀传统文化复兴的重要动力。

2013年9月和10月,习近平主席在出访中亚和东南亚国家期间,先后提出共建"丝绸之路经济带"和"21世纪海上丝绸之路"(简称"一带一路")的重大倡议,得到国际社会高度关注与支持。"一带一路"目的在于借助古代丝绸之路的历史符号,高举和平发展的旗帜,聚焦携手打造绿色丝绸之路、健康丝绸之路、智力丝绸之路、和平丝绸之路,"一带一路"倡议已经成为我国内政外交的重要战略之一。中医药作为我国特有的传统文化资源,原创的科学资源和医学技术,理应在"一带一路"倡议中承担独特的使命,在建设"健康丝绸之路"进程中有新的作为。

传播是指有目的地向特定目标服务人群散播信息,在中医药领域,传播重点是健康理念、医疗卫生信息或与健康相关的循证干预措施。在中华民族优秀传统文化复兴这一新的时代背景下,借助传播学的理念、方法,挖掘中医药学的特色优势,将助推我国"中医药走出去"的全球发展战略,真正实现将中医药学继承好、利用好、发展好的重大时代命题,提升中华民族优秀传统文化在全球的影响力。

一、中医药学参与"一带一路"建设的意义与价值

1. 传播中华优秀文化 2010年6月,时任国家副主席习近平在出席南京中医药大学与澳大利亚皇家墨尔本理工大学联合举办的中医孔子学院授牌仪式的讲话中指出:"中医药学凝聚着深邃的哲学智慧和中华民族几千年的健康养生理念及其实践经验,是中国古代科学的瑰宝,也是打开中华文明宝库的钥匙。"可见,中医药学作为中国传统文化最典型的知识体系,其认知度、影响力和显示度正在日益提升,今天的中医药学的国际传播已经不仅仅涉及中医药学自身知识与技能的传播,而且已经关系到中华优秀传统文化的国际影响力,关系到中华民族的伟大复兴。

2. 延续中医药的历史传统 医学,作为人类文明的产物,在人类与自然界长期的抗争过程中孕育诞生。公元前5世纪前后,《黄帝内经》与《希波克拉底文集》构建的东、西方生命之学,成为中西医学发展史上两座不朽的丰碑。公元2世纪,中国和西方几乎同时降生了两位医学巨人:张仲景与盖伦。张仲景《伤寒杂病论》以整体观念、辨证论治为原则,确立了理法方药系统的中医辨证体系;盖伦以解剖生理、观察实验为基础,著作了堪称系统的百科全书,发端了分析还原的西

方实验医学科技方法。回溯中西方的文化交流史,同时蕴含着中西医学的交流史,自古以来,中医药一直是古丝绸之路商贸活动的重要内容,自从两晋南北朝时期,中医药开始东传朝鲜、日本、韩国,远播东南亚诸国。隋唐五代、宋元时期,随着鉴真东渡日本,玄奘西行取经,又架设了中医药与周边国家交流新的桥梁,千百年来,中医药的传播与中华优秀传统文化对外交流如影随形,相得益彰。今天,研究、推广中医药的国际传播是从历史中走来,也是对历史的延续。

3. 拓宽中医药的文化内涵 文化自信是一个民族、一个国家持续进步的内在动力。几千年来,中医药学与中华民族相伴而行,其本身既浸润、熏染于中国文化之中,同时又渗透到古代的哲学、政治、经济、教育、文学、艺术、民俗等方方面面,在中华民族的历史进程中留下了辉煌的印痕,在诸多领域打上了独特的烙印。在悠久的中华文明史上,中医药文化一直以其强大的生命力推动中华传统文化的发展与深化,推动中华文明的传承与进步,特别是人类进入 21 世纪后,中医药学对人的生命、健康与疾病的认知理论越来越得到全世界的认同,尤其是青蒿素的发明、三氧化二砷治疗白血病的突破等一系列举世瞩目的成绩,更加彰显了中医药学技术创新的优势。因此,从中西方"文明互鉴"的角度观察,中医药海外传播与推广将有助于重构文明互鉴的全球价值体系,进一步拓宽中医药的文化内涵,提升中华民族优秀传统文化的理论自信。

4. 重塑健康治理的新理念 健康是全人类面临的共同话题,是一个国家和地区经济社会发展的基础条件,是民族昌盛和国家富强的共同标志。随着社会的变迁、环境的变化、人们生活工作节奏的加快、人口的老龄化、疾病谱的改变,人类健康面临许多新的问题与挑战,从而要求 21 世纪的医学将从"疾病医学"向"健康医学"转变,从群体治疗向个体治疗发展。中医药学对于人体特有的整体观与辨证观,对于健康与疾病独特的认识视角,动态的健康观念,个体化的诊疗思想,将通过治未病和调理亚健康等手段,达到未病先防,已病防变,促进康复,健康长寿的目的,重塑健康治理的新理念。

5. 缓解全球老龄化的压力 随着全球老龄化社会的到来,世界各国正面临着人口老龄化带来的巨大压力。据统计,到 2020 年,全球 13 个国家将成为"超高龄"国家,即 20% 以上的人口超过 65 岁。而到 2030 年,"超高龄"国家数量将升至 34 个,其中德国、意大利和日本是"现役"的"超高龄"国家。以意大利为例,年龄达到 65 岁以上约占全国总人口的 20%,已成为欧洲第一大老龄国,同时也是继日本之后的世界第二大老龄国。人口老龄化危机对老年疾病治疗的药物需求将急剧增加,调动、整合以天然药物为主要成分的中医药优质资源,通过"一带一路"传播到沿线国家,将为全球老年疾病治疗与康复打开一个新的窗口,达到提高老年人口生存质量的目的,从而惠及"一带一路"沿线的人民,缓解全球老龄化的压力。

二、中医药学国际传播案例分享

当前,中医药学振兴发展迎来天时、地利、人和的大好时机。近年来,以国内一批知名中医药大学为代表的机构进行了中医药国际传播的尝试,为进一步实施中医药学助推"一带一路"倡议进行了有益的尝试。

1. 南京中医药大学在澳大利亚举办中医孔子学院 中医海外孔子学院的建立是中医药学国际传播的桥头堡。中国南京中医药大学和澳大利亚皇家墨尔本理工大学在长期合作的基础上,2010 年 6 月,在皇家墨尔本理工大学合作建立了中医孔子学院,这是墨尔本第二所、澳大利亚第九所孔子学院。中医孔子学院建立 6 年来,学院以中华优秀传统文化为核心,以中医药学知识和技能为载体,以国际化教育理念为手段,在大学、社区、医疗机构中广泛传播中医药知识,为澳大利亚民众开启了一扇了解中国文化的窗口,为加强两国人民心灵沟通,增进文化交流搭起了一座新的桥梁。在成功创办中医海外孔子学院的基础上,2016年南京中医药大学又创办澳大利亚中医中心,进一步扩大了中医药学的服务范围和社会影响。

2. 北京中医药大学创建俄罗斯圣彼得堡中医中心　2016年7月,"北京中医药大学圣彼得堡中医中心"揭牌,标志俄罗斯历史上第一所获得俄法律认可的中医医院正式扬帆起航。北京中医药大学圣彼得堡中医中心是由北京中医药大学与俄罗斯水务集团、巴甫洛夫第一医科大学、俄联邦西北医科大学、圣彼得堡大学、俄罗斯国家彼得罗夫肿瘤科学院合作的中医药走进俄罗斯的重点项目。项目旨在搭建中医药在俄医、教、研合作平台,发挥中医药独特的诊疗优势,惠及俄罗斯人民健康,增进两国间友好交流,是"中医走出去"战略在"一带一路"沿线国家俄罗斯的历史性突破,为中医药学在俄罗斯的传播赢得了先机。

3. 上海中医药大学中医养生讲座走出国门　2016年5月,应马耳他中国文化中心的邀请,上海中医药大学附属龙华医院的针灸科专家为马耳他中国文化中心的会员做了一场中医养生的讲座。专家的讲座从美国好莱坞明星的"针灸美容热"切入,为马耳他民众讲解针灸被广泛认可的有效性和安全性,以及对养生、美容的作用机制。专家在讲授的同时现场演示,用半小时教会了在场的听众如何在睡前进行自我穴位保健按摩以保持健康状态。

2016年7月20—22日,由上海中医药大学和英国西敏寺大学共同主办的中医养生文化展在英国伦敦西敏寺大学举行。展览期间,上海中医药大学教师分别就"五禽戏""八段锦""经络养生""环境养生"等主题进行了深入浅出的演讲与示范。同时,上海中医药大学博物馆作为文化传播使者,把具有几千年历史的中医药文化带到西方,让国外友人从展览、讲座、民乐,以及使用脉象仪、演示针灸智能人、制作保健香囊等互动项目中体验中国传统医学的博大精深。

三、"一带一路"视域下中医药学国际传播的策略

1. 文化为媒,拓展中医药学国际传播途径　中医药学是中华文化的瑰宝和世界文化遗产,中医在治未病和慢性疾病防治等方面具有简、便、验、廉等优势与注重扶正祛邪、心身并治等鲜明的特色,中医药学已经成为在世界各地传播中华文化的重要载体。在中医药学国际传播的过程中,要加强中医学理论的自觉意识和自信心,着重研究中医药理论国际传播的有效载体,加快中医经典理论文本的多语种翻译,研究如何用海外读者乐于接受的方式、易于理解的语言,讲述中医药故事。

要以文化为媒,以承载中医药文化元素的产品、技术、服务为核心,寻求多种形式、多种途径传播中医药理论与技能。要在饮食厨艺、民俗节日、中华武术、地域文化、传说神话、传统音乐中,植入中医药文化的元素,借此向世界表达、传播中医药学,以此促进中国文化的世界传播和中医药学知识的世界聆听,让世界对中国文化多一分理解,对中医药学知识多一分认同,促进中医药学的国际传播。

2. 教育为基,完善中医药国际教育体系　教育是中医药学国际传播的基础工程和持久动力。在实行市场经济的今天,传承的中医思想是多元的,中医思想体系是开放的,中医教育模式也是多样的。要在过去主要面向全球中医药短期培训的基础上,努力通过合作或者共建的模式,将中医药学纳入国外大学高等教育专业设置和学术研究的体系,在面向社会层面的短期培训基础上

有新的提升。同时,着眼于开放的、共享的、创新的视角,尝试在全球自主建立诸如"岐黄学院"的教育机构,设立中医医疗、中药资源、中医护理、中医养生与康复等专业,组织师资力量,编著易懂、易学、易用的教材,开展线上、线下同步教学,探索开展自成体系的中医药学本科或研究生境外教育,培养全球中医药学的传承者和推广人,传承和弘扬中华民族优秀传统文化。

3. 医药为体,加大中医药健康服务国际影响力　中医药是我国独特的卫生资源、潜力巨大的经济资源、具有原创优势的科技资源、优秀的文化资源和重要的生态资源,这五种资源优势互相联系,相互促进,但其主体与特色是"独特的卫生资源",正如著名科学家钱学森先生曾经认为未来医学发展的方向是中医,这就是从中医药的原创性所进行的推论。改革开放三十多年来,我国中医药事业得到了快速的发展,随着人们生活水平的提高,生活方式的改变,以及疾病谱的改变,中医药防治疾病的优势正在被越来越多的国家和民众所认识和接受,在这个新的时代背景下,我国可向"一带一路"沿线国家提供具有中医药特色的医疗援助和应急医疗救助,针对"一带一路"国家的多发病、常见病,选择中医治疗优势病种,遴选优秀临床人才,组织专业的中医药健康服务医疗队伍,开展定点巡诊、医疗救援、应急医疗救助等服务,通过实实在在的医疗服务,让传统的中医药学在"一带一路"沿线深入人心,以此加大中医药健康服务国际影响力。

4. 生活为伴,提升中医药学全球亲和力　中医药文化根植于中国传统文化,与人们的生活密切关联,体现在人们的饮食、服饰、建筑、艺术等日常生活中。中医生活化、生活中医化,是中医药学的鲜明特色,在中医药学国际传播过程中,要敏锐地利用中医药独特的优势,以生活为伴,提升中医药学全球传播的亲和力。在实际运作过程中,可以高起点建设中医药文化元素突出的中医医疗机构、名胜古迹、博物馆,规划中药材种植基地、药用植物园、药膳食疗馆等资源,启动建设中医药特色旅游城镇、度假区、文化街、主题酒店,把鲜明的中医药特色融入百姓的生活,以此向世界推广,向世界发出邀约,通过润物细无声的生活影响和熏陶扩大中医药学的全球亲和力。

（王长青、郦雨曜,《南京医科大学学报(社会科学版)》,2016 年第 4 期）

"一带一路"建设视域下中医药文化对外传播研究

文化交流是"一带一路"建设的重要内容,是拓展中华文化交流、融合和发展的重要平台,也是增进"一带一路"沿线国家政治互信、经贸交往的润滑剂和软支撑。我国作为"一带一路"建设的主导国家,要成功推进"一带一路"倡议,不仅要在经贸往来中成为领导者,还必须成为"一带一路"文化交流、传播的领导者,打造一个拥有话语权的文化圈。中医药文化是中华民族智慧的结晶和世界医学的重要组成部分,已成为世界认识中华文化的重要载体,是"一带一路"建设过程中最好的对外文化传播方式之一。

一、中医药文化是"一带一路"文化交流的重要载体

1. 文化交流是"一带一路"建设的重要内容　"一带一路"是国家根据国内新常态和国际政治经济新形势制定的一项重要战略,是在平等的文化认同框架下谈合作,强调双向互动,共商、共

建、共享、互惠互利,体现交流包容、协同共赢的精神。"一带一路"是我国主动融入世界秩序的战略布局,标志着我国将民族复兴与打造新型的地缘政治关系结合在一起,实质是重塑我国地缘政治和地缘文明圈,不仅是经贸往来的"经济圈"、商业发展通道,也是多民族、多种族、多宗教和多元异质文化交融共生的"文化圈",是未来人类社会交往的重要平台。历史上,每个帝国的复兴与崛起无不与文化的繁荣强盛息息相关,每个伟大的民族必然是善于传承和弘扬自身优秀文化的族群。"一带一路"是中华优秀传统文化在当代的觉醒、自信和传承,是传播中华文化,让世界更好地了解中国,推动不同文明对话交流,促进世界多元文化在交流中共同推动人类文明进步的重要战略平台。

"一带一路"所涵括的国家和地区在地理上横跨多个文化圈,具有典型的跨多种文化的特征。民心相通方能力促"一带一路"建设,而民心要相通则离不开文化的交融。"一带一路"沿线国家存在国情复杂、宗教信仰多元、习俗社情多样等特点,要最大限度地激发不同文化、不同国家、不同民族的认同感、凝聚力、自尊心和创造力,就必须全面了解不同国家、地区、宗教派系、文化信仰的差异所在和内在诉求,才有助于消除误解误判,才能增进相互理解和文化认同,从而增强互信和促进合作。作为历史悠久的文明古国,中华文化是世界各民族中迄今唯一没有中断的传统文化,它的核心是中正平和、崇尚自然、崇和向善、追求和谐,主张包容共生、求同存异,强调"各美其美,美美与共"的文化共生、共存,尊重各国历史和传统,尊重各国发展道路和模式的选择,它是一个能够团结丝绸之路不同文明、民族和宗教信仰的文化,对于其他文明的发展具有建设性作用。

在多元文化交织共生的时代,文化有融合,难免也有冲突,但即使冲突,也往往能碰撞产生出更为优秀的文化混生物。让文化在冲突中交流、融合和生长,实现文化的和谐共存共融才是发展的大势所趋。"一带一路"是中国架设的传播人类优秀文化的国际交流桥梁,是以经济承载文化,让多种优秀文化交融,用共生的文化发展来超越现阶段各国经济发展不平衡及文化、习俗等的多元差异,打造人类利益共同体和命运共同体的全新战略。推进文化传播和交流互鉴,这不仅是"一带一路"倡议本身的应有之义,也是顺应世界文化发展趋势的必然选择。

2. 中医药是中华文化走向世界的有效载体　数千年来中华民族的繁衍昌盛,以中医药为主要组成部分的祖国传统医学功不可没。2010 年 6 月 20 日,习近平主席在墨尔本理工大学中医孔子学院授牌仪式上指出:"中医药学凝聚着深邃的哲学智慧和中华民族几千年的健康养生理念及其实践经验,是中国古代科学的瑰宝,也是打开中华文明宝库的钥匙。"作为中华文化的重要组成部分,中医药是我国独特的卫生资源、潜力巨大的经济资源、具有原创优势的科技资源、优秀的文化资源和重要的生态资源,是中华民族的文化符号。中医药不是简单的疾病诊治,它集养生保健、防治疾病于一体,讲求"天人合一",以人与自然、人与社会的和谐共处为追求,注重通过对生命体的整体调节,帮助个体获得身心的健康和平衡,达致生命状态与自然的和谐统一,确保生命健康和生活质量。它与强调中正平和、崇尚自然、崇和向善、追求和谐的中华文化深度契合,反映出中华文化在把握人与自然关系上的高度智慧,也让医学超越一般的经验科学,而具有人文关怀的文化属性和多元价值,是一种与文化紧密相容的科学,是促进中华文化与"一带一路"沿线国家交流合作的最佳载体。

中医药文化是我国传统文化的宝贵遗产,在世界文化宝库中享有崇高地位,它所体现的整体观、平衡而非对抗的价值观念和行为准则等,对于建立包容性和谐世界具有重要战略意义。同时,中医强调辨证论治,即疾病治疗要因人因时因地制宜,注重个体差异,重视个性化治疗,这对于有针对性地处理好与宗教信仰多元、习俗社情多样的"一带一路"沿线国家的关系也有着现实指导意义。中医药文化是中西文明对话的窗口,是中华文化伟大复兴的先行者。推动中医药文化传播,是推进中华文化走向世界,增强国家文化软实力的一项重要战略举措,对于"一带一路"建设具有重要战略意义。在 2015 年 3 月 27 日举行的博鳌亚洲论坛 2015 年年会系列活动"中日医疗与旅游高层对话"会上,我国香港地区医管局前主席胡定旭指出,在中国推行的"一带一路"倡议的大背景下,中医药可作为使者积极走出国门,与其他国家进行医疗领域的广泛合作。

二、"一带一路"建设为中医药文化传播提供的有利契机

我国封建社会的闭关锁国政策,使得中华民族长期与世界政治、经济和文化隔绝,有着辉煌成就的中医药学失去了与现代医学相互融合和促进的机会,也造成世界医学界对中医药文化认识与了解不足。鸦片战争后,西方列强的入侵和西方文化的强势流入所产生的冲击,以及新文化运动和"文化大革命"对传统文化的消极否定,导致对中华文化的认知偏见,造成对中医药作用和价值的长期低估,钳制了中医药的发展。改革开放以来,尤其是随着习近平总书记等党和国家领导人多次对中医药发展做出重要指示、屠呦呦获诺贝尔奖和"中医药法(草案)"首次提交全国人大常委会审议等振奋人心的好消息接踵而至,中医药的多元价值日益突显,地位和作用逐步提升,也日益获得世界的认同,成为世界认识中华文化的重要载体。当前,中医药越来越受到国际社会的认可,中医药文化已传播至世界各地。"十二五"期间,中医药已在 183 个国家和地区广泛传播,我国与外国政府、国际组织签订的中医药合作协议共计 86 项,其中,已有 9 个"一带一路"沿线国家建立中医中心,并建有 7 所中医孔子学院。

"一带一路"倡议重视契合沿线国家的共同需求,致力于优势互补、协同发展,与马歇尔计划有根本差别。与改革开放初期以引进国外资金、先进技术和管理机制为主的定位不同,在我国成为拉动世界经济增长的主要力量的时代背景下,"一带一路"倡议提出生产要素特别是优质过剩生产要素对外输出战略,是一种谋求将自身产能、技术和资金等优势转化为合作共赢发展优势,以共享中国发展成果的新型战略构想,为中医药对外交流合作指明了新的发展方向。在几千年临床实践中发展起来的中医药学,对于疑难杂症、慢性非传染性疾病、治未病、养生康复及某些新发疾病等具有独特疗效,是我国具有原创优势的独特卫生资源,其对外交流合作天然地与"一带一路"的对外输出战略定位契合。2016 年颁布的《中医药发展战略规划纲要(2016—2030 年)》(以下简称《纲要》)是新时期指引我国中医药事业发展的纲领性文件,《纲要》明确将加强中医药对外交流合作列为未来一个时期中医药发展的重要任务,通过推动中医药参与"一带一路"建设,加强中医药对外交流合作,推动中医药海外发展。

"一带一路"沿线国家覆盖全球超过 64% 的人口,经济总量约占全球 GDP 的 30%,且多为医疗卫生事业发展相对滞后的发展中国家。同时,得益于古丝绸之路的影响,"一带一路"沿线国家大都有使用中医药或传统医药的历史,中医药及其文化传播的基础较好,中医药"简、便、廉、验"的特点更能契合当地民众的需求。近年来,随着中医药国际贸易的发展,特别是中医药服务贸易的兴起,中医药已成为"一带一路"沿线许多国家新的经济增长点。借助"一带一路"倡议的实施,与沿线各国广泛开展中医药诊疗服务及中医药文化交流合作拥有广阔的市场前景,为中医药文化传播迎来了新平台和新市场。

此外,"一带一路"倡议是我国与"丝绸之路经济带"和"21 世纪海上丝绸之路"沿线国家深度

开放合作的宏伟战略构想,不仅涉及众多国家和地区,也涉及合作机制、产业、金融等各领域的创新,相关领域的创新不仅将破除深度合作发展的壁垒,也将在技术革新、资金投入、品牌培育等方面带来无限商机。因此,随着"一带一路"倡议的实施,必将为中医药文化传播提供难得的历史契机。

三、依托"一带一路"构建"三位一体"的中医药文化传播格局

中医药文化的传播和交流,不仅有助于中医药寻求突破、发展和创新的方向与途径,也有助于让世界更好地了解中华文化。依托"一带一路"倡议平台,推进中医药文化传播,要努力构建中医药诊疗服务、中医药文化交流传播、中医药文化贸易"三位一体"的中医药文化传播大格局。

1. 拓展中医药诊疗服务 尽管海外的中医诊所越来越多,中医药在海外日益受到重视,但真正被西方主流社会接受的主要是针灸、推拿等,而中草药等中医诊治的主要手段仍未获准使用。要让"一带一路"沿线国家民众真正接纳和认可中医药,必须借助中医药诊疗服务的可靠疗效来赢得认同。推进与"一带一路"沿线国家的政府和民间组织合作,深入开展中医药诊疗服务的合作与交流,让中医药走出国门服务"一带一路"沿线国家民众,让"一带一路"沿线国家民众切身体验中医药诊疗服务,是传播中医药文化的有效途径。

(1) 拓展与"一带一路"沿线国家的政府合作,深入开展中医医疗及科研合作:在签订双边或多边协议的框架下,在海外建立医疗机构,派遣中医专家前往相关国家免费授课和义诊,更好地展示中医药疗效,让国外医疗卫生从业人员和民众更好地认知和接受中医药,为中医药文化的对外传播夯实基础。2015年5月揭牌成立的"中国—捷克中医中心"是我国中医医疗界融入"一带一路"倡议的第一个中医中心,该中心设有中医门诊部,上海曙光医院根据合作协议定期选派医生前往该中心坐诊,坐诊医生可运用针灸等传统医学方法为当地患者诊治,深受当地民众欢迎,为中医药在"一带一路"沿线国家的应用和发展奠定了基础。

(2) 深化与"一带一路"沿线国家的民间组织合作,深入开展中医药诊疗服务的合作与交流:据统计,全球现有1 200多个各类中医药团体,相关中医药团体主要履行行医规范监督,以及中医临床、科研和教学研究指导等基本职能,已成为推进中医药诊疗服务国际交流与合作的重要力量。因此,要依托世界中医药学会联合会、世界针灸学会联合会等相关中医药机构、行业学会及中医药企业,积极参与"一带一路"中医药诊疗服务民间交流,实施一批"一带一路"中医药项目,推动与"一带一路"沿线国家中医药诊疗服务合作的全面、深入开展。

2. 深化中医药文化交流传播 抢抓国家实施"一带一路"倡议的历史契机,增加中医药教育投入,培养中医药文化传播人才,开发面向"一带一路"沿线国家的教育项目,推进中医药国际教育交流与合作,是推动中医药教育走向世界的战略举措,能营造有利于中医药文化传播的国际环境。

(1) 注重培养中医药文化传播人才:语言、文化是中医药对外传播的一个主要障碍。阴阳学说和五行学说等中国古代哲学思想渗透到医学领域后,促进了中医理论体系的形成与发展,衍生了一套区别于西方医学的语言阐释系统,由此产生的中西医学语言相通性问题已成为中医药文化传播的一大主要障碍。因此,必须加快培养能承担起中医药典籍翻译任务和胜任国际中医药教育的复合型人才队伍,为对接中西医药语言系统,促进中医药文化传播提供人才支撑。① 做

好中医药典籍翻译是中医药文化传播的一项基础性工作。虽然世界中医药学会联合会已于2007年12月颁布《中医基本名词术语中英对照国际标准》，对中药、方剂、针灸穴名等翻译标准做了统一规定，并在世界上首次将针灸、中药和方剂的1500多个汉语拼音译名定为第一翻译标准，但对于晦涩难懂的中医古文而言，仅有名词术语显然难以满足需求。这也是导致全球现今仅有约20部中医药典籍有完整译本的根本原因，而20部左右的译本对于浩如烟海的中医药典籍原著而言，十分匮乏也缺乏代表性。因此，国家要重视中医药翻译人才队伍建设，努力培养一批精通汉语、中医药文化、外语和西方文化的复合型人才，建设一支能承担起中医药典籍翻译工作的高水平翻译队伍。② 建设中医药教育教师队伍是中医药文化传播的一项根本性工作。胜任国际中医药教育的人才队伍对于中医药文化传播起着至关重要的作用。虽然我国已在全球创办了300多所孔子学院和300多个孔子学堂，但了解中医药文化，能从事中医药文化国际传播的人才仍偏少，无法满足中医药文化对外传播的需要。就中医药国际教育而言，具有国际化素养、能胜任用外语直接讲授中医药课程的教师仍无法满足需求，很大程度上掣肘了中医药教育的国际交流与合作。因此，在积极推动中医药翻译人才队伍建设的同时，要努力打造一支具有国际化素养的中医药教育教师队伍，为中医药文化对外传播提供人才支撑。

（2）推进中医药国际教育交流与合作：作为我国原创的优势学科，中医药教育可借鉴西方发达国家教育输出和融合的模式，积极开展中医药教育的国际交流与合作。① 强化留学生的中医药文化教育。在越来越多留学生特别是东南亚等"一带一路"沿线国家留学生到中国学习中医药的背景下，在抓好中医药专业知识及相关技能讲授的同时，强化留学生的中医药历史和文化学习，让留学生深入了解中医药文化的精髓，实现对中医药文化的认知和认同，将留学生培养成中医药跨文化传播的使者，这是推动中医药文化对外传播的有效途径。② 建立中医孔子学院。在全球特别是"一带一路"沿线国家建设中医孔子学院，将中医药文化传播与对外汉语教学结合起来，以中医药为切入点推动中华文化传播，有助于推进中华文化对外传播的进程。如国家汉语国际推广领导小组办公室在举办孔子学院之初，就已在英国伦敦申请成立了世界首家中医孔子学院。该学院由伦敦南岸大学与我国黑龙江中医药大学和哈尔滨师范大学联合承办，主要开展中医保健科目教学、汉语和中国文化教学，其举办的各种养生讲座和养生俱乐部深受当地民众喜爱。③ 设立海外分校。我国高等中医药院校与国（境）外高校合作办学是中医药文化走向世界的重要渠道。海外办学是抢占中医药教育国际化市场的一个重要途径。随着国家综合实力的提升，中医药在世界的影响力不断提升，越来越受到外国人的推崇，高等中医药教育国际化的市场十分广阔。为了有效推进中医药教育国际化和中医药文化交流，我国高等中医药院校要认真总结合作办学的经验得失，积极探索和构建新的合作办学模式，努力拓展海外办学渠道。现有以远程教育方式开展的中医药继续教育的影响力十分有限，应通过设立海外分校，将中医药纳入"一带一路"沿线国家高等教育的课程体系，开展自成体系的学历教育。这不仅有助于提升海外中医药教育的层次，实现规模化发展，也能更好地传播中华文化。如北京中医药大学、南京中医药大学、成都中医药大学、黑龙江中医药大学和福建中医药大学等高校均在不同程度上与国（境）外高校开展合作办学，取得了较好的成效。

3. 推进中医药文化贸易　商业贸易是文化传播的重要方式和途径。古丝绸之路既是商业贸易的通路，也是文化传播和交流的平台，沿途各国商人、游客等互通有无、互学互鉴，在推动贸易发展的同时共同推动了人类文明的进步。中医药文化传播离不开中医药服务贸易的拓展，我国目前中医药服务贸易主要由中药类产品进出口、中医药医疗保健服务与中医药教育培训和技术合作等三大部分组成,中医药文化贸易比重偏低。2012年4月,我国商务部和国家中医药管理局等14个部门共同出台的《商务部等十四部门关于促进中医药服务贸易发展的若干意见》提出:要结合驻外中国文化中心开展会展、培训、医疗、科研、养生保健、技术推广、药品器械营销、文化及濒危物种保护与可持续发展理念传播等活动,推广中医药文化。2013年正式发布的《商务部、国家中医药管理局办公室关于开展中医药服务贸易重点项目、骨干企业(机构)和重点区域建设工作的通知》,将中医药医疗、保健、教育、科研、产业、文化等列为中医药服务贸易重点项目。中医药文化贸易是中医药服务贸易的一个重要组成部分。要充分利用好相关政策,深化与"一带一路"沿线国家的合作,探索建立中医药服务贸易境外发展模式,大力发展集中医药教育、中医药医疗以及中医药文化创意于一体的中医药服务贸易,在推动中医药服务贸易发展的同时,讲好中国故事,传播中医药文化。

通过与"一带一路"沿线国家深入开展中医药诊疗服务、中医药文化交流传播、中医药文化贸易"三位一体"的交流合作,实现与"一带一路"沿线国家和地区在更大范围、更高水平、更深层次的医药卫生交流、合作与融合,与"一带一路"沿线国家联合制定统一的中医药疾病诊断、临床治疗、疗效评价、质量控制等国际认证标准和规范,逐步解决中医药海外发展的学历认可、执业资格、药品注册、开业权、保险资格、知识产权保护等一系列法律法规和政策管理问题,让"一带一路"沿线国家率先接受和认可中医药,为世界其他国家和地区认同中医药打好基础,促使中医药文化真正克服因不同哲学思维方式、不同语言文化等造成的偏见,融入世界医学体系,充分展示自身魅力,提高中医药文化在世界医学文化体系中的话语权和主导权,推动中医药走向世界,助推"一带一路"建设,助力中华民族伟大复兴。

(吴镇聪,《福建农林大学学报(哲学社会科学版)》,2016年第19卷第4期)

"一带一路"倡议背景下中医药文化的
传播策略与路径

"一带一路"倡议是十八大以来以习近平同志为核心的党中央提出的伟大构想,是实现中华民族伟大复兴的中国梦的重要举措,是促进全球和平合作和共同发展的中国方案。"一带一路"建设以政策沟通、设施联通、贸易畅通、资金融通、民心相通5个方面为主要内容,既包括了经济贸易等重点领域的务实合作,也包括了沿线国家多种形式的人文交流。如果说经贸领域的投资合作是国家经济硬实力的展现,那么人文交流与传播则是国家文化软实力的重要体现。"一带一路"建设的成功实施不仅需要经济领域的广泛合作,更需要文化交流的浸润与推动。中医药文化作为中华文明的瑰宝,凝聚着五千多年灿烂文明的结晶,当前正处在天时、地利、人和的大好发展机遇,理应在"一带一路"建设中发挥更加重要的积极作用。因此,我们必须深刻认识到在"一带一路"建设中开展中医药文化交流与传播的必要性和重要性,理性分析中医药文化传播面临的机遇和挑战,充分把握中医药文化传播的策略与路径,助推"一带一路"建设迈向新的高度。

一、实施"一带一路"倡议需要文化先行

"一带一路"倡议不仅仅是一个空间概念和国际经济合作倡议,更是中国面向全球化的一个文化架构。我们既不能在观念上狭隘地理解"一带一路"倡议,也不能在行动上将"一带一路"建设局限在经济贸易的往来与沟通。政策沟通、设施联通、贸易畅通、资金融通这"四通"在本质上是以民心相通为基础的,而民心相通的核心就是文化的交流与合作。从根本上说,"一带一路"倡议不是"一个单纯的经济问题,而是一个文化大于资本、制度重于技术的非纯经济问题",面临着很多的制度文化约束。文化作为不同民族国家之间的共同语言和精神纽带,有着更加柔性的亲和力,能够更好地开启对外开放、共同发展的新丝路的历史篇章。

1. 文化是人类一切文明领域的共同基因　在"一带一路"沿线国家推动政策沟通、设施联通、贸易畅通、资金融通、民心相通,首先就需要各个国家就基本的文化价值观达成广泛的共识,而文化的共生性、共通性就是基础。"一带一路"地域广、人口多、文化多样,它横跨亚、欧、非三大洲,沿线的各个国家之间在种族、宗教、语言、教育、科技等方面存在很大差异,其政治立场、利益诉求、行为模式也各不相同。虽然文化的差异性会造成交流的困难和障碍,但是这种差异性不仅是对话交流的基础,更是各个国家之间寻求广泛共识的动力所在。文化的差异性与共生性彼此共存,相辅相成。人类文明的进步与发展正是在不同文化之间的交流、沟通、碰撞、融合的过程中不断前行的,人类正是有了多种多样的文化才具有了传播交流的价值。文化是各个国家之间政治、经济、社会、军事等领域交流合作的润滑剂和催化剂。"一带一路"倡议需要各沿线国家的全方位合作,就特别需要文化的软实力、巧实力,它要求各个国家本着以"和平合作、开放包容、互学互鉴、互利共赢"为核心的丝路精神来实现沿线国家的共同繁荣发展。

2. 文明复兴是"一带一路"沿线国家的共同愿景　"一带一路"倡议是实现中华民族伟大复兴的一个重要构想,也是沿线国家的共同愿望。建设"一带一路"就是要打造政治互信、经济融合、文化包容的利益共同体、责任共同体和命运共同体。这三个"共同体"传递的不仅是中国梦,更是沿线国家的世界梦。"一带一路"沿线国家虽然属于不同的文明系统,如中华文明、印度文明、美索不达米亚文明、埃及文明、波斯文明、两河文明等,但它们都有着辉煌灿烂的历史,只是在近现代文明发展进程中遭遇了资本主义列强的侵略,从而走向了衰败、落后、挨打、被边缘化的局面。它们都面临着现代化发展的难题,都拥有民族复兴的强烈愿望。正是出于这样的强国梦,中国在全球化时代顺应世界潮流地提出了"一带一路"的宏伟构想,赢得了沿线国家的普遍认同和广泛参与,充分体现了天下大同、和而不同的中国智慧。2017 年 5 月 14 日至 15 日,中国在北京主办"一带一路"国际合作高峰论坛,130 多个国家和 70 多个国际组织约 1 500 名代表参加了此次峰会,共取得了 5 大类、共 76 大项、270 多项具体成果,标志着"一带一路"建设进入了新时代。

3. 中医药文化是助推"一带一路"建设的重要抓手　国之交在于民相亲,民相亲在于心相通,而心相通在于文化相融。人是观念的动物,这种观念就深刻地体现在文化上。"一带一路"建设要将不同国家的人民统一起来,共同致力于一项伟大的繁荣事业,首先就需要统一大家的思想、观念和认识,否则就不可能有统一的目标与行动。这项统一思想认识的活动就是要实施民心相通的民心工程,而其中最有效的手段就是进行文化的传播、交流与合作。中华文化源远流长,内涵丰富,其中最有代表性的就是中医药文化。中医药文化作为中国传统文化的精髓,在"一带一

路"的对外交往合作中能够充分展示中华文化的无穷魅力,充分发挥它的涵化、聚化、内化和转化功能,使之对外形成良好的中国国家形象,提升国家的文化软实力和亲和力,从而汇聚起广泛的国际共识,增强沿线国家的凝聚力、向心力。中医在世界范围内的影响力完全超越了时空,跨越了国界,具有润物无声、潜移默化的传播效果,在此过程中不同的国家和人民消除了偏见和误解,增进了友谊和共识。可以说,中医药文化交流与传播是建设"一带一路"的重要抓手,是扫除文化障碍、奠定民意基础的民心工程、先行工程、未来工程。

二、"一带一路"中医药文化传播策略

中医药文化以传统中医药技术为依托,以中医核心价值观为理念,以教育、科技、医疗为内容,以文化为向导,具有足以与西医相抗衡的力量,形成了一套非常完整的医学理念和治疗模式,其优势和特长在实践中得到了广泛的证明,已经被越来越多的国家和人民所接受。值此"一带一路"建设的大好机遇,中医药文化一定要改变传统的宣传灌输模式,充分利用互联网时代的先进模式、策略和手段来进行精准定位与传播,以实现最佳的效果。

1. 强化顶层设计,实施整体化传播　"一带一路"倡议本身就是一个宏大的构想,要将这个构想从蓝图变成现实,需要各个方面的规划和设计,其中中医药文化传播的顶层设计是必不可少的内容之一。近年来,虽然国家已经出台了《中医药发展战略规划纲要(2016—2030年)》《中医药法》等一系列重要的政策文件和法律法规,但是专门针对"一带一路"背景下中医药文化传播的政策文件还没有,这就使得中医药文化的国际传播在顶层设计上缺少宏观规划和把控。为此,应该推动《国家"一带一路"文化传播与交流合作战略》的制定,将中医药文化作为其中重要的内容,使之与国家"一带一路"整体规划、"十三五"规划、中医药发展战略等相衔接,构成一个完整的整体。中医药文化绝不是零零碎碎的传播,而是要建立多主体、全方位、多层次的立体化传播格局,促进多边国家的多维互动,形成沿线国家互利共赢的良好局面。

2. 突出空间布局,实施本土化传播　"一带一路"沿线国家跨度大、地域广,这就要求我们在中医药文化传播的空间布局上采取以点带线、重点突破的策略。要选取一些重要的沿线节点国家或地区,或者是对中医药接受程度较高的国家,利用已有的医疗基础设施和传播媒体平台进行示范推广,辐射带动周边的国家。在做好空间布局的同时,需要考虑全球化与本土化的互动关系,实施中医药文化的在地化传播。中医不同于西医和其他各个国家的民族医药,对于沿线国家而言是一种外来的替代性医学模式,我们的重点是要宣传它在疾病诊断、治疗、预后及效果等方面的优势,结合当地的实际情况因地制宜地制定可行的宣传模式和策略。特别是要考虑所在国家的地域特征、民族特点、风土人情、生活方式、医疗卫生等方面的实际情况,抓住对方的利益诉求和兴趣点,对症下药,开出中医的独特处方。

3. 尊重文化差异,实施差异化传播　任何两个民族文化之间都存在某种程度的文化差异性或异质性,这种异质性是一种文化身份和文化认同的基础所在,它并不像亨廷顿所说的那样必然会带来文明的冲突。相反,如果我们做好了充分的文化沟通与交流,达成了广泛的基本共识,就一定能够避免矛盾和冲突的产生。中医药文化的传播就是消除文化隔阂、文明冲突的最好路径之一,中医药作为一种独特的医学技术,其基本目的是解决人的身体疾病,促进人的身体健康长寿,这是世界上所有人都追求的幸福目标。在这一点上,各个国家是不存在任何分歧的。然而,中医毕竟是一门以中国传统哲学为基础的医学技术,它在基本的哲学基础、价值理念、认知模式、

治疗手段等方面与世界上其他的医学模式存在很大的不同。不过,越是民族的,就越是世界的。中医药的独特性要求我们在沿线国家进行差异化传播,避免同质化、单调化,用"世界表述"的方式来讲述精彩的"中国故事",用"中国创意"的方式来展示中医药的独特内涵与魅力。

三、"一带一路"中医药文化传播路径

按照美国传播学家拉斯韦尔的观点,传播的要素可以总结为5W模式,即向谁传播(who)、说什么(what)、通过什么渠道(which channel)、对谁说(to who)以及取得什么效果(what effect)。这种模式已经成为现代传播学的经典理论。按照这种理论,中医药文化传播的重点在于说什么、怎么说、通过什么渠道和方式来说,概括来说就是传播的策略和路径问题。在传播的路径上,可以从以下几个方面入手。

1. 构建中医药文化传播平台　任何形式的文化传播都需要借助于一定的平台,中医药文化传播的平台是多方面的。首先,要建立中医药文化传播的互联网平台。互联网是当代文化传播的主要渠道,特别是以智能手机为载体的移动互联网已经彻底改变了人们的生活方式、交流方式、学习方式,所以将中医药的科普知识以生动有趣的方式呈现给沿线国家的网民显得尤为重要。其次,要建立中医药文化传播的教育平台。争取在沿线国家的医学教育中设置中医药课程,以在全球广泛建立的孔子学院为基础,增加中医类的核心课程。与沿线国家的高校和科研院所合作,建立中医药研究机构,加强研发实力。最后,要建立中医药文化传播的卫生机构平台。实践中医中药的最好方式还是通过医疗,在沿线国家开设更多的中医诊所、养生保健机构、中药店铺,或者在本地医院开设中医科室,在治疗疾病的过程中向病人传授中医药知识,以良好的疗效吸引更多的国外民众接受中医、喜欢中医。

2. 丰富中医药文化传播内涵　中医药文化传播最重要的体现在它的内涵或内容上。中医与西医有很大的不同,这种差异和不同正是国际传播的重点所在。中医以阴阳学说、五行学说、藏象学说、经络学说为基础,对人体的疾病治疗强调整体观、辨证论治和天人合一,是一种传统的经验医学。西医是目前世界上占据主导地位的医学模式,它是以现代生物学、生理学、病理学、解剖学等自然科学为基础的,对疾病的诊断和治疗更多地强调微观、局部的病理和病变,依赖于医疗器械工具的化疗、化验和检测,体现的是结构和组织的概念,是一种现代的实验医学。相比于西医,中医的治疗优势在于它的整体观念和特殊的治疗效果,特别是对于一些病理不清的疑难杂症和西医疗效不佳的疾病,中医就有着天然的优势。在传播的过程中,需要我们花大力气解决两种医学模式之间的认知差异和文化认同问题,用更加通俗易懂的语言来转换生涩难懂的中医概念和话语体系,展示中医的精髓和魅力。

3. 打造中医药文化传播品牌　中医药文化传播要形成自己的特色和品牌。品牌的打造并非一朝一夕之事,而是需要持久的投入。首先,要打造中医药文化精品,形成一系列中医药文化的经典作品,组织专家将中医经典图书翻译成沿线国家的不同语言版本。目前中医药文化的翻译存在很多困难和瓶颈,尤其是懂中医的优秀翻译人才奇缺。第二,可以借助互联网新媒体手段,制作多种形式的中医药文化产品,包括影视剧、纪录片、图书、音乐、动漫、网游等多种形式和题材,对沿线国家的民众形成全方位的传播。第三,要形成中医药的特色话语体系。中医的概念、范畴、理念、范式都不同于西医,在传播的过程中由于语言和文化的障碍难免会出现难以理解的问题,这就要求在传统中医中注入更加现代的内容和形式,吸收前沿的科学知识成果,但是要切

忌完全按照西医的模式来肢解中医、误解中医,而是要保留中医中最为精华的本质性内容,对外国民众讲好中医故事,塑造良好的中医形象。

4. 发展中医药文化创意产业　文化创意产业是一种新兴的产业形态,推动中医药与文化产业融合发展,将更加有效地传播中医药文化。在"一带一路"沿线国家和地区发展文化产业,构建近中远三重文化辐射带,投射中国文化的正能量。首先,要培育一批对外传播的中医药文化知名企业,形成有竞争力的市场主体。其次,创作一批中医药文化的创意产品和文化精品,促进中医药与广播影视、新闻出版、数字出版、动漫游戏、旅游餐饮、体育演艺等有效融合,发展新型文化产品和服务。最后,发展以中医药文化传播与体验为主题,融中医疗养、康复、养生、文化传播、商务会展、中药材科考与旅游于一体的中医药健康旅游业,建立中医药健康旅游标准化体系,推进中医药健康旅游服务标准化和专业化,在"一带一路"沿线国家举办国际性的中医药健康旅游展览、会议和论坛等。

(李红文、严暄暄、沙凯歌,《世界科学技术—中医药现代化》,2017 年第 19 卷第 6 期)

从编码解码角度探讨"一带一路"视域下中医养生国际化传播

2015 年 3 月 28 日,国家提出共建"丝绸之路经济带"和"21 世纪海上丝绸之路"(合称"一带一路")两个重要倡议。在国家"一带一路"的体系下,为进一步扩大和加深与"一带一路"沿线国家在中医药(包括民族医药)领域的交流与合作,开创中医药全方位对外开放新格局,国家中医药管理局、国家发展和改革委员会于 2017 年联合印发了《中医药"一带一路"发展规划(2016—2020 年)》。在该项发展规划中,中医药养生保健项目建设受到了极高的重视。本文将从传播学编码解码的角度,重点探讨中医养生国际化传播中所面临的重要障碍,通过分析传播问题探索和提出科学有效的国际化传播策略,促进中医养生在中医药"一带一路"倡议下的国际化传播。

一、中医养生的国际化传播背景

中医养生在中医药"一带一路"的国际化传播中具有独特的传播魅力,它所包含的医学理念、饮食烹饪、运动健身以及传统文化等丰富内涵,既能充分体现中国人文哲学特色,又能全面展示中医医学内容,更伴随着中医药 2 000 余年的传承发展在世界医学文化中发挥着举足轻重的作用。其在国际化传播中的突出优势主要体现在以下三个方面。

第一,中医养生作为"一带一路"国际化传播中的传播主体,自身具有医学、民族、文化、地理、历史等方面的复杂性,这些复杂性将有助于传播编码更加多样化,并由此形成不同的信息符号,最终在非本文化的国际受众解码中获取更高的传播成功率。

第二,中医养生作为传播主体,除了具有自身背景的复杂性,其更是一门医学科学体系,因此相较于其他较为单一、且形而上的文化传播主体,更具有医学实用性,也就更容易在国际化传播域场上被受众感知和接受。

第三，国内国际的外部环境正在变得更加有利于中医养生的国际化传播。《中医药国际化战略研究报告》《中医药国际科技合作计划》等国家层面文件的相继出台，表示"推动中医药现代化和国际化是中华民族的历史责任"已经成为当代中医药相关工作者的共识。而今年发布的《中医药"一带一路"发展规划（2016—2020 年）》，更是从政策、资源、民心、科技、贸易等多角度对中医药"一带一路"发展提出了具体的任务要求。从全球来说，近年来随着中国经济、文化、社会的飞速发展，中国在国际社会中的影响力日益扩大，因此越来越多人对于中国文化、中医学等产生了浓厚的兴趣，尤其中医药养生保健的价值，包括中医药健康旅游项目，被"一带一路"沿线民众广泛认可，由此提供了更为有利的传播环境。因此，中医养生作为传播主体自身所具有的文化复杂性与医学科学性，随着来自国内的中医药"一带一路"国际化政策支撑，以及来自国外的不断提升的关注度，共同构成中医养生进行国际化传播的重要优势背景。

二、中医养生在国际化传播中的问题与障碍

然而，尽管中医养生具备独特的优势魅力和政策背景支持，在实际的国际化传播域场中却并不是处处逢源，它也面临着诸多难以忽略的传播问题和障碍。从传播学编码解码的角度来分析中医养生国际化传播的问题与障碍，可以从以下四个主要的方面进行阐述。

1. 文化隔阂与冲突　在中医养生的国际化传播过程中，文化隔阂与文化冲突是最主要、最突出的传播障碍。

首先，对于中医养生传播者以及他文化受传者而言，文化隔阂与文化冲突将直接影响传播信息的编码与解码过程。在跨文化与国际化传播研究领域，文化隔阂与文化冲突是一个经久不衰的议题。尽管麦克卢汉早在 20 世纪中叶就预测到随着传播技术的不断发展和现代信息的高速流动，未来的世界将形成一个"地球村"，但是研究学者们却对这一经典概念越来越持谨慎的态度。认为文化隔阂与文化冲突只能在一定程度上被缓解和减轻，却无法完全消失。在本研究中，来自不同的社会历史文化体系的中医养生传播者以及他文化受众，从属于不同的知识语言架构，各自形成了不同的文化观、世界观、价值观，以及迥异的理解和推理认识。这意味着，中医养生国际化传播者在信息编码过程中，不可抗拒地携带有自身文化、社会、历史等方面的因素，而受传者在信息解码过程中也将强烈地受到其所在的文化社会系统的影响。即便是对于那些努力保持文化中立的研究者，民族方法学中依然指出，人们对于社会和常识的理解和推理过程，无意识地受到了本文化系统的影响，这是深入骨髓、难以改变的。

"一带一路"倡议让中国和欧亚大陆共建繁荣、共谋合作，文化冲突与文化隔阂将成为极大的挑战。中国所代表的亚洲文化在世界文化学中最突出的特征体现在儒家文化领域，崇尚和谐、节制以及伦理和道德规范等；而典型的盎格鲁—欧洲文化（Anglo-European）影响下的英语国家，更倾向于彰显其批判性的、怀疑性的、好辩的文化特质。因此，当面对来自"一带一路"沿线受到盎格鲁—欧洲文化熏陶的受传者强烈的怀疑与批判时，中国文化传播者常常并不能有效地理解他们的态度而倾向于保持沉默，并感到受到侵犯和歧视。反过来，他文化受众又因为得不到中国传播者的积极回馈，而认为对方受到控管或太过专制，最终产生了互相不信任的文化隔阂甚至于冲突。例如，笔者曾采访过一位来自英国伦敦的女性患者，她对中医刮痧疗法持有较强的怀疑和否定态度，但当她向中医诊所的医师进行询问时，对方却只是要她完全信任，并草草告知这是一种在中国很常见的传统疗法，这最终使得她对中医形成了非理性的印象态度。

　　另外,从两千年前的"丝绸之路"到如今的"一带一路",中国与世界的沟通与交流历史悠久,一些文化隔阂与文化冲突已经形成了固有偏见,而中医养生想要打破和扭转这一固有认识并不是一件容易的事。传播学家认为,在跨文化交际中,如果人们对某一文化群体形成了一种长期、固定的认识,这将难以轻易改变。因为,他们会更倾向于选择去接受能够巩固固有意识和印象的信息,而对提供相反意见的信息感到难以抗拒的不悦。

　　2. 受传者认知不匹配　　他文化受众的认知不匹配或信息解码错误是中医养生国际化传播中面临的另一个突出问题。

　　信息解码错误是一个相对概念,指的是他文化受众解码所得出的最终结论与传播者的编码目的不一致的情况。信息解码错误是传播学研究领域的一大重要课题,并尤其体现在国际传播领域,因为这一域场上的受传者个体更加多样,对于信息的解码也愈加复杂。这是因为,除去上文所提到的宏观社会、文化、历史系统等对解码过程的影响,微观来说,解码也受到了受传者个体认知、情绪的影响。

　　图5-28是国际化传播学者比默对人们的解码认知所作的过程图:

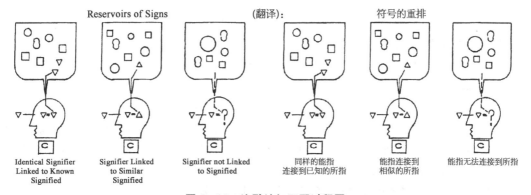

图 5 - 28　比默认知匹配过程图

　　从图中三种不同形式的解码结果来看,最后一种应是所有传播者不愿看到的传播失败。其中表现的是,受传者在接收众多编码信息后,找不到任何内容能够与自己已知的知识进行匹配,而导致他最终无法识别传播信息符号,在这种情况下,无论传播者制作出多么精彩绝伦的内容,都无异于是对牛弹琴,毫无意义。

　　中医养生在"一带一路"国际化传播中将很容易遇到这类问题。首先,"一带一路"沿线国家的语言文字翻译将是一道重要难题。"一带一路"沿线国家众多,所使用的语言文字迥异,如何既能契合原意又能符合用语习惯是语言学家们一直面临的课题,尤其在中医学和中医养生领域,许多专有名词和概念甚至无法找到相应的当地语言契合。比如,就笔者在英国看到的十几张中医宣传手册,单是"辨证施治"的概念就有多种不同的翻译,更毋论专业名词更细化的中医养生。以中医导引养生的英文翻译为例,国际上一般直接引用其汉语拼音"daoyin",但在对这个单词毫无任何知识储备的他文化受众眼里,这样的国际化传播正如比默的图,任"中医养生"传播内容多么精彩,仍然无法达到传播效果。此外,造成受众认知不匹配的另一个原因是他文化受传者缺少相关知识储备。以英国地区为例,普通英国人通常没有将饮食与药物结合起来进行调养身体的习惯,这直接导致了中医饮食养生文化在进行国际化传播时,常常会发现受众在解码过程中完全无法理解和接受我们的传播内容,这也同样是"能指"无法连接"所指"的情况。

3. 国外医药行业环境压力　中医养生的国际化传播之路还面临着国际医药系统对整个中医行业施加的市场压力。

以英国为例,笔者于2014年下半年在伦敦拜访了英国皇家医学会终身院士、全英中医药联合会主席马伯英教授,其时正是英国医药管理局(MHRA)5月开始正式实行中成药限制令之后的时期。马教授表示,这一限制令尽管未有对伦敦地区的中医药诊所造成特别明显的影响,但是对中医药在英国的传播肯定具有负面作用。此外,笔者通过英国医药管理局(MHRA)的官方网站查阅有关中医药的信息时,搜索出的大部分信息都是由药物安全部门(drug safety)上传的,意在阐述非法的草药和部分中医药对人体的负面影响。如由英国医药管理局发表的一篇有关英国公众对中草药认识的调查中,就将安全问题放在质疑的首位;而在英国医药管理局另一篇讨论中医药的公文中,则直接指出中医药的毒副作用,如雷公藤对人体的肝脏、肾脏、心脏等器官的影响,而较少言及其他中药在治疗方面的正面作用。而在受到中华文化广泛影响,对于中医药接受度更高的东南亚国家如马来西亚,中药产业水平也依然较为落后,法规也不甚完善,监管机构对中草药产品的认知也较不足。在这种大的国外医药行业环境压力下,中医养生的国际化传播无疑也将在一定程度上受到挑战。

4. 缺少系统的组织规划　中医养生在国际化传播中面临的另一个问题就是自身缺少系统的统合与规划传播。

在上文阐述中医养生的国际化传播优势时就已提到,中医养生是一个复杂的文化传播主体,因此,中医养生如果想要进行长期的、有效率的国际化传播,一个能进行统一管理、系统筹划的官方机构或组织,将更能有效地规划资源、锁定目标受众、协调传播方式。尽管就国家层面而言,国家中医药管理局、国家发展和改革委员会联合发布了《中医药"一带一路"发展规划(2016—2020年)》鼓励中医养生项目的国际化;国务院印发了《中医药发展战略规划纲要(2016—2030年)》倡导大力发展中医药养生保健服务。就行业协会层面而言,世界中医药学会联合会已拥有来自67个国家和地区的251个团体会员和117个专业(工作)委员会。就海外中医教育如中医孔子学院而言,伦敦中医孔子学院和澳大利亚中医孔子学院的建立对于传播中医文化知识、促进中医国际教育起到了十分重要的作用。但是值得指出的是,离具体落实到"一带一路"沿线每个地区的系统组织规划还尚有一定距离,因而到目前为止其传播方式仍然显得比较分散和凌乱。

三、中医养生在国际化传播中的策略探索

以上是对于中医养生国际化传播中所遇到的问题与障碍的归纳阐述,针对这一系列传播障碍,本文将着重采用传播学中编码解码的理论来进行策略探讨。

首先,应明确制定中医养生国际化传播策略的根本原则,通过确立一段时期内相对稳固的长期传播目标,以及细分化的、灵活变化调整的周期性传播目的,可以既从大方向上把握和引导有效的中医养生国际化传播方向,又能根据国际传播实际情境处理相应的传播问题和障碍。

为了更清晰地阐释这一基本原则,笔者将引用当代传播学家们针对国际化传播所做的一个适应模型图(图5-29):

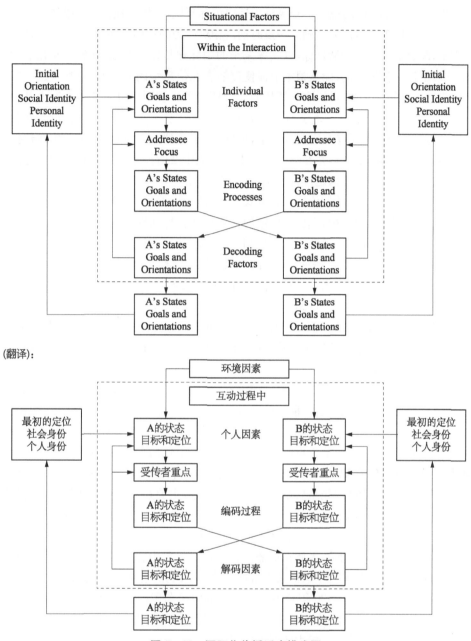

图 5 - 29 国际化传播适应模式图

其中 A、B 两者在国际化传播中既是传播者也是受传者,在他们的整个编码解码过程中,外部环境因素和内部个人因素都对他们产生了重要影响。此模式图强调了传播目标和定位的重要性和持续性。由于,到目前为止,中医养生的国际化传播尚处于较为初级的阶段,针对上述中医养生在国际化传播中所面临的各种问题和障碍,可以发现传播目标和定位的建立在本研究中尤为重要。因此,确立一段时期内相对稳固的长期传播目标可以更前瞻性地指导传播策划,更有的放矢地编码传播内容,更高效性的评估传播结果。同时,细分化的、灵活变化调整的周期性传播目的又可以更积极地回应受众解码，更灵活地适应国际环境，更快速地修正传播错误等。

具体来说，中医养生可以通过确立一段时期内相对稳固的长期传播目标，如加深他文化受众的文化理解，配合适应性的周期目标，以支撑未来的国际化传播。譬如，在解决文化隔阂与冲突方面，文化理解这一传播目的，能从根本上促使传播者在信息编码的时候，愈加重视与非本文化受传者的沟通。而细分化的、灵活变化调整的周期性传播目的则可以定位为在改变某些固有认识、解决某些误解问题等方面，进行具体化的传播操作。在受传者认知不匹配方面，文化理解更是非常契合地将重点放在了受众解码议题上，因此，为了达到这一目标，中医养生在传播过程中将更注重翻译问题和知识说解，并在与受众的不断交流中及时调整周期传播。在国际医药系统影响方面，一脉相承的长期传播定位将令受众对中医文化产生信赖的印象，从而减弱各种负面新闻导致的信任危机。而周期性的传播调整方式，又能使中医养生根据受众态度变化和国际医药形势，进行危机管理或形象维护。最后，稳定的长期传播目标和周期性的传播目的，又能在一定程度上缓解中医养生国际化传播缺乏统一机构指导的现状。不过应对指出的是，要保持上述提到的长期传播目标，最终还是需要一个固定的组织机构来统筹安排。

在建立了根本原则的基础之上，应针对"一带一路"沿线不同区域的特征，对相应的中医养生国际化传播方式和传播内容等进行调整。第一，最迫切的就是建立"中医"官方传播机构或组织，来指导这些传播方式和内容的调整。所谓有兵无将难成形，更何况是在复杂的国际传播域场上。第二，在调整了相应的传播内容后也要采取适合的传播媒介，由于中医养生国际化传播的传播主域场是针对的"一带一路"沿线国家，每个国家的媒介宣传侧重点也有所区别，因此建议在通过传统媒介宣传如电视、报纸、杂志等基础上，应充分利用新媒介如网络、手机通信、SNS互动传播等方式，并适当的增强大众传播力度。前文已述及，他文化受众由于缺少我们的文化知识体系，而常常无法准确解码中医养生，在这种情况下，想要通过普通的大众传播从根本上改变国际受众理解方式，是不太现实的。因此，笔者更倾向于呼吁中医养生传播主体通过网络的实时交流，来不断更新、转变非本文化受众知识储备，最终减少文化隔阂与信息误解。第三，传播内容调整方面，则建议中医养生国际化传播应先易后难。所谓先易后难，主要是针对他文化受众的解码隔阂而言的，指的是先行传播易理解、易模仿、易跟学的气功、太极等养生理论内容，而后传播中医其他更深刻的养生理论内容。这是因为，气功健身运动的国际化传播基础较久远，且内容、动作对于他文化受众来说更为直观、清楚，因此在传播内容编排上将更为容易，从而能为后面较难的传播积累编码经验。第四，充分融合中医健康旅游项目传播中医养生。中医健康旅游项目是《中医药"一带一路"发展规划（2016—2020年）》中着重强调的中医药国际贸易体系建设项目，它能够通过直接体验的传播方式，春风化雨般地将中医医疗、养生、保健等内容传播开去，对于"一带一路"沿线各国的贸易和民心相通具有极大的促进作用。

在国家"一带一路"政策的引导下，在中医药"一带一路"发展规划的具体推动下，中医养生国际化传播正在得到积极的响应与实施。尽管也许道路崎岖，问题与障碍并存，但是如何根据"一带一路"沿线国家的不同文化经济特征，推动开展中医药领域服务贸易，加强中医药养生、健康旅游、食疗药膳等特色产业经济融合，从而确立在该国适用的中医养生发展线路和规划将是未来中医养生国际化传播的重要内容。

（魏一苇、何清湖、严暄暄、陈小平，《世界科学技术—中医药现代化》，

2017年第19卷第6期）

"一带一路"倡议下基于海外中医药中心的
中医传播与发展

目前,"一带一路"建设是国家实施全方位对外开放的总抓手和新引擎,也是推广中医药适宜技术,推动中医药服务走出去的重大机遇。2015 年,由国家中医药管理局申请,财政部批准,首个用于支持中医药国际交流与合作的中央财政经费专项确立。首批专项已支持在 9 个国家建立起了海外中医药中心,包括中国—美国中医药肿瘤合作中心、中国—马拉维青蒿素抗疟中心、中国—中东欧中医医疗培训中心等,加速了中医药国际化布局,并且这一数字在 2017 年年底有望达到 17 个。目前首批专项已执行完毕。根据《中医药"一带一路"发展规划(2016—2020 年)》,到2020 年,中医药"一带一路"全方位合作新格局基本形成,以周边国家和重点国家为基础,将与沿线国家合作建设 30 个海外中医药中心。目前第二批专项项目已确定并启动实施。其中,中美抗肿瘤合作项目被列入中美经济对话成果清单,中国—匈牙利、中国—吉尔吉斯斯坦等中医药合作项目被列入双边合作协议,从欧洲、美洲、大洋洲到非洲、亚洲,都已有了海外中医药中心的足迹。

一、海外中医药中心的发展现状

1. 开疆拓土争取话语权　中医药跨文化传播的目标导向"全世界都使用中医药"的局面,但在这过程中面临最关键问题是要把握中医药的话语权。中医药国际标准的建立是提升中医药话语权和国际影响力的重要抓手,是加速中药产品国际注册的基础性工作。目前,以中医药为代表的传统医学已经纳入世界卫生组织(WHO)国际疾病分类代码(ICD - 11)中,国际标准化组织(ISO)中也成立了中医药技术委员会(TC249),秘书处设在中国上海。ISO 收载了针灸针、中药材重金属限量等 7 个标准;WHO 发布了 5 版国际药典,收载了部分植物药的质量标准,同时承诺将协助制定中药质量标准。13 个中药 46 个标准被美国药典收载,丹参、三七等 66 个中药标准收入欧洲药典。推进中医药标准国际化不仅是科学研究,更需要有良好的模式开疆拓土,全方位推进中医药海外发展。

海外中医药中心采取由政府主导的模式,以对接国家战略为责任,以中医药发展大局为前提,务实稳健地开展中医药海外发展布局,助力在中药国际标准制定中的参与权、话语权。中国中医科学院广安门医院与美国国立癌症研究所建立了国际中医药肿瘤联盟,出版了《恶性肿瘤中医诊疗指南》,并被列入中美战略与经济对话成果。中医药治疗肿瘤受到越来越多的美国人士的重视。

在加速推动中医药海外各国立法,乃至进入主流医学体系的过程中,海外中医药中心发挥着重要作用。2015 年 6 月,中东欧地区首个由政府支持的中医中心捷克赫拉德茨·克拉洛韦大学医院中医中心成立,辐射并带动了中医药在邻近国家的发展。同年,邻国匈牙利与我国签署关于双方共同推进"一带一路"建设的谅解备忘录,并在 2015 年 9 月推动匈牙利人力资源部(原卫生部)通过了《中医药立法实施细则》,成为欧洲第一个实施中医立法的国家。匈牙利这只"领头羊"无疑将借"一带一路"所带来的好势头推动中医药在中东欧 16 国的发展。2016 年开业的北京中医药大学圣彼得堡中医中心是中俄合作的中医药走进俄罗斯的重点项目,该中医院也是第一所获得俄罗斯法律许可并取得医院牌照的中医院,对搭建中俄双方的教研合作平台、以特色中医药诊疗惠及俄罗斯人民健康等方面做出了里程碑式的贡献。2014 年,湖南中医药大学联合卢森堡国家健康研究院成立的中国—卢森堡中医药中心已在中药联合研发、推进中药产品欧盟注册上市、中医药国际化人才培养、中医药成果国际化等方面开展了大量工作,并取得了系列成果。

2. 以外促内实现双赢 在中医药"一带一路"的倡议下,随着海外中医药中心项目的推进,中外双方本着"政府支持、民间运作、服务当地、互利共赢"的原则,实现项目的可持续发展。项目双方的执行单位不仅在"中医药走出去"的过程中会碰撞出维护人类健康的新思路、新火花,也必将实现"内功"的提升。

南京中医药大学与瑞士明道中医集团联合建立的中国—瑞士中医药中心是集中医药文化中心、中医药教育中心、提供中医养生保健和医疗服务的康复中心三位一体的综合服务平台,也是瑞士唯一获得 ISO 国际质量标准认证(ISO9001:2008)的中医机构。在实现瑞士中医药中心的可持续发展过程中,以外促内地推动了中医教育的传承和创新。由上海中医药大学附属曙光医院和捷克赫拉德茨·克拉洛韦大学医院共建的中国—捷克中医中心是我国推动"一带一路"建设的首个医疗项目,自开诊以来就反响热烈,绿色的中医药迎合了当地民众喜欢用天然草药的需求,在治疗当地群众常见的由肥胖导致的关节疼痛病等疾病中发挥了重要作用。除中医医疗之外,中国—捷克中医中心还联合捷克权威机构合作验证中医疗效的对照研究,高水平的科研合作将有助于推动捷克将中医纳入医保范畴,提升了双方医院自身影响力,并进一步扩大中医国际影响力。

可以说,绿色中医药满足了当今国际社会人们对于健康的渴望以及对天然药物和自然疗法的需求。中医药"治未病"的观点影响了整个世界。据 2016 年第 4 次中国国家形象全球调查,中医药已经一跃成为最具有代表性的中国元素,选择比例达到 50%,而在 2012 年第一次调查中,中医药还没有进入前十名。

在国家推进中医药"一带一路"发展倡议这一大好形势下,对中医药"内功"的要求越来越高。尤其在海外,以医疗市场为导向,必须要有独特疗效。海外中医药中心平台无疑提供了整合中医药学科内部资源及实现中医药学外部与其他学科的资源交融来推动中医药发展的绝佳机会,更是对海外中医药发展最有力的支持。

二、海外中医药中心发展中存在的问题

1. 发展模式有待创新 目前,海外中医药中心采取的是政府主导的公益属性模式,不以经济利益作为主要目标。项目执行经费主要来源于财政部 2015、2016 连续两年设立 3 000 万元的中医药国际专项资金。但由于经费数额较小,不利于更广泛地推动中医药"一带一路"建设。随着中医药对外交流与合作的不断深入,中医药中心在"一带一路"沿线国家将由点成线。为了打造从中医药产品到中医药服务的"中医药健康一带一路",除了公益属性模式,海外中医药中心的发展还需要多元模式助力,可以让社会资本、境外资本依法依规参与到海外中医药中心的建设中来。近年来国内外兴起的 PPP(Public - Private - Partnership)公益和商业的合作伙伴模式应是在海外中医药中心建设中探索的创新模式。

2. 合作能级有待提升 根据《中医药"一带一路"发展规划(2016—2020 年)》,中医药学的海外发展已经从初期"散兵游勇""单打独斗"或"各自为营"的局面逐渐向组织化、规范化靠拢。在

中医药走出去的进程中,应依托国际高水平大学、医疗机构、科研机构,发挥各自优势,采取医、教、研结合的方式,建立优势互补的长效合作交流机制。海外中医药中心在发展策略选择与目标上应严格遵照国家"一带一路"发展规划要求,立足于海外项目执行地的中医药的发展现状,与沿线国家政府开展合作,坚持"依托优势,服务大局;政府引领,市场运作;因地制宜,分类施策;上下联动,内外统筹"的基本原则,以中医药传统领域的优势为纽带,通过寻求高水平的国际科研合作,构建国际合作网络,加快中医药国际化和"走出去"进程。

三、海外中医药中心的中医药传播与发展对策

1. 以医疗开道,树立国际品牌　中医药作为独特的外交手段,在促进我国软实力的提升方面起着不可替代的作用。基于中医药的独特疗效,以中医医疗开道,在"一带一路"的沿线民众中推广中医药医疗保健理念,把中医药养生保健文化连点成线、由点及面推广到全世界。选派国内优秀的医学骨干赴海外中医药中心提供技术支持,根据当地人的体质特点和疾病发病率进行统计分析,筛选出适应当地群众、中医特色明显且能被患者普遍接受、技术操作规范的中医疗法,将其作为中医中心着重推广的中医特色疗法。医带教研,与当地著名的医科大学开展合作,逐步通过国外科研机构影响西方主流医学,争取让中医更多地打入海外国家的健康保险体系,更多地被西方主流医药市场所接纳。通过多元模式和渠道,打造好海外中医药中心这一国际品牌。

2. 开展境外中医药特色教育,加速海外中医本土人才培养　海外中医药中心应利用其丰富的国内教育资源,辐射并带动整个中医药对外交流与合作行业的发展。中方合作机构可考虑在中医药传统养生功法、针灸推拿等专业领域开展多层次、多形式的中医海外教育,提升中医药文化的国际影响力:在时机成熟的条件下,将旅游产业融入海外中医药中心的发展,面向中心所在国及周边国家招收短期进修生,开展短期赴华游学项目,通过在中国的学习和生活让越来越多的外国人更直观地感受中医药的独特魅力。在中医学历教育方面,积极与境外的高校和研究机构对接,为当地提供技术支持,逐步增加中医药学科在当地教育体系的比重,系统地培养一批本土的中医教师,借助他们对地方民众和文化的了解,推进海外中医人才本土化,成为实现中医药在海外持续推广的最有效途径。

3. 寻求高水平国际科研合作,提升中医药的国际影响力　"一带一路"为中医药国际合作与交流迎来了崭新的历史机遇。开展高水平的国际科研合作,让西方的医药科学家研究、理解、认同、接受中医药,将对提升中医药的国际影响力发挥重要的作用。海外中医药中心作为中医药国际合作的新平台,要借助"一带一路"构想的具体实施,主动与国际权威科研机构、知名企业、名牌大学等开展科技合作,有针对性地选择一些有一定的科研基础、在防治重大疾病和疑难杂症等方面有一定中医药优势和特色的项目作为联合攻关的重点方向,把海外中医临床与教育的联合科研作为海外中医药中心可持续发展的工作重点。以海外中医药中心为核心,联合丝绸之路沿线邻国,共同制定并推广中医药与传统医学国际标准,建立传统医药国际标准化信息交流渠道,推进传统医药国际认证认可体系建设,引导建立国际社会能够接受和认可,适合中医药特点和各国/地区具体情况,包括疾病诊断、治疗方法、疗效评价、质量控制等在内的传统医药医疗、保健、教育、研发和生产的国际标准和规范。

4. 借力"中医＋"思维理念,实现中医药文化跨界发展　"中医＋"思维就是在中医药行业发展获得重大机遇的今天,以中医药为概念核心,打破传统的学科壁垒,开拓创新,多元整合各种有

利于专业和行业的学科资源以实现突破发展。中医药界须借助多元产业化的力量来扩大中医药文化分享的深度和广度,在国家层面进行思考和整合。如推动"互联网＋中医",让中医药与信息技术融合发展。创新中医健康服务模式,开发个人健康管理软件,构建"智慧云"的健康社区模式,实现国内中医院和境外医疗机构的信息交互与共享。由国家中医药管理局等政府机构牵头,组织国内中医药院校建立国际中医药课程共享联盟,利用慕课(MOOC)等网络新媒体丰富教学内容吸引海外的学生、教师、社区居民,增强中医药文化的海外传播力。也可将旅游产业融入"海外中医药中心"发展,利用中医药文化、中药资源等本土优势,拓展赴华短期培训业务。海外人士通过短期的中国游学,学习中医药膳、针灸、气功、武术等科目,亲身体会中医药独有的对"生命奥义"的探索与感悟。在重塑中医药国际形象方面,还可以多多在国家层面争取支持,匠心巨制一系列推广中医药文化"走出去"影视作品。如在 2016 年,国内第一部由国家卫生计生委宣传司、国家中医药管理局、中国人口文化促进会等多部委联合支持拍摄的大型中医药纪录片《本草中国》开播,从"药"到"医"到"养生",立足"本草",以小见大,深度解密中医药文化的奥妙精髓和悠远历史。该片成为中国纪录片史上第一个多平台、跨媒体播出的纪录片,从影视产业方面为中医药文化在世界范围内"正本清源",成为中医药文化"走出去"不可或缺的一张闪亮名片。

四、结语

在国家"一带一路"建设蓬勃的完美契机下,中医药沿"一带一路"将面临更高水平的大交流。海外中医药中心将在中医药国际化征途中承担起更为重要的作用。我国政府、各相关高校、中医药企业、医疗机构,以及国内外学者应抓住机遇,协同发展,为推动中医药文化国际传播和人类健康福祉做出更大的贡献。

(胡以仁、朱民、严暄暄、丁颖、何清湖,《世界科学技术—中医药现代化》,2017 年第 19 卷第 6 期)

"一带一路"视域下中医药海外中心发展策略

随着国家"一带一路"倡议的实施,中医药作为我国"独特的卫生资源、潜力巨大的经济资源、原创优势的科技资源、优秀的文化资源、重要的生态资源",已经成为推动"政策沟通、设施联通、贸易畅通、资金融通、民心相通"的桥梁和纽带。中医药海外中心作为中医药走出去的重要载体,其发展策略研究具有重要的现实意义。

一、中医药海外中心的发展背景与现状

1. 中医药国际化进入快速发展期 目前中医药已成为"一带一路"倡议民心相通的重要议题,政府部门中除了国家中医药管理局以外,外交部、文化部、商务部、国家汉语国际推广领导小组办公室、国务院侨务办公室等也在中医药国际化方面有着各自的机构和发展平台,中医药国际化进程进入快速发展期。① 海外中国文化中心。该中心为文化部下属机构,是中国政府派驻国外的官方文化机构,其主要职能是推动中国文化传播,加强中国对外的文化交流与合作。截至2015 年 2 月,我国已在全球建成 35 个海外中国文化中心,在"一带一路"沿线国家设立的中国文

化中心已有 11 个,而根据文化部制定,国务院批复的《海外中国文化中心发展规划(2012—2020年)》中,我国将在海外建成 50 个文化中心,形成覆盖全球主要国家和地区的传播和推广中国文化的主干系统。海外中国文化中心在传播中华文化、开展交流合作方面发挥着日益重要的作用,同时海外中国文化中心积极推动着中医药文化的传播与交流。② 孔子学院以及中医孔子学院。由国家汉语国际推广领导小组办公室设立,全球 78 个国家 240 多所孔子学院在 2016 年开设了中医、太极拳等中医药文化课程。中医孔子学院脱胎于孔子学院,是在孔子学院蓬勃发展的基础上创办的一个崭新的文化交流平台。中医孔子学院以传播中医药文化为宗旨,以中医药为切入点推广中国文化,进而推动中医药学的发展。目前设立有澳大利亚墨尔本中医孔子学院、泰国曼松德中医孔子学院、英国伦敦中医孔子学院、美国奥古斯塔中医孔子学院。③ "中医关怀"海外惠侨计划。由国务院侨务办公室实施,将组织中医海外义诊活动、开展海外中医师培训、推动海外华人医院与国内中医院开展合作,同时加强与中医药行业协会的联系与合作,加大中医关怀侨胞力度,提升海外中医药的水平和形象。

"一带一路"倡议为中医药国际化发展提供了历史性的机遇,发展前景广阔,各部门各机构积极参与其中,大大提升了中医药的海外影响力。但要指出的是,总体来说中医药国际化发展的顶层设计和发展方案仍有很大欠缺,上述各个平台聚焦的主体为中国文化,中医药只是其中的一种,宣传力度非常有限,内容方面则对中医药的理论体系构架、核心价值观内涵等涉猎甚少,海外影响有限。

2. 中医药海外中心是中医药"一带一路"的独特载体　"一带一路"覆盖范围广阔,不同的国家和地区又有着不同的政治、宗教、文化特征,中医药贴近民生、具有广泛的接受度,是实现沿线各国民心相通的优质载体。中医药海外中心作为国家中医药管理局为中医药国际化而设定的重要平台,其定位在聚焦中医药国际化发展,中方共建单位与海外共建单位之间医疗资源可以充分整合,不仅更具专业性,还可以在中医药国际化发展的多层面进行探索,已经成为目前中医药国际化发展的重要平台。同时各中医药海外中心是由国内中医药高等院校或是中医医院与所在国家高校或医院合作共建,并且致力于中医药功能的全方位发展,涉及医疗、保健、科研、教育、产业、文化等领域,尤其突出中医药在医疗方面的优势和特色,不仅推进医疗整合,也更加聚焦所在国家的优势病种和医疗资源,已成为国家"一带一路"倡议合作领域的重要内容和特色载体。《中医药发展战略规划纲要(2016—2030 年)》(国发〔2016〕15 号)提出,"本着政府支持、民间运作、服务当地、互利共赢的原则,探索建设一批中医药海外中心",进一步明确了中医药海外中心的作用和价值。

2015 年由国家中医药管理局申请,财政部批准,首个用于支持中医药国际交流与合作的中央财政经费专项确立。首批专项已支持在 9 个国家建立海外中医药中心,包括中国—美国中医药肿瘤合作中心、中国—马拉维青蒿素抗疟中心、中国—中东欧中医医疗培训中心等。目前我国建立的中医药海外中心主要布局"一带一路"沿线国家。根据国家中医药管理局、国家发展和改革委员会共同发布的《中医药"一带一路"发展规划(2016—2020 年)》(国中医药国际发〔2016〕44号),预计到 2020 年将建成 30 家,而目前已有 17 家立项或运营。

二、中医药海外中心发展面临的问题

由于东西方不同的政治、文化、经济、宗教等原因,中医药的理论体系和科学内涵尚未被国际社会广泛理解和接受,中医药在海外传播过程中会遇到大量跨文化、跨地域等导致的问题,如语言文字沟通层面、中医药疗效标准化评价层面、中医药知识产权保护等，这些问题深刻影响着中医药海外中心的发展。因此，对国际形势、外交情况以及不同文化圈的特色进行深入分析、综合考虑，是中医药海外中心合理布局及良性发展首要思考的问题。

1. **战略布局的策略问题**　选址布局是中医药海外中心的国际化发展过程中的关键环节，经济走廊作为"一带一路"建设的重要依托和关键工程，是国际合作的重要枢纽和平台，并整合了亚洲基础设施投资银行和丝路基金及和参与国的政策等重要支持。中医药海外中心在发展过程中首先要进行国际资源的综合分析，做好顶层设计，有计划性地开拓和布局。目前海外中医药中心的布局与"一带一路"框架、六大经济走廊（中蒙俄、新亚欧大陆桥、中国—中亚—西亚、中国—中南半岛、中巴、孟中印缅）的关系仍需加强，并进一步合理布局。

2. **参与拓展双边多边合作问题**　当代人类疾病谱和整个医学模式发生了重大转变，国际社会已经意识到包括中医药在内的传统医药的健康观念、医疗实践的有效性与现代医学结合将可能创造未来医学的新模式。中医药海外中心作为新出台的中医药国际合作平台，具有鲜明的中医药行业特点、专业优势，但不能单独发展，而是需广泛借助"一带一路"主要双边或多边合作平台和机制。目前合作虽然已经取得一定成效，但仍很不充分，尤其在中医药自身优势领域，如慢性病治疗、防治重大疑难疾病、中医药养生保健领域等，其国际合作及外交价值仍有待提升。同时针对不同国家地域文化特色及医疗需求的了解有限，目前尚未找到精准的切入点，中医药国际合作平台效应不足。

3. **建设管理与特色发展问题**　"一带一路"涉及地域广，存在较多政治、安全、经济等风险问题，如何使每家中医药海外中心适合沿线各国的国情，并形成多元化合作模式，需要海外中心管理体系的保驾护航。管理体系建设问题主要关联以下内容：在文化背景和理论体系差异层面，中医药海外中心的管理体系如何融入对象国的医疗体系并形成各具特色的发展格局；在经济层面，各区域发展不平衡，大多数沿线国家经济条件落后，融资等问题亟待解决。

综上，中医药学为多元一体的学科模式，中医药海外中心的功能必然基于中医药学的多种价值，但要注意的是，中医药海外中心在顶层设计时需重视海外本土化的现实需求，即与所在国的医疗情况、文化特点相互融合，总体来说其功能可参考"六位一体"，即医疗、保健、科研、教育、产业、文化多功能协调发展模式，兼顾所在国家的优势病种，结合当地的医疗资源特点，突出该中心的治疗与服务特色，探索不同功能的实现方式及可行性。

三、中医药海外中心发展策略

1. **完善布局版图**　在"一带一路"视域下，完善布局版图在中医药海外中心初期建设阶段尤为重要。根据不同国家和区域的中医药发展现状，其布局原则应为"以点带面，点面结合"，以基础设施互联互通为主导的合作领域，其中"点"指重点国别，而"面"指区域。

在"一带一路"框架下，可将中医药海外中心布局的实施路径分为三种，即由近及远、抢占高点、找准空白。由近及远，即从周边（中亚、东南亚）逐渐向外围拓展，起到从中心向四周辐射的效应；抢占高点，即直接向区域内发达国家推进，如中国—捷克中医药中心利用捷克在中东欧的影响力，为中医药海外中心在周边国家发展打下基础；找准空白，即利用中医药的特色病种优势，针对医疗条件欠佳的发展中国家多发疾病进行中医药合作，取得示范效应，如中国—马拉维青蒿素抗疟中心。

　　需要重视的是,要根据"一带一路"区域国家的国情特点和中医药发展的实际需求,以点带面、点面结合进行布局。而由于中医药海外中心也属于服务贸易范畴,具有经贸合作与人文交流的双重属性,故要与国际经济合作的总体布局以及发展方向相吻合,为国家"一带一路"的有效实施提供重要支撑与补充。

　　2. 重视布局的区域合作机制　"一带一路"实施的基础是充分利用现有双边和多边合作机制,因此,中医药海外中心布局也应以现有合作机制为基础进行区域划分,选取支点国家进行中医药海外中心布局。拟划分为中亚与独联体、南亚、东南亚、西亚、中东欧、东北非等区域,利用各区域对应的合作机制与重点国别和已有国际组织和国际合作机制的基础,选择支点国家进行布局,具有很强的实践指导意义,其具体布局区域合作机制如图 5 - 30 所示。

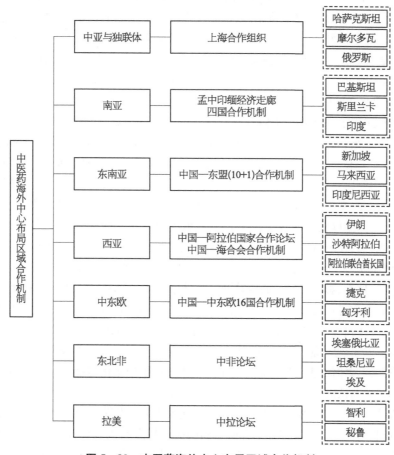

图 5 - 30　中医药海外中心布局区域合作机制

　　应密切与世界卫生组织、国际标准化组织、联合国教科文组织、世界贸易组织及各类国际组织的联系,强化对国际组织规则、法律法规和政策的了解、掌握、应用和研究,发挥国际标准化组织中医药技术委员会秘书处的作用,实质性参与并争取主导中医药国际标准的编制。支持和推荐优秀人才到国际组织任职,建立海内外专家沟通协作机制。充分利用上海合作组织、亚太经合组织、亚欧会议、亚洲合作对话、亚信会议、中阿合作论坛、中国—海湾合作委员会战略对话、中亚区域经济合作等双边、多边合作机制,推动中医药的交流与合作。

3. 科学构建管理体系　良好的综合管理体系是决定中医药海外中心成功与否的关键所在,为此应对不同模式的类似管理过程进行整合、优化和补充完善,使中心能够长远、平衡、稳定地发展。科学构建管理体系,一是建立制度保障:争取国外法律的支撑和国内政策的扶持,推动中医药海外中心的发展。加大政府间医药卫生领域的磋商力度,加强双边自贸区谈判;推动沿线国家放宽对华产品及服务的出口限制,促进沿线国家接受中医药标准,互认中医学历、中医类执业医师资格及药典,以及简化外派人员签证审批;促进沿线国家加快中医药相关立法,推动中医药纳入各国的医疗服务体系和医疗保险政策,促进中医药的市场准入;同时加强中医药药品注册、知识产权保护等信息交流,为中医药在沿线国家的发展创造良好的法律和政策环境。二是健全管理机制:中医药海外中心要探索符合不同区域与不同国情的管理模式,健全国内的监管体系,设立专门资金管理机构、绩效考核机构,通过制度设计维护中心的稳定运行,将国内支持与海外支点相结合。重点包括海外中医药中心的考评标准以及实施体系,规范准入门槛和培育标准,规范资金及人员管理。三是注重内外统筹:在建立中医药海外中心管理体系的同时,也要考虑到如何将国内外统筹以形成有效的海外中心管理体系。建议重点对已有中医药海外中心运行模式进行全面分析,找出存在的问题,梳理中心运行的特点和经验,提出综合系统的管理体系理念与架构,为完善及创建中医药海外中心提供具有可操作性的政策建议。同时要以国内现有管理体系为依托支撑中医药海外中心发展,但应加强国内外管理体系的统筹协调,相互支撑,协同创新。

4. 激活"六位一体"功能　中医药海外中心的功能是基于中医的多种功能与价值的综合平台,中医药海外中心应具备复合功能且各具特色。总结其功能可概括为"六位一体",即医疗、保健、科研、教育、产业、文化多功能协调发展。整体综合的发展模式,符合中医药多元一体的学科特色、丰富的人文内涵以及多种形式的服务贸易功能,以此全方位推进中医药国际化发展,探索不同功能的实现方式及可行性。① 医疗功能:扩大沿线国家的中医医疗市场,发挥中医药疗效功能,提高沿线国家对中医药的认知度和接受度。② 保健功能:开拓国际中医养生保健市场,促进中医药与餐饮、体育、影视、文化、旅游等开放型健康服务业的融合发展。③ 科研功能:推进与沿线国家的科研合作,搭建医药科技合作平台,开展中医药特色疗法和疾病的科技攻关。④ 教育功能:开展多层次中医药国际教育,如纳入当地教育课程,开展学历教育,为中医药海外发展提供智力支持。⑤ 产业功能:推动中医药产业海外发展,加大对沿线国家中医药产业投资力度,培育新兴业态。⑥ 文化功能:以中医药文化为载体进行中华文化传播,促进沿线国家民众对中华传统文化的了解与认同。

5. 凸显各中心的独特优势　中医药海外中心除了要全面发展"六位一体"功能,更要做到"不拘一格,各展所长",即每家中心都要结合所在国的医疗特点和优势病种,有针对性地完善、拓展中医药海外中心的医疗特色。例如,中国—美国中医药肿瘤合作中心是以肿瘤研究为特色;中国—马拉维青蒿素抗疟中心是以青蒿素及疟疾为重点特色,正是符合了疟疾为马拉维首要疾病的特色病种;中国—捷克中医药中心的针灸治疗对于治疗慢性疼痛效果显著,受到当地患者的广泛好评;中国—东欧中医医疗培训中心在教育及培训方面有所特长,注重内科方剂、针灸经络和临床实践的培养。从中医药的"五种资源"并从中心发展"六位一体"的角度出发,结合对象国的特点,有针对性地完善、拓展各家中医药海外中心的功能,而如何合理确定海外中心的功能,其定位与中医药文化传播有机结合,是发展时必须考虑的问题。

6. 加强外向型人才梯队建设　中医药海外中心的持续发展需要大量的复合型人才,医务、科研、管理人员不仅要具备高超的医术,而且需要良好的语言能力和适应能力。目前此类复合型人才稀缺,尚需建立有针对性的人才培养计划和培养体系,尤其是三个方面人才,即基础的医疗技术、语言、跨领域交流人才。总体来说,要坚持以中医药从业人员为储备核心,广泛吸纳语言、文化、农业、工业设计诸多领域人才。中医药海外中心在"一带一路"下的发展,更应该充分发挥复合人才的优势。

四、讨论

中医药"走出去"是多维度的国际化进程,需要缜密的顶层设计和长远的规划,首要问题就是明确中医药以何种姿态走向世界,从内容层面、渠道层面、方法层面等去应对历史的机遇与挑战。

第一,内容输出由浅入深,贴近当地需求。中医药文化博大精深,凝聚着中华民族几千年的哲学智慧、养生理念以及医疗实践经验,但由于种种原因这一古老智慧并没有转化成中华民族文化的国际品牌,目前对于中医药的接受度仍非常有限。在内容输出上,要重视从中医药中具有普适价值、国际接受度高、贴近生活的内容入手。此外,中医学是医疗实践与文化理念的合体,中医药海外中心的发展必然面对随之而来的文化碰撞。应注重文化分享,而非文化输出;注重润物无声,而非鼓噪喧哗;注重互学精华,而非一决高下。

第二,针对国际上的偏见和误解,做针对性的有效输出。目前国际层面对中医药的认知还很有限,甚至有一些偏见和误解,由于中医药文化的海外传播主要是以针灸为先导,中草药则主要通过食品补充剂和营养保健品的身份进入海外市场,所以海外对中医药的接受程度只是局限于某个方面。同时中医药文化国际传播中的宣传意识不强,导致各国对中医药学缺乏整体的认知,甚至产生偏见和误解,也有歪曲、蒙骗、形式低俗等问题,亟须以中医药文化为主题的权威传播载体来正本清源。此外,语言文字作为重要载体,翻译不够规范,既显得不专业,又无法解读出中医药术语的深刻内涵,这也给中医药文化的国际化传播造成极大困难。

第三,善于向成功模式学习。随着世界范围内传统医学研究热潮的兴起,众多传统医学都在朝着国际化的目标进行着大量的努力和尝试。印度瑜伽的国际化就是一个典型的成功案例,其除了自身所具有的文化特色内涵以外,也不能一味地一成不变地文化输出,这非常符合国际社会的发展需要和现代人们的身心需求。瑜伽国际化带给中医药国际化的启示在于,中医在海外传播过程中要做到既不失去中医药传统特色,又符合世界健康需求,例如重视国际重大疾病的对接、养生领域的拓展、对中医特色优势病种进行针对性推广等,真正关注海外医疗需求和发展。

(何艺韵、宋欣阳、李海英、郑林赟、施建蓉,《中医杂志》,2018 年第 59 卷第 12 期)

加快中医保健文化"走出去",
助推"一带一路"建设
——以中国与东盟合作为中心的研究

21 世纪是全球关注健康重大课题的世纪,是全民保健的世纪,也是保健文化大有作为的世纪,开发和利用保健资源对国家发展或国际合作都具有重大战略意义。一个国家的亚健康人群多或者国民亚健康程度严重势必会影响到其综合国力。东盟国家和中国中南西南地区不仅有较强的地缘政治关系和丰富的中医药和传统医药资源,也同时面临一些共性疾病,影响着该区域人群的亚健康状态,在基本的生活、医疗和保健上形成了紧密相连的命运共同体。无论是中国的中医保健还是东盟国家的养生保健都各有优势和不足,互优互补。随着人类面临疾病的时代变化和复杂性,现代医学技术不能更好地应对其变化,这使得人们慢慢转向中医,重视挖掘中医精湛的医术来共同应对人类的健康问题。中医文化博大精深、源远流长,其中的中医保健文化更是经过历史积淀和现代医学技术的酝酿而形成了独特的应用价值很高的医学文化。加快推进中医保健文化"走出去"将成为"一带一路"建设和中国—东盟命运共同体建设实实在在的民心工程。

一、中医保健文化的概念及内涵

1. 中医保健文化的概念　　中医保健属于中医医学的分支,其内容非常的丰富,主要内容包括:中医医药保健、中医治疗保健、针灸推拿、按摩和中医食疗等。中医保健不同于西医能够进行更多的定量分析,中医治疗和中医保健大都是定性的研究分析。中医保健尤其中医养生保健历史悠久、内容丰富,中医保健的研究博大精深,具有深厚的文化价值和强大的保健应用价值。中医保健文化就是具有这些中医保健的物化特性,也同时具有所有保健活动的一切精神形态性质和相关的产品等,中医保健文化是存在于具体的保健资源、保健知识和保健技能中的,并通过接受保健个体及保健服务提供者共同激发其应用价值。

2. 中医保健文化的内涵　　中医保健文化是中医文化的重要组成部分。中医文化是在百家争鸣、博大精深、独领风骚、源远流长的中国传统文化温床上孕育起来的,具有中国传统文化浓厚的气息、慎思明辨的思辨方式和独特的智慧。中医文化尤其与中国古代哲学密切相关,如与中国古代哲学的"天人观""形神观""中庸观""常变观"息息相关。中医文化蕴含着"人法地、地法天、天法道、道法自然""天人合一""清净无为""阴阳平衡""整体思维(观念)""类比思维""直觉思维(依靠人的观察、直觉和领悟等)""形神相俱""身心合一""身心互动""常变相随相容相生"等哲学思想观念和方法论。中医文化吸纳中国传统文化的精髓,不仅包含丰富的人文学科知识内容(阴阳、五行、哲学、儒学、道学、法学、易学、道德和养生等),也涉及传统的自然科学知识(天文地理、气候节气时令和生物生长变化等),两者共同构成了中医药学理论体系。中医保健文化则是中医文化中很重要的一部分。

中医保健文化是应用中医药的理念、手法技能、中医药治疗措施等来达到预防、维护、保持和增强个体身心健康的作用。中医保健与《黄帝内经》中的"治未病"思想一脉相承。中医保健文化不仅存在于悠久和精深的中医文化中,尤其包含于古代养生思想和科学先进的自我保健医学中,还广泛地存在于人们的保健意识和保健行为中。中医保健文化的价值实现需要有具体的个体、保健意识、保健知识、保健资源和保健行为来共同体现。中国养生思想、保健思想丰富且历史悠久,保健资源(原生态的保健生物、各种保健食品、保健体育运动、保健技能和保健方法等)十分丰富。中国民族文化多元化,各民族也有其独特的保健文化,共同造就了中国的保健文化,中医保健文化也融合其中,并且吸收其精妙之处,成就了更为精深的价值文化和广泛的应用价值。中医保健文化是中华民族千百年来的智慧结晶。中医保健文化不仅是意识层面的文化,也具有物化特性,更是由意识和物化层面共同实现其应用价值。

二、中医保健文化"走出去"的时代价值

中医保健文化承载着中医文化的精华,不仅具有历史意义,还被赋予了鲜明的时代特点和价值。

1. 中医保健文化延续着中国传统文化的精髓　中医保健文化融合了中医药理念、手法技巧和中医治疗等手段,体现在具体的中医保健意识、中医保健思想、中医保健知识、中医保健技能、中医保健资源和中医保健行为中,这些都深深地烙印着中国传统文化的健康、保健养生思想和"天人合一""身心互动""万物道法自然""返璞归真"等中国传统哲学观念。中医文化中的阴阳、五行、运气、经络、辨证论治、整体观、精、气、神、血、津液理论等学说都涉及中国传统文化中的人文学科的知识内容。中医保健文化不仅是单纯的文化意识形态,更是融合在具体的保健个体、保健资源、保健技能和保健行为中,并且实实在在地作用于人的健康,直接产生实用效应。因而,中医药保健文化是用其更实在的应用价值延续着中国传统文化的精髓。

2. 中医保健文化肩负着维护人类命运和健康的使命　健康不仅关乎个人,也关乎国家命运,更关乎人类命运的发展,一个人没有了健康就没有了一切,一个国家的国民健康问题直接影响其综合国力的竞争,健康永远是人类共同的追求。中医保健文化有其独特的保健医疗应用价值,从古至今一直担负着维护人类命运和健康的使命。在现今亚健康状态严重威胁着人类健康的时代背景下,中医保健文化将会更加顺应时代发展而凸显其效用价值,并根据时代的要求而被深入广泛地开发其更多的保健价值。

3. 中医保健文化的传播是"一带一路"建设民心工程的具体实施　"一带一路"建设备受世界各国关注,更是得到了沿线国家的认可和积极参与。而"一带一路"沿线国家也有很多贫困地区,医疗条件和保健基础比较薄弱,人民遭受着各种疾病的折磨。这些国家有很多与中国尤其是中国西南地区有着相似的疾病谱和用药习惯,且有越来越多的国家认可了中医,中医保健文化的传播符合沿线国家对医疗保健切实的需求,是"一带一路"建设实实在在的民心工程。

4. 中医保健文化是中国—东盟命运共同体建设的坚实纽带　健康是人类共同的命题,医疗保健是永不过时的必须保障。随着区域经济的快速发展和中国—东盟自由贸易区升级版的加快建设,中国—东盟命运共同体已经密不可分。中国与马来西亚、泰国和老挝等国家进行中医药方面的办学、研发和医疗合作,其中,中医保健备受关注。中医保健文化把中国—东盟的利益和民心等紧密结合,成为"你中有我,我中有你,你需要我,我离不开你"的不可分割的命运共同体,中医保健文化成为中国—东盟命运共同体建设的坚实纽带。

5. 新时代国内外对中医保健文化具有强烈需求　据世界卫生组织一项关于全球性调查的结果表明,全世界真正健康的人仅占5%,经医生检查、诊断有病的人也只占20%,75%的人处于亚健康状态。很多资料都显示中国各种人群的亚健康状态也越来越严重,压力大、失眠、入睡难、多梦、记忆力减退、情绪不稳定和慢性疲劳综合征等亚健康状态很普遍。目前中国处于亚健康状态人群的比例已高达75%,世界各国亚健康状态人群也越来越多。相关资料显示,在美国,每年有600万人处在亚健康状态,其中成年人占25%~48%;在亚洲地区,处于亚健康状态的人群比例更高,日本一项新调研发现,有35%的人(数以千计员工接受调查)正经历着慢性疲劳综合征的困扰。可见,当今,亚健康状态人群不断增加,并且呈现数量越来越多、程度越来越严重、现状也

越来越复杂的趋势。这一趋势对医疗保健文化提出越来越高的要求。而在各种疾病的困扰下，西医学在很多情况下无法完全应对，人们更多地转向中医，让沉寂多年的中医有了更多施展身手的舞台。中医保健早已被国内外人们推崇，在新时代，国内外对中医保健文化具有强烈的需求。

6. 中医保健文化"走出去"是大势所趋　"现在中医药已传播到世界180多个国家和地区，屠呦呦获得诺贝尔奖让更多国家的专家和研究机构开始对中医药产生兴趣。"中国外文局对外传播研究中心与凯度华通明略（Kantar Millward Brown）和 Lightspeed 在 2017 年合作开展了第 5 次中国国家形象全球调查（2016—2017），调查报告表明中医药文化获得好评，海外受访者认为中国文化的代表元素前 3 位为：中餐（52%）、中医药（47%）和武术（44%）。随着经济社会的不断进步和发展，人们的生活水平越来越高，生活节奏瞬息万变，处于亚健康状态的人群越来越多，人们更关注亚健康问题，也越来越重视自我保健，这就推动了各类保健服务业如美容美体、康复医疗、保健养生、足疗和针灸推拿等的迅速发展。东盟很多国家的人民有着坚定的宗教信仰，其健康观和保健观深受各自宗教信仰的影响，这些宗教拥有和善、积极向上和健康的思想，对保健是特别重视的。2012 年，在中国广西南宁就举办了亚健康与健康长寿学术报告暨首届广西—东盟亚健康与健康养生文化论坛。近年来，为促进保健业发展，东盟很多国家的专家学者和商人等都很活跃，对中医包括中医保健特别青睐，双方进行了多方面的交流洽谈合作。广西中医药大学就与马来西亚拉曼大学、老挝传统医药研究院、泰国清迈大学和泰国孔敬大学等进行了国际交流与合作。

三、中医药保健文化"走出去"面临的问题

"中医热"、中医保健的发展有着可喜的一面，然而，保健服务行业也暴露出了诸多较为严重的问题，难以满足日益增长的巨大的社会需求。

1. 正规的医疗卫生机构难以满足社会的保健需求　在信息迅猛发展的"快餐时代"，各种疾病的蔓延尤其是慢性疾病的多发严重影响着人类的健康，亚健康问题已经深深影响着人们的日常生活、工作和学习等方面，人们对保健的需求日渐增强。一般而言，人们比较信任正规的医疗卫生机构，然而，正规的医院每日接待的病人数量很多、诊疗压力巨大，难以有更多的人力、财力和物力开展有规模的专项保健服务，而保健知识丰富、保健技术水平高的高级保健服务人员相对匮乏，而且也极少有专门专项做保健服务的正规医疗机构，很多医疗卫生机构就医环境嘈杂、病人多、手续繁杂、保健服务项目有限，难以满足社会的保健需求。

2. 中医药专业保健医疗机构未能跟上保健服务业发展的步伐　在"经济第一"转向"健康第一"的现代社会，保健服务市场的需求与日俱增，保健服务业迅速增长。然而，专业的中医药保健医疗机构相对缺乏，就是在大城市，也少有专业的中医药专业保健医疗机构，一些中小中医药专业医疗机构由于各方面的原因还处于难以维持经营的状态。保健服务市场的供需不平衡关系催生了很多私营的美容养生会所。毫不夸张地说，私人美容养生会所（中心）已经成为保健服务业的主力军。各种打着中医旗号的美容美体保健、减肥塑身、产后康复、形体管理、足底按摩、保健按摩、酸碱平调理、酵素养生、经络疏通、刮痧、食疗与药膳和导引气功等技术和相关产品层出不穷，而其中的从业人员大多是缺乏专业中医保健知识和技能的，多数仅仅经过简单的业务培训就上岗，对人体经络穴位等都不甚了解，只是按照套路手法等给客户提供按摩等各种保健服务，使得保健服务业的质量难以得到保障。中医药专业保健医疗机构的发展远未跟上保健服务业发展

需求的步伐,令人担忧。

3. 假冒伪劣"中医保健文化"扰乱国内外市场 由于社会对保健的需求急剧增长,而公众对中医保健的认可度又很高,正规医疗卫生机构难以满足社会的保健需求,很多投机取巧的商人就打着"中医保健"的旗号,生产各种假冒伪劣的中医保健产品,通过各种方法宣扬虚假的"中医保健文化",使得市场上的中医保健产品鱼目混珠、真假不分,严重扰乱了中医保健文化的国内外市场。

4. 相关部门行政管理尚不到位 中国卫生部、国家中医药管理局发出《关于中医推拿按摩等活动管理中有关问题的通知》,也出台和修订《医疗美容服务管理办法》等相关的法律法规,但因为涉及本行业、不同部门不好越权管理等,卫生部门很难对社会上非医疗机构的超范围经营进行有效管理。而现实情况是,很多美容美体等各类保健服务的小型个体门店入行门槛低,从业人员文化素质低,中医保健知识和技能等难以保证,部分门店环境卫生条件又很差,很多为了迎合市场需求还使用不合规范的保健产品,超范围经营的小店很多。

5. 缺乏中医保健文化法律法规和技术标准 保健服务行业是近20年来兴起的产业,各类产品和服务尚未有完善的规范和管理制度,而且市场发展迅速,范围涉及非常广,相关的中医保健文化的法律法规和技术标准还比较缺乏,这严重危害着中医保健文化在社会公众中的信任度和影响力。

四、中医保健文化"走出去"的路径及建议

基于上述中医保健的价值内涵及其"走出去"存在问题的分析,笔者拟从以下几个方面提出中医药保健文化"走出去"的路径建议。

1. 优先将美食与药膳作为中医药保健文化"走出去"的载体 中国有很多中医药及美食资源,东盟国家的传统医药和美食资源也很丰富,可以合作开发各种中医保健食品和代餐食品等,还可以借助中国与东盟国家的植物生长的季节差异,互补季节美食资源和药膳资源。如柬埔寨有很多原生态芒果,且产果季节多在5—6月间,中国的芒果要在7月份才开始进入旺季。又如越南与中国广西的旱藕原材料收获季节正好错补(即广西旱藕季节过后,正好是越南旱藕上市)。因而,可以优先将美食与药膳作为中医保健文化"走出去"的载体。

2. 建立中医药海外中心 依托国家级中医药国际创新研发平台,联合相关政府部门、各中医药大学拓展海外研发合作平台。以东盟国家当地传统医药与中医药保健文化相结合为主题,合作建立融当地传统医药、中医医疗、养生、康复、养老、文化传播与旅游于一体的中医药海外中心。推动建立东盟国家中医保健医疗服务基地,在泰国、马来西亚、柬埔寨和越南等国家合作建设中医药保健创新合作基地、中医药对外交流合作示范基地和中医保健中心先行先试示范项目,逐渐扩散辐射到东盟其他国家,增强国家级中医药保健国际创新研发平台的国际影响力。

3. 逐步在"一带一路"沿线国家建立中医药保健文化示范基地 保健文化更需要具体的物化性来体现,因而,扎实的项目实施才更有实效。联合"一带一路"沿线各国大力发展中医药传统医药保健产业及其衍生产业,以中医药保健文化示范基地为依托,着力打造中药材传统医药特色庄园经济,促进中医药传统医药与健康养生产业及各类保健产业融合发展。基地还可以结合旅游元素,借助中国西南地区(广西、云南、贵州和四川等省区)丰富的中医药民族医药资源,依托"一带一路"沿线国家丰富的传统医药资源及民风民俗等,积极发展中医药、壮医药和瑶医药等民族

医药和传统医药文化旅游产业。依托中药材传统药材产业的各种资源,在发挥各类药材生产性效能的同时,促进中药材传统药材保健产品的加工工艺、产品体验以及相关人文景观等药材资源要素、医疗保健康养要素与观光、休闲等旅游资源要素的深度融合,将中药材生产、精深加工和销售与观光旅游、生态建设紧密联系起来,延伸其产业链条,开发保健新产品和服务,形成新业态,并与餐饮、住宿、购物、娱乐、文化创意欣赏和旅游等产业协同发展,打造综合性的中医药保健文化示范基地,以期发挥更大的规模经济效益。还可以利用广西特有的旅游资源和温泉资源等,开发"养生度假"型的特色康养旅游产品。发展中医药按摩、拔罐、推拿、足浴和温泉浴等系列保健养生体验活动;突出温泉理疗保健特色,以康体保健为主、休闲娱乐为辅,重点开发"温泉理疗+旅游"产品。选择文化底蕴深厚、中医药医疗保健特色突出的地方(桂林阳朔和玉林等),突出中医、壮医和瑶医等医疗保健特色,以针灸文化体验和针灸医疗康复保健为特色服务产品,主打针灸康复医疗和针灸保健等特色产品,逐步在"一带一路"沿线国家建立中医药保健文化示范基地。

4. 建立中医保健技术标准　中医保健技术标准是规范市场主体行为的重要准则,是中医保健文化发展的重要基础。实施中医药标准化工程。研究制定中医基础标准、中医治未病与康复标准、中医临床技术标准与规范,形成一批中医临床研究和临床诊疗的国际规范以及指导临床实践的国际诊疗指南。建立中药材、饮片和中成药现代质量标准,推动中药质量标准国际化。完善针灸行业标准。借助"一带一路"建设,启动中国—东盟传统医药国际标准,探讨推动建立统一的中医药(传统医药)相关标准体系及规范,逐步完善从种源、药材种植到产品物流等全链条的标准化建设。通过制定药典标准或产品类标准、建立中药材标准化种植示范基地等形式,在老挝、柬埔寨、马来西亚、泰国和越南等东盟国家推进中医保健技术国际化标准试点推广。积极推动中国—东盟中医药传统医药监督管理国际交流与合作,保障中医药传统医药安全有效。

5. 建立严格的行业准入制度　为规范中医保健行业市场,应该针对中医保健产品、中医保健从业人员、中医保健医疗机构及各种涉及保健服务的私人会所门店制定符合中医保健行业标准的准入制度。

6. 打击国内外中医非法行医现象　当前兴起的保健文化产业鱼龙混杂,而部分美容行业超出了其经营范围,属于非法行医。这种现象让人们对保健服务产业不甚放心,担心遇到假冒伪劣的保健服务而使自己的健康受到影响,这也严重影响到中医的国际形象,成为中医保健文化"走出去"的阻碍因素。相关部门要严肃打击国内外中医非法行医行为,制定相关的法律法规,规范中医行医行为。

(唐红珍、梁晓兰,《东南亚纵横》,2018 年第 4 期)

"一带一路"视域下高等中医院校传播中医药文化的探究

——以思想政治教育为载体

2017 年 5 月,在"一带一路"国际合作高峰论坛上,习近平总书记指出:"要用好历史文化遗产,联合打造具有丝绸之路特色的旅游产品和遗产保护。"中医药作为古丝绸之路商贸活动的重要内容,是优秀传统文化的瑰宝。其中,针灸更是入选联合国教科文组织《人类非物质文化遗产代表作名录》和《急需保护的非物质文化遗产名录》。中医药院校在"一带一路"中发挥着重要的中医文化智库作用,提供中医人才支撑。高校思想政治工作者也应在日常的思想政治教育中,注重对学生进行"一带一路"理论教育,引导学生参与传播中医药文化的工作。本文就"一带一路"视域下中医药院校以思想政治教育为载体,传播中医药文化进行 SWOT 分析,旨在提高中医药院校传播中医药文化的针对性与实效性。

一、"一带一路"视域下中医药院校传播中医药文化的时代价值

中医药文化是中华民族传统文化的瑰宝,也是世界文明的重要组成部分。在"一带一路"倡议中,中医药院校加强中医药文化的传播是推进中医药走向世界、增强我国文化软实力的重要举措。

1. 助推中医药走向世界　"一带一路"建设给我国传播中医药文化带来了历史性的机遇,助推中医药走向世界,开启了我国中医药对外发展的新纪元。"一带一路"沿线各国对中医药高度重视,对中医药有着强烈需求,仅在 2011—2014 年,就有俄罗斯、法国、马来西亚、澳大利亚等 30多个国家,提出与我国一起在海外建设中医医院、开展中医医疗合作。2016 年,我国中药出口额达 34.26 亿美元,出口国家多为"一带一路"沿线国家,这些市场对中药的需求增长较快,存在巨大发展潜力。目前,我国已与外国政府、地区组织签署了 86 个专门的中医药合作协议,其中绝大多数也分布在"一带一路"沿线国家,为开展"一带一路"中医药合作搭建了交流平台。由此可见,"一带一路"构想的实施,必将提升中医药影响力,助推中医药文化走向世界,造福沿线各国人民。

2. 推进中医药文化贸易　"一带一路"倡议的重点在于加强政策沟通、设施联通、贸易畅通、资金融通、民心相通,简称"五通"。贸易畅通是文化传播的重要保障,中医药文化传播离不开中医药服务贸易的拓展。目前,中医药已传播到世界上 180 多个国家和地区,中医诊所已达 10 万多家,注册中医师 5 万多人,中医药文化贸易愈加繁荣。2016 年 2 月,国务院印发的《中医药发展战略规划纲要(2016—2030 年)》中指出:支持中医药机构参与"一带一路"建设,扩大中医药对外投资和贸易。这对中药企业走出去将产生积极的推动作用,中药国际化将带动更多现代中药产品走出世界,进而推动中医药文化贸易的发展。

二、"一带一路"视域下中医院校传播中医药文化的 SWOT 分析

随着"一带一路"倡议不断深层推进,中医药院校应抓住时代的机遇,明确发展定位,审视自身的优势与劣势,在对外合作中实现精准对接。为此,需要对"一带一路"视域下中医药院校传播中医药文化的优势、劣势、机遇、威胁进行分析,以期提高中医药类高等院校传播中医药文化的针对性与实效性。

1. 优势分析　中医文化作为中华文化的瑰宝,是"一带一路"沿线国家交流合作的最佳载体之一,传播中医药文化势在必行。而国内高等中医药院校作为专业性较强的高等院校,发挥着极其重要的智库作用,为"一带一路"培养具有国际视野的中医药人才,是传播中医药文化的主力军。这些高等中医药院校往往具有明显的特色优势学科,集中了优质科教研平台和高端人才,且多为国家级或省级一流建设学科。这类学校具有较强的专业特色、科研能力、获取资源意识和对外交流能力,正符合"一带一路"传播中医药文化对人才培养的需求。

国际交流合作是高等院校的重要职能，也是助推"一带一路"建设的不竭动力。"一带一路"的发展战略有利于高等中医药院校搭建国际化人才培养、科教研协同创新及人文交流平台，落实国际交流合作的职能，向世界传播中医药文化。

2. 劣势分析　2017年9月20日，世界一流大学和一流学科建设高校及建设学科名单公布，简称"双一流"，被视作"211工程""985工程"继承者的"双一流"建设中无一所中医药院校入选一流大学，仅有六所高等中医药院校的少数学科入选一流学科。原"211工程"的112所高校悉数入选，这些高校的入选无疑离不开这些年国家重点政策和资金的支持，更离不开资源分配方面的优势。而高等中医药院校中仅有北京中医药大学和广州中医药大学两所高校是"211工程"院校，多数中医药院校在资源配置上相对薄弱，资源拥有不足。再加上办学水平、财政能力、社会声誉等资源的短板，对高等中医药院校对外开放发展产生严重制约，致使人才培养目标与国际接轨存在差距，国际化教学模式也难以开展，这些都是高等中医药院校在传播中医药文化中的难题。

3. 机遇分析　"一带一路"倡议推动了我国与沿线各国和各地区大学之间在校际交流、文化沟通、人才培养等方面的合作，给中国教育和高校带来了一次机遇。目前，我国已与46个国家签订了学位互认协议，其中包含24个"一带一路"沿线国家，与国外合作办学的本科高校达1 248个。与此同时，搭建了中国—东盟教育交流周、中日大学校长论坛、中非高校20+20合作计划等平台。这些政策的实施，为我国中医药扩大影响力与美誉度提供了机遇。中医药依托"一带一路"走向世界，中医学生也依托"一带一路"有了更多出国交流与学习的机会。与此同时，国内外与中医相关的就业岗位和创业机会也随之增加，中医学子有了迈出国门实现自己人生价值的机会。

4. 挑战分析　"一带一路"给高等中医药院校传播中医药文化带来前所未有的机遇，与此同时也带来了巨大的挑战。① 中医药文化背景导致其传播的难度加大，外国人很难理解许多重要中医概念，如经络、营卫气血、三焦等。② 由于中医药外语翻译的标准尚未建立且中医药翻译人才匮乏，很多中医专业术语无法准确翻译或者出现一种术语多种译法的情况，这些都严重阻碍了中医药文化的传播与交流。③ 新媒体环境下，大学生获取信息的来源更为广阔，但有关国际社会的信息泥沙俱下，而高校学生社会阅历较浅，若不及时对学生选择、分析信息进行正确引导，很容易在杂乱的信息面前迷失方向。此外，这些学生大多对"一带一路"方针和沿线国家了解不深，国际知识储备不足，且尚不知自己担负的责任重大，因而面对"一带一路"带来的机遇较难把握。

三、高等中医药院校传播中医药文化的应对之策——思想政治教育融入"一带一路"倡议

习近平总书记在全国高校思想政治工作会议中曾说"做好高校思想政治教育工作，要因事而化，因时而进，因势而新"，这就要求思想政治工作教育者们要做到与时俱进，根据时代形势的变化创新教育教学方法。"一带一路"倡议给高等中医药院校带来了前所未有的机遇和挑战，高等中医药院校承担着中医药文化传播的重任，这一重任归根结底要由全校师生共同承担。因此，高校思想政治教育工作者们必须深入研究"一带一路"倡议，将大学生思想政治教育与之相结合，充分调动中医学子传播中医药文化的积极性和主动性，从而引导广大中医学子们抓住机遇，迎接挑战，向世界传播中医药文化。

1. 积极宣传"一带一路"倡议，优化中医药文化传播手段　将思想政治教育融入"一带一路"倡议，做好前期的宣传工作是必不可少的。目前，大学生是现代信息化网络中接受和学习新鲜事

物最快的群体,他们的生活、学习、工作无一不以网络的形式来实现。因此,高校思想政治教育工作者们应与学校宣传处共同协作,利用新媒体新技术使教育工作"活"起来,充分利用"两微一端"、主题教育网站、专业学术网站等,使其成为"一带一路"主要宣传学习阵地。与此同时,思想政治教育工作者们一定要主动占领网络思想政治教育新阵地,即时把握网络舆论的话语权和主动权,引导学生们正确认识国家政策方针并优化使用网络。

此外,高等中医药院校应注重了解新媒体传播态势、掌握新媒体传播方式,开发和完善突出中医药文化特色主题的新媒体宣传模式,构建网络宣传中医药文化的新阵地。积极参与到我国24所中医药大学和新华网共同成立的"全国中医药文化传播新媒体联盟"当中,从而进一步整合互联网新媒体平台资源和学术界优秀资源,形成合力共同推动中医药文化的传承与创新。

高等中医药院校可通过搭建"互联网＋"中医药大众科普宣传交流平台,促进中医药文化互动与交流。一方面利用平台加强与学生和大众的互动,普及中医药文化相关知识,引导他们正确认识中医药文化,并学会科学运用中医药;另一方面依托平台建立汇集古代中医药精华的数据库和中药材图片库,及时在网站上更新推送贴近生活且通俗易懂的中医药文化精品,丰富网络中医药文化产品的内容和形式。

2. 坚持理论与实践相结合　高等中医药学校的思想政治教育工作者们在教育过程中应注重理论与实践相结合,在自身认真学习"一带一路"倡议理论后向学生们传授。单纯的讲授很难达到理想的效果,因此,应在讲授理论知识的同时与实践相结合,做到习近平总书记所说"要更加注重以文化人,以文育人",广泛开展形式多样、格调高雅的校园文化活动和社会实践活动。例如,举办"一带一路"和中医药相结合的创新能力大赛,活跃中医学子们的创新思维,激发他们的创新能力,在比赛中进一步深化对"一带一路"的认识,明确自己传播中医药文化的责任与义务。

3. 引导中医学子正确认识"一带一路"倡议　"一带一路"给高等中医药院校带来了前所未有的机遇,也给中医学子带来更多实现个人价值的机会。中医学子以往获得就业渠道很有限,主要通过学校的招聘会、网络、亲朋好友的介绍等,随着"一带一路"的建设,必然会给学生们带来更多国内外的就业岗位和创业机会。这就要求思想政治教育工作者引导中医学子正确认识"一带一路"倡议,抓住这个时代机遇,明确自己的职业目标,助推中医药走向世界。

4. 培养中医药文化传播人才　高等中医药院校要想履行好文化传承创新、国际交流合作的职能,就必须注重培养中医药文化传播人才。① 思想政治教育工作者应鼓励中医学子丰富自身的国际知识储备,了解"一带一路"沿线国家历史文化、政治法律,特别是中医药方面的立法。② 鼓励中医学子深入学习外语,包括英语和小语种,提高中医翻译能力。③ 重视通过第二课堂培养学生的专业实践能力,如参观及调研大型医药企业、中医文化展、中外合资医院等,构建中医学子的能力体系,提高传播中医药文化的能力。

四、结语

近年来,党和国家越来越重视中医药事业的发展,适逢"一带一路"建设不断推进,给高等中医院校带来无限机遇。高等中医院校应抓住这一极为有利时机,向世界传播中医药文化,这就需要高校思想政治教育工作者做到:① 积极宣传"一带一路"倡议,营造良好校园氛围。② 坚持理论与实践相结合。③ 引导中医学子正确认识"一带一路"倡议。④ 培养中医药文化传播人才。

(姜萌、张继红、徐丙元,《中医药管理杂志》,2018 年第 26 卷第 23 期)